非酒精性脂肪性肝病

主　编　池肇春

副主编　刘元涛　辛永宁　季　光　王洪武　刘　莹

编　者　（按姓氏笔画排序）

弓艳霞	王　淼	王文棣	王宇明	王景杰	王洪武	宁　琴
邢　雪	刘　莹	刘元涛	刘震雄	池肇春	汤海涛	牟维娜
杜水仙	李　萌	李方儒	李瀚旻	吴　娜	吴　婷	辛永宁
沈雄虎	宋佳熹	张　莉	张　建	张东升	张排旗	陈增银
范文文	季　光	赵宏志	赵慧琛	赵曙光	郝世军	荆　菁
姚　敏	姚登福	耿　宁	黄新刚	崔恬冰	潘晓莉	魏华凤

人民卫生出版社

图书在版编目（CIP）数据

非酒精性脂肪性肝病 / 池肇春主编. —北京：人民卫生出版社，2018

ISBN 978-7-117-27120-2

Ⅰ. ①非… Ⅱ. ①池… Ⅲ. ①脂肪肝 - 诊疗 Ⅳ. ①R575.5

中国版本图书馆 CIP 数据核字（2018）第 164940 号

| 人卫智网 | www.ipmph.com | 医学教育、学术、考试、健康，购书智慧智能综合服务平台 |
| 人卫官网 | www.pmph.com | 人卫官方资讯发布平台 |

非酒精性脂肪性肝病

主　　编：池肇春
出版发行：人民卫生出版社（中继线 010-59780011）
地　　址：北京市朝阳区潘家园南里 19 号
邮　　编：100021
E - mail：pmph @ pmph.com
购书热线：010-59787592　010-59787584　010-65264830
印　　刷：北京画中画印刷有限公司
经　　销：新华书店
开　　本：787×1092　1/16　　印张：34
字　　数：827 千字
版　　次：2018 年 8 月第 1 版　2018 年 8 月第 1 版第 1 次印刷
标准书号：ISBN 978-7-117-27120-2
定　　价：139.00 元
打击盗版举报电话：010-59787491　E-mail：WQ @ pmph.com
（凡属印装质量问题请与本社市场营销中心联系退换）

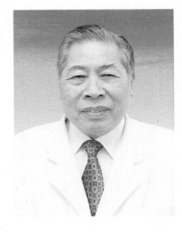

　　池肇春教授是国内知名专家教授之一，2018年是他行医60周年，虽已年迈，但仍孜孜不倦，以只争朝夕的精神，坚持专家门诊工作和专著编写。池肇春教授在工作上严格要求自己，一丝不苟，全心全意为病人，曾荣获世界名医称号；在专著编写上数量多，涉面广。他的著作有深有浅，有高有低，如《内科临床问答》是一部基础读本，受到广大基层医务工作者的心爱，在20世纪70~80年代为广大基层医务工作者业务的提高和职称晋升起到积极推动作用。前后出版2版，印刷4次，发行10余万册。有些著作一些单位规划为研究生必读或参考用书，如《实用临床胃肠病学》《实用临床肝病学》等。在池肇春教授主编的30多部著作中随着时间的推移已陆续出了第2版了。池肇春教授1958年毕业于青岛医学院（原山东大学医学院）。现为青岛市市立医院消化内科主任医师，青岛大学医学院内科教授，青岛市著名医学专家会诊中心教授。曾担任国际肝病研究与学术交流中心学术委员、英国剑桥国际传记中心（IBC）咨询委员会委员、美国传记研究所（ABI）顾问、加拿大现代医学研究会理事兼顾问、香港中华中医药学院客座教授、香港世界传统医学研究会国际学术顾问、香港中华名医协会理事、中华临床医学会副理事长、中华名医协会理事、山东省消化学会委员、青岛市医学会理事。曾担任临床肝胆病杂志、中国医师进修杂志、世界华人消化杂志、中西医结合肝病杂志、中国消化病学杂志、青岛医药卫生杂志、中华临床内科杂志、今日世界医学杂志等12家杂志编委或顾问，第三届国际肝病学术会议组织委员。获青岛市科技拔尖人才、青岛市卫生局技术拔尖人才、世界名医称号。从事消化内科的教学、科研和临床工作60年，在消化专业尤其在肝病研究与临床方面卓有成就，在国内外享有一定声誉。"148例慢性胃病念珠菌感染的前瞻性研究"获第八届全国发明展览银奖、青岛市科技进步二等奖。共获国家、省、市科研成果奖12项，主编医学专著32部，包括：《新编实用肝病学》《实用临床肝病学》《简明肝病诊疗手册》《实用临床胃肠病学》《钙磷代谢与临床》《内科临床问答》《胃肠及肝胆胰疾病鉴别诊断学》《消化系统疾病鉴别诊断与治疗学》《胃肠病水电解质和酸碱失衡的诊断与治疗》《现代消化道出血诊治指南》《黄疸的鉴别诊断与治疗》《腹痛的鉴别诊断与治疗》《腹水的鉴别诊断与治疗》《排便治疗》《消化道出血的鉴别诊断与治疗》《昏迷的鉴别诊断与治疗》《幽门螺杆菌感染及其相关疾病的诊断与治疗》《非酒精性脂肪性肝病》《药物性肝病》《现代临床医学英汉缩略语词典》《消化系统疾病癌前病变与肿瘤》《实用临床胃肠病学（第2版）》《实用临床肝病学（第2版）》《消化系统疾病鉴别诊断与治疗学（第2版）》。担任副主编的医学

专著 3 部,《胃肠道疾病治疗学》《临床急症》《内分泌疾病门诊手册》。参加编著有:《临床肝胆病学》《肝病治疗学》《肝炎学大典》《肝胆病诊断学》《临床脑病》《急性中毒》《急诊学》等 10 余部。发表论著 297 篇。业绩载入《国际名人字典(IBD)》《成就名人录(*Men of Achievement*)》《亚太世界名人录(*Asia/pancific-who's who*)》*Biography Tody* 和国内 10 余部名人录中。医学是一种社会使命,人的生命是有限的,可是工作是无限的;健康是最幸福的,池肇春教授虽年过 84 岁,但仍意气风发,决心要以有限的生命时光,付出自己的毕生精力,为人类的健康作出最大贡献。

非酒精性脂肪性肝病（NAFLD）是指除外酒精和其他明确的损害肝脏因素所致的、以弥漫性肝细胞大泡性脂肪变性为主要特征的临床病理综合征。包括单纯性脂肪肝（SFL）和非酒精性脂肪性肝炎（NASH）两种，NASH 严重的病例可发生肝纤维化与肝硬化，甚至引起肝癌。因此对 NASH 已引起广泛重视，对单纯性脂肪肝已往认为是一预后良好的良性疾病，但现在越来越多的证据表明，它在代谢综合征以及 2 型糖尿病的发展过程中起关键作用，而且它也是许多其他肝脏疾病的辅助致病因素。

非酒精性脂肪性肝病呈全球化流行的趋势，已成为发达国家和中国富裕地区慢性肝病的首要病因。一系列影像学和肝活检资料显示，非酒精性脂肪性肝病已成为西欧、美国、澳大利亚、日本第一大慢性肝病以及肝功能异常的首要病因。成年人非酒精性脂肪性肝病患病率为 17%~33%，其中 1/3~1/2 可能为 NASH，后者 10 年内肝硬化发生率为 15%，其中 30%~40% 将会死于肝癌、肝衰竭和移植后复发。非酒精性脂肪性肝病的发病与肥胖有密切关系，肥胖人群非酒精性脂肪性肝病的发生率比一般人群高出 4.6 倍，且体质指数（BMI）的分布与非酒精性脂肪性肝病检出之间呈直线正相关，检出率随 BMI 增加而增高。2 型糖尿病和高脂血症患者非酒精性脂肪性肝病的检出率分别为 28%~55% 和 27%~92%，多种代谢紊乱并存者，非酒精性脂肪性肝病发病率更高，而且 NASH 和肝硬化、甚至肝细胞癌的发生密切相关，本书也作了详尽的论述。

目前有关非酒精性脂肪性肝病进展迅猛，自然人群发病率在逐年增加，对人类健康的威胁日益明显，因此，编著本书不仅在研究上而且在提高和壮大非酒精性脂肪性肝病防治队伍上都有重大的现实意义。

一、内容编排上以临床为中心，基础并重。

1. 基础与临床相结合，将基础医学单独列一篇，包含病理学和流行病学两大部分。

2. 依顺序排列病因学篇、发病机制篇、诊断篇、鉴别诊断篇、并发症篇、治疗篇、预防篇。

3. 介绍了近年国内外非酒精性脂肪性肝病的共识内容。

4. 介绍病毒肝炎与 NAFLD 相关性的最新内容。

5. 全面介绍 NAFLD 发病机制最新进展。

6. 介绍 NAFLD 与 HCC 的最新进展和共识。

7. 肝移植在 NASH-LC、NASH-HCC 上的共识、评价与进展。专章介绍肝移植适应证和治疗价值。

8. 论述与评价最新治疗理念、方法。提出预防 NAFLD 的初步设想与措施。

9. 单列一篇儿童非酒精性脂肪性肝病，论述流行率、临床特征与治疗。

二、本书的特色是以非酒精性脂肪性肝病为中心，拓展疾病的诊断、鉴别诊断和治疗。以西医为主，中西医并重，因此，对非酒精性脂肪性肝病中医的诊治的认识和经验体会也写入本书中。本书从基础入手,从流行病学、病理开始,逐渐深入到病因、发病机制、诊治和预防,内容新颖,是目前国内有关非酒精性脂肪性肝病较全面和系统的一部专著,有较高的实用价值。

三、非酒精性脂肪性肝病的诊治涉及多个学科,包括消化科、肝病科、肝胆外科、代谢病科、肿瘤科、影像科、病理科等。为了保证本书质量,邀请并组织全国有关从事非酒精性脂肪性肝病各个领域的知名专家教授,根据自己的专长共同执笔。因此本书有较高的权威性,代表国内一流水平。可为消化科、肝病科、代谢病科和全科医师等在工作和学习中提供参考。

2018年是我从医60周年的纪念日子,由我主编的第32部专著《非酒精性脂肪性肝病》的问世,使我由衷地感到格外高兴。在这里我十分感谢人民卫生出版社的领导、全体编辑人员使本书在短短1年时间内快速出版并和读者见面。同时在这里也向参加本书编写的专家学者、同仁、结交数十年的知心好友道一声谢谢,你们辛苦了!由于科技发展迅速,限于个人的能力和水平有限,书中的缺点和错误在所难免,敬请广大同仁和读者提出批评指正。

池肇春
2018年2月于青岛

目 录

第一篇 研究及诊治现状

第二篇 基础医学

第三篇 病因学

第七篇　非酒精性脂肪性肝病及其相关疾病或并发症

第八篇　非酒精性脂肪性肝病治疗

第九篇 儿童非酒精性脂肪性肝病

第十篇 预 防

网络增值服务

人卫临床助手
中国临床决策辅助系统
Chinese Clinical Decision Assistant System

扫描二维码,
免费下载

第一篇 研究及诊治现状

第1章

非酒精性脂肪性肝病的研究及诊治现状

第一节 概　述

非酒精性脂肪性肝病（NAFLD）是指除外酒精和其他明确的损肝因素所致的、以弥漫性肝细胞大泡性脂肪变性为主要特征的临床病理综合征，是与胰岛素抵抗（IR）和遗传易感密切相关的代谢应激性肝病。包括单纯性脂肪肝（SFL）和非酒精性脂肪性肝炎（NASH）两种，NASH 严重的病例可发生肝纤维化与肝硬化，甚至引起肝癌。因此对 NASH 已引起广泛重视，对单纯性脂肪肝已往认为是一预后良好的良性疾病，但现在越来越多的证据表明，它是代谢综合征以及 2 型糖尿病的发展过程中起关键作用，而且它也是许多其他肝脏疾病的辅助致病因素。

正常人肝组织含有湿重脂质 3%~5%，其中 2/3 为磷脂，此外尚有胆固醇约占 0.5%，中性脂肪占 1%，主要功能是构成细胞及其他细胞器的膜。大多数脂肪肝属于三酰甘油含量增高，甚至可达 40%~50%，呈脂肪滴融合成大的脂肪球，以至可将细胞核挤向细胞的一边。非酒精性脂肪性肝病以肝脏脂肪过量聚集，并伴随胰岛素抵抗为特征，定义为组织学分析存在 5% 以上的肝细胞脂肪变性，或通过磁共振质子波谱（proton magnetic resonance spectroscopy，H-MRS）或定量脂肪 / 水选择性磁共振成像评估质子密度脂肪组分超过 5.6%。

NAFLD 包括两种预后不同的病理诊断：即非酒精性单纯性脂肪肝（NAFL）和非酒精性脂肪性肝炎（NASH），前者为单纯脂肪变性或伴轻度小叶炎症，预后良好。但 NAFL 在一定条件下可向 NASH 演变。早期 NASH：无或轻度（F0~F1）纤维化；纤维化 NASH：显著（≥F2）纤维化或进展期（≥F3，桥接）纤维化；少数患者进展为肝硬化甚至肝细胞癌。最常见的并发疾病有酒精性脂肪性肝病（AFLD）、药物诱发脂肪性肝病、HCV 相关肝病，其他有血色病、自身免疫性肝炎、乳糜泻、Wilson 病、低 β 脂蛋白血症、脂肪萎缩、垂体功能减退、甲状腺功能减退、饥饿、肠外营养、先天代谢异常（Wolman 病，溶酶体酸性脂酶缺陷）。此外，还与 2 型糖尿病、动脉硬化性心、脑、肾血管疾病以及肝外恶性肿瘤密切相关。

非酒精性脂肪性肝病呈全球化流行的趋势，已成为发达国家和中国富裕地区慢性肝病的首要病因。一系列影像学和肝活检资料显示,非酒精性脂肪性肝病已成为西欧、美国、澳大利亚、日本第一大慢性肝病以及肝功能异常的首要病因。NAFLD 是西方国家最常见的肝脏疾病,17%~46% 的成人受其影响。NAFLD 也存在于 7% 正常体质的人,年轻女性更常见,肝功能基本正常,但是肝脏疾病可能已发生进展。一般成年人非酒精性脂肪性肝病患病率为 17%~33%,其中 1/3~1/2 可能为 NASH,后者 10 年内肝硬化发生率为 15%,其中 30%~40% 将会死于肝癌、肝衰竭和移植后复发。非酒精性脂肪性肝病的发病与肥胖有密切关系,肥胖人群非酒精性脂肪性肝病的发生率比一般人群高出 4.6 倍,且体质指数(BMI)的分布与非酒精性脂肪性肝病检出之间呈直线正相关,检出率随 BMI 增加而增高。2 型糖尿病和高脂血症患者非酒精性脂肪性肝病的检出率分别为 28%~55% 和 27%~92%,多种代谢紊乱并存者,非酒精性脂肪性肝病发病率更高,而且发生 NASH 和肝硬化的可能性更大。

NAFLD 时,大部分患者有代谢危险因子,如肥胖、糖尿病,胰岛素抵抗(IR)是一个关键性的致病因子。大量证据表明,IR 促进单纯性脂肪肝向 NASH 和肝纤维化进展。研究显示,肥胖相关的肝脏疾病有可能发展成肝细胞癌,并且 2 型糖尿病也是肝细胞癌的独立危险因子。尽管引起肝硬化和肝癌的发生率低,但脂肪肝本身也可使患者的生活质量或工作质量下降。NAFLD 患病率之高,牵涉人群之广,而且流行率还在不断迅速增长,并已取代乙型肝炎病毒慢性感染,逐步成为我国慢性肝病的主要病因。

现已普遍认为,非酒精性脂肪性肝病是严重的社会健康问题。NAFLD 发病呈全球化流行趋势,且发也在逐渐增高,已成为严重的社会健康问题。NASH 时除肝细胞脂肪性变外,尚有炎症、坏死、纤维化等病理组织学改变。临床的重要性在于一定的条件下,如氧化应激可使患者进展到脂肪性肝炎,因此阻止单纯性脂肪肝向脂肪性肝炎演变,是今后研究的中心环节之一,可想如能阻止 NASH 发生将使 NAFLD 的预后得到改善。

早在 1962 年 Thaler 对非酒精性脂肪性肝病进行描述,1980 年和 1986 年 Ludwig 和 Shaffner 等相继提出 NASH 及 NAFLD 的概念,直到 1988 年 Day 等报道 15%~50%NASH 患者伴有肝纤维化,才逐渐引起广泛的重视。

如前所述 NAFLD 的发病与肥胖有密切关系。在美国和澳大利亚,目前有近 60% 的男性和 45% 的女性超重,其中 1/3 为肥胖。在过去 10 年内,2 型糖尿病的发病率增加了 1~2 倍,在日本,年轻人群糖尿病的患病率甚至增加了 10~20 倍。随着肥胖和糖尿病患者的增多,NAFLD 的患病率在未来 10 年内可能会显著增高。我国尚无大系列成人和儿童 NAFLD 的流行病学调查资料,范建高等报告上海 NAFLD 患病率为 15.35%,台湾的一份报告为 11.5%。根据转氨酶的升高(或)超声判断其发病率为 20/1000 人年 ~86/1000 人年,根据磁共振质子波谱成像(H–MRS)判断其发病率为 34/1000 人年。

肥胖也是小儿人群全球重要的健康问题。儿童 NAFLD 亦与肥胖和糖尿病密切相关,常累及青少年,但亦可在 5~10 岁发病。1988—1994 年全美第三次健康营养调查显示,儿童超重占 16%、肥胖占 10%;在肥胖儿童中 10.08% 的男孩和 7.8% 女孩血清 ALT 异常率为 14%~16%。西方发达国家推测儿童 NAFLD 患病率为 1%,肥胖儿童 NAFLD 患病率为 22.5%~52.8%。儿童 NAFLD 患者 5%~10% 出现肝纤维化,多发生于 12 岁后。患儿大多无炎症,ALT 增高是常见的临床指标。病理表现大多是脂肪变,门脉炎症和 / 或纤维化、气球样变性和窦周纤维化比成人少见。青少年 NASH 肝纤维化发生率为 70%,并已有肝硬化的报告。

非酒精性脂肪性肝病的发病机制至今还不完全明了，可能与遗传易感性、基因、基因多态性、肥胖、胰岛素抵抗、细胞因子、肠菌生态失衡等多个因素共同作用所致。

肝组织学检查是诊断 NAFLD 的金标准。血清酶学测定和影像诊断是最重要的诊断手段。诊断 NAFLD 时必须排除酒精性肝病、病毒性肝病、可导致脂肪肝的特定肝病和继发性肝病，如营养不良、药物性脂肪肝、中毒性脂肪肝、全胃肠外营养。

对 NAFLD 目前尚无特效治疗方法，主要是药物治疗、饮食治疗与改变生活方式、加强身体锻炼、减重手术治疗和肝移植。

第二节　遗传易感性与非酒精性脂肪性肝病

非酒精性脂肪性肝病发病率及 NASH 的发生与种族、民族和家庭密切相关，因此认为 NAFLD 是一种遗传－代谢应激相关性疾病。近年来的研究表明，免疫紊乱，特别是固有的淋巴细胞（ILC）在肥胖和代谢紊乱中发挥调控作用，其中 ILC2 在 NAFLD 发病中有保护作用，而 ILC2 亚群的缺失 ILC 或异常突变会促进慢性炎症和疾病的进展。NAFLD 的种族差异提示了在脂肪肝发病过程中存在遗传因素。美国加州大学 Schwimmer 等研究显示，接受检查的家庭成员共 93 名，平均年龄为 32 岁（8~69 岁），平均 BMI 为 29，在这些家庭成员中，45% 的儿童 ALT 增高，25% 的成人 ALT 增高。患者的同胞亲属中脂肪肝患病率 45%，64% 的家庭成员合并脂肪肝。这项研究结果显示，每个首发 NAFLD 患者，至少有一位亲属患 NAFLD，共有 84% 的家庭成员患上脂肪肝。统计结果显示 NAFLD 的遗传危险性为 56%（$P=0.01$），校正年龄、性别和 BMI 后 NAFLD 的遗传危险率为 68%（$P=0.01$）。青少年 NAFLD 患者的家庭成员是脂肪肝的高危人群。

一、载脂蛋白（Apo）基因多态性与非酒精性脂肪性肝病

（一）Apo-B 基因多态性

Apo-B 基因位于人类第 2 号染色体短臂的 23-24 区，全长 34kb，含有 28 个内含子和外显子，其基因结构有丰富的多态性。NAFLD 时 BMI、WHR（腰臀比值）、TG、TC 和 Apo-B 均显著升高，提示存在严重的脂质代谢紊乱。研究发现 Apo-B11039G/A 位点等位基因在 NAFLD 的分布高于对照组，其患 NAFLD 的危险性是等位基因的 1.777 倍，说明 Apo-B11039G/A 位点与 NAFLD 发病有关。Apo-B11039G 位点多态性是由于发生了 G → A 的碱基置换，使原先编码的精氨酸（Arg）为谷氨酸所替代。并发现 Apo-B11039多态性位点 A 等位基因的分布有种族差异。Apo-B7673C/T 多态性位点少见，A 等位基因在 NAFLD 时分布异常，可能其并非是 NAFLD 的易感基因。

（二）ApoC3 和 ApoE 基因多态性与非酒精性脂肪性肝病

Apo-C3 是一种水溶性蛋白质，由 79 个氨基构成的糖蛋白，由肝及小肠合成，主要分布于血浆 HDL、VLDL 和乳糜微粒（CM）中。Apo-C3 在富含三酰甘油酯蛋白如 VLDL、CM 的代谢中起着重要作用，由于脂肪肝是以血 TG 和脂肪酸的增加为主，因此考虑 Apo-C3 与脂肪肝有一定的关系。人 Apo-C3 位于染色体 11q23.3，长 340q bp，含 4 个外显子和 3 个内含子。Apo-C3 3175G/C 多态性位点与 NAFLD 的关系及其作用途径尚待进一步研究。ApoC3

的过度表达易于发生脂肪变性以及胰岛素抵抗的发生。

ApoE 是乳糜微粒及 VLDL 的组成部分,与血清 TG 的水平呈负相关,E2、E3、E4 构成了 ApoE 基因的多态性,与肥胖和 NAFLD 的发生有关。

二、含 patatin 样磷酯酶域(PNPLA)3 基因多态性与非酒精性脂肪性肝病

与 NAFLD 相关的 PNPLA3 基因多态位点主要有 rs738409、rs2896019 和 rs3810622 3 个,PNPLA3 第 148 位的错义突变,表现为鸟嘌呤代替胞嘧啶,编码蛋白异亮氨酸变为甲硫氨酸,导致限制底物与蛋白催化位点结合,从而限制三酰甘油水解酶的活性,引起其在肝脏中的聚集。

rs738409 基因多态性与肝脏脂肪含量升高密切相关,携带 GG 纯合子者肝脏脂肪含量较未携带者高 2 倍多,并且此多态性与血清 ALT 密切相关。并有报告提出与 NAFLD 的遗传易感性密切相关。rs738409(PNPLA31148M)的存在是 NAFLD 的高危人群。

三、与肥胖和胰岛素抵抗有关的基因

代表内脏的 BMI 和腰围与 NAFLD 的存在呈正相关,尤其是内脏肥胖与 NASH 有密切关系。值得注意的是能够在老年人中预测进展性疾病。大部分隐源性肝硬化患者存在代谢风险因子,这表明大部分隐源性肝硬化患者是耗竭型 NASH。更重要的是,对于 BMI<30(甚至 <25),但是存在内脏脂肪聚集或脂肪组织功障碍的患者可以表现为肝脏转氨酶正常或不正常的 NAFLD。

人类肥胖相关基因有 300 多个,除 Y 染色体外的所有染色体均分布有肥胖相关基因,但与人类肥胖密切相关的基因多分布在 2、5、10、11 和 20 号染色体上。这类基因所编码的产物决定着脂肪沉积的形式、程度以及胰岛素抵抗的发展,在 SFL、NASH 和纤维化的发生发展中起重要作用。过度表达 11β 羟基类固醇脱氢酶 –1(11β HSD–1)的转基因,引起 11βHSD–1 活性增强,将无活性的肾上腺皮质激素可的松转化成有活性的氢化可的松,糖皮质激素可增加脂肪细胞内脂肪生成和脂肪合成代谢,可引起腹型和一系列代谢综合征的表现。

与胰岛素抵抗相关的基因有过氧化酶体增殖物激活受体 γ2(PPARγ2)基因 Pro12A1α 多态性,它能提高胰岛素敏感性,降低 2 型糖尿病的敏感性。脂联素(AdipQ)可减轻胰岛素抵抗,与 NAFLD 相关的 AdipQ 基因多态性有 rs266729(C>G)和 rs2241766(T>G)2 个位点。有关 rs266729G 等位基因突变对 NAFLD 发病的影响研究报告不一,多数研究认为可通过抑制脂肪酸和三酰甘油的分解代谢,促进 NAFLD 的发生和发展。

FoxO1 基因是调节细胞氧化应激反应及细胞增殖、细胞凋亡、细胞自噬、代谢和免疫反应等多种生理作用的转录因子。FoxO1 转录因子是 Fox 家族中 Fox 亚家族主要成员,广泛表达于成人各级器官中。目前认为 FoxO1 为其活性形式,定位于细胞核,可调节糖脂代谢相关的多基因表达,其作用主要包括:①促进糖异生,抑制糖酵解,增加肝糖输出;②抑制 SREBP1c 和 PPARα 表达,抑制 FA 合成和 β 氧化;③上调微粒体三酰甘油转移蛋白(microsomal triglyceride transfer protein, MPT)表达,促进 VLDL 组装和运出肝脏;上调 ApoC3 表达,从而抑制 LPL 活性,减少循环 TG 分解。在代谢综合征的状态下,高胰岛素血症介导的肝脏脂肪合成通路增强,而对 FoxO1 的抵制作用则减弱,造成肝糖输出增多,继而加重高胰岛素血症;虽然 FoxO1 激活可在一定程度上抑制肝脏脂肪合成,促进 VLDL 输出,但却不

能抵消肝脏生脂作用的增强,最终导致 NAFLD 发生。

胰岛素抵抗使血清中游离脂肪酸(FFA)增多,当过量的 FFA 超出肝脏通过线粒体氧化反应及 LDL 形式排入血的代谢能力时,将导致脂肪变性发生。

四、影响脂肪代谢的基因

非酒精性脂肪性肝病常有脂肪酸氧化不足,此时肝脏脂肪即可在肝脏沉积引起脂肪肝。肝脏三酰甘油的合成、贮存转运、氧化的基因将会影响脂肪变性的强度,并影响 NASH 和肝硬化的进程。

肝内脂肪酸主要来源于:①肝窦中乳糜微粒的“残骸”CMR;②循环中游离脂肪酸;③肝内由乙酰辅酶 A(NADPH)和 H^+ 合成,硬脂酰基辅酶 A 脱氢酶(SCD-1)将饱和游离脂肪酸转化成单不饱和 FAA,这在肝脏合成 TG 以及脂肪肝的形成均起关键作用。胆固醇调节元件结合蛋白(SREBP-1c)为转录因子,可增强自身的转录活性,并上调多个脂肪酸合成酶(FAS)生成相关酶(如 ACC1\FAS\SCD1 等)的基因表达,从而增强 FA 和 TG 的合成。在 NAFLD 时,胰岛素对 SREBP-1c 表达异常增高。胆固醇通过基因因子影响流动膜和蛋白功能膜,并可展现蛋白反应,且生成毒性 oxysterol,游离胆固醇作用于肝 Kupffer 细胞和星状细胞产生炎症细胞因子和胶原,可损伤肝细胞和激活 Kupper 细胞。

新近发现了与血脂代谢相关的遗传基因,即 TM6SF2,它是一个异义 E167K(rs58542926C/T)突变与 NAFLD 相关。TM6SF2 在体内参与肝细胞脂肪代谢,与 VLDL 分泌有关。TM6SF2 rs58542926 E167K 突变导致核蛋白功能丧失,引起 TG 过度积累,导致 NAFL 发生。KK/HIJ 小鼠的研究发现,赖氨酸和大黄酸可降低肝细胞炎症和脂肪浸润,对肝脏有保护作用。可显著降低 SOD 和 GSH-px 的作用。

五、影响脂肪酸氧化的基因

脂肪酸的氧化代谢在脂肪肝的发生和发展中有“双刃剑”的作用,一方面,过度的脂肪酸氧化可以减少脂肪酸在肝脏的沉积,延缓脂肪肝的形成,而另一方面过度的脂肪酸氧化将会导致大量活性氧的产生,启动第二次打击,加重脂肪性肝炎、肝纤维化的进程。酰基辅酶 A 氧化酶(AOX)是 β 氧化系统的始动酶,是脂肪氧化反应的关键酶,当酰基辅酶 A 氧化酶基因缺陷可引起严重的 NASH。在肝细胞内,FA 氧化分解的部位为 FA 氧化分解的部位为线粒体、过氧化物酶体及内质网。短链和中链 FA 可直接透过线粒体膜,长链 FA 需经过肉碱棕榈酰转移酶(camitine palmitoyl transterase,CPT)1 转运方能进入线粒体进行 β 氧化,超长链 FA 则被转运至过氧化物酶体进行 β 氧化。在细胞内 FA 过剩时,长链 FA 可在内质网中经细胞色素 P450(cytochrome P450,CYP4A)依赖性的 ω- 氧化进行分解。FA 经后两种途径氧化分解可产生较多的活性氧自由基(reactive oxygen species,ROS)和脂质过氧化物。当肝细胞内 FA 含量增高时,线粒体 β 氧化即可见增强;如果 FA 量超过线粒体处理能力,则可 FA 毒性代谢产物在线粒体内蓄积,导致线粒体功能紊乱。与此同时过氧化物酶体和内质网对 FA 的代谢增强,ROS 和脂质过氧化物生成增加,后两者可直接造成细胞损伤,亦可通过激活炎性反应,引起 NASH 和肝纤维化。

过氧化物酶体增殖激活受体 α(PPARα)在脂质代谢的动态平衡中起着重要作用。主要作用为促进 FA 氧化分解,减轻组织脂质沉积。PPARα 是一种由配体激活的转录因子,能启动一系列与脂质有关的酶和蛋白的基因转录,主要包括脂酰辅酶 A 氧化酶、脂酰辅酶 A 合成酶、中链脂酰辅酶 A 脱氢酶、细胞色素 450、微粒体 CYP4A、脂肪酸 ω 羟化酶和脂肪酸结合蛋白等。ω 可上调中链脂酰辅酶 A 脱氢酶和长链脂酰辅酶 A 脱氢酶的表达,从而增强线粒体 β 氧化;上调直链脂酰辅酶 A 氧化酶和支链脂酰辅酶 A 氧化酶的表达,从而促进过氧化物酶体 β 氧化;增加微粒体 CYP2E1 和 CYP4A11R 增加内质网 ω- 氧化。因此,PPARα 激动剂(如非诺贝特)可减轻肝脂肪沉积和脂质过氧化物含量。

六、影响氧化应激的基因

氧化应激是指机体来自分子氧的游离基或细胞内活性氧(ROS)过度产生和 / 或抗氧化防御功能减弱,引起两者之间平衡严重破坏,造成组织细胞损伤的一种状态。病理情况下,ROS 产生速率大增,当超过清除的速率时,可造成 ROS 的蓄积,导致氧化应激,引起脂质过氧化反应、细胞内蛋白及酶变性、DNA 氧化损伤、活化多条信号转导通路,间接引起组织细胞损伤。肝脏对 FFA 摄取的增加使肝细胞线粒体 β 氧化速度代偿性增加,进而使反应性氧化产物增加,反应性氧化产物与膜磷脂的不饱和脂肪酸反应形成脂质过氧化,过氧化产物反过来又可改变线粒体 DNA,抑制呼吸链的电子传递,进一步增加反应性氧化产物和脂质过氧化物的生成;另一个反应性氧化产生的场所是微粒体。脂肪酸在线粒体内氧化形成二羟基脂肪酸,进一步被过氧化物酶降解,产生短链脂酰辅酶 A 和脂酰辅酶 A,后者可作为肝内脂肪酸氧化系统某些酶的配体,具有控制基因诱导和促进合成短链蛋白的作用。短链蛋白可抑制肝细胞凋亡,增加肝细胞对内毒素或 TNF-α 等的易感性。当肝细胞氧化应激反应所产生的损害超过肝脏自身防御时,肝脏就可能会从单纯性脂肪肝发展为 NASH 和肝纤维化。

在人体抗氧化防御系统中,有两种蛋白发挥重要作用,一个是线粒体超氧化物歧化酶,它是体内最重要的抗氧化酶,是对抗 ROS 第一道防线,其基因多态性与 NAFLD 患者肝纤维化程度有关,另一个是线粒体解偶联蛋白 2(UCP2),也有抗氧化作用,脂肪肝时 UCP2 表达上调,对 ROS 生成有抵制作用。

FA 本身对组织细胞有很强的毒性作用,它可激活肝脏 Toll 样受 4,上调促炎因子表达,激活肝脏巨噬细胞,增加汇管区炎症细胞聚集,同时激活肝星状细胞,促进肝脏纤维化。此外,FA 可直接引起溶酶体膜稳定性下降,造成组织蛋白酶 B 异常释放,导致凋亡通路的激活。随着氧化应激的产生和发展,KC 和巨噬细胞的活化,细胞因子和趋化因子的产生在 NAFLD 进展中发挥着核心作用。线粒体锰超氧化物歧化酶(MnSOD)是线粒体消除自由基的关键酶,当线粒体异常无法清除体内超氧阴离子,使得肝细胞直接受到氧化损伤时,就会导致 NAFLD 的发生。NAFLD 的男性患者肝内 MnSOD 含量减少,它可增加氧化应邀反应和肝病的进展。

第三节　胰岛素抵抗与非酒精性脂肪性肝病

机体对胰岛素敏感性降低称谓胰岛素抵抗(insulin resistance,IR)。体内脂肪沉积包括肝脂肪沉积是一种慢性炎症和胰岛素抵抗状态,且炎症与胰岛素抵抗互为因果,炎症系由脂肪组织释放的各种细胞因子和炎性因子引起。NAFLD 发病机制的二次打击假说普遍取得共识。近年已提出多次打击学说。第一次打击是指脂肪酸和三酰甘油在肝脏沉积,引起单纯性肝脂肪变性;在此基础上引起慢性氧化应激即第二次打击,造成肝细胞线粒体和肝细胞本身的持续损伤和炎症的形成。第二次打击增加了肝细胞对凋亡和坏死的易感性,进一步促进纤维化和肝硬化的发生和发展,而胰岛素抵抗二次打击的始终。IR 是 NAFLD 的始动及中心环节。关于 IR、葡萄糖诱导的高胰岛素血症、血清三酰甘油水平升高和肝脂肪变性之间的关系有许多研究,目前认为 IR 通过脂解作用和高胰岛素血症两种机制引起。

最近 Nielson 等利用放射性核素示踪、动静脉插管、数字模型等技术发现,从内脏脂肪组织脂解后释放入门静脉的 FFA 的量随着脂肪量增加而增加。他们还发现在非肥胖和肥胖个体的门静脉来源于内脏脂肪的 FFA 大约分别为 5% 和 20%,证明门静脉内由内脏脂肪分解产生的 FFA 比来自皮下脂肪脂解的 FFA 是少得多。由此认为 IR 主要引起皮下脂肪分解,产生过量的 FFA 向肝脏转移。另外,短期内迅速减肥、饥饿、胰升糖素、糖皮质激素、瘦素 TNF-α 等可以增强脂肪分解而引起 FFA 释放增加。当大量 FFA 在肝脏沉积后,不能及时再被分泌至血液循环中,肝细胞脂代谢负荷过重,大量的三酰甘油在肝内沉积,导致脂肪肝的发生。现已发现 NASH 患者存在影响 FFA 代谢的因子。NASH 患者与正常人相比。胰岛素抑制脂解的作用下降,消耗更多的饱和脂肪酸和胆固醇,从而使血浆三酰甘油和 FFA 水平增加,进一步加重脂肪肝。脂肪沉积又可以进一步引起肝脏的胰岛素抵抗。

已有研究表明 preptin 与 IR 相关性疾病的发生关系密切。preptin 是新近发现的一种多肽类激素,主要由胰腺 β 细胞分泌,通过影响葡萄糖介导的胰岛素释放而参与能量代谢的调节。EL-Eshmawy 等研究发现超重和肥胖者 preptin 显著高于正常组,多元回归分析表明腰围、FINST 和 HOMA-IR(稳定模型胰岛素抵抗指数)是影响 preptin 水平的危险因素,血清 preptin 增加与 IR、肥胖和超体重相关,且 preptin 水平随着 BMI 增加而逐渐增高。多囊卵巢综合征(PCOS)preptin 水平明显高于正常对照组。NAFLD 患者血清 preptin 显著升高,且随着脂肪肝程度的加重而增高,血清 preptin 水平与 HOMA-IR、FINS 等 IR 相关指标呈正相关。

肥胖、T2DM 和高脂血症被认为是 NAFLD 的重要危险因子。在肥胖者和严重肥胖者中,NAFLD 的发病率可分别增加到 74% 和 90%。肥胖患者的 NAFLD 的患病率比体重正常的人要高出 4~6 倍。在 NASH 患者中 40% 有超体重和肥胖,特别是向心性肥胖和向内脏性肥胖是 NAFLD 发病的最高危险因子。脂肪细胞可分泌 TNF-α、瘦素、抵抗素、内脏脂肪素、IL-6、脂褐素等多种脂肪因子,肥胖个体脂肪细胞的上述脂肪因子分泌紊乱可导致胰岛素抵抗发生。

然而 NAFLD 是 IR 的结果还是 NAFLD 引起 IR 仍不完全清楚。近年来也普遍关注脂肪肝与 IR 之间的"不相关"现象。肝脂肪变本身可独立于 IR 通过肝细胞内脂质成分的改变、微粒体功能不全、ROS 和脂质过氧化、ERS 等诱发局部和系统性炎症,促进代谢综合征(MS)发生。研究表明肝的乙酰甘油乙酰基转移酶(DCAT)过度表达、VLDL 分泌障碍、FA 的 β 氧化减少,均可在无肝性 IR 和骨骼肌 IR 时引起肝脂肪变,由此可见,IR 并不是发生 NAFLD 的必备条件。此外肥胖鼠模型也观察到,抑制肝 TG 合成可减少肝脂肪变,但并不改变胰岛素敏感性,不一定与三酰甘油含量直接相关。另一些研究指出,肝脂肪变与 IR 的不相关性不总是恒定的,而有时可能是暂时性的。IR 表现形式不一,除受遗传易感性、病因及生活方式改变影响外,还与底物特异性相关的抗脂解/葡萄糖调节因子;组织特异性相关脂肪组织及骨骼肌代谢改变;脂质异位沉积;局部和系统性炎症标志增高及 NAFLD 的病变进展影响因素等相关。据报道,TG 增高伴 GGT、CRP 增高而脂联素降低者发生 IR 的可能性大,进展为糖尿病的风险也较高。

Guiderizzi de Siqueira 等报告 NAFLD 患者 33% 发生 IR,IR 患者中 76% 伴有 MS。IR 时患者对生理水平胰岛素失去敏感性需要高水平胰岛素才能控制血糖的现象,包括生理性和病理性 IR 两种,引起生理性 IR 的因素有 FFA、糖皮质激素及炎症介质长期高水平,当一过性 IR 变成持久性 IR,造成病理变化,称之为病理性 IR。脂肪细胞有两种主要功能,一是贮存 TG;二是分泌激素或细胞因子,如瘦素及炎症介质。脂肪组织在肥胖条件下过度增生,导致其内部不断重建,如细胞间质重组、细胞体积增大、毛细血管延伸等。当达到极限时,脂肪组织会因微循环不足产生缺氧。在缺氧反应中脂肪细胞失去储存脂肪的能力,产生脂联素能力降低,同时引起巨噬细胞浸润及慢性炎症反应,还可导致内质网应激和氧化应激,这些变化都可促进 IR 的发生。IR 主要通过脂肪分解,释放 FFA 增加,致使一方面激活线粒体反应性氧体系(ROS)致不饱和脂肪酸氧化,引起脂质过氧化后,活化核转录因子 -κB 激酶亚基 β 途径导致脂肪肝发生;另一方面 FFA 增加可加重 IR,引起高胰岛素血症,此时降解增加,载脂蛋白 B-100(APO-B-100)合成减少,可影响 TG、胆固醇代谢,致 TG 在肝细胞内积聚,导致 NAFLD 发生。

FFA 代谢增加产生大量 ROS,FFA 通过微粒体细胞色素 P450(CYP2E1T 和 CYP4A)代谢的同时也产生 ROS。研究发现,NASH 患者 CYP2E1 的活性高于各种参数相匹配的对照组。ROS 从脂肪酸分子上获得氢原子后使脂肪酸反应活性增强,发生脂质过氧化反应,引起分子链的破坏,导致细胞膜结构和功能发生改变,同时产生活性代谢产物如丙二醛、4 羟壬烯醛(4-hydroxynonenal, HNE),引起细胞膜功能受损。脂质过氧化程度与脂肪酸利用程度有关,提示肝细胞脂肪引起肝细胞损伤。在 NASH 患者中丙二醛和 HNE 水平比单纯脂肪肝患者高 90%,提示肝细胞内氧化应激反应增强。NASH 患者存在 ATP 生成平衡破坏,引起 DNA 损伤,使整个线粒体功能受损。线粒体损伤导致继发性 β 氧化途径受损,进一步促进肝细胞脂肪变性,形成一恶性循环。

氧化应激相关分子的产生,被认为是 NASH 发展至肝纤维化过程中的一个关键性因素,氧化应激过程中产生的氧化剂和非氧化剂产物,具有促纤维化作用,如活性醛化物可增加星状细胞(HSC)中前胶原蛋白和促炎症细胞因子的表达,I 型胶原蛋白的表达与细胞外过氧化氢的产生相关。细胞内产生的氧活性中间产物参与了几种细胞因子的信号传导过程,这些细胞因子对细胞外基质成分具有上调作用。

总之,IR 通过以下途径引起 NAFLD:胰岛素抵抗可减少脂肪细胞膜上的蛋白脂酶,致使血液中脂蛋白水平升高;IR 增加激素敏感脂酶的活性,导致脂肪细胞内 TG 脂解引起脂肪细胞释放更多的 FFA 入血,与血液中脂蛋白结合形成脂蛋白;IR 增加肝脂酶,可使肝细胞外脂蛋白分解,致使 FFA 水平升高,导致肝细胞内 FFA 增高、TG 合成增加,最终引起肝细胞内 TG 过多积聚导致脂肪肝发生。

第四节　细胞因子或激素与非酒精性脂肪性肝病

一、脂联素与非酒精性脂肪性肝病

脂联素（adiponectin）是脂肪组织分泌最为丰富的一种激素,具有胰岛素敏感性、抗炎症、抗动脉硬化、凋亡前作用和抗细胞增殖作用。循环脂联素的水平主要取决于基因、饮食、生理活性和腹部脂肪。许多癌细胞系表达脂联素受体,且在体外研究证实脂联素可限制细胞增殖和引起凋亡。近年研究发现脂联素与 NAFLD 的发生发展密切相关。

（一）脂联素生物学

脂联素主要在白脂肪组织合成,棕色脂肪呈低浓度分泌,其他组织也表达很低量的脂联素,包括在骨骼肌、心肌组织、结肠、唾液腺、骨髓、胎儿组织、胎盘、脑积液和母乳中表达,其可能是属于旁分泌或自分泌,为脂联素起到补充作用。

1. 脂联素结构　脂联素基因的结构,其含有 3 个外显子和 2 个内含子。脂联素的结构,是一种含 244 个氨基酸蛋白,包括 4 个不同的结构域：①氨基末端信号肽；②接着是一组特异性可变区结构域；③ 22 甘氨酸 –X–YPro 或 Gly–X–X 重复胶原样区域；④羧基末端球状蛋白结构域与脂联素受体结合,与补体因子 C1q 和与 TNFα 的三聚体拓扑结构相似。在血清的脂联素以单聚体形式存在（f 脂联素）或球状蛋白形式（g 脂联素）存在,g 脂联素一般通过 f 脂联素的蛋白水解裂解产生,且含有球状无胶原结构域,但不是 HMW（高分子量）寡聚体。新近发现脂联素单聚体形式在肌内刺激 AMPK 激活,同时增加脂肪氧化和外周葡萄糖的摄取。

研究指出,不同的脂联素多聚体有不同的靶组织和 / 或不同的生物作用。HMW 异构体在肝、内皮细胞、骨骼肌可介导大多数脂联素作用,而三聚体和全长的单聚体脂联素尚在各种组织有不同作用,HMW 异构体承担它的炎症前作用,而 LMW 承担抗炎症作用。

2. 脂联素受体　脂联素可与多种受体结合,到目前为止肯定有三种脂联素受体。其中两个主要受体是 AdipoR1 和 AdipoR2（脂联素受体 1、2）,而第 3 个受体与钙黏蛋白家族相似。AdipoR1 和 AdipoR2 有同源性和异种多聚体形式,且它可介导脂肪酸氧化和被脂联素摄取葡萄糖。脂联素受体 1 的存在对 gAd 有同等亲和力,而对 fAd 亲和力低。可在多种组织表达,但在骨骼肌内皮细胞表达最为丰富。AdipoR2 对脂联素呈中度亲和力,且主要在肝表达。

新近证明指出,脂联素在生理情况下调节神经酰胺和抗凋亡的磷酸鞘胺（S1P）的平衡上脂联素受体起到关键作用,其是炎症、细胞生长和生存的关键介质。脂联素受体 R1 和 R2 是属于孕酮和脂联素 Q 受体家族,它可增加神经酰胺活性。当神经酰胺和葡萄糖神经酰胺的蓄积过多时可累及代谢过程,包括胰岛素抵抗、动脉粥样硬化、脂毒性和心力衰竭发生,通过经典受体作用脂联素可使神经酰胺水平降低,另一方面磷酸鞘氨醇碱基 S1P 可有力引起细胞增殖和抑制凋亡。

几种肿瘤细胞系表态脂联素受体,提出脂联素通过它的受体信号在这些细胞上可能行使直接作用,在恶性组织包括乳腺癌、前列腺癌、肝细胞癌、胃癌、结肠癌、胰腺癌和肺癌时脂联素受体呈过表达,然而脂联素受体在这些癌上的作用机制迄今尚未澄清。

3. 脂联素信号途径　脂联素与它的受体结合后激活几个细胞内信号途径,主要是哺乳动物雷帕霉素(mTOR)的靶、核因子κB、JNK c-Jun N-氨基末端激酶、信号转导和转录活化因子(STAT3)。APPL-1是首次发现为一种结合蛋白,可与 AdipodipoR1/2 受体直接相互作用,这个蛋白包括磷酸酪氨酸结构域、同源底物结构域、亮氨酸修饰链和细胞内 N-末端区域它们与脂联体受体相互作用,介导脂联素信号和它在代谢、抗炎症和细胞保护上的作用。APPL-1 也通过直接与膜受体和蛋白相互作用介导其他信号途径,影响细胞增殖与存活、凋亡和染色体重塑。

脂联素通过与 APPL-1 途径激活 AMPK(一磷酸腺苷激活蛋白激酶)、P38MAPKP(丝裂原活化蛋白激酶)、PPAR-α(过氧化物酶体增殖物激活受体-α)和 RAS 相关蛋白5。脂联素与它的受体结合后,通过 APPL-1 激活,可促进葡萄糖利用和引起脂肪酸氧化增加,在骨骼肌葡萄糖摄取增加,在肝减少糖原合成,AMPK 是一种细胞能量传感器,使细胞内 AMP/ATP 比率增加。此外,脂联素激活 PPAR-α,也可增加脂肪酸氧化和能量消耗,结果引起肝、骨骼肌的三酰甘油降低,且在体内改善胰岛素敏感性。AMPK 的激活主要由脂联素受体 R1 介导,而 PPAR-α 的刺激可导致脂联素与脂联素受体 R2 结合。

(二)脂联素与肝星状细胞(HSC)

HSC 激活是产生肝纤维化的基础。正常肝 HSC 呈静止状态,位于肝窦周围间隙和肝细胞隐窝内,在一些因素作用下,HSC 发生增殖和表型转换,活化的 HSC 能分泌大量的Ⅰ、Ⅲ型胶原反应的 ECM,同时通过对胶原酶等的抑制,使胶原降解减慢,最终导致 ECM 在肝内沉积。脂联素通过胱冬肽酶途径诱导活化的 HSC 凋亡,逆转 HSC 活化,改变活化 HSC 的生理功能,抑制活化 HSC 成纤维基因表达,减少 HSC 增殖,同时通过阻止 Smad2 核易位,抑制转化生长因子 β1 和结缔组织生长因子的合成,也可抑制 HSC 的激活,脂联素还降低 α-平滑肌肌动蛋白和核抗原表达。

(三)脂联素与胰岛素抵抗

脂联素对胰岛素有调节作用,生理浓度的脂联素能通过与膜受体结合明显增加肝脏、骨骼肌对胰岛素的敏感性,增加脂肪酸的 β 氧化,降低循环中的 FFA,阻止脂质在巨噬细胞中积聚,抑制肝脏糖原异生及肝糖输出。应用 RT-PCR 法检测 NAFLD 患者脂肪组织中脂联素 mRNA 的表达水平,用稳态模型法计算胰岛素抵抗指数,探讨 NAFLD 患者 IR 与脂肪组织脂联素基因表达的关系。结果发现 IR 与脂联素基因表达、血浆脂联浓度呈负相关、与血清三酰甘油呈正相关。噻唑烷二酮药物可增强脂联素的表达,给予 NASH 患者胰岛素增效剂后,可见纤维化减轻,提示脂联素与胰岛素敏感性和纤维化的消长密切相关。

(四)脂联素与巨噬细胞和炎症介质

巨噬细胞通过分泌炎症细胞因子、抗原表达及其吞噬能力在机体反应过程中发挥作用,脂联素可使巨噬细胞活性降低 2/3,从而抑制炎症早期反应,脂肪细胞不仅能表达 CRP-mRNA(C 反应蛋白 -mRNA),且其水平与组织脂联素中 mRNA 呈负相关。脂联素可能通过调节炎症瀑布反应直接或间接影响 CRP 浓度,包括 κB、核转录因子 -κB(NF-κB)活化和巨噬细胞功能。外源性脂联素能抑制肝脏炎症反应,降低肝 TNF-α 和 TNF-α 抑制活化的 HSC 凋亡。

（五）脂联素与脂肪细胞因子家族其他成员关系

脂肪细胞因子家族包括脂联素、瘦素、抵抗素（resistin）、IL-6、转录调节因子（galectin-7）、己酮可可碱、干扰素、NF-κB 及 TNF-α 等，它们与 NAFLD 的相关性。目前认为脂肪因子表达失衡是 NASH、肝纤维化发生发展的关键因素。

二、瘦素与非酒精性脂肪性肝病

（一）瘦素生物学

瘦素（leptin）是由 167 个氨基酸组成的脂肪源性多肽激素，其分子量为 16kd。1994 年由 Friedman 克隆成功。现已知瘦素是 ob 基因产物，位于人类染色体 7q31.3 位点上，长约 20kb，由 3 个外显子和 2 个内含子组成，编码产物为 166/177aa。人类瘦素主要由白色脂肪组织分泌，棕色脂肪、骨骼肌、胃黏膜、胎盘、肝星状细胞等组织也可分泌。机体的体脂肪量是影响瘦素分泌的主要因素，尤其是腹部脂肪。促进瘦素分泌的因子尚有胰岛素、肾上腺素、TNF-α、IL-2β 和大肠埃希菌胞壁脂多糖（LPS），而禁食、β- 受体阻滞剂、环磷酸腺苷（cAMP）睾酮、生长激素则抑制其分泌。Wellhoener 等的研究表明，机体的葡萄糖代谢状况是决定瘦素表达和分泌的主要决定因素。瘦素通过与下丘脑的长型瘦素受体结合，通过 JAK（Janus 激酶）/ 信号反转录激酶（STAT）通路（JAK/STAT 途径）进行信号转导，影响多种神经内分泌激素的分泌，引起食欲降低和增加消耗能量，从而减轻体重。

瘦素的信号转导机制是通过瘦素受体近膜区的两个短的保守序列，具有结合和激活 JAK 酪氨酸蛋白激酶作用。瘦素与瘦素受体结合形成配体 - 受体复合物，通过磷酸化而激活 JAK2，活化的 JAK 迅速使受体胞质中的酪氨酸残基磷酸化。磷酸化的酪氨酸 11380STAT3 提供锚着位点，STAT 与受体胞内段结合后在 JAK 催化下发生酪氨酸磷酸化而被活化。活化的 STAT 与受体分离并发生同或异二聚化，通过磷酸化形成的同或异二聚体，可通过核膜转位到细胞核内，与靶上游的反向重复序列 TTCCNGGAA 结合，启动特定基因的表达，转录及翻译特定蛋白，从而发挥瘦素的生物学反应。

细胞因子信号转导抑制因子（suppressors of cytoxine signaling，SOCS）是瘦素信号转录的负反馈抑制因子，SCOS-3 可由瘦素诱导产生，该过程需要 JAK/STAT 通路的参与，而诱导产生的 SOCS-3 转而对 JAK/STAT 通路发挥抑制作用，说明 SOCS-3 是瘦素受体后 JAK/STAT 信号转导通路的负反馈抑制调节因子。

（二）瘦素与肝脏代谢

瘦素通过肝脏磷酸烯醇丙酮酸激酶（PEPCK）的基因表达和糖异生的效率，促进肝脏对乳酸的摄取，刺激肝脏糖原异生；同时通过蛋白激酶 A 激活肉毒碱脂酰转移酶，影响肝脏的脂肪代谢。瘦素可减少摄食约 50% 及提高机体能量消耗。瘦素还干预胰岛素在肝中的作用，一方面拮抗胰岛素诱导的 PEPCK 下调，抵制胰岛素底物 -1（IRS-1）的磷酸化，影响胰岛素后信号转导；另一方面，瘦素通过对 PEPCK 对糖异生的影响，限制三酰甘油的合成，有利于肝脏及肝外组织对胰岛素的敏感性。

（三）瘦素与胰岛素及胰岛素抵抗

目前认为瘦素与胰岛素之间存在双向调节作用。瘦素通过对胰腺 β 细胞的作用而控制胰岛素的分泌，而胰岛素又刺激瘦素产生，瘦素抑制胰岛素分泌，主要通过以下几个途径：①胰岛 β 细膜上的 ATP 敏感的钾离子通道的作用而实现；②通过 JAK-STAT 信号转导机制来抵制胰岛素 mRNA 表达；③通过抵抗胰升糖素肽 –1（GIP–1）等促进胰岛素分泌的激素来抑制胰岛素分泌；④瘦素直接调节组织对胰岛素的敏感性；⑤瘦素能使 IRS–1 与 GRB2（生长因子受体结合蛋白 –2）结合减弱，具有拮抗胰岛素功能，从而形成 IR，最后引起糖、脂肪代谢紊乱，造成脂质异位沉积，出现肝脏脂肪变性，进而演变为脂肪肝。

（四）瘦素与糖、脂肪代谢

瘦素的生物学效应主要通过瘦素与下丘脑的瘦素受体结合而实现。给予瘦素后摄食中枢可增加葡萄糖的摄取和转化而降低肝脏糖原的储存。瘦素有增强脂肪分解作用，同时又可阻止脂肪转变成三酰甘油，减少脂肪生成。动物实验证明给大鼠迅速注射瘦素后可降低高三酰甘油血症，并降低脂肪组织对三酰甘油的摄取。Unger 认为由营养过剩高瘦素血症可以通过以下两条途径防止脂质异位沉积：①作用于下丘脑摄食中枢，限制能量的补充以适应脂肪细胞的储脂能力；②通过上调外周脂肪酸氧化能力及下调外周脂质生成。高瘦素水平可以增加脂肪代谢关键酶 AMP 激活蛋白酶（AMPK）的磷酸化水平，这将有助于通过乙酰辅酶 A 酸化酶的失活而减少三酰甘油的含量，借此减少脂肪酸合成关键酶及脂肪酸氧化的抑制因子—丙二酸单酰辅酶 A 的含量，使脂肪合成减少。

（五）瘦素与肝脏炎症反应

Chiturit 等研究表明，NASH 患者瘦素或其受体基因变异，导致瘦素及其受体信号传导系统失效，不能正常发挥调节肝脏内糖和脂肪代谢的功能，使肝细胞内抗氧化分子缺乏或活性降低，线粒体内活性氧（ROS）过度生成，引起脂质过氧化，形成 NASH。同时瘦素还参与NASH 肝脏间质炎症反应，瘦素可能增强肝实质细胞对 TNF–α 敏感性，加速肝细胞破坏。当肝脏发生缺血坏死等损害时 IL–6 调控肝脏非实质细胞增生、转化、修复损伤细胞，而瘦素可与 IL–6 受体竞争性结合，从而削弱或阻断 IL–6 在肝脏修复方面的作用，加重炎症反应。另一方面炎症介质可选择性地巨噬细胞分泌 TNF–α、IL–6、IL–12，可促进炎症反应发生。瘦素主要介导 T 细胞免疫致肝脏炎症发生。瘦素可影响 IL–18 和 TNF–α 等细胞因子肝毒性的发挥。内毒素脂多糖（LPS）、TNF–α 可诱生瘦素，具有正常功能的瘦素反过来抑制前两者诱生炎症细胞因子和由此引起炎症因子的扩大。

（六）瘦素与肝纤维化

瘦素是调节肝纤维化的一个关键因子，瘦素的肝纤维化作用主要是由 ob–2Rb（ob–2R，瘦素受体，ob–2Rb 为瘦素受体的异形体，共分 a、b、c、d、e 5 种）所含的 JAK/STAT 通路增强受损肝脏信号转导，激发纤维化发生。现代培养的肝星状细胞加入瘦素后，Ⅰ型前胶原mRNA 表达明显升高，同时 α– 肌动蛋白（α–SMA）表达增强，提示瘦素对 HSC 有活化作用，通过激活 HSC 促进肝纤维化。此外，瘦素还可通过 ob–2Rb 作用于肝内细胞皮和星状细胞，上调 TGF–β1 的表达，通过激活 HSC 促进肝纤维化。有实验证实，瘦素直接作用于肝星状细胞，其作用可能与诱导 PI3 激酶并上调胶原的基因表达有关。瘦素发挥促纤维化作用，部分是通过抑制 PPARγ。PPARγ 是一个抗纤维化的核受体，能够逆转 HSC 的活化、维持 HSC 的静息表型。

（七）瘦素或其受体与 NAFLD

研究表明，NASH 患者瘦素或其受体基因变异，导致瘦素及其受体信号传导系统失效，不能正常发挥调节肝脏内糖和脂肪代谢的功能，使肝细胞内抗氧化分子缺乏或活性降低，线粒体内活性氧（ROS）过度生成，引起脂质过氧化，形成 NASH。同时瘦素还参与 NASH 肝脏间质炎症反应,瘦素可能增强肝实质细胞对 TNF-α 敏感性,加速肝细胞破坏。当肝脏发生缺血坏死等损害时 IL-6 调控肝脏非实质细胞增生、转化、修复损伤细胞,而瘦素可与 IL-6 受体竞争性结合,从而削弱或阻断 IL-6 在肝脏修复方面的作用,加重炎症反应。另一方面炎症介质可选择性地使巨噬细胞分泌 TNF-α、IL-6、IL-12,可促进炎症反应发生。

瘦素受体(LEPR)多态性与脂质代谢和胰岛素抵抗有关,发现 LEPRQ223RA 等位基因显著降低,是发生 NAFLD 和冠状动脉硬化的风险因子。leptin 受体基因 Gln223Arg(G/G)、MSOD9Ala/Val(V/V)和吸烟是 NAFLD 的风险因子。在鼠的试验指出,二甲双胍像是一个减肥药,可提高 LEPR 敏感性,从而改善脂肪变,leptin 治疗不仅减轻脂肪变,可减少 NASH 发生,而 leptin 缺乏的肥胖小鼠限制蛋氨酸可防止脂肪变进展。这是与蛋氨酸降低胰岛素和 HOMA 比率与 Scd1 基因下调有关。在肥胖青少年儿童低 adropin 是 NAFLD 独立危险因子,评估血清 adropin 浓度可能是一个可靠的脂肪性肝病的标记。

总之,瘦素对 NAFLD 有双向作用,一方面瘦素可逆转胰岛素抵抗和改善严重肝脂肪变性,降低血清三酰甘油水平,降低肝脏和肌肉组织内三酰甘油的比例,提高机体对胰岛素的敏感性;另一方面瘦素或其受体自身变异引起瘦素抵抗和高胰岛素血症,形成高瘦素水平又可诱发胰岛素抵抗。高瘦素水平通过胰岛素抵抗和高胰岛素血症,产生与胰岛素相关的肝内脂肪蓄积,又可通过改变胰岛素信号传递,提高肝细胞内脂肪酸的浓度,促使三酰甘油合成增加,形成脂肪肝。

三、肿瘤坏死因子 –α(TNF–α)与非酒精性脂肪性肝病

(一)肿瘤坏死因子 –α 生物学

肿瘤坏死因子 –α 是由单核细胞、巨噬细胞等产生的单核因子,为促炎症细胞因子。低浓度时通过自分泌或旁分泌效应可以诱导炎症反应;高浓度时通过内分泌效应,引起发热,协同 IL-2 和 IL-6 诱导肝细胞合成急性期蛋白,引起代谢紊乱,导致骨髓造血干细胞的分裂抑制及介导内毒素致发生感染性休克等。在正常情况下 TNF-α 主要由脂肪组织产生,其血清水平与机体的脂肪含量和胰岛素敏感性相关。TNF-α 表达水平增加可以抑制脂肪组织的脂酶活性,降低血清中三酰甘油的尝试,从而可改善 NAFLD。

(二)TNF–α 与非酒精性脂肪性肝炎

当肝脏损伤时 TNF-α 可诱导炎症反应,参与组织损伤,引起肝细胞变性坏死和纤维组织增生。TNF-α 可能通过诱导氧化反应和降低胰岛素敏感等方式,导致肝细胞炎症坏死发生,在 NASH 发病过程中发挥重要作用。NASH 患者中 TNF-α 水平增高,血清可溶性 TNF 受体(sTNFR)明显升高,尤其是伴肝纤维化的患者更为明显。因此认为,TNF 与 NASH 的发生和进展可能有关。TNF-α 作用于肝细胞受体,触发线粒体膜的通透性,引起线粒体渗透小孔开放,耗竭线粒体细胞色素 C,损伤线粒体,同时 TNF-α 还可诱导线粒体 DNA(mDNA)氧化损伤,引起 mDNA 耗竭,形成肝细胞炎症坏死。

(三)TNF–α 基因多态性与非酒精性脂肪性肝炎

多项研究发现,TNF-α 及 TNF 基因多态性和 NASH 的发生发展有关。个体 TNF-Ar 启动子区域有广泛的多态性,如 –1031、–863、–857、–308 和 –238 位点的基因多态性与个体自身免疫性疾病和感染性疾病的易感性和防御有关。有学者认为 NASH 遗传易感基因的研究有助于识别个体发生 NASH 的风险,并对其症状发生前的预测评估和进行疾病的预防有重

要意义。Valenti 等研究发现意大利 NAFLD 患者与对照组相比 TNF-α 的启动子区域 -238 位点的基因多态性有显著偏离,并发现伴有胰岛素抵抗性 NASH 患者有更多的 TNF-α 的启动子区域多态性。国内周永健等研究也发现,NAFLD 组 TNF-α 基因 -238 位点变异型发生率明显高于对照组($P<0.01$)。日本学者对经肝活检证实的 102 名 NAFLD 患者研究发现,NAFLD 患者中的 -1030C 等位基因者的血清 sTNFR-2(血清中可溶性 TNF 受体)水平明显高于不带此等位基因的患者;NASH 患者血清 sTNFR-2 也明显高于单纯性脂肪肝组。新近 Skovg 等研究发现 TNF-α 的启动子 -863C/A 基因型的不同个体中,A 等位基因基因位点突变时,TNF-α 的启动子脱氧核糖核酸酶的敏感性显著增高,可诱导炎症发生。

四、褪黑素与非酒精性脂肪性肝病

褪黑素(melatonin, MT)是松果体分泌的一种吲哚类激素。褪黑素具有强大的抗氧化功能,通过清除自由基、抑制体内 NO 过度形成等机制拮抗各种药物、毒物以及免疫性因素引起的肝损伤。非酒精性脂肪性肝炎肝脏脂肪变性时,肝内抗氧化反应酶包括超氧化物歧化酶(SOD)和谷胱甘肽过氧化物酶(GSH-Px)活性、脂质过氧化反应增强,活性氧(ROS)及过氧化产物丙二醛(MDA)增多。当肝细胞线粒体 β-氧化功能受损时肝微粒体内 ω 氧化性代偿性激活,加重了上述反应。MT 可抑制 NAFLD 的氧化应激和脂质过氧化反应,可使血清丙氨酸转氨酶、天门冬氨酸转氨酶、总胆固醇下降,并且随胆固醇剂量的增高,MDA 值逐渐降低,SOD、GSH-Px 值逐渐升高,肝脏病理变化明显改善,肝小叶结构完整,肝细胞脂肪变性程度减轻,小叶内及门脉汇管区灶性细胞浸润程度减轻。其作用机制可能为褪黑素促进胆固醇转化为胆汁酸,抑制胆固醇合成和 LDL 受体的活性以降低血浆内的胆固醇;且通过抗氧化作用保护肝细胞,改善肝功能。

此外,褪黑素可提高肝细胞蛋白激酶 B(PKB)的表达。PKB 是一种蛋白质丝氨酸/苏氨酸激酶,为原癌基因 c-Akt 的表达产物,故也称为 PKB/Akt,是细胞内外 PI3-K 信号通路中关键信号蛋白,具有葡萄糖转运、参与糖原合成等多种作用,是胰岛素信号通路中的关键分子。胰岛素信号通路发生障碍是导致肝细胞胰岛素抵抗的主要机制。因此,褪黑素防治 NASH 作用可能与其上调 PKB 表达,改善胰岛素抵抗有关。另外,高剂量褪黑素可减少大鼠腹腔内脂肪组织的量,其机制尚需进一步探讨。

五、固醇调节元件结合蛋白 -1c 与非酒精性脂肪性肝病

固醇调节元件结合蛋白(sterol regulatory element binding protein, SREBP)是一类位于内质网上的膜连接蛋白,是一种核转录因子,属于"碱性螺旋-环-螺旋-亮氨酸拉链"(basic-helix-loop-helix-leucinezipper, BHLH-ZIP)超家族的一员。最早是以蛋白质前体的形式在内质网上合成,形成后以两次跨膜的方式形成发夹状结构,N 端和 C 端都位于细胞质侧,而内质网侧有一 31 个氨基酸的肽段。迄今为止发现 3 种:即 SREBP-1a、SREBP-1c 和 SREBP-2。SREBP-1c 主要参与脂肪酸的从头合成,SREBP-2 促进胆固醇的合成,而 SREBP-1a 则同时具有上述两种功能。

SREBP-1c 是 SREBP 的一个亚型,由 1150 个氨基酸组成,具有 3 个结构域:一是氨基末端的转录活化域,由 480 个氨基酸组成;二是固定在膜上的中间 2 个跨膜的水结构域,由 80 个氨基酸组成;三是羧基末端的调节结构域,由 590 个氨基酸组成。其氨基端和羧基端

的结构域突出到胞液中,中间结构域包含 2 个跨膜区,通过含 31 氨基酸小环将 2 个跨膜区分离开,小环突出到内质网的腔室中,是转录激活因子。BHLH-Zip 可以介导氨基端结构域进入细胞核,并与 DNA 相结合。SREBP-1c 构成了动物体内 90% 的 SREBP-1,是脂肪合成有关基因转录的决定因子,故又称脂肪细胞决定和分化因子 1(adipocyte determination and differentiation factor 1, ADD1),主要在肝细胞和脂肪细胞表达。它是参与脂肪合成基因的主要转录调节因子,通过调节脂肪代谢相关酶的基因表达来调节脂肪合成,主要与脂肪酸和糖代谢有关。具有转录活性的 SREBP-1c 氨基末端片段进入细胞核内,可结合于靶基因启动子的固醇调节元件(sterol regulatory element, SRE),以参与固醇与脂肪酸合成基因的转录。SREBP-1c 直接参与调控有关脂肪酸、TG 合成和葡萄糖代谢相关酶基因的表达,它调节的靶基因包括低密度脂蛋白(LDL)受体、乙酰辅酶 A 羧化酶(ACC)、脂肪酸合成酶(FAS)、硬脂酰辅酶 A 去饱和酶(SCD)、葡萄糖激酶(GK)和磷酸烯醇式丙酮酸羧激酶(PEPCK)等。

　　SREBP-1c 是介导胰岛素对 GK 基因表达调控作用的转录因子。GK 启动子内存在两个 SREBP 反应元件,即 SREa 和 SREb,胰岛素可促进 SREBP-1c 与它们结合,引起 GK 转录增加。SREBP-1c 的转录活性是 GK 基因表达所必需的。胰岛素抵抗动物肝内的 SREBP-1c 水平升高,高水平的 SREBP-1c 可直接抑制胰岛素受体底物 IRS2 的转录,从而抑制肝内胰岛素信号通路,加重胰岛素抵抗和脂肪肝形成。固醇调节元件结合蛋白裂解活化蛋白(SCAP)基因敲除小鼠将会导致 SREBP 表达的减少,最终导致肝脏胆固醇和脂肪酸的合成减少。

六、肌球蛋白轻链激酶与非酒精性脂肪性肝病

　　肌球蛋白轻链激酶(myosin light chain kinase, MLCK)是免疫球蛋白超家族蛋白质的成员,所有的 MLCK 均来自 mylk1-3 基因。MLCK 使内皮细胞上的肌球蛋白轻链(MLC)磷酸化,导致肠黏膜屏障功能减弱,在非酒精性脂肪性肝病发病机制中发挥重要作用。

(一)肌球蛋白轻链激酶生物学

　　肌球蛋白轻链激酶来自心脏(e MLCK)、骨骼(sk MLCK)、平滑肌(sm MLCK)分别位于人类染色体 3(3q21)、20(20q13.31)和 16(16q1.2)上。MLCK 发挥活性功能使内皮细胞上的 MLC 磷酸化,通过磷酸化的方式来调节 MLC-2 的活性,主要由 Ca^{2+}/CaM(钙调蛋白)控制,当细胞细胞间隙的 Ca^{2+} 浓度升高时,钙调蛋白与 MLCK 结合激活 MLCK 活性。在平滑肌中 Ca^{2+} 与钙调蛋白结合激活 sm MLCK,从而促进肌球蛋白收缩,导致内皮细胞间的屏障功能受损和上皮细胞与细胞之间紧密连接蛋白的表达减少,肠道黏膜的通透性增加。因此由肌球蛋白介导的依赖 MLCK 而引起的细胞骨架的收缩,伴随着内皮细胞收缩和细胞间隙增大是肠道上皮细胞功能障碍形成的机制。

(二)MLCK 与非酒精性脂肪性肝病

　　1. 肠黏膜机械屏障与非酒精性脂肪性肝病　　肠黏膜屏障包括机械屏障、免疫屏障、化学屏障和生物屏障,肠黏膜机械屏障主要由肠顶端膜上皮细胞和肠上皮紧密连接蛋白组成;而 MLCK 激活在收缩肌动蛋白和肌球蛋白纤维中起着重要的作用。大量临床及动物实验研究结果显示,NAFLD 的疾病进展与肠黏膜机械屏障的受损有关。肠黏膜机械屏障的损伤主要表现在肠黏膜通透性增高。Brun 等研究表明,NASH 肥胖小鼠通透性增加和门静脉内毒素水平升高,表明遗传性肥胖小鼠肠道通透性增加,导致严重的门静脉内毒素血症。Miele

等对 NAFLD 研究显示,随着肝脏变性程度的进展,肠道黏膜的通透性增加,而紧密连接蛋白表达却减少,提示 NAFLD 与肠黏膜机械屏障的受损之间存在着紧密联系。

2. MLCK 与肠黏膜机械屏障 MLCK 在肠道屏障功能形成障碍的机制中发挥核心作用。由于 MLCK 表达增加,肠黏膜机械屏障受损,导致肠道通透性增加,可促进《第二次打击》的危险因素更多更快的进入肝脏,进而加速 NAFLD 的进展。

七、Ghrelin 与非酒精性脂肪性肝病

Ghrelin 为新发现的生长激素促分泌素受体(growth hormone secretagogue receptor,GHSR),是一种小分子多肽,主要是由胃底黏膜的泌酸腺 X/A 样细胞合成并分泌,在肝脏、脾脏、胰腺等多个器官系统也有不同程度的分布。Ghrelin 与 GHSR 结合可促进 GH 的分泌,加速脂肪合成。抑制脂肪分解,致使体质量增加。低水平 Ghrelin 可诱发机体代谢紊乱,导致肥胖、糖尿病等代谢疾病的发生。

Ghrelin 对 NAFLD 似有一种保护作用。Ghrelin 可能通过抑制交感神经系统活性和增加迷走神经系统活性来达到抗炎作用。Xia 等和 Dixit 等发现 Ghrelin 可能通过 T 淋巴细胞发挥抗炎作用。Ghrelin 还可减少成肌纤维细胞及肝星状细胞聚集,降低肝氧化应激和炎性反应程度,减轻肝细胞损伤,最终达到抑制肝纤维化的作用。因此,通过调节 Ghrelin 水平来干预 NAFLD 的发生发展无疑会成为一个新的治疗方案。

八、视黄醇结合 4 蛋白和细胞角蛋白 18 与非酒精性脂肪性肝病

(一)视黄醇结合 4 蛋白(RBP4)

RBP4 是一种血浆 RBP,是细胞外视黄醇最主要的转运蛋白,为含量最丰富的 RBP 之一。1989 年 Rocchi 发现人类 RBP4 基因位于 10q23-q24,由 6 个外显子和 5 个内含子组成,其 mRNA 全长 941bp,编码 201 个氨基酸片段。RBP4 分子量约 21kDa,属于 lipocalin(脂质载运蛋白)超家族。

RBP4 主要在肝实质细胞的粗面内质网中合成,穿过滑面内质网到达高尔基复合体表面,在肝内与视黄醇 1∶1 结合后释放入血,游离的 RBP4 可在肾小球滤过,大部分由近端小管上皮细胞重吸收,并在其溶酶体中分解为氨基酸,仅有少量从尿中排出。近年研究发现 RBP4 也可由脂肪细胞产生。

目前认为 RBP4 与胰岛素抵抗和 NASH 进展相关:①脂肪分泌的 RBP4 在 IR 和 NAFLD 形成上发挥作用。PI3K 是胰岛素刺激葡萄糖转运和摄取的重要介导分子,胰岛素受体底物 1(IRS1)酪氨酸磷酸化亦是胰岛素信号传导途径中的重要环节。RBP4 直接诱导磷酸烯醇或丙酮酸激酶基因表达,当 PI3K 活性下降和 IRS1 酪氨酸磷酸化水平降低时即会导致 IR。RBP4 与肥胖、糖耐量受损和胰岛素抵抗水平呈正相关。②RBP4 参与脂质代谢紊乱。RBP4 升高使肝脏和肌肉发生胰岛素作用缺陷导致大量脂肪分解,血中产生高三酰甘油和高游离脂肪酸,因而 RBP4 间接参与了脂质代谢紊乱形成。临床研究显示,血清 RBP4 浓度与 TG、BMI、NAFLD 呈明显正相关。③RBP4 可能参与 NASH 进展。RBP4 增加可引起肝铁负荷过重,SI 和 SF 是评估肝铁超载的主要指标,肝铁超载不仅加重了铁在肝脏中的沉积,还可通过诱导炎症反应、氧化应激和抵制脂质转运,从而导致 NASH 的发生发展。但各作者临床研究结果不尽相同,有待进一步作深入的研究。

（二）细胞角蛋白 18（CK18）与非酒精性脂肪性肝病

CK18 属于中间丝蛋白，细胞骨架的重要结构之一，主要分布于表皮细胞和上皮细胞，维持细胞的形状，完成细胞运动和抵抗外界机械应力。CK18 也是构成肝细胞中间丝蛋白的主要成分之一，其主要功能是维持肝细胞正常结构保护其免受机械和非机械的损伤。CK18 全基因组长 379bp，编码 562 个氨基酸，相对分子量为 45 000。当肝细胞发生炎症坏死时血中 CK18 则明显升高，因此可作为肝脏损害的标志物。

脂质过氧化，铁负荷过重，各种炎症因子刺激最终导致单纯性脂肪肝进展为 NASH，肝细胞炎症坏死后蛋白酶活化使大量 CK18 片段从肝细胞中释放，因此血中 CK18 水平可作为肝细胞炎症坏死的标志。且在儿童 NASH 时显著升高，因此 CK18 在儿童 NAFLD 时可以作为鉴别 NASH 与单纯脂肪肝的方法。各种原因导致的肝脏损伤均可导致血中 CK18 升高，其中肝癌最高，NAFLD 时 CK18 最低。CK18 在肝病领域的意义主要在于识别轻微的肝脏损伤，轻微肝损伤时转氨酶甚至在正常范围内而 CK18 却已升高。

九、性激素与非酒精性脂肪性肝病

（一）雌激素与非酒精性脂肪性肝病

雌激素在脂肪肝的形成和发展中可能扮演拮抗作用。动物试验证明，利用 Ammatase 缺陷小鼠动物模型（Ammatase 是编码雌激素的关键基因之一，因此 Ammatase 缺陷小鼠体内不能产生雌激素）发现此小鼠模式表现显著肝脏脂肪变性，如果恢复小鼠雌激素水平，肝脏脂肪变性会消失，证实雌激素确实是抵制脂肪肝形成的保护性因素。雌激素的保护性作用可能是通过调控肝脏细胞中脂肪酸 β 氧化过程中相关酶水平来抑制脂肪肝形成和进展。

（二）雄激素与非酒精性脂肪性肝病

一项健康调查中发现，将男性分为雄激素水平较高和较低两组，比较这两组脂肪肝的发病率。结果显示，雄激素水平较高组的 BMI 较低，胰岛素敏感性较高，而雄激素水平较低组，结果相反。接受雄激素治疗的前列腺癌患者治疗后，发现 BMI、CHO、TG、胰岛素、血糖等水平显著高于不接受雄激素治疗的前列腺癌患者，由此可见，雄激素有可能也是抵制肥胖的一个保护性因素，显示单纯肝细胞雄激素受体缺陷就可导致肝脏脂肪变性发生。

第五节 基因受体与非酒精性脂肪性肝病

一、内源性大麻素受体与非酒精性脂肪性肝病

内源性大麻素样物质是由一类酰胺、脂类和长链不饱和脂肪酸组成的脂质介质，包括 N- 花生四烯氨基乙醇（AEA）和 2- 花生四烯酸甘油（2-arachidonoylglycerol，2-AG），它们能激活特异性大麻素受体。AEA 由神经元细胞、内皮细胞、血小板及巨噬细胞产生。AEA 能诱导 HSC 的死亡。大麻素有 2 个受体即 CB1 和 CB2。CB1 受体活化具有促肝纤维化作用。CB2 受体活化能减少炎症细胞的趋化、组织及血清中 TNFα 水平、脂质过氧化水平及细胞黏附分子的表达。CB2 受体活化具有明显的抗纤维化的作用。内源性大麻素新的病理生

理作用是脂肪性食物通过肝内星状细胞或肌成纤维细胞产生内源性大麻素,经旁分泌刺激肝内 CB1 受体导致肝细胞内三酰甘油和游离脂肪酸的合成,最后使肝细胞脂肪变性。

二、Toll 样受体与非酒精性脂肪性肝病

1. Toll 样受体(Toll-like-receptor, TLR)生物学　TLR 是一类模式识别受体家族,可通过病原体相关的分子模式(pathogen-associated molecular patterns, PAMP)识别激活固有免疫系统发挥关键作用。到目前为止,在哺乳动物中已发现 13 个 TLR 家族,可表达于各种免疫细胞(巨噬级、树突状细胞、B 细胞等)以及一些非免疫细胞(成纤维细胞、表皮细胞、脂肪细胞、肝细胞等)的细胞膜。TLR 为 I 型跨膜糖蛋白,胞外段为配体结合区;胞内段为 Toll/IL-1 受体(TIR)结构域可与胞内其他带有相同 TIR 结构域的分子发生相互作用,由后者启动信号传导。TLR 家族广泛参与机体免疫过程。在肝脏中 TLR 广泛在肝细胞、kupffer 细胞、肝窦内皮细胞、肝星状细胞和胆管内皮细胞等细胞中表达。大量研究表明,TLR2、TLR4 和 TLR9TLR 也参与了 NAFLD,特别是 NASH 的发生与发展。

2. Toll 样受体与非酒精性脂肪性肝病　NAFLD 时存在不同程度的细菌过度生长以及菌群紊乱导致的肠道通透性增加。Miele 等观察 35 例经病理的证实 NAFLD 患者,肠道细菌过度生长(葡萄糖呼吸试验, GBT)和肠道高通透性(尿 ^{51}Cr-EDTA 排泄试验)均显著高于健康对照($P<0.001$),其严重程度与肝脏脂肪变性程度成正比。Brun 等发现 NASH 小鼠模型肠上皮细胞紧密连接功能下降,造成屏障功能的减弱,参与了 NASH 的发生。Farhadi 等的研究提示 Kupffer 细胞可与血液中高水平的 TLR 配体结合,继而引发 NASH 患者的肝损伤。

在动物模型研究中,发现肠源性内毒素和 TLR 在 NASH 发病中起到重要作用。Csak 等特异性敲除小鼠 TLR4 或其辅助受体髓样分化蛋白(myeloid differentiation factor, MD)构建小鼠模型,与未敲除 C257BL/6J 小鼠作对照,分别给予蛋氨酸胆碱缺乏饮食导致两组小鼠形成 NASH,结果发现基因敲除组小鼠较对照组血清三酰甘油降低,脂质过氧化指标降低,ALT 降低,肝组织纤维化减少,肝组织内转化生长因子 β1、α- 平滑肌肌动蛋白(α-SMA)、基质金属蛋白酶(metal matrix proteinase, MMP)、MMP-1 mRNA 等均明显升高。Rivera 等应用 TLR4 突变 C3H/HeJ 小鼠建立 MCDD 脂肪肝模型。MCDD 饲养的 TLR4 突变小鼠较野生型小鼠肝损伤和脂质积累指标明显降低,门静脉内毒素水平也低于对照组。Ye 等研究报告指出, TLR4 在 Kupffer 细胞中的病理效应是通过诱导 ROS 依赖性活化的 XBP-1(X 盒结合蛋白)来实现的。

NAFLD 患者循环中通常存在高水平 FFA。多项研究表明 FFA 可通过 TLR 作用促进 NAFLD 发生和发展。其中棕榈酸和硬脂酸是潜在的 TLR4 配体,可直接激活 Kupffer 细胞的 TLR 促进 Kupffer 细胞释放前炎症因子。脂多糖的脂质组分如中链脂肪酸、月桂酸可诱发巨噬细胞中的 TLR4 活化。Yamamoto 等研究认为棕榈酸可增强 TLR2 与其配体结合后的生理作用,棕榈酸可能是 TLR 表达的启动因素,通过激活 Kupffer 细胞 / 巨噬细胞引起炎症,导致 NASH 进展。新近 Kim 等报告 TLR7 在 NAFLD 的发生上起到关键作用。TLR7 信号途径被 imiquimod(咪喹莫特, TLR7 配体)激活,通过诱导自噬和肝释放 IGF-1 可防止 NAFLD 进展,提出可能为 NAFLD 治疗的新策略。

3. TLR 基因多态性与非酒精性脂肪性肝病　有研究认为 TLR4 基因单核甘酸多态性与

肝脂质代谢及肝脂肪变性有关。目前在这方面的研究较少。有研究位点 Asp299Gly 使 LSP 对 TLR4 的激活作用减弱进而抑制 NF-κB 活化。NAFLD 患者中 Asp299Gly 比例显著高于正常人群。同样证明 Asp299Gly 参与脂肪肝的发生。

三、PPARγ2 与非酒精性脂肪性肝病

过氧化物酶体增殖物激活受体（peroxisome proliferator activated receptor，PPAR）是一类在能量代谢、脂肪细胞分化中起重要作用的核激素受体转录因子，1990 年从小鼠中克隆获得，因被过氧化物酶体增殖物激活后能诱导肝脏过氧化物酶体增殖而得名。

过氧化物酶体增殖物激活受体分 α、β、γ 三种亚型，分别由不同基因编码，结构和功能各异。其中 PPARγ 是脂肪细胞基因表达和胰岛素细胞信号间传递的主要调节者，主要参与调节脂肪细胞的分化、脂肪酸的合成与贮存。可以减轻脂肪性肝炎，抑制肝星状细胞激活和基质合成，延缓脂肪肝纤维化的进程，在 NAFLD 的发生、发展中具有重要作用。PPARγ 有三种亚型，即 PPARγ1、PPARγ2 和 PPARγ3。人 PPARγ1 与 PPARγ3 均由 477 个氨基酸组成，而 PPARγ2 由 505 个氨基酸组成。PPARγ2 特异性表达于脂肪组织中，并可被高脂饮食所诱导，也多含于 HSC 中。PPAR 与视黄酸 X 受体形成异二聚体后与靶基因启动子区的过氧化物酶体反应元件（PPAR response element，PPRE）结合而调控基因转录。

PPARγ 对脂肪细胞的增生和分化起着重要作用。PPARγ 被其配体激活后，能提高胰岛素敏感性和促进脂肪细胞分化，增加脂肪组织摄取 FFA。PPARγ 促进脂肪分化，主要是使其数量增多而体积减少，增加脂肪细胞膜上胰岛素受体的数目，并可抑制脂肪细胞的肥大，减少 FFA，上调脂联素表达。当脂肪组织的 PPARγ 缺失，脂肪细胞的生成显著减少而使脂肪细胞肥大，而脂肪细胞肥大能使血浆 FFA 和 TG 升高，降低瘦素和脂联素浓度，导致胰岛素抵抗发生。由此可见 PPARγ 对脂肪细胞的分化起正向调节作用，抵制 PPARγ 能阻断脂肪细胞的效应。

PPARγ 除了在脂肪细胞分化中起关键作用外，还在介导脂肪酸氧化及脂质代谢中起重要的作用。PPARγ 在脂肪细胞高表达，尤其在分化期，调控多个参与脂肪酸转运和代谢相关基因的转录水平。PPARγ 表达升高诱导成脂性基因转录增多从而促进脂肪合成，其中脂肪组织 PPARγ2 激活成脂基因表达的活性是 PPARγ1 的 5~10 倍，可见其与成脂及脂质形成的关系更为密切。

PPARγ 是配体激活的转录因子核受体超家族成员，上调 PPARγ 转录表达可导致脂肪生成酶的生成，从而加速 NAFLD 发展。PPARγ2 基因 C/G 多态性与吸烟的协同效应通过增加氧化应激导致 NAFLD 的发展。研究结果表明，在 L-02 肝细胞通过 PPARα 的抑制 SREBP-1c 表达上调 FFA 引起脂质蓄积和氧化应激。

PARP1 是一种 DNA 损伤检测酶，当这种酶抑制后，可有效抵御癌症和其他疾病。是一种可以检测并且对于 DNA 结构损伤进行信息反馈的蛋白。在高脂肪饮食的鼠 PARP1 激活，PARP1 药理或基因控制足以改变高脂肪包含引起的脂肪变和炎症。PPARα 像是 PARP1 的底物，介导 PPARα 的多聚 ADP- 核糖基抵制它聚集至靶基因启动子和它与 Sirt1 相互作用，这是一个 PPARα 信号调节的关键，导致脂肪酸引起的脂肪酸氧化上调的抑制，而且 PARP1 在人肝细胞是 PPARα 基因的一个转录抑制物，且它的激活抑制配位体引起 PPARα 激活和靶基因表达。NAFLD 患者的肝活检显示 PARP 活性和 PPARα 多聚 ADP- 核糖基水

平增加。研究结果提示,在脂肪肝时PARP1激活,通过PPARα信号的抑制以防止脂肪酸氧化的最大激活。PARP1的药理抵制可减轻PPARα的抵制,因此,对NAFLD有治疗潜力,PPARγ能诱导肝细胞表达载脂蛋白、脂肪酸氧化酶系与脂蛋白脂酶等增加脂肪酸转运蛋白和脂肪酸转运酶的表达,刺激细胞对脂肪酸的摄入和向脂酰CoA的转化,从而促进脂质的氧化代谢,降低血脂浓度。PPARγ还通过下调FFA,系通过降低脂肪组织中脂蛋白脂酶活性,减少脂肪组织释放FFA,增加外周脂肪蓄积,防止脂肪在肝内沉积。当脂肪细胞内脂肪过度堆积时,可使脂肪细胞的代谢效应和内分泌功能下降,正常的脂肪合成及氧化途径减弱,结果脂肪通过FFA形式由脂肪细胞向肝细胞等非脂细胞流动,从而导致脂肪异位沉积而导致脂肪肝发生。

IR与脂肪细胞分泌的许多因子,如TNF-α、leptin、FFA、IL-6、抵抗素等关系密切,而这些信号分子的表达均受到脂肪细胞PPARγ激活剂的抑制。PPARγ受体激活后,可以促进脂肪组织中的脂质、脂肪酸的清除,同时不增加向肌肉组织转运FFA,促使肌肉组织对FFA摄取减少,同时PPARγ受体激活后还会减少TNF-α的生成,从而起到改善胰岛素抵抗的作用。

在高脂肪诱发的脂肪肝中,PPARγ超生理活化及PPARγ活性的中度缺失均可改善肝内脂肪沉积。噻唑烷二酮(TZDs)与PPARγ结合引起PPARγ超生理活化,促进脂肪细胞分化,脂肪细胞数量增多,体积减小,白色脂肪组织中总三酰甘油含量显著增加,减少了肝及骨骼肌中三酰甘油含量;同时产生瘦素、TNF-α的能力下降,缓解了胰岛素抵抗,最终促使脂肪肝缓解;PPARγ活性降低,可使其对瘦素的抑制减轻,瘦素的表达增加,加快了脂肪酸的消耗,减少了脂质合成,白色脂肪及肝、骨骼肌中三酰甘油含量下降,缓解了高脂诱发的脂肪肝。脂肪变的肝细胞发生成脂性改变,成脂性改变后的肝细胞与单纯脂肪变的肝细胞不同,其可高度表达PPARγ等脂肪细胞特异性因子并可能参加炎症反应。

TZDs是目前研究最多的PPARγ激动剂。PPARγ被TZDs激活后可促进脂肪细胞分化成众多的小脂肪细胞而降低了大脂肪细胞的数量,而小脂肪细胞比大脂肪细胞具有更高的胰岛素敏感度,从而能更好地利用葡萄糖。TZDs可降低FFA,其机制可能为TZDs促进FFA在脂肪细胞中储存,同时抑制FFA释放。TZDs激活PPARγ后可使胰岛素抵抗或单纯肥胖的患者及动物模型血TG和FFA水平降低,但体重可有一定程度的增加,此可能与TZDs激活TZDs引起脂肪细胞分化、脂肪组织增加有关。新近有报告吡格列酮30mg/d可有效减轻NASH患者肝细胞损伤和肝纤维化,减轻肝脂肪变性和NASH。

四、PPARγ与非酒精性脂肪性肝炎

非酒精性脂肪性肝炎时,脂肪变的肝细胞发生成脂性改变,其可高度表达PPARγ等脂肪细胞特异性因子并可能参与炎性反应。NASH一般伴有IR,PPARγ激活物改善NASH的作用主要通过对脂肪细胞的胰岛素细胞敏感化过程起作用。肝中的炎性介质的释放和纤维化的进展与PPARγ表达量减少和功能异常有关。实验研究以CDAA(choline-deficient, L-aminoacid-defined,胆碱缺乏,限制L-氨基酸)饮食诱导的NASH大鼠为模型,应用吡格列酮2周后抑制了肝星状细胞的活性,降低了肝脂肪变性并降低了I型胶原、基质金属蛋白酶-2(MMP-2)、金属蛋白酶组织抑制因子-1(TIMP-1)和TIMP-2mRNA的表达,并提高了MMP-1mRN表达,抑制了肝纤维化。提示PPARγ可以在体内外抑制肝星状细胞的激活

和基质合成,可以减慢肝纤维化的进程。

NASH 一般伴有 IR,PPARγ 激活物改善 NASH 的作用主要通过对脂肪细胞的胰岛素细胞敏感化过程起作用。PPARγ 可以在体内外抑制肝星状细胞的激活和基质合成,可以减慢肝纤维化的进程。PPARα 和 PPARγ 的双重激活通过一些肝和脂肪组织基因表达的调节对改善 NASH 有显著疗效。

第六节　肠道细菌与非酒精性脂肪性肝病

肠道细菌对宿主起着免疫保护、营养物质的消化吸收、黏膜屏障、抗癌等多种作用。研究证实肠道细菌生态失衡也参与 NAFLD 的发生发展。目前多项研究提示肠道菌群的改变可能是引起肥胖、代谢综合征的一个重要的环境因素。肠细菌生态失衡增加肠的渗透性和增加肝对损伤物质暴露,增加肝炎症和纤维化,如同时饮食调控不当,短链脂肪酸(SCFA)和乙醇增加,胆盐耗空,细菌改变也可引起肠动力障碍,肠道炎症和肠道免疫改变可导致肝损伤。

一、肠道菌群过度生长与非酒精性脂肪性肝病

Kalliomaki 等发现超重 / 肥胖组儿童出生时双歧杆菌较体质量正常组儿童减少,而金黄色葡萄球菌增多,提示肠道菌群异常早于肥胖的发生。Backhed 等给予无细菌小鼠和普通小鼠相同的食物,前者的摄入量较后者多 29%,而脂肪总量增加 40%,然后将普通小鼠的肠道菌群植入无菌小鼠,并减少移植后小鼠的食物摄入量,观察 2 周后发现转化小鼠的体内脂肪含量增加 60%,该结果提示无菌少鼠能抵御高脂肪饮食诱导的肥胖和 IR,由此也证明肠道菌群过度生长对宿主能量吸收和贮存有着促进作用,也促进胰岛素抵抗发生。

肠道菌群过度生长,肠黏膜屏障功能破坏,肠黏膜通透性增加引起细菌移位,并导致细菌产物如脂多糖等进入门静脉系统对肝细胞的代谢产生影响,引起肝损伤。研究发现 NAFLD 患者肠道通透性增高,小肠细菌过度生长发生率增加。饮食结构改变和抗菌素干预可调整肠道细菌,为 NAFLD 的防治提出了新的挑战

二、肠黏膜通透性增高、肠源性内毒素血症与非酒精性脂肪性肝病

肠黏膜通透性增加,肠腔内大量细菌释放的内毒素经门静脉系统进入体循环,形成内毒素血症,可促使脂肪储存和 IR 发生。细菌壁外膜上的脂多糖(LPS)可通过 Toll 样受体 4 作用于脂肪细胞和巨噬细胞,诱导释放多种炎症细胞因子来诱发 IR。LPS 促进 TNFα 的高表达,促进肝细胞炎症反应发生。另外 LPS 还可上调 TNFα 的转录水平,介导 NAFLD 肝细胞凋亡。

三、短链脂肪酸(SCFA)与非酒精性脂肪性肝病

肠道细菌通过合成大量糖苷水解酶,将植物多糖转变为单糖、短链脂肪酸(SCFA)、乙酸、丙酸、丁酸等。SCFA 是大肠细菌代谢主要终产物,主要由厌氧菌发酵难消化碳水化合物而产生。肠道中的 SCFA 不仅可以作为营养物质而被吸收还可以影响机体脂类代谢和免疫反应等生物功能。胰高血糖素样肽(GLP)1 是介导 SCFA 与肝脏脂肪代谢的重要物质,

SCFA 与存在于肠道内分泌细胞 –L 细胞膜表面的 G 蛋白偶联受体（GPR）41 和 GPR43 结合后，通过增加细胞内的 CA²⁺ 和 cAMP 浓度触发并加强 L 细胞分泌 GLP1 与 GLP1 受体结合，达到控制血糖、降低体质量、降低血压、调节血脂、改善内皮细胞功能等多方面的代谢调节作用。

四、胆汁酸代谢与非酒精性脂肪性肝病

肠道细菌可通过胆汁酸的正常代谢间接对 NAFLD 的发生发展发挥作用。胆汁酸作为乳化液促进胃肠对脂肪与脂溶性维生素的吸收，抑制肠道内菌群的过度繁殖和 LSP 释放，以及控制肥胖等。肠道细菌可通过法尼醇 X 受体（FXR）和 G 蛋白偶联胆汁酸受体（TGR）5 调节胆汁酸的代谢，并且参与有关胆汁酸合成、代谢和重吸收的基因表达。饮食中的脂肪可改变胆汁酸的成分，可显著地改变肠道细菌的组成并导致失调。Sayin 等发现肠道细菌不仅调节次级胆汁酸的代谢，而且通过对回肠中 FXR 的作用，调节肝脏中胆汁酸的合成与代谢。胆汁酸还具有很强的杀菌作用，通过与细菌细胞膜上的磷脂结合破坏菌膜，达到抗细菌黏附并中和内毒素的效果，抑制小肠细菌过度生长。

如上所述，肠道细菌可通过 FXR 调节胆汁酸的代谢，FXR 和它的下游靶点在调控肝脏脂质新生、HDL/TG 输出和血浆 TG 转化中起到关键作用。使用 TGR 激动剂可降低血浆和肝脏 TG 水平，从而减轻肝脏脂肪变性。因此，通过调节胆汁酸的代谢和 FXR/TGR5 信号转导，肠道细菌可直接促进 NAFLD 的进程。

五、益生菌与非酒精性脂肪性肝病

益生菌在消化道腔内有黏膜防卫机理作用，可限制病原菌定植，把细菌粘连到黏膜表面，阻止消化道细菌过度生长，降低肠道菌群失调的发生率，还可产生抗菌物质。通过调节肠道菌群影响肠黏膜屏障的不同部分而提高肠道屏障功能，对预防和延缓 NAFLD 的进展有重要作用。益生菌主要通过调节肠道菌群及改善肠黏膜屏障功能，减少内毒素，影响胆固醇、维生素、氨基酸代谢，促进肠上皮细胞黏蛋白及潘氏细胞分泌 sIgA 等途径，预防和改善 NAFLD 和 NASH。动物实验和临床试验证实，调节肠道细菌对于 NAFLD 和 NASH 有保护作用。益生菌可减轻肝脏氧化应激和炎症损伤。益生菌治疗后，肝组织中 TNFα、诱导型一氧化氮合酶、环氧化酶 2、金属蛋白酶及 NF–κB 水平明显下降，不仅降低血清转氨酶水平，还可改善 IR。新近 Sáez-Lara 等人的临床试验报告，益生菌可改善碳水化合物代谢、提高胰岛素敏感性，改善胰岛素抵抗，降低血浆脂质水平，使 NAFLD 和糖尿病获得好转。目前临床上应用的益生菌种类繁多，所含菌种不一，因此，需要扩大临床对照试验作进一步验证。

第七节　MicroRNA 与非酒精性脂肪性肝病

MicroRNA（miRNA）是一类内生的、长度约为 20~24 个核苷酸的小 RNA，其在细胞内具有多种重要的调节作用，每个 miRNA 可以有多个靶基因，而几个 miRNA 也可调节同一个基因。已经被鉴定的 MicroRNAs 据推测大都是由发夹结构，约 70 个碱基大小形成发夹结构的单链 RNA 前体经过 Dicer 酶加工后生成的。据推测，miRNA 调节着人类三分之一基因。最

近的研究表明,大约 70% 哺乳动物 miRNA 是位于 TUs 区(transcription units,TUs,转录单位)且其中大部分是位于内含子区,miRNA 不仅在基因位置上保守,序列上也呈现度的同源性。miRNA 高度的保守性与其功能的重要性有着密切的关系。随着研究的深入,有关 miRNA 与 NAFLD 的报道也逐渐增多,拓宽了对 miRNA 的认识,对 NAFLD 的发病机制提出了新的见解。

　　直到目前为止与 NAFLD 相关的 miRNA 有 miRNA-9、miRNA-124、miRNA-144、miRNA-33a、miRNA-301a-3p、miRNA-34a5p、miRNA-375 等,miRNA 表达是 NAFLD 进展的一个鲜明标志。miRNA-301a-3p、miRNA-34a5p 表达增加,并分析指出 NAFLD 严重性是伴有特殊类型肝 miRNA 表达,改变脂质和碳水化合物代谢。miRNA 是转录后基因表达的调节者,与 NAFLD 进展相关,循环中 miRNA 可反映肝组织损害改变,用于评价 NAFLD 的严重度。miRNA-124 通过 TRB3 促进肝 TG 蓄积。miRNA-9 与脂肪变之间呈正相关,Onecut2 和 SIRT12 个 miRNA-9 的靶在 NAFLD 发生上发挥关键作用。miRNA 失调涉及各种肝的生化过程包括脂质体内稳定、炎症、凋亡和细胞增殖。新近许多文献报道 miRNA 与 NAFLD 进展有关,因此,miRNA 是评价 NAFLD 严重度的有力指标,为 NAFLDR 的筛查和分期和监测疾病进展有重要价值。

　　miRNA 在基因表达的微调上发挥重要作用,它不仅是一个新的生化标记,而且是 NAFLD 处理上的一个治疗工具。miRNA 的失调与 NAFLD 的不同期有关,且与疾病的严重性相关。Distefano 等也报告循环 miRNA 测定是在改善 NAFLD 的诊断和疾病进展的临床监测方法上一个新的发展。

第八节　非酒精性脂肪性肝病与肝纤维化

　　肝纤维化是多种慢性肝病进展至肝硬化的中间过程,是各种致病因子所致的修复反应。由于慢性损伤的长期刺激,导致肝内弥漫性细胞外基质(ECM)过度沉积。肝星状细胞至今仍是肌成纤维细胞(myofibroblasts,MFs)的主要来源,其他来自门脉区成纤维细胞、纤维细胞、来自骨髓的 MFs 以及上皮细胞 - 间质细胞转化(EMT)。近年的研究结果表明,肝星状细胞(HSC)的增生和激活是发生肝纤维化的中心环节。NASH 时有白细胞介素(IL-10、IL-12、IL-13、IL-18 等)、TNF-α、血管生成因子(VEGF)、转化生长因子(TGF)β 和一些转录因子等细胞因子增高,导致 HSC 的激活,促进肝纤维化发生。NASH,其发生与胰岛素抵抗密切相关。大约 1/3 的 NASH 患者可能因持续性肝损伤而导致纤维化进展,并可最终导致肝硬化、肝衰竭和肝细胞性肝癌。肝纤维化本质上是肝脏对各种病因引起的损伤和慢性炎症的瘢痕愈合反应,是有功能的肝脏实质被纤维化组织的进行性替代。近 30 年来的证据表明,纤维化发生是高度动态的过程,同时具有进展和逆转潜能,肝纤维化甚至早期肝硬化是可逆的。

　　肝纤维化的可逆性一般是指部分或完全恢复到正常肝结构或功能,包含两个容易模糊的概念,即逆转(reversion)和消退(regression)。严格意义上逆转和消退是有分别的:逆转是指明显的改善,到接近正常的肝结构;消退指与纤维化基质重建有关的改变和纤维化间隔的溶解。由于失代偿期肝硬化还有其他病理生理改变如门脉高压和静脉曲张形成,此时逆转远远超出仅需改善纤维化产生和降解失平衡就能实现,此时的逆转或消退已极为困难。

一、肝纤维化的发生机制

肝纤维化是肝脏的损伤 – 瘢痕修复反应,大多数情况下,肝纤维化的过程长达数十年,肝脏独特的再生能力是造成肝纤维化进程较肾纤维化和肺纤维化明显延长的原因。肝纤维化是肝硬化的前驱病变,在致病因素的作用下,肝脏在肝细胞广泛坏死基础上发生纤维组织弥漫性增生,导致肝小叶正常结构遭到破坏和改建,同时伴有微循环结构的改变,包括肝窦重构及毛细血管化。与血管生成相关的细胞因子如血小板源生长因了 PDGF、血管内皮生长因子 VEGF 等及血管活性物质如一氧化氮参与了纤维化发生。

(一)肝损伤的刺激因素

1. 炎性及免疫　NASH 时具有炎性细胞浸润的特征。炎症是启动和促进肝纤维化进展的重要因素。慢性炎症和纤维化发生是一个积聚淋巴细胞、巨噬细胞、基质细胞分泌和旁分泌相互作用的动态过程。固有免疫与适应性免疫均参与肝损伤和纤维化发生,它们在病原清除、细胞杀伤、炎症调节、肌成纤维细胞激活、肝纤维化发生和自发消退中发挥功能。研究表明,巨噬细胞、Kupffer 细胞、自然杀伤细胞(NK 细胞)、NKT 细胞、T 淋巴细胞和 B 淋巴细胞、肝细胞、胆管上皮细胞、肝前体细胞和肝窦内皮细胞等均可通过分泌不同的细胞因子对HSCR 的活化及纤维增生或降解起调节作用。

2. 氧化应激　在肝损伤和纤维化形成中发挥重要作用。活性氧(ROS)是一类不稳定的化合物,包括过氧化物和羟基自由基、4- 氢氧基 -2,3- 壬烯等,来源于损伤的肝细胞、活化星状细胞及炎性细胞。酒精、多不饱和脂肪酸以及铁等物质可以增加 ROS 的产生。当ROS 的累积超过了肝脏抗氧化的能力时,过氧化反应就可以破坏脂类、蛋白质和 DNA,导致肝细胞坏死、凋亡,炎症反应扩大,刺激纤维化的产生;ROS 可以刺激 Kupffer 细胞产生促纤维化介质,并可直接刺激肝星状细胞的活化和增殖。凋亡与坏死凋亡是慢性肝脏疾病中常见的现象,细胞凋亡可以产生凋亡小体,并通过吞噬作用清除。目前认为凋亡小体是引起肝纤维化的重要刺激因素。Kupffer 细胞在吞噬凋亡小体后分泌死亡配体及肿瘤坏死因子 -α(TNF-α),而肝星状细胞在吞噬凋亡小体后可以通过产生活性氧及上调 TGF-β1 及 I 型胶原的表达引发纤维化反应。坏死也是肝损伤的典型的形态学特点之一,坏死释放损伤相关模式配体(如高迁移率族蛋白 B1)诱导炎症和纤维化反应。

3. 脂肪变性　肝脂肪变性通常是由于胰岛素抵抗和线粒体功能异常引起,在非酒精性脂肪性肝炎中,肝脂肪变性都是纤维化的危险因素。脂肪变为肝细胞提供了“一次打击”,使其对如氧化应激、肠菌生态失调、内毒素(LPS)等“二次打击”更加敏感,从而引发持续的纤维化过程。

(二)肝纤维化细胞外基质的来源

细胞外基质的来源于活化肝星状细胞(HSCs)是纤维化肝脏中细胞外基质的主要来源。其他来源的成纤维细胞也在细胞外基质的沉积中发挥重要的作用,如汇管区成纤维细胞、骨髓来源的成纤维细胞、循环来源的成纤维细胞及可以发生上皮 – 间质转化(EMT)的胆管上皮细胞。根据病因的不同和疾病的进展,成纤维细胞的来源及相对重要性也不同,例如汇管区成纤维细胞在淤胆型或缺血型肝病中发挥重要作用;在胆管结扎导致的肝纤维化中发现胆管上皮细胞 – 间充质细胞转化(EMT)来源的成纤维证据。

HSCs 位于肝细胞基底面和窦内皮细胞非腔面之间的 Disse 间隙中,其形态不规则或呈圆形,胞质富含维生素 A 脂滴,伸出胞突包绕肝血窦。在正常肝脏中,HSCs 的功能有:代谢和储存维生素 A、合成和分泌细胞外基质成分、表达细胞因子及其受体、表达基质金属蛋白酶(MMPs)及其组织基质金属蛋白酶抑制剂(TIMPs)、参与肝细胞再生的调控、参与肝血窦血流调节、呈递抗原。

HSCs 的活化是肝纤维化和最终肝硬化发生的关键环节,始于邻近损伤的肝细胞和浸润的炎症细胞所产生的旁分泌刺激(如氧化应激、凋亡片段、细胞因子)。激活后的 HSCs 发生一系列表型和生物学行为的变化,这些变化促使细胞外基质沉积。其中包括:①增殖:受几种丝裂原性细胞因子的刺激,特别是 PDGF。②趋化和迁移:活化 HSCs 可向损伤部位募集。PDGF、单核细胞趋化蛋白 -1(MCP-1)和 CXCR3 是目前已知较强的趋化因子。③纤维增生:HSCs 通过增加细胞数量和每个细胞的细胞外基质的生成量来实现纤维化。TGF-β1 及结缔组织生长因子(CTGF/CCN2)是起主要作用的纤维化刺激因子。④释放细胞因子:活化的 HSCs 可以释放促炎症性(MCP-1)、促纤维化(TGF-β1)和促有丝分裂的细胞因子(PDGF),通过自分泌和旁分泌方式刺激 ECM 的产生。⑤收缩:HSCs 的收缩性是肝纤维化早期和晚期门脉阻力增加的主要因素之一。活化的肝星状细胞表现平滑肌样细胞的特点,表达一系列收缩丝,如 α- 平滑肌动蛋白(α-SMA)以及肌球蛋白,通过钙依赖性和钙非依赖性收缩机制发挥作用。内皮素(ET-1)和一氧化氮(NO)是控制 HSCs 收缩和舒张的主要调节介质,此外,血管收缩素 Ⅱ、生长抑素、心房钠尿肽、一氧化碳等也参与 HSCs 收缩的调节。⑥表达基质金属蛋白酶(MMPs)催化细胞外基质的分解,促使其被瘢痕性基质所取代,破坏保持正常肝功能所需要的精细的支架结构。HSCs 可分泌基质金属蛋白酶组织抑制物(TIMP)TIMP-1 和 TIMP-2,结合而失活 MMPs。⑦视黄醛类丢失:HSCs 激活后,具有特征性的维生素 A 脂滴减少,通过自噬(autophagy)释放和利用脂滴,产生能量来驱动 HSC 的活化过程。⑧对凋亡刺激产生耐受:活化肝星状细胞抗凋亡蛋白如 Bcl-2 表达上调。TGF-β1 及 TLR4 信号均参与抗凋亡调节。TIIMP-1 也可以抑制 HSCs 的凋亡而加重纤维化。

(三)肝纤维化的分子机制

1. 肝纤维化信号通路

(1)TGFβ-Smad 信号通路:TGFβ 是肝脏中作用最强的保纤维化因子。TGFβ1 通过与其同源受体结合促进 Smad 信号通路活化,导致了胶原产生。TGFβ1 可以诱导静止的 HSC 活化并促进其分泌 ECM,进而促进肝纤维化。研究表明,肝细胞的凋亡和坏死能够刺激 HSCR 的纤维化发生反应。

(2)血小板衍生生长因子(platelet derived growth factor,PDGF)的信号通路:PDGF 是 HSC 最强的促增殖因子,通过与其受体结合,使受体亚单位二聚化,随后细胞内的酪氨酸残基磷酸化,致使 Ras- 丝裂原活化蛋白激酶(MAPK)信号通路活化,进而促进转录因子 c-fos 基因的转录和促进细胞增殖;PDGF 与其受体结合,同时活化 PI3K-AKT 信号通路,导致 Ca^{2+} 通道的开放,引起细胞外的 Ca^{2+} 内流。这些激联反应最终导致 HSC 的增殖,并且使 HSC 的收缩能力增强。PDGF 受体 β(PDGFβ)表达上调,HSC 会逐渐获得纤维化发生的表型,并且 PDGFβ 表达量和肝纤维化及炎症相关。因此,抗 PDGFβ,如索拉非尼具有抗纤维化的作用。主要信号通路有:① Ras/ERK 通路:Ras/ 活化后激动 ERK 活化并移位入胞核引起转录因子 c-fos 基因转录,还能介导细胞周期蛋白 D、E 表达,促使 HSC 增殖。②磷脂酰

肌醇 -3- 激酶（PI3K）通路：PI3K 活化后产生第二信使与依赖性激酶（PDK）、蛋白激酶 B（PKB）结合且将其激活、活化产物可调节细胞效应，促进 HSC 增殖、迁移。③ JAK/STAT 通路：PDGF 与受体结合后可募集、激活胞质酪氨酸蛋白酶 JAK，JAK 磷酸化后激活，促使底物蛋白 STAT 及其受体 Tyr 残基磷酸化，并使 STAT 以 SH-2 结构与受体或者激活的 JAK 结合形成复合体，STAT 形成二聚体移位入胞核，激活靶基因转录促使 HSC 生长和分裂。

（3）NF-κB 信号通路：是调节炎症反应最为重要的转录因子。在受到氧自由基、TNF-α、IL-1、LPS 等刺激下，NF-κB 被激活并启动上述因子的转录，导致促炎因子大量产生，引起炎症反应。静止的 HSC 向活化 HSC 转化时 NF-κB 的结合性增加，通过诱导纤维因子介导肝纤维化发生。

（4）整合素信号通路：见后述。

（5）Wnt 信号通路：见后述。

（6）Notch 通路：Notch 参与肝纤维化的发生发展。可能通过上调 Snail-1 表达参与肝纤维化中上皮细胞 - 间充质细胞（EMT）转化过程。EMT 是指肝细胞 /HSC、胆管上皮细胞等失去细胞之间的黏附分子，并转变成肌成纤维细胞，它可持续产生Ⅳ型胶原沉积于肝组织中，导致肝纤维化发生。

（7）PI3K/Akt 信号通路：广泛参与细胞生理活动，在维持细胞的正常功能，如细胞生长、分化、代谢等方面起着关键作用，对细胞凋亡、基因转录、蛋白质翻译、代谢、血管新生以及细胞周期等进行调控。PI3K/Akt 调节 HSC 增殖。体外研究证实，PI3K/Akt 信号通路参与调节 HSC 活化的很多过程包括胶原的合成和细胞增殖。激活的 PI3K/Akt 信号通路通过调节 HSC 增殖和迁移促进肝纤维化的形成，也有Ⅰ型胶原的表达。另外，研究表明，PI3K/Akt 在癌细胞内为持续激活状态，与癌细胞的增殖、转移、侵袭及血管生成密切相关。PI3K/Akt 信号通路是调节 PDGF 促进 HSC 增殖和分泌的重要通道，抑制该信号通路可以抑制 HSC 增殖和 ECM 的表达，具有抗纤维化作用。PI3K/Akt 也参与调节细胞凋亡，而 HSC 凋亡则可能终止纤维化反应。Wang 等在体内和体外试验研究发现 PI3K 调节亚基（PIK3R1）和 Akt 是 miR-29b 调节 HSC 活化和肝纤维化的直接靶点。miR-29b 通过直接抑制 PIK3R1 和 Akt3，导致 PI3K/Akt 信号通路，最终导致活化的 HSC 凋亡，提示 miR-29b 抑制 PI3K/Akt 信号通路可能成为阻止和治疗肝纤维化的策略。

2. 瘦素与肝纤维化　见本章第四节。

3. 结缔组织生长因子　结缔组织生长因子（connective tissue growth factor, CTGF）是 HSC 分泌的生长因子调节蛋白，是一个主要的纤维化发生信号，如果其由肝细胞产生，则能够通过 TGFβ1 依赖性信号活化；如果由 HSC 产生，则能够通过 TGFβ1 非依赖性信号活化。CTGF 可能是纤维化严重程度的血清学标志物。

4. 趋化因子　趋化因子是一类具有化学趋化作用的小分子蛋白质，有调控炎症反应的功能。研究表明，HSC 能够分泌趋化因子，这些趋化因子以通过自分泌作用于 HSC。HSC 表达很多趋化因子，包括 CXC 趋化因子受体（CXCR）3、CC 趋化因子受体（CCR）5 和 CCR7，同时可以分泌趋化因子配体，包括 CCL2、CCL3、CCL5、CXC 趋化因子配体。

5. 在肝损伤时，HSC 在趋化因子的作用下迁移到受损部位，其通过增殖和扩大炎症反应促进了纤维化的进展。趋化因子调节活化正常 T 淋巴细胞表达和分泌的因子作用于 CCR5，激活细胞内核因子（NF-κB）信号，促进 HSC 的迁移和增殖。

6. 神经内分泌因子　在慢性肝损伤时肝脏中的神经内分泌因子表达上调,同时 HSC 的受体表达量也增加,特别是调节大麻黄素信号的受体。活化的 HSC 是内源性大麻素样物质 2-AG 的主要来源之一。目前正在研究 CB1(大麻素受体 1)受体拮抗剂或 CB2 受体激动剂在肝纤维化模型中的作用。

(四)肝内其他细胞在纤维化发生中的作用

1. Kupffer 细胞　是驻留于肝脏中的巨噬细胞,在肝损伤的早期释放各种炎症介质、自由基、纤维化细胞因子及 ECM 蛋白酶,在促进 HSCs 的活化中发挥重要作用。

2. 肝细胞　肝细胞是肝脏病原和肝毒素作用的靶点,并且肝细胞的成分作为抗原诱导自身免疫反应,更重要的是,损伤的肝细胞是 ROS、炎性介质和促纤维化介质的来源,肝细胞的凋亡小体具有募集炎性细胞和激活 HSCs 的功能。

3. 肝窦内皮细胞　肝窦内皮细胞可以通过产生细胞纤连蛋白剪接变体(EIIIA)促进 HSCs 的激活。肝窦内皮细胞还可以合成Ⅳ型胶原、层粘连蛋白等,为毛细血管化的肝窦提供基质成分,并能合成具有刺激 HSCs 收缩作用的 ET-1。

4. 胆管上皮细胞　在胆道相关性肝脏疾病的纤维化中发挥重要作用。胆管上皮细胞可以产生促进纤维化的细胞因子,如 TGF-β1、PDGF-BB 及 CTGF。

5. T 淋巴细胞和 B 淋巴细胞　肝脏中的 T 淋巴细胞比循环中的 T 淋巴细胞具有明显不同,包括具有活化标记物的细胞比例较高及凋亡率高。B 淋巴细胞占肝脏淋巴细胞总数 50% 以上,其表型标记类似脾脏 B 淋巴细胞。B 淋巴细胞可能通过非抗体依赖途径介导纤维降解和肝纤维化的恢复。

6. NK 细胞和 NKT 细胞　NK 细胞在肝脏的抗病毒免疫中具有募集病毒特异性 T 淋巴细胞,溶解被病毒感染的细胞的重要作用。NK 细胞可以消灭活化的 HSCs,在纤维化的消退中发挥作用。

二、肝内纤维组织的分解与吸收

肝纤维化的发生、发展与转归取决于 ECM 合成和降解的"净效应"。在肝损伤发生时,两者都被显著诱导。因此尽管慢性肝病患者纤维化发生活跃,但基质沉积通常较慢。但随着时间的推移,纤维间隔持续增厚、胶原之间通过赖氨酰氧化酶和组织型转谷氨酰胺酶作用形成化学交联,使得 ECM 对蛋白酶的抵抗性增加,变得难以降解,最终发展为晚期肝硬化,ECM 的沉积不可逆转。

ECM 主要通过 MMPs 降解,MMPs 的作用需要依赖锌,根据降解底物的不同,可以分为胶原酶、明胶酶、间质溶解素及膜型 MMPs。MMP-1 是降解 I 型胶原的主要蛋白酶类。组织基质金属蛋白酶组织抑制物(TIMPs)结合于 MMPs,抑制 MMPs 的蛋白溶解活性,是基质降解的负向调控因素。TIMP 除了抑制 MMPs 活性作用之外,还可以抑制 HSCs 的凋亡从而加重纤维化。利用 MMP-9 突变体蛋白清除 TIMP-1,可以减少纤维组织的集聚,增加基质的吸收。

肝巨噬细胞在基质重构中发挥重要作用,动物研究表明,在纤维化发生过程中,肝巨噬细胞促进纤维化,而在纤维化消退过程中,它又可以加速基质降解,这可能通过增加 MMP13 的表达有关。

HSCs 表达尿激酶纤溶酶原受体及其抑制物,这是纤溶系统的重要组成部分,对于 MMP

的激活和抑制都发挥重要作用,清除活化的 HSCs 对于肝纤维化的逆转具有重要意义。

三、肝纤维化的刺激与调节因子

胞外 5'- 核苷酸酶(CD73)介导细胞外腺苷产生,对引起肝纤维化起到关键作用,因此抑制核苷酸产生或阻止腺苷酸受体有助于阻止肝纤维化发生。HSC 活化相关蛋白(STAP)是细胞外基质生成细胞的另一活化标志,HSC 活化生成大量细胞外基质(ECM)蛋白,ECM 大量沉积导致肝纤维化。HSC 激活是多种细胞、氧化应激、细胞因子等复杂作用的结果。HSC 的激活包括启动和扩展两个阶段。启动阶段时主要在于细胞外的旁分泌刺激,受损肝细胞产生脂质过氧化产物可活化转录因子 c-myb 和 NK-κB,从而激活 HSC。受损的内皮细胞产生连接蛋白也可促进 HSC 激活,并释放血小板衍化生长因子(PDGF)、转化生长因子(TGF)β、胰岛素样生长因子(ICG)、成纤维生长因子(FGF)和内皮素等。HSC 被激活后也产生各种细胞因子。此外,IL-13、IL-21、趋化运动因子、(MCP-1、MIP-1β)、血管生成因子(VEGP)、过氧化物酶体增殖因子活化受体(PPARs)急性期蛋白(SAP)、胱冬肽酶(caspases)和血管紧张素 - 醛固酮系统(ANG Ⅱ)均是纤维化的重要调节者。这种被激活的 HSC 即称为肌成纤维细胞样细胞。在扩展阶段,静止的 HSC 获得新的表型,它在接受进行自身增殖的同时,自身也分泌大量细胞因子,以维持和扩展其激活状态。最后 HSC 的增殖、活化,产生大量地细胞外基质,如胶原、蛋白多糖等,这些细胞外基质合成过多,过度沉积导致肝纤维化。在众多细胞因子或基因中,有的促进肝纤维化,有的则呈抗纤维化。

(一)Toll 样受体(TLR)信号途径

TLRs 家族是一类哺乳动物细胞跨膜模式识别受体,可以识别病原结构成分,在固有和适应性免疫反应中发挥作用。其中 TLR4 信号通路通过 NF-κB、促丝裂原活化蛋白激酶(MAPK)和 PI3K-Akt 途径介导下游产物表达,其中包括炎症因子(TNF-α、IL-1、IL-6)、趋化因子(MCP-1、巨噬抑制因子)、炎性蛋白(诱导型一氧化氮合酶)及 ROS、黏附分子(血管黏附分子 -1、细胞黏附分子 -1)、及其他固有免疫效应物(如 IFN-β)。TLR4 的外源性激活物为 LPS,内源性激活物包括体内损伤相关信号和 ECM 降解产物如低分子量透明质酸、饱和脂肪酸、纤连蛋白、热休克蛋白 60 和 70,高迁移率族蛋白 -1。在肝脏中 TLR4 信号存在于库普否细胞、HSC 和肝细胞,促进肝损伤和炎症的发生,HSCs 的 TLR4 通路可以促进其炎症表型、敏感化 TGF-1 的纤维化发生信号、并上调细胞对凋亡的耐受性。

(二)TGF-β 受体 -Smad 信号通路

静息状态的 TGF-β 在激活后可以通过由两个相关但结构和功能不同的丝 - 苏氨酸激酶受体(TβRⅠ和 TβRⅡ)构成的复合物进行信号转导,TGF-β 结合于 TβRⅡ后可以使 TβRⅠ/TβRⅡ 复合体形成并稳定,TβRⅡ 使 TβRⅠ 发生磷酸化,从而激活下游通路,包括磷酸化和组装细胞内的 Smads 蛋白,活化的 Smad 移位至细胞核,作为转录调节因子调节 ECM 成分的表达,如Ⅰ型胶原,纤溶酶原激活物抑制物 -1 及具有负反馈调节功能的 Smad-7。

(三)整合素信号通路

整合素是一类异质二聚体跨膜蛋白,包括 α 和 β 两个亚基,介导细胞和 ECM 之间的相互作用。其下游信号通路有 NF-κB、MAPK 及黏着斑激酶。整合素可以结合并激活静息态

TGF-β1。HSC 上的整合素如 αvβ1 可以感知基质的成分及硬度，并将信息传递至细胞内，ECM 的硬度改变是 HSC 激活的重要决定因素。

（四）Wnt 信号通路

Wnt 信号通路在发育和肿瘤形成过程中发挥重要作用，Wnt 配体结合于受体 frizzled 家族，通过 β-catenin 核移位传递信号，调节基因转录。活化 HSC 中 Wnt 信号通路组分上调，通过非经典途径活化下游促进纤维化靶基因表达，如 WISP1 和 WISP2，属于 CTGF 细胞因子家族，具有刺激血管发生和促进 ECM 沉积的作用。

（五）大麻素受体

大麻素受体分为 CB1 和 CB2，表达于肝内多种细胞，可以结合内源性或外源性大麻素。活化 HSC 上的 CB1 具有促纤维化的作用，而 CB2 具有抗纤维化的作用。CB1 拮抗剂可以抑制 ECM 的重构、促进凋亡，抑制成纤维细胞的增殖。免疫细胞上 CB1 和 CB2 可以调节细胞活性和 Th1/Th2 平衡。此外，大麻素在中枢和外周发挥能量调节作用，如调节脂肪因子的释放。

（六）哺乳动物雷帕霉素靶蛋白（mTOR）

mTOR 是一类具有调节细胞生长和增殖作用的丝/苏氨酸激酶，mTOR 的激活需要依赖 PI3-K/Akt 通路，其下游的靶点是 70kDa 核糖核蛋白体 s6 激酶（p70s6k），通过磷酸化抑制 p70s6k，从而抑制 HSCs 的增殖和胶原的表达。动物实验表明，雷帕霉素可以下调 TGF-β 的表达、降低 MMP-2 的激活，减少活化 HSCs 的数量从而减轻肝纤维化程度。

分节极性基因（Hedgehog，Hh）分子在肠神经系统发育、内胚层分化、肝脏器官发生和肝脏前体细胞发育过程中具有重要作用，HSCs 表达其配体 Shh 和 Ihh 以及 Hh 途径的多种组分，通过信号通路调节其生存能力和活力，Hh 与纤维化相关的机制为 Gli1 蛋白，它是 Hh 信号通路组分增加 mTOR 通路敏感性。

四、肝纤维化诊断

（一）纤维化分级

分为 4 级，即：1 级指在中央静脉周围区域存在窦周纤维化（1A，纤细的；1B，致密的，1C 指没有窦周纤维化，但是存在门静脉纤维化）；2 级的特征是存在窦周和门静脉/门静脉周纤维化；3 级指存在桥接纤维化；4 级指肝硬化。

（二）肝纤维化血清诊断

普遍认为，血清 III 型前胶原（PC III）、IV 型胶原（IVC）、层粘连蛋白（LN）和透明质酸（HA）水平与肝纤维化程度相关，可作为肝纤维化严重程度和预后的指标。PC III 在肝纤维化早期合成活跃，但晚期合成减慢，因此它只能作为活动性肝纤维化的指标。有研究认为在肝纤维化早期，血清中 PC III 即增高故可作为反映早期肝纤维化的指标。DeLedinghen 等报告用生化指标 AST 与血小板比值指数（APRI）来做肝纤维化诊断。目前应用较多的生化指标诊断主要是一些组合，如 PGA 指数、Fibrotest'Actitest、Forns 记分、APRI 等。这些联合测定对 0~1 和 4 期纤维化诊断价值良好。

（三）影像诊断

1. 瞬时弹性成像（TE，FibroScan）　通过专用探头对组织施加低频振动，使组织内产生瞬时剪切波，再使用超声系统采集射频数据并经转换得出弹性值。多项研究显示发现 TE

准确性不受 BMI、肝脏脂肪变程度及肝脏炎症影响。TF 作为筛查工具排除 F3 以上肝纤维化具有重要价值。一般用 M 探头,对肥胖患者如改用 XL 探头能提升 56.9%~61.0% 的成功率。TE 是一项相对成熟的技术,可以对显著的肝纤维化和肝硬化作出初步评价。也有助于预测肝硬化的并发症及其预后。尽管 TE 对于评估慢性肝病患者肝纤维化有良好的结果,但是对于脂肪肝、BMI 增高、早期纤维化、肋间隙狭窄患者的准确性却显著降低。超声剪切成像在评估肝纤维化分期方面具有与 TE 和声辐射力脉冲成像技术同样的准确性。

2. 磁共振弹性成像(MRE)　三维 MRE 诊断 F3 期以上肝纤维化优于二维 MRE。在预测不同病因的肝纤维化中,MRE 技术具有与声辐射力脉冲成像技术相同的准确性。

3. 声辐射力脉冲(ARFI)　是 TE 技术上改造的第二代弹性成像技术,其利用高能量聚焦声学脉冲在组织中产生剪切波,较 TE 减少了皮下脂肪对剪切波传播的影响,而且在超声引导下成像,避免了 TE 取样区域可能包含大血管结构导致的测量值偏高,而且进行的是二维成像,取样面积大于 TE。ARFI 以组织学评分作为参考标准能够准确检测 NAFLD 的 F2 期肝纤维化。敏感度为 80.2%,特异度为 85.2%。

第九节　非酒精性脂肪性肝病诊断

一、临床诊断

我国非酒精性脂肪性肝病诊疗指南(2010 年)提出明确 NAFLD 的诊断需符合以下 3 项条件:①无饮酒史或饮酒折合乙醇量小于 40g/ 周(女性≤70g/ 周);②除外病毒性肝炎、药物性肝病、全胃肠外营养、肝豆状核变性、自身免疫性肝病等可导致脂肪肝的特定疾病;③肝活检组织学改变符合脂肪性肝病的病理学诊断标准。因此,详细了解病史显得格外重要。对于有胰岛素抵抗、高血糖、代谢综合征及高血脂患者应随时了解有无 NAFLD 发生。我国 2018 年公布新版《非酒精性脂肪性肝病防治指南》,对肝纤维化又有新的评估,提出在 NAFLD 患者中诊断是否肝纤维化和肝硬化对预后判断的价值大于区分单纯性脂肪肝与 NASH。

二、病理学诊断

肝活检是诊断 NAFLD 的金标准。NAFLD 的病理特征为肝腺泡 3 区大泡性或以大泡为主混合性腹脂肪变,伴或不伴有肝细胞气球样变,小叶内混合性爆炸性细胞浸润以及窦周纤维化。儿童与成人不同,NASH 时汇管区炎症和纤维化较小叶内严重。目前,肝组织病理检查仍是诊断脂肪肝,评估肝脂肪变性及纤维化程度的金标准,但由于其取样误差、阅片者的经验不同可能导致重复性差。为了穿刺安全术前禁食 4 小时,术前停用扩凝血药物:华法林需要在术前停用至少 5 天,并可在术后 48~72 小时后恢复使用;抗血小板凝集药物和甾体类抗炎药应在术前 7~10 天停用并在术后 48~72 小时后恢复使用。穿刺选择超声引导下进行。通常情况下,当患者 PT ≤4 秒或国际标准化比值 >1.5 或血小板计数 $<60 \times 10^9$/L 时,严禁作肝活检。对于血小板计数 $<60 \times 10^9$/L 的患者于穿刺前需输注血小板。

脂肪变性的程度根据显微镜下肝组织平均视野内脂肪变性的肝细胞比例判断,分别以≤33.3%,33.3%~66.7%,≥66.7% 分为轻中重 3 个等级,而肝纤维化则按轻至重分为 0~4

期。NASH 的病理诊断于 2005 年 NASH 临床研究网络病理委员会依据 Brunt 分类提出了一种半定量组织学评分方法,即 NAS 系统,脂肪变性 0~3 分,小叶炎症 0~3 分,气球样变性 0~2 分,三者之和即为 NAS 评分。NAS≥5 分与 NASH 的诊断相关,<3 分与非 NASH 相关,3~4 分之间被认为是边界线。

三、影像学诊断

MR 是影像诊断的金标准,但超声诊断方便、经济实惠。故仍一直广为应用。

（一）超声肝脏脂肪定量诊断

是目前 NAFLD 的主要筛查方法,根据超声下表现为近部回声弥漫增强、远部明显衰减、肝肾回声对比增强和肝内结构显示不清等征象可初步诊断为脂肪肝,但当肝脏脂肪含量低于 20%,超声诊断 NAFLD 的敏感度只有 55%,难以早期诊断及作出正确的脂肪变性程度评价,无法判断病情轻重及是否改善。因此,改进用:①受控衰减参数(controlled attenuation parameter, CAP):是利用超声在脂肪传播中衰减速度高于肝脏组织的特征,通过瞬时弹性成像仪激发剪切波捕捉并计算超声信号的衰减速率,获得以 dB/m 为单位的参数,间接反映脂肪含量。本法对肥胖严重的患者影响 CAP 测量的准确性。②声学结构定量技术(ASQ):能准确诊断肝脏脂肪变性程度,但尚需大样本研究进一步证实。

（二）磁共振肝脏脂肪定量诊断

常规磁共振成像(MRI)对于 NAFLD 诊断的价值有限。近年来,全新的 MRI 技术如质子波谱成像、化学移位成像等技术相继开发,可对体内组织特定化合物进行定量检测,这些新技术在肝脏脂肪定量的精准检测中具有重大的临床应用前景,值得临床进一步研究。磁共振评估的质子密度脂肪分数(MRI-estimated pronton density fat fraction, MRI-PDFF)脂肪量化分析可作为一种准确性接近 HMRS,加之 MRI-PDFF 检测成功率高,在 NAFLD 的脂肪定量临床检测中有极大的应用前景。

四、受控衰减参数评估脂肪含量

2010 年 Sasso 等首次报道受控衰减参数(controlled attenuation parameter, CAP)其能无创定量评估脂肪含量在 10% 以上的肝脂肪变,灵敏度和特异度较好,同时可对肝脏硬度进行评估,成为当前无创诊断脂肪肝的新方法。诊断中度脂肪肝的临界值为 243dB/m,重度脂肪肝的临界值为 303.5dB/m。不同的研究结果均显示 CAP 值≥300dB/m 基本可以判断肝脏存在中重度脂肪变。

五、评价肝纤维化／肝硬化逆转病理新标准

2016 年在美国肝脏病学杂志发表首都医科大学附属北京友谊医院贾继东、尤红牵头的一项研究,提出评价肝纤维/化/肝硬化逆转病理新标准——北京标准。根据纤维间隔所占比例不同,将肝纤维化分为三种类型,即 P-I-R 分类:①进展为主型:多数纤维间隔为进展型(纤维间隔较宽、胶原排列疏松,含较多的炎症细胞);②逆转为主型:多数纤维间隔表现为逆转型(纤维间隔纤细,伴或 STD 不伴间隔断裂、胶原排列紧密、炎症细胞较少);③不确定型:进展型和逆转型纤维间隔比例相当。本分类不适用于无纤维间隔的早期肝纤维化。

第十节   非酒精性脂肪性肝病治疗现状

单纯 NAFLD 患者通过改善生活方式即可延缓或阻止病情进展，无须药物治疗。NASH 患者肝病进展的风险很高，往往需要更加严格的生活方式改善，一旦改善生活方式疗效不佳，可考虑药物治疗。

一、改变生活方式

改变生活方式是 NAFLD 治疗的基石。主要是通过饮食调整、增加锻炼及行为干预等方式减轻患者体质量。低脂肪低碳水化合物饮食能使体重下降，改善胰岛素抵抗和降低血清 ALT。NAFLD 患者应减少正常饮食热量摄入的 25%；鼓励每周 3~4 次锻炼（达到基于年龄的心率上线的 60%~70%）。推荐将包含控制与有氧运动/耐力训练逐渐增加。饮食和体育锻炼能够改善儿童 NASH 的脂肪变性和肝脏炎症，但对纤维化无效。

二、药物治疗

药物治疗适用于进展期 NASH（桥接纤维化和肝硬化）、纤维化进展风险增加的早期 NASH（年龄 >50 岁、糖尿病、代谢综合征、ALT 升高）或炎症活动程度较高的活动期 NASH。目前没有药物用于Ⅲ期临床试验，也没有药物被管制机构批准用于 NASH。目前 NAFLD 药物治疗的总趋势是药物治疗的有效性不肯定，需要大数据的随机临床试验。二甲双胍治疗 NASH 的组织学证据不足，熊去氧胆酸仅表现出生化改善，而无组织学改善；法尼酯 X 受体激动剂奥贝胆酸，能够改善 2 型糖尿病的 IR，但引起低密度脂蛋白胆固醇升高和瘙痒症，使应用受到限制。己酮可可碱和奥利司他的数据有限或不确定。降脂药的数据有限，而他汀类没有充分验证。

NAFLD 的药物治疗主要包括四个方面：①主要针对脂肪蓄积和引起代谢应激，这一组药物包括过氧化酶体增殖物活化受体激动剂吡格列酮、elafibranor、saroglitazar, elafibranor 是一种新型过氧化酶体增殖物活化受体激动剂。针对胆汁酸法尼酯衍生物 X 受体（FXR, famesoid X receptor）（是一种胆汁酸受体，在胆汁酸代谢和胆固醇代谢中发挥重要作用），临床上应用 FXR 激动剂 obeticholic acid（一种鹅脱氧胆酸衍生物）治疗 NAFLD。抑制新脂肪生成用 aramchol、incretins（肠促胰岛素, liraglutide, 利拉鲁肽）和成纤维细胞生长因子（FGF）-21 或 FGF-019。②代谢应激后靶向氧化应激、炎症和损伤。这一组药物包括抗氧化剂（维生素 E），靶向肿瘤坏死因子 α 途径药 emricasan、pentoxifylline（己酮可可碱），emricasan 是一种新型半胱氨酸蛋白酶抑制剂，可改善炎症和肝功能。另外，还用免疫调节剂，如 amlexanox（氟来占诺氨氯地平）、cenicriviroc 是口服的强效免疫剂，150mg，1 次/天，cenicriviroc 是 CCR2 和 CCR5 双重抑制剂，是 NASH 中导致肝损伤和疾病的信号通路的关键调节因子，是 NASH 和肝纤维化治疗新选择，治疗后可以阻止趋化因子受体引起的肝损害和肝脏疾病。③第三治疗途径是靶向在肠。包括抗肥药如 orlistat（奥利司他）或肠微生物调节剂如 IMM-124e（LSP 抗体）、粪菌移植、solithromycin，是第 4 代大环内酯类抗生素，属氟酮内酯类药。④抗纤维化治疗。Simtuzumab 是一种聚乙二醇人源化 Fab 片段的抗 TNFα 单克隆抗体,初次、第 2、4 周 400mg,以后每隔 1 周 200mg。维持给药每 4 周 400mg,一般用 24 周。也可用 GR-MD-02,它是 galetin3(半乳糖凝集素 -3)抑制剂。在纤维化细胞尚未出现前能预防胶原沉积,还有减少脂肪、坏死、炎症等作用。

高胰岛素血症和胰岛素抵抗会使细胞内三酰甘油分解增加,致使大量游离脂肪酸进入血液,此时被肝利用合成,组装成极低密度脂蛋白进入血液循环形成高 TG/ 高 VLDL 血症。羟甲基戊二酸单辅酶 A(HMG-CoA),对 NAFLD 患者可使 ALT 和 AST 水平降低或恢复正常,也可明显改善组织学炎症活动度。目前用于临床的制剂有:瑞舒伐他汀、氯伐他汀钠、阿托伐他汀、普伐他汀钠、辛伐他汀等。

1. 胰岛素增敏剂　二甲双胍仅对 ALT 有短暂的改善,对肝脏脂肪作用很弱。噻唑烷二酮类药物如吡格列酮和罗格列酮噻唑可改善 ALT 水平、具有胰岛素增敏作用,纠正胰岛素抵抗、肝脏炎症坏死程度和 NASH。但可有严重不良反应,包括:体质量增加、女性骨折及罕见的充血性心衰。抛开安全性和耐受性吡格列酮可用于特定的 NASH 患者,尤其是 2 型糖尿病患者。吡格列酮和维生素 E 联用可用于 NASH 治疗。

2. 抗氧化剂、细胞保护剂和降脂药　维生素 E 可用于无肝硬化、无糖尿 NASH 患者。熊去氧胆酸仅表现出生化改变,而无组织学改善。己酮可可碱和奥利斯他的数据有限或不确定。降脂药的数据有限,他汀类没有被充分验证。目前临床上抗氧化剂和细胞保护剂有维生素 E、还原型谷胱苷肽、S- 腺苷甲硫氨酸(思美泰)、多烯磷脂酰胆碱(易善复)、水飞蓟素、熊脱氧胆酸(UDCA,优思弗)、乙酰半胱氨酸、天晴甘美、水飞蓟素及甘乐等。

三、抗纤维化基因治疗

1. 以 TGF、PDGF、TNF、丝裂原等细胞因子,以 HSC 为靶点,抵制 HSC 的激活,减少成纤维细胞的生成。

2. 以 MMP 及 TIMP 为靶点,促进 ECM 的降解,重建肝小叶。用反义寡聚核苷酸阻断 TIMP-1 的表达,并认为可逆转肝纤维化。

3. 抑制炎症反应,减轻肝细胞损伤,增加肝细胞的修复。如黑色素刺激素 α(MSH-α)具有很强的抗炎症功能,故可利用 MSH-α 通过 NNP 与 TIMP 之间的调节减轻肝纤维化。

4. Wnt 拮抗剂抵制 HSC 激活和肝纤维化。

5. 腺病毒介导骨形态基因蛋白(BMP-7)抑制肝纤维化。

四、肝靶向治疗

1. 脂肪酸 - 胆酸偶合物(FABACs)　由饱和脂肪酸与胆酸的氨基衍生物通过酰胺键交联形成。FABACs 口服给药后能够预防和治疗由高脂饮食引起的脂肪肝,对化疗引起的脂肪性肝炎也有较好的防治作用。进一步研究表明 FABACs 可防止动脉硬化,还具有降血脂作用。由二十烷酸与胆酸形成的耦合物 C20-FABAC(aramchol)已进入 Ⅱ 期临床试验,并显示对 NAFLD 的良好治疗作用。有望 aramchol 成为新的安全有效的脂肪肝治疗药物。

2. 熊去氧胆酸 - 溶血磷脂酰乙醇胺偶合物(UDCA-LPE)　研究表明 UDCA-LPE 能通过多个途径发挥肝细胞保护作用,在体外能够抵制 TNFα 诱导的肝细胞凋亡和炎症。偶合物还能够降低磷脂酶 A2 的活性。对炎症前细胞因子及化学因子的表达有抵制作用。UDCA-LPL 保护作用的主要机制涉及由 SCD-1 介导的毒性饱和脂肪酸向具有细胞保护作用的不饱和脂肪酸的代谢转化所致。

3. TGFβ1 及 TGFβ/Smad 通路的靶向治疗　TGFβ1 是目前发现的重要的促肝纤维化的细胞因子,阻断 TGFβ1 及 TGFβ/Smad 转导在纤维化的治疗中有着重要意义。Fan 等研究一种 TGFβ1 免疫调节剂(TGFβ1 人体细胞因子:在体内可诱导抗细胞因子抗体产生)对大鼠肝纤维化的作用,发现 TGFβ1 人体细胞因子显著降低了胶原蛋白沉积及 TIMP、α- 平滑肌肌动蛋白(α–SMA)和结合蛋白的合成,减轻肝细胞凋亡、抑制 TGFβ1 信号通路 Smad2/3 的表达,这些发现为 TGFβ1 人体细胞因子可以治疗肝纤维化提供了理论依据。吡非尼酮也可减轻纤维化,同时通过抑制 NF–κB 降低 TGFβ1 的合成。

4. 丝氨酸 / 苏氨酸激酶的靶向治疗　索拉非尼抑制丝氨酸 / 苏氨酸激酶 RAF–1、B–Raf–1 及血管内皮生长因子受体(VECFR)的表达。索拉非尼通过抵制 PDGF 受体通路具有抗纤维化作用。但使用的剂量应比治疗肝癌的要小。

五、益生菌治疗

益生菌在消化道腔内有黏膜防卫机制作用,可限制病原菌定植,把细菌黏连到黏膜表面,阻止消化道细菌过度生长,降低肠道菌群失调的发生率,还可产生抗菌物质。通过调节肠道菌群影响肠黏膜屏障的不同部分而提高肠道屏障功能,对预防和延缓 NAFLD 的进展有重要作用。益生菌可减轻肝脏氧化应激和炎症损伤。益生菌治疗后,不仅降低血清转氨酶水平,还可改善 IR。Wall 等研究提示,亚油酸联合短双歧杆菌口服后肝脏及脂肪组织中不饱和脂肪酸含量明显增多,炎症细胞因子 TNFα 及干扰素 γ 含量下降,说明益生菌不仅能改变宿主脂肪酸的合成,还能降低炎症因子的含量。

益生菌改善肠道屏障功能。动物实验发现,服用复合益生菌的大鼠肝组织中 TNFα、诱导型一氧化氮合酶、环氧化酶 2、金属蛋白酶及 NF–κB 水平明显下降,可以增加过氧化物酶体增殖物激活受体 α 的表达。值得进一步深入研究。新近 Sáez–Lara 等的临床试验显示,益生菌可改善碳水化合物代谢、提高胰岛素敏感性,改善 IR,降低血浆脂质水平,使 NAFLD 和糖尿病获得好转。

肠道细菌对宿主起着免疫保护、营养物质的消化吸收、黏膜屏障、抗癌等多种作用。研究证实肠道细菌生态失衡也参与 NAFLD 的发生发展。目前多项研究提示肠道菌群的改变可能是引起肥胖、代谢综合征的一个重要的环境因素。肠细菌生态失衡增加肠的渗透性和增加肝对损伤物质暴露,增加肝炎症和纤维化,如同时饮食调控不当,短链脂肪酸(short-chain fatty acid, SCFA)和乙醇增加,胆盐耗空,细菌改变也可引起肠动力障碍,肠道炎症和肠道免疫改变可导致肝损伤。

关于肠道菌群失调的治疗,目前尚无成熟的共识,仍在努力探索中。首先推荐抗菌治疗。目前提倡用利福昔明(Rifaximin),它是一种非氨基糖苷类肠道抗生素,对各种革兰阳性、阴性需氧菌都有高度抗菌活性。一项随机对照、多中心临试验,证实有急性肝性脑病发作病史的肝硬化患者利福昔明治疗 6 个月后,其肠道内产氨细菌数量下降,且肝性脑病复发率降低。此外,也可用甲硝唑或替硝唑治疗。NAFLD 时肠道菌群失调的研究报告不多,有待进一步临床试验加以验证。

如前所述,益生菌通过调节肠道菌群可减少菌群失调的发生,并改善肠道防御屏障功能,减轻氧化应激和炎症损伤,改善肝功能和 IR。因此近几年提倡对有肠道菌群失调的

NAFLD 患者使用益生菌治疗。Tian 等建立了抗生素治疗导致的肠道菌群失调模型,发现在应用了耐抗生素性用益生菌治疗后,小鼠粪便中的厌氧菌、乳酸杆菌、双歧杆菌增多。口服肠道益生菌可改善 NAFLD 患者的肝功能,减轻炎症反应。

目前国内已有数十种益生菌制剂,常用双歧杆菌活菌胶囊(丽珠肠乐)1~2 粒,早、晚餐各服 1 次,儿歌益生菌 1~2 次 / 天,每次 1 代。凝结芽胞杆菌活菌片(爽舒宝)3 次 / 天,每次 3 片,用温水送服。金双歧 1g,3 次 / 天,饭后口服。双歧杆菌三联活菌(培菲康)420mg,3 次 / 天,饭后口服。枯草杆菌、肠球菌二联活菌肠溶胶囊(美常安)每次 2~3 粒,3 次 / 天,饭后口服。本品一般无任何不良反应。

六、中医中药治疗

1. 海龟汤(turtle shell decoction, NTSD)　海龟丸(TSP)是常用的传统中药,用于治疗和预防肝纤维化和早期肝硬化,但由于不良反应和药源短缺限制了它的临床应用。近年在鼠的研究显示,海龟汤(NTSD)毒性较小,且易接受,而改善肝功能,包括降低血 ALT、AST,增加白蛋白方面与 TSP 相似。NTSD 还抑制肝 HSC 增殖和增加抑制剂 Smad 基因表达。结果认为,NTSD 抗肝纤维化是通过抑制 HSC 增殖和引起 HSC 凋亡,阻止 TGFβ1/Smad 信号通路等作用所致。

2. 八宝丹(Babao Dan, BBD)　BBD 通过 TLR4/NF-κB 途径显著抑制 HSCs 激活,因而使炎症和纤维化减轻,是肝损伤和肝纤维化治疗的新策略。此外,尚有强效保肝、退黄、降酶、利胆、抗炎及镇痛作用[27]。0.6g,一日 2~3 次,温开水送服。

3. 六味五灵片　六味五灵片由五味子、女贞子、莪术、连翘、莒荬菜、灵芝孢子粉组成。可显著改善 NAFLD 患者的肝功能指标、TG 水平及影像学指标。由于临床观察病例不多,尚需临床进一步验证。

4. 藏红花提取物和藏红花素　藏红花提取物(saffronextract)和藏红花素(crocin)在中东和东南亚国家作为药用治疗疾病。补充后发现可抵抗 NAFLD 和 HFD 引起的肝损伤,起到肝保护作用。

5. 姜精油(ginger essential oil, GEO)　NAFLD 鼠的试验,补充 GEO(12.5、62.5 和 125mg/kg)或 GEO 的主要成分柠檬醛(citral)2.5 和 25mg/kg,用 12 周,结果发现有效增加抗氧化能力和降低炎症反应,从而改善肝损伤和脂质蓄积,抵抗 NASH。

6. 补骨脂(psoraleacorylifoliaL.seed, PCS)　在高脂肪饮食引起肥胖的 C57BL 小鼠,对 NAFLD 用 PCS 每日 300 或 500mg/kg,治疗 12 周,可显著降低体重和血糖水平,改善糖耐量和胰岛素敏感性,此外,PCS 提取物治疗可显著衰减肝和脂肪组织的脂质蓄积,降低血清脂质和 TG 水平,而且脂肪生成基因和炎症基因表达降低,而脂肪氧化相关基因的表达增加。研究结果提出,PCS 提取物对 NAFLD 抵制肝脂质蓄积和炎症有治疗潜力。

七、减肥手术

通过减轻体质来提高对胰岛素的抵抗性、降低患者血脂水平,最后降低代谢综合征相关的病死率。对于生活方式改善和药物治疗无反应的患者可考虑行减肥术治疗。如考虑行减肥手术,应早期进行,如已有肝硬化则不建议行减肥手术。

减重手术治疗在 NAFLD 上也有它的积极一面。BMI>35,且并存 TDM2/ 高血压、睡眠呼吸障碍、心脏病的肥胖患者,药物治疗效果欠佳时可考虑行减重手术治疗。目前应用的术式有：Roux-en-Y 胃旁路术、胆胰分流术、腹腔镜下可调节胃囊带术、垂直条带胃成形术等。可通过减轻体质量来提高患者对胰岛素的敏感性、降低患者血脂水平,最终降低代谢综合征病死率[32],也有利于 NASH 患者病情的改善。

八、肝移植

NAFLD 相关肝硬化位于肝移植适应证的前 3 位。NAFLD 与非 NAFLD 移植的 3 年及 5 年的生存率没有差异。整体的病死率与 BMI 和糖尿病有关。伴有肝衰竭的进展期 NASH 患者建议进行肝移植。对于 BMI>35 者 50% 移植 1 年内死亡。肥胖患者移植失败（10 年 10%,20 年 45%）与 NASH 肝硬化复发。

（池肇春　宋佳熹）

 参考文献

1. European Association for the Study of the Liver（EASL）, European Association for the Study of Diabetes（EASD）, European Association for the Study of Obesity（EASO）. EASL-EASD-EASO Clinical Practice Guidelines for the Management of Non-Alcoholic Fatty Liver Disease. Obes Facts, 2016, 9（2）: 65-90.
2. Lonardo A, Ballestri S, Marchesini G, et al. Nonalcoholic fatty liver disease: a precursor of the metabolic syndrome. Dig Liver Dig, 2015, 47: 181-190.
3. Younessi ZM, Stepanova M, Negrova F, et al. Nonalcoholic fatty liver disease in lean individuals in the United States Medicine（Baltimore）, 2012, 91: 319-327.
4. Schneider AL, Lazo M, Selvin E, Clark JM. Racial differences in nonalcoholic fatty liver disease in the U. S. population. Obesity（Silver Spring）, 2014, 22: 292-299.
5. Pan JJ, Fallon MB. Gender and racial differences in nonalcoholic fatty liver disease. World J Hepatol, 2014, 6: 274-283.
6. 范建高. 非酒精性脂肪性肝病进展——非酒精性脂肪性肝病的流行率. 中国医师进修杂志, 2006, 29（9）: 1-2.
7. 池肇春. 非酒精性脂肪性肝病的危险因素. 中国医师进修杂志, 2006, 29（9）: 3-4.
8. Eslam M, Geoyge J. Genetic and epigenetic mechanisms of NASH. Hepatol Int, 2016, 10: 394-406.
9. Lee J, Kim Y, Friso S, Choi SW. Epigenetics in non-alcoholic fatty liver disease. Mol Aspects Med, 2017, 54: 78-88.
10. Ye D, Yang K, Zang S, et al. Corrigendum to "Lipocalin-2 mediates non-alcoholic steatohepatitis by promoting neutrophil-macrophage crosstalk via the induction of CXCR2". J Hepatol, 2017, 66（3）: 669.
11. Lee HY, Birkenfeld AL, Joranyvaz FR, et al. Apolipoprotein CIII overexpressing mice are predisposed to diet-induced hepatic steatosis and hepatic insulin resistance. Hepatology,

2011, 54: 1650–1660.

12. Karavia EA, Ppackristor DT, Kotsikoginni I, et al. Deficiency in apolipoprotein E has a protective effect on diet-induced nonalcoholic fatty liver disease in mice. FEBS J, 2011, 278: 3119–3129.

13. Abd El-Haleim EA, Bahgat AK, Saleh S. Effects of combined PPAR-γ and PPAR-α agonist therapy on fructose induced NASH in rats: Modulation of gene expression. Eur J Pharmacol, 2016, 773: 59–70.

14. Chen H, Zhang L, Li X, et al. Adiponectin activates the AMPK signaling pathway to regulate lipid metabolism in bovine hepatocytes. J Steroid Biochem Mol Biol, 2013, 138: 445–454.

15. Lima CE, Garcia WV, Mioqilena ME. Enhanced expression of pro-inflammatory mediators and liver X-receptor-requlated lipogenic genes in non-alcoholic fatty liv er disease and hepatitis C. Clin Sci(Lond), 2011, 120: 239–250

16. Ma ZZ, Lu LG. Cholesterol metabolism and non-alcoholic steatohepatitis. Zhunghai Gao Zang Bing ZA Zhi, 2016, 24: 623–627.

17. Lonmou GN. The role of cholesterol in the pathogenesis of NASH. Trends Endocrinol Metab, 2016, 27: 84–95.

18. Sookoian S, Pirola CJ. Meta-analysis of the influence of TM6SF2 E167K variant on Plasma Concentration of Aminotransferases across different Populations and Diverse Liver Phenotypes. Aliment Pharmacol Ther, 2016, 44(11–12): 1224–1234.

19. Wei J, Zhen YZ, Cui J, et al. Rhein lysinate decreases inflammation and adipose infiltration in KK/HIJ diabetic mice with non-alcoholic fatty liver diease. Arch Pharm Res, 2016, 39: 960–969.

20. Esser N, Legrand-Poels S, Pietee J, et al. Inflammation as a link between obesity, metabolic syndrome and type 2 diabetes. Diabetes Res Clin Pract, 2014, 105: 141–150.

21. Pawlak M, Lefevre P, Staels B. Molecular mechanism of PPARα action and its impact on lipid metabolism, inflammation and fibrosis in non-alcoholic fatty liver disease. J Hepatol. 2015, 62(3): 720–733.

22. Francque S, Verrijken A, Caren S, et al. PPARα gene expression correlates with severity and histological treatment response in patients with non-alcoholic steatohepatitis. Hepatol 2015, 63: 164–173.

23. Anders LC, Yeo H, Kaelin BR, et al. Roleofdietary fatty acid in liver injury caused by vinyl chloride metabolites in mice. Toxicol Appl Pharmacol, 2016, 311: 34–41.

24. Henning JR, Graffeo CS, Rehman A, et al. Dendritic cells limit fibroinflammatory injury in nonalcoholic steatohepatitis in mice. Hepatology, 2013, 58: 589–602.

25. Zahran WE, Salah El-Dien KA, Kamel PG, et al. Efficacy of Tumor Necrosis Factor and Interleukin-10 Analysis in the Follow-up of Nonalcoholic Fatty Liver Disease Progression. Indian J Clin Biochem, 2013, 28: 141–146.

26. Krautbauer S, Eisinger K, Lupke M, et al. Manganese superoxide dismutase is reduced in the liver of male but not female humans and rodents with non-alcoholic fatty liver disease. Exp Mol

Pathol, 2013, 96: 330-335.

27. Maher JJ, Leon P, Ryan JC. Beyond insulin resistance: Innate immunity in nonalcoholic steatohepatitis. Hepatology2008, 48: 670-678.

28. Jung TS, Kim SK, Shin HJ, et al. α-lipoic acid prevents non-alcoholic fatty liver disease in OLETF rats. Liver Int, 2012, 32: 1565-1573.

29. El-Eshmawy M, Abdel Aal I. Relationships between preptin and osteocalcin in obese, overweight, and normal weight adults. Appl Physiol Nutr Metab, 2015, 40: 218-222.

30. Ozkan Y, Timurkan ES, Aydin S, et al. Acylated and desacylated ghrelin, preptin, leptin, and nesfatin-1 Peptide changes related to the body mass index. Int J Endocrinol, 2013, 2013: 236085.

31. Celik O, Celik N, Hascalik S, et al. An appraisal of serum preptin levels in PCOS. Fertil Steril, 2011, 95: 314-316.

32. Alam S, Mustafa G, Alam M, et al. Insulin resistance in development and progression of nonalcoholic fatty liver disease. World J Gastroenterol Pathophysiol, 2016, 7: 211-217.

33. Hong J, Kim S, Kim HS. Hepatoprotective effects of soybean embryo by enhancing adiponectin-mediated AMP-activated protein kinase α pathway in high-fat and high-cholesterol diet-induced nonalcoholic fatty licver disease. J Med Food, 2016, 19: 549-599.

34. Tardelli M, Moreno-Viedma V, Zeyda M, et al. Adiponectin regulates aquaglyceroporin expression in hepatic stellate cells altering their functional state. J Gastroenterol Hepatol, 2017, 32: 253-260.

35. Salman A, Hegazy M, AbdElfadl S. Combined Adiponectin Deficiency and Resistance in Obese Patients: Can It Solve Part of the Puzzle in Nonalcoholic Steatohepatitis. Open Access Maced J Med Sci, 2015, 3: 298-302.

36. Zhou YJ, Zhang ZS, Nie YQet al. Association of adiponectin gene variation with progression of nonalcoholic fatty liver disease: A 4-year follow-up survey. J Dig Dis, 2015, 16: 601-609.

37. Li HJ, Li CP, Zhang C, Zhong XL. Association of Adiponectin gene polymorphisms and nonalcoholic fatty liver disease. Int J Clin Exp Med, 2015, 8: 16676-16681.

38. Zhang CX, Guo LK, Qin YM, Li GY3 Association of polymorphisms of adiponectin gene promoter-11377C/G, glutathione peroxidase-1 gene C594T, and cigarette smoking in nonalcoholic fatty liver disease. J Chin Med Assoc, 2016, 79: 195-204.

39. Wei Z1, Li-Qun Z, Xiao-Ling H, et al. Association of adiponectin gene polymorphisms and additional gene-gene interaction with nonalcoholic fatty liver disease in the Chinese Han population. Hepatol Int, 2016, 10: 511-517.

40. Zhang C, Guo L, Qin Y, et al. Correlation between Helicobacter pylori infection and polymorphism of adiponectin gene promoter-11391G/A, superoxide dismutase gene in nonalcoholic fatty liver disease. Zhong Nan Da Xue Xue Bao Yi Xue Ban, 2016, 41: 359-66.

41. Li Z, Xu J, Zheng P, et al. Hawthorn leaf flavonoids alleviate nonalcoholic fatty liver disease by enhancing the adiponectin/AMPK pathway. Int J Clin Exp Med, 2015, 8: 17295-17307.

42. Savvidou S, Karatzidou K, Tsakiri K, et al. Circulating adiponectin levels in type 2 diabetes mellitus patients with or without non-alcoholic fatty liver disease: Results of a small, open-label, randomized controlled intervention trial in a subgroup receiving short-term exenatide. Diabetes Res Clin Pract, 2016, 113: 125-134.

43. Chursa U, Nuñez-Durán E, Cansby E, et al. STK25 is a critical determinant in nonalcoholic steatohepatitis. FASEB J, 2016, 30: 3628-3643.

44. Hossain IA, Akter S, Rahman MK, Ali L. Gender Specific Association of Serum Leptin and Insulinemic Indices with Nonalcoholic Fatty Liver Disease in Prediabetic Subjects. PLoS One, 2015, 10: e0142165.

45. An BQ, Lu LL, Yuan C, et al. Leptin Receptor Gene Polymorphisms and the Risk of Non-Alcoholic Fatty Liver Disease and Coronary Atherosclerosis in the Chinese Han Population. Hepat Mon, 2016, 16: e35055.

46. Zhgang C, Guo L, Guo X. Interaction of polymorphisms of leptin receptor gene Gln223Arg MnSOD9A la/Val genes and smoking in nonalcoholic fatty liver disease. Wei Sheng Yan Jiu, 2014, 43 (5): 724-731.

47. Rodriguez A, Moreno NR, Balaguer I, et al. Leptin administration restoyes the altered adipose and hepatic expression of aquaglyceroporins improving the non-alcoholic fatty liver of ob/ob mice, Rci Rep, 2015, 5: 12067.

48. Tang X, Li J, Xiang W, et al. Metformin increases hepatic leptin receptor and decreases steatosis in mice. J Endocrinol, 2016, 230: 227-237.

49. Machado MY, Cortez-Pinto H. Leptin in the treatment of lipody strophy-associated nonalcoholic fatty liver disease: are we there already? Expert Rev Gastroenterol Hepatol, 2013, 7: 513-515.

50. Malloy VL, Perrone CE, Mattocks DA, et al. Methionine restriction prevents the progression of hepatic steatosis in leptin-deficient obese mice. Metabolism, 2013, 62: 1651-1661.

51. Sayın O, Tokgöz Y, Arslan N. Investigation of adropin and leptin levels in pediatric obesity-related nonalcoholic fatty liver disease. J Pediatr Endocrinol Metab, 2014, 27: 479-484.

52. Jump DB, Botolin D, Wang Y, et al. Fatty acid regulation of hepatic gene transcription. J Nutr. 2005, 135: 2503-2506.

53. Al-Sadi R1, Guo S, Dokladny K, et al. Mechanism of interleukin-1β induced-increase in mouse intestinal permeability in vivo. J Interferon Cytokine Res, 2012, 32: 474-484.

54. Davies JS, Kotokorpi P, Eccles SR, et al. Ghrelin induces abdominal obesity via GHS-R-dependent lipid retention. Mol Endocrinol, 2009, 23: 914-924.

55. Cheyuo C1, Jacob A, Wang P. Ghrelin-mediated sympathoinhibition and suppression of inflammation in sepsis. Am J Physiol Endocrinol Metab, 2012, 302: E265-E272.

56. Moreno M, Chaves JF, Sancho-Bru P, et al. Ghrelin attenuates hepatocellular injury and liver fibrogenesis in rodents and influences fibrosis progression in humans. Hepatology, 2010, 51: 974-985.

57. Saini L, BrandweinJ, Turner R, et al. The fludarabine, cytarabine, and granulocyte colony-

stimulating factor (FLAG) chemotherapy regimen is an alternative to anthracycline-based therapy for the treatment of acute myeloid leukemia for patients with pre-existing cardiac disease. EurJHaematol, 2016, 97: 471-478.

58. Miura K, Yang L, van Rooijen N, et al. Toll-like receptor 2 and palmitic acid cooperatively contribute to the development of nonalcoholic steatohepatitis through inflammasome activation in mice. Hepatology, 2013, 57: 577-589.

59. Miura K, Kodama Y, Inokuchi S, et al. Toll-like receptor 9 promotes steatohepatitis by induction of interleukin-1beta in mice. Gastroenterology, 2010, 139: 323-34. e7.

60. Kanuri G1, Ladurner R, Skibovskaya J, et al. Expressionoftoll-likereceptors 1-5 but not TLR 6-10 is elevated in livers of patients with non-alcoholic fatty liver disease. Liver Int, 2015, 35: 562-568.

61. Ye D, Li FY, Lam KS, et al. Toll-like receptor-4 mediates obesity-induced non-alcoholic steatohepatitis through activation of X-box binding protein-1 in mice. Gut, 2012, 61: 1058-1067.

62. Yamamoto M, Takeda K, Current views of toll-like receptor signaling pathways. Gastroenterol Res Pract, 2010, 2010: 240365.

63. Kim S, Park S, Kim B, et al. Toll-like receptor 7 affects the pathogenesis of non-alcoholic fatty liver disease. Sci Rep, 2016, 6: 27849

64. Cao CY1, Li YY, Zhou YJ, et al. The C-681G polymorphism of the PPAR-γ gene is associated with susceptibility to non-alcoholic fatty liver disease. Tohoku J Exp Med, 2012, 227: 253-262.

65. Yang Z, Wen J, Li Q, et al. PPARG gene Pro12Ala variant contributes to the development of non-alcoholic fatty liver in middle-aged and older Chinese population. Mol Cell Endocrinol, 2012, 348: 255-259.

66. Qin S, Yin J, Huang K. Free Fatty Acids Increase Intracellular Lipid Accumulation and Oxidative Stress by Modulating PPARα and SREBP-1c in L-02 Cells. Lipids, 2016, 51: 797-805.

67. ChengY, Mai J, Hou T, Ping J. MicroRNA-421 induces hepatic mitochondrial dysfunction in non-alcoholic fatty liver disease mice by inhibiting sirtuin 3. Biochem Biophys Res Commun, 2016, 474: 57-63.

68. Huang K, Du M, Tan X, et al. PARP1-mediated PPARα poly (ADP-ribosyl) ation suppresses fatty acid oxidion in non-alcoholic fatty liver disease. J Hepatol, 2017, 66 (5): 962-977,

69. Guo Y, Xiong Y, Sheng Q, et al. A micro-RNA expression signature for human NAFLD progression. Gastroenterol, 2016, 51: 1022-1030.

70. He Z, Hu C, Jia W. miRNAs in non-alcoholic fatty liver disease. Front Med, 2016, 10: 389-396.

71. Liu X, Zhao J, Liu Q, et al. MicroRNA-124 promotes hepatic triglyceride accumula through targeting tribbles homolog 3. Sci Rep, 2016, 6: 37170.

72. Ao R, Wang Y, Tong J, Wang BF. Altered microRNA-9 Expression Level is Directly Correlated with Pathogenesis of Nonalcoholic Fatty Liver Disease by Targeting Onecut2 and SIRT1. Med Sci Monit, 2016, 22: 3804-3819.

73. Liu XL, Cao HX, Fan JG. MicroRNAs as biomarkers and regulators of nonalcoholic fatty liver disease. J Dig Dis, 2016, 17: 708-715.

74. Baffy G. MicroRNAs in nonalcoholic fatty Liver disease. J Clin Med, 2015, 4: 1977-1988.

75. Distefano JK, Gerhard GS. Circulating microRNAs in nonalcoholic fatty liver disease. Expert Rev Gastroenterol Hepatol, 2016, 10: 161-163.

76. Bashiardes S, Shapiro H, Rozin S, et al. Non-alcoholic fatty liver and the gut microbiota. MolMetab, 2016, 5: 782-794.

77. Leung C, Rivera L, Furness JB, Angus PW. The role of the gut microbiota in NAFLD. Nat Rev Gastroenterol Hepatol, 2016, 13: 412-425.

78. Yuan Y, Sun ZM, Zhang Y, et al. Influence of gut microecology on the pathogenesis and treatment of nonalcoholic fatty liver diseas. Zhonghua Gan Zang Bing Za Zhi, 2016, 24: 375-379.

79. Hakansson A1, Molin G. Gut microbiota and inflammation. Nutrients. 2011, 3: 637-682.

80. Everard A, Cani PD. Gut microbiota and GLP-1. Rev Endocr Metab Disord, 2014, 15: 189-196.

81. Cao CY, Li YY, Zhou YJ, et al. The C-681G polymorphism of the PPAR-γ gene is associated with susceptibility to non-alcoholic fatty liver disease. Tohoku J Exp Med, 2012, 227: 253-262

82. Fouts DE, Torralba M, Nelson KE, et al. Bacterial translocation and changes in the intestinal microbiome in mouse models of liver disease. J Hepatol. 2012, 56: 1283-1292.

83. Trauner M, Claudel T, Fickert P, et al Bile acids as regulators of hepatic lipid and glucose metabolism. Dig Dis, 2010, 28: 220-224.

84. Keitel V, Häussinger D. Perspective: TGR5 (Gpbar-1) in liver physiology and disease. Clin Res Hepatol Gastroenterol, 2012, 36: 412-419.

85. Tremaroli V, Bäckhed F. Functional interactions between the gut microbiota and host metabolism. Nature, 2012, 489: 242-249.

86. Arab JP, Karpen SJ, Dawson PA, et al. Bile acids and nonalcoholic fatty liver disease: Molecular insights and therapeutic perspectives Hepatology, 2017, 65: 350-362.

87. Xu RY, Wan YP, Fang QY, et al. Supplementation with probiotics modifies gut flora and attenuates liver fat accumulation in rat nonalcoholic fatty liver disease model. J Clin Biochem Nutr, 2012, 50: 72-77.

88. Sáez-Lara MJ, Robles-Sanchez C, Ruiz-Ojeda FJ, et al. Effects of Probiotics and Synbiotics on Obesity, Insulin Resistance Syndrome, Type 2 Diabetes and Non-Alcoholic Fatty Liver Disease: A Review of Human Clinical Trials. Int J Mol Sci, 2016, 17(6). pii: E928.

89. Mahadeva S, Mahfudz AS, Vijayanathan A, et al. Performance of transient elastography (TE) and factors as sociated with discordance in non-alcoholic fatty liver disease. J Dig Dis, 2013,

14：604-610.

90. de Ledinghen V, Wong VW, Vergniol J, et al. L. Diagnosis of liver fibrosis and cirrhosis using liver stiffness measurement：comparison between MandXL probe of FibroScan（R）. J Hepatol, 2012, 56：833-839.

91. Liu H, Fu J, Hong R, et al. Acoustic radiation forceimpulse elastography for the non-invasive evaluation of hepatic fibrosis in non-alcoholic fatty liver disease patients：a systematic review &meta-analysis. PLoS One, 2015, 10（7）：e127782.

92. 池肇春. 肝纤维化诊治若干进展. 临床肝胆病杂志, 2008, 24（5）：323-327.

93. Karlas T, Petroff D, Garnoov N, et al. Non-invasive assessment of hepatic steatosis in patients with NAFLD using controlled attenuation parameter and ^{3}H-mrspectroscopy. PLoS One, 2014, 9：e91987

94. 周利军. 六味五灵片治疗非酒精性脂肪性肝病疗效的 Meta 分析. 临床肝胆病杂志, 2015, 31（7）：1068-1072.

95. Mashmoul M, Azlan A, Mohtarrudin N, et al. Protective effects of saffron extract and crocin supplementation on fatty liver tissue of high-fat diet-induced obese rats. BMC Complement Altem Med, 2016, 16：401.

96. Seo E, Oh YS, Jun HS. Psoralea corylifolia L. seed extract attenuates noncoholic fatty liver disease in high-fat diet-induced obese mice. Nutrients, 2016, 8：83.

97. 邓超文, 龚正华, 胡国信.《2016 年亚太肝病学会共识指南：肝纤维化的侵入性和非侵入性评估》摘译. 临床肝胆病杂志, 2017, 33（3）：413-416.

第二篇　基础医学

第 2 章

非酒精性脂肪性肝病病理学

第一节　概　　述

非酒精性脂肪性肝病（NAFLD）是指无酒精滥用史的患者的肝脏中出现过度的脂肪聚集的状况。被认为是一种代谢综合征的肝脏表现,全世界范围内 NAFLD 患者的数量迅速上升,与肥胖症的日益流行相一致。NAFLD 是现在最常见的慢性肝病,在发达国家成年人群中发生率接近 30%。由于儿童肥胖症的增多,NAFLD 也成为儿童中常见的肝病。其病因和发病机制尚未完全明了,有研究表明病因与系统性和肝脏胰岛素抵抗有关。二次打击学说(secondi-hit hypothesis)可解释单纯性脂肪肝进展到 NASH 发生,其中游离脂肪酸的代谢障碍是初次打击,造成肝脏脂肪的过度积聚,引起脂肪变,在脂肪肝的基础上加上前炎症因子、脂肪因子、活性氧和内质网应激等二次打击因素,就可使脂肪肝进一步进展为 NASH。有学者提出,在"二次打击"的基础上提出:机体对受损肝细胞进行修复,发生肝纤维化为第三次打击;肝脏微循环障碍,组织细胞缺血、坏死,肝小叶重建,最终导致肝硬化为第四次打击的"四次打击"学说。

近年来的最新研究表明,免疫紊乱特别是固有免疫调节紊乱在 NAFLD 的发病中发挥着重要作用。固有淋巴细胞(ILCs)是最近发现的一种免疫细胞,被认为在肥胖和代谢紊乱中发挥调控作用,共分为 3 个亚群。Lucy 等研究发现 ILC2s 在 NAFLD 中发挥保护作用,而 ILC2s 的缺失或异常改变将会促进慢性炎症和疾病的进展。Brett 等研究认为在 NASH 患者肝脏内存在两种巨噬细胞亚群,分别是胚胎来源的组织原位巨噬细胞,即 Kupffer 细胞(KCs),和成人来自骨髓的浸润巨噬细胞(IMs)。两种巨噬细胞在肝内稳态调节以及 NASH 的发病过程中发挥着不同的作用,KCs 仍然保持原巨噬细胞的表型,行使其吞噬细胞碎片和脂质的功能,而 IMs 是产生促炎介质的主要亚群,对 NASH 的发生有促进作用。

肠道菌群失调是近年来 NAFLD 研究的热点领域。越来越多的研究表明肠道菌群对于 NAFLD 的发生发展有着重要的影响。肠道菌群可以通过影响特定营养素的代谢进而影响

NAFLD 的发生和进展。我们研究团队报道肠道菌群的代谢产物丁酸钠在 NAFLD 的发生过程中发挥重要作用。在 NASH 模型动物,丁酸钠可以纠正高脂饮食引起的菌群失调,大幅提升乳酸杆菌等有益细菌的数量,同时刺激肠道胰高血糖素样肽 1(GLP-1)分泌,降低体质量,并减轻肝内炎症和脂质沉积。胆碱是动物蛋白富含的一种必需营养素,也是甲基的主要供体之一。Naim 研究认为 NAFLD 患者肠道菌群的改变影响了胆碱代谢,使胆碱的生物利用度降低,进而促进了肝内脂肪沉积。此外,Islam 研究发现饱和脂肪可以通过改变肠道菌群,增加脂多糖(LPS)的产生,从而促进 NASH 的发生。同时饱和脂肪可引起慢性炎症,导致细胞外基质沉积,从而导致肝纤维化的发生和进展。

　　非酒精性脂肪性肝病(NAFLD)的疾病谱有单纯性脂肪肝(SFL)、非酒精性脂肪性肝炎(NASH)及其相关肝硬化和肝细胞癌,单纯性脂肪变性一般表现良性的临床经过,但是 1/3 的 NAFLD 表现为 NASH,是一种进展性病变,可发展为肝硬化和肝细胞癌,最近报道的一种肝细胞癌变异型 - 脂肪性肝炎样肝细胞癌表现出的特征与非肿瘤性脂肪性肝炎相似,被认为与潜在的 NASH 密切相关。

第二节　病理诊断与鉴别诊断

　　如前所述 NAFLD 是最常见的慢性肝病,在全球的发病率迅速增长。NASH 是 NAFLD 的重症表现,可进展为肝硬化和肝细胞肝癌。尽管提出了多种通过非侵入性检查的临床评分用于诊断 NASH 和预测纤维化,基于影像学的 NAFLD 的诊断也有所改进,但是对活检样本的组织病理学评估仍然是诊断 NAFLD/NASH 的金标准。肝活检可经超声引导下行穿刺、颈静脉穿刺、手术、腹腔镜、甚至可内镜下进行穿刺或盲穿。目前肝活检已常规应用于诊疗坏死性炎症、肝纤维化程度、脂肪肝(尤其 NASH)等疾病的随访监测。

　　肝活检及其适应证:当临床表现、实验室和放射学检查不能精确诊断 NASH 时,肝活检对 NAFLD 的诊断就显得很重要。因为肝活检可以区分单纯性脂肪肝与 NASH,准确评价肝纤维化的程度,并且有助于判断 NAFLD 患者的预后。但是,NAFLD 是否需要做肝活检,国际上还存在很大争议,主要因为 NAFLD 缺乏有效治疗措施,90% 以上的谷丙转氨酶(ALT)升高患者病因清楚,无须进行肝活检;而且肝活检属于创伤性检查,存在穿刺和抽样误差等。因此,应该掌握肝活检的适应证。肝活检仅适用于部分病例,指征包括:①通过改善胰岛素抵抗和减少腰围后肝功能仍持续异常者;②存在肥胖、糖尿病、高脂血症和高血压等进展性肝病的众多危险因素者;③存在慢性肝病征象或患者强烈要求了解疾病严重程度时。除此之外,寻找无创、简便可靠的肝脏脂肪定量检查方法也是十分必要的。

一、病理学特征

NAFLD/NASH 的组织病理学特征包括多项改变,主要有:

(一)脂肪变性

　　肝细胞脂肪变性是 NAFLD 的标志性特征,诊断 NAFLD 要求超过 5% 的肝细胞出现脂肪变性。肝细胞脂肪变性分为两种类型:大泡性脂肪变性和小泡性脂肪变性。在大泡性脂肪变性中,一个单独的大的脂肪滴或较小的轮廓清楚的脂肪滴占据肝细胞的胞质,将细胞核推挤到细胞周边。在小泡性脂肪变性中,肝细胞胞质内充满微小的脂肪滴,细胞核位于细胞的中心。NAFLD 中的脂肪变性通常为大泡性脂肪变性;但是也可以出现小泡性脂肪变性。根据报道,大约 10% 的 NAFLD 患者的活检标本中可以观察到小泡性脂肪变性。NAFLD 中脂肪变性通常起始于 3 区,但有时也可以观察到全小叶性的严重脂肪变性。有研究表明脂肪变性严重程度的增加于出现小叶性炎症、3 区纤维化和明确的脂肪性肝炎呈正相关;和单纯的 3 区脂肪变性相比全小叶性脂肪变性通常与出现肝细胞气球样变、Mallory-Denk 小体和进展性的纤维化密切相关。

（二）小叶和门静脉区炎症反应

NASH 可以出现小叶内炎症反应,通常为轻度的炎症,表现为混合性的炎细胞浸润(包括淋巴细胞、中性粒细胞、嗜酸性粒细胞和 Kupffer 细胞)。有时气球样变的肝细胞围绕晶状物(典型者包含 Mallory-Denk 小体),这种病变被称为"卫星现象",在 NASH 中偶尔可见,而在酒精性肝炎中卫星现象更加常见。NASH 中也常见散在的小叶内微小肉芽肿(窦内 Kupffer 细胞聚集)和脂肪肉芽肿(包含脂肪滴和炎症细胞及胶原的混合物)。

NAFLD/NASH 中门脉区炎症通常为轻度炎症,炎症细胞以淋巴细胞为主。当出现与 NASH 不相应的严重的门脉区炎症反应时,应该考虑同时发生了其他肝脏疾病的可能性(例如丙型肝炎或自身免疫性肝炎)。经过治疗处于恢复期的 NAFLD/NASH 病例中,由于小叶结构的变化,门静脉区的慢性炎症可能不会减轻,甚至有所加重。慢性门脉区炎,特别是中度到重度的炎症与脂肪变性、肝细胞气球样变和进展性纤维化的数量和发生位置密切相关。因此,在未经治疗的 NAFLD 中出现超过轻度炎症的慢性炎症反应是疾病进展的标志。

（三）肝细胞气球样变

肝细胞气球样变的特征是细胞肿胀,细胞质淡然,反映出肝细胞损伤的发生。气球样变的肝细胞中可见脂肪滴和 / 或 Mallory-Denk 小体。中间丝细胞骨架结构的改变是发生肝细胞气球样变的主要原因。在发生气球样变的肝细胞中,两种肝细胞细胞角蛋白 CK8 和 CK18 被破坏,细胞质中检测不到,相反,它们被播散到周围组织中。在常规病理 HE 染色切片中识别气球样变存在困难时,CK8/18 免疫组织化学染色阴性可以作为识别肝细胞气球样变的客观标志。

（四）纤维化

NASH 中纤维化的特征性结构是肝窦周围 / 细胞周围纤维化,典型病变起始于 3 区。Masson 三色或者网状纤维染色可用于评估纤维化。最近报道了一种非带状的纤细的纤维化,特别是见于经治疗干预后的成人 NAFLD 患者。NAFLD 发生纤维化通常伴随着活动性的炎症反应,然而,也可以发生不伴有活动性病变的纤维化,这可能是 NASH 的早期病变。随着 NASH 的进展,可以出现门脉区或门脉区周围纤维化、桥接纤维化以及肝硬化。一项针对 10 个纵向组织学研究的 Meta 分析发现高龄患者以及在初次活检中出现肝实质或门脉区的炎症是 NASH 发生进展性纤维化的独立预测因子。在发生进展性纤维化或肝硬化的病例中,肝细胞脂肪变性和炎症反应可能消失,这种情况称为"衰竭型 NASH"。出现这种表现的患者诊断为隐源性肝硬化,NAFLD/NASH 被认为是导致隐源性肝硬化的主要原因。NASH 相关性肝硬化多数表现为大结节型或混合型。

（五）细胞核糖原化

细胞核糖原化是指通常在门脉区周围肝细胞的细胞核空泡化,在 NAFLD 中经常发生。

这在 NASH 和酒精性肝炎的鉴别诊断时非常有用,因为在酒精性肝炎中很少看到细胞核糖原化。

(六)肝细胞凋亡(嗜酸性小体)

NASH 中经常见到肝细胞凋亡(嗜酸性小体),表现为强嗜酸性的圆形小体,可伴有或不伴有染色质凝集的核碎片。这些结构主要见于窦内。

(七) Mallory-Denk 小体(MDBs)

MDBs 是一种在肝细胞胞质中的嗜酸性形状不规则的聚集体。这种结构通常出现在 3区的气球样变的肝细胞中,主要包含 CK8、CK18、泛素和 p62。运用免疫组织化学染色可以识别位于气球样变肝细胞内或细胞的 CK8/18 的聚集体。MDBs 的出现究竟是加重细胞损伤还是一种有效的保护机制,或者没有明显的意义,至今还没有明确的结论。出现 MDBs 对NASH 的诊断有所帮助,但不是明确诊断的必需条件。MDBs 对诊断 NASH 没有特异性,其他肝脏疾病,包括酒精性肝炎、慢性胆汁淤积以及肝细胞癌等都可以出现 MDBs。在酒精性肝炎中,非气球样变的肝细胞中也可以见到 MDBs。

(八)铁沉积

NAFLD/NASH 病例中铁沉积通常是轻度的,出现在肝细胞中、肝窦内皮细胞中以及单核 - 吞噬细胞系统中,也可以同时出现。Valenti 等研究报道 NASH 中的纤维化进展主要与肝细胞内的铁沉积相关,而与出现在单核 - 吞噬细胞系统中的铁沉积无明显相关性。Nelson等研究报道确认为 NASH 中的纤维化进展与单核 - 吞噬细胞系统内的铁沉积关系密切,而与肝细胞内的铁沉积无明显相关性。这是两组相互矛盾的数据,我们还需要更多的数据来评估铁沉积在 NASH 中的意义。

(九)巨大线粒体

巨大线粒体表现为肝细胞胞质中的圆形或晶体状嗜酸性结构。主要出现在伴有小泡性脂肪变性的肝细胞中。NASH 中巨大线粒体在肝脏各个分区中均匀分布,在低分期和高分期病变中无显著差异。目前 NASH 中巨大线粒体的发生机制还不明确,可能是脂质过氧化造成细胞损伤的结果,或者可能是一种细胞适应性改变。

(十)其他组织学所见

胆管反应是指汇管区见到胆管增生,增生的细胞起源于汇管区内的前体细胞,同时伴随着中性粒细胞浸润和间质变化。NASH 中胆管反应的程度与纤维化相关。

3 区内的动脉分支现象是最近报道的出现在 NASH 的一种组织学异常,通常位于肝窦周围纤维化中,病理医生应该特别注意这种变化,因为很容易被误认为是汇管区。

(十一)电镜下超微结构所见

单纯性脂肪肝患者主要表现为大小不等的脂滴沉积、以小脂滴为主,可互相融合。NASH 患者的肝细胞都可出现大量脂滴积聚,为大小脂滴混合型、内容物主要为中等电子密度、比较均一的甘油三酯,部分脂滴周围可见磷脂成分,单纯性脂肪肝和 NASH 患者肝细胞内脂滴有互相融合现象。肝细胞线粒体的超微结构改变包括多形性线粒体,线粒体基质颗粒增多、线粒体体积增大和嵴的丧失,线粒体内还可见副晶格样包涵体。部分 NASH 患者肝细胞内可见 Mallory-Denk 小体。部分 NASH 患者肝细胞周围可见淋巴细胞浸润。肝血窦 Kupffer 细胞增生不明显,NAFLD 肝硬化患者 Disse 间隙和肝细胞间可见明显胶原纤维增生。

（十二）儿科 NAFLD/NASH

NAFLD/NASH 不仅发生于成人,有研究估计 2.6%~9.6% 的儿童和青少年患有 NAFLD。儿科的 NAFLD/NASH 表现出与成人 NAFLD/NASH 不同的组织病理学特征。Schwimmer 等观察总结了 100 例儿科 NAFLD 的组织病理学特征,提出脂肪性肝炎分为两种不同的类型。1 型 NASH 的组织学的特征与成人 NASH 的特征相同,出现脂肪变性、肝细胞气球样变性和肝窦周围纤维化,而汇管区没有显著变化;2 型 NASH 表现出儿科患者中独特的组织学特点,出现脂肪变性、汇管区炎症和纤维化,而没有肝细胞气球样变性和肝窦周围纤维化。在这项研究中,1 型 NASH 占总病例数的 17%,2 型 NASH 占 51%,单纯性脂肪变性病例占 16%,进展性纤维化病例占 8%,而肝硬化病例占 3%。在进展性纤维化病例中,组织学特征表现为 2 型 NASH。与 1 型 NASH 的儿童相比 2 型 NASH 的儿童通常年龄更小,患有肥胖症的情况更严重。与女性儿童相比男性儿童更多表现为 2 型 NASH。1 型 NASH 在白人儿童中常见,2 型 NASH 在亚裔、西班牙裔以及美洲本土后裔儿童中更常见。1 型和 2 型 NASH 有着不同的发病原因和自然史,对治疗的反应也不同。2 型 NASH 是否会随着患者年龄的增长转变为 1 型 NASH 目前尚不清楚。

研究也同时指出 1 型和 2 型 NASH 的特征有一定的重叠,大约有 16% 的病例表现出 1 型与 2 型之间的中间型特征。也有进一步的研究报道,表现为 1 型与 2 型之间的中间型特征的病例占儿童 NAFLD 病例的 50%。有研究比较了 34 例儿科 NAFLD 和 23 例成人病例肝脏针刺活检标本的组织病理学特征,发现脂肪变性在儿科病例中比在成人病例中更加严重,大约半数的儿科病例表现为全小叶性脂肪变性。而与成人病例比较,儿科病例的肝窦周围纤维化程度较轻,小叶性炎症和气球样变的程度也比较轻。相反,儿科病例通常表现出严重的汇管区炎症反应。汇管区周围纤维化程度在儿科病例和成人病例中无显著差别。只出现汇管区周围纤维化而没有肝窦周围纤维化的情况仅见于儿科 NAFLD 的病例中。与成人病例相比儿科病例中出现桥接纤维化和肝硬化的比率低。儿科病例中 21% 表现为 2 型 NASH,这大约是成人病例中的两倍,大约一半的儿科病例表现出介于 1 型和 2 型 NASH 之间的有重叠性的组织病理学特征,小叶内和汇管区的组织学改变有明显的相关性。一项针对日本人群的研究也发现儿科病例与成人的 NAFLD 有着明显不同的组织病理学特征,但区分 1 型和 2 型 NASH 没有实际应用价值,因为多数儿科 NASH 的病例也都表现出介于 1 型和 2 型之间的中间型的组织病理学特征,而且小叶内和汇管区的组织学改变呈正相关。有研究表明,丙谷转氨酶(ALT)水平正常或轻微升高的儿科 NAFLD 病例的肝活检标本中也可以观察到明显的组织学异常,甚至一些已经发展为进展期纤维化的儿童患者中,ALT 水平仅仅表现为轻度升高,因此通过测量 ALT 水平来评估病情可能会低估了肝脏损伤的严重程度。

二、病理学分型

非酒精性脂肪性肝病在病理上分以下几种类型:

（一）单纯性脂肪肝

将肝组织病理切片染色,在光学显微镜下观察,仅见肝细胞脂肪变性,未见其他组织学异常时诊断为单纯性脂肪肝,出现 5% 以上的肝细胞脂肪变,就可诊断为脂肪肝。依据肝细胞脂肪变性占据所获取肝组织标本量的范围,分为无脂肪肝: <5% 肝细胞脂肪变;轻度脂肪

肝：5%~33% 肝细胞脂肪变；中度脂肪肝：33%~66% 肝细胞脂肪变；重度脂肪肝：66% 以上肝细胞脂肪变。

（二）脂肪性肝炎

NASH 和进展性肝纤维化的确诊至今仍需肝活检证实。现有指南均建议 NAFLD 的病理学报告需参照美国国立卫生研究院 NASH 临床研究网病理工作组（NAS）指南进行 NAFLD 活动度评分和肝纤维化分期，NAS 评分（0~8 分）：①肝细胞脂肪变：0 分（<5%）；1 分（5%~33%）；2 分（34%~66%）；3 分（>66%）。②小叶内炎症（20 倍镜计数坏死灶）：0 分，无；1 分（<2 个）；2 分（2~4 个）；3 分（>4 个）。③肝细胞气球样变：0 分，无；1 分，少见；2 分，多见。NAS 为半定量评分系统而非诊断程序，NAS<3 分可排除 NASH，NAS>4 分则可诊断 NASH，介于两者之间者为 NASH 可能；肝纤维化分期（0~4）：0：无纤维化，1a：肝腺泡 3 区轻度窦周纤维化；1b：肝腺泡 3 区中度窦周纤维化；1c：仅有门脉周围纤维化；2：腺泡 3 区窦周纤维化合并门脉周围纤维化；3：桥接纤维化；4：高度可疑或确诊肝硬化，包括 NASH 合并肝硬化、脂肪性肝硬化以及隐源性肝硬化。（具体诊断标准请参见第 11 章非酒精性脂肪性肝病的诊断）。中美指南有关 NASH 的诊断标准大致相同（肝脂肪变合并炎症和肝细胞气球样变，伴或不伴有肝纤维化），同时，两者都强调了儿童 NASH 病理学改变的特殊性，美国指南专门提出"病理专家在阅读儿童肝活检标本时勿因成人肝脏病理经验而误判。

三、鉴别诊断

NASH 肝硬化指近期或既往有肝脂肪变或脂肪性肝炎的组织学证据且无其他损肝因素的肝硬化，而隐源性肝硬化则指具有肥胖等代谢性危险因素患者的病因未明的肝硬化。不要轻易将没有脂肪性肝炎组织学特征的隐源性肝硬化归因于 NAFLD，必须寻找有无其他可能导致肝硬化的原因。具体来说，需要与以下不同病因引起的慢性肝病肝纤维化 / 肝硬化进行鉴别，在评估肝脏组织病理特征的同时结合临床流行病学、血清学等资料，以做出准确的鉴别诊断。诊断时应与下列病变相鉴别：

1. 感染性肝病性肝纤维化 / 肝硬化　鉴别不同感染因子致肝纤维化 / 肝硬化、明确诊断感染性肝病的关键在于病原微生物或其成分的确定，这需要组织原位病原检查、血清学病原检查以及流行病学等资料紧密结合。感染性肝病是患病人数最多且最常见的肝脏疾病，病因包括病毒、细菌、真菌、寄生虫等，肝组织标本中检出具体的病原微生物或其病原成分是诊断这类肝病最直接的病理依据。其次，不同病原体引起的肝脏组织病变存在差异，如 HBV 引起的肝组织改变主要是肝细胞炎症坏死性病变，而血吸虫性肝病主要是血吸虫虫体或虫卵肝内沉积引起的炎性肉芽肿病变。除了特定的感染病原微生物和组织学特异病变外，这类肝病的诊断还需要密切注意感染途径、种族人群、发病季节和流行地域等流行病学资料，如欧美人群以丙型肝炎发病为主，而亚洲人群则以乙型肝炎发病较多，我国血吸虫的发病主要见于长江中下游地区，而肝包虫病（棘球蚴病）则多见于内蒙古、甘肃等畜牧区。众多感染性肝病中以病毒性肝炎最为多见，我国仅慢性 HBV 感染者就达 9300 万，除常见的嗜肝病毒（甲、乙、丙、丁、戊型肝炎病毒）引起的嗜肝病毒型肝炎外，其他非嗜肝病毒（如巨细胞病毒、EB 病毒、单纯疱疹病毒等）也可引起非嗜肝病毒性肝炎。引起肝纤维化 / 肝硬化的病毒性肝炎主要为乙型肝炎和丙型肝炎，甲型肝炎和戊型肝炎属急性自限性肝炎,尽管也有戊型肝炎慢性化的个案报道,但其只是偶尔发生于应用免疫抑制剂、免疫缺陷或免疫功能发育不全的患者,这与巨细胞病毒、EB 病毒等非嗜肝病毒性肝炎慢性化机制相似。慢性乙型肝炎的病理诊断除了通过免疫组化染色在组织原位检出 HBV 抗原（HBsAg、HBcAg 等）外,常规 HE 染色可观察到毛玻璃样肝细胞,这些细胞地衣红染色可呈阳性,而丙型肝炎组织原位也可检测到 HCV 抗原成分,最近的 RNAscope 技术在丙型肝炎的组织学病毒检测中被证明可以使 HCVRNA 的检出率明显增高。此外,慢性乙型肝炎与慢性丙型肝炎相比较,炎症坏死病变要更加明显,而慢性丙型肝炎肝细胞脂肪变性、汇管区内淋巴滤泡样结构和胆管损伤出现的概率较高,这有利于慢性乙型肝炎和慢性丙型肝炎的鉴别。随着肝移植的广泛开展,免疫抑制剂的应用,近些年巨细胞病毒、EB 病毒等非嗜肝病毒感染情况值得临床关注,遗憾的是肝组织原位非嗜肝病毒感染后组织原位的总体检出率较低,研究表明,原位 PCR 技术的应用有望改善这一状况。此外,巨细胞病毒性肝炎时肝组织内微脓肿的出现以及 EB 病毒性肝炎时的单核细胞增多症样变等病理特点,有助于非嗜肝病毒性肝炎的病理诊断。细菌、真菌及寄生虫感染性肝病的发病率相对较低,但散发性病例也时有发生。肝脏结核时肝组织内结核结节的出现,结合抗酸染色阳性,能够帮助病理医生作出明确诊断。真菌性肝病时,过碘雪夫酸染色和银染色有助于真菌菌丝及其孢子的检出。对于寄生虫感染（日本血吸虫、细粒棘球蚴等）的病理诊断,尤其是来自于长江中下游地域的肝病患者,需要病理医生保持足够的警惕,如果比较幸运,可以在肝活组织检查时查到寄生虫虫体、虫卵或包囊等成分。此外,如果发现肉芽肿样结构,伴较多嗜酸性粒细胞浸润时,病理医生也应该注意有无寄生虫感染发生的可能。

2. 酒精性肝病性肝纤维化 / 肝硬化　酒精性肝病（ALD）是由于长期大量饮酒（嗜酒）所致的慢性肝脏疾病。肝细胞脂肪变性是 ALD 最常出现的病变,约 90% 嗜酒者肝活组织检查可见脂肪变性,通常为大泡性脂肪变性,脂泡破裂时可引起脂性肉芽肿。肝细胞气球样变及 MDBs 形成也是 ALD 常见组织学病变,后者在 HE 染色中,呈紫红色鹿角形或不规则形状的团块,泛素染色阳性,French 等统计酒精性肝炎及酒精性肝硬化,MDBs 出现率分别为 76% 及 95%。病变活动的 ALD 常见点灶状坏死、凋亡,严重者可以发生融合坏死、桥接坏死,坏死灶内中性粒细胞及少数淋巴细胞浸润。ALD 的纤维化常较明显,出现特征性的窦周纤维化、终末静脉周纤维化,乃至静脉腔闭塞。巨大线粒体、淤胆、铁颗粒沉积等改变也可出现。酒精性肝病和 NAFLD 的鉴别诊断主要依据酒精摄入相关的临床信息,仅仅依据组织病理学表现进行区分是非常困难的。当然也有研究报道过两种疾病之间的组织病理学差异,小胆管胆汁淤积、大量结构完整的 MDBs、显著的小胆管增生以及汇管区的急性炎症和纤维化更常见于酒精性肝病。硬化性玻璃样坏死和静脉闭塞性病变偶尔见于酒精性肝病,而在 NAFLD 中目前未见报道。一般来说,活动性炎症在酒精性肝病中更为明显,而 NASH 中常见的组织病理学特征有严重的脂肪变性、细胞核糖原化以及脂肪肉芽肿形成。有报道研究发现在网状纤维染色切片中,NASH 的纤维化表现为网格状,而酒精性肝病的纤维化表现为实性片状。

3. 药物性肝损伤性肝纤维化 / 肝硬化　药物性肝损伤性肝纤维化 / 肝硬化的病理诊断需要密切结合药物接触史。引起肝损伤的药物不仅限于药典所列药物,也包括中草药、违禁毒品、剧毒物、工业化学物、维生素、甚至食物等。药物既可引起急性肝损伤也可引起慢性肝损伤,任何经活组织检查的肝细胞性坏死、肝炎和胆汁淤积等病变,都应注意除外药物性肝损伤的可能。作为病理诊断医生应清楚可引起急慢性肝损伤的药物种类的广泛性,了解药物性肝损伤的病变特点,熟悉可能的病因和结果,以及需要与哪些疾病相鉴别。有研究将药物性肝损伤分为两大类:内源性肝中毒和特发性肝中毒。内源性肝中毒是某种特定的药物性损伤,具有可预测性,如醋酸酚过量的结果是肝细胞性坏死和胆汁淤积,其机理是直接或间接性损伤:前者是化学物质或其代谢物引起细胞和细胞器的破坏,后者则是化学物质干扰特定的代谢途径或细胞合成。比较常见的药物相关性肝损伤是特发性的,产生的不良反应具有不可预测性,其损失机制包括个体药物代谢的基因差异,对药物或其代谢物产生免疫反应等。大多数内源性肝中毒于几个小时或几天后发生。特发性肝中毒则可有多天或几周,甚至几个月的潜伏期,随着重复用药,潜伏期趋向于缩短。鉴于特发性肝中毒与非药物相关性肝病的相似性,在难以确定何种药物引起肝损伤的情况下,停药后生化指标改善和肝组织病变复常有利于特发性肝中毒的诊断。

药物性肝损伤组织学表现多种多样,既包括肝组织适应性改变(水样变性、脂肪变性、异常物质沉积等),也包括凋亡、坏死等变质性病变,并可伴以不同程度的急慢性炎症,以及组织结构和血管的改建等,甚至肿瘤的发生。病变可以是比较单一的淤胆、脂肪变性,但更多见的是多种组织病变的混合。不同药物可引起相似的组织学病变,如氯化烃、甲氨蝶呤和全肠外营养等均可引起的肝细胞脂肪变性。同一种药物对不同患者可引起不同的肝脏病变,如苯基丁氮酮(保泰松)可引起肝坏死、胆汁淤积、肉芽肿或这几种病变的混合。尽管药物性肝损伤的组织学表现复杂,但当肝炎组织学出现肝腺泡Ⅲ带为主的融合灶性坏死时,应警惕药物性肝损伤的可能,可伴有极轻度的小叶性肝炎和毛细胆管性淤胆,汇管区炎症反应可很轻,汇管区浸润的炎细胞种类可富于中性粒细胞或嗜酸性粒细胞,上皮性肉芽肿的出现则增加了特发性肝中毒的可能。氰酰胺治疗酗酒时可产生不常见的细胞损伤,汇管区周围肝细胞内含有大的淡染的细胞质内包涵体,然而,这些包涵体地衣红染色阴性。肝活组织检查在药物性肝损伤明确诊断和预后判断中具有重要作用,但毕竟是有创检查,近年来药物性肝损伤的无创血清学检查一直为大家关注,但迄今为止药物性肝损伤仍缺乏令人满意的特异性诊断和预测指标。

4. 自身免疫性肝病性肝纤维化 / 肝硬化　随着血清学抗体检测技术的发展,自身免疫性肝病也越来越为大家所认识,这类肝病的突出临床表现是血清高免疫球蛋白血症和自身抗体,后者包括抗核抗体(ANA)、平滑肌抗体、肝肾微粒体抗体、线粒体抗体(AMA)等。依据肝脏损伤靶部位的不同,将其分为自身免疫性肝炎(AIH)、原发性胆汁性肝硬化(primary biliary cirrhosis,PBC)和原发性硬化性胆管炎(primary sclerosing cholangitis,PSC),三者间同时发生时称为重叠综合征,对于线粒体抗体阴性的 PBC 也称为自身免疫性胆管炎,近年来,将 IgG4 阳性细胞丰富的自身免疫性肝病(AIH)也予以单列。AIH 的诊断主要基于高免疫球蛋白血症和血清自身抗体,并且排除其他病因性慢性肝炎,其损伤靶部位主要为肝细胞。AIH 的组织学改变常常是活动性炎症,如肝细胞破坏,严重的淋巴细胞和浆细胞浸润。病变常以汇管区和肝界板处为主,且可深入肝腺泡,形成桥接坏死,融合灶状坏死也可见。淋巴滤泡结构可以出现,但一般少于丙型肝炎。肝细胞可呈玫瑰花结样排列。胆汁淤积在 AIH 少见。AIH 被认为是一种慢性疾病,随病程进展,出现不同程度的纤维化,形成纤维瘢痕,最终发展为肝硬化。PBC 的主要损伤靶部位为小的肝内胆管（40~80μm）和不同程度的肝细胞损伤，其病原和发病机制尚不清楚。PBC 组织学特点为进行性的胆管损伤、慢性胆汁淤积和胆管纤维化，最终导致肝硬化，淋巴滤泡样结构和非干酪性上皮样肉芽肿多在 PBC 较早期出现，浆细胞和嗜酸性粒细胞浸润有时很明显，MDBs 和铜沉积等非特异性改变也可出现，胆管损伤后可通过 Cytokeratin 7 标记、过碘雪夫酸染色、淋巴细胞聚集的位置和伴行小叶间动脉的数目等予以确认。PBC 的组织学分期，一般分为 4 期：Ⅰ 期，胆管损伤期；Ⅱ 期，胆管增生期；Ⅲ 期，纤维化期 / 硬化前期；Ⅳ 期，硬化期。

　　PSC 主要是肝外或肝内大胆管受累的慢性胆汁淤积性疾病，其特点为胆管壁非特异性炎性纤维化引起的胆汁淤积和黄疸，但肝内小胆管也可受累。诊断 PSC 首先应排除继发性硬化性胆管炎，包括胆管外科术后、胆石症、先天性或感染性胆管异常、缺血性或医源性胆管病和胆管癌性硬化等引起的继发性硬化性胆管炎。与 PBC 不同的是，本病可见于各种年龄，婴幼儿和儿童即可被发现，男女患者比例为 2∶1~3∶1。54%~75% 或更多的 PSC 患者伴有慢性炎性肠病，主要为溃疡性结肠炎。PSC 的血清学检查除 ALP 显著增高和 AMA 阴性外，其他血清学改变与 PBC 相似。胆管造影是诊断 PSC 的重要手段，胆管造影显示胆管不规则狭窄和扩张，呈串珠样。典型 PSC 组织学表现为中等 – 大胆管周围的纤维化，形成所谓 "洋葱皮样" 改变，伴胆管上皮的变性和萎缩，最终胆管被纤维条索代替。与 PBC 相似，PSC 也可分为 4 期。Ⅰ 期病变主要为汇管区炎症，以胆管周围明显。Ⅱ 期汇管区水肿疏松，小叶界板破坏，胆管性界面炎和胆管增生可比较明显，有轻度的纤维化。病变进一步发展，可发生汇管区 – 汇管区纤维间隔形成（Ⅲ 期）和最终的硬化（Ⅳ 期）。

　　重叠综合征是临床和病理兼具 AIH、PBC 或 PSC 特点的自身免疫性肝病。如 AIH 重叠 PSC 的组织学表现具有 PSC 胆管破坏、胆管炎等病变，伴或不伴溃疡性结肠炎，同时又有 AIH 的特点，如出现自身抗体、界面炎显著。AIH 重叠 PBC 时既有明显的界面炎，又具有小叶间胆管破坏的肉芽肿、淋巴滤泡样结构形成，实验室检查 ANA 和 AMA 同时阳性等。IgG4 相关性自身免疫性肝病主要为 IgG4 硬化性胆管炎，与自身免疫性胰腺炎相关，具有硬化性胆管炎的特点，伴丰富的 IgG4 表达阳性浆细胞浸润，本病激素治疗效果较好。

　　5. 遗传代谢性肝病性肝纤维化 / 肝硬化　遗传代谢性肝病是一大类与基因缺陷、遗传代谢相关的肝病，随着分子遗传学、酶学等检测技术的进步，这类肝脏疾病的范畴还在不断扩大。由于种类众多，遗传代谢性肝病临床和组织学表现也存在不同。有些肝病可长期临床无症状，直到发生急性肝衰竭，如肝豆状核变性（Wilson 病），有些则在年幼时即可出现明显的临床症状，如 α_1 抗胰蛋白酶缺乏症在儿童期即发生新生儿肝炎临床表现。由于基因缺陷、代谢酶的异常，遗传代谢性肝病可出现相关代谢物质的肝内贮积，如肝豆状核变性的肝内铜贮积，遗传性血色病的肝内铁贮积，Dubin–Johnson 的脂褐素等物质的贮积，糖原贮积病的糖原肝内贮积，Lafora 病时 Lafora 小体的形成，α_1 抗胰蛋白酶缺乏症时肝内呈玻璃小球样的 α1 抗胰蛋白酶的贮积，原发性淀粉酶沉积时肝内淀粉样物质的贮积等。脂肪变性是许多遗传代谢性肝病的常见肝组织异常，可单独发生（如尿素循环障碍性肝病、线粒体性肝病），也可与其他病变如淤胆、假腺样结构形成、纤维化（如遗传性果糖不耐受）等共存在。不少脂类代谢异常性肝病可出现 "泡沫样" 细胞的增多，需要与尼曼 – 匹克病相鉴别。需要指出的是，不少遗传代谢性肝病并不出现较特异的代谢物质贮积，而是表现为淤胆、多核巨肝细胞转化等组织学病变（如进行性家族性肝内淤胆 2 型）。此外,先天性肝组织结构发育异常,也可纳入此类肝病范畴,如胆管板发育异常引起的 Caroli 病和先天性肝纤维化。特殊染色（普鲁士蓝铁染色、红氨酸铜染色、过碘雪夫酸糖原染色、刚果红淀粉样物染色等）、免疫组化染色等对遗传代谢性肝病的肝内代谢物质异常贮积的鉴定很有帮助。当然,此类肝病的最终确诊需要临床与实验室检查尤其是特异性缺陷酶的确定密切结合。

　　6. 肝脏血管病性肝纤维化 / 肝硬化　肝脏内血管丰富,包括肝动脉、门静脉、肝静脉,以及它们间的窦状血管网,任何一种血管病变,均可引起肝内血流不畅,导致肝脏病变。由于肝血流循环障碍,其引起的门静脉高压在肝纤维化程度不明显时即可发生。动脉硬化、动脉血管淀粉样变、结节性多动脉炎和移植性动脉病等都可导致肝动脉血供异常,但由于肝实质细胞同时接受肝动脉和门静脉双套血管供应,因此很少引起缺血性肝病,临床常无明显表现。肝硬化时,由于多数小的门静脉阻塞,肝实质细胞几乎完全靠肝动脉供应,在低血压时（如食管静脉曲张出血）,可发生结节性缺血性坏死。少数肝动脉和门静脉同时阻塞情况下,可引起多灶性肝腺泡Ⅲ带为主的缺血性坏死,此时与药物中毒性肝损伤区分困难。引起门静脉病变的病因很多,病毒、寄生虫、药物、自身免疫性肝病等均可导致门静脉高压。一般认为在无肝硬化的情况下,静脉曲张和脾大多是门静脉高压的特点,而腹水和肝大则为肝静脉性病变的特点。特发性门静脉高压是指非硬化性门静脉高压,无已知的肝病和肝外门静脉病变,其病理机制尚未明确,肝内门静脉病变可能是原因。Budd–Chiari 综合征和肝小静脉阻塞症是较常见的肝静脉阻塞性病变,前者表现为中央静脉及其周围肝窦的扩张淤血,以及肝细胞的萎缩,后者则表现为中央静脉周围的纤维化,随着病情进展,最终导致肝硬化,甚至肝癌。此外,淤血性心力衰竭和缩窄性心包炎等也可引起 Budd–Chiari 综合征样改变。肝紫癜症是指肝窦极度扩张、淤血甚至形成血湖的病理改变,其临床表现可不明显,可由多种慢性疾病所引起,如发育畸形、毛细胞性白血病、药物、肿瘤等。尽管研究肝脏血管病变时将肝动脉、门静脉、肝静脉以及它们之间的窦状血管网疾病分别讨论,但这些病变经常是相互依存的,任何一种血管病变引起血流不畅,均可导致其上游和下游血管发生继发性改变,如肝静脉阻塞引起肝窦破坏和肝细胞消失,也可引起反应性高血容量和动脉增生。

　　综上所述,尽管在众多肝损伤因素的持续作用下均可导致肝纤维化甚至肝硬化的发生,但其引起的肝纤维化有其相对特征,充分认识这些特点有助于其他慢性肝病与 NAFLD/NASH 的鉴别诊断。

（黄新刚）

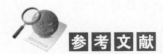

参考文献

1. 李伟兰,周英,潘春梅. 非酒精性脂肪肝与代谢综合征相关指标变化研究. 中国实用医药,2017, 12（15）: 1–3.

2. Golden–Mason LM, McMahan R, Cheng L, et al. Group 2 innatelymphoid cells（ILC2s）are altered in fatty liver disease. Hepatology, 2016, 64（S1）: 751A.

3. McGettigan BR, McMahan H, Rosen R. RNA-seq of hepaticmacrophages isolated from murine NASH identifies diverse rolesfor tissue-resident and infiltrating macrophages in diseasepathogenesis. Hepatology, 2016, 64(S1): 127A.

4. Zhou D, Pan Q, Zhang RN, et al. Sodium butyrate attenuates high-fat diet-induced steatohepatitis in mice by affecting GLP-1 and gut microbiota. Hepatology, 2016, 64(S1): 769A.

5. Alkhouri N, Grove D, Mohamad B, et al. The effects of gut microbiota and the flavin mono-oxygenase enzyme 3(FMO3)on choline bioavailability in nonalcoholic fatty liver disease. Hepatology, 2016, 64(S1): 775A.

6. Touhidul Islam SM, Chedister GR, Lench JH, et al. Saturated fat causes non-alcoholic steatohepatitis through the shifting of the gut microbiota to a higher endotoxemic profile. Hepatology, 2016, 64(S1): 772A.

7. Wang B, Baker SS, Liu WS, et al. Retinoic acid as a factor in the pathogenesis of NAFLD. Hepatology, 2016, 64(S1): 805A.

8. Miyake N, Nakamoto R, Amiya T, et al. Roles of CC chemokine receptor 9 in the progression of murine non-alcoholic steatohepatitis. Hepatology, 2016, 64(S1): 790A.

9. 黄惠强, 邓燕君, 刘新霞. miR-122 在非酒精性脂肪肝病中的诊断价值. 热带医学杂志, 2017, 02: 201-204.

10. Yu J, Zhang Y, Hu J, et al. Roles of microRNAs in immunopathogenesis of non-alcoholic fatty liver disease revealed by integrated analysis of microRNA and mRNA expression profiles. HBPD INT, 2017, 16(1): 65-79.

11. Cohen JC, Horton JD, Hobbs HH, et al. Human fatty liver disease: old questions and new insights. Science, 2011, 332: 1519-1523.

12. Salomao M, Remotti H, Vaughan R, et al. The steatohepatitic variant of hepatocellular carcinoma and its association with underlying steatohepatitis. Hum Pathol, 2012, 43(5): 737-746.

13. Jain D, Nayak NC, Saigal S, et al. Hepatocellular carcinoma innonalcoholic fatty liver cirrhosis and alcoholic cirrhosis: risk factor analysis in liver transplant recipients. Eur J Gastroenterol Hepatol, 2012, 24: 840-848.

14. Tandra S, Yeh MM, Brunt EM, et al. Presence andsignificance of microvesicular steatosis in nonalcoholic fattyliver disease. J Hepatol 2011, 55: 654-659.

15. Brunt EM. Nonalcoholic fatty liver disease: what the pathologistcan tell the clinician. Dig Dis 2012, 30 Suppl 1: 61-68.

16. Skoien R, Richardson MM, Jonsson JR, et al. Heterogeneity of fibrosis patterns in non-alcoholic fatty liver disease supports the presence of multiple fibrogenic pathways. Liver Int 2013, 33: 624-632.

17. Brunt EM. Non-alcoholic fatty liver disease: what's new under the microscope? Gut 2011, 60: 1152-1158

18. Nelson JE, Wilson L, Brunt EM, et al. Relationship between the pattern of hepatic iron

deposition and histological severity innonalcoholic fatty liver disease. Hepatology 2011, 53: 448–457.

19. Gill RM, Belt P, Wilson L, et al. Centrizonalarteries and microvessels in nonalcoholic steatohepatitis. Am J Surg Pathol, 2011, 35: 1400–1404.

20. 王爽, 黄晓峰, 尹文, 等. 非酒精性脂肪肝病肝组织超微结构特点. 现代生物医学进展, 2012, 12 (14): 2703–2705.

21. Takahashi Y, Inui A, Fujisawa T, et al. Histopathological characteristics of non-alcoholic fatty liverdisease in children: Comparison with adult cases. Hepatol Res, 2011, 41: 1066–1074.

22. Molleston JP, Schwimmer JB, Yates KP, et al. Histological abnormalities in children with nonalcoholicfatty liver disease and normal or mildly elevatedalanine aminotransferase levels. J Pediatr, 2014, 164: 707–713.

23. 周光德, 赵景民. 不同病因致肝纤维化 / 肝硬化的病理特点. 临床肝胆病杂志, 2016, 32 (6): 1086–1091.

24. Murali AR, Kotwal V, Chawla S, et al. Chronic hepatitis E: a brief review. World J Hepatol, 2015, 7: 2194–2201.

25. 宋兰桂, 吴忠道. 日本血吸虫病肝纤维化的病理学及发病机制研究进展. 中国血吸虫病防治杂志, 2015, 27 (2): 213–216.

26. Dugum M, Mccullough A. Diagnosis and management of alcoholicliver disease. J Clin Transl Hepatol. 2015, 3: 109–116.

27. Neuman MG, French SW, French BA, et al. Alcoholic andnon-alcoholic steatohepatitis. Exp Mol Pathol, 2014, 97: 492–510.

28. Yeh MM, Brunt EM. Pathological features of fatty liver disease. Gastroenterolog, 2014, 147: 754–764.

29. Fisher K, Vuppalanchi R, Saxena R, et al. Drug-Induced liver injury. Arch Pathol Lab Med, 2015, 139: 876–887.

30. Angulo P, Kleiner DE, Larsen S, et al. Liver fibrosis, but no other histologic features, is associated with long-termoutcomes of patients with nonalcoholic fatty liver disease. Gastroenterology, 2015, 149: 389–397.

31. Carbone M, Neuberger JM. Autoimmune liver disease, autoimmunityand liver transplantation. J Hepatol, 2014, 60: 210–223.

32. Heneghan MA, Yeoman AD, Verma S, et al. Autoimmune hepatitis. Lancet, 2013, 382 (9902): 1433–1444.

33. Gatselis NK, Zachou K, Koukoulis GK, et al. Autoimmune hepatitis, one disease with many faces: Etiopathogenetic, clinico-laboratory and histological characteristics. World J Gastroenterol, 2015, 21: 60–83.

34. Zachou K, Muratori P, Koukoulis GK, et al. Autoimmune hepatitis-current management and challenges. Aliment Pharmacol Ther, 2013, 38: 887–913.

35. Bowlus CL, Gershwin ME. The diagnosis of primary biliary cirrhosis. Autoimmun R ev, 2014, 13: 441–444.

36. Eaton JE, Talwalkar JA, Lazaridis KN, et al. Pathogenesis of primary sclerosing cholangitis and advances in diagnosis andmanagement. Gastroenterology, 2013, 145: 521-536.

37. Bunchorntavakul C, Reddy KR. Diagnosis and management of overlap syndromes. Clin Liver Dis, 2015, 19: 81-97.

38. Floreani A, Franceschet I, Cazzagn N, et al. Primary biliary cirrhosis: overlaps with other autoimmune disorders. Semin LiverDis, 2014, 34: 352-360.

39. Zen Y, Nakanuma Y, Portmann B, et al. Immunoglobulin G4-related sclerosing cholangitis: pathologic features and histologic mimics. Semin Diagn Pathol, 2012, 29: 205-211.

40. Salgia RJ, Brown K. Diagnosis and management of hereditaryhemochromatosis. Clin Liver Dis, 2015, 19: 187-198.

41. Plessier A, Rautou PE, Valla DC, et al. Management of hepatic vascular diseases. J Hepatol, 2012, 56 (Suppl 1): s25-s38.

42. Fan CQ, Crawford JM. Sinusoidal obstruction syndrome (hepaticveno-occlusive disease). J Clin Exp Hepatol, 2014, 4: 332-346.

43. Yu CY, Chang LC, Chen LW, et al. Peliosis hepatis complicated by portal hypertension following renal transplantation. World J Gastroenterol, 2014, 20: 2420-2425.

44. Kobayashi N, Kumada T, Toyoda H, et al. Evaluation of non-invasive markers for the diagnosis of nonalcoholicsteatohepatitis. Hepatology, 2016, 64 (S1): 593A.

45. Shoji H, Yoshio S, Mano Y, et al. Interleukin-34 as a fibroblastderivedmarker of liver fibrosis in patients with non-alcoholic fatty liver disease. Hepatology, 2016, 64 (S1): 544A.

46. Alonso C, Puri P, Martinez-Arranz I, et al. Metabolomics in a liquid biopsy provides a noninvasive comprehensive NAFLD diagnostictool. Hepatology, 2016, 64 (S1): 20A.

47. Perez-Cormenzana M, García C, Antolin B, et al. A non-invasivelipidomic test accurately discriminates NASH from steatosis and tracks evolution of the disease. Hepatology, 2016, 64 (S1): 559A.

第3章

非酒精性脂肪性肝病的流行病学

第一节　概　述

非酒精性脂肪性肝病（non-alcoholic fatty liver disease，NAFLD）是世界范围内最常见的肝脏疾病之一，是遗传-环境-代谢应激相关性疾病，并且是代谢综合征在肝脏的表现。从病理学的变化上来看，非酒精性脂肪性肝病包括了从单纯性脂肪肝、非酒精性脂肪性肝炎、肝纤维化、肝硬化以及肝细胞癌的一系列疾病谱。除了导致肝病相关死亡率增加外，非酒精性脂肪性肝病也是心血管疾病、2型糖尿病的独立危险因素。在世界范围内，非酒精性脂肪性肝病的流行率可达20%~30%，使之成为一个严重的公共健康问题。近年来，随着人们生活水平的提高，我国非酒精性脂肪性肝病的流行率不断攀高，在上海、广州和香港这些大城市，其发病率可达15%~20%。因此，对非酒精性脂肪性肝病的研究已成为当代肝病领域的新挑战。

当前，非酒精性脂肪性肝病是排除其他原因（如大量酒精摄入、甲状腺功能减退、药物等）导致的肝脏脂肪堆积以外最常见的脂肪性肝病，可进展为肝硬化或者直接发展为肝细胞癌，同时也是隐源性肝硬化的重要原因。45%的非酒精性脂肪性肝病患者可以不经过肝硬化的过程而进展为肝细胞癌。随着新的有效的预防和治疗方法出现，目前世界范围内慢性病毒性肝炎逐渐减少，而非酒精性脂肪性肝病的发病率逐渐增加，与之相关的肝硬化或肝细胞癌是美国肝移植的第二大原因。非酒精性脂肪性肝病的危险因素与代谢综合征几乎相同，其自然史涉及心血管疾病、肝硬化和肝细胞癌的发生发展。本章将重点阐述非酒精性脂肪性肝病的流行病学定义、发展的危险因素、自然病史和死亡率。

第二节　非酒精性脂肪性肝病的流行率

一、流行率

非酒精性脂肪性肝病一直是西方发达国家最常见的肝脏疾病，随着其在发展中国家的发病率逐年增高，其流行病学的研究也是全球研究的热点。目前，世界范围内调查的非酒精性脂肪性肝病的流行率为24.4%，西方人和东方人的研究报道分别为20%~30%和

5%~18%。一些研究报道发达国家非酒精性脂肪性肝病的流行率为 20%~30%,而非酒精性脂肪性肝炎的流行率为 2.7%~12.2%。由于各种研究所用的诊断仪器和诊断方法的不同,其研究的人群也有所差异,因此,其结果有所差异。从全球的流行病学来看,NAFLD 在中东的流行率最高,约 31.79%,其次为南美洲的 30.45%,在亚洲的流行率约 27.37%,北美和欧洲分别为 24.13% 和 23.71%,非洲的流行率最低为 13.48%。从种族的情况分析,在美国的非洲裔美国人该病的流行率约 30%~35%,高加索裔美国人种的流行率约 35%~45%,拉丁裔美国人的流行率最高,达 55%~60%。在美国,约 1 亿的成人患有 NAFLD,其中两千五百万人存在 NASH。其中,25%~70% 的患者存在肥胖、2 型糖尿病或胰岛素抵抗、代谢综合征、环境以及遗传易感性等危险因素。在亚洲,中国的流行率在 5%~24% 之间,日本和韩国分别为 9%~30% 和 18%,印度为 5%~28%,马来西亚为 17%,印度尼西亚则高达 30%。

在美国,非酒精性脂肪性肝病的流行率为 19%~37%,其中白种人的血清转氨酶水平较黑种人为高。运用磁共振波谱分析和肝活检为诊断标准的研究,其得出的流行率较高。一项单中心运用磁共振波谱分析诊断脂肪肝的研究发现,单纯性脂肪肝的种族差异较大,高加索裔美国人的流行率为 33%,非洲裔美国人的流行率为 24%,而拉丁裔美国人的流行率高达为 45%。同时,西班牙裔美国人的肥胖和胰岛素抵抗的流行率也更高。该研究也报道大约 1/3 的美国成年人和 1/10 的儿童及青少年存在单纯性脂肪肝,也就是大于 7000 万的美国成人患有非酒精性脂肪性肝病。另一项研究发现非酒精性脂肪肝的危险因素和遗传性的研究发现,非西班牙裔美国人比非洲裔美国人更常见。两个民族的胰岛素敏感性和内脏脂肪组织与 NAFLD 无关。年龄,三酰甘油水平,纤溶酶原激活物抑制剂 1 水平也显著相关的非酒精性脂肪肝在西班牙裔美国人,而脂联素独立与非酒精性脂肪肝仅在非洲裔美国人。

在南美洲,一项针对巴西中年人 NAFLD 的调查发现,其发病率达 35.2%。另一项运用肝脏 B 超检查来针对脂肪肝的研究中,其发病率达 36%,而在代谢综合征和肥胖人群中其发病率高达 74% 和 73%。在智利,有报道 NAFLD 的发病率在 23.4% 左右,并随着年龄的增长逐年增加。

在欧洲,其平均流行率为 25%~26%,在不同国家人群中流行率有很大的差异。例如,在德国,成人非酒精性脂肪性肝病的流行率达 30%,而在肥胖儿童中其发病率高达 36%。对意大利人群研究发现,其成人非酒精性脂肪性肝病的发病率为 26%,在糖尿病患者中高达 69.5%,而在肥胖儿童中高达 44%,其青少年流行率也达到 12.5%。在西班牙、罗马尼亚以及希腊,其成人非酒精性脂肪性肝病患发病率分别为 25.8%、20%、31%。来自英国的研究提示,该国发病率在 10%~30% 不等,在肝脏疾病的诊断中,NAFLD 的诊断排在第一位,达 42.9%,其中 55.7% 的患者诊断 NAFLD 时肝酶学检查结果正常。另外,该国糖尿病患者群中非酒精性脂肪性肝病的流行率高达 46.2%。

与一些西方国家类似,亚洲人非酒精性脂肪性肝病的流行率约为 27.4%。值得重视的是,8%~19% 的亚洲人的虽然体质指数小于 25,但是仍患有非酒精性脂肪性肝病,这种情况被称作是 "瘦人" 或 "非肥胖" 脂肪肝。中国非酒精性脂肪性肝病的流行率在一般成年人中约为 12%~15%,而在大城市中,由于肥胖的普遍存在,其发病率可高达 51%。基于肝脏磁共振和瞬时弹性成像技术的结果发现,在我国香港,非酒精性脂肪性肝病的流行率为 27.3%，男性的流行率（36.8%）明显高于女性（22.7%），同时在这些脂肪肝患者中已经有 3.7% 的患者存在进展期肝纤维化。一项我国台湾的老年人研究中发现脂肪肝的流行率为 27.2%。

澳大利亚的非酒精性脂肪性肝病的流行率研究数据很少。一项 1170 人的研究中，其流行率约为 12.8%，另外女性流行率更高并且无合并存在糖尿病。在过去的 20 年中日本该病的流行率持续增加，从 1990 年的 13% 增加到 2008 年的 26.2%（男性 32%，女性 17%），并与其人民生活方式的改变有关。近年，日本的流行率在 24.6%~29.7% 之间。在韩国的流行病学调查中发现非酒精性脂肪性肝病的流行率为 27.3%，同样男性的流行率为 34.4%，明显高于女性（12.2%）。另外，在印度、斯里兰卡、马来西亚、新加坡和印度尼西亚报道的流行率从 9%~45% 不等，而发病率较低的地区的人口比较贫穷，体力活动较多。来自印度的报道称，非酒精性脂肪性肝病是隐源性肝硬化的主要原因之一，高达 63%。

二、危险因素

不论是成人还是儿童的非酒精性脂肪性肝病患者的主要危险因素与代谢综合征的相似，包括中心性肥胖、糖尿病、血脂异常、胰岛素抵抗、睡眠呼吸暂停综合征、垂体功能低下综合征，另外与成人 NAFLD 相关的可能危险因素还包括多囊卵巢综合征、甲状腺功能减退、性腺功能减退症以及胰十二指肠切除术。目前，非酒精性脂肪性肝病被认为是代谢综合征的肝脏表现。其最重要的危险因素是肝脏炎症的组织学表现，其他与疾病进展或进展期纤维化相关的因素包括：老龄、糖尿病、血清转氨酶升高（≥2 倍正常上限）、肝活检存在气球样变性及 Mallory-Denk 小体或纤维化、身体质量指数（BMI）≥28kg/m^2、较高的内脏肥胖指数（综合考虑腰围、BMI、三酰甘油和高密度脂蛋白水平）、大量饮酒等。

NAFLD 及其相关纤维化的流行率随着年龄的增长而增加。在一项多变量分析年龄和生活方式对 NAFLD 的研究中，NAFLD 患者的年龄与 NASH 的发生显著相关。在另一项研究中，NAFLD 的流行率随着年龄而增长，其流行率从年龄小于 20 岁的人中不足 20% 到年龄超过 60 岁的人中超过 40%。在一项对老年患者的回顾性研究中，被研究者按年龄分层，其年龄增加与肝纤维化的程度相关。与年轻组相比 NASH 和肝硬化在 50 岁以上的患者中更常见。老年人不仅是肝脏脂肪变性的危险因素，而且年龄较大的人死亡率和进展为肝纤维化和肝细胞癌的可能性更大。年龄与肝纤维化进展之间的关系可能是由于老年 NAFLD 患者病程较长所致。

关于性别与 NAFLD 流行率之间的关系研究存在矛盾的结果。虽然一些研究表明男性发病率较高，而另一些研究认为 NAFLD 在女性中更为常见。来自美国的一项研究发现虽然年龄或种族方面没有差异，NASH 在女性中发病率较高，而另一项来自澳大利亚针对年轻人的研究发现，NAFLD 在女性中更为普遍。相反，其他研究表明男性是 NAFLD 患病的危险因素。在一项来自我国香港的近 2500 例患者中，男性被认为与非酒精性脂肪肝相关。在这项研究中，男性占 NAFLD 患者的 53%，而未患 NAFLD 的对照组只有 40% 是男性。此外，另一项研究报道，NAFLD 患者更可能是男性。虽然这些差异的确切原因尚不清楚，但研究定义和诊断模式的不同可能解释了一些差异。另外，种族的差异也是 NAFLD 或 NASH 的危险因素。

糖尿病是一个世界性的健康问题，影响近 3 亿 5000 万人，它是由胰岛素分泌、作用或两者异常引起的代谢性疾病。糖尿病和非酒精性脂肪肝密切相关。随着 2 型糖尿病患者的增加，NAFLD 的流行率也增加。越来越多的证据表明糖尿病患者患 NASH 的风险也增加，并且是 NAFLD 的独立危险预测指标。事实上反之亦然，有证据表明在没有糖尿病的人中，NAFLD 的发生是糖尿病的发生的预测因素之一。

　　肥胖和脂肪肝的关系早已被人们所知晓。肥胖人口的不断增加与代谢综合征和非酒精性脂肪肝的增加密切相关。一项针对儿童的回顾性研究发现，在随访 23.3 年后，1234 名在儿童期正常体重的人中有 95 例（7.7%）在成年后出现肥胖，88 例儿童期超重者中有 34 例（38.6%）在成人后出现肥胖，而 28 例儿童期肥胖者中有 20 例（71.4%）在成年后出现肥胖。在校正了性别、年龄和随访时间后发现，相比正常体重儿童，儿童期超重或肥胖者更易在成人时患 NAFLD 以及出现 ALT 的升高，这一结果无明显性别差异，并且在女性中这种相关性更为紧密。在最近的一项研究中，接受减肥手术的患者中有 65.7% 的患者出现 NAFLD，而 33.6% 的患者出现 NASH。另一研究中，NAFLD 和 NASH 的流行率在接受减肥手术的肥胖患者中的比例更高，分别为 91% 和 37%。日本的研究发现，符合代谢综合征标准的个体在随访期间更容易发生 NAFLD，NAFLD 与代谢综合征之间的关联可能是胰岛素抵抗的结果。据推测，胰岛素抵抗可导致脂肪酸从脂肪组织转移到肝脏，引起肝脏的脂肪变性。另外，多囊卵巢综合征的患者患 NAFLD 风险明显增加，超过 40% 的多囊卵巢综合征患者有非酒精性脂肪性肝病，这种现象的原因也被认为与胰岛素抵抗有关。

　　流行病学研究显示，久坐的生活方式与代谢异常如肥胖、糖尿病、代谢综合征和心血管疾病等密切相关，同时，中到重度的体力活动也不能完全消除久坐的生活方式导致的健康危害。目前研究也证实了久坐的生活方式是非酒精性脂肪性肝病发生的危险因素。另外，骨骼肌是胰岛素介导的糖原分解的基本组织，因此，骨骼肌总量的减少可造成糖原分解能力的下降，导致肥胖。来自亚洲和欧洲的研究均发现增龄性骨骼肌减少症（Scarcopenia）与非酒精性脂肪性肝病、以及其相关的进展期纤维化、胰岛素抵抗和肥胖状态密切相关，并且骨骼肌的总量与男性肝脏脂肪变和 2 型糖尿病呈负相关，但其对脂肪肝的远期影响尚不清楚。除了个别食物或营养素的影响外，最近研究报告了某些饮食模式如地中海饮食对非酒精性脂肪性肝病的进展或改善的影响。传统的亚洲饮食含有比西方饮食较多的蔬菜和鱼，较少的红肉和高脂乳制品，因此，这可以解释为什么亚洲人群 NAFLD 发病率相对较低。然而，亚洲的膳食模式已经迅速发生变化，尤其是在年轻人中，脂肪摄入的增加与胰岛素抵抗、餐后脂代谢紊乱、非酒精性脂肪性肝病发展或进展有关。此外，软饮料中的果糖摄入量与亚洲和西方国家肥胖和非酒精性脂肪肝的增加同步增加，这被认为是近年来肥胖症和非酒精性脂肪肝发病率迅速增加的主要原因之一。

　　迄今为止，只有少数亚洲研究探讨了亚洲饮食模式与代谢结果之间的联系。n-3 多不饱和脂肪酸的膳食补充剂、"谷物 - 蔬菜"膳食模式、大量摄入蔬菜、豆类和水果，或者维生素 K 和蔬菜摄入量增加都被证明能有效降低亚洲人 NAFLD 发病的危险。然而，大量摄入软饮料和肉类，男性少摄入富含 ω-3 脂肪酸的鱼，低摄入维生素 C、维生素 K、叶酸、ω-3 脂肪酸、坚果和种子，以及女性高糖高甜的饮食模式，或者"动物食品"的饮食模式都与非酒精性脂肪肝的风险增加独立相关。

　　PNPLA3 是第一个在全基因组研究中被发现与非酒精性脂肪性肝病相关的基因。其高危基因型 PNPLA3 rs738409 GG 在亚洲普通人群中表达为 13%~19%,而在白种人中为 4%,非洲裔美国人为 2%,拉丁裔人群为 25%,这一结果也可以解释为什么亚洲和西方人群之间尽管在代谢方面存在差异,但是 NAFLD 流行率相近。这也可以解释为什么拉丁裔人群特别易患非酒精性脂肪肝。此外,一些研究表明,肝铁含量可能影响氧化应激和肝损伤。然而,在亚洲和西方研究 HFE 基因多态性与非酒精性脂肪肝的关系数据是相互矛盾的。在任何情况下,遗传性血色病在亚洲是罕见的,因此在亚洲人群 HFE 突变在 NAFLD 发生中并不起主要作用。另外,一项研究发现编码载脂蛋白 C3 基因启动子区(APOC3)的单核苷酸多态性与高三酰甘油血症、代谢综合征、冠状动脉疾病相关,然而,其在 NAFLD 发病中的作用仍有争议。一项在美国进行的研究发现,健康的非肥胖组中 38% 的 APOC3 变异的亚洲印度男性存在 NAFLD,并表现出明显的胰岛素抵抗,但无野生型纯合子 APOC3 基因者患有非酒精性脂肪肝。然而,针对其他种族人群研究表明 APOC3 基因变异不影响 NAFLD 的发生。一项来自我国的研究也未能发现 APOC3 单核苷酸多态性与 NAFLD 发病风险增加存在显著的相关性。此外,基因组广泛关联研究已经确定的跨膜 6 超家族 2 个基因的变异(TM6SF2)与非酒精性脂肪肝的易感性相关。这一结果也在亚洲人群研究中以及随后的荟萃分析中得到证实。然而,只有 0.4% 的中国人是 TM6SF2 基因纯合子变异,这表明该基因在中国人群中的影响有限。

除了上述的危险因素,尽管亚洲和西方研究中低维生素 D 水平与 NAFLD 的严重程度显著相关,但补充维生素 D 的治疗作用尚不清楚。同样,甲状腺功能减退对 NAFLD 的影响目前也不清楚。

三、自然病史

相对于临床的相关危险因素,非酒精性脂肪性肝病的自然病史也十分重要,但在这方面的研究结果尚不十分明确。目前普遍的观点认为,非酒精性脂肪性肝病并不是一个良性的病程,相当一部分患者可以进展为明显的肝纤维化及其相关的并发症,其自然病史是动态的过程,与多种因素如遗传、环境和生活方式等相关。

在早期的具有里程碑意义的研究中,一个以社区为基础的研究分析了 420 例 NAFLD 患者,平均随访 7.6 年,观察到相对于年龄和性别匹配的普通人群,NAFLD 患者有 34% 的较高的死亡率。三个主要的死亡原因是恶性肿瘤、缺血性心脏病和肝病。几项基于人口学的研究(NHANES)也探讨了 NAFLD 的自然史,在 1988—1994 年期间进行根据第三次美国健康和营养调查(NHANES Ⅲ)的 12 822 名居民中有 817 名患有 NALFD,这一诊断是基于其在没有其他慢性肝病的基础上并出现血清转氨酶升高的定义。超过 8.7 年的中位随访时间后,直到 2000 年 12 月 31 日,有 80 名 NAFLD 患者死亡,表现出更高的总体死亡率和肝病相关死亡率。这与其他的研究相似,心血管、恶性肿瘤和肝脏相关的死亡率仍然是 NAFLD 患者最重要的死亡原因。相比之下,另一项评估 NHANES Ⅲ 参与者的死亡率的研究并没有观察到 NAFLD 患者任何统计上的差异,不论是全因死亡率还是特定原因的死亡率。然而,在亚组分析中,45~54 岁年龄组怀疑 NAFLD 是心血管和全因死亡率的独立危险因素。另一使用 NHANES Ⅲ 人群的研究,评估了 NAFLD 的相关死亡率,但其 NAFLD 的诊断是运用超声为依据的。随访死亡率的数据也延长至 2006 年。这项研究没有发现 NAFLD 的全因死亡率和相关的心血管疾病、恶性肿瘤、肝脏疾病增加。有趣的是,该研究报道肝酶水平正常的脂肪肝流行率为 16.4%,而肝酶水平升高的脂肪肝流行率为 3.1%,这表明以往的 NHANES Ⅲ 研究,单纯利用肝酶升高作为诊断 NAFLD 的标准可能有所欠缺,因为肝酶水平正常的脂肪肝患者就被遗漏。

除了评价 NAFLD 所有疾病类型患者的长期预后外,一些研究还试图根据 NAFLD 的组织学类型分析其自然史。一项最早和最重要的非酒精性脂肪肝自然史研究中,涉及 NAFLD 不同组织学表型的长期预后,132 例由肝活检确诊的非酒精性脂肪肝患者根据肝组织学不同分为 4 大类,其中 3 型和 4 型与 NASH 类似。在 8 年的随访中,肝硬化主要发生在 3 型和 4 型患者,分别为 21% 和 28%。而 1 型和 2 型肝硬化的发生率只有 3%。虽然总的全因死亡率在 4 型中没有明显差异,但是相对 1、2 型来说,3、4 型患者肝脏相关死亡率增加,分别为 2% 和 11%。因此,该研究首次发现非酒精性脂肪肝病的组织学特征可能对自然史具有预测价值。

在 NAFLD 一项最新队列研究中,在 18.5 年的随访过程中,NASH 患者肝脏相关死亡率较非 NASH 患者增加了 14 倍,从 3% 增加到 18%。这与来自瑞典的另外两个的纵向队列研究结论一致,这表明与一般人群相比,非 NASH 患者生存率较好,而 NASH 患者则有更高的死亡风险。随后,有荟萃分析平均随访 7.3 年至 24 年,发现与一般人群相比,NAFLD 患者的总死亡率更高,另外 NAFLD 患者在的心血管疾病的死亡率明显升高,而 NAFLD 患者肝外恶性肿瘤死亡率并不比一般人群增加。通过对 NAFLD 组织学亚型进行进一步分层分析发现,单纯性脂肪肝患者总体死亡率接近一般人群,而 NASH 患者较单纯性脂肪肝患者有着较高的死亡率。目前 NASH 的诊断主要是基于组织学的判断,近年来,NAFLD 活动度评分(NAS)已经在定义 NASH 方面获得了广泛的认可,然而,它绝不能取代病理学家对 NASH 的诊断。基于活检的临床研究发现,NAFLD 患者比一般人群的总死亡率增加,但进一步的亚组分析,总体死亡率并不随患者 NAS 炎症评分的增加而增加,而不论 NAS 评分是多少,其肝纤维化评分在 3~4 期的患者较纤维化评分 0~2 期的患者,其整体和疾病特异性死亡率均增加。另有基于肝组织学诊断 NAFLD 的研究,随访 12 年后也发现肝纤维化分期是评判 NAFLD 长期预后的唯一指标。以上结果均表明,肝纤维化程度是 NAFLD 患者长期预后的重要评价指标。NAFLD 的自然史反映了代谢综合征的自然史,是 NAFLD 在肝脏的表现。尽管 NASH 患者与非 NASH 患者相比有着更高的肝病死亡风险,但是非酒精性脂肪肝患者中最常见的死亡原因是心血管疾病和非肝脏疾病。NAFLD 患者可能最终发展为肝硬化,但前提是他们没有死于心血管疾病。NAFLD 与心血管疾病相关的研究表明,应该加强对这些患者的心血管疾病的监测。有报道称,肝硬化或肝细胞癌仅发生在 2.5% 的 NASH 患者中,NASH 的肝损伤进程通常比其他慢性肝病要慢。NAFLD 或 NASH 进展为肝硬化分别约为 57 年和 28 年,而丙型病毒性肝炎感染进程为肝硬化为 20~30 年。高达 70% 的隐源性肝硬化患者存在非酒精性脂肪性肝病的危险因素。然而,虽然许多研究中对 NAFLD 患者疾病进展的危险性进行了评估,但结果却不同,因此,NAFLD 患者发展为晚期肝纤维化的风险仍不清楚。一项包括 11 项研究的荟萃分析研究了 366 例 NAFLD 患者的纤维化进展情况,总的来说,进展为肝纤维化的为 132 例,占 36%;疾病稳定的为 158 例,占 46%;好转者为 76 例,占 21%。以此看来,活检时单纯性脂肪肝患者发展为肝纤维化的风险较低,而 NASH 患者进展为肝纤维化的风险更高。然而,在某些患者其肝纤维化程度也可以好转。

目前最大的 NAFLD 回顾性队列研究纳入了 646 例肝活检证实的 NAFLD 患者,按照年龄、性别匹配对照组。研究评估了个体的死亡率和严重肝脏疾病的结果(定义为肝硬化、肝功能失代偿 / 衰竭或肝细胞癌)。调整年龄、性别和 2 型糖尿病后,使用 Cox 回归模型研究不同纤维化阶段患者的长期风险。使用似然比评估在这些模型中加入 NASH 是否提高了预测能力。拉普拉斯回归被用于评估每个纤维化阶段发展为严重肝脏疾病的时间。平均随访 20 年(相当于 139 163 人 / 年),12% 的 NAFLD 患者和 2.2% 的对照组发生严重肝脏疾病;与对照组相比,F0 期至 F4 期每一期肝纤维化患者发生严重肝脏疾病的风险升高;增加 NASH 并没有显著地改变上述估计值(所有阶段的纤维化的似然比 >0.05);F0–1 期肝纤维化发生严重肝脏疾病的时间为 22~26 年;F2、F3 和 F4 期的数据分别为 9.3 年、2.3 年和 0.9 年。因此,该项迄今为止最大的经肝活检证实的 NAFLD 队列研究中,NASH 的存在并没有增加肝脏特异性发病率或总体死亡率的风险。

NASH 导致的肝硬化可进展为肝细胞癌。在最近发表的一项系统性回顾研究中,NASH 相关肝硬化患者 3 年以后进展肝癌的风险为 12.8%,7 年以后进展肝癌的风险为 2.4%,并且经过长达 20 年的随访,非肝硬化的肝癌患者的死亡风险为 0%~3%。另外,来自瑞士的研究发现,NASH 相关肝癌与丙型病毒性肝炎相关肝癌在疾病的临床表现、肿瘤的生物学特征和患者的生存方面都有着类似的特点。然而,NASH 相关肝癌的诊断要比丙型病毒性肝炎相关肝癌要晚,并且,NASH 相关肝癌也可能在没有肝硬化的基础上发生,因此这是 NASH 相关肝癌的重要特点。对于 NAFLD 患者来说,肝癌的监测不仅仅应该在 NASH 相关肝硬化的患者中进行,而且在肝癌与肝纤维化等级高的风险,并在选定的高危人群(糖尿病、肥胖等)。

有报道显示,NAFLD 患者在 8 年后约 31% 的患者可出现代偿期肝硬化,7% 的患者在 6~7 年后发展为肝细胞癌,发生在 NAFLD 基础上的肝癌的发病率每年约 2%~3%。而在美国自从 2013 年起,NASH 导致的终末期肝病已成为肝移植的第二位原因,其需要肝移植的人数从 2004—2013 年每年以 170% 的速度增长。另外,NAFLD 导致的死亡原因中占首位的是心血管并发症,高达 25%~43%。其次为非肝脏来源的恶性肿瘤达 19%~28%,肝脏相关的并发症为 9%~15%,感染为 5%~11%。

目前,NAFLD 患者是否与一般人群相比有更高的死亡率尚不清楚。美国最大的一项研究表明总体死亡率并没有增加,而其他人群中较小规模的研究表明死亡率略有上升。也有报道肝移植以后 NAFLD 复发。目前,少有儿童 NAFLD 自然史的数据报道,从目前有限的数据来看 NAFLD 患儿的存活时间短于正常人。与成人相比,肥胖青少年患脂肪肝的病情更重,其肝酶学水平、肝细胞气球样变的程度、肝窦周纤维化以及肝纤维化的程度均比成人严重。因此,对这类青少年脂肪肝患者的自然史和预后的研究必须引起肝病医生的重视。

第三节　结　论

虽然有众多的基于人口或社区以及纵向多中心队列研究来探讨 NAFLD 的长期预后,但是由于 NAFLD 的定义不同,导致偏倚和其他混杂因素,使得这些研究的结果十分有限。一些研究探讨了 NAFLD 的整个疾病进展,而另一些都集中在特定的亚型,如 NAFL、NASH 或者肝纤维化。

　　总之,目前 NAFLD 是世界范围内最常见的肝脏疾病之一,随着肥胖和代谢综合征的流行,NAFLD 在全球的流行率也越来越高。关于其发病的危险因素和自然史的研究,仍有一些不明确的地方,但是已有研究表明 NASH 可以发展成肝硬化甚至肝细胞癌,并增加肝脏相关并发症和死亡率。因此无论是现在还是将来,NAFLD 及其相关疾病对人类来说都具有相当大的社会和经济负担,需要得到研究者的重视,以便探讨行之有效的防治策略。

（潘晓莉）

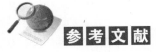 **参考文献**

1. Younossi ZM, Koenig AB, Abdelatif D, et al. Global epidemiology of nonalcoholic fatty liver disease-Meta-analytic assessment of prevalence, incidence, and outcomes. Hepatology, 2016, 64: 73–84.

2. Fan JG, Kim SU, Wong VW.New trends on obesity and NAFLD in AsiaJ Hepatol. 2017, 67 (4): 862–873.

3. 池肇春. 非酒精性脂肪性肝病发病机制研究进展与现状. 世界华人消化杂志, 2017, 25 (8): 670–683.

4. Cholankeril G, Pham EA, Ahmed A, et al. Nonalcoholic Fatty Liver Disease: Epidemiology, Natural History, and Diagnostic Challenges. Hepatology, 2016, 64: 954.

5. Sayiner M, Koenig A, Henry L, et al. Epidemiology of Nonalcoholic Fatty Liver Disease and Nonalcoholic Steatohepatitis in the United States and the Rest of the World. Clin Liver Dis, 2016, 20: 205–214.

6. Bellentani S. The epidemiology of non-alcoholic fatty liver disease. Liver Int, 2017, 37 Suppl 1: 81–84.

7. Katsiki N, Perez-Martinez P, Anagnostis P, et al. Is nonalcoholic fatty liver disease indeed the hepatic manifestation of metabolic syndrome? Curr Vasc Pharmacol, 2017 Jun 20. [Epub ahead of print]

8. Hagström H, Nasr P, Ekstedt M, et al. Fibrosis stage but not NASH predicts mortality and time to development of severe liver disease in biopsy-proven NAFLD. J Hepatol, 2017, 67 (6): 1265–1273.

9. López-Velázquez JA, Silva-Vidal KV, Ponciano-Rodríguez G, et al. The prevalence of nonalcoholic fatty liver disease in the Americas. Ann Hepatol, 2014, 13: 166–178.

10. Goh GB, McCullough AJ. Natural History of Nonalcoholic Fatty Liver Disease. Dig Dis Sci, 2016, 61: 1226–233.

11. Holterman AX, Guzman G, Fantuzzi G, et al. Nonalcoholic fatty liver disease in severely obese adolescent and adult patients. Obesity (Silver Spring), 2013, 21: 591–597.

12. Vos MB, Abrams SH, Barlow SE, et al. NASPGHAN Clinical Practice Guideline for the

Diagnosis and Treatment of Nonalcoholic Fatty Liver Disease in Children: Recommendations from the Expert Committee on NAFLD (ECON) and the North American Society of Pediatric Gastroenterology, Hepatology and Nutrition (NASPGHAN). J Pediatr Gastroenterol Nutr, 2017, 64: 319-334.

第三篇　病因学

第4章

肥胖与非酒精性脂肪性肝病

　　肥胖是因能量代谢失调而导致机体多余能量以脂肪的方式累积,达到可能会对健康产生副作用的一个状态。肥胖已逐渐成为严重的世界性健康问题,与2型糖尿病、高血压、冠心病及肿瘤等密切相关,被WTO认定为影响健康的第五大危险因素。肥胖的发生主要与能量摄入过量、体力活动减少以及遗传有关。近年研究表明,肠道菌群、机体低度炎症以及外环境应激均与肥胖的发生密切相关。肥胖状态直接破坏脂代谢平衡,而脂代谢失衡是NAFLD的主要启动因素之一。流行病学调查发现肥胖人群NAFLD的患病率显著增高,而肥胖状态下易产生胰岛素抵抗(insulin resistance,IR)、游离脂肪酸(free fatty acid,FFA)增多及各种细胞因子表达异常与NAFLD的发病密切相关。

一、肥胖

(一)肥胖的流行病学

　　目前,全世界肥胖人口正以每5年增加1倍的趋势迅速增多,肥胖已逐渐成为严重的世界性健康问题。美国肥胖症的患病率高达33.8%,其中男性为32.2%,女性为35.5%。肥胖这一严峻的公共卫生问题已不仅是发达国家的社会问题,而且亦开始影响发展中国家。据我国《2014年国民体质监测公报》显示,2014年成年人超重和肥胖率分别为32.7%和10.5%,较2010年均增长0.6%。我国肥胖患者中,女性超重和肥胖的现患率高于男性,两性的现患率均随着年龄增长而上升,同时呈现出北方高于南方、城市高于农村的流行特点。高脂、低碳水化合物膳食方式以及体力活动强度普遍下降,是我国成人肥胖症发生率迅速上升的主要原因。

　　肥胖的流行呈现三个显著特点:患病率高、增长迅速、低龄化。令人担忧的是,儿童、青少年肥胖很可能延续至成年,并且与许多成年期慢性疾病,如高血压、高脂血症、糖尿病、冠心病等关系非常密切,导致这些疾病的患病率和病死率急剧上升。哈佛大学通过55年的跟踪调查显示,儿童、青少年肥胖不论是否延续到成年,其成年后的发病率和病死率均显著增加。根据《中国居民营养与慢性病状况报告(2015年)》,2012年我国6~17岁儿童青少年肥胖率为6.4%,比2002年上升了4.3%,超重肥胖问题在我国凸显。20岁以下人群中,23%

的男孩超重或肥胖,女孩中该比例为 14%,远高于包括日韩在内的高收入国家。就学龄前儿童而言,1986 年到 2006 年,肥胖的患病率年平均增长率达到 11.4%。WHO 在 2017 年 5 月发表的意见书中,世界肥胖联合会主张必须将儿童肥胖当作一种疾病来对待,肥胖已符合慢性、复发性、进行性疾病的定义。导致儿童肥胖的主要原因与运动量下降、饮食习惯改变和遗传因素有关。

（二）肥胖的临床诊断

体质指数（body mass index,BMI）是目前用来表示肥胖程度的主要指标,腰围（waist circumference,WC）、腰臀比（waist-to-hip ratio,WHR）、体脂肪含量（body fat percentage,BF%）等常用作反映肥胖的辅助参数。BMI 衡量人体胖瘦程度以及是否健康时,并不能准确表明患者的肥胖程度,而且不同年龄、不同种族的人群无法采用相同标准。因此,美国临床内分泌学协会在 2014 年制定了新的肥胖诊断标准。新标准中不再将 BMI 作为判定肥胖的决定因素,而是以并发症为中心来判定（表 4-1）。BMI<25kg/m^2（特定人群 BMI<23kg/m^2）且腰围没有增加为正常人群,只需要预防无须干预;BMI≥25~29.9kg/m^2（特定人群 BMI 在 23~25 且腰围增加）且无并发症人群被认为是超重;BMI≥30kg/m^2 但无并发症的人群应诊断为零级肥胖。这两类人群需要进行干预来防止体重继续增加和肥胖相关并发症。一级肥胖为 BMI≥25kg/m^2,但伴有 1 个或多个肥胖相关轻至中度并发症;二级肥胖为 BMI≥25kg/m^2,但伴有 1 个或多个肥胖相关严重并发症。一级或二级肥胖人群需要干预和进一步治疗以防止病情的恶化。

表 4-1　美国临床内分泌学协会最新肥胖诊断标准

诊断	BMI kg/m^2	临床表现（肥胖相关并发症）
超重	≥25~29.9	无
零级肥胖	≥30	无
一级肥胖	≥25	一个或多个温和并发症
二级肥胖	≥25	一个或多个严重并发症

（三）肥胖的分类

肥胖分类方法众多。按照病因,可分为单纯型肥胖、继发性肥胖和遗传型肥胖。大约 95% 的肥胖没有内分泌代谢性疾病和特殊症状,发生发展与环境、生活习惯、年龄、性别有关,称为单纯性肥胖,大约 5% 的肥胖是因服用某些药物或是某些疾病如下丘脑、垂体炎症、库欣综合征、甲状腺功能减退症、性腺功能减退症等的临床表现之一,称为继发性肥胖,遗传性肥胖指因染色体和基因发生改变而引起的肥胖,如 Achard-Thiers 综合征、Astrom 综合征、Dercum 综合征。根据脂肪细胞的形状,可分为脂肪细胞增大型肥胖、脂肪细胞增殖型肥胖和兼具两者特征的混合型肥胖。脂肪细胞增大型肥胖是由于甘油三酯不断进入脂肪细胞,将脂肪细胞撑大形成的肥胖,多发生于成年人,脂肪细胞增殖型肥胖则由于脂肪细胞分裂增殖,细胞数量增加,儿童期肥胖多属此型。根据肥胖的部位特点,分为中心性肥胖和外周性肥胖。中心性肥胖四肢脂肪相对较少,脂肪主要堆积在腹部,又称腹型肥胖,对健康危害大,后者脂肪主要堆积于臀部和大腿部,并发症相对较少,女性多于男性。

中心性肥胖以内脏脂肪在腰部过度蓄积为主要特点,对代谢影响大,是多种慢性病的最重要危险因素之一,与 NAFLD 关系密切。目前,WHR 用于间接判断中心性肥胖,但判断界点不一致。WHO 建议男性≥1.0、女性≥0.85 作为中心性肥胖的判断标准,我国尚无 WHR 的标准。WC 是目前公认衡量中心性肥胖最简单实用的指标,不同人群 WC 的诊断界点不同,西方人群的标准为男性≥102cm,女性≥88cm,我国的标准为男性≥85cm,女性≥80cm。BMI 并不太高者(在 18.5~23.99kg/m² 之间),腹部脂肪增加(WC 大于界值)是独立的危险性预测因素,同时参考 WC 与 BMI 两项指标,是判定中心性肥胖最为客观的方法。

(四)肥胖的本质

肥胖作为一种慢性疾病,由能量在脂肪细胞内过量积累及其并发症共同引发,主要病因是机体摄入能量持续增加且超过能量的消耗。脂肪组织的贮脂能力由脂肪细胞的数量和体积决定,细胞数量增多或体积变大都可导致储脂能力增加。脂肪细胞数量增多是通过脂肪前体细胞的分化来实现的。白色脂肪细胞体积增加主要是由于脂滴生长所引起的。脂肪合成速度、脂滴融合速度和脂肪降解速度相互作用影响脂滴的生长速度。此外,在白色脂肪组织中产生褐色或米色脂肪细胞,以提高能量代谢速度,降低脂肪储存。

皮下脂肪适量蓄积有益健康,而腹腔内脂肪积累过多则与 IR、肥胖并发症的发生相关。脂肪组织中存在包括巨噬细胞在内的多种免疫细胞,这些细胞的数量和活性与脂肪细胞功能维持密切相关。生理状态下,脂肪细胞的分化速度、体积、皮下和腹腔中的分布,以及脂肪组织中免疫细胞的数量和种类都在一定的范围之内维持平衡和稳态。当营养过剩或体内某些重要激素水平变化时,稳态被打破,引起脂肪细胞的数量增加和体积增大,脂肪细胞处于低氧胁迫状态,并诱发内质网应激,免疫细胞浸润和活化,出现炎症反应和炎症因子如IL-6、TNF-α 等的释放,最终导致脂肪细胞产生 IR,加剧肥胖的发展。因此,肥胖发生的本质是脂肪稳态的失衡。

二、肥胖对 NAFLD 的影响

(一)NAFLD 与肥胖的流行病学

西方国家自然人群中 NAFLD 患病率为 20%~30%,NASH 为 2%~3%。亚洲人群 NAFLD 的患病率为 12%~24%。近 10~15 年,中国和日本 NAFLD 的患病率已翻了一番。随着饮食习惯不断西化和生活方式的转变,我国人群肥胖与 NAFLD 的患病率逐年递增,至 2014 年,超过 1/3 的成年人超重或达到肥胖标准。过去 10 年,肥胖人口的不断增多导致 NAFLD 的患病率大约增长了 1 倍。近期数据显示,中国社区自然人群中 NAFLD 的流行特点是城市高于农村,华东沿海地区高于内陆地区,管理阶层及白领患病率高,随后依次是工人、农民及僧侣。NAFLD 的发展趋势不容乐观,且存在更多尚未被诊断的 NAFLD 患者。儿童、青少年肥胖及 NAFLD 的形势也十分严峻。广东省 7~18 岁青少年脂肪肝的患病率为 1.3%,并且全部为 NAFLD,台湾地区报道的 6~17 岁肥胖儿童及青少年脂肪肝的诊断率达 55.1%。儿童肥胖合并 NAFLD 还将面临更为严重的心血管疾病和糖尿病风险。

(二)肥胖是 NAFLD 发生发展的重要危险因素

肥胖者占 NAFLD 患者的 30%~100%,是 NAFLD 的独立危险因素。基于城市人口的几项抽样调查表明,中国成人脂肪肝患病率为 12.5%~35.4%。其中 NAFLD 患病率约为 15%(6.3%~27%)。与过量饮酒相比,与肥胖的关系更为密切,高达 80%~90% 的脂肪肝患者并不饮酒。NAFLD 的其他危险因素包括男性、老龄、2 型糖尿病、IR 及代谢综合征。

肥胖是 NAFLD 的独立危险因素。总体来说,约 75% 的肥胖人群患有脂肪肝,肥胖程度及脂肪分布影响 NAFLD 的发生发展。首先,肥胖程度越高,患脂肪肝的可能性越大。BMI 在 30~39.9kg/m^2 的肥胖人群,脂肪肝发生率约为 65%,BMI≥40kg/m^2 者脂肪肝发生率高达 85%。其次,中心性肥胖与脂肪肝关系更为密切。研究发现,中心性肥胖及代谢综合征分别使脂肪肝的患病风险增加 32.78 倍(95%CI 14.85~72.35)和 39.33 倍(95%CI 17.77~87.05)。WC 过大(男 >85cm,女 >80cm)患脂肪肝的危险度为 8.115,WHR(男 ≥0.9,女 ≥0.8)患脂肪肝的危险度为 7。与正常体质量组相比,超重、Ⅰ度肥胖、Ⅱ度肥胖组患 NAFLD 风险分别增加了 1.7、1.9、9.1 倍。已证实肥胖和 BMI 增高是 SFL 进展为 NASH 的独立危险因素。普通人群 NASH 的患病率仅为 3%,但肥胖人群中其患病率却高达 20%~40%。

(三)NAFLD 与肥胖相关的分子机制

"二次打击学说"认为,胰岛素抵抗引起的肝内脂质蓄积为初次"打击",肝脏发生脂肪变性,使得肝脏对二次"打击"-氧化应激和细胞因子的敏感性增加。肥胖的发展过程中许多环节与 NAFLD 相关,如 IR、FFA 增多、炎性因子表达和脂肪细胞因子分泌异常等,均参与了 NALFD 的发生发展。近年,肠道微生态在两者发病中的作用也备受关注。

1. 胰岛素抵抗(IR)　中心性肥胖是 IR 的主要形成因素,促进 IR 的发生发展,参与 NAFLD 的发病。NAFLD 多伴有肥胖、2 型糖尿病和脂质代谢紊乱,IR 及其所致的糖代谢紊乱作为原发病因参与 NAFLD 的发生与发展,IR 也是 NASH 患者肝细胞凋亡及纤维化发生的重要机制,而改善 IR 已成为防治 NAFLD 的重要途径。另一方面,脂肪肝本身亦可促进胰岛素分泌和加剧 IR,从而形成恶性循环。

IR 参与 NAFLD 的途径包括:①IR 引起激素敏感性脂肪酶活性增加,增加进入肝脏的 FFA,空腹时肥胖患者内脏脂肪释放 FFA 增加 4 倍,经门静脉入肝的 FFA 增加 2 倍。②IRS-2 丝氨酸磷酸化障碍是 IR 的关键环节,其障碍造成胰岛素与受体启动信号减弱,肝糖原合成降低,肝脏葡萄糖输出增加,促进脂肪酸从头合成途径。③IR 引起的高胰岛素血症可抑制肉毒碱棕榈酰转移酶导致线粒体内 FFA 的 β- 氧化障碍,同时高胰岛素血症降低 ApoB100 合成,进而减少肝细胞 VLDL 的释放,增加肝内脂质蓄积。

2. 游离脂肪酸(FAA)　肥胖人群体内 FFA 水平普遍升高。中心性肥胖患者更易发生 NAFLD,这可能与腹内脂肪分解形成的 FFA 更容易经门静脉系统进入肝脏有关。腹腔内脂肪组织具有 β 肾上腺素能受体占优势和胰岛素抑制脂肪分解能力减弱的特点,故该部位脂肪分解形成 FFA 的能力明显高于其他部位的脂肪组织,且具有易于经门静脉引流入肝的解剖学优势。

肥胖的 NAFLD 患者脂肪组织中脂肪酸转位酶表达降低,而在肝脏和骨骼肌中表达增加,使得进入肝脏等非脂肪组织的 FFA 增多。FFA 通过以下途径损伤肝脏:①引起细胞色素 P-4502E1 的表达增强,致使脂肪酸 β- 氧化过程中产生 ROS 增多。②诱导肝细胞凋亡,持续激活 JNK,参与肥胖相关的肝损伤。增多的 FFA 还可激活细胞的溶酶体途径导致细胞凋亡,并使 TNF-α 和 Fas 蛋白表达增加。③直接损害线粒体功能,而线粒体功能受损是 NAFLD 病情发展中的主要异常状态。

3. 脂肪细胞因子　脂肪组织不仅是储能器官,更是被定义为新的非典型内分泌器官。最早被鉴定的脂肪因子是瘦素,随后脂联素、抵抗素、TNF-α、IL-6、VEGF、脂肪酸和其他代谢产物被发现。这些脂肪因子作用于机体多个靶器官调节能量代谢,其中 TNF-α 的发现第一次将炎症与肥胖联系起来。它们影响 IR、糖脂代谢,在 NAFLD 的发病中发挥重要作用。

（1）瘦素抵抗:瘦素主要由脂肪组织表达和分泌,通过中枢神经来控制食物摄取和能量消耗,影响脂肪合成及胰岛素分泌。瘦素分泌紊乱导致食物摄取过量以及能量消耗减少,引起白色脂肪组织的扩张和生长,最终发生肥胖。瘦素通过降低固醇调节元件结合蛋白 1 抑制脂肪在非脂肪组织尤其是在肝脏中的蓄积。中心性肥胖者,体内蛋白酪氨酸磷酸酶 1B（PTP-1B）活化和表达增多,引起瘦素抵抗。肥胖个体体内瘦素水平升高,同时又有瘦素抵抗,且瘦素受体表达较低,因此容易出现肝脂肪变性。细胞因子信号转导抑制物 -3（SOCS-3）是瘦素抵抗的标志,与肥胖发生相关。在肥胖瘦素抵抗模型中 SOCS-3 水平升高,而 SOCS-3 可通过降解 InsR 底物蛋白,抑制胰岛素信号转导,导致 IR。高浓度瘦素几乎完全抑制胰岛素对脂肪细胞的作用,去除瘦素数小时脂肪细胞即可重获对胰岛素的敏感性。瘦素可直接作用于胰岛细胞的瘦素受体抑制胰岛素的释放,胰岛素则对瘦素的释放有促进作用。肥胖患者减重后,胰岛素敏感性增加,瘦素水平下降。

瘦素具有促炎作用,通过升高 TNF-α 水平促进肝纤维化发展,NASH 患者体内瘦素水平升高,高瘦素水平与 NAFLD 的疾病进展相关。

（2）脂联素:脂联素由脂肪细胞特异性分泌,能够对抗 IR,其基本生物学功能是扩大脂肪储存空间,但在肥胖尤其是中心性肥胖的负反馈调节下,脂联素水平常与脂肪量成反比。因此,肥胖导致脂联素降低可能是肥胖引起 IR 的机制之一。

脂联素对 NAFLD 具有保护作用,能提高胰岛素敏感性、改善坏死性炎症反应以及对抗纤维生成。脂联素是唯一随着脂肪组织体积变大而浓度降低的因子。肥胖者体内脂联素水平下调削弱了其对肝脏的保护作用。脂联素并不总是对肝脏起保护作用,当脂肪肝处于缺血—再灌注状态时,脂联素基因的过表达则加重氧化应激和肝损伤。

（3）抵抗素:抵抗素作为一种脂肪细胞因子,在饮食诱导或遗传性肥胖的动物的血清内水平升高,可能是肥胖与 IR 之间的连接点。高脂喂养、抵抗素缺乏的小鼠体内脂质积聚现象减轻,说明抵抗素可以诱发肝脂肪变性。同时它也是一种致炎因子,刺激 TNF-α、IL-12 等炎症细胞因子的分泌,并能诱导 SOCS3 的基因表达,抑制胰岛素信号转导,参与 NAFLD 的发病。

（4）内脏脂肪素:内脏脂肪素是一种“胰岛素敏感子”,诱导肝脏中胰岛素受体底物（IRS）-1 和 IRS-2 的酪氨酸磷酸化,使前脂肪细胞蓄积三酰甘油,诱导脂联素基因的表达。当内脏脂肪贮存过多或 IR 时,为了维持糖耐量正常,内脏脂肪细胞大量分泌内脏脂肪素,使血清浓度与内脏脂肪量呈正相关。但其水平空腹时只有胰岛素水平的 10%,在摄食后只有胰岛素水平的 3%,因此,中心性肥胖时内脏脂肪素的反馈性升高,不足以克服 IR 和维持糖耐量正常。内脏脂肪素与重度肥胖合并 NAFLD 的患者肝纤维化的进展程度呈正相关。

（5）前脂肪细胞因子 -1（preadipocytefactor1, Pref-1）:Pref-1 是由脂肪细胞产生,参与全身脂肪代谢调节,主要作用为抑制脂肪生成。脂肪细胞过度表达 Pref-1 的转基因小鼠与野生型小鼠相比,皮下脂肪量明显减少,但 IR 程度却明显增加。中心性肥胖个体过度表达 Pref-1,虽可部分缓解高能量饮食诱导的肥胖,但由于其损害脂肪细胞储存功能,最终导致代谢紊乱。

（6）视黄醛结合蛋白 4（rtinolbindingprotein4, RBP4）:肥胖人群和 IR 动物模型中血清

RBP4 升高 2~13 倍。RBP4 不仅抑制胰岛素在肌肉组织的受体后信号传导,还能提高肝脏磷酸烯醇或丙酮酸羧激酶的表达,而后者能够增加肝糖输出。因此,RBP4 升高提示脂肪组织储存空间不足,加重全身 IR 状态,引起 2 型糖尿病。

4. 炎症因子　肥胖个体脂肪组织中的巨噬细胞合成、分泌更多的炎症因子和趋化因子。而 NAFLD 患者体内巨噬细胞浸润更明显,炎症标志物更多。因此,炎症在肥胖与 NAFLD 发病中均发挥作用,三者之间存在密不可分的联系。

TNF-α 在肥胖个体循环系统中水平增高,可通过凋亡信号调节激酶 1(ASK1)和 JNK 途径引起肝细胞凋亡。另外,TNF-α 水平升高是 IR 的重要因素,高脂饮食诱导的 IR 大鼠用 TNF-α 抗体治疗可以改善 IR,逆转肝脂肪变性。增高的 TNF-α 还可以活化神经鞘髓磷脂酶,抑制线粒体呼吸链电子传递,使 ROS 形成增多,引起细胞坏死和纤维化。

IL-6 在肥胖个体的脂肪组织中合成增多。IL-6 能够诱导肝内脂质合成,并具有促炎症作用,激活肝星状细胞,导致肝纤维化的发生。IL-6 信号还可诱导 SOCS3 基因表达,引起 IR 和瘦素抵抗。但也有研究认为,IL-6 通过抑制氧化应激和防止线粒体功能障碍保护肝细胞。

C 反应蛋白(C reactive protein,CRP)反映机体低度炎症,主要在肝脏合成,但脂肪组织,尤其是内脏脂肪也能合成,但依赖 IL-6 的刺激。肥胖者 CRP 水平常升高,高敏 C 反应蛋白(hs-CRP)是肥胖人群肝脂肪变性的标志物,但并不反映 NAFLD 的严重程度。

单核细胞趋化蛋白 1(monocyte chemoattractant protein-1,MCP-1)促进单核细胞聚集于炎症组织、激活粒细胞及其他炎症细胞,参与炎症反应。NAFLD 及肥胖患者体内 MCP-1 表达增加,循环中 MCP-1 的慢性增加可导致 IR、脂肪组织巨噬细胞浸润及肝内甘油三酯含量增加。

5. 肠道菌群　肠道菌群包含共生细菌及潜在致病菌,后者也被称为"pathobiont",人体肠道有超过 1000 个不同物种的大约 10^{14} 个细菌,肠道菌群的基因组大小超过人体细胞核内的基因组大小 2 个数量级,2004 年 Gordon 研究小组首先发现肠道菌群影响脂肪存储,随后研究表明,肠道菌群失调与肥胖及 NAFLD 等密切相关。

肥胖者体内肠道菌群结构失调,菌群的物种多样性和基因丰富度较正常人群偏低,拟杆菌门和厚壁菌门的比值偏低,饮食干预或者胃旁路手术降低体重后,拟杆菌门和厚壁菌门的比值升高。研究表明,肥胖者体内抗炎症 Akk 菌减少,而变形菌门、拟杆菌属、弯曲杆菌属及志贺菌属增加,肠道微生物作为一个重要环境因子可以提高宿主对能量的摄取和贮存。移植肥胖者菌群至正常者,可引起后者明显肥胖。赵立平等发现 1 例肥胖患者肠道内阴沟肠杆菌过度增长,膳食干预后数量迅速下降直至检测不到,同时患者体重下降,"三高"症状消失,该菌能够克服无菌小鼠对高脂饲料引起的肥胖症抵抗。虽然该菌并不是引起肥胖的唯一细菌,但提示肠道微生物和肥胖之间存在因果关系。肥胖者体内促炎症因子、AAA 和 BCAA 增高,且肠道微生物的氨基酸代谢调节血液循环中的氨基酸水平,从而加重肥胖和代谢并发症的发展。

研究表明,饮食与肠道菌群在代谢综合征发生过程中比基因的作用更大。肠道菌群可以不依赖于肥胖而独立促进 NAFLD 的发生,同时使机体对高脂饮食产生差异性反应。肠道菌群参与 NAFLD 的发病,但缺乏针对不同年龄、不同类型 NAFLD 患者的大数据、高质量的研究。Mouzaki 等发现 NASH 的发病与粪便中拟杆菌的含量呈负相关,且不受饮食及 BMI

影响。Kapil 等发现部分 NAFLD 患者肠道大肠埃希菌增加，Ley 等发现瘦素缺乏的肥胖小鼠肠内艰难梭菌增加而拟杆菌减少。甲硫氨酸 - 胆碱缺乏、胆碱缺乏和高脂饮食均能诱导 NAFLD，Spencer 等发现胆碱缺乏饮食的患者肠道变形菌门和厚壁菌门细菌基线数量增加。Boursier 等检测 NAFLD 患者粪便菌群的种类，结果显示拟杆菌与 NASH 有关，在 NASH 和纤维化程度（F）≥2 的患者中拟杆菌显著增加，普雷沃菌降低，瘤胃球菌与肝纤维化明显相关，其在 F≥2 的患者中丰度增加。

肠道菌群影响肥胖和脂肪肝的机制包括：①通过促进进食引起肥胖。通过肠道激素如胰高血糖素样肽 -1（GLP-1）和酪酪肽（PYY）调节进食引起的肥胖。最近研究发现，高脂饮食时肠道菌群产生更多的乙酸刺激副交感神经，增加饥饿激素，提高食欲，促进体重增加，糖代谢紊乱及脂肪肝的发生。②肠道细菌移位激活固有免疫引发宿主慢性轻度炎症，肥胖患者的慢性低程度炎症可能促进 NAFLD 的发展。NAFLD 患者小肠细菌过度生长，易位细菌产生 LPS 激活肝细胞、库普弗细胞、肝星形细胞 TLR4 受体，引起多种炎性因子产生。菌群失调造成白细胞介素 1 信号上调介导肝脏 CD8[+]T 细胞活化，促进 NAFLD 患者及小鼠模型系统性葡萄糖代谢失调。菌群也是慢性间歇性缺氧诱导的 NASH 的罪魁祸首，缺氧导致肠道渗透增加，破坏肠 - 肝轴稳态，使肝细胞对 LPS 敏感性增加。③肠道菌群失调引起 IR，菌群失调将肥胖与慢性炎症及 IR 联系起来。肠道菌群移植、益生菌或抗生素可抑制小肠细菌过度生长，改善 IR、糖耐量和炎症反应。④肠道菌群通过影响胆汁酸代谢间接对 NAFLD 发生、发展起作用。⑤肠道菌群产生内源性乙醇促进 NAFLD 的发病。体外无氧培养时 1g 湿重的大肠埃希菌可产生乙醇 0.8g/h。NASH 患者肠道内大肠埃希菌明显增多，肝脏内乙醇代谢的 3 条主要途径的基因上调，乙醇引起肠道通透性增加，经门静脉进入肝脏 LPS 增加，且肝脏持续暴露在乙醇的损伤下，诱导及加重 NAFLD。

肠道菌群在肥胖和 NAFLD 发生中的重要作用为干预和防治 NAFLD 提供了新的思路。事实上，益生菌、益生元、抗菌药物（利福昔明）、不可吸收双糖（乳果糖和乳糖醇）或粪菌移植，均已用于临床治疗 NAFLD，并取得了一定效果。

三、结语

NAFLD 与肥胖已成为全球性的健康问题，肥胖是 NAFLD 的重要危险因素，NAFLD 增加了肥胖患者死亡风险性，两者在发病机制上相互渗透、相互影响，但目前的证据尚不足以明确两者之间的因果关系。控制饮食结合体育锻炼，科学减重，可以改善肥胖及 NAFLD 患者的肝脏功能和组织学表现。

（赵曙光　王景杰　张排旗）

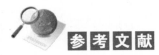

参考文献

1. Garvey WT, Garber AJ, Mechanick JI, et al. American association of clinical endocrinologists and American college of endocrinology position statement on the 2014 advanced framework for a new diagnosis of obesity as a chronic disease. Endocr Pract, 2014, 20: 977-989
2. 赵立平, 费娜. 肠道菌群与肥胖症的关系研究进展. 微生物与感染, 2013, 8: 67-71.

3. Liu R, Hong J, Xu X, et al. Gut microbiome and serum metabolome alterations in Obesity and after weight-loss intervention. Nat Med, 2017, 23: 859-868

4. Perry RJ, Peng L, Barry NA, et al. Acetate mediates a microbiome-brain-β cell axis promoting metabolic syndrome. Natur, 2016, 534: 213-217

5. 周达, 范建高. 肠道菌群与非酒精性脂肪性肝病研究进展. 传染病信息, 2015, 28: 200-202, 206

第 5 章

血脂紊乱与非酒精性脂肪性肝病

非酒精性脂肪性肝病（NAFLD）的发病率逐年升高，已成为严重的公共卫生问题。NAFLD 除了可发展成严重的肝脏疾病，还可以引起严重的代谢疾病，包括 2 型糖尿病（T2DM）、代谢综合征及冠心病（CHD）等。肝脏中三酰甘油过量是复杂的代谢过程，可能与脂肪组织、肝脏及全身的炎症有关，是胰岛素抵抗、血脂异常和及其代谢疾病的相关危险因素。

肝脏需要完成大量生化反应来满足整个机体的代谢平衡。肝脏的代谢需要丰富的血流来转运和输送底物、激素和营养物质。肝脏有两套血供，肝动脉占 30%，门静脉占 70%。在基础状态下，肝脏每分钟的血流量大约为 1.5L，可以运送大量代谢需要的化合物。肝内三酰甘油的过度积累与血糖、脂肪酸和脂蛋白的代谢和炎症反应有关，不利于身体健康。然而，目前尚不清楚是非酒精性脂肪性肝病导致这些代谢异常，还是代谢异常导致了肝内三酰甘油的过度积累。另外，非酒精性肝病和代谢并发症的关系随着内脏脂肪组织和细胞内的 TG 相伴的增加变得更加混乱，这也是代谢紊乱的危险因素。而且，肝内三酰甘油含量增加的人通常内脏脂肪含量也增加。

一、肝脏脂质代谢

当脂肪酸的摄入率（摄取及从头合成三酰甘油的量）大于其排出率（氧化及分泌）时就会发生脂肪变性。因此，肝细胞内的三酰甘油与肝脏脂肪酸的摄取、脂肪酸的合成与氧化有着非常复杂的相互关系。

（一）脂肪酸的摄取

肝脏游离脂肪酸的摄取取决于游离脂肪酸运输至肝脏的能力及肝脏对游离脂肪酸的转运能力。转运至肝脏的游离脂肪酸的主要来源是皮下脂肪组织水解释放的游离脂肪酸，其随循环系统进入肝动脉或者门静脉，成为肝脏摄取脂肪酸的主要途径。尽管内脏脂肪组织的三酰甘油分解释放额外游离脂肪酸直接进入门静脉系统，但它比由皮下脂肪组织分解来源的游离脂肪酸少得多，门静脉系统中来自内脏脂肪组织的游离脂肪酸只占很小一部分，在偏瘦及肥胖个体中分别为 5% 和 20%。研究发现，不管是男性还是女性，循环系统中脂肪酸的含量随着体内脂肪量的增加逐渐增加，因此，肥胖者与消瘦者相比，释放的游离脂肪酸与非脂肪组织的关系更为密切。此外，在肥胖人群中，非酒精性脂肪性肝病患者与无非酒精性脂肪性肝病患者相比较，前者肝脂肪酶和肝脂蛋白脂肪酶的基因表达量增加，表明了循环系统中三酰甘油分解产生的游离脂肪酸也参与了肝细胞中游离脂肪酸的积累和脂肪变性。

在 NAFLD 患者中，随着餐后血脂及游离脂肪酸浓度升高，这种肝脂肪酶和肝脂蛋白脂肪酶的表达升高，可能是 2 型糖尿病肥胖患者膳食餐后高三酰甘油的原因。血浆中的游离脂肪酸可以通过膜蛋白自由进入组织，同样可能是肝细胞内游离脂肪酸摄取增加的原因。FAT/CD36 是组织从血浆吸收游离脂肪酸的重要调节因子。与三酰甘油浓度正常的肥胖症患者相比，非酒精性脂肪性肝病的肥胖症患者 FAT/CD36 的基因表达及蛋白浓度在肝脏和骨骼肌中升高，而在脂肪组织中表达降低。这表示细胞膜脂肪酸运输蛋白可以直接摄取血浆游离脂肪酸，从脂肪组织向其他组织转运。因此，脂肪组织脂肪分解活动、血液循环中的三酰甘油的肝脂解作用、组织中游离脂肪酸转运蛋白都对脂肪变性和异位脂肪堆积病理机制起重要的作用。

（二）肝脏脂肪酸的合成

肝脏脂肪酸的合成是一个复杂的过程。乙酰 CoA 在乙酰 CoA 羧化酶（acetyl-CoA carboxylase，ACC）的催化下转化为丙二酸单酰 CoA，经过多次循环反应形成一个棕榈酸酯分子。脂肪合成的速率受脂肪合成酶的调节，包括 ACC1 和 ACC2，二酰甘油酰基转移酶（diacylglycerol acyltransferase，DGAT）1 和 2，硬脂酰基-CoA 脱氢酶 1（stearoyl-CoA desaturase 1，SCD1），几个核转录因子（SREBPs，ChREBP）及过氧化物酶体增殖物激活受体（peroxisome proliferator-activated receptors，PPARs）。肝脏脂肪酸合成受到胰岛素及血糖的调控，通过激活 SREBP-1c 和 ChREBP，其基本上能转录激活所有与脂肪酸合成有关的基因。小鼠模型的研究证实，肝脏过表达 SREBP-1c 或高胰岛素血症会促进脂肪生成并导致肝脂肪变性，在 ChREBP 敲除的小鼠中脂肪合成需要的酶的表达均减少。研究证实在人体中，非酒精性脂肪性肝病的发生与肝脏中一些脂质合成酶的基因表达增加有关。

正常受试者脂质合成形成的三酰甘油只占很小一部分，不到 5% 的脂肪酸形成极低密度脂蛋白（每天 1~2g）。然而，非酒精性脂肪性肝病受试者中合成的脂质量增加，其中脂质合成的三酰甘油占到三酰甘油和极低密度脂蛋白结合的脂肪酸的 15%~23%。然而，通过使用磁共振光谱学评估机体餐后血糖代谢发现，脂质合成增加发生在非酒精性脂肪性肝病之前。与胰岛素敏感的受试者相比，三酰甘油浓度正常的胰岛素抵抗的受试者高碳水化合物饮食后骨骼肌糖原合成非常少，大部分吸收的葡萄糖转移至肝脏并合成脂质和三酰甘油。这些研究表明骨骼肌中的胰岛素抵抗可以促进三酰甘油的积累，通过将存储的肌糖原转移至肝脏参与脂肪酸的从头合成。

虽然肝脏脂质合成通路合成的三酰甘油只占很小一部分，但是脂质合成率对代谢调节起到很大的作用。例如，肝内脂肪酸合成反过来刺激 PPARα 来维持糖原和脂肪酸的平衡。另外，乙酰辅酶 A 通过抑制肉碱棕榈酰转移酶 1（carnitine palmitoyl transferase 1，CPT1）的活性来阻止游离脂肪酸进入线粒体及脂肪酸氧化。

（三）脂肪酸氧化

啮齿类动物模型研究证明，抑制或激活肝细胞脂肪酸氧化可以影响三酰甘油的含量。线粒体氧化酶缺乏会导致肝脂肪变性发生，相反，增加或激活脂肪酸氧化相关酶可降低三酰甘油的累积。但是，因为目前尚无可行的方法来检测机体肝脏的脂肪酸氧化，非酒精性脂肪性肝病患者的脂肪酸氧化酶是否缺陷尚不清楚。通过测量血浆酮体浓度间接评估肝细胞线粒体脂肪酸氧化，证明非酒精性脂肪性肝病患者的肝氧化增加或是正常。与肝内三酰甘油浓度正常的受试者相比,非酒精性脂肪性肝病受试者 CPT1 基因水平表达降低,其他肝细胞脂肪酸氧化酶的基因表达增加。非酒精性脂肪性肝病受试者有明显的肝线粒体结构和功能异常的表现,包括肝细胞线粒体脊和晶状包涵体缺失,导致肝细胞线粒体呼吸链活动降低,损害肝细胞果糖氧化合成 ATP 的能力,增加肝细胞中解偶联蛋白 2,影响能量的生成而不是脂肪酸氧化。

(四)血浆脂蛋白的结构和组成

血浆脂蛋白是由脂质和载脂蛋白质组成的高分子粒子,载脂蛋白与不溶于水的三酰甘油和胆固醇结合形成水溶性物质,成为运输脂质的载体。脂蛋白由含胆固醇酯和三酰甘油的疏水性核和含脂质、载脂蛋白的亲水性外壳组成。外壳由亲水脂性的磷脂及未酯化的胆固醇极性分子形成的脂质单层组成。疏水性的核心脂蛋白粒子由极性的三酰甘油和胆甾醇酯组成。磷脂的极性部分可与蛋白质结合,非极性部分可与其他脂类结合,作为连接蛋白质和脂类的桥梁,使非水溶性的脂类固系在脂蛋白中。

血液循环中的脂蛋白的大小为 5nm 至 >1000nm,根据超速离心法,血浆脂蛋白可以分为 4 类,分别为乳糜微粒、极低密度脂蛋白、低密度脂蛋白和高密度脂蛋白。载脂蛋白不仅起到稳定脂蛋白颗粒的作用,而且还能作为受体配体或通过激活酶的活性调节新陈代谢。载脂蛋白(Apo)B,载脂蛋白,如 ApoA1 等载脂蛋白、载脂蛋白 e 和 ApoC3 可逆地与脂蛋白颗粒结合。

(五)脂蛋白代谢与非酒精性脂肪性肝病

脂蛋白主要有两个作用:一是转运胆固醇或三酰甘油从肝脏、小肠到肌肉及脂肪组织中。一般来说由组装了 ApoB48 及 ApoB100 的乳糜微粒或 VLDL 颗粒来转运,或者由中间密度脂蛋白即 IDL 来转运。二是转运肝外多余的胆固醇至肝脏内通过胆汁降解,这个作用主要通过 HDL 来实现。在 NALFD 中,这两种转运都出现了障碍,粥样硬化多中心研究发现 NALFD 与脂肪代谢密切相关。

(六)三酰甘油的转运

含有 AproB 的脂蛋白将血浆中的三酰甘油转运到肌肉组织中来供能,转运至脂肪组织中储备能量。肠上皮细胞摄取脂肪酸合成三酰甘油,与合成及吸收的磷脂、胆固醇及 ApoB48 等组装成新生 CM,经淋巴入血。在肝内,内源性的三酰甘油和 ApoB100 及 VLDL 组装在一起直接分泌入血。VLDL 中 TG 在 LPL 作用下,水解释放出脂肪酸和甘油供肝外组织利用。该过程不断进行,VLDL 中 TG 不断减少,剩余的微粒主要在肝脏中降解。乳糜微粒与 VLDL 组装及代谢的细胞学机制非常相似,并且 VDLD 的代谢改变与肝脂肪变性及血脂异常关系密切。

(七)肝脏中 VDLD 微粒的合成

在生理状态下,VLDL 微粒的合成与组织氧化需要的肝三酰甘油量是匹配的,多余的三酰甘油存储在脂肪组织中。最初的 VLDL 分子组装主要取决于供应肝脏的三酰甘油和微粒体三酰甘油转运蛋白的活性(MTP)。如果这些物质缺乏,ApoB100 会被降解并且很少地合成 VLDL。来源于血浆的脂肪酸优先在肝脏中合成 VLDL,这些脂肪酸主要来源于脂肪组织、饮食,或者在肝脏内合成释放入血。

禁食时,脂肪酸主要来源于白色脂肪组织,并转运至肝脏中。当饮食中的三酰甘油缺乏时,合成 VDLD 的三酰甘油首先保证肌肉组织的需求。来源于小肠的胆固醇在微粒乙酰辅

酶 A_2 酰基转移酶（ACAT）2 催化下进行酯化，然后组成 VDLD 的核心部分。

（八）极低密度脂蛋白动力学

极低密度脂蛋白是肝脏产生并分泌到循环系统的复杂的脂蛋白颗粒。极低密度脂蛋白可以使不溶于水的 TG 溶于水，使得在肝脏分泌后可以运输到周围组织。

肝细胞内没有被氧化的三酰甘油被酯化成 TG，合成极低密度脂蛋白分泌到循环系统，或者贮存在肝内。因此，极低密度脂蛋白的分泌可以降低肝内三酰甘油的含量。实际上，由于基因缺陷如家族性低蛋白血症，导致的肝脏极低密度脂蛋白的分泌异常，可致肝细胞内三酰甘油浓度升高。绝大多数研究，但不是所有研究表明：与肝内三酰甘油浓度正常的个体相比，非酒精性脂肪性肝病个体极低密度脂蛋白的分泌增多。非糖尿病肥胖的非酒精性脂肪性肝病患者 VLDL-TG 分泌速率是肝内三酰甘油浓度正常个体的 2 倍。游离脂肪酸的明显增加会导致 VLDL-TG 分泌的显著增加，可能因为肝内或内脏脂肪分解，脂质的合成形成 VLDL-TG。VLDL-TG 的分泌和肝内三酰甘油浓度之间的关系不一致。肝内三酰甘油浓度正常的个体，VLDL-TG 的分泌和肝内三酰甘油的浓度呈线性关系，非酒精性脂肪性肝病个体，会进入明显的平稳期，不依赖于肝内三酰甘油。因此，非酒精性脂肪性肝病个体 VLDL-TG 分泌增加的速率，不完全与肝内三酰甘油浓度增加相关，因此会发生脂肪变性。

二、胰岛素抵抗

胰岛素对多器官的新陈代谢都起到很大的作用。虽然胰岛素抵抗在过去认为是骨骼肌对胰岛素介导的葡萄糖摄取受损。与胰岛素抵抗相关的肥胖、非酒精性脂肪性肝病与肝脏（胰岛素介导的抑制肝脏葡萄糖产生的过程受损）及脂肪组织（胰岛素介导的脂肪酸氧化受损）相关。脂肪变性是多器官出现胰岛素抵抗的典型标志，独立于 BMI，体脂百分比，内脏脂肪含量。肝脏，脂肪组织，骨骼肌的胰岛素抵抗与体脂百分比相关。然而，非酒精性脂肪肝和胰岛素谁是因果还不清楚，或者是互为因果。

三、脂肪酸代谢

人体脂肪分解速率，即每个单位脂肪组织释放的游离脂肪酸，肥胖个体较瘦个体高，这与身体脂肪含量有关。与肥胖无非酒精性脂肪性肝病的受试者相比，肥胖伴非酒精性脂肪性肝病的受试者存在脂肪组织胰岛素抵抗，并且脂肪组织分解速率增高。脂肪组织过量释放游离脂肪酸到循环系统，增加向肝脏和骨骼肌运输的量，同时增加肝内三酰甘油的浓度，导致肝脏和脂肪组织的胰岛素抵抗。骨骼肌胰岛素抵抗和高胰岛素血症可通过刺激脂肪酸和三酰甘油的合成进一步导致肝内三酰甘油浓度升高。肝内三酰甘油浓度升高，向细胞质内释放过多的脂肪酸，损伤胰岛素的信号传递，诱发胰岛素抵抗发生。

肌肉和肝脏脂肪酸诱导胰岛素抵抗的细胞机制尚不清楚。大量动物模型和人的研究表明脂肪酸代谢会产生过量脂质中间体，主要有二酰甘油（diacylglycerol，DAG），长链脂肪酰辅酶 A，神经酰胺，溶血脂酸，磷脂酸，通过激活蛋白激酶 C 和 mTOR，抑制 Akt 干扰胰岛素的活动。这些对胰岛素信号传导有直接损害，通过激活 NF-κB 系统，激活炎症反应通路，从而导致胰岛素抵抗。然而这些结论均基于研究的是脂肪酸中间产物和胰岛素抵抗之间的关系,没有直接的因果关系。然而,其他一些研究结果显示,脂肪酸中间产物增多和胰岛素抵抗没有直接关系。脂肪酸介导的胰岛素抵抗的细胞介质非常复杂,也许不同组织胰岛素抵抗形成的机制不同。肌肉二酰甘油酰基转移酶通过将脂肪中乙酰辅酶 A 转化成 DAG,是三酰甘油合成的最后一步,过表达肌肉组织的二酰基甘油酰基转移酶(diacylglycerolacyltransferase,DGAT2)基因的小鼠含有大量 DAG、长链脂酰辅酶 A、神经酰胺,并且存在异常的肝脏胰岛素敏感性,出现胰岛素信号传导及胰岛素介导的葡萄糖摄取受损。相反地,过表达肝细胞 DGAT2 基因的小鼠,肝细胞内 DAG、长链脂酰辅酶 A、神经酰胺水平增加,但是未发现肝细胞的胰岛素敏感性异常。

四、脂肪组织炎症反应

脂肪组织中含有多种细胞,包括脂肪细胞、巨噬细胞,巨噬细胞可以产生细胞因子(例如 IL-6、TNF-α)及趋化因子(例如 CCL2,又称单核细胞趋化蛋白),趋化因子可以引起炎症反应及胰岛素抵抗。肥胖个体脂肪组织中巨噬细胞数量及其产物,细胞因子的浓度高于消瘦个体。而且与其 BMI 匹配的肝内三酰甘油浓度正常的受试者相比,非酒精性肝脂肪性肝病受试者的脂肪组织中巨噬细胞浸润及炎症标志物浓度水平升高。因此,肥胖非酒精性脂肪性肝病个体脂肪组织炎症蛋白的分泌可能与胰岛素抵抗的病理改变有关,相对于脂肪组织炎症,是否有其他潜在的因素引起胰岛素抵抗,目前尚不清楚。

五、肝内炎症

由饮食和基因诱导的啮齿类动物肥胖模型可导致脂肪变性、胰岛素抵抗,增加肝内 NF-κB 活性。另外,选择性激活肝细胞 NF-κB 可引起肝细胞炎症反应而不会导致脂肪变性,并且导致骨骼肌及肝脏的胰岛素抵抗。这些动物模型中肝细胞白细胞介素 -6 的表达增加并且白细胞介素 -6 血浆浓度升高,给予中和白细胞介素 -6 抗体抑制白细胞介素 -6 活性,可改善肝脏和周围组织的胰岛素抵抗。这些数据表明脂肪变性可通过激活 NF-κB 导致肝脏及全身系统的胰岛素抵抗,NF-κB 可上调促炎细胞因子的水平,而促炎细胞因子可影响局部和整体的胰岛素活性。

六、脂肪细胞来源的激素

脂肪组织可以产生一系列与胰岛素活动相关的肽类激素,例如抗胰岛素蛋白、视黄醇结合蛋白 4、脂联素、瘦素。其中脂联素是脂肪组织分泌最多的蛋白,与胰岛素抵抗关系最密切。血浆脂联素浓度与肝脂肪变性、胰岛素抵抗、2 型糖尿病及新月综合征呈负相关,将重组脂联素注射到脂肪变性的小鼠体内可以缓解肝大,降低肝内三酰甘油浓度。

七、内质网应激反应

内质网是一个细胞内重要的细胞器,可调节蛋白质的分泌、折叠及运输。跨膜及分泌蛋白在内质网折叠。未折叠的和错误折叠的蛋白被内质网发现、消除,并在蛋白酶体分解。在应激状态下,低氧、能量和底物的改变、中毒、病毒感染可导致内质网内未折叠蛋白积累,并开始未折叠蛋白反应(unfolded protein response UPR)以恢复细胞器功能。未折叠蛋白反应由 3 个内质网跨膜传感器组成,即蛋白激酶类似内质网激酶(PERK)、肌醇酶 -1(IRE-1)

和转录激活因子 6（ATF6）。跨膜传感器激活一种适应性反应,可导致蛋白合成中止,蛋白折叠分子伴侣增加,内质网相关降解基因增加。未折叠蛋白反应可诱导激活胞外信号调节酶（c-Jun NH2-terminal kinase, JNK）通路,从而通过后续的磷酸化和 IRS1 的降解抑制胰岛素信号通路。最近实验模型证实,在肥胖、2 型糖尿病、非酒精性脂肪性肝病状态下,内质网应激对启动和整合炎症反应通路及胰岛素起着至关重要的作用。饱和脂肪酸可以诱发大鼠肝脏内质网应激反应,并激活 JNK 产生胰岛素抵抗。PERK 激活和内质网分子伴侣 GRP78mRNA 的水平升高证实肝脏内质网应激的发生也见于非酒精性脂肪性肝病的受试者。来自极度肥胖受试者的数据证实,内质网应激与非酒精性脂肪肝有关,并发现随着体重的减轻和脂肪变性的缓解而使脂肪肝获得改善。手术治疗肥胖减轻体重可以增加多器官的胰岛素敏感,降低肝内三酰甘油的浓度,并且激活肝脏及脂肪组织中三条通路内质网应激通路。

八、无胰岛素抵抗的肝脂肪变性

非酒精性脂肪性肝病和胰岛素抵抗的关系较为复杂,尤其是脂肪变性并不总是与胰岛素抵抗相关。脂肪变性和胰岛素抵抗无关性在选择性改变基因或药物诱导的动物模型上及受试者身上已经得到证实。过表达肝细胞 DGAT,抑制肝细胞 VLDL 分泌,使用药物抑制 β 氧化可以导致小鼠的肝脂肪变性,但是没有出现肝脏或骨骼肌的胰岛素抵抗,相反地,抑制肥胖小鼠肝细胞 TG 合成可以降低肝脏脂肪变性,但不能改善胰岛素抵抗。除此之外,ApoB 合成基因缺陷和家族性低 β 脂蛋白血症的患者肝脏分泌 VLDL 减少导致的肝脂肪变性与肝脏及外周胰岛素抵抗无关。这些资料均表明肝脏 TG 的累积不一定导致胰岛素抵抗。实际上,过多的脂肪酸酯化成惰性的 TG 分子,可以抑制肝细胞中毒性脂肪酸积累来保护肝细胞。使用 DGAT2 反义寡核苷酸干预肥胖小鼠,可抑制肝细胞 TG 合成,减少肝脏脂肪变性。造成肝脏脂肪变性和胰岛素抵抗之间显著性差异的机制尚不清楚,与脂肪变性相关的其他因素,例如炎症反应、循环系统中的脂肪因子,内质网应激,或者未经确认的脂质代谢产物等,可影响胰岛素敏感性,但尚不确定与肝内三酰甘油含量有明显直接的关系。有人提出可能肝脏脂肪变性和胰岛素抵抗的不相关只是暂时性的,因此肝内三酰甘油累积是继发于骨骼肌胰岛素活动缺陷所致。

九、能力平衡与非酒精性脂肪性肝病

对患非酒精性脂肪性肝病的肥胖患者,能量限制及减重是有效的治疗手段。人过量摄食对肝内三酰甘油浓度和代谢功能的影响没有确切的研究。能量限制（1100kcal/d）饮食 48 小时内,肝内三酰甘油浓度迅速降低,胰岛素敏感性迅速改善。综合回顾 14 项关于生活方式干预后体重减轻对 NAFLD/NASH 的作用研究发现,最近的节食对非酒精性脂肪性肝病的影响的前瞻性研究发现体重减轻 5%~10% 即可改善肝脏脂肪变性和炎症反应及肝内三酰甘油浓度,同时提高肝脏和骨骼肌胰岛素敏感性,减慢肝脏 VLDL-TG 的分泌速率。减重手术是有效的治疗肥胖的方法。手术治疗肥胖可改善肝脏的脂肪变性、纤维化并减少炎症反应。除此之外,减重手术可改善肝脏代谢,通过降低肝脏葡萄糖合成,降低肝脏极低密度脂蛋白三酰甘油的分泌,降低调节肝脏炎症及纤维化的基因表达。综上所述,减重手术是治疗恶性肥胖的非酒精性脂肪性肝病的有效办法,通过改善非酒精性脂肪性肝病理和病理生理代谢,阻止肝脏炎症反应和纤维化的进展。

目前尚无确切研究人过度饮食对肝内三酰甘油浓度和代谢功能的影响。动物实验表明,过量饮食首先对肝脏代谢产生影响,然后对骨骼肌代谢产生影响,3 天后发生肝脏的胰岛素抵抗,骨骼肌的胰岛素抵抗会发生在 7 天后。消瘦的受试者过量饮食后 4 周,体重增高约 5%~10%,肝内三酰甘油浓度会明显升高(从 1.1% 升至 2.8%),胰岛素敏感性降低,血浆转氨酶明显升高。

虽然肥胖与多种心血管危险因素有关,包括胰岛素抵抗、糖尿病、血脂异常,大约 30% 的肥胖者新陈代谢是正常的。肝内三酰甘油含量过高通常是肥胖个体代谢异常(肝脏、骨骼肌、脂肪组织的胰岛素抵抗,异常的游离脂肪酸代谢,VLDL-TG 分泌速率加快)的明显标志,独立于 BMI、体脂含量和内脏脂肪含量。相反,肝内三酰甘油浓度正常的肥胖者,好像对肥胖相关的代谢并发症有抵抗力。然而,目前尚不清楚非酒精性脂肪性肝病是代谢异常的原因还是结果。

（刘元涛　赵慧琛）

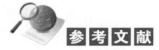

参考文献

1. Marchesini G, Bugianesi E, Forlani G, et al. Nonalcoholic fatty liver, steatohepatitis, and the metabolic syndrome. Hepatology, 2003, 37: 917-923.

2. Adams LA, Lymp JF, St Sauver J, et al. The natural history of nonalcoholic fatty liver disease: a population-based cohort study. Gastroenterology, 2005, 129: 113-121.

3. Kleiner DE, Brunt EM, Van Natta M, Behling C, Contos MJ, Cummings OW, et al. Design and validation of a histological scoring system for nonalcoholic fatty liver disease. Hepatology, 2005, 41: 1313-1321.

4. Petersen KF, Dufour S, Feng J, et al. Increased prevalence ofinsulin resistance and nonalcoholic fatty liver disease in Asian-Indian men. Proc Natl Acad Sci U S A, 2006, 103: 18273-18277.

5. Szczepaniak LS, Nurenberg P, Leonard D, et al. Magnetic resonance spectroscopy to measure hepatic triglyceride content: prevalence of hepatic steatosis inthe general population. Am J PhysiolEndocrinolMetab, 2005, 288: E462-468.

6. Musso G, Gambino R, Cassader M. Recent insights into hepatic lipid metabolism in non-alcoholic fatty liver disease(NAFLD). Prog Lipid Res, 2009, 48: 1-26.

7. Mitsuyoshi H, Yasui K, Harano Y, , et al. Analysis of hepatic genes involved in the metabolism of fatty acids and iron in nonalcoholic fatty liver disease. Hepatol Re, 2009, 39: 366-373.

8. Rutledge AC, Su Q, Adeli K. Apolipoprotein B100 biogenesis: a complex array of intracellular mechanisms regulating folding, stability, and lipoprotein assembly. Biochem. Cell Bio, 2010, 88: 251-267.

9. Skovbro M, Baranowski M, Skov-Jensen C, Flint A, Dela F, Gorski J, et al. Human skeletal muscle ceramide content is not a major factor in muscle insulin sensitivity. Diabetologia, 2008, 51: 1253-1260.

10. Puri P, Mirshahi F, Cheung O, et al. Activation and dysregulation of the unfolded protein response in nonalcoholic fatty liver disease. Gastroenterology, 2008, 134: 568-576.

11. Watt MJ. Storing up trouble: does accumulation of intramyocellular triglyceride protect skeletal muscle from insulin resistance? Clin Exp Pharmacol Physiol 2009, 36: 5-11.

第6章

高血压与非酒精性脂肪性肝病

众所周知,脂肪肝是遗传－环境－代谢应激相关因素所致的以肝细胞脂肪变性为主的临床病理综合征,目前日益增多的脂肪肝主要为与胰岛素抵抗(Insulin resistance,IR)密切相关的非酒精性脂肪性肝病(nonalcoholic fatty liver disease, NAFLD)。多数情况下,NAFLD为IR综合征、肥胖综合征、代谢综合征的组成成分之一,纠正代谢紊乱可能有助于NAFLD的防治。代谢综合征(metabolic syndrome, MS)是伴有胰岛素抵抗的一组疾病的积聚,曾有"X综合征、致命四重奏、胰岛素抵抗综合征、肥胖综合征以及多元代谢综合征"等多种名称。近年来由于饮食结构和生活方式的改变,代谢综合征及其相关事件的发病率不断升高,现已严重影响人们的身体健康和生活质量。

目前已证实在心血管疾病危险因素中,高血压、血脂异常及吸烟最为重要,另外还有糖尿病、高胰岛素血症、肥胖、左室肥厚、久坐不动的生活方式等。在这些危险因素中,对高血压的危险性已有许多认识,但对其他多种危险因素尚缺乏充分的估量和研究。高血压患者常并存多种危险因素,尤其是代谢障碍方面的危险因素。经过近年来的医学研究发现,高血压和脂肪肝总是形影不离,高血压患者中,脂肪肝发病率较一般人群明显增高,即便是非肥胖型高血压患者,脂肪肝发生率也是健康人群的2~3倍。研究证实,高血压的发生与遗传因素、高脂血症、超重肥胖、体力活动、饮酒、膳食因素、教育水平、经济收入、职业等因素密切相关。通过群体流行病学研究显示,肥胖、高血脂、高血糖、高血压、眼底动脉硬化、冠心病、转氨酶异常以及老年等与脂肪肝密切相关。因此,高血压人群非常有必要注重肝脏健康,尤其是防治脂肪肝,已经刻不容缓。

非酒精性脂肪性肝病(NAFLD)是一种获得性代谢性应激相关的肝脏疾病,最初认为主要限于富裕的西方工业化国家。NAFLD现已成为西欧、美国、澳大利亚、日本第一大慢性肝病以及肝酶异常的首要病因,普通成人NAFLD患病率高达20%~33%,其中至少10%~15%为非酒精性脂肪性肝炎(NASH),后者10年内肝硬化发生率为15%~25%,而脂肪性肝硬化患者发生原发性肝细胞癌、肝衰竭和移植肝复发的概率高达30%~40%。肥胖者单纯性脂肪肝(60%~90%)、NASH(20%~25%)及肝硬化(2%~8%)的发生率则更高。2型糖尿病和高脂血症患者NAFLD检出率分别为28%~55%和27%~92%。多种代谢紊乱并存者,NAFLD的患病率更高,而脂肪性肝炎和进展性肝纤维化的可能性更大。然而,NAFLD的共同病理基础:肥胖及胰岛素抵抗,并不仅限于西方,它们的日益增长的全球性广泛分布证实了这一点。

目前,曾经"消瘦"的中国人正面临着体重迅速增长的巨大问题。根据2004年在中国内地进行的第一次国民健康普查,6000万人(占总人口的4.6%)肥胖、2亿人(15%)超重、2000万人(1.5%)2型糖尿病、1.6亿人(12%)有高血压。肥胖患病率的不断增加,以及2型糖尿病、血脂异常、高血压及其相关代谢综合征的相继增多,将使很大比例的中国人在今后几十年中处于罹患NAFLD的危险之中。因此,NAFLD正成为中国的一个新的重大健康问题。本章节主要讨论高血压与NAFLD的关系。

一、高血压与非酒精性脂肪性肝病的相互关系

(一)非酒精性脂肪性肝病是高血压发生的危险因子

目前大量研究显示NAFLD促进高血压、高脂血症、空腹血糖受损、糖尿病以及多元代谢紊乱的发生,而且这种作用并不依赖肥胖。国内赵一鸣等通过对1051人的流行病学调查发现:脂肪肝组高血压患病率(26.7%)明显高于非脂肪肝组(9.7%)。陈亮等对2266人体检档案进行分析,根据肝脏B超结果分两组,即脂肪肝组(1002人)和非脂肪肝组(1264人),并就相关因素进行比较发现:脂肪肝的发病率达44.2%,而脂肪肝组高血压的发病率达18.82%,明显高于非脂肪肝组高血压的发病率11.82%。说明脂肪肝的发病率与高血压有密切的关系。卢和对647名45岁以上的中老年人群进行体检,进行脂肪肝与非脂肪肝组比较发现:脂肪肝与肥胖、高血糖症、高三酰甘油血症、高血压密切相关,且密切程度依次为:高三酰甘油血症、高血压、高血糖症、肥胖症。彭杰等将211名中老年干部分成高血压组和正常血压组,分析比较两组的脂肪肝、高脂血症、高血糖的患病率。结果发现,高血压组脂肪肝、高脂血症、高血糖的患病率与正常血压组比较,差异有高度显著性。说明脂肪肝、高脂血症、高血糖是高血压的危险因素。范建高等采用随机多层次整群抽样的方法对上海市3175名平均年龄在52岁的市民进行超声检查,通过调整年龄、性别等因素,脂肪肝的发病率为17.2%。经多重回归分析表明:性别、受教育水平、腰围、体质指数(BMI)、高密度脂蛋白(HDL)、三酰甘油、空腹血糖、糖尿病、高血压等因素与脂肪肝的关系密切。

我国学者研究广州地区中老年居民脂肪肝患病率的趋势及其相关因素时发现,老年组比青壮年组脂肪肝患病率显著高。老年居民中,女性组脂肪肝患病率高于男性组,高血压组脂肪肝患病率高于正常血压组,谷丙转氨酶升高组脂肪肝患病率高于谷丙转氨酶正常组。因此,年龄、血压水平、谷丙转氨酶水平是老年脂肪肝的危险因素。对于一般的NAFLD患者,其高血压患病率明显高于对照组,随着ALT升高,高血压患病率和颈动脉内膜中层厚度依次增加,ALT水平与血压呈正相关。NAFLD对高血压的促进作用可能是通过以下途径:①血管内皮细胞的功能丧失。NAFLD人群产生活性氧,活性氧增加后,内皮细胞膜的稳定性和通透性之间的平衡被打乱,内分泌和旁分泌功能受到影响,进而导致黏附分子增加,这一系列变化会最终引起血管舒缩功能失调、抗血栓形成功能受损及血管重构等反应。此外,血管内皮细胞增殖最终引起血管舒缩功能失调、抗血栓形成功能受损及血管重构等反应;血管内皮细胞增殖与凋亡的失衡,将导致内皮细胞生成障碍。②影响血管平滑肌细胞增殖。有研究指出血管平滑肌细胞增殖是以活性氧依赖的方式才得以完成。③胰岛素抵抗。

国外基于24小时动态血压检测与脂肪肝的关系的890例人口研究也证实了高血压与脂肪肝的相关性。该研究显示,脂肪肝与男性、饮酒增加、BMI增高、腰围增大、吸烟有密切关系。脂肪肝患者较正常人群有着更高的ALT、γ-GT、TG和C反应蛋白水平,而高密度脂蛋白胆固醇则降低。调整BMI、性别和年龄后,脂肪肝与24小时、白天和夜间收缩压升高,

以及白天舒张压升高有关。与非杓型血压的相关性显示出一定趋势。因此,研究得出结论,脂肪肝患者白天和夜间的收缩压水平明显增高,肝脏脂肪堆积和高血压并存增加了心血管疾病的风险。另外,研究显示高血压患者脂肪肝的患病率比正常人高1.4倍,并且肝大和ALT升高者更易出现收缩压升高和高血压。NAFLD患者的心血管疾病风险还包括平均动脉压升高、血脂异常、空腹葡萄糖耐量降低以及代谢综合征。近期,一项长达7年来自荷兰的大规模人口队列研究也显示高血压是NAFLD的独立的易感因素之一。

（二）高血压 – 胰岛素抵抗 – 非酒精性脂肪性肝病

高血压患者易患脂肪肝的原因与多种因素相关,其中最主要的因素就是胰岛素抵抗。不论是原发性高血压还是某些继发性高血压,如先兆子痫、肾脏病,都易于发生高胰岛素血症及糖耐量减低。许多研究发现至少有一半的高血压患者有胰岛素抵抗和高胰岛素血症。高血压患者的第一代亲属正常血压者也有胰岛素抵抗和血脂异常。有学者对195例葡萄糖耐量减低者的血压进行了分析,病人分为正常血压、舒张期高血压、收缩期高血压3组。3组性别、年龄、血糖水平相似。结果显示舒张期高血压组血浆胰岛素水平显著升高,提示循环胰岛素水平与舒张期高血压存在因果关系,因此,高胰岛素血症可能是肥胖、糖尿病、高血压的共同环节。Singer等观察8例轻型高血压及20例正常人,其葡萄糖耐量及餐后血糖亦相似,但高血压组于葡萄糖负荷后胰岛素反应及每餐后的胰岛素反应均比正常组明显增高。Madan等对2475人进行了随机对照研究,表明高血压与糖耐量降低高度相关,且这种相关性独立于年龄、性别、肥胖、降压药等其他影响因素。在该研究中,83.4%的高血压伴有胰岛素抵抗。高血压组空腹及糖负荷后胰岛素明显升高,因此得出结论,胰岛素抵抗、高胰岛素血症存在于大多数高血压患者。另外研究显示,肥胖与非肥胖的高血压患者均有胰岛素抵抗,并且非肥胖的原发性高血压患者其胰岛素抵抗增加、血压水平与葡萄糖利用缺陷间呈正相关,强烈提示高血压本身独立于肥胖之外,合并胰岛素抵抗。但肥胖可影响高血压的胰岛素抵抗,因为非肥胖高血压的胰岛素敏感性降低要比肥胖的高血压胰岛素敏感性降低轻得多,提示胰岛素抵抗部位在周围组织,主要在骨骼肌而非肝脏,并发现胰岛素抵抗程度直接与高血压严重程度相关。Reaven及Hoffman亦提出葡萄糖代谢异常及胰岛素水平是独立于肥胖的促使发生高血压的因素。动物实验已证明给正常鼠饲以高蔗糖或果糖可发生胰岛素抵抗及高胰岛素血症。当动物摄入果糖2周,胰岛素抵抗即出现并伴交感神经活性明显增高及血压增高。Einar等对2322例中年男性作了10年纵向研究,证实空腹及糖负荷后胰岛素水平与血压呈正相关。高血压组的胰岛素水平、体质指数及腹部皮褶厚度均比正常血压组高,并提示胰岛素抵抗是一种高血压的先兆,或前驱状态,葡萄糖耐量降低先于高血压的发生。认为胰岛素抵抗与遗传是高血压发生极重要的危险因素,而肥胖既加剧了胰岛素抵抗,又促使了高血压的发生。甚至有报告指出,高血压患者经降压治疗有效控制血压后,其胰岛素作用的缺陷依然存在。近来还有报告,肥胖兼有高血压及2型糖尿病的患者,外源性胰岛素减少剂量约50%,可伴随血压的明显下降。给正常大鼠饲以高果糖饲料,将大鼠分为运动组与非运动组,结果运动组（可自由跑动）发生胰岛素抵抗及血浆胰岛素升高及高血压的程度比非活动组为轻,可预防果糖所诱发的胰岛素抵抗及高胰岛素血症,也可使果糖所致的血压升高明显降低。有人提出葡萄糖及胰岛素的异常对高血压的发病及过程均有作用。葡萄糖耐量减低及高胰岛素血症被认为是冠心病的危险因素。治疗高血压不能使冠心病明显减少,其原因可能与这些患者存在胰岛素抵抗有关。

在 100 例重度肥胖者的研究中亦发现：随着血糖增高，肝脂肪变程度显著加剧，而肝组织学完全正常（6%）主要见于血糖正常的肥胖者。提示 T2DM 和高脂血症可增加肥胖者 NAFLD 的患病率及其严重程度。从脂变程度和出现 IGT、糖尿病之前的正常血糖的关系来看，推测血糖在 NAFLD 和 MS 的病因中处于中心地位，通过氨基己糖途径肝糖大大增加而产生毒性，另外，口服糖可使线粒体氧化还原耐受及影响能量代谢的研究间接说明糖对亚细胞水平的毒性。此外，FFA 通过参与 MS 的 IR 及脂质过氧化损害肝脏诱发 NAFLD 在 MS 和脂肪肝的病因中具有一定的作用。

（三）胰岛素抵抗是 NAFLD 进展为严重肝病的独立危险因素

IR 为代谢综合征的基础，而肥胖和 T2DM 不仅是 NAFLD 常见的两种伴随疾病，而且是其进展为严重肝病的独立危险因素。因此，IR 与 NAFLD 的关系引人关注。关于脂肪肝的假说，其中之一即为高胰岛素血症（反映病人体内胰岛素的抵抗）与脂肪肝的发生发展有关。人们观察到这样的现象：腹腔内胰岛素治疗的 1 型糖尿病病人肝内发生脂肪变及脂肪性肝炎。一项大规模尸检研究的危险因素分析表明：肥胖、2 型糖尿病、静脉内葡萄糖治疗与严重脂肪变和脂肪性肝炎有关。这些暗示高胰岛素血症在脂肪肝发生中起着重要作用。高胰岛素血症和胰岛素抵抗的病人最终会发生胰岛素相对分泌不足、糖耐量受损、糖尿病，从而易发生脂肪肝。重度肥胖症患者胃成形手术后，随着体重显著下降，IR 和血脂、血糖相继改善，伴脂肪肝程度显著减轻，也提示高胰岛素血症和 IR 参与肥胖、糖尿病性脂肪肝的发病。有研究将非糖尿病性脂肪肝患者分为肥胖组和非肥胖组，通过基础胰岛素及口服葡萄糖耐量试验（OGTT）测定显示，高胰岛素血症以及 OGTT 异常率在两组间并无差异，提示高胰岛素血症及 IGT 在非肥胖个体脂肪肝发病中亦发挥重要作用。另有学者研究发现，46 例血糖和 BMI 正常的 NAFLD 患者存在空腹及糖负荷后高胰岛素血症和高 TG 血症现象，而空腹 TG 水平和糖负荷后的高胰岛素血症均与脂肪肝独立相关。提示即使体重和 OGTT 均正常，高胰岛素血症和 IR 亦为 NAFLD 的重要组成部分。

经四环素诱导的 Albino 大鼠脂肪肝模型组较对照组大鼠对胰岛素的敏感性减低，经胰腺静脉采血证实高胰岛素血症系胰腺高分泌胰岛素所致，而非肝脏对胰岛素降解和清除减少。采用微小模型法调查 NASH 病人高胰岛素血症的特征中，发现研究的所有病人都有轻微的肝损害，但肝功能均正常。多次采样静脉葡萄糖耐量试验（FSIGT）试验中虽然高胰岛素血症明显、胰岛素抵抗严重，但肝胰岛素平均降解能力与对照组相似，说明 NASH 病人体内的胰岛素抵抗是原发的，需要胰腺增加胰岛素分泌来维持血糖水平，且总胰岛素分泌是对照组的 2 倍证实了这种情况。随着疾病发展，肝细胞受损和纤维化加重，因此这种情况下，肝细胞损害和门静脉高压可减少胰岛素在肝脏灭活，使胰岛素水平升高，加重高胰岛素血症和组织胰岛素抵抗。

二、非酒精性脂肪性肝病与胰岛素抵抗的关系

尽管 IR 及其所致糖代谢紊乱可能作为原发病因参与 NAFLD 发生和发展，但在肥胖的啮齿类动物中，脂质在非脂肪组织的蓄积可以导致脂质毒性的并发症，外周脂肪细胞和肝细胞脂肪堆积，诱发和加剧 IR。近来研究表明，非脂肪细胞内脂质含量与 IR 有密切相关性。有学者研究发现，肥胖、无瘦素应答的 fa/faZurker 糖尿病脂肪肝（ZDF）大鼠的肝脏和胰岛的脂肪生成转录因子如甾体调节元件结合蛋白 –1（SREBP–1）和脂肪生成酶的 mRNA 水平

表达增加,用曲格列酮治疗 6 周后,可以阻断未治疗的 fa/fa 大鼠肝脏和胰岛 SREBP-1 的升高,并避免其发生糖尿病和脂肪肝。脂质萎缩性糖尿病因肝衰竭行肝移植术后 18 个月,由于并发 NASH,其对胰岛素的需求明显增加。提示 NASH 本身可以导致或加剧 IR。脂肪肝时血液和肝脏中显著增多的游离脂肪酸(FFA)、肿瘤坏死因子(TNF-α)、纤溶酶原激活物抑制物、瘦素等可促进胰岛分泌胰岛素形成高胰岛素血症和 IR,此外,脂质从脂肪细胞向非脂肪细胞特别是肝细胞内转移可以通过脂肪毒性诱发和加剧 IR,从而形成 IR/ 葡萄糖毒性与脂肪肝 / 脂肪毒性之间的恶性循环。

　　动物实验和临床材料均曾显示,血清 IR 水平增高与肝细胞坏死数、血清谷丙转氨酶、BSP 潴留及吲哚氰绿清除率等之间均明显相关。高胰岛素血症可能是机体为维持有足够胰岛素灌注肝脏的一种代偿机制。肝实质损害及肝内分流减少可使胰岛激素分泌增加、对胰岛素摄取降低,使肌肉和脂肪组织等对胰岛素发生抵抗,从而促使外周血胰岛素水平增高。目前认为其产生是综合因素相互作用的结果,但慢性肝病不同病理状态中可能某个因素会起重要作用。胰岛素分泌增多的主要原因为:①葡萄糖促胰岛素分泌:慢性肝病时肝内高亲和力的葡萄糖激酶活性低下而低亲和力己糖激酶活性增高,以致高浓度葡萄糖利用受阻,肝糖原合成酶低下也使葡萄糖合成肝糖原障碍。肝糖摄取减少、释出增多,以及已证实存在的胰岛素降糖作用降低,促使高血糖刺激 B 细胞分泌。②胰岛素合成机构对葡萄糖敏感化,B 细胞 cAMP 含量增高可增强对葡萄糖刺激的敏感性,慢性肝病时 cAMP 介导的激素如胰高血糖素、黄体激素、促性腺激素、促胰液素及血管活性肠肽等常见增高,可能增强 B 细胞对葡萄糖反应而促进胰岛素分泌,葡萄糖本身可提高胰岛 cAMP 含量,让它提高 cAMP 含量的阈浓度超过刺激胰岛素合成的阈浓度。③非葡萄糖的胰岛素促分泌因子:慢性肝病时血中氨基酸和游离脂肪酸增高,胃肠道激素如抑胃肽和肠促胰岛素水平增高均能刺激胰岛素释放。④胰岛旁分泌反馈短路调节紊乱:正常时胰高血糖素刺激 B、D 细胞,胰岛素抑制 A 细胞,生长抑素抑制 A、B 细胞,A 细胞对生长抑素的抑制作用的敏感性较 B 细胞高 50% 以上。另外,肝细胞损害时,肝内胰岛素受体与降解酶活性低下,胰岛素灭活减慢。肝脏和外周组织对胰岛素反应性降低或不敏感时,无论在基础状态下或经葡萄糖及其他分泌刺激剂刺激,B 细胞均呈代偿性分泌增加,这种反应起初具有防御性质,但长期高胰岛素血症可引起胰岛素受体的下降调节,加重肝内外组织的多种代谢紊乱,进一步诱发激素抗力而形成恶性循环。肝外胰岛素抵抗主要发生在肌肉和脂肪组织,可能通过受体前、受体水平及受体后代谢缺陷介导,使对胰岛素的敏感性和反应性减低,胰岛素利用率下降的同时,还使促分泌物质增多,使 B 细胞过多分泌。

　　总之,大泡型或混合型脂肪性肝病变的各种病因几乎普遍存在 IR 发病机制。IR 促进外周脂解和肝摄取 FFA 增加、脂氧化酶 CYP2E1 和 CYP4A 表达增高及 FFA 的 β 氧化障碍,线粒体功能不全的发生加剧脂质过氧化反应,导致能量稳态失调,铁吸收增加及其蓄积削弱了胰岛素效应及网状上皮系统功能,IR 相关激素如瘦素等的相应增高,以及细胞因子如 TNF-α、IL-6 及 IL-1 等增加,进一步介导代谢和免疫功能紊乱。另外,已有大量研究证实,改善 IR 可有效缓解或逆转 NAFLD。临床发现改善代谢状况的简单治疗如节食、运动减肥等可提高胰岛素的敏感性,改善 NAFLD 患者的肝功能以及肝脏组化的表现甚至早期可逆转 NAFLD。而药物治疗高脂血症和糖尿病,尤其针对 IR 的药物治疗也可有效缓解或逆转 NAFLD。目前已有报道适度减轻体重可以逆转 2 型糖尿病患者的酒精性脂肪肝,改善胰岛素敏感性,降低血糖。给予 NAFLD 患者罗格列酮治疗,可观察到肝脏脂肪含量降低,ALT 下降,胰岛素敏感性有所改善。给予非糖尿病 NAFLD 患者,口服吡格列酮治疗,结果72% 患者 ALT 正常,肝脏脂肪含量降低,葡萄糖和游离脂肪酸对胰岛素的敏感性增强,肝脏组织结构改善。

三、高血压与胰岛素抵抗

高血压病是人类心血管疾病发病率最高的一组疾病,大量实验与研究表明,其常伴有胰岛素抵抗。研究者于1966年最先证实了部分高血压患者口服葡萄糖后,血胰岛素浓度和糖耐量异常比正常人高,揭示这类患者对胰岛素刺激葡萄糖的摄取发生抵抗。1992年我国首先报道高血压与胰岛素的关系,发现非肥胖型高血压组胰岛素水平明显高于非肥胖正常血压组,并且在中国非糖尿病患者群中,高胰岛素组的收缩压和舒张压均较胰岛素正常组高,提示高血压存在高胰岛素血症和胰岛素抵抗。来自一次流行病学的调查在高血压患者中,胰岛素的发生率为58%,当高血压患者同时有葡萄糖耐量减低或2型糖尿病、血脂异常时,其胰岛素抵抗的发生率达95.2%,高血压发生胰岛素抵抗的概率明显高于普通人群。

胰岛素抵抗与高血压的因果关系还存在争议。多数学者认为,胰岛素抵抗是原发性高血压的发病因素之一。国外学者采用葡萄糖钳夹技术研究17例正常和临界高血压患者,证实胰岛素抵抗发生在高血压之前。大量动物实验和临床研究结果也支持这一观点。另外,有研究表明高胰岛素血症、胰岛素抵抗可能是高血压的发病原因。

胰岛素抵抗致血压升高的可能机制,目前认为有下列几个方面:①交感神经系统兴奋性增加。高胰岛素血症可增加交感神经活性,促使儿茶酚胺过多释放,使得血管紧张性增加。②肾脏水钠潴留增加。高血胰岛素水平可增加肾脏钠的重吸收和细胞内 Na^+、Ca^{2+} 浓度,使去甲肾上腺素和 AT–Ⅱ 对血管活性增加,因此产生强大的缩血管效应。③影响细胞膜钠钾泵和钙泵活性。研究发现胰岛素抵抗通过降低 Na^+、K^+ 泵活性而导致高血压。④血管平滑肌细胞的增殖。空腹血胰岛素水平是一种很强的促细胞增殖因子,可刺激血管壁细胞增殖,使血压升高。⑤增加内皮素的合成与释放。高胰岛素血症在体内可能促使内皮素释放和受体介导的作用,空腹血胰岛素水平可刺激血管收缩肽在血管内皮上产生和分泌。同时能增加内皮因子的浓度。⑥增加缩血管物质对血管的敏感性及降低舒血管物质的敏感性。动物实验发现,大鼠血压升高的血管机制是血管舒缩功能改变及空腹血胰岛素水平对血管舒缩功能调节作用的异常。⑦影响前列腺素的生成。前列环素(PGI2)和前列腺素 E2(PGE2)都是扩血管物质,血胰岛素可抑制 PGI2 和 PGE2 的生成。

综上所述,高血压与脂肪肝之间的关系密切,而它们共同存在的基础是胰岛素抵抗,脂肪肝是高血压的一个独立的危险因素。值得引起注意的是,为了控制血压,高血压患者每天都需要服用大量药物,而大部分药物正是通过肝脏来被人体消化吸收的,因此,高血压患者又很容易引起药物性脂肪肝。但不管是高血压导致的脂肪肝,还是药物性脂肪肝,肝脏受到的损害都是无法自行恢复的,需要外界干预才能恢复。因此,无论在高血压还是脂肪肝的治疗方面都应采取多重危险因素干预策略,进行综合控制,才能达到更好地治疗效果。

(潘晓莉)

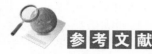

参 考 文 献

1. 胡广梅,徐新娟. 高血压与非酒精性脂肪肝之间关系及其治疗进展. 心血管病学进展, 2008, 29: 129–132.

2. 王培,李奇观,陈晓彤,等. 广州地区老年居民脂肪肝患病趋势及相关因素. 中国老年学杂志, 2017, 37: 1240–1242.

3. 谭祥地,林嘉隆,肖宏凯. 非酒精性脂肪肝及其 ALT 水平与高血压的相关性. 包头医学院学报, 2017, 33: 41–43.

4. Vasunta RL, Kesäniemi YA, Ylitalo AS, et al. High ambulatory blood pressure values associated with non-alcoholic fatty liver in middle-aged adults. J Hypertens, 2012, 30: 2015–2019.

5. Lau K, Lorbeer R, Haring R, et al. The association between fatty liver disease and blood pressure in apopulation-based prospective longitudinal study. J Hypertens, 2010, 28: 1829–1835.

6. Speliotes EK, Massaro JM, Hoffmann U, et al. Fatty liver is associated with dyslipidemia and dysglycemia independent ofvisceral fat: the Framingham Heart Study. Hepatology, 2010, 51: 1979–1987.

7. Ma J, Hwang SJ, Pedley A, et al. Bi-directional analysis between fatty liver and cardiovascular disease risk factors. J Hepatol, 2017, 66: 390–397.

8. van den Berg EH, Amini M, Schreuder TC, et al. Prevalence and determinants of non-alcoholic fatty liver disease in lifelines: A large Dutch population cohort. PLoSOne, 2017, 12: e0171502.

第7章

血糖与非酒精性脂肪性肝病

　　肝脏是人体脂肪和糖类代谢的主要器官。肝脏主要通过氧化作用、还原作用、结合作用，以及直接的转化作用进行物质代谢。机体糖代谢期间，在肝脏内合成肝糖原。而一旦机体需要，肝脏又可将肝糖原转化分解为葡萄糖而进行供能。而在机体脂肪代谢期间，脂质蛋白、脂肪的合成以及分解均在肝脏内进行。肝脏的脂质合成主要是三酰甘油、胆固醇以及磷脂，并以极低密度脂蛋白（VLDL）形式分泌释放入血，以供应相关组织、器官的利用。一般情况下，脂质代谢在肝脏中处于动态平衡状态，一旦脂质代谢出现紊乱，肝脏合成的三酰甘油超过了其合成和分泌 VLDL 能力，就会导致三酰甘油沉积于肝细胞内，大量脂肪进入肝细胞内，肝内合成脂肪严重超过肝细胞氧化利用合成脂蛋白的运送能力，脂质在肝细胞内沉淀，最终造成肝细胞肿大及变性，导致脂肪肝形成。NAFLD 是由多种病因引起的肝细胞内脂质蓄积过多的临床病理综合征，肥胖、胰岛素抵抗、2 型糖尿病及高脂血症等代谢紊乱与其发病关系密切。NAFLD 也被认为是代谢综合征在肝脏的表现。NAFID 是一种常见的肝疾病，在整个人群中的发病率 1%~9%，近年来的一些研究发现，15% 的患者可以从单纯的脂肪肝转变为肝纤维化、肝硬化，甚至 3% 的患者可能进展为肝衰竭。随着人们生活水平不断提高，营养过剩及运动量减少，使 NAFLD 的发病率增长迅速，并出现低龄化趋势，已成为全球重要的公共健康问题之一，也是我国愈来愈重视的慢性肝病问题。早期发现、早期诊断、早期治疗脂肪肝尤其重要，而脂肪肝的流行病学研究也受到普遍关注。

　　肝脏的脂肪变性和非酒精性脂肪性肝炎是肝脏脂毒性的具体表现，与热量的过度摄入、肥胖、体内环境紊乱等密切相关。肥胖、脂肪功能障碍、胰岛素抵抗与 NAFLD 发生发展的密切关系已被广泛认可，其伴随着胰岛素信号通路的缺陷、线粒体功能的受损、脂蛋白特异性表达的失调等均导致肝脏三酰甘油的聚集。研究认为肥胖、糖耐量异常以及糖尿病患者均存在不同程度的胰岛素抵抗，可引起脂质代谢紊乱，导致脂质在肝脏中蓄积，从而引起肝脏脂肪变性。第二次打击主要是指，血糖水平升高可引起游离脂肪酸增多，FFA 有很强的细胞毒性，FFA 的过量蓄积可造成肝细胞损伤，同时 FFA 与氧自由基的协同作用造成肝细胞损伤，肝细胞的氧化应激以及脂质的过氧化损伤，使已发生脂肪变性的肝细胞产生大量的炎症细胞因子及脂肪因子，从而使 NAFL 进展为 NASH。若 NASH 持续存在，肝细胞发生凋亡坏死，细胞外基质产生，进而形成肝纤维化和肝硬化。脂肪肝患者肝功能异常主要是因为增加了肝细胞游离脂肪酸以及脂肪发生变性，提升了肝脏对损伤因素以及炎症的敏感性，导致肝细胞缺氧、缺血，产生大量自由基，增加了生物膜脂质的通透性，使得肝细胞变性、肿胀以及坏死，释放出大量 AST 以及 ALT，进入到血液，最终导致肝功能异常。近几年有学者提出多重打击学说,也提示胰岛素抵抗为脂肪肝发病的始动及中心环节。但 NAFLD 是胰岛素抵抗的结果还是 NAFLD 引起胰岛素抵抗仍不完全清楚。

多项研究表明均以证实,非酒精性脂肪肝与血糖异常之间存在密切的相关性,其中大多数研究认为脂肪肝是糖耐量异常以及糖尿病前期的重要危险因素。而研究也指出,血糖异常也会促使脂肪肝的发生。

一、肝脏对糖代谢的影响

肝脏是维持血糖浓度相对稳定的重要器官。进食之后葡萄糖自肠道吸收进入门静脉再进入肝脏,肝细胞迅速摄取葡萄糖,并合成肝糖原储存起来。于是在肝静脉血液中保持着较低的血糖浓度。相反,当劳动、饥饿、发热时,血糖大量消耗,循环血糖浓度下降,肝糖原即迅速分解为 6- 磷酸葡萄糖,并在葡萄糖 –6– 磷酸酶催化下,生成葡萄糖补充血糖,所以,肝脏有较强的糖原合成、分解和储存能力。肝脏中含有的代谢酶,能催化某些非糖物质,如生糖氨基酸、乳酸等转化成糖原或葡萄糖,即糖异生。同时肝脏是胰岛素代谢的最主要器官,约 50% 的胰岛素在肝脏降解代谢。因此,肝脏功能对血糖有着直接及间接的调节作用。

二、血糖对非酒精性脂肪性肝病的影响

(一)高血糖对非酒精性脂肪性肝病的影响

非酒精性脂肪性肝病患者通常伴有高胰岛素血症和胰岛素抵抗。胰岛素抵抗的发生源于遗传易感性和后天环境因素的综合作用,其对肝脏的新陈代谢具有很强的负面影响,目前认为胰岛素抵抗是通过脂解作用和高胰岛素血症两种机制引起。

高血糖会刺激胰岛素的分泌,导致高胰岛素血症。在肝脏中,胰岛素在碳水化合物代谢中起至关重要的作用,并能调节脂质代谢。其能抑制脂肪酸的氧化,促进游离脂肪酸的摄入以及 VLDL 的分泌,从而导致肝细胞脂质的聚集及三酰甘油的释放增加。在生理条件下,胰岛素还能抑制脂类分解以及游离脂肪酸从脂肪组织中释放出来,从而维持肝脏内脂质代谢的动态平衡。在高胰岛素血症的条件下,过多的葡萄糖在肝脏内转化成糖原或通过糖酵解生成乙酰辅酶 A,而乙酰辅酶 A 则被进一步代谢,乙酰辅酶 A 还可用作脂肪从头合成通路的底物,促进饱和脂肪酸的合成,大部分以三酰甘油的形式储存在肝细胞内,另外一部分会以 VLDL 脂蛋白的形式释放入血液循环,为外周组织器官所利用或储存在脂肪细胞中。同时,长期慢性血糖增高可导致某些特异性的组织损伤,使全身微小血管、大血管及胰腺 β 细胞的结构和功能发生改变,引起胰岛素抵抗,从而诱发并加快某些慢性疾病的发生和进展。

脂肪的从头合成途径是体内剩余能量储存的首选机制,高胰岛素血症时,会引起该途径的过度激活,就会促使肝脏内脂肪的过度堆积,肝细胞内游离脂肪酸增加,而游离脂肪酸具有较强的细胞毒性,可引起肝细胞发生变性、坏死以及炎性细胞浸润,从而导致脂肪肝以及高三酰甘油血症的发生。胰岛素抵抗是肝损伤发展的早期表现,在“健康”人群中(非肥胖、非糖尿病、非高脂血症),高胰岛素血症和脂肪细胞、肝细胞的胰岛素抵抗在非酒精性脂肪肝诊断之时就已经存在。然而,研究发现即使不存在外周的胰岛素抵抗,非酒精性脂肪肝也会发生。因此,NAFID 的发生与中心性胰岛素抵抗有密切相关性,而与外周胰岛素抵抗则无明显相关。

（二）低血糖对非酒精性脂肪性肝病的影响

目前关于低血糖对脂肪肝的影响尚不明确。但现有研究明确指出，低血糖时，机体能量代谢发生障碍，可减少细胞的正常能量供应，影响 Na^+-K^+-ATP 酶功能，从而引起细胞缺血、坏死、水肿等，导致氨基酸、游离脂肪酸代谢障碍，增加谷氨酸水平。而谷氨酸水平的增加可导致钙离子流失过度，进一步激活蛋白酶、细胞磷脂酶，导致线粒体正常代谢出现紊乱，增加自由基的形成，损伤线粒体 DNA 和线粒体膜。同时研究还显示，低血糖后细胞恢复正常 ATP 的能力受损，增加了局部高能磷酸的消耗，从而改变线粒体膜内外钙离子水平，引起细胞凋亡。因此，可理论上推测低血糖对肝脏同样可造成不同程度损伤。当然，这有待大量实验研究的证实。

三、非酒精性脂肪性肝对血糖的影响

（一）对血糖升高的影响

Miyake 等研究认为脂肪肝是导致糖耐量异常，尤其是空腹血糖升高的独立危险因素。脂肪肝对血糖的影响机制可能有以下几点：

1. 生理状态下，糖异生及糖原分解是维持基础血糖的主要来源。脂肪肝时肝细胞内聚集大量的脂肪，导致代偿性的糖异生加强，血液中葡萄糖升高。

2. 由于脂肪代谢障碍，糖向脂肪的转化相对减弱，同时高三酰甘油血症引起胰岛素抵抗，使外周组织对胰岛素敏感性降低，导致血糖升高。

3. 研究表明，脂肪肝患者的部分肝酶水平升高，如甲胎蛋白、硒蛋白 P 等。甲胎蛋白能抑制胰岛素介导的胰岛素受体和胰岛素受体底物 -1 的酪氨酸磷酸化，从而导致胰岛素抵抗的发生，并干扰胰岛素介导的糖原合成，硒蛋白 P 则通过抑制 AMPK 通路导致胰岛素抵抗的发生。当患者出现胰岛素抵抗和高胰岛素血症时，体内肝糖原合成会受到影响，不能顺利地将血糖转化为肝糖原，影响血糖调节，这可能是导致患者出现肝源性糖尿病的重要原因。

（二）肝脏对低血糖的影响

不能忽视的是肝脏与低血糖的发生也有重要联系。当脂肪肝加重导致肝功能严重损伤时，一方面由于肝脏储存、分解糖原及糖异生等功能低下，不能有效地调节血糖。另一方面由于胰岛素在肝内灭活减弱，对血糖水平也产生一定的影响，容易产生低血糖。特别在碳水化合物摄入不足时更易发生。也可出现高血糖和低血糖的交替发生的现象。当发生不同程度的乏力、食欲缺乏、上腹饱胀、恶心、黄疸等表现，有典型的低血糖症状者，也就是所谓的肝源性低血糖。大量饮酒后，由于酒精代谢干扰肝脏对碳水化合物的代谢，也可有酒后低血糖的发生。

肝源性低血糖的发生机制如下：

1. 肝组织广泛破坏，由于肝脏有巨大的储备功能，一般情况下仅需 20% 功能正常的肝实质细胞即可维持葡萄糖的内环境平衡。因此，当肝细胞严重破坏时，由于肝糖原的储备严重不足，或糖异生能力减低，以致发生低血糖，尤其是易发生空腹时低血糖症。

2. 糖原代谢的相关酶系功能失常或不足。由于粗面内质网上葡萄糖 -6- 磷酸酶分解肝糖原的作用受到破坏，使残存的少量肝糖原也不能分解为葡萄糖，导致低血糖的发生。

3. 肝细胞大量破坏时，肝细胞对胰岛素的灭活功能减弱，血中胰岛素水平也增高，也与低血糖的发生有关。

4. 肝损伤进一步加重,如若发生肝癌,导致肝糖消耗过多,有报道认为肝癌组织比正常肝组织需要消耗更多的葡萄糖,这可能与肝癌细胞的糖原分解增加及消耗过多有关,而从丙酮酸等非糖物质异生的葡萄糖减少,往往发生低血糖。

5. 肝癌细胞能异位分泌胰岛素或胰岛素样物质,或分泌一种 β 细胞刺激因子。导致降糖激素增加。

四、高糖高脂饮食对非酒精性脂肪性肝病的影响

动物模型的实验研究表明,长时间的能量过剩,特别是高碳水化合物或脂肪摄入,会迅速引发脂肪肝并伴随不同程度的肝功能损伤。当能量的代谢维持平衡状态,哺乳动物肝脏优先通过糖酵解途径产生能量,而多余的葡萄糖则以糖原和脂肪酸的形式储存,或在脂肪组织中以三酰甘油的形式储存。但如果长时间的能量摄入过剩,肝脏储存大量的脂质,则导致肝细胞的脂肪变性。研究显示,高蔗糖/果糖饮食对肝脏脂质聚集的诱导作用,独立于其脂肪含量的多少,并不一定进展为肝病。同时,高脂肪饮食(35%~70% 的脂肪含量)诱导肝脏脂肪变性及肝损伤的作用,却要依赖于其中糖的含量。例如,生酮饮食(几乎不含碳水化合物)既不能诱发肝细胞的脂肪变性,也不会引起丙氨酸转氨酶(ALT)的升高。而富含这两种营养素(碳水化合物和脂肪)的饮食,就是所谓的"西方"饮食,(富含饱和脂肪、胆固醇、蔗糖或果糖)会引起肥胖、胰岛素抵抗和肝脂肪变性,并伴随着不同程度的肝脏损伤、炎症和轻度纤维化。不同种类的脂肪酸对肝脏损伤的作用也不尽相同,例如,小/中链脂肪酸和长链饱和脂肪酸并不会单独诱发大量的脂肪变性,而反式脂肪酸(＞总热量的 15%)即使在没有蔗糖的情况下也会促进脂肪变性。多不饱和脂肪酸对脂肪变性的作用仍存在争议,适量摄入多不饱和脂肪酸,有减少肝脏三酰甘油含量的作用,但当超过总热量的 35% 时,则会导致脂肪变性和肝损伤。因此,饮食结构在脂肪肝发生、发展过程中起到重要作用。合理的饮食结构与热量摄入对预防脂肪肝有重要意义。

膳食中的脂质被肠上皮细胞吸收,被摄入富含三酰甘油的乳糜微粒中,进入体循环,然后其中 20% 被运输到肝脏中储存,80% 进入外周组织,在这个过程中脂蛋白脂肪酶(LPL)作为限速酶,促进游离脂肪酸的吸收。载脂蛋白 C3(ApoC3)是 LPL 最强的抑制剂之一。ApoC3 功能丧失使 LPL 在外周的活性提高,其与肥胖及代谢并发症的发生密切相关。另一方面,ApoC3 的过度表达使外周游离脂肪酸的吸收减少、肝脏三酰甘油的分泌减少,从而促进肝脏的脂肪变性和胰岛素抵抗。有趣的是,胰岛素和葡萄糖对 ApoC3 的作用是相反的,葡萄糖对 ApoC3 有促进作用,而胰岛素则是抑制的作用。在胰岛素抵抗的人群中,由于胰岛素对 ApoC3 的抑制作用减弱,从而促进肝脏脂肪变性及有害脂蛋白的进行性恶化。这也有力地证明了,肥胖及代谢综合征所致后果与肝脂肪变性有密切的联系。

综上所述,脂肪肝与血糖之间有着密切的联系,尤其是与高血糖之间更是息息相关。脂肪肝通过各种途径,引发高胰岛素血症及胰岛素抵抗,从而导致血糖的升高,而胰岛素抵抗和其导致的糖代谢紊乱参与了脂肪肝的发生和发展,他们之间相互影响,相互促进,形成恶性循环。脂肪肝属于可逆性疾病,因此,对脂肪肝患者及时的检测血糖和肝功能,有助于预防和减少该病的发生,对于降低脂肪肝的发病率非常有意义。防治脂肪肝最重要的是找出并及时去除病因。通过调整膳食结构,改变不良生活习惯,合理控制体重、加强体育锻炼等可预防及延缓脂肪肝的发生与发展。

　　从药物预防及治疗的角度上，目前临床研究表明，二甲双胍、GLP-1受体激动剂，可以从减重、改善胰岛素抵抗方面起到防治脂肪肝的作用，而且利拉鲁肽已被美国批准用于单纯肥胖及脂肪肝的治疗。我们可以看到血糖与脂肪肝之间有着密不可分的联系，而这中间的中心环节是与血糖直接相关的胰岛素抵抗，减轻胰岛素抵抗是防治脂肪肝的重要环节。脂肪肝的防治工作应该从青少年，甚至幼年开始，注重体重管理，形成良好的生活习惯，避免因肥胖、血糖异常引起的内分泌代谢障碍，必要时，适当的药物干预可能起到更好的效果。

（刘元涛　牟维娜）

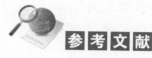

参考文献

1. Day CP, James OF. Steatohepatitis: a tale of two "hits" Gastroenterology, 1998, 114: 842–845.

2. 武绍梅，马岚青. 非酒精性脂肪性肝病发病机制及治疗进展. 医学综述, 2014, 20: 4455–4458.

3. 余小虎，朱金水，邱夏地，等. 水飞蓟素联合二甲双胍治疗肥胖型非酒精性脂肪肝的临床研究. 实用肝脏病杂志, 2005, 8: 269–271.

4. Yamada T, Fukatsu M, Suzuki S, et al. Fatty liver predicts impaired fasting glucose and type 2 diabetes mellitus in Japanese undergoing a health checkup. J Gastroenterol Hepatol, 2010, 25: 352–356.

5. Kim CH, Park JY, Lee KU, et al. Fatty liver is an independent risk factor for the development of Type 2 diabetes in Korean adults. Diabet Med, 2008, 25: 476–481.

6. Sung KC, Jeong WS, Wild SH, et al. Combined influence of insulin resistance, overweight/obesity, and fatty liver as risk factors for type 2 diabetes. Diabetes Care, 2012, 35: 717–722.

7. Maher JJ, Leon P, Ryan JC. Beyond insulin resistance: Innate immunity in nonalcoholic steatohepatitis. Hepatology, 2008, 48: 670–678.

8. Jung TS, Kim SK, Shin HJ, et al. α-lipoic acid prevents non-alcoholic fatty liver disease in OLETF rats. Liver Int, 2012, 32: 1565–1573.

9. Musso G, Cassader M, De Michieli F, et al. Nonalcoholic steatohepatitis versus steatosis: adipose tissue insulin resistance and dysfunctional response to fat ingestion predict liver injury and altered glucose and lipoprotein metabolism. Hepatology, 2012, 56: 933–942.

10. Adams LA, Angulo P, Lindor KD. Nonalcoholic fatty liver disease. CMAJ 2005, 172: 899–905.

11. Browning JD, Horton JD. Molecular mediators of hepatic steatosis and liver injury. J Clin Invest, 2004, 114: 147–152.

12. 杨昱，徐书杭，刘超. 甲状腺功能减退的免疫调节治疗. 药品评价, 2012, 9 (13): 35–37.

13. 冯琨，赵凌斐，李洋，等. 糖皮质激素在甲状腺疾病治疗中的疗效和安全性评价. 药品评价, 2015, 12 (9): 20–23.

14. Miyake T, Hirooka M, Yoshida O, et al. Differences in the risk of fatty liver for onset of impaired fasting glucose according to baseline plasma glucose levels. J Gastroenterol, 2017,

52（2）：237-244.

15. Choi HY, Hwang SY, Lee CH, et al. Increased selenoprotein p levels in subjects with visceral obesity and nonalcoholic fatty liver disease. Diabetes Metab J, 2013, 37: 63-71.

16. Stefan N, Hennige AM, Staiger H, et al. Alpha2-Heremans Schmid glycoprotein/fetuin-A is associated with insulin resistance and fat accumulation in the liver in humans. Diabetes Care, 2006, 29: 853-857.

17. Misu H, Takamura T, Takayama H, et al. A liver-derived secretory protein, selenoprotein P, causes insulin resistance. Cell Metab, 2010, 12: 483-495.

18. Anstee QM. Animal models in nonalcoholic steatohepatitis research: utility and clinical translation. Liver Int, 2011, 31: 440-442.

19. Miyazaki M, Flowers MT, Sampath H, et al. Hepatic stearoyl-CoA desaturase-1 deficiency protects mice from carbohydrate-induced adiposity and hepatic steatosis. Cell Metab, 2007, 6: 484-496.

20. Singh R, Wang Y, Xiang Y, et al. Differential effects of JNK1 and JNK2 inhibition on murine steatohepatitis and insulin resistance. Hepatology, 2009, 49: 87-96.

21. Koppe SW, Elias M, Moseley RH, Green RM. Trans fat feeding results in higher serum alanine aminotransferase and increased insulin resistance compared with a standard murine high-fat diet. Am J Physiol Gastrointest Liver Physiol, 2009, 297: G378-G384.

22. Obara N, Fukushima K, Ueno Y, et al. Possible involvement and the mechanisms of excess t rans-fatty acid consumption in severe NAFLD in mice. J Hepatol, 2010, 53: 326-334.

23. Lee HY, Birkenfeld AL, Jornayvaz FR, et al. Apolipoprotein C Ⅲ overexpressing mice are predisposed to diet-induced hepatic steatosis and hepatic insulin resistance. Hepatology, 2011, 54: 1650-1660.

第 8 章

肠道菌群生态失衡与非酒精性脂肪性肝病

近年来关于肠道细菌与非酒精性脂肪性肝病关系的研究逐年增多,现已共识肠道微生态失衡导致的肠道菌群过度生长、肠黏膜通透性增加、肠源性内毒素血症、炎症因子产生等在非酒精性脂肪性肝病的发生发展中起到至关重要的作用。研究证明,纠正肠道菌群失调可改善胰岛素抵抗、减轻体重、改善糖尿病,并使非酒精性脂肪性肝病的炎症得到好转,为非酒精性脂肪性肝病提供了一个新的治疗模式,为非酒精性脂肪性肝病预防也提出了新的认识。

肠道细菌对宿主起着免疫保护、营养物质的消化吸收、黏膜屏障、抗癌等多种作用。目前有动物实验和临床试验研究证实,肠道细菌生态失衡也参与非酒精性脂肪性肝病(non-alcoholic fatty liver disease,NAFLD)的发生和发展。目前多项研究提示肠道菌群的改变可能是引起肥胖、代谢综合征(metabolic syndrome,MS)的一个重要的环境因素。肠细菌生态失衡增加肠的渗透性和增加肝对损伤物质暴露,加重肝的炎症和纤维化,如同时饮食调控不当,短链脂肪酸(short-chain fatty acid,SCFA)和乙醇增加,胆盐耗空等与 NAFLD 发生相关。细菌改变也可引起肠道动力障碍,增加肠道炎症并引起肠道其他免疫改变,进一步可通过肠 – 肝轴促进肝损伤。调节肠道细菌生态失衡对 NAFLD 和非酒精性脂肪性肝炎(non-alcoholic steatohepatitis,NASH)有保护作用。

一、肠道细菌与肠道黏膜屏障

研究证实,肠道细菌过度生长,可通过影响能量的吸收与储存、诱导肥胖、促进胰岛素抵抗发生等机制导致代谢紊乱。肠黏膜屏障功能破坏,通透性增加导致细菌的移位发生,同时细菌产物如脂多糖通过通透性增加的肠黏膜进入门静脉系统,对肝细胞代谢产生影响,引起肝损伤。

肠道黏膜屏障包括以下几种:①肠道黏膜的机械屏障:主要由肠上皮细胞及细胞间紧密连接组成,可阻止细菌及内毒素等物质透过肠黏膜进入血液。②化学屏障:主要由肠上皮细胞及杯状细胞分泌的黏蛋白和肠道正常寄生菌产生的抑菌物质构成。③免疫屏障:由肠道相关淋巴组织(包括肠道淋巴细胞、帕内特细胞、肠系膜淋巴结等)和肠道内浆细胞分泌型免疫球蛋白(sIgA)构成,可刺激肠道黏液分泌,加速粘连层黏液流动,从而防止细菌黏附。④生物屏障:即肠道内共生的微生物,是维持肠道微生物平衡的重要组成部分。

近年来,随着细菌核抗体 RNA 序列(16SrRNA)分析技术的发展,通过对细菌的分类和进化标记基因测序,人们重新认识了肠道细菌群落结构,宿主基因型是肠道菌群区系组成的重要因素之一。Ley 等通过 16SrRNA 高通量测序发现成人肠道菌群由 500~1000 种不同菌属组成,这些微生物可抵抗病原体,维持肠道黏膜的完整性。

二、肠道细菌与 NAFLD

(一)小肠细菌过度生长(small intestinal bacterial overgrowth,SIBO)

多因素分析发现,SIBO、2 型糖尿病和肥胖与 NAFLD 相关。不断有研究发现 NAFLD 患者中存在 SIBO 并且与肝脂肪变程度呈正相关。这些研究表明 SIBO 可能参与了 NAFLD 的发生和发展。SIBO 阳性组中有 45.4% 患者有 NAFLD。NAFLD 时 SIBO 患病率 77.8%,显著高于对照组 31.3%。SIBO 引起 NAFLD 的可能机制:①SIBO 可增加内源性乙醇的生成,引起小肠功能和形态改变,从而使肠黏膜通透性增加;②SIBO 可增加门静脉血流和肝脏中内毒素浓度,诱导炎症因子如 IL-8 的释放,诱导肝脏细胞 TLR4 的表达,从而引起 NAFLD 患者肝脏的炎症反应和纤维化;③在 SIBO 情况下由于肠道菌群发生变化,可影响脂肪储存、能量代谢和促进胰岛素抵抗,并对小肠动力产生影响,从而参与 NASH 的发病过程。

(二)内毒素血症和 Toll 样受体(TLR)4 与 NAFLD

Miele 等研究发现 NAFLD 患者肠道通透性增高,小肠细菌过度生长发生率增加。饮食结构改变和抗生素干预可调整肠道细菌,为 NAFLD 的防治提出了新的挑战。当肠黏膜通透性增加时,肠腔内大量细菌释放的内毒素经门静脉系统进入体循环,形成内毒素血症,后者可促使脂肪储存和胰岛素抵抗(IR)发生。另外,细菌壁外膜上的脂多糖(LPS)可通过 TRL4 作用于脂肪细胞和巨噬细胞,诱导释放多种炎症细胞因子来诱发 IR 发生。

Chassaingt 等发现 NASH、肝硬化患者门静脉血中 LPS 浓度增加。LPS 可与 LPS- 结合蛋白相结合,然后与 CD14 连接,该复合物可激活肝 Kupffer 细胞上的 LPS-TLR-4 信号通路的激活,可能与 IR 和 NASH 相关。小鼠实验证实,TLR-4 是肝脏脂肪沉积和 NASH 进展的必要条件。NF-κB 引起多种促炎因子基因的激活,如肿瘤坏死因子 α(TNFα)、IL-1β 和肽聚糖,通过核苷酸结合寡聚化结构域样受体(NLRs)家族蛋白通路,进一步激活促炎因子的级联反应。NLRs 通过激活效应蛋白 IL-18 参与了 NAFLD/NASH 的发展,并可以通过改变肠道菌群导致 MS 发生。另外,LPS 可上调 TNFα 的转录水平,介导鼠类 NAFLD 模型的肝细胞凋亡,促进肝细胞炎症反应发生。

短链脂肪酸(SCFA)是大肠细菌代谢主要终产物,主要由厌氧菌发酵难消化碳水化合物而产生。肠道中的 SCFA 不仅可以作为营养物质而被吸收还可以影响机体脂类代谢和免疫反应等生物功能。胰高血糖素样肽 -1(glucagons-like peptide-1,GLP-1)是介导 SCFA 与肝脏脂肪代谢的重要物质,SCFA 与存在于肠道内分泌细胞 -L 细胞膜表面的 G 蛋白偶联受体(G protein-coupled receptors,GPCR)41 和 GPCR43 结合后,通过增加细胞内的 Ca^{2+} 和 cAMP 浓度触发并加强 L 细胞分泌 GLP-1 与 GLP-1 受体结合,达到控制血糖、降低体质量、降低血压、调节血脂、改善内皮细胞功能等多方面的代谢调节作用。肠道细菌可通过胆汁酸的正常代谢间接对 NAFLD 的发生发展发挥作用。正常时胆汁酸作为乳化液促进胃肠对脂肪与脂溶性维生素的吸收,抑制肠道内菌群的过度繁殖和 LSP 释放,以及控制肥胖等。肠道细菌可通过法尼醇 X 受体(farnesoid X receptor,FXR)和 G 蛋白偶联胆汁酸受体(TGR)5 调节胆汁酸的代谢,并且参与有关胆汁酸合成、代谢和重吸收的基因表达。饮食中的脂肪可改变胆汁酸的成分,可显著地改变肠道细菌的组成并导致失调。胆汁酸还具有很强的杀菌作用,通过与细菌细胞膜上的磷脂结合破坏菌膜,达到抗细菌黏附并中和内毒素的效果,抑制小肠细菌过度生长。如上所述,肠道细菌可通过 FXR 调节胆汁酸的代谢。FXR 和他的下游靶点在调控肝脏脂质新生、HDL 或 TG 输出和血浆 TG 转化中起到关键作用。使用 TGR 激动剂可降低血浆和肝脏 TG 水平,从而减轻肝脏脂肪变性。因此,通过调节胆汁酸的代谢和 FXR/TGR5 信号转导,肠道细菌可直接促进 NAFLD 的进程。

(三)肠道免疫异常与 NAFLD

研究证实,由肠黏膜浆细胞、分泌型 IgA(sIgA)数量减少会导致抗肠道细菌定植能力下降,促进肠内细菌移位。研究发现高脂饮食后易发生 NASH 的雌性 SDR 鼠中小肠 sIgA 较正常饮食组显著减少,提示肝脏病变可能与小肠体液免疫障碍的变化有关。Kim 等发现 NAFLD 小鼠体内腹腔淋巴结质量降低,CD4$^+$ 及 CD8$^+$T 淋巴细胞亚群较对照组均有减少,这些研究提示小肠细胞免疫障碍的变化可能与肥胖、代谢紊乱以及肝脏炎症密切相关,有待进一步研究。

(四)益生菌与 NAFLD

益生菌在消化道腔内有黏膜防卫机制作用,可限制病原菌定植,把细菌粘连到黏膜表面,阻止消化道细菌过度生长,降低肠道菌群失调的发生率,还可产生抗菌物质。通过调节肠道菌群影响肠黏膜屏障的不同部分而提高肠道屏障功能,对预防和延缓 NAFLD 的进展有重要作用。益生菌主要通过调节肠道菌群及肠黏膜屏障功能,减少内毒素,影响胆固醇、维生素、氨基酸代谢,促进肠上皮细胞黏蛋白及帕内特细胞 sIgA 分泌等途径,预防和改善 NAFLD 及 NASH。

益生菌可减轻肝脏氧化应激和炎症损伤。益生菌治疗后,不仅降低血清转氨酶水平,还可改善 IR。Wall 等研究提示,亚油酸联合短双歧杆菌口服后肝脏及脂肪组织中不饱和脂肪酸含量明显增多,炎症细胞因子 TNFα 及干扰素 γ 含量下降,说明益生菌不仅能改变宿主脂肪酸的合成,还能降低炎症因子的含量。

益生菌改善肠道屏障功能。动物实验发现,服用复合益生菌的大鼠肝组织中 TNFα、诱导型一氧化氮合酶、环氧化酶 2、金属蛋白酶及 NF-κB 水平明显下降,可以增加过氧化物酶体增殖物激活受体 α 的表达,值得进一步深入研究。新近 Sáez-Lara 等的临床试验显示,益生菌可改善碳水化合物代谢、提高胰岛素敏感性,改善 IR,降低血浆脂质水平,使 NAFLD 和糖尿病获得好转。

三、调整肠道菌群,治疗 NAFLD

关于肠道菌群失调的治疗,目前尚无成熟的共识,仍在努力探索中。首先推荐抗菌治疗。目前提倡用得利福昔明(rifaximin),是一种非氨基糖苷类肠道抗生素,对各种革兰阳性、阴性需氧菌都有高度抗菌活性。一项随机对照、多中心临床试验,证实有急性肝性脑病发作病史的肝硬化患者利福昔明治疗 6 个月后,其肠道内产氨细菌数量下降,且肝性脑病复发率降低。此外,也可用甲硝唑或替硝唑治疗。NAFLD 时肠道菌群失调的研究报告不多,有待进一步临床试验加以验证。

如前所述,益生菌通过调节肠道菌群可减少菌群失调的发生,并改善肠道防御屏障功能,减轻氧化应激和炎症损伤,改善肝功能和 IR。因此近几年提倡对有肠道菌群失调的 NAFLD 患者使用益生菌治疗。口服肠道益生菌可改善 NAFLD 患者的肝功能,减轻炎症反应。

促动力药可加强并协调胃肠运动,防止食物在肠内滞留,从而可阻止肠道细菌和内毒素移位,改善肠道通透性,减少肠道内细菌过度生长,减轻内毒素血症可选用莫沙必利、伊托必利,近年又报告普芦卡必利对肠道功能的重建有显著作用。

粪便细菌移植(fecal microbiota transplantation,FMT)又称粪便移植(fecal transplantation,FT)最早用于艰难梭菌感染(CDI),继之用于 IBS 和 IBD 患者治疗获得成功。近年又有报告治疗有肠道菌群失调的 NASH 患者。FMT 是把供者粪便新菌群移入患者肠内,重建肠道生态系统,促进益生菌生长,抑制或消灭耐药菌株和致病菌株,从而达到治疗的目的。FMT治疗 NASH 的疗效尚需大量的临床试验加以总结。

四、结语

肠道微生态失衡作为 NAFLD 的发病机制已得到共识,肠道菌群的改变可能是引起肥胖、代谢综合征(MS)的一个重要的环境因素。调节肠道细菌失衡对非酒精性脂肪性肝病(NAFLD)和非酒精性脂肪性肝炎(NASH)有保护和治疗作用,为 NAFLD 的防治提出了新的模式,有待今后进一步作深入的研究。NAFLD 的治疗除饮食、运动和药物治疗外,减重手术逐步在开展,并确定了其减重的疗效,应当提出的是 NAFLD 成为肝移植的第二适应证,因此,外科为 NAFLD 的治疗带来了广阔的前景,值得全面深入的开展临床研究。

(池肇春)

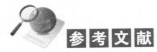

参考文献

1. Carter BA, Karpen SJ. Intestinal failure-associated liver disease: management and treatment strategies past, present, and future. Semin Liver Dis, 2007, 27: 251-258.

2. Bashiardes S, Shapiro H, Rozin S, et al. Non-alcoholic fatty liver and the gut microbiota Mol Metab, 2016, 5: 782-794.

3. Leung C, Rivera L, Furness JB, et al. The role of the gut microbiota in NAFLD. Nat Rev Gastroenterol Hepatol, 2016, 13: 412-425.

4. Viggiano D, Ianiro G, Vanella G, et al. Gut barrier in health and disease: focus on childhood[J]. Eur Rev Med Phermacol Sci, 2015, 19: 1077-1085.

5. Ferolla SM, Armiliato GN, Couto CA, et al. Probiotics as a complementary therapeutic approach in nonalcoholic fatty liver disease. World J Hepatol, 2015, 7: 559-561.

6. Fuqui H. Cut-liver axis in liver cirrhosis: hoe to manage leaky gut and endotoxemia. World J Hepatol, 2015, 7: 425-442.

7. Backhed F, Manchester JK, Semeukovich CF, et al. Mechanisms ungerlying the resistance todiet-induced obesity in germ-free mice. Proc. Nalt Acad Sci USA, 2007, 104 979-984.

8. Miele L, Valenzau V, La Toorre G, et al. Increased intestinal permeability and tight junction alteration in nonalcoholic fatty liver disease. Hepatology, 2009, 49: 1877-1887.

9. Zoetendal EG, Akkermans ADL, Vliet WMA. The host genotype aflects the bacterial community

in the humans gastrointestinal tract. Microb Ecol Health Dis, 2000, 13: 129-134.

10. Fialho A, Thota P, McCullough AJ et al. Small intestinal bacterial overgrowth is associated with nonalcoholic fatty liver disease. J Gastroenterol Liver Dis, 2016, 25: 159-165.

11. Shanab AA, Scully P, Crosbie O, et al. Small intestinal bacterial overgrowth in nonalcoholic steatohepatitis: association with Toll-like receptor 4 expression and plasma levels of interleukin8. Dig Dis Sci, 2011, 56: 1524-3154.

12. Ferolla SM, Armiliato GN, Couto CA, et al The role of intestinal bacterial overgrowth in obesity-related nonalcoholic fatty liver disease. Nutrients, 2014, 6: 5583-5599.

13. Fukuishi S, Sujishi T, Takeshita A, et al. Lipopolysacchrides accelerate hepatic steatosis in the development of nonalcoholic fatty liver disease in Zucker rats. J Clin Biochem Nutr, 2014, 54: 39.

14. Miele L, Valenza V, La Torre G, et al. Increased intestinal permeability and tight junction alterations in nonalcoholic fatty liver disease. Hepatology, 2009, 49: 1877-1887.

15. Yuan Y, Sun ZM, Zhang Y, et al. Influence of gut microecology on the pathogenesis and treatment of nonalcoholic fatty liver disease. Zhonghua Ganzangbing Zazhi, 2016, 24: 375-379.

16. Hakansson A, Molin G. Gut microbiota and inflammation. Nutrients, 2011, 3: 637-682.

17. Chassaing B, Etienne-Mesmin L, Gewirtz AT. Microbiota-liver axis in hepatic disease. Hepatology, 2014, 59: 328-339.

18. Roh YS, Seki E. Toll-like receptors in alcoholic liver disease, non-alcoholic steatohepatitis and carcinogenesis. J Gastroenterol Hepatol, 2013, 28 (Suppl1): 38-42.

19. Everard A, Cani PD. Gut microbiota and GLP-1. Rev Endocr Metab Disord, 2014, 15: 189-196.

20. Turnbaugh PJ. Microbiology: fat, bile and gut microbes. Nature, 2012, 487: 47-48.

21. Fouts DE, Torralba M, Nelson KE, et al. Bacterial translocation and changes in the intestinal microbiome in mouse models of liver disease. J Hepato l, 2012, 56: 1283-1292.

22. Trauner M, Claudel T, Fickert P, et al. Bile acids as regulators of hepatic lipid and glucose metabolism. Dig Dis, 2010, 28: 220-224.

23. Keitel V, Häussinger D. Perspective: TGR5 (Gpbar-1) in liver physiology and disease. Clin Res Hepatol Gastroenterol, 2012, 36: 412-419.

24. Tremaroli V, Bäckhed F. Functional interactions between the gut microbiota and host metabolism. Nature, 2012, 489: 242-249.

25. Arab JP, Karpen SJ, Dawson PA, et al. Bile acids and nonalcoholic fatty liver disease: Molecular insights and therapeutic perspectives. Hepatology, 2017, 65: 350-362.

26. Bieghs V, Trautwein C. Innate immune signaling and gut-interactionsin non-alcoholic fatty liver disease. Hepatobiliary Surg Nutr, 2014, 3: 377-385.

27. Compare D, Coccoli P, Rocco A, et al. Gut-liver axis: the impact of gut microbiota on non alcoholic fatty liver disease. Nutr Metab Cardiovasc Dis, 2012, 22: 471-476.

28. Xu RY, Wan YP, Fang QY, et al. Supplementation with probiotics modifies gut flora and

attenuates liver fat accumulation in rat nonalcoholic fatty liver disease model. J Clin Biochem Nutr, 2012, 50: 72-77.

29. Mencarelli A, Cipriani S, Renga B, et al. VSL#3 reset insulin signaling and protects against NASH and atherosclerosis in a model of genetic dyslipidemia and intestinal inflammation. PLoS One, 2012, 7(9): e45425.

30. Sáez-Lara MJ, Robles-Sanchez C, Ruiz-Ojeda FJ, et al. Effects of Probiotics and Synbiotics on Obesity, Insulin Resistance Syndrome, Type 2 Diabetes and Non-Alcoholic Fatty Liver Disease: A Review of Human Clinical Trials. Int J Mol Sci, 2016, 17: 928.

31. Emmanue A, Cools M, Vandeplassche I, et al. Prucalopride improves bowel function and colonic transit time inpatients with chronic constipation: an integrated analysis. Am J Gastroenterol, 2014, 109(6): 887-894.

32. 池肇春, 邹全明, 高峰玉, 等. 实用临床胃肠病学. 2 版. 北京: 军事医学科学出版社, 2015: 249-253.

33. Borody TJ, Brandt LJ, Paramsothy S, et al. Fecal microbiota transplantation: a new standard treatment option for Clostridium difficile infection. Expert Rev Anti Infect Ther, 2013, 11(5): 447-449.

第四篇　发病机制

第9章

非酒精性脂肪性肝病发病机制

经过近几十年的努力,对非酒精性脂肪性肝病的发病机制又有了进一步的认识,在复杂的遗传背景和环境因素作用下,由单纯性脂肪肝和脂肪性肝炎向肝硬化的进展过程中导致糖脂代谢紊乱、免疫应答异常等的病理改变,但其确切机制依然有待进一步探讨。

胰岛素抵抗依然被认为是 NAFLD 形成和进展的初始和核心环节。随着近年来遗传学研究的手段的更新,基因组学、蛋白组学、代谢组学等多组学研究以及表观遗传学的介入,对 NAFLD 的遗传相关因素的认识也有了较大的进展。涉及到遗传易感性、先天免疫对 NAFLD 发病的影响,基因及基因多态性对 NAFLD 的参与度,以及一些基因受体的作用。此外,从胰岛素抵抗形成到代谢性炎症的过程中细胞因子一直扮演重要角色。脂肪组织作为脂质储存和脂肪细胞因子分泌的重要器官,在 NAFLD 的形成和发展过程中有举足轻重作用,其储存功能失调和分泌功能抑制参与糖脂代谢及炎症反应的多个环节。氧化应激是 NAFLD 进展为非酒精性脂肪性肝炎(nonalcoholic steatohepatitis, NASH)的关键,机体氧化和抗氧化系统的失衡是启动代谢性炎症的重要组成部分。

因此,随着对 NAFLD 研究的深入,对其机制的认识也从 90 年代的"二次打击"学说发展为近年来的"多次平行打击"学说,将除了胰岛素抵抗和氧化应激之外的机制,如脂肪源性细胞因子、肠源性细胞因子、内质网应激等因素也参与 NAFLD 形成和进展的复杂过程。

第一节　胰岛素抵抗与
非酒精性脂肪性肝病

早在 20 世纪 30 年代,Hisworth 就提出了胰岛素抵抗的概念,但直到 20 世纪七八十年代,胰岛素抵抗的经典定义才被提出。它可描述为:正常剂量的胰岛素产生低于正常生物学效应的一种状态,其重要标志为高胰岛素血症。是包括 2 型糖尿病、高血压病、肥胖、动脉粥样硬化等常见临床疾病在内的共同危险因素。肝脏及外周组织是胰岛素作用的靶组织,是胰岛素耐受产生的主要部位。

在胰岛素抵抗状态下,一方面胰岛素对脂肪代谢的调节作用减弱,使血中游离脂肪酸(freefattyacid, FFA)增加;另一方面肝细胞对FFA的摄取和三酰甘油(triglyceride, TG)合成增多,引起血脂升高,肝细胞内脂肪蓄积,沉着及肝细胞变性、肿大,形成脂肪肝。近年来的研究发现,在正常体重、糖耐量、血脂的人群中也可发生NAFLD,但通过高胰岛素正常葡萄糖钳夹试验等方法发现NAFLD患者几乎都存在胰岛素抵抗,提示NAFLD与胰岛素抵抗之间的直接相关性。

一、胰岛素抵抗形成的机制

(一)肝脏FFA增加

生理情况下,FFA具有刺激胰岛素分泌的作用,特别是在空腹状态下,FFA水平对于保证一定量的胰岛素分泌具有重要作用。空腹血浆FFA水平降低可影响葡萄糖对胰岛素分泌的刺激作用,但FFA水平升高也会使胰岛素分泌失常。急性FFA水平升高可以引起胰岛素的过度分泌,但长期的高FFA水平将导致胰岛β细胞的分泌功能障碍与细胞凋亡增加。由于TG可造成β细胞DNA梯度增高,后者造成β细胞的凋亡,因此,血浆FFA水平升高在胰岛素抵抗和β细胞功能减退中发挥重要作用。

正常时肝脏FFA主要有3个来源:①以乳糜微粒的形式从食物中摄取;②脂肪组织的脂肪分解;③从乙酰CoA重新合成。FFA对任何细胞均具有毒性,因此,一旦产生则需要尽快清除。清除途径包括在肝细胞内再酯化,然后以极低密度脂蛋白(verylowdensitylipoprotein, VLDL)的形式从肝细胞分泌至外周血液循环。循环中的乳糜微粒和VLDL在毛细血管内皮细胞与脂蛋白脂酶结合,然后FFA从脂蛋白中释放出来,进入脂肪细胞后再重新酯化并储存在脂肪细胞,这个过程需要胰岛素和局部因子如酰基化刺激蛋白(acylation-stimulationprotein, ASP)介导。在心脏和骨骼肌可以直接利用FFA产生ATP。有些"逃逸"储存和β氧化的FFA可以与白蛋白结合,然后主要在肝脏迅速清除。正常情况下,血浆FFA浓度<1mmol/L。当机体需要的能量增加时,脂肪酸可以在肝脏从头合成,这一过程在进食高碳水化合物(尤其是单糖和双糖)和/或低脂饮食时更为显著,而在胰岛素抵抗患者中明显增强。

(二)脂肪因子代谢异常

研究表明,许多脂肪因子可作用于胰岛素介导的信号转导途径,通过不同的靶点影响肝脏的糖脂代谢,参与NAFLD形成。

1. 高瘦素血症与瘦素抵抗分布　在胰岛β细胞中的瘦素受体与瘦素结合以后,β细胞对葡萄糖刺激的胰岛素分泌起抑制作用。葡萄糖刺激的胰岛素分泌增加作用关闭了胰岛β细胞上的ATP敏感性钾通道,从而可引起Ca^{2+}内流,提高了细胞浆中Ca^{2+}浓度,促进了胰岛素的分泌。反之,如果ATP敏感性钾通道活化,胰岛β细胞超极化。阻止了Ca^{2+}内流,则阻止了胰岛素的分泌。

在病理状态下,胰岛β细胞对瘦素的敏感性下降,调节作用障碍,出现高瘦素、高胰岛素水平,即瘦素抵抗和胰岛素抵抗。高瘦素水平和瘦素抵抗进一步促进胰岛素抵抗,并降低肝细胞对胰岛素的敏感性,增加肝细胞内脂肪酸含量,最终引起脂肪肝(参见本章第五节)。

2. 肿瘤坏死因子(tumor necrosis factor, TNF-α)　TNF-α的作用可增强多种细胞如单

核细胞、中性粒细胞、自然杀伤细胞、肥大细胞及脂肪细胞等均可合成分泌 TNF-α。肝脏是 TNF-α 重要的靶器官,而 TNF-α 是众多介导肝细胞损伤的炎症因子中最重要的炎症介质之一。胰岛素抵抗患者表现为脂肪细胞中 TNF-α 基因超表达和血中 TNF-α 含量增加,后者既可直接作用于胰岛素的信号转导系统,又可通过刺激脂肪细胞分泌瘦素而引起胰岛素抵抗。

TNF-α 主要通过以下途径引起胰岛素抵抗:①抑制胰岛素受体及 IRS-1 的酪氨酸磷酸化,影响胰岛素的信号传递;②使脂肪细胞的脂肪分解增加,FFA 释放增多,间接导致胰岛素抵抗;③抑制 GLUT-4 表达,降低胰岛素刺激的葡萄糖转运,刺激 GLUT-1 的合成,后者可反馈性抑制 GLUT-4 的跨膜转运,使胰岛素刺激的葡萄糖摄取减少;④引起促肾上腺皮质激素、胰高糖素、儿茶酚胺、皮质醇等升糖激素的升高,这些激素分别或共同参与了 TNF-α 介导的胰岛素抵抗;⑤使脂肪细胞肥胖基因的 mRNA 表达增加,瘦素水平升高,共同介导胰岛素抵抗的发生。

3. 脂联素水平降低　　目前认为其具有抗肝脏脂肪蓄积、抗炎、增强胰岛素敏感性、改善胰岛素抵抗和对抗 TNF-α 的作用。胰岛素抵抗患者血清脂联素水平较低。实验研究发现,将重组脂联素注入患 NAFLD 的小鼠体内会使脂肪肝病变逆转。其机制有三个方面:

（1）脂联素能使乙酰 CoA 羧化酶和脂肪酸合成酶失活,引起肝内 TG 合成减少;

（2）脂联素激活肉毒碱棕榈酰转移酶 1 和过氧化物酶体增殖物激活受体 α（peroxisome proliferator activated receptor α, PPARα）,从而促进脂肪酸的代谢;

（3）脂联素抑制 TNF-α 的作用,进而减轻肝脏的炎症反应。研究发现,NAFLD 患者普遍存在低脂联素血症,且其血清脂联素水平与肝脏脂肪变性程度密切相关。然而脂联素用与人类 NAFLD 的相关性研究还需要更深入开展。

（三）内源性大麻素系统功能增强

内源性大麻素系统主要由内源性大麻素及其受体组成,后者分为 CB1 和 CB2 两种受体,激活后可引起摄食增加。研究发现,脂肪肝和胰岛素抵抗的动物模型普遍存在内源性大麻素系统功能增强。与正常小鼠相比,CBR 小鼠的体重和脂肪明显减少,即使在高脂高热量饮食条件下也不会发生脂肪肝或胰岛素抵抗。研究发现,大麻素能通过大鼠原代肝细胞的大麻素受体引起固醇调节元件结合蛋白 1c（sterol regulatory element binding protein-1c, SREBP-1c）过量表达,肝脏合成脂肪增加。大麻素系统引起胰岛素抵抗与 NAFLD 确切的分子机制还有待进一步研究。

二、胰岛素抵抗与 NAFLD

胰岛素抵抗一旦形成,即导致脂肪细胞对胰岛素的敏感性大大减低,胰岛素抗脂解的作用受损,脂肪分解酶活性较高,脂肪分解速度较其他部位快,甚至可直接经门静脉入肝,导致进入肝脏中的 FFA 增多。当肝内合成脂肪增加超过了肝细胞将其氧化利用和合成脂蛋白运输出去的能力,则在肝细胞内蓄积,形成脂肪肝。而同时脂肪堆积的肝细胞又对胰岛素产生抵抗,从而形成胰岛素抵抗与脂肪肝的恶性循环。

（一）肝脏 FFA 水平升高

胰岛素抵抗时,一方面胰岛素抑制脂肪组织分解的作用减弱,脂肪分解后,释放 FFA 增多,增多的 FFA 又可通过一系列信号转导减少胰岛素的清除,加重胰岛素抵抗和高胰岛素血症,形成一个病理情形下的正反馈调节;另一方面内脏组织分解产生的 FFA 可直接经由门静脉运输至肝脏,引起肝细胞内过多的 FFA 堆积。高胰岛素血症能引起 SREBP-1c 过量表达而增加脂肪酸的合成,又可减少载脂蛋白 B100(ApoB100)合成,这些代谢改变均可致脂类物质合成增多,在肝脏蓄积引起脂肪肝。

对于胰岛素抵抗时肝脏 FFA 的主要来源,利用放射性核素示踪、动静脉插管、数学模型等技术,评价了内脏(小肠、脾脏、胰腺、肝脏和内脏脂肪)的 FFA 代谢,并在肥胖和非肥胖的男性和女性受试者中确定了 FFA 从内脏脂肪释放至门静脉和系统循环中的相对贡献,发现从内脏脂肪组织脂解后释放入门静脉的 FFA 的量随着脂肪量的增加而增加。然而,每个个体内脏脂肪的量对门静脉 FFA 的相对贡献有很大不同。例如,一个内脏脂肪大约 150cm^2 的个体,从内脏脂肪释放入肝脏的 FFA 的百分比的变化可以从 0 到 45%,而且内脏脂肪增加的个体(300cm^2)从内脏脂肪释放的 FFA 的相对贡献可能比内脏脂肪量少的个体(大约 10cm^2)还要低,因此虽然内脏脂肪量及其对肝脏 FFA 代谢的影响之间存在直接关系,但是仅仅根据人体组成成分和脂肪分布还不能确定哪个个体具有更高的内脏 FFA 产生速率。他们还发现在非肥胖和肥胖个体的门静脉来源于内脏脂肪的 FFA 大约分别为 5% 和 20%,证明门静脉内由内脏脂肪分解产生的 FFA 比来自皮下脂肪脂解的 FFA 要少得多。因此,可以认为胰岛素抵抗主要引起皮下脂肪分解,产生过量的 FFA 向肝脏转移。另外,短期内迅速减肥、饥饿、胰升糖素、糖皮质激素、瘦素、TNF-α 等可以增强脂肪分解而引起 FFA 释放增加。脂解的基础速率取决于总体脂肪含量,因此总体脂肪增多导致血浆 FFA 水平升高,而脂肪细胞分泌的瘦素、TNF-α 的量与总体脂肪量成比例,这些因子可进一步增强脂肪分解。

研究发现,FFA 不只是单纯地通过葡萄糖 – 脂肪酸循环与葡萄糖相互竞争,还通过抑制外周组织对葡萄糖的摄取利用、抑制肌糖原的合成、促进糖异生等影响葡萄糖代谢。在肥胖状态下,脂肪组织中激素敏感性脂肪酶活性增强,导致脂解增加,引起血浆 FFA 水平明显升高。胰岛素介导的脂解抑制作用减弱,FFA 水平上升,破坏胰岛素信号传导通路,使外周组织和肝脏产生胰岛素抵抗。在肌肉组织,FFA 可以使葡萄糖转运体 -4(glucosetransporter4,GLUT-4)易位减少,竞争性抑制葡萄糖摄取,减少胰岛素介导的 GLUT-4。肝脏高水平的 FFA 可损害胰岛素的许多功能,使肝糖异生和糖原分解增加,还抑制肝细胞对胰岛素的灭活。

FFA 也可以通过改变胰岛素受体信号抑制胰岛素受体酪氨酸激酶活性,从而抑制胰岛素受体底物 -1(Insulin receptor substrate-1,IRS-1)的表达及其活性,导致胰岛素抵抗。FFA 可抑制葡萄糖 – 脂肪酸循环途径中丙酮酸脱氢酶活性而减少葡萄糖氧化,抑制磷酸果糖激酶活性而降低葡萄糖酵解,并使胰岛素介导的肝脏、肌肉等糖代谢器官的葡萄糖摄取和利用降低。FFA 氧化产生的乙酰 CoA 可使丙酮酸羧化酶活性增高,刺激肝糖异生和糖原输出增加,并使肝脏清除胰岛素能力下降。另外,高水平的 FFA 一方面增加胰岛细胞复制,刺激 β 细胞分泌胰岛素,造成高胰岛素血症,另一方面增加 β 细胞内的脂酰辅酶 A 水平,使 TG 在细胞内堆积,从而损害 β 细胞功能,久之则造成 β 细胞分泌功能衰竭。

(二)肝脂肪变性与肝脂肪堆积

胰岛素抵抗导致脂肪分解增加,循环 FFA 增加,过多的 FFA 使线粒体 β 氧化系统超负荷,因而脂肪酸在肝脏内积聚,引起肝细胞脂肪变性和肝脏脂质堆积,导致 NAFLD 的发生。

肝脏内的脂肪酸合成受到胰岛素和血糖的独立调节,而高胰岛素血症及肝糖产生增加是胰岛素抵抗的重要标志。几种脂肪生成相关转录因子和激酶可能通过介导胰岛素和葡萄糖对脂肪生成酶的转录和活性的调节,参与到 NAFLD 的发病过程。

1. 膜结合转录因子 -SREBP-1c　SREBP-1c 在转录水平介导胰岛素对脂肪生成的调节。SREBP-1c 可在细胞核内激活所有脂肪生成所需酶的转录。胰岛素抵抗时高胰岛素水平可刺激肝脏 SREBP-1c 的转录,导致脂肪酸的生物合成增加。SREBP-1c 还可激活乙酰 CoA 羧化酶 2(acetylCoAcarboxylase, ACC-2),一种在线粒体膜上生成丙二酰辅酶 A 的 ACC 异构酶,从而抑制具有穿梭载运脂肪酸进入线粒体的肉碱棕榈酰基转移酶 -1,减少脂肪酸氧化。

2. 碳水化合物反应元件结合蛋白(carbohydrate response element binding protein, ChREBP)　ChREBP 介导了碳水化合物(葡萄糖)对脂肪生成的诱导。葡萄糖可促进 ChREBP 从胞质进入细胞核并与 DNA 的结合,并可能独立诱导所有脂肪生成所需酶。例如它能与肝型丙酮酸激酶(liverpyruvatekinase, L-PK)基因的启动子结合而激活 L-PK 的转录,该酶催化磷酸烯醇式丙酮酸转化为丙酮酸,后者进入三羧酸循环产生柠檬酸,是脂肪酸合成原料乙酰 CoA 的主要来源。然而 ChREBP 似乎只在高血糖存在时对促进脂肪生成起到重要作用,是否其失活能减轻胰岛素抵抗状态下脂肪肝的形成目前还在研究中。

3. 过氧化物酶体增殖物激活受体 γ(PPARγ)　PPARγ 是正常脂肪细胞分化所需的核激素受体超家族成员,正常时在肝脏内表达水平非常低,然而在胰岛素抵抗和脂肪肝动物模型其表达显著上调。既往研究显示 SREBP-1c 能激活 PPARγ 转录,提示 SREBP-1c 能刺激某种激活该核受体的配体的产生。肝脏特异性缺失 PPARγ 显著减少了两种胰岛素抵抗小鼠模型(ob/ob 及 AZIP/F-1)的肝脏脂肪变性。PPARγ 上调可促进脂肪细胞分化的基因(如脂蛋白脂酶)的表达,并下调一些脂肪因子(如瘦素)的表达。PPARγ 还能抑制巨噬细胞产生 IL-1β、TNF-α 等细胞因子而具有抗炎作用。抗糖尿病药物胰岛素增敏剂能够激活 PPARγ,并改善 NASH 患者的肝损伤生化指标及肝脂肪含量。

4. AMP 激活蛋白激酶(AMP protein kinase, AMPK)　AMPK 是具有细胞能量感受器功能的异三聚体蛋白,在能量贮备减少时被增多的 AMP 所激活,激活的 AMPK 通过直接磷酸化调节蛋白或间接影响这些途径的基因表达而刺激 ATP 产生(如脂肪酸的 β 氧化)并抑制 ATP 的消耗过程(如脂肪生成)。抗糖尿病药物二甲双胍可激活肝脏 AMPK,并减少 ob/ob 小鼠模型肝脂肪变性。

肝脏是胰岛素利用的主要场所,经分泌后,胰岛素经门静脉直接进入肝脏调节肝糖代谢;此外,胰岛素还可调节脂质合成基因的转录而促进肝脂合成。正常剂量的胰岛素产生低于正常生物学效应的状态称为胰岛素抵抗。胰岛素抵抗状态下,组织利用葡萄糖的能力降低导致血糖升高,而脂肪组织内大量 TG 分解生成 FFA 进入肝脏,加重肝脏负担。肝脏是 TG 生成的主要场所,特异性肝脏胰岛素受体敲除(liver-specificinsulinreceptorknockout, LIRKO)小鼠模拟完全肝脏胰岛素抵抗,结果发现小鼠肝糖生成增加但脂质合成受到抑制,并未出现 NAFLD 的典型表现。在对代谢性疾病尤其是 2 型糖尿病的研究过程中发现的肝脏的选择性胰岛素抵抗,即肝脏糖代谢对胰岛素的应答减弱,而脂合成通路依然敏感,进而出现典型的高血糖、高胰岛素血症和高脂血症。NAFLD 是以脂质在肝脏累积为特征,采用多重稳定放射性核素跟踪结合肝穿刺技术发现正常肝脏内新生脂肪仅占 5%,而在 NAFLD 患者比例可升高至 26%,表明肝脂合成在 NAFLD 患者并未受到明显抑制。因此肝脏选择性胰岛素抵抗也是 NAFLD 形成和进展的重要机制。

最近针对 NAFLD 的病因和发病机制研究热点仍然是胰岛素抵抗,它们之间的关系近年来有不少研究报道,许多相关的因子如瘦素、脂联素、细胞因子等都是热门话题,尽管目前对于这些相关因子的生理及病理的研究有了很大的进展,大量的可以证明脂肪肝先于胰岛素抵抗的出现。随着大规模前瞻性研究的实施及基础与临床研究的发展可为阐明这些难题提供新的突破口。

第二节　遗传易感性、先天免疫与非酒精性脂肪性肝病

一、遗传易感性与 NAFLD

作为一种遗传 – 环境 – 代谢 – 应激相关性疾病,NAFLD 与胰岛素抵抗和遗传易感性密切相关,并通常与肥胖、糖尿病、高脂血症和高血压等胰岛素抵抗综合征或代谢综合征共存,是肝脏疾病进展和 2 型糖尿病的独立危险因素。目前认为 NAFLD 是一种高度遗传的疾病。近年来,国外许多研究指出一些与糖代谢、胰岛素抵抗及脂质代谢相关的基因多态性与NAFLD 的遗传易感性及肝损害有关,接触相似危险因素的个体间 NAFLD 的发病率差异较大,疾病进程亦不尽相同,这一事实提示遗传因素及基因多态性在 NAFLD 的发生及进展中起着重要作用。

(一)糖代谢及胰岛素抵抗的遗传易感基因

胰岛素抵抗发生于依赖胰岛素的葡萄糖利用器官、肝脏、骨骼肌、脂肪组织等。在脂肪细胞中,胰岛素可抑制激素敏感的脂肪酶活性,而胰岛素抵抗可减弱这种抑制作用,脂肪组织内 TG 水解增强、FFA 释放增多,加速肝脏 TG 合成,从而促进 VLDL 的合成。对脂肪组织、脂蛋白、脂肪酶活性的刺激作用减弱,使 VLDL 降解减少,进一步加重高 TG 血症。肝脏合成 TG 的速度超过将其组成 VLDL 并分泌入血的速度,出现肝细胞 TG 堆积,导致 NAFLD。胰岛素抵抗是 NAFLD 发生、发展的中心环节,肝脏内 IR 在患者 IR 中起主导作用。

1. IRS–1 与胞外核苷酸焦磷酸二酯酶 1(ectoenzyme nucleotide pyrophos–Phate phosphodiesterase, ENPP1) ENPP1 和 IRS–1(胰岛素受体底物 –1)直接与胰岛素受体信号相互作用。对沙特女性关于 IRS–1 基因多态性与糖尿病及 IR 关系的进行研究,结果证实过度表达 ENPP1 将导致 IR 及葡萄糖代谢紊乱,ENPP1 Lys121Gln 单核苷酸多态性(singlenucleotidepolymorphism, SNP)可导致 IR,IRS 蛋白在胰岛素样生长因子 1 信号激活过程中起调控作用,其中 IRS–1 Gly972ArgSNP 突变可加重肝纤维化及 NAFLD 进展。在同时具有 ENPP1/IRS–1 SNP 时,NAFLD 患者发生肝纤维化的可能性较仅有 ENPP1 SNP 或 IRS–1 SNP 的患者大。因此,ENPP1 和 IRS–1 在诱发 NAFLD 患者肝损伤中存在协同效应。

2. 抵抗素　抵抗素主要由白色脂肪细胞分泌,可减弱脂肪细胞、骨骼肌细胞及肝细胞对胰岛素的敏感性,引起肝脏胰岛素抵抗,并具有潜在炎性因子活性,是促进 NAFLD 进展的重要因素。抵抗素主要靶器官是肝脏,可启动"首次打击",导致肝脏胰岛素抵抗。人抵抗素基因存在多种 SNP 现象,其中 –420C/G 是影响抵抗素基因表达的主要位点,男性抵抗

素 –420C/G 基因多态性与内脏性肥胖、糖负荷时胰岛素分泌相关,与女性体质指数、腰围相关。携带抵抗素基因启动子 –420C/G 突变基因型的个体属 NAFLD 高危人群。抵抗素基因 +299AASNP 可增加 NAFLD 的发病危险,但抵抗素基因多态性如何影响 NAFLD 发病的具体机制尚不明确。G 等位基因可通过活化抵抗素基因转录过程,增加抵抗素表达,降低胰岛素敏感性,从而引起肝脏内脂质沉积,增加 NAFLD 发生危险。

3. 脂联素(AdiopQ)　AdiopQ 是由脂肪细胞分泌的一种活性蛋白,具有抗动脉粥样硬化、促进脂肪酸氧化、调节胰岛素敏感性等作用,是调节脂质代谢和糖代谢的重要因子。脂联素在 NAFLD 及非酒精性脂肪性肝炎的发生中起重要作用。目前已发现的 AdiopQ 单核苷酸多态性有 10 余种,其主要作用方式为通过调节 AdiopQ 的转录或表达,降低血清 AdiopQ 水平,从而与肥胖、糖尿病、心血管疾病等多种代谢性疾病相关。关于 AdiopQ 多态性与 NAFLD 相关性的研究主要集中于 rs266729(C>G)和 rs2241766(T>G)2 个位点。AdiopQ rs266729、rs2241766 与 NAFLD 发生密切相关。AdiopQ rs266729 G 等位基因突变可能通过降低血清 AdiopQ 水平,抑制脂肪酸和 TG 的分解代谢,促进 NAFLD 的发生和发展。AdiopQ rs2241766 G 等位基因也可显著增加 NAFLD 的患病风险,但具体机制尚不明确。

4. 瘦素受体(LepR)　瘦素是由脂肪细胞合成和分泌的多肽激素,能够抑制胰岛素分泌、减少脂肪的合成和蓄积,与下丘脑的 LepR 结合可调节食物摄取及能量消耗。LepR 基因表达缺失引起胰岛素抵抗和高胰岛素血症,使肝脏脂肪堆积导致 NAFLD。LEPR 基因 G3057A SNP 在 NAFLD 发病初期促使胰岛素抵抗形成。LEPRrs1137100 和 1137101 与 NAFLD 及非酒精性脂肪性肝炎的遗传易感性密切相关,LepR rs1137100 G 等位基因与肝脏疾病的严重程度呈正相关,此外,lepR 和 PNPLA3 基因之间存在强交互作用,LepR 和 PNPLA3 的共同作用大大加剧了罹患 NAFLD 的风险。LepR Lys656Asn 多态性通过调节胰岛素抵抗和脂质代谢,促使 NAFLD 的发生、发展,而 LepRK109R 基因多态性与肥胖、脂质代谢异常等无明显相关性,与 NAFLD 的发生无关。因此,LepR 基因多态性对 NAFLD 发病的影响尚存争议,仍需进一步研究。

5. 过氧化物酶体增殖物辅助激活因子 –1α(peroxisome proliferator coactivator–1α,PGC–1α)　PGC–1α 参与胰岛素抵抗的形成,通过不同信号传导通路广泛参与能量代谢调节诸多环节,如肝糖异生、胰岛素敏感性、脂肪酸 β– 氧化、脂肪细胞分化和胆固醇逆向转运等。PGC–1α 可加速肝糖异生进程,诱发肝内胰岛素抵抗。PGC–1α rs2290602 SNP 与成人 NAFLD 相关。PGC–1α 基因多态性与日本人群 NAFLD 发病相关联。亚洲肥胖儿童 PGC–1α rs8192678 多态性与 NAFLD 相关,且独立于其他因素,但也有研究结果认为,PGC–1α 的多态性与 NAFLD 无关。

(二)脂质代谢的遗传易感基因

TG 的合成、贮存、转运的基因多态性可影响脂肪变性强度,影响脂肪性肝炎和肝硬化进程。FFA 增加与 NAFLD 发生、发展密切相关。

1. 微粒体 TG 转运蛋白(microsomal TG transfer protein,MTTP)　MTTP 是调节 TG 载脂蛋白及肝细胞组装和分泌 VLDL 的关键酶,MTTP 异常可影响肝细胞分泌 TG 的能力。MTP–493G/T 多态性可促进 NAFLD 的发展。中国汉族人群中 MTTP 基因多态性对 NAFLD 有明显影响。横断面研究结果表明,MTTP297H 携带者有高 NAFLD 风险,基因型 MTTP297H 可能是 NAFLD 形成的一个重要危险因素。

2. 载脂蛋白（Apo）　ApoPC3 主要参与 TG 的代谢,过表达 ApoPC3 基因小鼠更易发生 NAFLD 和胰岛素抵抗。ApoPE 是乳糜微粒及 VLDL 的组成部分,与血清 TG 水平呈负相关。ApoPE 有 3 种等位基因 E2、E3、E4,构成 ApoPE 基因的多态性。对意大利人群的研究结果表明,E4 是 NAFLD 患者的保护因素。但有研究表明,ApoPE 基因多态性与 NAFLD 无明显相关性。对白种人群的研究结果表明,E2/3 在肥胖人群 ApoPE 基因多态性与 NAFLD 无明显相关性,在非肥胖型人群中 E2 等位基因和 E2/ 基因型是 NAFLD 的保护因素。NAFLD 的发生与中国人群 ApoE 基因的多态性无明显相关性,E2/3 基因型可能是欧洲人群 NAFLD 的保护因素。

3. 含 patatin 样磷脂酶（patatin-likephospholipasedomain-containingprotein 3, PNPLA3）　PNPLA3 位于 22 号染色体,属于 patatin 磷脂酶家族成员,具有脂肪酶和甘油酯转乙酰酶活性,主要在脂肪细胞和肝细胞中表达。目前与 NAFLD 相关的 PNPLA3 基因多态位点主要有 rs738409、rs2896019 和 rs3810622 3 个,其中研究最多的是 rs738409,即 PNPLA3 第 148 位的错义突变,编码蛋白由异亮氨酸变为甲硫氨酸,导致限制底物与蛋白催化位点结合,限制了三酰甘油水解酶的活性,减少肝细胞内酶对 TG 的水解作用,导致 VLDL 分泌受损,引起肝细胞内 FFA 聚积,从而增加了 NAFLD 的发病风险。PNPLA3 rs2896019 和 rs3810622 与 NAFLD 肝损伤程度密切相关,也可能参与了 NAFLD 的发生和发展。然而,这 2 个多态性位点影响 NAFLD 发病的具体机制仍需进一步研究。

4. PPAR　PPAR 属核受体家族中配体激活的转录因子,包括（α、β、γ）3 个亚型。PPARα 参与脂代谢的过程,如摄取、结合氧化、脂蛋白结合、运输、代谢等。敲除 PPARα 基因可引发小鼠脂肪肝。PPARαVal227Ala 多态性在 NAFLD 发病中发挥一定作用。PPARγ 是核激素受体超家族成员之一,在肝脏及脂肪组织中表达,对调节肝脏 TG 蓄积有重要作用,并能增加胰岛素敏感性及调节血糖与脂质平衡。PPARγ 可通过恢复脂肪组织对胰岛素的敏感性,减少脂肪酸流向肝脏,从而降低 NAFLD 的损伤。目前有关 PPAR-γProl2Ala 位点变异与 NAFLD 的关系的研究结果不一致,需进一步研究证实（参见本章第四节）。

5. 胆固醇调节原件结合蛋白裂解活化蛋白（SREBPcleavage activating protein, SCAP）　SCAP 与 SREBP 效应元件结合,激活靶基因表达,编码可吸收胆固醇和 TG 酶合成的蛋白。因此,SCAP 在调节肝脏胆固醇和 TG 代谢中发挥重要作用。同时患代谢综合征和 NAFLD 人群 SCAPrs2101247 SNP 与仅患代谢综合征人群相比,GA/AA 变异基因型女性患 NAFLD 的概率较 GG 基因型者小。

6. 神经蛋白聚糖（neurocan, NCAN）　NCAN 基因是一种新发现的血脂相关基因,之前一直被认为只在神经组织中表达,但现已证实该基因也在肝脏中表达。目前国内关于该基因的研究较少。2013 年美国一项关于 NCANrs2228603 的研究表明,该基因是肝脏炎症和纤维化的危险因素,并且可促进肝脏由脂肪变性进展到 NASH。2014 年中国人群的一项病例 - 对照研究证明 NCAN 基因与冠心病易感基因有明显的关联,病例组的 TG 普遍比正常组高。2015 年,北京大学同样利用病例 - 对照研究方法证实了 NCAN 是儿童 NAFLD 的易感基因。目前该基因的研究很少,作用机制不明,尚需更多深入研究。

7. 磷脂酰乙醇胺 N- 甲基转移酶（phosphatidyl ethanolamine N-methyl transferase, PEMT）　PEMT 主要在肝脏中表达,参与磷脂酰乙醇碱即内源性脂肪的合成,PEMT 催化的磷脂酰乙醇胺甲基化通路是肝脏内胆碱合成的特有途径。PEMT-744G/C 突变会导致胆碱缺乏、VLDL 合成减少,使 TG 在肝脏内蓄积引起 NAFLD。对是否敲除 PEMT 基因及是否补充胆碱的小鼠脂肪肝的严重程度进行比较,结果表明 PEMT 基因缺失会促进 NAFLD 的发生和发展。

8. 六跨膜蛋白超家族成员 2（transmembrane 6 superfamilymember 2, TM6SF2） TM6SF2 是一类六跨膜蛋白超家族成员,含有 7~10 个跨膜结构域,但均未包含在目前已知的功能性结构域中,在肝脏和小肠中高表达。TM6SF2 蛋白位于人类肝细胞的内质网和内质网 – 高尔基体中间层。TM6SF2 rs58542926 多态性与 NAFLD 的发生显著相关,并能独立引起肝脏内 TG 含量升高和 NAFLD 相关的肝纤维化 / 肝硬化。TM6SF2 通过影响 TG 脂蛋白的分泌和肝细胞内脂滴含量调节脂质代谢,影响肝脏内 TG 的代谢,最终导致 NAFLD。

除了上文提到的多态性基因,NAFLD 还与其他一些基因多态性有关,如 TNF-α、葡萄糖激酶调节蛋白等。明确它们在 NAFLD 发生发展中不同环节的作用,有助于补充 NAFLD 的治疗方案和改善预后,为未来揭示 NAFLD 的发病因素和发病机制提供了新思路。

二、先天免疫与 NAFLD

随着遗传和环境因素的影响,NAFLD 进展过程中会出现代谢改变和炎症紊乱,促进免疫系统的活化。先天免疫系统,在生理条件下主要维持组织和器官的内稳态,当它被异常激活,可触发有害炎症,导致轻度炎症,引起组织和器官损伤,进而产生纤维化和致癌作用,因此 NAFLD 的发病机制和疾病进展与先天免疫系统的激活密切相关。肝脏可看作是一个"免疫器官",肝细胞中有毒的脂代谢物可诱导细胞损伤,激活和动员先天免疫细胞组成经典的先天免疫系统。尽管肝脏提供了耐受性的环境,但先天免疫信号通路的异常激活可诱发炎症,导致组织损伤、纤维化以及致癌作用。此外,细胞因子能够通过诱发并参与免疫反应,激发肝脏细胞内的信号通路,从而使肝脏能够更好地抵抗病原体,在肝脏炎症反应中也起着重要作用。因此,先天免疫系统对 NAFLD 的机制影响及研究,越来越受到人们关注。

（一）Kupffer 细胞

Kupffer 细胞是肝内数量最多的单核巨噬细胞,约占肝脏非实质细胞的 20%~25%,是潜在的抗原递呈细胞,参与肝脏 T 淋巴细胞的活化和耐受,调节许多肝脏疾病的炎症反应。Kupffer 细胞表型和功能对各种急慢性肝疾病的发展有着重要作用。当发生肝损伤时,单核细胞迅速分化为成熟 Kupffer 细胞,并独立于循环单核细胞。它们主要分布在肝血窦,以便能第一个接触外源性免疫反应性物质和内源性吞噬信号,预处理和处理并派遣抗原,并分泌各种促炎介质如细胞因子、前列环素、一氧化氮以及活性氧中间物。另一方面,大量的 toll 样受体 4（toll–like receptor 4, TLR4）刺激,Kupffer 细胞产生趋化因子和细胞因子,如 TNF-α、IL-1β、IL-6、IL-10、IL-12 和 IL-18。

随着氧化应激的发生发展,Kupffer 细胞的活化及细胞因子和趋化因子的产生 NAFLD 的进展中发挥核心作用。NASH 人群的 Kupffer 细胞分泌 IL-6 水平显著升高,并且明显高于脂肪肝与单纯性脂肪肝人群。在 NAFLD 患者及 NASH 小鼠模型中,Kupffer 细胞的摄取功能显著削弱,并随脂肪变性程度的增加而降低,其功能的降低和数量的减少并无关系。采用氯化钆选择性去除 Kupffer 细胞,可有效改善 NAFLD 实验模型中肝脏脂肪变性的组织学变化和 IR。多数研究表明,Kupffer 细胞的耗竭可改善脂肪变性,也有研究表明其有相反作用,差异可能由于去除 Kupffer 细胞方法不同所造成。常用静脉或腹腔注射氯膦酸二钠脂质体去除 Kupffer 细胞。静脉注射选择性地减少 Kupffer 细胞和 / 或脾巨噬细胞，但不能去除内脏脂肪组织中的巨噬细胞，而腹腔注射可影响 Kupffer 细胞以及内脏脂肪中的巨噬细胞。

（二）肝实质细胞

肝脏脂肪变性过程中肝细胞发挥新陈代谢作用，并降解脂滴。肝细胞表面可表达 TLR2 和 TLR4，TLR4 的激活及发挥作用需要较高浓度的脂多糖（lipopolysaccharide，LPS）刺激。而在炎症反应阶段，肝细胞表面 TLR2 表达明显上调。肝细胞可通过自身的摄取清除体循环中的 LPS，并将其释放入胆汁。Kupffer 细胞去除的小鼠模型中肝细胞具有同样的 LPS 清除能力。故 TLR4 在肝细胞清除 LPS 过程中不可缺少。此外，肝细胞中 TLR4/髓样分化因子（myeloid differentiation factor 88，MyD88）信号通路已被证实对高果糖饮食诱导的 NAFLD 的早期发展有重要作用，高迁移率族蛋白 -1 担任脱氧腺苷酸，调节 TLR4 活化。

（三）树突状细胞（dendritic cell，DC）

DC 作为抗原递呈细胞在肝脏炎症的发生发展过程中起到了重要作用。在炎症阶段，DC 表达 TLR4/髓样分化蛋白 -2 复合物，产生炎症因子（如 IL-12、TNF-α），并且在 LPS 等刺激下能够分泌淋巴细胞相关抗原分子（如 CD40、CD80、CD86）。DC 能够在 NAFLD 的肝脏中发展成熟至激活免疫表型，因此在细胞凋亡和坏死碎片清除过程中，能够通过限制无菌性炎症来发挥作用，并且对 CD4$^+$T 淋巴细胞的功能具有重要的免疫调节作用。此外，DC 能够限制 CD8$^+$T 淋巴细胞的成熟和细胞因子的产生，以及 TLR 在固有免疫细胞中的表达。成纤维细胞释放细胞外基质成分，产生基质金属蛋白酶（matrixmetalloproteinase，MMP）抑制剂，减少胶原蛋白的降解，从而促使 NAFLD 向纤维化发展。在 NAFLD 的恢复期，DC 的减少能够延迟肝脏炎症反应和纤维组织增生的发生。

（四）淋巴细胞

淋巴细胞大量存在于肝脏，并且已被证实在 NAFLD 的肝脏中有所积累，但在炎症阶段，个体种群及其致病作用并无很大差异。研究表明，在 NAFLD 的所有阶段，CD68$^+$ 巨噬细胞、CD8$^+$ 淋巴细胞占主导地位。NAFLD 患者在肝脂肪变性早期可以检测到巨噬细胞的增加，甚至发生在促炎细胞因子（如 IL-1β、TNF-α）表达上调之前，而其他细胞类型出现在 NAFLD 的高级阶段。

（五）自然杀伤 T 淋巴细胞（natural killer T cell，NKT）

NKT 细胞是肝脏中含量较多的先天免疫细胞，易被脂质抗原所激活，在 NAFLD 进程中起着重要作用，它们通过干扰素（interferon，IFN）诱导肝星状细胞（hepatic stellate cell，HSC）和肝实质细胞的凋亡对 NAFLD 产生重要影响。研究发现虽然在肥胖患者中循环 NKT 细胞数量及细胞毒活性降低，但在 NAFLD 中，肝 NKT 细胞数量增加。NKT 细胞通过诱导适应性免疫反应（1 型和 2 型）调节宿主反应来应对组织损伤以及炎症反应。NKT 被脂类抗原激活，因此可能对 NAFLD 的肝纤维化的发展有影响。在 NAFLD 从炎症发展至纤维化阶段，NKT 细胞数量反而升高。在人类和动物的研究表明，在 NASH 患者及模型小鼠肝脏内 Hedgehog 介导的 NKT 细胞增加可导致纤维化进程。

（六）肝星状细胞（HSC）

生理状态下，HSC 处于静止状态；当肝脏受损时，Kupffer 细胞、单核细胞以及受损的肝细胞释放信号分子，如血小板源性生长因子、TGF、IL-1β、IL-6 等，促使 HSC 向成纤维细胞转化。另一方面,其转化过程需要脂肪基因和肌原性基因的表达,PPAR 可上调脂肪基因的表达,而缺血及炎症可下调其表达。此外,HSC 的转化对 Hedgehog 信号通路、细胞因子(TNF-α、IL-1β、IL-6)以及瘦素均有影响,瘦素亦为重要的促纤维化因子,与肝细胞功能性受体结合后激活 JAK2/STAT3 信号通路,促进组织 MMP 抑制剂表达。脂肪组织释放的 AdiopQ 可减少 HSC 的迁移和增殖。研究发现 TLR4 受体介导的 MyD88/NF-κB 信号通路亦参与 HSC 的激活。

近年来越来越多的研究表明先天免疫系统的激活对 NAFLD 的发生发展有关,多方面、多途径了解肝脏先天免疫反应和诱发的肝脏炎症以及不同信号转导通路,可以进一步澄清先天免疫机制在 NAFLD 的发病过程中的作用,为 NAFLD 的病理生理学提供新的见解,以及发现新的潜在治疗靶点,以防止 NAFLD 进一步发展。

第三节 基因和基因多态性与非酒精性脂肪性肝病

NAFLD 的家族聚集性、种族差异性、临床表现及组织学的严重程度上的不同提示基因对其形成的重要作用。目前基因多态性的研究以及其涉及的脂质的处理(脂解作用和 TG 合成作用)、胰岛素的信号传递、氧化应激的机制成为研究的热点。应用连锁分析、全基因组关联研究及候选基因法进行基因定位明确了多种基因多态性与其密切相关:影响胰岛素敏感性的基因、影响脂肪酸代谢的基因和氧化应激相关基因等。

一、与胰岛素抵抗有关的基因

胰岛素抵抗是 NAFLD 发生、进展的中心环节,影响胰岛素敏感性的因素亦会影响 NAFLD 的发病。与胰岛素抵抗相关的这些基因影响着胰岛素的分泌及外周组织对其的敏感性,从而影响着肝脏脂肪的沉积。

(一)AdiopQ

AdiopQ 能够减少肝葡萄糖和 FFA 的生成,主要是通过活化磷酸腺苷活化蛋白激酶(adenosine 5′-monophosphate-activated protein kinase,AMPK)和 PPARγ 来增加胰岛素敏感性和降低脂肪酸的合成,加强脂肪酸氧化和抗脂肪变性,因此 AdiopQ 水平在 NAFLD 及 NASH 的发生中起作用。AdiopQ SNP45TT 和 276GT 与 NAFLD 的发生密切相关,并与肝脏损伤的严重程度相关。日本 NAFLD 患者 AdiopQ 基因 +45GT 和 +276GT 位点被认为与 NAFLD 的发生有关,而中国 NAFLD 患者 AdiopQ 基因在 11391、-11377、+45 以及 +276 位点与 NAFLD 的发生无关,但 -11377 和 +45G 基因多态性与高三酰甘油血症有关。伊朗人 AdiopQ 基因 rs266729(-11377G/C)多态性可能与 NAFLD 的发生有关,然而尚未在其他种族人群上证实。此外,AdiopQ 的基因多态性同样也影响着胰岛素的敏感性、BMI 和血脂,与 NAFLD、2 型糖尿病、肥胖和高脂血症的关系密切。

(二)抵抗素

抵抗素是脂肪细胞分泌的一种激素,它能调节胰岛素的敏感性,被认为是与肥胖以及糖尿病有关。抵抗素的主要靶器官是肝脏,能够启动"一次打击",导致肝脏胰岛素抵抗,干扰肝脏的糖代谢。国外研究发现,在男性中,抵抗素 –420C/G 基因多态性与内脏性肥胖、糖负荷时胰岛素的分泌相关,在女性中,其多态性与 BMI、腰围明显相关。有研究显示,在日本高知地区,抵抗素基因启动子 –420 位点 G 等位基因与 NASH 发生发展具有显著相关性。在研究我国 2 型糖尿病患者中发现,抵抗素基因 +299AASNP 会增加 NAFLD 的发病危险,但对于抵抗素基因多态性如何影响 NAFLD 发病的信号通路仍不清楚。也有报道称抵抗素能够上调细胞因子信号传导抑制因子 3 基因的表达、抑制 IRS-2 基因的表达,从而导致了细胞葡萄糖耐量的降低。此外,台湾学者研究发现抵抗素基因 62G/A 多态性与糖尿病和高血压相关,至于其与 NAFLD、NASH 的关系尚需进一步确定。

(三)瘦素

瘦素也是脂肪细胞分泌的一种激素,其通过与主要分布在下丘脑的 LEPR 结合调节食物的摄取和能量的消耗,其与糖尿病、高脂血症等 NASH 危险因素相关。研究证实 LEPR 基因 G3057ASNP 在 NAFLD 发病的初期有助于胰岛素抵抗的形成。也有研究发现 LEPR 基因 Arg233Gln 多态性与总胆固醇(total cholesterol, TC)、低密度脂蛋白胆固醇(low density lipoprotein cholesterol, LDL-c)水平相关,但亦有不同的报道。国内研究表明女性 LEPR 基因 –2548G/A 与 NAFLD 发病相关,而男性基因与其无关。瘦素也可以通过下调硬脂酰辅酶 A 去饱和酶 1 和 SREBP-1c 来发挥抗脂肪变性的作用,显然编码瘦素或调节其分泌和组织敏感性的蛋白质基因多态性也是 NAFLD 的潜在基因。

(四)PPAR–γ

PPAR–γ 是配体激活的转录因子核受体超家族成员,在脂肪生成、脂质代谢、能量代谢、胰岛素敏感性、炎性反应、细胞生长和分化中起重要作用。上调 PPARγ 转录表达可导致脂肪生成酶的生成,从而加速 NAFLD 的发展。目前认为 PPARγ 的常见多态性影响胰腺 β 细胞功能,导致胰岛素分泌及外周组织对胰岛素敏感性的改变。其与 2 型糖尿病、肥胖、心血管疾病等发病风险相关联。迄今只有 PPARγ2 基因的多态性被证实在脂类代谢以及胰岛素抵抗中起重要作用。PPARγ2 基因多态性源于该位点的 C 被 G 所代替,导致编码蛋白质密码子的 12 位点的脯氨酸被丙氨酸代替(Pro12Ala),国内研究报道 PPARγrs10865710(C-681G)基因型与 NAFLD 的发生关系密切,在中老年人群中,PPARγ2 基因 C/G 多态性与吸烟的协同效应还会通过增加氧化应激导致 NAFLD 的发展。研究巴西 NAFLD 群体时发现,另一种 SNPLeu162Val 可能与 NAFLD 的发展有关系。尽管这些证据提示 PPARγ2 基因多态性可能会影响 NAFLD 的进展,但目前还无法阐释这些 SNP 通过何种机制导致 NAFLD 发生,未来尚需进一步更深入的研究。

(五)脂联素受体结合蛋白(adaptor protein containing PH domain, PTB domain and leucine zipper motif, APPL)

APPL1 和 APPL2 起结合细胞内 AdiopQ 受体和调节 AdiopQ 信号转导的作用,两者都高表达于胰岛素敏感的靶组织。APPL1 主要在胰岛素敏感的肌肉组织中发挥作用。对白种人研究发现,C–APPL1/A–APPL2 等位基因组合增加了 NAFLD 的发病危险,同时还伴有更严重的肝脏脂肪变性。目前对于 APPL2 的功能尚不是很清楚,但它能够下调 AdiopQR1 受体信号,与 APPL1 竞争结合 AdiopQR1 受体,阻止 APPL1 与胰岛素信号的相互作用,从而抑制了胰岛素信号的传导。

二、影响脂肪酸代谢的基因

FFA 释放增加与 NAFLD 的发生发展密切相关。脂毒性会影响胰岛素信号级联反应,导致肝分泌物以及 VLDL 的积聚,最终引起基因调控的脂质代谢的失衡。影响脂肪酸代谢的基因突变将影响肝脏 TG 的合成、贮存、转运以影响脂肪变性的强度,调节脂质的代谢,从而影响脂肪性肝炎和肝硬化的进程。

（一）MTTP

MTTP（microsomal triglyceride transfer protin,微粒体三酰甘油蛋白）的作用是加速 TG、胆固醇和磷脂酰胆碱（phosphatidylcholine, PC）的转运和细胞或亚细胞膜的生物合成。MTTP 基因编码区变异可引起无 β_2 脂蛋白血症（一种少见的常染色体隐性遗传病）,当组织特异性失活 MTTP 时可出现肝脏脂肪变性。MTTP 基因的多态性与其基因活性有关,低活性基因型的脂肪肝患者更容易发生肝脏脂肪变性和纤维化,提示 MTTP 基因多态性可能影响脂肪肝的病程进展。对 MTTP 基因 493G/T 的多态性研究证实,NASH 患者中 G 等位基因更常见,G/G 基因型也更常见,G/G 基因型的 NASH 患者肝脏脂肪变性的程度明显比 G/T（T/T 基因型不存在）基因型的 NASH 患者严重。MTTP-493G>T（rs1800591）基因多态性与 NAFLD 的发病机制有关,MTTP-493G>T 多态性是由基因内含子 NM_000253.2 区域的 G>T 所引起的,这可能会造成 MTTP 表达的减少,同时造成了体内 LDL-c 和乳糜微粒的合成不足,从而可能会增加 ApoB 的降解,引起肝脏脂类代谢的调节异常,最终导致 NAFLD 发生。

（二）编码 SREBP1-c

编码 SREBP-1c 是肝脏脂肪酸和 TG 合成的几乎所有基因的转录活化因子。研究发现,SREBP-1c 基因 18 号外显子 54G/C 多态性与肥胖症及 2 型糖尿病的发生有关。国内研究表明,SREBP-1c 基因 18 号外显子 54G/C 多态性是心肌梗死患者血脂与血糖代谢异常的易感因素,推测 SREBP-1c 基因 18 号外显子 54G/C 多态性与 NAFLD 的发生、发展相关。

（三）Apo（载脂蛋白）

VLDL 是运输内源性 TG 的主要形式,VLDL 的形成依赖于脂蛋白 ApoB100,而 IR 抑制 ApoB100 的合成,是导致 TG 在肝细胞内沉积的重要原因之一。ApoB 基因 C7673T 多态性与脑出血患者血脂水平相关,其与 NAFLD 的关联尚待研究。ApoE 是调节脂蛋白代谢的重要载脂蛋白,也是乳糜微粒以及 VLDL 的组成部分,与血清 TG 的水平呈负相关。编码 ApoE 的基因也是多态体,小鼠一种特殊突变（ApoE3-Leiden）的过度表达导致 VLDL 的减少和脂肪变性。ApoE 的缺乏不易导致肥胖的发生以及 NAFLD 的发展。目前有 3 种不同的等位基因 E2、E3、E4 构成了 ApoE 基因的多态性。男性 ApoE3/3 基因型比女性更易患 NASH,非肥胖患者 ApoE2/3 基因型被认为是 NAFLD 发展的保护因素,然而却是老年的遗传易感基因。ApoE2/2、ApoE4/4 基因型还未在 NASH 的患者中发现,但 ApoE2/2 基因型人群血清的 VLDL-ApoB 生成会减少。ApoC3 主要参与了 TG 的代谢,此前认为 ApoC3 基因 rs2854116 和 rs2854117 多态性与 NAFLD 的发生有关,现已有资料证实上述两种基因多态性可能不是 NAFLD 的危险因素,但 ApoC3 的过度表达易于发生肝脏脂肪变性以及胰岛素抵抗。可以说 Apo 的基因多态性在 NAFLD 的脂质代谢机制中具有重要的作用,而且与性别、年龄、体型和疾病的严重程度密切相关,但这些联系还需要在不同种族的人群中进一步证实。

（四）解偶联蛋白（uncoupling protein，UPC）3

UPC3 是一种线粒体阴离子载体蛋白，在肌肉组织中高选择性表达，具有生热的作用，增加 UPC3 mRNA 在肌肉中的表达会增加组织代谢的速率以及降低 BMI。因此 UPC3 在能量代谢以及脂质代谢中扮演着独特的角色。NAFLD 患者的 SUPC3 基因 rs11235972G 多态性在人群中更为普遍。虽然目前仍不清楚 UPC3 基因的多态性如何导致 NAFLD 的发生，但现已证实 UPC3 基因的多态性（55C/T）与体质量的增加、肥胖以及 2 型糖尿病的发生有关，这也提示了 UPC3 基因多态性可能同时参与了 IR 的形成。

（五）内源大麻素受体（cannabinoid receptor，CBR）

内源大麻素能够作用于膜结合受体，其受体分为 CBR1 和 CBR2 两种亚型。CBR1 受体主要是通过中枢和外周的效应调控肝脏脂肪代谢，CBR1 基因 G1359A 的多态性与 IR 以及脂肪因子的表达有关。研究发现患有 NASH 的肥胖女性 CBR1 mRNA 表达会明显增加，且与 PPARα 的表达呈负相关，PPARα 表达的减少会导致肝脂肪氧化以及脂肪水解作用的减弱，而 CBR2 mRNA 表达与 PPARγ、IL-6、TNFα、抵抗素、AdiopQ 的表达呈正相关，对于炎症反应的发生，CBR2 具有双重效应。CBR2 是近年来备受关注的受体，此前有不少学者认为 CBR2 在肝损伤的发生中可能是作为一种保护因素，并且这种受体有希望成为抗炎以及抗纤维化的目标受体，但目前对于 CBR2 在肝脏疾病中的功能效应尚有争议。

（六）微粒体细胞色素氧化酶 P450ⅡE1（cytochromeP450ⅡE1，CYPⅡE1）

脂肪酸的氧化代谢在脂肪肝的发生发展中具有"双刃剑"的作用。一方面，适当的脂肪酸氧化可以减少脂肪酸在肝脏的沉积，延缓脂肪肝的形成；而另一方面，过度的脂肪酸氧化将会导致大量活性氧的产生，启动第二次打击，加重脂肪性肝炎、肝纤维化的进程。肝细胞微粒体的脂肪酸氧化可以产生过多的活性氧。NAFLD 大鼠肝细胞色素 P450ⅡE1 表达变化与脂肪肝的脂质过氧化损伤程度密切相关。CYPⅡE1 存在 6 种限制性内切酶片段长度多态性，其中 5′ 端的 PstI 和 RsaI 在转录水平影响 CYPⅡE1 的表达，突变型 c2 等位基因使其表达增加，因此 c2 基因与 NAFLD 有正相关性。关于内源性抗氧化防御系统，有研究报道，线粒体超氧化物歧化酶（superoxidedismutase，SOD2）与 NAFLD 患者的纤维化严重程度有关。NAFLD 患者中乙酰 CoA 羧化酶的基因表达增加，研究发现其第 16 号内含子区的 116/73C/T 多态性可能与 2 型糖尿病的发病相关。肉碱软脂酰转移酶 1a 的基因表达明显降低，细胞色素 P450ⅡE1A 表达降低，二酰基甘油酰基转移酶、激素敏感性脂肪酶、PPAR-α 和 γ 表达都增加。

三、氧化应激相关基因

肝脏坏死、炎症及肝纤维化发生氧化应激，可能是 NAFLD 发生和进展的重要"二次打击"因素。氧化应激的产生可能来自线粒体功能障碍、铁超载等。而氧化应激下反应性氧化物的增加可导致 ATP 耗竭、DNA 损伤、蛋白质稳定性下降以及致炎性细胞因子的释放，从而破坏了细胞结构以及功能的完整性，加速了 NAFLD 的进展。

（一）线粒体锰超氧化物歧化酶（manganese superoxide dismutase，MnSOD）

MnSOD 是线粒体内清除氧自由基的关键酶，当线粒体异常无法清除体内超氧阴离子，使得肝细胞直接受到氧化损伤时，就会导致 NAFLD 的发生。日本学者在研究 NASH 患者和健康对照组 MnSOD 基因 1183T/C 的多态性中发现，NASH 患者中 T/T 基因型明显更为常见,该种基因型决定该酶线粒体结合区域的缬氨酸被丙氨酸代替,从而降低 MnSOD 通过线粒体的能力,造成线粒体基质内有活性的 MnSOD 浓度下降,线粒体抵御氧化应激损伤能力下降,氧自由基生成增多,造成肝细胞损伤。有趣的是,有研究发现患 NAFLD 的男性患者肝内 MnSOD 的含量会减少,而女性患者则不会,这种性别分布的差异提示性激素水平的不同可能会影响 MnSOD 的表达,因此男性低水平的 MnSOD 可能有助于增加氧化应激反应和肝脏疾病的进展。

(二)铁超载和血色素沉着病(hemochromatosis,HFE)

HFE 基因突变以及铁超载对 NAFLD 发病机制中的氧化应激有一定的影响。在 HFE 基因突变型 Cys282Try 和 His63Asp 的人群中,HFE 导致的铁沉积产生的羟自由基会引起氧化应激反应,其终产物能够激活 HSC,最终导致 NASH 患者向更严重的纤维化发展。国外研究还发现 β-珠蛋白缺乏对于肝实质细胞铁超载至关重要,且与肝脏疾病的严重程度有关,铁超载和 HFE 基因突变造成氧化应激从而引起肝细胞损伤。但近年来的研究都未发现铁超载和 HFE 基因突变参与 NASH 发病。种族的不同可能造成基因改变的不同,还需要进一步研究证实。

四、影响 NAFLD 肝纤维化严重程度的基因

脂肪肝发生肝纤维化可能机制有脂肪性肝炎、导致脂肪肝的相同因素、致病因素强度及持续时间、肝微循环障碍和缺氧等。参与肝纤维化的因素众多,包括 HSC 的活化,胶原的合成与降解等。编码包括肝脏纤维化和纤维蛋白溶解的蛋白质等都是 NAFLD 的候选基因。最明显的包括编码转化生长因子(transforming growth factor,TGF)-β1、基质 MMP-3、TLR4 和 PPAR-γ 的基因。

TGF-β1 是活化 HSC、促进细胞外基质分泌的重要细胞因子,其在肝纤维化的发生发展中起重要的调节作用。TGF-β1 基因至少有 8 个 SNP 位点:988C/A、800G/A、509C/T、+72 插入 C、第 4 个内含子缺失 C、10T/C、25G/C 和 263C/T。TGF-β1 基因多态性即产生高水平 TGF-β1 的遗传能力,与肝细胞和窦状隙 TGF-β1 染色密度及纤维化程度有关。国外研究 MMP-3 基因多态性与原发性肝硬化易感性相关。TLR4 作为脂多糖受体,在识别保守的病原体有关的分子模式和激活固有及适应性免疫应答中发挥着重要作用。此前有研究资料揭示了细菌内毒素的释放是导致 NASH 发病的刺激因素。细菌内毒素与 Kupffer 细胞表面的 TLR4 结合,能够激活 Kupffer 细胞,释放大量的炎症介质,导致肝损伤和肝纤维化。TLR4 信号对于 NASH 的发病机制至关重要,TLR4 基因的 299 位密码子的变异(Asp299Gly)可能能够阻止 NAFLD 的发生。

五、基因多态性与非酒精性脂肪性肝病

在 NAFLD 发病的整个过程中,多种细胞因子在诱导胰岛素抵抗、损伤线粒体功能、引起氧化应激等方面起作用。

(一)TNF-α

TNF-α 可能通过诱导氧化反应和降低胰岛素敏感性等方式导致肝细胞炎症性坏死,在 NASH 的发病机制中至关重要。TNF-α 表达受基因调控,个体差异大,所以 TNFα 基因调控或启动子区的多态性可以影响个体细胞因子表达水平。另有多项研究发现,TNF-α

及 TNF-α 基因多态性与 NASH 的发生、发展有关。TNF-α 通过激活 IκB 激酶 -β（IKKβ）、NF-κB 以及其他细胞内激酶比如 c-Jun 氨基末端激酶的激活来阻止 IRS 信号的转导和诱导胰岛素抵抗的发生。TNF-α 表达增加能够大量激活 HSC 并引起基质重塑，从而导致肝纤维化的发生。研究发现，检测患有 NAFLD 并携带 -1031C 等位基因患者的可溶性 TNF 受体 -2 平均滴度水平要高于不携带 -1031C 等位基因的患者，这也说明了这种变异基因导致了 TNF-α 的过表达。TNF-α 至少有 4 个 SNPs 位点：-1031C、-863A、-238G/A、-308，而这 4 个 SNPs 的基因多态性与个体自身免疫性疾病、感染性疾病的易感性和防御性有关。从目前研究这 4 个 SNPs 与 NAFLD 的严重程度的关系来看，仍无法确定哪种基因多态性与 NASH 的发展有关，需要进一步在不同种族的人群中作大样本研究。也有证据显示 -308G/A 位点与 NASH 的发展关系密切。

（二）L-β1 和 β3 肾上腺素能受体

L-1β 是一种促炎因子，能损伤 IRS-1 诱导胰岛素抵抗。β3 肾上腺素能受体（β3-AdRc）主要在脂肪组织中表达，调节脂质代谢和体温的产生，β3-AdRc 受损将通过其对脂肪组织能量消耗的影响导致肥胖；此外，β3-AdRc 的 Trp64Arg 的多态性在日本人群中常见，并与体质量的增加、胰岛素抵抗和早期的 2 型糖尿病相关。日本 NASH 患者 L-β 启动子系列 -511T/C 多态性和基因 -190T/A 的多态性研究发现，NASH 患者中 -511T 等位基因和 TT 基因型明显更常见。

（三）内脏素

内脏素是 2005 年首次从人和小鼠的脂肪细胞中提取鉴定的一种新的脂肪细胞因子，主要由内脏而非皮下脂肪组织分泌。内脏素能够直接结合并激活胰岛素受体，在体内外发挥类似胰岛素的作用，并参与脂肪代谢及多种炎性反应，其一经被发现就成为代谢及炎症相关疾病的研究热点。有研究发现内脏素启动子区基因 SNP 存在有意义的变异位点，部分位点的 SNP 与 2 型糖尿病、肥胖有关。有研究发现 PBEF1G-948T 基因多态性与血清高密度脂蛋白水平相关联。国内对内脏素基因启动子区 3186C/T 存在 SNP 的研究发现，其变异与 2 型糖尿病患者的 BMI 有着一定的关系。但有报道在研究内脏素基因启动子区 -3186C/T 的 SNP 与 NAFLD 的关系时，并未得出相关性结论。

（四）巨噬细胞迁移抑制因子（macrophage migration inhibitory factor, MIF）

MIF 在先天固有免疫中发挥重要作用，单核细胞、巨噬细胞以及内皮细胞都可以分泌 MIF，特别是在炎症疾病中分泌会相应的增高。过去有研究显示，MIF 基因多态性导致 MIF 过表达会促进 Th1 型免疫应答的发生，增加急性肝炎以及肝损伤发展的风险。然而在研究 MIF 基因 -173G/C 多态性以及 MIF 过表达时发现，MIF 表达的增加只是继发于炎症，而不是这种基因多态性导致。与此同时在肝纤维化期，MIF 表达量会增加，但他们没有发现 MIF 的表达增加与肝纤维化有关，只是在肝纤维化的患者中具有 C 等位基因的人更加普遍。

（五）TLR 基因多态性与 NAFLD

脂肪肝的发生与遗传背景关系密切。有研究认为 TLR4 基因单核苷酸多态性与肝脂质代谢及肝脏脂肪变性有关。目前研究较多是的 Asp299Gly 和 Thr399Ile 位点。位点 Asp299Gly 使 LPS 对 TLR4 的激活作用减弱进而抑制 NF-κB 活化。NAFLD 患者中 Asp299Gly 比例显著高于正常人群（23.8% vs 10.9%，P=0.027），同样证明 Asp299Gly 参与了脂肪肝的发生。此外，对非糖尿病加勒比人研究表明，TLR4（D299G/T399I）与身体脂肪总量、内脏脂肪及肝脏脂肪的增加,胰岛素敏感性降低相关,是增加发生糖尿病及 NAFLD 风险的可能因素。

　　NAFLD 是由多因子导致其发病的,涉及遗传、环境、生活方式的复杂病理生理过程,不同的种族背景、性别、年龄、环境影响,都会导致不同的研究结果,其中基因多态性作用体现在 NAFLD 发病机制的各个环节。凡是参与胰岛素抵抗、脂肪酸代谢、氧化应激、炎症细胞因子、肝纤维化的基因都可能与 NAFLD 有关。近年来人们陆续开展了对脂肪肝的致病基因的研究,逐渐认识到 NAFLD 发病机制的基因基础,这对于开发有效的治疗措施具有重要的意义。相反,由于 NAFLD 基因研究的复杂性以及局限性,人们目前还无法完全认识基因多态性导致 NAFLD 发生的病理生理机制,而且多数实验都需要在大样本以及不同种族中获得进一步证明,这使得对 NAFLD 基因多态性研究充满了未知和挑战。

第四节　基因受体与非酒精性脂肪性肝病

一、AGTR1(angiotensin Ⅱ receptor type 1,血管紧张素Ⅱ受体 1)型受体

　　血管紧张素Ⅱ(angiotensin Ⅱ,Ang Ⅱ)的生物学效应是由特异性的血管紧张素受体(angiotension receptor,AR)介导的,血管内皮上的受体由循环 Ang 激活,而心脏、血管壁、肾脏等器官中的受体则由以自分泌或旁分泌形式生成的 Ang 激活。细胞膜上的 AR 至少分成 2 种:AGTR1 受体和 AGTR2 受体。原位杂交和放射自显影技术已探明了这 2 种受体。Ang 的主要作用由 AGTR 1 介导。

　　AGTR 1 受体是由 359 个氨基酸组成,是一种典型的 7 个跨膜节段的 G 蛋白受体,具有激素受体的所有特征。由于少数氨基酸(约 18 个)的不同性,AGTR1 受体又分为 AT1a 与 AT1b 两亚型。亚型在各种组织中的分布,表明其分布具有器官特异性和种族差异性。AT1a 受体主要分布在成人血管、肾、心、脑、肝等脏器。AT1b 受体分布于肾上腺和垂体。

(一)AGTR1 的信号转导途径

　　Ang Ⅱ 的大部分生物学作用都是由 AGTR1 介导的,Ang Ⅱ 与 AT1R 结合后,通过一系列信号转导途径发挥作用。G 蛋白介导途径:AT1R 与不同的 G 蛋白偶联、结合,可激活磷脂酶(phospholipase,PL)C、D、A,活化的 PLC 促进磷酸肌醇(PIP2)水解生成两种第二信使三磷酸肌酶(inositol 1,4,5-triphosphate,IP3)和二酯酰甘油(diacylglycerol,DAG)。IP3 可促进细胞内的 Ca^{2+} 增多,Ca^{2+}、DAG 及 PLA、PLD 的活化产物磷脂酸和花生四烯酸均可激活蛋白激酶 C(protein kinase C,PKC)。而 PKC 可促使 c-fos 等原癌基因表达,促进细胞的增殖和肥大;可抑制腺苷酸环化酶,分泌前列腺素,促进信号转导和转录激活因子(signal transducers and activators of transcription STAT)表达,导致血管收缩。AT1R 的活化可引起下游 MAPK、酪氨酸激酶(Janus kinase,JAK)及 STAT 蛋白激活。MAPK 属于丝氨酸苏氨酸激酶家族,Ang Ⅱ 可使其发生酪氨酸磷酸化而被激活。JAK 为一类胞质酪氨酸激酶,已知有 JAK 1、JAK 2、JAK 3、TYK 2 和 Hopscotch。STAT 是 JAK 最重要的底物蛋白。Ang Ⅱ 可快速激活 JAK,经 STAT 促进 r-fos、c-jun 等原癌基因表达,这些原癌基因控制腺苷的合成、细胞的分化与生长。JAK-STAT 途径是细胞表面受体与核转录反应之间的一条直接通路。

（二）AGTR1 的功能

其通过 Ang Ⅱ 作用于靶细胞（心肌细胞和成纤维细胞等）膜上的特异性 AT1R，激活膜上的 G 蛋白，从而改变了 PLC 的活性，加速细胞膜中磷脂酰肌醇的水解，生成磷酸肌醇（phosphoinositide，IP）和甘油二酯（diacylglycerol，DG），IP 可激活肌浆网释放 Ca^{2+} 增多，一方面使胞浆游离 Ca^{2+} 浓度增高，加强肌肉兴奋 – 收缩偶联，使肌肉收缩力增强，另一方面通过特异的离子流激活核基因及增加胞浆蛋白合成。AT1 受体激活原癌基因表达，建立一系列传导生长因子信号的调节链，引起细胞异常增殖、体积增大，间质细胞尤其是成纤维细胞由于上述基因均表达，致胶原蛋白合成增加，分泌胶原增多，纤维化形成。Ang Ⅱ 与 AT1R 结合亦可调节细胞（成纤维祖细胞等）的生长及分化，能诱导各种内皮生长因子的表达及释放，包括成纤维细胞生长因子、内皮生长因子、转移生长因子 β 和血小板源性生长因子。AT1R 主要作用如下：①强烈地收缩血管，调节血压及血容量，维持机体水、电解质平衡；②促进细胞收缩、增殖，分泌多种细胞因子和合成细胞外基质成分，促进组织、器官纤维化；③可作为炎症反应前的细胞因子参与机体炎症反应的各个过程。

（三）AGTR1 受体基因

人类编码 AT1 受体基因是血管紧张素 Ⅱ –1 型受体（AGTR 1）基因定位位于 3 号染色体上，基因编码长度为 60kb，有 5 个外显子和 4 个内含子，属于单拷贝基因。人与大鼠的 AT 受体均由 359 个氨基酸残基构成，分子量为 41kDa，同源性 94.7%，具有 G 蛋白受体的共同特征。应用分子生物学技术在 AT1R 的非翻译区及编码区测到 5 种多态性，其中编码氨基酸的 1166 位核苷酸发生的点突变产生一个限制性酶切位点，从而表现为 AA、AC 及 CC 三种基因型，是目前研究较多的基因。目前已有发现编码区和非编码区至少存在 50 多处变异，例如位于 3′ 非翻译区 +1166A/C 目前研究较多。而鼠类的 AT1 有两种高度同源的亚型：AT1a 和 AT1b，人的 AT1R 基因位于第 3 染色体上，人的 AT2R 基因位于 x 染色体，并有 92.6% 的氨基酸与鼠相同，鼠类的 AT1 也有两种高度同源的亚型：AT1a 和 AT1b，AT1a 和 AT1b 在氨基酸编码区有 94% 的同源性，而在 5′ 和 3′ 端非翻译区只有 60% 的同源性。

（四）AGTR1 与非酒精性肝纤维化

非酒精性脂肪肝纤维化病变多由于纤维组织增生（细胞外基质合成增加）和纤维降解（细胞外基质降解）不平衡，导致细胞外基质（extracellular matrix，ECM）可逆性积累的结果，是肝脏对慢性持续性损伤的一种愈合反应。许多研究表明，局部组织肾素 – 血管紧张素 – 醛固酮系统（renin angiotensin aldosterone system，RAAS）在组织纤维的形成中具有重要的促进作用，Ang Ⅱ 作为该系统重要效应、致炎因子，可促进成纤维细胞增殖和 ECM 的合成。除循环的肾素 – 血管紧张素系统（renin–angiotensin system，RAS）外，肝脏局部也存在 RAS。Ang Ⅱ 主要通过 AT1R 介导作用于 HSC 发挥致肝纤维化作用，研究发现通过 Ang Ⅱ 作用于 AT1R 诱导肝星形细胞的增殖及上调 TGF-β1 的表达导致肝纤维化。

1. 肝纤维化形成　HSC 其中心环节，HSC 的激活是肝纤维化形成的关键因素。而 Ang Ⅱ 在 HSC 活化、收缩、增殖过程中均起重要作用。细胞因子是机体免疫系统的重要调节系统，在肝纤维化发生发展过程中，Ang Ⅱ 通过作用于 TGF-β1、血小板源性生长因子（platelet–derived growth factor，PDGF）、NF-κB 等细胞因子对 HSC 的激活、转化及调节起着重要作用。HSC 正常时呈静止状态，肝脏受损伤后，HSC 活化成为肌成纤维细胞，能产生一系列的促纤维化、促炎症反应的细胞因子和化学因子，也能产生纤维组织的细胞外基质成分,在肝纤维化的发生发展中起着关键性的作用。活化的 HSC 具有旺盛的蛋白质合成能力;导致细胞收缩增加;细胞大量增殖,并向肝脏损伤部位迁徙;ECM 产生增多,包括胶原蛋白、层粘连蛋白、透明质酸等;释放多种细胞因子,包括 TGF-β1、PDGF 等,构成网络调控;分泌 MMP 组织抑制物(TIMP),MMP 活性受到抑制,从而抑制了 MMP 对 ECM 的降解作用,最终导致 ECM 的合成大于降解,出现 ECM 的过度沉积。

2. 肝纤维化与 AGTR1 的表达　研究证实,肝纤维化时激活的 HSC 大量表达 AGTR1,同时合成 Ang Ⅱ,Ang Ⅱ 又与 HSC 细胞膜上的 AGTR1 结合刺激其增殖和胶原合成,从而进一步促进肝纤维化的形成。AT1R 拮抗剂能有效抑制肝纤维化进程,提示肝局部 RAS 与肝纤维化密切相关。免疫组化和 RT-PCR 实验结果表明,正常肝组织可表达 AGTR1,肝纤维化时 AGTR 1 及其 mRNA 表达明显增强;用药物治疗后,大鼠肝组织 AT1R 及其 mRNA 表达明显低于模型组,提示通过部分下调肝组织 AGTR 1mRNA 的基因表达从而部分阻断肝 AT1R 表达。肝硬化时血浆 Ang Ⅱ 水平增高,HSC 表达 AGTR1,Ang Ⅱ 与其受体结合,促使 HSC 的收缩、增殖,使肝窦阻力增加。通过活化 HSC,刺激成纤维母细胞生长及肝纤维化。近年研究发现,肝脏组织中存在独立的 RAS,在肝纤维化时异常激活,肝内及血浆 Ang Ⅱ 与纤维化程度呈正相关。

3. AGTR1 基因与非酒精性脂肪肝纤维化　AGTR1 基因是重要的非酒精性脂肪肝的候补基因,其在 HSC 表面表达,已有研究表明遗传因素在其发病中发挥着重要作用。对转基因高血压老鼠,阻断老鼠肾素基因活化组织中 Ang Ⅱ,饲养 9 周龄即发现有显著的肝脂肪变,12 周龄进展成显著的脂肪性肝炎和肝纤维化,此项实验的变化考虑与肝氧自由基水平的上升和脂质过氧化作用有关,通过使用缬沙坦 30mg/(kg·d)或一种抗氧化剂:超氧化物歧化酶和饮用水一起,治疗 3 周后肝脏氧化应激、肝脂肪变、炎症和纤维化指标有显著减轻。根据对 167 位日本人口通过肝穿确诊为非酒精性脂肪肝病人,进行 12 个单核苷酸基因多态性进行分析发现基因有 5 个基因多态性 SNPs(rs377262、rs3772633、rs2276736、rs3772630 和 rs3772627),与 NAFLD 有重要的意义。其中 rs377262 基因型与纤维化关系密切。提示 AT1R 基因多态性影响着 NAFLD 的发病风险及肝脏纤维化。

二、过氧化物酶体增殖物激活受体(PPARs)

(一)PPARs 结构

PPARs 基因由 Issmann 等于 1990 年从小鼠肝脏克隆,是配体活化型核转录因子,PPARs 是一类被过氧化物酶体增殖物激活的核内受体,属核激素受体超家族的一员。PPARs 按其结构和功能分为 α、β、γ 三种类型。

PPARα 基因位于染色体 21q12-13.1 区,有 468 个氨基酸残基,主要分布在线粒体脂肪酸氧化效率高的组织,高表达于肝脏,还分布于心脏、脂肪组织、肾脏、骨骼等组织。在结构上可分为 6 个区域,即 A、B、C、D、E、F 区。在受体 N 端~B 区,是不依赖于配体激活的区域(AF.1),丝裂原活化蛋白激酶可磷酸化此结构与中的丝氨酸残基,磷酸化后可使 PPARtz 与配体亲和力增高,从而增加其转录活性。C 区为 DNA 结合区,E 区为配体结合区。

PPARβ 基因位于染色体 6q 21.1-21.2 区,有 441 个氨基酸残基,它可在许多组织中表达,以在肠组织、肾脏、心脏中表达最高。PPARIB 的作用尚未明确,有研究认为它可促进脂肪酸的氧化和能量消耗。

PPARγ 基因位于染色体 3q25 区,长约 100kb,有 6 个共同外显子,由 479 个氨基酸残基组成。PPAR7 在脂肪组织和免疫系统(脾脏和 peyer 集合淋巴结)呈高水平表达。PPARγ 又可分为 γ1、γ2 两个亚型。γ1 在全身均有低水平表达,γ2 亚型特异表达于脂肪组织中,并可被高脂饮食所诱导,也多位于 HSC。

PPARs 的三个亚型共同的激活配体是过氧化物酶体增殖物、胰岛素、多不饱和脂肪酸及非甾体抗炎药等。配体可分为天然配体和合成配体。所有 PPARs 均能不同程度地被脂肪酸及其衍生物激活,参与脂质代谢调节。PPARs 经由生理浓度的天然配体活化后,能够促进脂肪酸的 D 氧化,酮体的合成和降低血糖,调节脂质的摄取和储存。

(二)PPARα 功能

PPARα 的天然配体包括油酸、软脂酸、亚油酸、花生四烯酸等许多饱和、不饱和脂肪酸及炎症介质白三烯,其中多不饱和脂肪酸与其亲和力最高。PPARα 与配体结合,DNA 结构域发生变构,激活后与视黄酸受体(retinoid X receptor, RXR)结合形成异二聚体,与靶基因启动子上游的 PPR 反应元件(peroxisome proliferator response element, PPRE)结合,使靶基因活化,启动一系列与脂质代谢有关的酶和蛋白的基因转录,从而调节转录表达。

高效的脂肪酸 β 氧化对减少肝脏中的脂肪堆积和肝外组织的能量储存是必要的。PPARα 被认为是肝组织中的过氧化体、线粒体和微粒体中脂肪酸氧化系统各个相关基因的关键调控因子。PPARα 可调控肝脏编码过氧化物酶体、线粒体和微粒体细胞色素 P450 中某些脂肪酸代谢酶的基因的转录。PPARα 与配体结合后活化,促进脂肪酸分解为 FFA,进而进行 β 氧化,降低细胞内与过度脂质沉积有关的细胞凋亡的危险,上调编码脂肪酸氧化相关蛋白基因的表达和下调编码脂质合成蛋白基因的表达,抑制脂肪生成基因的表达,在转录水平调节脂肪酸的代谢,参与脂质代谢的许多过程:①PPARα 在肝脏中增加脂蛋白脂肪酸活性,使乳糜颗粒和 VLDL 中的 TG 分解。②通过增加乙酰 CoA 合成酶活性的表达,刺激脂肪酸向脂酰辅酶 A 的转化。PPARα 还可调节线粒体内脂肪酸转运酶及催化酶的表达,从而促进肝脏中脂肪酸 β 氧化过程,可达到降低脂肪酸作用,最终引起 VLDL 的减少。③作用于高密度脂蛋白受体,增加血浆中胆固醇的转运。④通过增加微粒体和过氧化物酶体 D 氧化过程的限速酶的转录,而刺激脂肪酸水解。⑤降低中性脂质在 VLDL 和高密度脂蛋白之间的交换,促进 LDL-C 的清除。

PPARα 是炎症介质白三烯的细胞核受体,因此推测 PPARα 与炎症有关,即 PPARα 活化能抑制与炎症有关的基因转录。PPARα 配体通过抑制 NF-κB 信号转导通路,诱导血清激活的吞噬细胞凋亡,抑制肝脏局部炎症反应。

(三)PPARγ 与 NAFLD

1. PPARγ 对胰岛素抵抗的影响　目前,关于 PPARγ 对胰岛素抵抗影响的研究主要集中在探讨噻唑烷二酮类药物 TZD(吡格列酮)激活 PPARγ 后的作用。TZD 类化合物是胰岛素增敏剂,同时也是 PPARγ 的药理性配基,与 PPARγ 结合而发挥降低血糖及增加胰岛素敏感性的作用。可能的作用机制是:可以增加肌肉组织中葡萄糖的利用和降低 2 型糖尿病病人肝中葡萄糖的合成,在这一作用过程中,PPARγ 是 TZD 类药物作用的靶点,富含于脂肪细胞中的激活的核受体影响肌肉和肝中糖代谢,有以下几种可能的机制:

第一,脂肪细胞中 PPARγ 的活化对内分泌有调节作用,内分泌激素可以作为信号分子影响肌肉和肝中葡萄糖的代谢。脂肪细胞分泌的两个起关键作用的细胞因子是 TNF-α,这些信号分子的表达受到脂肪细胞中 PPARγ 激活剂的抑制。体内和体外的实验均证实升高的 TNF-α 可以诱发胰岛素抵抗。研究结果表明,脂肪组中 TNF-α 含量增加,通过干扰胰岛素信号转导通路诱发胰岛素抵抗,而 TZD 激活 PPARγ,抑制 TNF-α 的表达,可能改善机体对胰岛素的敏感性。虽然瘦素对于胰岛素的敏感性的作用是相反的,然而有体外实验表明瘦素能干扰某些细胞中的信号转导通路。因此,TZD 的降糖作用可能是激活 PPARγ 后对多种组织中某些靶基因表达调控作用的综合结果。因此,PPARγ 的激活通过使脂肪细胞减少 TNF-α、瘦素和其他信号分子的分泌,减少胰岛素抵抗,可以部分地增加胰岛素的敏感性,并且能改善 2 型糖尿病病人的葡萄糖耐量。

第二,PPARγ 激活剂抗高血糖作用的另一个机制是它可以激活糖 – 脂循环（或 Randle 循环）。在肌肉中葡萄糖和脂肪酸作为能量供给时相互竞争,结果,脂肪酸水平升高干扰了葡萄糖的利用。在肝脏组织中,FFA 的升高的葡萄糖和糖异生紧密相关。PPARγ 激活剂可以促进脂肪组织中脂肪酸的吸收和储存,降低循环中 TG 和 FFA 的水平,因此,PPARγ 激活剂通过降低肌肉和脂肪组织中脂肪酸的水平而影响这些组织中葡萄糖的代谢。如 TZD 等介导 PPARγ 激活后加速脂肪分化,促进脂肪合成;活化的 PPARγ 能促进葡萄糖转运载体 GLUT1、GLUT2 和 GLUT4 的表达。PPARγ 的激活导致葡萄糖、脂代谢及信号转导途径中一些关键基因的表达改变,这些基因表达增高可扩大肝脏和其他组织胰岛素受体后的反应,并在胰岛素内分泌未增加的情况下提高血糖控制能力。激活的 PPARγ 选择性地诱导脂蛋白脂酶和乙酰 CoA 在脂肪组织的表达,使脂肪组织中脂肪酸和脂质清除增加。

第三,另外一个可能的机制是 PPARγ 与维生素 A 结合称为二聚体 PPARγ/RXR 后的作用机制,PPARγ 激活可以增加白色脂肪组织（white adipose tissue, WAT）,因此可以降低肝 / 肌肉组织中的 TG 含量,改善胰岛素抵抗的程度。PPARγ 活性降低使瘦素表达增加、脂肪的燃烧和脂肪合成的降低,通过 PPARγ/RXR 阻抑子降低 WAT、肝 / 肌肉组织中的 TG 含量,因此改善了高脂膳食诱导的肥胖和胰岛素抵抗。

2. PPARγ 对炎症及肝脏纤维化的影响　肝损伤过程中的炎性介质的释放和纤维化的进展与 PPARγ 的表达量减少和功能异常有关。胆碱缺乏饮食诱导的 NASH 大鼠模型,在第 2 周就出现肝 TG 含量明显增加和血清 TNF-α 水平升高,在 16 周时出现肝纤维化,PPARγ 表达下降,胶原蛋白、a- 肌动蛋白和 TGF-β 表达增强给予 TZD 药物治疗 4 周后,能明显改善肝纤维化,增强肝组织 PPARγ 表达,降低胶原蛋白、α- 平滑肌肌动蛋白 -α 和 TGFβ 的表达。Kawaguchi 等用胆碱缺乏饮食诱导的 NASH 大鼠模型,应用 TZD 药物治疗 2 周后抑制了 HSC 的活性,改善了肝脂肪变性并降低了 I 型胶原、MMP、TIMP-1 和 TIMP-2 mRNA 的表达,抑制了肝纤维化。戴林和赵彩彦的实验研究表明:高脂饮食可抑制 PPARγ 的表达,但与脂肪变性的严重程度无关,而与肝组织的炎症活动度呈负效关系。PPARγ 表达减弱在非酒精性脂肪肝大鼠模型脂质过氧化、炎症介质释放、肝组织损伤等方面起作用,从而证实 PPARγ 有抗氧化和抗炎作用。在炎症反应中,可通过竞争抑制炎症信号通路和炎症介质的生成起到抑制炎症反应的作用,相关的炎症介质信号通路包括:①PPARγ 活化后造成能够与 STAT 结合的协同活化因子数量减少,从而抑制了 STAT 的活化,并阻断了 STAT 相关的促炎症细胞因子（IL-6、IL-1、TNF-α）的生成。②PPARγ 可直接与核转录因子 NF-κB 的亚基结合形成转录抑制复合物,降低与 NF-κB 与 DNA 的结合活性抑制其表达,同时还可以抑制环氧化酶 COX2 的表达作用。③PPARγ 在 T 细胞介导的炎症反应中通过影响活化的 T 细胞 NF-κB 途径来抑制 IL-2 的基因表达，下调 IL-2 启动子，从而发挥抑制炎症的作用。④PPARγ 通过与激活蛋白 -1（activator protein，AP-1）竞争结合协同活化因子，起到对 AP-1 信号转导途径的抑制作用。PPARγ 通过以上途径增强抑制 NF-κB 活化，下调 COX-2 表达，减少 TNF-α 等炎症介质合成释放，抑制和逆转肝细胞变性、坏死和纤维化。

3. PPARγ 与肝星状细胞　由于 HSC 的激活是肝纤维化的中心环节，所以对于 PPARγ，与肝纤维化的关系的研究主要集中于 PPARγ 与 HSC 的激活之间的关系上。PPARγ 可以在体内外抑制星状细胞激活和基质合成，可以减慢肝纤维化的进程。PPARγ 的活化可以减少 HSC 的激活，PPARγ 激动剂可以抑 NHSC 激活的几种标志物如胶原的表达，细胞增殖和转移，这些发现支持了 PPARγ，在逆转活化的 HSC 向静止期转化的作用。SHe 等的实验结果提出了一个新的假设：脂肪转化的调节需要 HSC 静止期的维持，静止的 HSC 比培养的活动期有更高的生脂转录蛋白的表达，例如 CCAAT 增强子结合蛋白 α、β、PPARγ，肝受体蛋白 -α，SREBP-1c，脂肪特异基因；相反激活的 HSC 增加了脂肪酸氧化应激的转录因子的表达，降低了 PPARγ 表达是 HSC 产生活性的重要分子基础。

三、Ghelin（生长激促分泌素受体）

Ghrelin 是生长激素促分泌素受体的内源性配体，可以调节生长激素（GH）分泌，主要由胃产生。近年来研究发现，它不仅有调节能量代谢、促进饮食、促生长、促肥胖和抑制炎症反应等作用，而且还有促进细胞生长和分化等作用，具有广泛的生理作用。

（一）Ghrelin 来源

Ghrelin 是日本科学家 Kojima 等从大鼠胃内提取的第一个生长激素促分泌素受体（growth hormone secretagogue receptor，GHS-R）的内源性配体，由 28 个氨基酸残基组成，主要由胃底泌酸腺的 X/A 细胞合成，在脑、心肺、小肠、肾脏、脂肪组织、胰腺等均有发现。根据分泌形式不同可分为乙酰化（acylghrelin，AG）和去乙酰化（deacylghrelin，DAG），后者第 3 位丝氨酸残基可被正辛酸修饰成为 DAG-Ghrelin。以往认为 DAG-Ghrelin 无活性，但近年来发现其也有一定作用。GHS-R 是一种 G 蛋白偶联受体，主要分布于下丘脑 - 垂体，在心肺、胰腺、胃肠及多种免疫细胞中也有分布。GHS-R 分为 GHS-R1a 和 GHS-R1b 两种形式，目前认为前者是功能性受体。Ghrelin 与功能性受体结合后可发挥多种生物学效应，如促进 GH 释放后刺激胃酸分泌和胃肠蠕动、增加食欲等。Ghrelin 在抑制胰岛素抵抗、抗炎反应、抗纤维化和肿瘤中可能发挥一定作用。

（二）Ghrelin 与胰岛素抵抗

在"二次打击"学说中，导致 NAFLD 产生的第一次打击为胰岛素抵抗。胰岛素抵抗程度越严重，肝脏的损伤程度也越大，所以胰岛素增敏剂可能成为 NAFLD 的治疗方法。

目前关于 Ghrelin 与胰岛素的关系仍存在争议。Granata 等在胰岛 β 细胞系 HIT-T15 细胞株中发现 Ghrelin 通过 Galpha（s）蛋白促进 HIT-T15 增殖，抑制其凋亡，而 Ghrelin 抗体可促进其凋亡，并可能通过 cAMP 蛋白激酶 A（cAMP/protein kinaseA，cAMP/PKA）、磷脂酰丝氨酸 3（phosphatidyl inositide 3-kinase，PI3K/AKt）、细胞外信号调节酶（extra-cellular regulated kinase1/2，ERK1/2）等信号通路抑制 INF-γ/TNF-α 等炎性因子介导的胰岛 β 细胞凋亡作用。但也有研究认为 Ghrelin 对胰岛素主要为抑制作用，并可能通过增加 1 型糖尿病患者胰岛 β 细胞自身抗原 2β（A-2β）表达以及腺苷酸活化蛋白激酶 - 解偶联蛋白 2（AMPK-uncoupling protein, AMPK-UCP2)信号途径达到抑制作用。有学者提出胰岛素能降低 Ghrelin 浓度,且该作用与血糖影响相独立。但 Longo 等发现敲掉 GHS-R 基因能改善小鼠胰岛素敏感性。也有研究表明,低 Ghrelin 水平与胰岛素抵抗指数(HOMA-IR)呈正相关,高水平 Ghrelin 可以降低患 NAFLD 的风险。Qader 等在小鼠胰岛中发现低剂量 AG 抑制胰岛素分泌而高剂量则促进胰岛素分泌,大鼠胰岛素分泌与 Ghrelin 水平呈浓度依赖性。Ghrelin 与胰岛素分泌及其敏感性的关系还有待深入。

(三)Ghrelin 与脂质代谢

NAFLD 患者中常见脂质代谢紊乱的现象。脂质摄入增加、高脂血症及脂肪组织动员增加,使肝脏摄取脂肪酸增加,线粒体氧化超载。高胰岛素血症使基因转录水平上调,促进脂肪在肝脏的重新合成;VLDL 合成和分泌减少,致三酰甘油转运障碍。Ghrelin 在肥胖人群和NAFLD 患者中的水平下降,是否为减少能量摄入的自我保护机制还有待深入研究。

Ghrelin 有促进摄食作用,可增加脂肪权重及增加脂肪酸合成酶(fatty acid synthase,FASN)、硬脂酰辅酶 A 脱氢酶(stearyl-CoA desaturase 1, SCD1)等脂肪合成指标的表达并通过丝裂原激活蛋白激酶(mitogen-activated protein kinase, MAPK)和 PI3/AKt 途径促进脂肪细胞增殖和分化,抑制凋亡,尤其增加腹部白色脂肪储存,该作用与中枢刺激食欲作用相独立,而 DAG 对脂肪无影响。

(四)Ghrelin 与炎性反应

肝细胞堆积的脂质会损伤线粒体抗氧化能力,刺激过氧化物酶和微粒体途径增加对脂质的氧化,ROS 增加,激发炎性细胞因子产生。研究发现,单纯脂肪肝发生炎性反应与肝活化 NF-κB 信号通路、Kupffer 细胞激活及肝细胞产生炎性介质有关,而 FFA 会通过溶酶体和组织蛋白酶相关机制直接激活 IKK-β/NF-κB 信号通路。细胞凋亡也是氧化应激后肝细胞损伤的重要机制,因此抑制 TNF-α 对于抑制细胞凋亡至关重要。

研究发现,Ghrelin 可能通过抑制交感神经系统活性和增加迷走神经系统活性来达到抗炎作用。目前已在大脑多个部位发现 Ghrelin 受体,推测 Ghrelin 可能在中枢发挥作用。Sato 等发现,长期使用 GHS-R 拮抗剂的啮齿动物血浆肾上腺素和去甲肾上腺素水平上升。研究表明,大脑中的孤束核(nucleus tractus solitarii, NTS)能直接或间接兴奋延髓腹外侧区尾端(caudal ventrolateral medulla, CVLM),导致抑制性神经递质 γ- 氨基丁酸(gamma-aminobutyric acid, GABA)输向延髓腹外侧区头端(rostral ventrolateral medulla, RVLM),同时刺激脊髓交感节前神经元和节后神经元,刺激靶器官(如肠道)释放去甲肾上腺素,与肝库普弗细胞相应受体结合,激活 P38 MPAK 途径,继而协同 NF-κB 途径,释放 TNF-α 和 IL-6等炎性因子,导致肝损伤。Ghrelin 能通过上调 MAPK 抑制 P38-MAPK 途径,从而改善炎性反应。Ghrelin 抗炎的神经机制还与迷走神经激活有关。中枢注入 Ghrelin 能激活心迷走神经,使心脏释放乙酰胆碱增加。外周乙酰胆碱释放增加能激活 α7- 亚基胆碱能受体,发挥胆碱能抗炎作用,抑制 IL-1β、IL-6、IL-18 及 TNF 等炎性介质释放。

Xia 等发现 Ghrelin 能通过抗 CD3 抗体刺激抑制小鼠脾脏 T 细胞增生,并抑制 IL-4 和IL-10 等细胞因子的 mRNA 表达。Dixit 等用小分子干扰 RNA(si-RNA)敲除人 T 细胞表面 Ghrelin 表达后发现,IFN-γ、IL-17 及其他促炎因子增加,提示 Ghrelin 可能通过 T 细胞发挥抗炎作用 LI 等发现,Ghrelin 处理的 NAFLD 大鼠血浆 ALT、AST、TNF-α 水平及其 mRNA 表达较对照组明显下降,并可能通过 LKB1/AMPK 和 PI3/AKt 途径减轻氧化应激和炎性损伤,抑制肝细胞凋亡,可能成为治疗 NAFLD 新药物。Ghrelin 是一种特异的神经内分泌激素,对机体免疫反应有调节作用。

（五）Ghrelin 与肝纤维化

肝脏中纤维发生细胞主要来自 HSC,肝脏炎性损伤会激活肝星状细胞等纤维细胞迁移聚集在组织损伤部位并分泌大量细胞外基质,这是肝脏正常的修复反应之一。胰岛素抵抗、氧化应激、促炎因子释放及固有免疫对肝纤维化都有促进作用。

Moreno 等研究发现,对结扎胆管导致的慢性肝损伤小鼠模型给予重组 Ghreli 处理后,能减少肝损伤和成肌纤维细胞、肝星状细胞积累,降低肝纤维化反应,同时降低肝氧化应激和炎性反应程度,而 Ghrelin 缺陷小鼠的纤维化和肝损伤程度更严重。Ghrelin 能减轻肝细胞炎性坏死,减少肝氧化应激、转变生长因子 β1（主要的肝促纤维细胞因子）表达,减少肝星状细胞积累和基质蛋白合成,这些可能解释 Ghrelin 抑制肝纤维化的机制。Ghrelin 的抗纤维作用使其及 GHS-R 激动剂或成为治疗肝纤维化的药物,但 Ghrelin 拮抗剂可以治疗肥胖和糖尿,长期应用是否会促进 NAFLD 的纤维化进展,同时长期给予 Ghrelin 抗纤维化治疗是否会导致肥胖和脂肪肝也值得思考。

四、Toll 样受体

（一）肝脏与 Toll 样受体

Toll 样受体（TLR）是一类模式识别受体家族,可通过病原体相关的分子模式识别激活固有免疫系统发挥关键性作用。到目前为止,在哺乳动物中已发现 13 个 TLRs 家族,可表达于各种免疫细胞（巨噬细胞、树突状细胞、B 细胞等）以及一些非免疫细胞（成纤维细胞、表皮细胞、脂肪细胞、肝细胞等）的细胞膜。TLR 为 I 型跨膜糖蛋白,胞外段为配体结合区;胞内段为 Toll/IL-1 受体（Toll/IL-1 receptor, TIR）结构域,可与胞内其他带有相同 TIR 结构域的分子发生相互作用,由后者启动信号传导。除 TLR3 外,其他 TLR 都依赖于 MyD88 的级联反应途径进行信号转导。TLR 家族广泛参与机体免疫过程,在感染性疾病、自身免疫性疾病等多种疾病中发挥了相当关键的作用。

在肝脏中 TLR 广泛在肝细胞、Kupffer 细胞、肝窦内皮细胞、HSC 和胆管上皮细胞等细胞中表达,与病毒性肝炎、肝衰竭等各种肝脏疾病的发生密切相关。大量研究表明,TLR2、TLR4 和 TLR9 等也参与了 NAFLD,特别是 NASH 的发生和发展。

（二）炎症因素通过 TLR 参与 NAFLD 发生

在大多慢性肝病患者中均存在不同程度的细菌过度生长以及菌群紊乱导致的肠道通透性增加,NAFLD 患者也不例外。Miele 等观察 35 例经病理证实的 NAFLD 患者,肠道细菌过度增长（葡萄糖呼吸试验,GBT）和肠道高通透性（尿 51 Cr-EDTA 排泄试验）均显著高于健康对照（24 例, $P<0.001$),其严重程度与肝脏脂肪变性程度呈正相关。Brun 等发现 NASH 小鼠模型肠上皮细胞紧密连接功能下降,造成肠道屏障功能的减弱,参与了 NASH 的发生。研究提示肝脏 Kupffer 细胞可与血液中高水平的 TLR 配体结合,继而引发 NASH 患者的肝损伤。

在动物模型研究中,发现肠源性内毒素和 TLR4 在 NASH 发病中起到重要作用。特异性敲除（knockout, KO）C57BL/6J 小鼠 TLR4 或其辅助受体髓样分化蛋白（myeloid differentiation factor, MD）2,回交构建小鼠模型,以未敲除 C257BL/6J 小鼠作对照,分别予蛋氨酸胆碱缺乏饮食（methionine choline-deficient diet, MCDD）导致两组小鼠形成 NASH。

结果发现基因敲除组小鼠较对照组血清 TG 降低,脂质过氧化指标如硫代巴比妥酸反应产物降低,ALT 降低,肝组织纤维化减少,肝组织内 TGF-β1、α- 平滑肌肌动蛋白(α-smooth muscle actin,α-SMA)、MMP、MMP-1 mRNA 等均明显升高。Rivera 等应用 TLR4 突变 C3H/HeJ 小鼠建立 MCDD 脂肪肝模型。MCDD 饲养的 TLR4 突变小鼠较野生型小鼠肝损伤和脂质积累指标明显降低,门静脉内毒素水平也低于对照组。给予 C57BL/6 小鼠每周腹腔注射氯膦酸二钠脂质体以消除 Kupffer 细胞,MCDD 饮食引起的肝组织炎性程度显著轻于对照组。Ye 等给予 ApoE⁻ᐟ⁻TLR4⁻ᐟ⁻ 小鼠高脂高胆固醇饮食 12 周后,肝脏可出现典型的 NASH 病理特点;而 ApoE⁻ᐟ⁻TLR4⁻ᐟ⁻ 小鼠因缺乏功能性 TLR4 未出现肝脏炎性损伤,也缺乏高脂高胆固醇饮食诱导产生的活性氧产物(reactive oxygen species,ROS)和炎性细胞因子产生。在原代小鼠 Kupffer 细胞中,内毒素通过诱导 ROS 导致 X 盒结合蛋白 -1(X-box binding protein-1,XBP-1)活化,而 siRNA 敲除 XBP-1 的表达则内毒素诱发的 NF-κB 活化减少。因此推断 TLR4 在 Kupffer 细胞中的病理效应是通过诱导 ROS 依赖性活化的 XBP-1 来实现的。

TLR9 也参与了 NAFLD 的发生。胆碱缺乏性氨基酸饲料喂养的 NASH 小鼠血液中可检出细菌 DNA 与 TLR9 的结合产物。细菌 DNA 与 Kupffer 细胞的 TLR9 结合可活化 Kupffer 细胞产生大量 IL-1β,并刺激肝细胞脂质积累和细胞死亡,进而诱导肝纤维化发生。以上研究表明激活的 TLR9 可能参与了 NASH 的疾病进展。

(三)FFA 通过 TLR 参与 NAFLD 发生

患者循环中通常存在高水平 FFA。多项研究表明 FFA 能够通过 TLR 作用促进 NAFLD 发生与发展。其中棕榈酸和硬脂酸是潜在的 TLR4 配体,可直接激活 Kupffer 细胞的 TLR4 促进 Kupffer 细胞释放前炎症因子。LPS 组分如中链脂肪酸、月桂酸也被证明可诱发巨噬细胞中的 TLR4 活化。研究认为棕榈酸可增强 TLR2 与其配体结合后的生理作用,激活 Kupffer 细胞 / 巨噬细胞引起炎性,导致 NASH 进展。用 RNA 干扰技术阻断 C2C12 肌细胞 TLR2 和 MyD88 的表达,可减轻棕榈酸诱导的 IR 和 IL-6 的产生。高脂肪饮食 NASH 小鼠的肝组织中 TLR2、4、5 和 9 较对照组小鼠增加。用棕榈酸处理原代肝细胞及 Kupffer 细胞可使其 TLR 的表达增加,提示在 NAFLD 的 NASH 形成前期,棕榈酸可能是 TLR 表达的启动因素。然而 Schaeffler 等研究证实 FFA 不能与 TLR-4/MD-2 直接结合,因此 FFA 与 TLR 之间的作用方式尚未得到证实。

综上所述,TLR 在 NAFLD 的发生发展过程发挥了重要作用。NAFLD 患者肠道菌群紊乱、肠道屏障功能降低及肠源性内毒素等炎症相关因素与 TLR 相互作用共同促进了 NAFLD 的发展;另外 FFA 在 TLR 促进 NAFLD 病情进展的过程中也发挥了作用。但是在 NAFLD 疾病发展的不同阶段,TLR 信号通路的具体途径、TLR 表达水平和活化状态的动态变化以及 TLR 间的相互作用尚未阐明。TLR 基因多态性可能是影响 NAFLD 遗传因素,但目前相关研究仍较少。因此对上述问题深入研究可能对于揭示 TLR 信号通路在 NAFLD 疾病过程中的作用。

第五节　细胞因子与非酒精性脂肪性肝病

细胞因子作为一类多功能蛋白分子,在调节脂质代谢、胰岛素抵抗、肝脏炎症以及氧化应激等方面都发挥着重要作用,在 NAFLD 发病的各个阶段发挥着重要作用。自 1994 年瘦素作为脂肪细胞因子被发现后,人们认识到脂肪组织不仅是一个庞大的能量储存库,更是一个复杂的、高度活跃的代谢和内分泌器官,受到日益广泛的关注。脂肪组织与其他组织和器官相互联系,合成和分泌多种激素、细胞因子、生长因子、血管活性物质等,这些被统称为脂肪细胞因子(adipocytokine),如瘦素、脂联素、抵抗素、内脂素等,以此来调节全身的能量代谢平衡。除此之外脂肪组织还能分泌一些经典的细胞因子如 TNF-α 和 IL-6,它们不仅参与了各种类型肝损伤及炎症的初始反应,还能引起其他细胞因子的分泌,对糖脂代谢具有调控作用。不同的细胞因子在 NAFLD 发病过程中相互制约、相互影响,例如脂联素具有增强胰岛素敏感性,改善胰岛素抵抗、抗脂肪变及抗炎作用,而 TNF-α 则会促进胰岛素抵抗和促进炎症的发展,脂联素会抑制 TNF-α 的表达、分泌和活性,从而增强胰岛素敏感性,TNF-α 又会抑制脂联素的分泌,促进胰岛素抵抗,当二者的平衡被破坏,则可能会引起 NAFLD 的发生。大量研究显示,内脏脂肪含量多少与肝脂肪变和炎症反应的严重程度直接相关,提示脂肪细胞因子可能参与了 NAFLD 病理过程,并且已成为 NAFLD 发病机制研究中的一个新热点,为临床研究和治疗提供了潜在靶点。

一、瘦素与 NAFLD

瘦素是肥胖基因(ob 基因)编码的一种多肽类激素,于 1994 年首先由 Zhang 等在啮齿动物的脂肪组织中发现,是第一个被发现的脂肪细胞因子,也是迄今为止研究最为深入的脂肪细胞因子,参与肝脏糖类及脂肪的代谢调节,与 NAFLD 发病密切相关。瘦素前体由 167 个氨基酸残基组成,N 末端有 21 个氨基酸残基信号肽,该前体的信号肽在血液中被切掉,故分泌到胞外为 146 个氨基酸,形成分子量 16kDa 的瘦素。瘦素主要在白色脂肪组织中表达,在胎盘、卵巢、乳腺、骨骼肌、胃、垂体等组织中也有表达,正常情况下,瘦素水平受机体体脂量影响,随着能量摄入的改变,瘦素水平也有所波动,饥饿状态下,瘦素水平显著下降。瘦素分泌还呈现昼夜节律性,即在下午 3 时左右分泌最少,而至凌晨 12 时则达到最高水平。女性更年期后瘦素水平有所下降,但仍高于男性,除此之外,瘦素的分泌还受胰岛素、糖皮质激素及其他细胞因子调控。

瘦素需要与特异性的瘦素受体(LepRs)结合才能发挥其生物学功能,瘦素受体由 db 基因编码,属于 I 类细胞因子受体中的 IL-6 受体家族,共有 6 种不同亚型,分为 3 类:长型受体(LepRb)、短型受体(LepRa、LepRc、LepRd、LepRf)和分泌型受体(LepRe),长型受体主要与能量稳态调节和神经内分泌功能相关,能够抑制食欲和增加耗能,执行信号传导功能,又称功能性受体,是瘦素生物活性的主要调节受体亚型;短型受体则被认为可以协助瘦素通过血脑屏障,分泌型受体主要用于调节血浆中瘦素水平。瘦素由脂肪细胞分泌进入血液后,通过血脑屏障,作用于下丘脑弓状核,与 LepRb 结合,抑制神经肽 Y(neuropeptide,NPY)分泌,发挥抑制食欲、增加耗能等效应。目前研究最多的信号传导途径是 JAK2/STAT3 通路,此外,还有 IRS-PI3K,蛋白酪氨酸磷酸酶(SHP2)-MAPK 等通路,这些通路之间可能存在相互串扰,而瘦素的生物学效应也主要取决于其下游效应分支通路之间的平衡。

脂肪细胞合成分泌瘦素,瘦素负反馈作用于下丘脑瘦素受体,抑制增食欲肽或刺激抑食欲肽,导致食物摄入减少及耗能增加,从而维持人体脂质平衡。当循环瘦素通过血脑屏障受阻,瘦素受体表达神经元不能充分感知循环瘦素水平或瘦素信号转导障碍或其受体表达异常,导致机体对瘦素不敏感或者无反应,则称为瘦素抵抗,此时瘦素抑制胰岛素分泌能力下降,导致高胰岛素血症或胰岛素抵抗,这也可能是早期用瘦素治疗非脂肪代谢障碍 NAFLD 患者效果并不理想原因之一。瘦素水平升高可加重胰岛素抵抗,引起高胰岛素血症和 / 或肝内胰岛素信号转导改变,使外周脂肪分解,血中 FFA 增加,促使肝细胞内 FFA 堆积,导致 NAFLD 的发生。血清瘦素的浓度在 NAFLD 大鼠脂肪组织中逐渐升高,提示高瘦素血症可能是由于脂肪组织瘦素基因高表达所造成的,NAFLD 存在瘦素抵抗,而瘦素抵抗又能加速胰岛素抵抗的形成。瘦素受体也在 NAFLD 形成过程中呈现出高表达,因此瘦素及其受体对 NAFLD 肝脏脂质代谢紊乱的发生发展具有重要意义。

　　瘦素对 NAFLD 的调节作用还体现在其能够激活单磷酸腺苷(adenosine monophosphate, AMP)活化蛋白激酶,使肝脏中 VLDL 生成及脂肪沉积减少,瘦素可能通过间接调节中枢神经系统通路和直接通过激活 AMPK 来减少 NAFLD 的发生。研究显示,当血液中循环瘦素在正常水平时,瘦素能通过下丘脑来抑制进食,对脂肪组织及脂肪代谢没有直接作用。但如果血中的瘦素水平高于正常,瘦素就能通过下丘脑和直接作用于脂肪组织,一方面减少进食,一方面通过脂肪代谢消耗体脂。目前有关瘦素的作用机制尚不明确,有研究认为:高瘦素水平和瘦素抵抗可以提高胰岛素水平,促进胰岛素抵抗,并影响肝细胞的胰岛素信号转导通路,导致肝细胞内脂肪酸含量增加,最终导致肝细胞变性。

　　在动物模型中发现,瘦素具有双向调节作用,在疾病的初始阶段,它能保护肝脏,减轻脂肪变,当疾病持续存在或发展,瘦素又能促进炎症和纤维化的形成。给予正常饮食的小鼠瘦素,会发现 CD14(内毒素受体识别细菌脂多糖)表达上调,导致肝脏炎症和纤维化,而没有脂肪变发生,在 ob/ob 鼠中结果与之相反,脂肪变加重,而无明显炎症和纤维化症状。这可能是由于脂肪细胞因子本身的代偿性保护机制,当脂肪量增加时,为了限制脂肪组织的扩大和维持胰岛素的敏感性,瘦素会代偿性增加,从而防止脂肪的过度累积,而当瘦素超过一定水平时,则会成为促炎和纤维化脂肪因子。瘦素会促进炎症反应,参与肝纤维化的形成,并在其中起着关键作用,然而其具体机制尚未阐明,有研究认为可能与调节 miR21 的表达相关,瘦素通过调节 NADPH 氧化酶上调 miR21 水平,miR21 调节 TGF-β 和 SMAD2/3/4 复合物的表达,抑制 SMAD7,从而促进纤维化。也有研究称瘦素增强了促炎性细胞因子(TGF-β1)的表达,通过活化肝星状细胞刺激产生 α 平滑肌肌动蛋白、胶原和 TIMP-1,抑制 MMP-1 基因表达来调节肝脏炎症及纤维化的发展。瘦素可刺激巨噬细胞分泌 TNF-α 和 IL-6,促进肝星状细胞分化,从而促进肝纤维化的发生和发展。除此之外,还可能与 PPARγ 相关。

　　NAFLD 患者中的瘦素水平分析目前颇具争议,虽然瘦素在 NAFLD 中的机制已有大量实验数据支持,但从现有的临床数据中,还较难获得能够支持瘦素抵抗导致 NAFLD 的直接证据。临床研究报道,循环瘦素水平与高血清丙氨酸转氨酶浓度和肝脏脂肪变性程度呈正相关,而与体质指数和脂肪量无关,在儿童 NASHkk 患者的研究中也有相似结果,其中 TNF-α 和瘦素升高患者的 NAS 评分≥5。在另一项研究中,瘦素水平与脂肪变性直接相关,但与炎症和纤维化无关,NASH 病人和对照组的血清瘦素水平并无显著性差异。也有报道显示,通过 META 分析发现,单纯性脂肪肝与 NASH 患者循环瘦素水平高于正常对照组,NASH 患者又高于单纯性脂肪肝,且瘦素与 BMI 可能呈负相关。糖脂代谢障碍均可导致肝脏的脂肪变,瘦素可引起 TG 在脂肪细胞的储存,阻止其在非脂肪组织如肝脏的沉积,从而防止肝细胞脂毒性和细胞凋亡。在正常情况下,瘦素能够抑制胰岛素的分泌,具有抗脂肪变性的作用。NAFLD 患者会出现高瘦素血症,从而减弱了对胰岛素的抑制作用,动物模型中瘦素促进纤维生成的有力证据与病人的循环水平并不相符。由于脂肪细胞体积增大的主要原因是 TG,所以瘦素的分泌也成比例增加。瘦素在机体能量代谢中的作用至关重要,可通过中枢调控和外周直接或间接调节 NAFLD 的形成和发展,而在 NAFLD 发展的不同阶段,瘦素的作用也不尽相同。因此,若能明确瘦素在 NAFLD 发病中的具体机制,则能为临床治疗提供指导意义。

二、脂联素与 NAFLD

1995 年美国科学家 Scherer 等在研究小鼠 3T32L1 脂肪细胞时发现了一个与小鼠肥胖呈现高度负相关的分子量为 30kDa 的蛋白,在脂肪细胞中大量存在,将其命名为 ACRP30 (Adipocytecomplement–related protein of 30 kDa),1999 年被正式命名为脂联素(adiponectin)。脂联素是由脂肪细胞分泌的一种保护性蛋白质激素,由 244 个氨基酸残基组成,一般以低分子量、中分子量和高分子量 3 种多聚体形式存在于血浆中,其中高分子量的聚合体是脂联素降低血糖活性最强的形式。脂联素通过与受体结合可以发挥多种重要的生物学作用,具有促进脂肪酸氧化、抑制肝糖生成、改善胰岛素敏感性、对抗异位脂肪沉积、抗动脉粥样硬化等作用。肝损伤状态下,脂联素还具有抗炎、抗脂肪变性及抗纤维化作用。在 NAFLD "二次打击" 的发生发展过程中起显著作用,脂联素水平下降可能是 NAFLD 形成及肝功能障碍的独立危险因子,在 NASH 患者中脂联素水平减少至少 50%,NAFLD 炎症及纤维化程度与血浆脂联素水平呈负相关。不同于其他脂肪因子的分泌,脂联素的血浆浓度随着脂肪组织容积的变大而下降,是目前发现唯一与肥胖呈负相关的脂肪细胞因子。

脂联素有两种受体,即脂联素受体 1(AdipoR1)和 AdipoR2。AdipoR1 可在多种器官中表达,主要表达于骨骼肌细胞,在肝细胞中也被发现有表达,AdipoR1 编码基因的多态性与脂肪肝相关。而 AdipoR2 主要表达于肝脏。研究显示,在胆碱 –L 氨基酸缺乏饮食诱导下,脂联素基因敲除小鼠的肝脂肪变性较野生型小鼠严重,腺病毒过表达脂联素蛋白可减轻肝脂肪变性,脂联素可能通过促进脂质氧化或减少脂质生成来抑制肝中 TG 的沉积。脂联素通过与靶器官的 AdipoR1/2 受体结合,激活 AMPK 信号通路,同时通过 PGC–1 刺激 PPARα 活性,增加线粒体 β 氧化。脂肪氧化分解,能改善肝脏内环境,起到了抗脂质沉积、抗脂质过氧化的作用,对脂质蓄积导致的肝脏损伤有一定的保护作用。脂联素还可通过下调调控脂肪酸合成的基因 SREBP–1c 及脂肪酸合成的限速酶(乙酰 CoA 羧化酶和脂肪酸合酶),从而使肝细胞合成 FFA 减少。动物实验显示敲除脂联素基因后的小鼠,其肝细胞发生脂肪变性,再给予脂联素治疗,脂肪变性又可以得到改善。应用缺乏胆碱和氨基酸的饮食诱导的 NASH 小鼠,当其脂联素基因被敲除后,小鼠的氧化应激增强,提示脂联素可以抑制氧化应激,系统性氧化应激与低脂联素血症密切相关。当脂联素表达下调时,肝脏脂质沉积增加,导致线粒体 β 氧化损伤,随后可能导致 ROS 和脂质过氧化产物的生成。ROS 和脂质过氧化上调促炎因子的表达,从而导致线粒体功能受损和氧化应激,进一步加速肝损伤过程。由此可见脂联素缺乏促进了氧化应激,从而又加重肝损害。研究发现,给肥胖小鼠重组脂联素不仅可以改善肝大、肝细胞脂肪变性和炎症,也能使丙氨酸转氨酶水平正常化,丙氨酸转氨酶是肝损伤的敏感指标。

在 NASH 患者的临床研究中发现脂联素对纤维化的形成也具有抑制作用,且肝纤维化程度与血清脂联素密切相关。在脂联素缺陷小鼠中,四氯化碳诱导的肝纤维化增强;而经四氯化碳处理的野生型小鼠给予注射脂联素可以改善肝纤维化。流行病学调查研究表明，与低脂联素血症相关的肥胖是 NASH、ALD 进展成肝纤维化的危险因素，低脂联素血症还可能是肥胖病人易发生肝硬化的原因之一。HSC 在肝纤维化中起重要作用，脂联素能抑制激活的 HSC 的增殖和迁移，并降低 TGF-β1 在纤维化基因表达中的作用，及 Smad2 的核转位。脂联素还可引起已激活的 HSC 的凋亡，并激活 AMPK 通路，可见脂联素在肝脏疾病中通过抑制活化 HSC 增殖和纤维化基因功能发挥抗纤维化作用。

脂联素也是一种抗炎细胞因子，其抗炎作用主要表现在以下几个方面：①通过抑制促炎因子如 IL-6、TNF-α 等产生来减轻肝脏炎症反应和肝损害的发生，同时又可促进 IL-10 和 TIMP-1 等抗炎因子的表达。给予脂联素预处理后，LPS 诱导的 kupffer 细胞表达 TNF-α 显著减少，而 IL-10 增加。脂联素还可通过抑制 NF-kB 的激活，来抑制促炎细胞因子的释放。②生理水平的脂联素通过降低 TNF-α 介导的黏附分子（如血管细胞黏附分子 -1、内皮细胞白细胞黏附分子 -1 和细胞间黏附分子 -1）来减少单核细胞对内皮细胞的损伤。③通过肌钙蛋白受体介导的通路促进巨噬细胞清除早期凋亡细胞。

除此之外，临床研究表明，低脂联素血症与代谢综合征密切相关，其中包括 2 型糖尿病、高血压、动脉硬化和非酒精性脂肪性肝炎。血清脂联素水平与胰岛素呈负相关，当发生胰岛素抵抗时，脂联素表达出现下调，被广泛认为是一种反映胰岛素敏感性的标志物。另外，脂联素还能增加胰岛素抑制葡萄糖产生和输出的能力，在肝脏，还可通过抑制肝糖异生来降低血糖或通过肌肉的能量释放和脂肪酸的燃烧，来降低大鼠肝脏和肌肉中 TG 含量，改善胰岛素抵抗。

综上所述，脂联素对 NAFLD 患者具有一定保护作用。血清和肝组织中脂联素水平及其表达降低，其抗胰岛素抵抗、抗脂肪变、抗炎、抗纤维化、抗氧化功能均有所减弱，这可能是引起 NAFLD 发病的原因之一。脂联素与 NAFLD 有着密切的关系，其增强胰岛素的敏感性、减轻炎症反应、改善肝细胞脂肪变性等作用都具有良好的应用前景，或许可以成为临床上用于治疗 NAFLD 的有效药物或治疗靶点。

三、抵抗素与 NAFLD

抵抗素是新近发现的一类多肽类激素细胞因子，属于富含半胱氨酸的分泌型蛋白质抵抗素样分子家族（RELMs）中的一员，又称在炎症区域发现的分子 3（FIZZ3），由 Steppan 2001 年在实验研究过程中发现，该因子的生物学效应还没有完全研究清楚，有研究认为其具有升高血糖对抗胰岛素作用，可抑制胰岛素介导的葡萄糖代谢，因而被命名为抵抗素。在外周血单核细胞和巨噬细胞中的表达较成熟脂肪组织更为丰富，并在向巨噬细胞分化时表达增加。最近研究表明，抵抗素蛋白晶体具有独特的多聚体结构，每个单体尾端由二硫键相连，形成三聚体或四聚体结构，此二硫键结构可能是抵抗素活化的必需步骤之一。抵抗素二聚体具有全蛋白的 80%~90% 的功能，而抵抗素单体仅有全蛋白 10%~20% 的功能。抵抗素的作用机制及其相关受体至今尚未阐明，有研究认为可能是通过 TLR4、核心蛋白聚糖 Δ（the decorin isoform Δ，ΔDCN）、受体酪氨酸激酶样孤儿受体 1（ROR）、腺苷酸环化酶相关蛋白 1（CAP1）等发挥活性作用。大多数研究证明，抵抗素主要由骨髓来源的细胞和炎性细胞分泌，与小鼠相比，人类的脂肪组织及血清中含有的抵抗素水平较低，当其在肝脏中表达升高时，对肝脏的损伤也随之增加。

目前认为,抵抗素可能通过抑制 AMPK 在肝脏和骨骼肌中的活性,影响机体的糖代谢,减少肝胰岛素产生。阻碍胰岛素信号转导,如阻碍胰岛素信号的 PI3K/Akt 途径;通过 IRS 磷酸化抑制胰岛素信号传导;上调 SOCS-3 表达,阻止胰岛素受体磷酸化。抵抗素能影响肝脏脂代谢,增加肝脏脂质含量,诱导肝脏脂肪变性和胰岛素抵抗,增加 TNF-α 和 IL-6 的表达。

已有研究显示抵抗素可使脂肪细胞经胰岛素介导的葡萄糖摄取率下降 37%,降低糖耐量,相反,通过其抗体阻断抵抗素表达,则能提升葡萄糖摄取率以及改善胰岛素敏感性。在抵抗素高表达的实验动物模型中,抵抗素能使胰岛素对脂肪的分解减少,FFA 在血中蓄积,直接抑制葡萄糖刺激胰岛素分泌能力,引起胰岛素抵抗。在由饮食诱导的抵抗素敲除小鼠中,VLDL 和肝脂肪变减少,而体重与脂肪含量与野生小鼠并无差异。抵抗素与 NAFLD 发生发展关系密切,NAFLD 患者循环抵抗素水平增加,同健康人相比,血浆中抵抗素含量和脂肪组织中 mRNA 表达水平显著上升。将抵抗素注入第三脑室发现可刺激肝脏产生葡萄糖,且与循环中葡萄糖调节激素水平无关,提示其在肝脏上的作用可能由中枢介导。抵抗素可通过干扰氨基末端激酶(JNK)信号转导通路,使肝细胞磷酸化抑制,导致胰岛素抵抗发生。抵抗素还可诱导激活多种炎症因子如 TNF-α、IL-6、IL-1β、IL-12 等,导致炎症反应引起肝细胞凋亡坏死。同时一些炎症因子也可以反过来作用于抵抗素,上调抵抗素表达从而加剧肝细胞损害。Liu 等实验显示将重组抵抗素加入到巨噬细胞中,结果 TNF-α 等炎症因子的分泌均升高,表明抵抗素可促进炎性因子分泌释放,当再加入 NF-KB 抑制剂后这种刺激被抑制,可见抵抗素参与了 NF-κB 信号活化。抵抗素还可诱导激活超氧化物酶表达及活化炎症上游调控因子 NF-κB,促进炎性反应发展。在酒精性脂肪肝和 NASH 中肝中抵抗素的表达水平均升高,并与炎性细胞浸润相关。除此之外,抵抗素还可以通过活化肝星状细胞来调节肝纤维化。然而,也有报道指出,NAFLD 病人的抵抗素水平较正常人低,与肝内脂肪含量负相关,抵抗素的生物学效应尚未清楚阐明,还有待展开深入研究。

四、肿瘤坏死因子 α (TNF-α) 与 NAFLD

TNF-α 是 NAFLD 发病的独立危险因素,与坏死性炎症和纤维化呈正相关,在 NAFLD 的发生、发展中起着重要作用。

TNF-α 能抑制脂肪酶的产生,以此来减少外周组织脂肪分解,并促进肝细胞 TG 的合成及聚集,与 NAFLD 密切相关。胰岛素抵抗是 NAFLD 发病的中心环节,饮食诱导的肥胖及 ob/ob 肥胖模型小鼠在 TNF-α 基因缺失的情况下可以提高胰岛素敏感性,提示 TNF-α 降低了机体对胰岛素的敏感性,从而促进了胰岛素抵抗。肝细胞内脂肪沉积是发生 NAFLD 的标志性病理改变,肝细胞中的脂滴主要为 TG 组成。病理上,若超过 5% 的肝细胞内含有脂滴,即可诊断为 NAFLD。肝细胞中脂肪沉积原因一方面是 TG 生成增加,一方面则是 TG 分解或向外转运减少。TNF-α 可抑制载脂蛋白基因的表达,促使 TG 在肝细胞内沉积。TNF-α 基因缺失小鼠肝 MTTP 表达量增加,MTTP 可将 TGs 转运至初生 ApoB 形成 VLDL,从而将肝细胞中脂质向外转运。

Kupffer 细胞是肝内主要产生 TNF-α 的细胞,在 LPS 诱导下,Kupffer 细胞分泌 TNF-α 显著增加。HSC 表达的 TIMP-1 在肝纤维化过程中起重要作用,并且 TIMP-1 可通过抑制 caspase-3 活性来抑制肝星形细胞的凋亡,形成恶性循环。已经证明,肿瘤坏死因子受体

1 对 HSC 的增殖、细胞外基质的形成和肝纤维化均有重要作用。在 MCD 饮食诱导的脂肪肝小鼠中，TNF-αR1 和 TNF-αR2 基因缺失小鼠的 HSC 活性降低，α1 胶原和 TIMP-1mRNA 表达量减少。抑制 TNF-α 信号通路可减少胶原沉积，能防止肝纤维化的进一步发展。

五、白细胞介素与 NAFLD

白细胞介素是由淋巴细胞和巨噬细胞等分泌产生的淋巴因子，能刺激 T 细胞、B 细胞活化增殖参与免疫反应，并在炎症反应中起重要作用。白细胞介素家族庞大，至今已发现了 30 余种，随着研究更加深入，越来越多的种类将被一一挖掘，目前已发现白细胞介素家族中部分因子与 NAFLD 发病密切相关。

IL-6 是由脂肪细胞和巨噬细胞等多种细胞产生的一种促炎因子，内脏脂肪被认为是人类分泌 IL-6 的重要器官，有研究证明，脂肪组织 IL-6 的表达量比肝脏中高一百多倍，血液循环中的 IL-6 约 25% 由皮下脂肪组织分泌，肥胖时分泌的 IL-6 可达血液的 30%。IL-6 生物学效应多样，不仅参与炎症，还参与调节体内能量代谢。IL-6 参与 NAFLD 的形成主要通过抑制脂蛋白酯酶（LPL）的活性，使脂肪蓄积增多，并能导致肝葡萄糖输出量增加，IL-6 介导脂肪组织中 JNK1 信号通路激活导致肝脂肪变性、胰岛素抵抗，并可抑制胰岛素信号的传导。长期 IL-6 水平升高可导致高胰岛素血症，体重下降，影响骨骼肌葡萄糖的转化以及引发肝脏炎症反应。研究发现 2 型糖尿病患者的 IL-6 浓度随糖耐量受损的程度增加而升高，且与胰岛素敏感性、空腹血糖密切相关。动物实验中给予外源性 IL-6 后，可诱导胰岛素抵抗发生、血脂血糖异常，再给予 IL-6 中和抗体又可增加胰岛素敏感性，表明了 IL-6 与胰岛素抵抗密切相关。另外，在 NASH 患者中肝脏 IL-6 的表达要远高于单纯性脂肪肝患者及正常人，表明 IL-6 与 NASH 的发展有一定联系。起初，研究证实 IL-6 在脂肪变性早期可以抑制氧化应激，防止线粒体功能紊乱，对肝脏起到一定的保护作用。然而，在其后的病理变化中它可抑制肝脏胰岛素信号，产生胰岛素抵抗，诱导肝细胞凋亡，直接参与 NASH 的发生和发展。随后，IL-6 直接刺激肝细胞、Kupffer 细胞增生分泌胶原蛋白、层粘连蛋白和蛋白多糖，参与肝纤维化形成，促进肝损害。IL-6 还可促进巨噬细胞释放 TNF-α，刺激肝脏表达 C 反应蛋白、纤维蛋白原等，二者关系密切，可协同作用介导胰岛素抵抗的发生。增多的 TNF-α 又可加重内皮细胞的损伤，由此形成恶性循环。IL-6 可以通过促进肝细胞的脂肪氧化、清除 TG 来调控肝的代谢，从而减轻肝脂肪变性。

近年来有研究表明，与 NAFLD 发病有密切关系的还有 IL-8 和 IL-18。IL-8 是由单核细胞产生的中性粒细胞趋化因子，具有趋化和激活中性粒细胞的功能，使中性粒细胞弹性蛋白酶释放，生成活性氧化代谢产物，引起组织细胞浸润反应而产生炎性反应。IL-8 通过趋化性细胞刺激释放大量的细胞因子，间接激活 HSC，影响肝细胞纤维化的病理进程。同时研究还发现，IL-8 在血清中的浓度与肝功能、肝组织学的变化及肝脏的损伤程度都存在着正相关性。

IL-18 是一种前炎症性细胞因子，由 193 个氨基酸和引导序列组成，缺乏分泌蛋白所具有的信号肽，所以首先以前体形式表达于单核巨噬细胞、T 细胞、B 细胞等表面，当其引导序列被酶切除后成为成熟的 IL-18 而发挥生物学活性，是一种多效能的免疫调节因子，主要由活化的巨噬细胞和单核细胞分泌，它在炎症级联放大反应中起着重要作用。肥胖状态下脂肪组织中 IL-18 表达增高，并与胰岛素抵抗密切相关。IL-18 作为继发性的炎性介质，它通过内毒素的诱导在肝脏损伤的过程中也发挥着重要的作用。IL-18可诱导IFN-γ生成,被称为IFN-γ诱生因子,其本身也能使中性粒细胞被趋化激活造成炎性细胞浸润,并释放出弹性蛋白酶,产生活性氧化物破坏细胞线粒体功能,导致肝细胞受损;也可通过诱导机体产生粒细胞 - 巨噬细胞集落刺激因子,增强TNF-α、IL-6等细胞因子大量分泌而导致肝脏局部炎症反应;此外还促进T淋巴细胞增殖和分化,直接介导肝脏损伤。大量研究表明有脂肪肝变性的实验动物血清中IL-18高于正常对照组,NAFLD患者血清中IL-18也较正常对照明显升高,提示IL-18可能参与了NAFLD发病过程。

六、视黄醇结合蛋白4(retinol-binding protein 4, RBP4)与NAFLD

RBP4是一种主要来源于肝脏和脂肪细胞的脂肪细胞因子,位于10号染色体上,由181个氨基酸组成,分子质量为21kDa,可以将维生素A从肝中转运至靶组织以及实现维生素A的细胞内转运代谢的特异的转运蛋白,主要由肝细胞分泌,少量由脂肪细胞分泌,属于视黄醇类结合蛋白家族中的成员,其受体尚不清楚,与胰岛素抵抗、肥胖、糖脂代谢等密切相关。作为一种脂肪因子,RBP4可能通过降低PI3K的活性,抑制IRS1的酪氨酸磷酸化,并直接诱导磷酸烯醇或丙酮酸激酶基因表达,来增加肝糖输出,从而参与胰岛素抵抗的发生。有研究证实,RBP4可能与肝脏脂质沉积有很大关系,且在NAFLD患者中,血浆RBP4水平明显高于正常对照组,RBP4可能是NAFLD发病的独立危险因素。不过RBP4对NAFLD的具体影响机制尚无定论。

在胰岛素抵抗状态下,RBP4的表达会显著高于正常水平,它的水平与GLUT4呈负相关。在动物研究及临床研究中发现,给予NAFLD患者或动物胰岛素增敏剂后,RBP4水平下降,与脂联素水平相反。近来研究表明,胰岛素抵抗和血清及脂肪组织中RBP4高表达有关,正常小鼠中诱导RBP4高表达,可导致胰岛素抵抗。糖尿病合并NAFLD病人中,RBP4水平增高,进一步证RBP4与脂肪肝和胰岛素抵抗相关。RBP4诱导细胞炎症因子表达增高,提示RBP4通过二次打击参与了NAFLD的发生发展。关于RBP4对肝纤维化的作用仍存在很大争议,有认为是促进作用,也有认为是保护作用,也有研究认为RBP4与脂肪变、炎症、纤维化并无联系。因此RBP4对于肥胖及胰岛素抵抗的影响可能更为显著,而对于RBP4与NAFLD的相互关系还需深入探讨分析,虽然还处于刚起步阶段,甚至很多研究存在分歧,但RBP4还是被认识可能是NAFLD研究的一个较有前景的循环标志物。

七、chemerin与NAFLD

chemerin(趋化素)是新近发现的一种脂肪细胞因子,又被称为视黄酸受体反应蛋白2(RARRES2)或他扎罗汀诱导基因2(tazaroteneinducedgene 2, TIG2),在免疫应答、炎症、脂肪细胞分化成熟、脂质代谢等方面发挥重要作用,是代谢综合征的一个新的标志物,并与胰岛素抵抗密切相关。chemerin是Nagpal等于1997年在用维A酸类药他扎罗汀治疗银屑病时克隆的,2007年首次确定是一种脂肪细胞因子,在脂肪组织高表达,主要表达成熟脂肪细胞,内脏脂肪组织显著高于皮下脂肪组织。在小鼠中发现,chemerin在白色脂肪组织、肝脏和胎盘表达最高,卵巢次之,其他组织中的表达低于肝脏的5%。chemerin是以活性较低的前体形式(prochemerin)分泌的蛋白质,当其C- 末端部分经胞外丝氨酸蛋白酶裂解后,

prochemerin 被活化，成为具有生物活性的 chemerin 蛋白。通过趋化因子受体 1（chemokine-like receptor 1, CMKLR1）、G 蛋白偶联受体（G-protein coupled receptor, GPR）、ChemR23 来发挥其功能。近年来报道显示，chemerin 在高血压、2 型糖尿病及 NAFLD 的形成发展过程中都发挥着重要作用。

在将小鼠 chemerin 受体 CMKLR1 敲除后，发现与炎症相关的因子如 TNF-α、IL-6 都明显下调，通过下调的 TNF-α 对胰岛素抵抗具有一定作用。chemerin 缺陷小鼠表现出糖耐量水平下降，胰岛素敏感性下降。除此之外，还有研究发现，chemerin 与其受体 CMKLR1 可以刺激 ERK1/2，激活 MAPK 信号通路，加速脂质分解。在高脂饮食诱导的小鼠中，chemerin 表达下调。chemerin 同样也与炎症有一定相关性，主要通过促进巨噬细胞、肝脏 CD68 细胞、TNF-α 等表达发挥作用。综上所述，chemerin 可能在缓解和治疗 NAFLD 发病过程中脂质沉积、胰岛素抵抗及炎症具有积极的意义。与肝纤维化的关系目前研究较少且尚无统一结论，但其作用机制尚在研究探讨中，关于在 NAFLD 中的作用也还存在较多争议。

八、血浆成纤维细胞生长因子与 NAFLD

成纤维细胞生长因子 21（fibroblast growth factor 21, FGF21）是一种主要在肝脏和脂肪细胞中表达的具有类胰岛素作用及能降低胰岛素水平的脂肪细胞因子，是 FGFs 超家族成员之一，在脂肪组织、肝脏、胰腺及下丘脑发挥不同作用。目前发现的 FGF 家族含有 23 个成员（FGF1-FGF23），参与体内多种生理、病理过程，人类 FGF21 基因定位于 19 号染色体中，与小鼠 FGF21 有 75% 序列同源性。FGFs 与存在于细胞表面的酪氨酸激酶型生长因子受体结合，激活酪氨酸激酶，活化下游信号分子，以此将信号传递至胞内。FGF21 需通过 β-klotho 才能与受体稳定结合，β-klotho 能把与其作用的 FGF 受体转变为 FGF21 的特异性受体，提高 FGF21 与受体结合的特异性，是 FGF21 发挥作用不可缺少的辅助因子。

FGF21 能提高胰岛素敏感性，改善葡萄糖代谢以及脂质代谢，对维持能量代谢稳态具有重要意义。肝脏中 FGF21 基因的表达同时受 PPAR-α 和 PPAR-γ 的调节，在脂联素缺陷时，FGF21 能够代偿性抑制高脂饮食诱导的高 TG 血症，但是对高胆固醇血症并无相同作用。另外，FGF21 可通过抑制 SREBP-1，减少与脂肪酸及 TG 合成有关的基因表达，激活解偶联蛋白 1 和 2，增加能量消耗、促进脂肪利用和脂类代谢，从而降低肝脏 TG 水平。给予肥胖的恒河猴体内注射不同剂量的 FGF21，发现血浆 TC、LDL-c 下降，高密度脂蛋白胆固醇升高，其降低或者升高幅度均呈剂量依赖型，提示 FGF21 与脂质代谢和肥胖有关，并能一定程度改善脂质代谢紊乱。由于关于 FGF21 的研究大部分来自于啮齿类动物，在人类中的调控作用数据较少，在从动物到人类的研究更需谨慎。FGF21 在肥胖、NAFLD 等代谢性疾病中的重要意义，为临床治疗提供了新的靶点。

九、apelin 与 NAFLD

Apelin（爱帕琳肽）是脂肪组织分泌的小肽，在机体的多种组织内皮细胞也可分泌，由 APLN 基因编码产生，是 G 蛋白偶联受体 APJ 的配体，与 Ang Ⅱ Ⅰ 型受体具有高度同源性，在包括肝脏在内的多个器官都有表达。在 2005 年由 Valet 等证实 apelin 是由脂肪细胞分泌的一种脂肪细胞因子。最初认为 apelin 会抑制胰岛素的产生，apelin 敲除小鼠在高脂高果糖饮食中显示出高胰岛素血症和胰岛素抵抗及胰岛素敏感性降低等症状。肥胖及胰岛素抵抗病人和动物的脂肪细胞和血浆中 apelin 表达量较高。高脂饮食大鼠肝脏中 apelin 表达水平和瘦素、氧化应激及炎症正相关。在肝硬化大鼠和患者肝脏中 apelin 水平显著上升,且显示其可能具有促纤维化的作用,apelin 的受体在活化的 HSC 中过表达,且它的受体拮抗剂可减少肝纤维化,改善肾功能及腹水。其作用机制尚未阐明,目前认为可能与 PI3K/Akt 信号通路有关。3T3-L1 脂肪细胞的研究发现,apelin 还能通过 Gq、Gi 及 AMPK 信号通路,抑制脂肪分解,在高脂饮食诱导的小鼠中过表达 apelin,发现其抗脂解作用增强。还有研究指出,在无糖尿病和高血压的 NAFLD 患者中的血浆 apelin 含量并无明显改变,由此可见,apelin 主要作用于代谢性疾病,尤其对于维持能量平衡和改善胰岛素敏感性意义重大,而 Apelin 在 NAFLD 的作用及相关机制需更深入的研究与探讨。

十、visfatin 与 NAFLD

内脂素(visfatin)是一种新发现的主要由内脏而非皮下脂肪组织分泌的脂肪细胞因子,与 1994 年被发现的促炎因子前 B 细胞集落增强因子(PBEF)来源于同一基因片段,目前研究表明,visfatin 可能具有自分泌和旁分泌双重功能。但一些研究发现 visfatin 不是以分泌作为出胞形式,而是在脂肪分裂过程中释放的。visfatin 具有细胞酶促活性,作为一种烟酰胺磷酸核糖转移酶(NAMPT)催化烟酰胺腺嘌呤二核苷酸(NAD)生成,以此来调节凋亡、DNA 复制、修复损伤以及细胞能量代谢。visfatin 作为一种多功能肽,广泛参与了各种疾病,如代谢性疾病、炎症、神经组织退化、动脉粥样硬化、心肌衰竭、恶性肿瘤、败血症及 HIV 感染。在脂肪组织中,visfatin 主要由巨噬细胞产生,可以抑制巨噬细胞的凋亡来保证其自身的分泌。

目前有研究表明,visfatin 具有不依赖胰岛素的类胰岛素样作用,它能够直接结合并激活胰岛素受体,并能通过其长期作用调节外周组织胰岛素的敏感性。visfatin 可诱导 PPAR-γ、脂联素等脂肪细胞分化相关基因的表达,促进脂肪细胞对葡萄糖的摄取并转化为 TG 沉积,通过自分泌或旁分泌途径作用于内脏脂肪组织,促进其分化合成和积聚,引起内脏脂肪堆积,加重胰岛素抵抗。visfatin 与组织炎症也密切相关,visfatin 能刺激产生炎症因子,如 TNF-α、IL-6、IL-1β,然而高浓度的 visfatin 也能刺激抗炎因子产生,如 IL-10,从侧面反映其可能对炎症因子的产生具有平衡作用。在 NAFLD 病人中,visfatin 的表达量与脂肪沉积程度和小叶性炎症的严重程度可能呈正相关,然而又可能通过改善胰岛素抵抗,对肝脂肪变具有保护作用。与单纯性脂肪肝或肥胖患者相比,NASH 患者的 visfatin 水平较低,但所有肥胖病人的 visfatin 水平均高于正常。也有研究得出了不同结论,对 visfatin 在 NAFLD 研究中数据不一致的原因可能有以下几方面,visfatin 由不同组织分泌造成的差异,胞内或胞外 visfatin 水平在 NAFLD 中产生的作用可能不尽相同,且循环的 visfatin 水平也未必能完全反映其在脂肪或肝脏中的水平。所以目前对 visfatin 生物学作用及机制研究结论还有待展开深入探讨。

虽然 NAFLD 发病机制尚未完全清楚,但可以肯定的是细胞因子在整个发病过程中起着至关重要的作用,但若要将其运用到临床治疗,尚需要大量的临床实验数据支持。若能确切清楚各细胞因子在 NAFLD 中的作用机制,那么针对细胞因子的靶向治疗又提供了一个新的切入点,且应用前景广泛。

第六节　脂肪储存失调与
非酒精性脂肪性肝病

脂肪的主要功能是储能和供能,相同重量的脂肪完全氧化产生的能量是蛋白质和糖的两倍多。脂肪具有疏水性,储存时几乎不含有水,所占空间相对小,储存能量效率很高。

脂肪主要以 TG 形式贮存到脂肪组织,脂肪组织中的 TG 是过剩能量的长期贮存形式,可反映能量摄入和消耗之间的平衡,也反映了脂肪沉积和动员之间的平衡。此外在肝脏和骨骼肌也有少量脂肪储存,血液中脂肪分布在 0.1% 左右。脂肪组织是全身能量的补给储存库,90% 以上的总体能量以 TG 形式贮存于脂肪细胞。当机体受遗传 - 环境 - 代谢应激的作用,脂肪细胞由贮存表型向分泌表型转化,脂肪细胞内脂肪合成及氧化途径减弱,长链脂肪酸或非酯化脂肪酸由脂肪组织流向骨骼肌、肝脏、胰腺、心脏的非脂肪组织。当非脂肪组织中 TG 含量超过一定范围后,即导致脂肪的异位堆积,引起相关的代谢性疾病的发生。

脂肪组织主要由大量群集的脂肪细胞构成,由疏松结缔组织分隔成小叶。正常人脂肪细胞总数为(26.6 ± 1.8) $\times 10^9$,皮下脂肪细胞直径平均为 $67\sim98\mu m$,每个脂肪细胞平均含脂量为 $0.6\mu g$ 。肥胖时脂肪细胞直径可达 $127\sim134\mu m$,细胞数目可增加 $2\sim3$ 倍。根据脂肪细胞结构和功能不同,通常把脂肪细胞分为两型:

白色脂肪细胞又叫单泡脂肪细胞,胞质内含有一个几乎与细胞等大的脂滴,其他胞质成分仅占细胞总容积的 1/40,细胞核被挤在一边,呈扁圆形。白色脂肪细胞主要分布在皮下、网膜和系膜等处,约占成人体重的 10%。

白色脂肪细胞内脂滴是 TG 主要的储存场所,主要有三个来源:①食物中的脂肪;②肝脏由葡萄糖合成的脂肪;③细胞通过摄取糖和氨基酸自身合成的脂肪。

棕色脂肪细胞由于细胞间毛细血管丰富,细胞内线粒体含量多且含有大量细胞色素,故名。细胞核圆形,位于细胞中央。胞质内散在许多小脂滴,所以又被称为多泡脂肪细胞,其体积较白色脂肪细胞小。棕色脂肪细胞主要分布在颈、腋窝及肩胛间区,成人体内含量极少,新生儿含量较多,冬眠动物体内也很丰富。在寒冷环境下,棕色脂肪细胞内脂质迅速氧化产生大量热能。有利于新生儿抗寒和冬眠动物维持体温。

一、脂肪的合成与分解

(一)脂肪合成

肝、脂肪组织、小肠是脂肪合成的重要场所,以肝的合成能力最强。肝细胞能合成脂肪,但不能储存脂肪。合成后要与载脂蛋白、胆固醇等结合成 VLDL,入血运到肝外组织储存或加以利用。若肝合成的 TG 不能及时转运,会形成脂肪沉积,导致肝脏发生脂肪变。

合成 TG 所需的甘油及脂肪酸主要由葡萄糖代谢提供。其中甘油由糖酵解生成的磷酸二羟丙酮转化而成,脂肪酸由糖氧化分解生成的乙酰 CoA 合成。

(二)脂肪分解

脂肪以 TG 形式储存,通过脂肪分解产生甘油和 FFA:甘油在肝脏中通过糖异生作用转化为葡萄糖,脂肪酸可以直接氧化供能或产生酮体供能。脂肪细胞内 TG 通过三步反应逐步水解为甘油和 FFA,释放入血液供其他组织利用,此过程称为脂肪分解或脂肪动员。调控脂肪分解的脂肪酶包括:

1. 激素敏感脂肪酶(hormone-sensitive triglyceride lipase,HSL) 是脂肪组织脂解的限速酶,使 TG 和甘油二酯分解产生 FFA。胰岛素可抑制该酶活性,从而抑制脂解作用,而儿茶酚胺、肾上腺皮质激素、生长激素、胰升糖素等则刺激该酶活性,增加脂解作用。

2. 脂肪组织中脂蛋白脂酶(lipoprotein lipase,LPL) 是使脂肪组织 TG 储存的酶,胰岛素可刺激该酶合成增加。而儿茶酚胺则抑制该酶活性。神经内分泌机制通过腺苷酸环化酶对这些细胞中的脂肪分解起调控作用。

3. 脂滴包被蛋白(perilipin) 是脂肪细胞脂滴表面主要蛋白。据推测,perilipin 可能在脂肪分解调控中起"分子开关"作用:基础状态下未发生磷酸化的 perilipin 保护 TG 免于被脂肪酶水解;脂肪分解时磷酸化的 perilipin 可能发生构象变化,使脂肪酶更容易接触到 TG 从而促进脂肪分解。

在人体内,肾上腺素、胰高血糖素及促肾上腺皮质激素等均可以作用于细胞膜表面受体而激活腺苷酸环化酶,促使 ATP 转变为 cAMP,后者激活 PKA 进而磷酸化 HSL 和 perilipin,启动脂肪分解,上述激素常被称为脂解激素。而胰岛素、腺苷及前列腺素等可抑制脂肪分解,又称作抗脂解激素。位于各组织毛细血管内皮细胞及其邻近细胞表面的脂蛋白脂肪酶能催化血中脂蛋白内的 TG 水解,进餐后其活性大大增强,促进脂肪组织合成脂肪和其他组织对脂肪酸氧化利用;饥饿时脂肪组织中 HSL 活性升高、LPL 活性很低;但是在心肌 LPLKm 值仅有脂肪组织的 1/10,说明该酶在心肌与 TG 亲和力极高,依然可以继续水解 TG 提供 FFA 供能,这具有重要生理意义。

二、肥大脂肪细胞与 NAFLD

脂肪主要储存在脂肪细胞中,过度能量堆积使脂肪细胞肥大,分化功能受损,导致整体脂肪组织储积脂质的能力下降。同时脂肪细胞摄取葡萄糖能力下降,对胰岛素的抗脂解的作用发生抵抗,最终使 TG 分解出大量的 FFA 和甘油并释放至循环系统,导致肝脏、肌肉及全身的胰岛素抵抗和非脂肪组织的脂肪储积。脂肪细胞的肥大可作为胰岛素抵抗的一个独立指标,脂肪细胞的大小与脂肪细胞释放的 FFA 及脂激素的量相关,肥大的脂肪细胞使其本身来源的信号传导改变,同时伴有巨噬细胞的浸润,释放大量的炎症因子包括 IL-6 和 TNF-α,加速细胞的凋亡,并且与其他各种脂肪激素如瘦素、抵抗素等共同作用,导致机体胰岛素抵抗和脂肪的异位堆积,进而 NAFLD 的发生。

三、体脂分布与 NAFLD

人体脂肪库主要有两部分组成,即皮下脂肪和内脏脂肪。而内脏脂肪又包括大网膜、肠系膜和腹膜后脂肪等。不同部位脂肪参与机体的代谢作用有所差异。如内脏脂肪同时兼具易分解和易积聚的特性,在代谢上远比皮下脂肪活跃。而以浅筋膜为界分开的浅层皮下脂肪和深层皮下脂肪特性也不同,深层皮下脂肪与肥胖及代谢综合征关系似乎更为密切。作为多余能量的缓冲库,皮下脂肪的体积和储存量远远大于内脏脂肪。通过手术去除占总体脂 18%~19% 的皮下脂肪并不能影响胰岛素的敏感性,而仅去除占总体脂 0.8% 的大网膜脂肪却可以明显地减少胰岛素抵抗,说明内脏脂肪在胰岛素抵抗和代谢性疾病的发生中的作用更活跃。

内脏脂肪组织有更加活跃的代谢功能,比如细胞因子和 FFA 的释放。FFA 对于胰岛素分泌是必要的,但是内脏脂肪组织过多 FFA 释放入血会导致高胰岛素血症和糖耐量低减;在骨骼肌氧化利用方面,FFA 和葡萄糖存在竞争关系,高浓度的 FFA 优先被氧化利用,进而导致血糖升高;持续高浓度 FFA 产生脂毒性并导致胰岛 β 细胞凋亡。脂肪分解失调和胰岛素抵抗高度相关,FFA 升高成为胰岛素抵抗的重要病因。有趣的是,不同部位脂肪组织对激素刺激的脂肪分解反应不同。内脏脂肪对于胰岛素的抗脂肪分解效应更加迟钝,脂肪分解增加,产生的 FFA 经门静脉系统入肝脏,导致 TG 和葡萄糖合成增加,还会降低肝脏对胰岛素的清除,故而腹部肥胖与胰岛素抵抗及 NAFLD 的关系密切。

对腹部脂肪堆积引起 NAFLD 等代谢性疾病的机制还没有统一的认识,目前主要有三种假说:

(一)满溢假说

Bergman 提出的满溢假说认为:当机体在摄取多余能量并开始肥胖时,脂肪首先沉积在内脏,尤其是肝脏,并出现肝脏胰岛素抵抗。当更多能量储积,超过了内脏脂库的储存量时,皮下脂肪库开始被填充,导致了外周组织的胰岛素抵抗。这个假说来自于以下实验狗在摄取了等热量的高脂肪餐(脂肪占热量比例为 45%)12 周后,高胰岛素正糖钳夹实验发现高浓度的胰岛素不能抑制肝糖的产生,但外周组织仍具有很好的胰岛素的敏感性。体重在没有明显的改变的情况下。磁共振检查发现内脏脂肪量增加 69%,肝脏内的 TG 增加两倍。由此推断内脏脂肪的胰岛素抵抗首先发生在肝脏,继而在内脏和外周组织。在 12 周后进行脂肪细胞相关酶基因表达的研究发现,促进脂肪分解成 FFA 的一些酶包括 LPL,HSL、PPARγ、葡萄糖 -6- 磷酸激酶(glucose-6-phosphate kinase, G-6-P),脂肪酸连接蛋白(fattyacidbindingprotein, FABP),SREBP-1、CPT-1 等的表达均增加,但是脂激素如:瘦素、IL-6、TNF-α、脂联素等的表达没有明显改变,可能这些脂激素与胰岛素抵抗发生的长期行为有关。

(二)门静脉假说

大量的内脏脂肪组织(肠系膜和大网膜)中 TG 脂解并释放的 FFA 流入门静脉并转移到肝脏。肝脏中过量的 FFA 超过了肝脏线粒体和过氧化物酶氧化的能力,转化为 TG 沉积在肝脏。浓度增高的 FFA 使胰岛素抑制肝糖产生的能力受损,致肝脏胰岛素抵抗。同时循环中升高的 FFA 又抑制了胰岛素介导的骨骼肌对葡萄糖的摄取利用,导致周围组织的胰岛素抵抗。内脏脂肪释放高流量的 FFA 流入门静脉的机制为调控 FFA 释放的基因表达增加了。脂肪细胞中沉积的脂质几乎全部来自于 LPL 水解循环中富含 TG 的脂蛋白而释放出来FFA。对比人类腹部皮下脂肪和大网膜脂肪的 PPARγ 的活性发现,大网膜脂肪的 PPARγ 的活性明显低于皮下脂肪。动物实验证明,在中等量脂肪餐后 12 周的狗,其体重,空腹血糖及FFA 没有改变的情况下。空腹胰岛素水平增加了 20%,但胰岛素受体下降 50%,胰岛素敏感性明显降低。肝脏 TG 含量增加了 45%。促进脂肪动员和脂解的 LPL 和 HSL 的 mRNA的 v/s 比率(内脏脂肪与皮下脂肪的比)表达增加近 2 倍。而 PPARγ 的 v/s 比率增高近四倍,SREBP-1 同时也高表达。PPARγ 可以刺激脂肪细胞分化并调节参与脂质代谢的多种基因(包括 LPL)表达,增加脂肪细胞数量和脂解率。而 SREBP-1 又可以增加 PPARγ 活性。

即使单个脂肪细胞的脂解率不变,但数目增加了的脂肪细胞最终导致总体脂解增加,使 FFA 浓度升高,并经门静脉流向肝脏,导致内脏脂肪胰岛素抵抗。

(三)异位脂肪沉积学说

内脏脂肪及皮下过度堆积,超过其储存能力,机体将会把多余的能量沉积到非脂肪组织,如肝脏、心脏、肌肉、甚至胰岛细胞,形成异位脂肪沉积。此时的皮下脂肪已经失去了其"能量沉积"的作用,脂质代谢谱发生了改变,最终导致 NAFLD 等代谢性疾病的发生。表达 A–ZIP/F–1 蛋白的转基因小鼠,缺乏脂肪组织,表现为肝脏和肌肉的胰岛素抵抗,并且发生糖尿病。将这些小鼠移植脂肪组织后将改善其胰岛素的敏感性。该实验证明皮下脂肪具有对过剩能量的缓冲作用。而格列酮类的胰岛素增敏剂能够转移内脏脂肪到皮下,增加皮下脂肪的储积作用,改善胰岛素敏感性,进一步证明了该理论。

四、肝脏脂肪沉积

肝脏是最易发生脂肪异位沉积的部位。非乙醇、化学毒物和自身免疫性肝病等原因是导致 NAFLD 的常见原因。美国临床内分泌医师学会提出的代谢综合征定义,已经将 NAFLD 作为代谢综合征的主要条件。并且有研究显示,NASH 患者人群肝酶水平的升高是糖耐量减低或糖尿病的重要预测因子。这些都提示肝脏脂肪沉积是 NAFLD 的危险因素。

动物实验证实,大鼠经高脂饲料喂养 4 周即出现肝脏脂肪沉积,而且高胰岛素正糖钳夹试验中葡萄糖输注率也呈现下降趋势。随着肝脏脂肪沉积程度逐渐加重,葡萄糖输注率也逐渐下降,与对照组相比,高脂饲养大鼠肌肉组织 TG 含量 12 周开始有上升趋势,20 周时显著升高,细胞的脂肪沉积的出现则更晚。因此肝脏脂肪沉积可能是脂毒性的早期表现,如果在脂肪肝早期进行脂毒性干预或许能够把胰岛素抵抗及 NAFLD 推迟好多年。

(一)肝脏脂肪沉积导致肝脏胰岛素抵抗

研究发现,在不存在外周组织胰岛素抵抗的情况下,肝细胞的脂肪沉积可以导致胰岛素抵抗的发生。高脂饮食喂养 3 天的成年 SD 大鼠肝组织 TG 和脂酰辅酶 A 含量约增高至对照组的 3 倍,并发生了肝脏胰岛素抵抗。但是,高脂饮食喂养的实验大鼠并不伴有外周组织脂肪沉积和外周组织胰岛素抵抗,也不伴有门脉血清和外周血的 FFA 上升。说明肝脏胰岛素抵抗的发生不是继发于外周组织胰岛素抵抗,也不是 FFA 的增高所致。

通过小剂量线粒体解偶联剂的干预使肝细胞脂质沉积减少后,肝脏胰岛素抵抗显著改善,表现为胰岛素对内源性葡萄糖产生的抑制率上升肝糖原合成酶活性提高。这些结果说明肝脏脂肪沉积导致了肝脏胰岛素抵抗。随着高脂饲料喂养时间的延长,肝脏脂肪沉积程度会逐渐加剧,其他组织的脂肪沉积也会逐渐增加,胰岛素敏感性逐渐下降。

对高脂饮食引起肝胰岛素抵抗的机制尚缺乏统一的认识。研究证实 p38 蛋白激酶在高脂饮食引起肝胰岛素抵抗中的作用,长期的高脂浸润降低了胰岛素刺激的 PKB 的磷酸化和 IRS1/2 的磷酸化,应用 p38 蛋白激酶抑制剂,使得蛋白激酶 B 磷酸化和 IRS1/2 的磷酸化均恢复正常。因此推测,p38 蛋白激酶在高脂引起肝细胞胰岛素抵抗过程中发挥着作用。交感神经系统在 NAFLD 发病中起着重要的作用,高脂饮食增加了大脑传向脂肪细胞的信号,尤其夜间信号的增加,使得 FFA 水平急剧上升,肝脏脂质的沉积和肝脏的胰岛素抵抗。

(二)肝脏脂肪沉积致肝脏氧化应激

肝脏的脂肪沉积除可以导致肝脏胰岛素抵抗以外,还可以导致肝组织氧化应激,而且肝脏氧化应激反过来加剧肝脏胰岛素抵抗和脂肪沉积。TG 在肝细胞内蓄积,大量的 FFA 在线粒体内氧化,产生了过多的超氧阴离子和活性氧种类,使抗氧化物质耗竭,因此,活性氧和许多自由基不能完全代谢。而过多的活性氧又可损伤线粒体,反过来影响 FFA 代谢,进一步加重肝脏的脂质沉积。二者互为因果,形成恶性循环。金属硫因和锌属于抗氧化剂,研究显示,给予 4 个月的包含金属硫因和锌的饮食的大鼠,和对照组相比较,能明显减少脂质的含量和肝脏的大小及重量。这从侧面说明了氧化应激和脂质沉积密切相关。

五、脂毒性

所谓"脂毒性"是指血清 FFA 浓度增高或细胞内脂肪含量增多,通过引起或加重胰岛素抵抗和胰岛 β 细胞功能损害,启动或促进 2 型糖尿病的发病,其主要作用部位为肝脏、肌肉和胰腺。FFA 通过原位合成途径形成,在 TG 和磷酸被细胞酯酶水解时释放,在细胞需要量增多或细胞外 FFA 浓度过高时,FFA 亦可通过蛋白和非蛋白介导机制进入细胞。这些 FFA 可用于膜的生物合成、通过 β 氧化产生能量、形成脂质信号分子、转录后蛋白修饰和转录调节。当细胞积聚 FFA 超过合成和分解代谢需要时,过量脂质转化为 TG 储存于脂质微滴中。脂肪细胞在胞液脂质微滴中可储存大量过多的 FFA。但非脂肪组织储存脂质能力有限,当超过其储存能力时就发生细胞功能障碍或死亡产生脂毒性。

"门静脉假说"指出内脏脂肪分解形成 FFA 能力明显高于其他部位的脂肪组织,内脏 TG 储存增加时,经过门静脉送到肝脏的 FFA 增加。FFA 升高能降低胰岛素在肝脏中的作用,减少胰岛素的清除,导致肝脏胰岛素抵抗。这可能与胰岛素激活的 IRS-2 酪氨酸磷酸化及 IRS-2 相关的磷脂酰肌醇 3 激酶(PI-3K)活性显著减低有关。FFA 能加速肝脏糖异生和增加肝脏葡萄糖输出,抑制肝糖利用,这与 ATP 和 NADH 的产生增加和糖异生限速酶如磷酸烯醇式丙酮酸羧激酶、葡萄糖 6 磷酸酶活性增加有关。给予正常人烟酸制剂 16~20 小时的治疗以降低血浆 FFA 水平至基础空腹水平,显示糖原异生与 FFA 浓度变化相同,而糖原分解与 FFA 呈负相关。2 型糖尿病的患者肝脏对内源性葡萄糖生成的自我调节能力降低,糖原异生作用发生异常,降低 FFA 可显著地影响空腹血糖水平。此外,高浓度 FFA 也可影响胰岛素分泌和胰岛素在肝脏的清除,这两种机制均可影响内源性葡萄糖生成的浓度。因而,很多学者认为肝脏胰岛素抵抗是空腹血糖升高的关键因素。

脂肪的异位沉积通过多种机制造成了受累组织的损害,并因此导致了肝组织胰岛素抵抗,与 NAFLD 的发病密切相关。

第七节　脂肪分泌抑制与
非酒精性脂肪性肝病

脂肪组织是哺乳动物体内最大的能量储存器官。长期以来,脂肪组织一直被视作惰性的能量储存器官,脂肪组织与其他组织、器官信息交流的认识仅限于其所分泌的 FFA 可影响肝脏的糖脂代谢,以后也认识到脂肪酸的异位堆积影响骨骼肌、胰岛 β 细胞的功能,然而这远远不能揭示脂肪组织在机体病理生理过程中所起的复杂作用。

日益增加的肥胖、NAFLD、糖尿病、动脉粥样硬化及其相关性代谢疾病使脂肪组织备受关注,对其功能的认识也发生了根本的转变。脂肪组织不再只被视为 TG 的被动储存库以及 FFA 的来源,而被广泛认为是一活跃的内分泌器官。随着干细胞分化为成熟的脂肪细胞,脂肪组织具备了合成数百种蛋白质的能力,其中很多作为参与维持内环境稳定的酶类、细胞因子、生长因子和激素被释放。通过分泌多种激素信号调节分子,脂肪组织与中枢神经系统、免疫系统及其他内分泌器官如垂体、性腺、甲状腺、内分泌胰腺等保持密切联系,并参与神经、内分泌和免疫网络,与这些系统的器官组织及肝、肌细胞等之间存在细胞对话。因而,脂肪组织的内分泌功能正在成为又一富有高渗透性的交叉学科的研究前沿。

众所周知肥胖导致胰岛素抵抗,而脂肪萎缩症患者也存在严重的胰岛素抵抗,这也促发了对脂肪组织功能的重新认识,改变了认为脂肪一无是处的观点。20 世纪 80 年代中期首先发现了脂肪细胞分泌补体因子 D（adipsin）,1994 年 Friedman 研究组定位克隆瘦素,开启了脂肪组织内分泌功能研究的新时代。次年,Seherer 等发现新的脂肪细胞特异性蛋白——脂联素,此后各种脂源性激素陆续被发现,脂肪组织作为内分泌器官的观点逐渐被接受。

脂肪组织主要是由脂肪细胞构成的,而在研究脂肪组织的分泌功能时需要关注的是:

1. 不同种类之间、同一个体的不同脂肪库之间甚至同一脂肪库的不同部分之间在脂肪组织特征上都存在差异;而且在脂肪细胞的不同生长发育阶段脂肪细胞因子的产生可能不同。例如,前脂肪细胞产生的 TNF-α 比成熟细胞少。不同脂肪库之间功能上的异质性提示脂肪组织可能不单单是一个内分泌器官而是一组相似但各有特征的内分泌器官。

2. "脂肪组织"并非由纯脂肪细胞组成,一些脂肪组织内非脂肪细胞可能在脂肪细胞因子的分泌过程中以及在脂肪组织对脂肪细胞因子和其他信号的反应中发挥重要的作用。人体脂肪组织的原代培养表明脂肪组织释放的脂肪细胞因子中除了脂联素和瘦素,90% 以上由非脂肪细胞产生,而且内脏脂肪组织比腹部皮下脂肪组织释放更多血管内皮生长因子（vascular endothelial growth factor, VEGF）,IL-6 和 PAI-1,这种差异归功于非脂肪细胞。

机体脂肪组织内分泌主要依赖于以下几个因素:①TG 贮存量的大小。在肥胖以及胰岛素抵抗的动物和人体内,循环的脂肪细胞因子水平升高;与其他脂肪库相比,腹内的脂肪库产生的脂肪细胞因子数量更大。②近期全身能量平衡和胰岛素 / 葡萄糖信号。大多数脂肪细胞因子影响胰岛素对葡萄糖以及脂肪的代谢作用,进而引起胰岛素抵抗,最终导致 NAFLD 等代谢性疾病的发生。③来自交感神经和其他诸如下丘脑 - 垂体轴和生长激素轴等内分泌系统的"下传式"影响。

目前已发现脂肪细胞分泌的脂联素、抵抗素、乙酰化刺激蛋白调控能量平衡;TNF-α、IL-6、血清淀粉样蛋白 A3（serum amyloid A3, SAA3）、单核细胞趋化蛋白 1（monocyte chemotactic protein 1, MCP-1）等参与炎症反应;脂联素、纤溶酶原激活物抑制剂（plasminogen activator inhibitor, PAI）作用于血管, VEGF 促进血管新生。脂肪组织通过这些激素实现与机体其他组织的对话,整合内分泌、代谢和炎症信号,调控机体的能量稳态。脂肪细胞分泌的生物活性物质和细胞因子统称为脂肪细胞因子。研究发现,大量脂肪细胞因子与 NAFLD 密切相关,在 NAFLD 的形成过程中发挥重要作用。

第八节 氧化应激与非酒精性脂肪性肝病

各种原因所致的氧化应激和脂质过氧化损伤,导致炎性细胞因子释放增多,多种物质表达增强(或被激活),肝细胞发生炎症、坏死或凋亡,使病程向脂肪性肝炎、肝纤维化、肝硬化发展。近年来对 NAFLD 的观察表明,氧化应激在其早期可能已存在致病作用,因此氧化应激、脂质过氧化被认为可能是导致 NAFLD 并促其发展的最主要因素之一。

一、氧化应激概念

细胞呼吸利用氧产生能形成 ATP 时,氧衍生的自由基或 ROS 的产生及其作用超过对其防御或去毒的能力,这种细胞氧化还原失调造成组织、细胞损伤的状态称为氧化应激。ROS 包括羟基($OH \cdot$)、超氧阴离子自由基($O^{2-} \cdot$)、过氧化氢(H_2O_2)等在需氧代谢过程中氧还原产生的主要由氧组成的、性质活泼、氧化性强的物质。ROS 分子外层表面带有 1 个或数个不成对的电子,反应活性很高,其作用具有相对非特异性,半衰期为 10^{-9}($OH \cdot$)~10 秒,作用范围有限,弥散能力很低。其作为促氧化物质可呈自由基或非自由基型,高反应性氧自由基分子能从与其相邻的非自由基稳定分子捕获一个电子以稳定其自身的原子结构,相邻分子因此可成为自由基分子。

生物体内活性氧不断通过非酶反应与酶反应产生,每人每天约有 1%~3% 的摄入氧转变为超氧阴离子及其活性衍生物,但机体存在两类抗氧化系统,一类是酶抗氧化系统,包括超氧化物歧化酶(superoxide dismutase, SOD)、过氧化氢酶(catalase, CAT)、谷胱甘肽过氧化物酶(glutathione-peroxidase, GSH-Px)等;另一类是非酶抗氧化系统,包括维生素 C、维生素 E、谷胱甘肽、褪黑素、α-硫辛酸、类胡萝卜素、微量元素铜、锌、硒(Se)等这些物质在体内作用于 ROS 代谢的不同环节,维持细胞氧化还原自稳态。

在生理状况下 ROS 的产生量很少,可维持在有利无害的极低水平,履行其生理功能。例如参与生物氧化还原过程的电子传递;介导吞噬细胞杀灭、清除病原微生物;参与细胞内外的信号转导;通过多种机制杀伤肿瘤细胞;有助于清除有毒化合物。

但病理水平 ROS 的产生增多,超过抗氧化系统的清除能力出现相对或绝对过剩,其攻击邻近组织、细胞,便产生氧化应激。轻度氧化应激具有重要的生理保护意义,它可诱导 60 多种基因表达,其中包括与胰岛素信号途径相关的磷脂酰肌醇-3 激酶(PI3-K)依赖性途径的基因,这些表达可增加抗氧化能力。随着氧化应激增强,体内抗氧化物质被不断消耗,大量蓄积的 ROS 可对机体造成损伤,其可通过传递 1 个或 2 个电子氧化大分子物质,引起 DNA、蛋白质和脂质等的氧化或再氧化损害,破坏细胞结构和功能的完整性。另外 ROS 还可作为重要的细胞内信使,活化多条信号转导通路,间接引起组织、细胞损伤。ROS 的损伤作用具体表现为:

1. 离子泵失活 导致细胞内 Na^+、Ca^{2+}、Mg^{2+} 增多。

2. 损伤核酸 直接损伤或破坏 DNA 链,引起 DNA 与 DNA 之间、DNA 和蛋白质之间产生交联作用或断裂,破坏染色体,导致细胞的损伤、死亡;或引起碱基修饰障碍,导致碱基错配,诱发突变等。

3. 破坏蛋白质　氧化、破坏蛋白质肽链中的氨基酸(特别是巯基基团),引起氨基酸残基的修饰、交联、肽链断裂、蛋白质变性等。

4. 攻击脂质结构　攻击膜磷脂,产生膜脂质过氧化,形成血管活性物质和前炎因子如血栓素等,导致细胞膜通透性变化。

5. 引起应激相关蛋白酶的释放　如 JNK、细胞外信号调节激酶 1、2 及 p38 的释放。

6. 改变转录因子　如 AP-1 和 NF-κB 的改变,引起前炎基因的表达增加。

7. 凋亡信号调节物增多　如 caspases、Bad、Bcl-2 等增多。

肝实质细胞中有 3 个部位可产生 ROS:线粒体、微粒体和过氧化物酶体。NAFLD 时氧化应激主要来自于增加的氧化反应,包括线粒体脂肪酸的氧化和过氧化反应,以及 CYP2E1 和 CYP4A 对长链和超长链脂肪酸的 ω- 氧化,当耗尽了有效的抗氧化物质时,便会产生 ROS 的蓄积,加速了 NAFLD 的进展。

二、线粒体与氧化应激

线粒体是肝细胞最重要的细胞器之一,是脂肪酸进行 β- 氧化和三羧酸循环、ATP 合成和 ROS 形成的主要场所。脂肪酸进入细胞后,首先在线粒体外或细胞质中被活化,在脂酰 CoA 合成酶催化下,由 ATP 提供能量,将脂肪酸转变成脂酰 CoA,然后进入线粒体进行氧化。由于催化脂酰 CoA 氧化分解的酶存在于线粒体的基质中,所以脂酰 CoA 必须通过线粒体内膜进入基质中才能进行氧化分解。脂酰 CoA 需要借助一种特殊的载体肉毒碱(3- 羟基 -4- 三甲氨基丁酸)才能转运到线粒体内进行 β- 氧化,脂酰 CoA 在 β- 氧化过程中使氧化型辅酶(NAD 和 FAD)转变为还原型(NADH 和 FADH2),而后者在线粒体呼吸链电子传递中重新氧化。

在正常呼吸状态下,NADH 和 FADH2 将它的电子传递给呼吸链中的复合物,这些电子中的一小部分可漏溢而直接与氧反应形成超氧阴离子自由基和其他 ROS。但绝大多数电子将沿着呼吸链最终传递至细胞色素 C 氧化酶(COX),与氧和质子结合形成水。传递电子的过程中伴随质子从线粒体基质泵到膜间隙,在跨膜间形成电化学势能,一旦需要能量,质子将重新进入线粒体基质,用势能来合成 ATP。

线粒体电子传递系统可消耗细胞 90% 的氧,是氧化应激和 ROS 形成的主要部位。正常情况下,能量供应充足,线粒体电子转运速度和物质氧化速度可以适应能量需求,氧化还原生成的能量以 ATP 形式贮存起来,同时生成的 ROS 可被体内的抗氧化剂清除,不对机体产生损伤;但 NAFLD 时,脂质贮积使血清脂肪酸增多,肝脏对 FFA 摄取的增加使线粒体 β- 氧化速度代偿性增加,进而增加 ROS 的产出,当超过抗氧化物质的清除能力而导致 ROS 蓄积时,ROS 又可把线粒体作为首要的打击靶子,直接损害线粒体膜 DNA(mtDNA),引起其 DNA 损害,超微结构异常,尽管线粒体积极修复 ROS 导致的线粒体 DNA 损害,但由于线粒体 DNA 接近细胞内膜(ROS 的产生部位)并缺乏组蛋白和非组蛋白的保护,修复程序不完整,易受细胞内氧自由基侵袭,导致线粒体 DNA 碱基对的缺失突变,从而影响肝细胞脂肪代谢。ROS 还可直接损害线粒体膜呼吸链复合物(MRC),而呼吸链复合物(MRC)的任何一个位点如果电子流受到阻碍,则先前呼吸中间物可将电子传递到分子氧,诱致 ROS 产生并减少 ATP 生成。

　　早期脂肪变性的肝脏往往表现为线粒体超微结构损伤,呼吸链复合物量及活性下降,合成 ATP 功能障碍。Perez-Carreras 等的研究中测得 NAFLD 患者呼吸链复合体活性比对照组降低了 30%~50%,且线粒体有不规则肿胀,内嵴排列紊乱、溶解、断裂,这将阻碍呼吸链中电子流的传递,电子直接与氧反应生成超氧阴离子自由基。Hayashi 等研究发现 NAFLD 患者线粒体的超微结构异常,线粒体呼吸链活性下降和氧化磷酸化缺陷,导致电子在呼吸链流动中阻断而被传递到分子氧,产生超氧化离子和过氧化氢,最终导致线粒体肿胀、破裂。另外大量的 ROS 可直接或间接通过改变线粒体内、外膜之间的通透性转变孔(permeability transition pore, PTP),其本质是一种蛋白复合物,具有调节线粒体膜通透性的作用)的开关,而线粒体膜功能和结构上的完整性被破坏可能是导致细胞凋亡和坏死的机制。

　　正常情况下,绝大多数 PTP 处于关闭状态,当活性氧诱导线粒体跨膜电位降低时通透性转变孔开放,导致线粒体膜通透性增大,使细胞凋亡的启动因子如:细胞色素 C、凋亡蛋白酶激活因子(apoptosis protease-activating factor, Apaf)和凋亡诱导因子(apoptosis inducing factor, AIF)等从线粒体内释放出来。ROS 还可通过促进 NF-κB 和 AP-1 的核内移位,促进库普弗细胞合成 TNF-α,TNF-α 可直接损伤线粒体呼吸链,从而导致线粒体细胞色素氧化酶的损伤,阻断呼吸链传递电子。增多的 TNF-α 还可通过与肝细胞膜上的 TNF-αⅠ型受体结合,活化 caspase-8 裂解 Bid 蛋白,裂解后的 Bid 蛋白重新结合于线粒体膜上,促进线粒体通透性转变孔的开放,使线粒体双膜间隙中的细胞色素 C 和凋亡诱导因子等因子外溢,进而通过激活 caspase-3 促进肝细胞凋亡。总之,ROS 通过多种途径对线粒体造成损伤,损伤的线粒体进一步介导 ROS 产出的增加,从而形成了一个恶性循环。

三、微粒体与氧化应激

　　微粒体是 ROS 产生的另一个重要场所。在肝脏摄取脂肪酸过多或线粒体氧化系统活性受抑制时,线粒体外脂肪酸氧化系统如微粒体氧化系统等起非常重要的作用。细胞色素氧化酶 P450(CYP2E1, CYP4A)是微粒体氧化体系的关键酶,其中 CYP2E1 的表达受瘦素诱导而被胰岛素负调控,CYP4A 则被过氧化物酶体增殖激活受体(PPAR-α)诱导。在肝微粒体中,CYP4A 催化长链脂肪酸(LCFAs)和极长链脂肪酸(very long chain fatty acids, VLCFAs)生成具毒性的二羟基脂肪酸及其他生物活性的 ω- 羟基化代谢物、超氧化物和 H_2O_2。其中二羟基脂肪酸被过氧化物酶降解,产生短链酰基 CoA 和酰基 CoA。酰基 CoA 可作为肝内脂肪酸氧化系统某些酶的配体,具有控制基因诱导的作用,增加肝细胞对"二次打击"的易感性。H_2O_2 等 ROS 类通过蓄积对机体造成各种损伤,产生氧化应激。

　　CYP2E1 是细胞色素氧化酶 P450 的 2E1 亚型。人的 CYP2E1 的分子量为 56.9kDa,主要分布在成人肝脏,并且富集于肝小叶中心区域,在某些肝外组织(如肺和肠)也有发现。肝 CYP2E1 在饥饿和低碳水化合物饮食下具有代谢脂肪酸和将酮体转化成葡萄糖的生理作用,它还参与酒精的代谢清除。

　　在 ROS 和脂质过氧化产物的产生的过程中 CYP2E1 具有重要作用,它参与脂肪酸在微粒体的 ω- 氧化,能降低分子氧含量,产生过氧化物如过氧化氢、羟基团等氧 ROS,此作用如果不被有效的抗氧化剂阻断,就可产生氧应激。NASH 患者普遍存在 CYP2E1 的过表达,这

可能与胰岛素抵抗使肝细胞膜对胰岛素敏感性降低有关。在离体培养的肝细胞也观察到
CYP2E1的过表达减少了IRS-1和IRS-2的酪氨酸磷酸化而增加其丝氨酸磷酸化。FFA是
CYP2E1的基质也是其诱导剂,其通过使CYP2E1表达增加,导致大量ROS释放。CYP2EI
的过表达可造成肝毒性和线粒体的损伤,同时由CYP2EI产生的ROS通过扩散作用,激活肝
星状细胞形成肝纤维化。

CYP2E1抑制剂可以对抗由于乙醇、FFA等诱导的CYP2E1过表达而致的氧应激和
脂质过氧化对细胞起保护作用,补充抗氧化剂亦可提供保护作用。而且在人肝脏实验性
NASH模型中,CYP2E1分布在小静脉周边区域,与肝细胞损伤最严重的部位相一致。证明
微粒体中的氧应激可引起细胞损伤。

四、氧化应激与脂质过氧化

各种原因导致ROS生成过多而蓄积时将导致ROS与多聚不饱和脂肪酸(PUFAs)作用
启动细胞内脂质过氧化,此时ROS与生物膜的磷脂、酶和膜受体相关的多聚不饱和脂肪酸
(PUFAs)的侧链及核酸等大分子物质反应形成脂质过氧化产物,从而使细胞膜的流动性和
通透性、细胞的结构和功能发生改变。

脂质过氧化可影响线粒体的各种成分(如氧化碳酸化蛋白、脂质和mtRNA),导致线粒
体损伤。线粒体具有大量含二十二碳六烯酸的磷脂,这些线粒体膜成分的过氧化可减弱线
粒体呼吸链活性,从而增加细胞氧化应激,产生更多的ROS加重脂质过氧化反应。多聚不
饱和脂肪酸(PUFAs)过氧化还可促进动物模型ApoB在内质网后、分泌前的蛋白溶解,而减
少VLDL的分泌,加重TG在肝脏内的积聚。

脂质过氧化产物不仅使内源性ROS增加、毒性增强,还可以削弱细胞防御机制,增加对
外源性过氧化物毒害的敏感性。再生肝的脂肪肝中,脂质过氧化产物可反映其TG蓄积改
变。脂质过氧化反应可诱致中性粒细胞对脂质的趋化产生炎性浸润使肝脏发生炎症、坏死
和还可激活库普弗细胞和星状细胞促进肝纤维化。脂质过氧化反应可消耗细胞内的抗氧化
物,导致谷胱甘肽和维生素E缺乏,结果使ROS的灭活发生障碍,ROS的形成增多。

丙二醛和壬烯是两个强毒力的脂质过氧化产物,它们的半寿期较ROS长,且能弥散到
细胞内、外其他靶位,扩大氧应激的损害。二者能损伤线粒体DNA及蛋白质包括COX、腺
苷酸转运体等,且壬烯还可改变谷胱甘肽的代谢,降低谷胱甘肽过氧化物酶和还原酶的活
性。这些反应将会阻断呼吸链中电子的转运,而电子流的阻断使上游的呼吸链多肽减少,导
致ROS产生增多,使脂质过氧化陷入恶性循环。丙二醛和壬烯均是双功能因子,可直接或
通过与蛋白质结合形成交链导致免疫应答,还可使包括细胞骨架蛋白在内的蛋白质发生交
联,形成Mallory小体,进而诱发自身免疫反应。二者又可激活库普弗细胞和星状细胞,促进
胶原纤维合成,形成纤维化甚至肝硬化。另外HNE还具有中性粒细胞趋化作用,能导致肝小
叶内中性粒细胞浸润。MDA可作用于NF-κB,结果是致炎症因子基因表达、释放增加,包括
IL-8、TNF-α等。Yesilov等证实,NAFLD患者MDA含量增高,而且与肝组织炎症、坏死及纤
维化呈显著正相关。因此,氧化应激、脂质过氧化在NAFLD发病机制中的作用不容忽视。

五、UCP-2与氧化应激

UCP-2是一种位于线粒体内膜上的载体蛋白,介导质子漏,使ATP合成解偶联,对ROS

产生起负性调节作用,其基因位于人类 11 号染色体,鼠类 7 号染色体上。该基因区与肥胖有关。ROS 和脂质过氧化产物生成增加到一定数量时,肝脏发生氧应激,启动适应机制,使线粒体 UCP-2 表达上升,抑制 ROS 生成,促进脂质氧化,减少脂质过氧化产物的生成,调节机体能量代谢使脂肪酸氧化,以热量的形式释放出去。

UCP-2 广泛分布于组织器官中无组织特异性,但在正常肝组织中只有库普弗细胞表达UCP-2,肝细胞不表达或表达水平很低甚至无法检测出来。但 Horimoto 等研究发现库普弗细胞并不是肝组织中唯一表达 UCP-2 的细胞,肝细胞和胆管上皮细胞也有表达。UCP-2 具有解偶联活性,可以调节线粒体内膜上的质子跨膜转运,增加线粒体内膜的质子漏过率,进一步影响 ATP 合成。线粒体内经三羧酸循环产生的还原当量沿呼吸链传递时释放出的能量,可将 H^+ 跨线粒体内膜从基质转移至膜间隙,形成一个跨膜电化学梯度,UCP-2 介导质子的跨膜内流,使 ATP 合成酶催化 ADP 磷酸化为 ATP 所需的电化学梯度降低,ADP 磷酸化合成 ATP 效率下降,氧化与磷酸化解偶联。

脂肪变的肝细胞中 UCP-2 表达增多,其线粒体 ATP 含量较对照组下降 15%。NAFLD时线粒体中 UCP-2 表达上升为一种适应性反应,因为 TG 的合成需供给 ATP,UCP-2 使ATP 的合成解偶联,故 UCP-2 有助于抑制脂质合成,限制脂质在肝细胞内沉积,从而限制了NAFLD 的发生和发展,而且 ATP 合成解偶联,可降低线粒体 4 期呼吸的氧化还原压力,抑制ROS 的产生,减少脂质氧化。

另外,当质子电化学梯度增高时,电子在电子传递链中的传递速度减慢,使得电子传递链中半泛醌自由基的半衰期延长,电子与 O_2 结合生成超氧阴离子的概率也就相应增加。质子电化学梯度($\Delta\mu H^+$)超过一定限度后,线粒体内膜两侧的质子电势差与 ROS 的产生呈正比。UCP-2 介导的质子的跨膜内流,使电化学梯度降低,减少线粒体内 ROS 的产生。而且局部的解偶联可以降低线粒体内 NADH/NAD 的比率,为脱氢酶提供更多的 NAD,加快底物氧化,使底物氧化还原反应过程中产生的 ROS 减少。UCP-2 通过以上机制减少了脂质的沉积,限制了 ROS 的产生,对机体起到了保护的作用。

但是,在肝脏环境急剧变化时,却可能因为 UCP-2 使 ATP 合成受抑制,使肝细胞内ATP 降低甚至耗竭,而 ATP 有助于维持细胞的紧密性和活力,在短暂缺血、能量需求急剧增加、应激等情况下 ATP 供不应求,则肝细胞对坏死更加敏感。因此,非酒精性脂肪肝中UCP-2 表达增加是一把"双刃剑"。Fulop 等报道尽管脂肪肝线粒体中 UCP-2 表达增多可使 Fas 介导的损伤加剧,但 UCP-2 的减少将使脂肪肝处于持续的氧化应激状态。

六、HSC 与氧化应激

NAFLD 时,由于各种原因导致的氧化应激长时间持续作用于肝脏即可导致肝纤维化乃至肝硬化。氧化应激与肝纤维化,特别是肝星状细胞活化关系密切。肝星状细胞活化、增殖是肝纤维化形成的中心环节。

肝星状细胞是肝脏的一种非实质细胞,主要位于窦周 Dise 间隙,包被于连接肝细胞和窦内皮细胞的细胞外基质内,也存在于门管区血管周围。正常肝脏中肝星状细胞处于静息状态,增生活性很低。随着 NAFLD 的发生发展,肝组织内 ROS 产生增多而清除减少,ROS攻击肝脏中最丰富的细胞——肝细胞,损伤肝细胞膜,损伤的肝细胞膜又可产生大量新的活性氧,促发脂质过氧化的链式反应,攻击肝脏中的各种细胞包括星状细胞。同时,由于炎症反应趋化到肝脏中的各种炎症细胞和被激活的库普弗细胞、内皮细胞等,这些细胞均可产生 ROS 攻击肝星状细胞,使其活化。活化的肝星状细胞可增殖、转化为肌成纤维细胞,合成和分泌细胞外基质上调,同时合成和释放 TIMPs,使 ECM 降解减少,导致细胞外基质聚集发生肝纤维化。

脂质过氧化反应性醛类产物如丙二醛和壬烯可直接刺激肝星状细胞使其活化、增殖,也可通过增加肝脏 TGF-β1 的产生,而 TGF-β1 是 HSC 和成纤维细胞的生长因子并是促使 HSC 活化的最强有力因子,介导静止型 HSC 转化成肌成纤维细胞,产生大量包括 I 型胶原在内的细胞外基质,调节细胞外基质代谢水解酶如基质金属蛋白酶及其组织抑制物的产生和活性,是肝纤维化发病机制中最重要的细胞因子。在 NASH 患者与单纯性脂肪肝患者血清 TGF-β1 水平比较的研究证明 TGF-β1 与纤维化发病机制关系密切。ROS 及其相关产物,尤其是脂质过氧化产物都与肝纤维化有关。作为信号转导的刺激因子和第二信使,ROS 在整个肝纤维化形成过程中均起主要作用。

随着"二次打击"学说的提出,氧化应激在 NAFLD 发病机制中的作用日益受到重视。其作用机制非常复杂,各种影响因素之间存在着潜在的联系相互作用,互为因果。其关联程度和具体机制尚有待进一步研究。

（季光　李萌　郝世军　崔恬冰　张莉）

参 考 文 献

1. 朱端权,吴皓,龚建平. 非酒精性脂肪性肝病基因多态性的研究进展. 临床肝胆病杂志, 2015, 31: 1163-1167.

2. 刘冬,匡洪宇. 非酒精性脂肪性肝病相关代谢紊乱遗传易感性研究进展. 中华实用诊断与治疗杂志, 2016, 30: 1047-1049.

3. 毛雨晴,樊晓明. 饥饿素（Ghrelin）在非酒精性脂肪肝病（NAFLD）中的研究进展. 复旦大学学报（医学版）2014, 41: 264-268

4. 陈杰等. Toll 样受体在非酒精性脂肪性肝病发生发展中的作用. 临床肝胆病杂志, 2015, 311153-1155

5. 池肇春. 非酒精性脂肪性肝病发病机制研究进展与现状. 世界华人消化杂志, 2017, 25: 670-683.

6. Saxena NK, Anania FA. Adipocytokines and hepatic fibrosis. Trends Endocrinol Metab, 2015, 26: 153-161.

7. Bluher M, Mantzoros CS. From leptin to other adipokines in health and disease: facts and expectations atthe beginning of the 21st century. Metabolism, 2015, 64: 131-145.

8. Polyzos SA, Kountouras J, Mantzoros CS. Adipokines in nonalcoholic fatty liver disease. Metabolism, 2016, 5: 1062-1079.

9. Feve B, Bastard C, Fellahi S, et al. New adipokine. Ann Endocrinol（Paris）, 2016, 77: 49-56.

10. Bluher M, Mantzoros CS. From leptin to other adipokines in health and disease: facts and

expectations atthe beginning of the 21st century. Metabolism, 2015, 64：131-145.

11. 程玉宏,张冰,刘洋,等. 脂肪组织代谢失常在非酒精性脂肪肝进展中的作用. 医学综述,
    2016, 22：4200-4203.

12. 刘韵资,陈基快,张懿,等. 细胞因子和脂肪细胞因子在非酒精性脂肪肝中研究新进展.
    现代生物医学进展, 2012, 24：4787-4790.

13. Lee J, Kim Y, Friso S, et al. Epigenetics in non-alcoholic fatty liver disease. Mol Aspects Med
    2017, 54：78-88.

14. Kitade H, Chen G, Ni Y, et al. Nonalcoholic Fatty Liver Disease and Insulin Resistance：New
    Insights and Potential New Treatments. Nutrients, 2017, 9：387.

15. Polyzos SA, Kountouras J, Mantzoros CS. Adipokines in nonalcoholic fatty liver disease.
    Metabolism, 2016, 65：1062-1079.

16. Mohamed J, NazratunNafizah AH, Zariyantey AH, et al. Mechanisms of Diabetes-Induced
    Liver Damage：The role of oxidative stress and inflammation. Sultan QaboosUniv Med J, 2016,
    16：e132-141.

17. Hardy T, Mann DA. Epigenetics in liver disease：from biology to therapeutics. Gut, 2016, 65：
    1895-1905.

18. Otero YF, Stafford JM, McGuinness OP. Pathway-selective insulin resistance and metabolic
    disease：the importance of nutrient flux. J BiolChem, 2014, 289：20462-20469.

19. 曾静,范建高. 脂肪肝的遗传易感预测因子. 肝脏, 2017, 22：100-101.

第五篇　诊断

第 10 章

三种代谢疾病的诊断标准

第一节　代谢综合征诊断标准

代谢综合征（metabolic syndrome，MS）是由遗传因素与环境因素共同决定多种代谢异常聚集的临床综合征，主要包括腹型肥胖、高血压、血糖和血脂异常等。MS 与非酒精性脂肪性肝病（NAFLD）的发生密切相关。NAFLD 被认为是胰岛素抵抗和遗传易感性密切相关的代谢应激性肝损伤，它是代谢综合征的一个重要组分，而胰岛素抵抗（insulin resistance，IR）是代谢综合征的重要原因。

一、代谢综合征的定义

1998 年世界卫生组织（WHO）首次提出了以 IR 或高血糖为中心的工作定义，尽管国际上多家有关学术组织发布了关于代谢综合征的定义，但至今尚未能得到完全统一。随后 2001 年，美国国家胆固醇教育计划成人治疗组第三次指南（NCEP–ATPⅢ）提出关于 MS 的定义，简称 ATPⅢ定义；继而国际糖尿病联盟（IDF）于 2005 年提出新的 MS 定义，中华医学分会糖尿病学分会（CDS）于 2004 年根据中国人群特征提出了 MS 诊断标准。

WHO 提出的定义认为胰岛素抵抗是 MS 的最重要病因，重视胰岛素抵抗的水平或者反映胰岛素抵抗状态的糖尿病前期。然而，由于该定义中的一些项目如胰岛素、尿微量白蛋白等，在临床上并不常规检测，因此，在实际应用中受到一定的限制。

ATPⅢ定义的主要依据是对美国人群的研究获取的数据。其定义的特点适合于美国人群，在临床上简单易行，既往许多文献均采用该诊断标准来评估和预测心血管疾病和糖尿病。然而该定义的腹型肥胖判断的腰围切割点不适用于亚洲人、美籍非洲人、南欧白种人等。

IDF 所颁布了的 MS 定义是国际学术界第一个全球统一性定义，认为生活方式改变的肥胖是 MS 重要病因。其制订目的旨在为临床工作提供一个早期发现心血管疾病和 T2DM 的高危人群。该定义明确以中心性肥胖为核心，腰围作为中心性肥胖的诊断指标。关于腰围的切割点依据不同人种来划分，包括华人及南亚人、日本人、欧洲人和美国人。

　　中华医学会糖尿病学会结合目前中国常用临床检测项目情况,于 2004 年提出国人的 MS 标准(CDS 标准),2016 年中国成人血脂异常防治指南制订联合委员会对代谢综合征的组分量化指标中进行修订,根据中国人群特点,在《中国成人血脂异常防治指南(2016 年修订版)》列出 MS 诊断标准。

　　随着全球医学科学的发展,世界各国 MS 的研究数据积累和完善,相信今后 MS 的概念和定义将会不断地完善。

二、代谢综合征诊断标准

(一)WHO 代谢综合征的诊断标准(1998 年)

　　该工作定义是以 IR 或高血糖为中心,MS 诊断标准为:①糖调节受损或空腹血糖异常(IGT 或 IFG)或糖尿病(DM);②胰岛素抵抗(由高胰岛素葡萄糖钳夹技术测定的葡萄糖利用率低于下位 1/4 位点)。并包括下列 2 项及 2 项以上表现:①高血压:≥140/90mmHg;②高三酰甘油:≥1.7mmol/L 和 / 或低高密度脂蛋血症(HDL-C):男性 <0.9mmol/L,女性 <1.0mmol/L;③中心性肥胖:腰臀比 >0.9(男性),>0.85(女性)和 / 或体质指数(BMI)>30;④微量蛋白尿:尿蛋白排泄率≥20μg/min,或白蛋白 / 肌酐≥30mg/g。

(二)NCEP-ATPⅢ(美国胆固醇教育计划成人治疗组第三次报告)代谢综合征的诊断标准(2002 年)

　　具备下列 3 个或 3 个以上条件,诊断成立:①中心性肥胖:腰围:男性 >102cm,女性 >88cm;②高三酰甘油:≥1.7mmol/L;低 HDL-C:男性 <40mg/dl(1.04mmol/L),女性 <50mg/dl(1.29mmol/L);③高血压:≥130/85mmHg;④空腹血糖≥6.1mmol/L。

(三)中华医学会糖尿病学会诊断标准(2004 年)

　　具备下列 3 个或全部条件,诊断成立:①超重和 / 或肥胖:BMI≥25.0kg/m²;②高血糖:空腹血糖≥6.1mmol/L(110mg/dl)及 / 或 2 小时 PG≥7.8mmol/L(140mg/dl)及 / 或已确诊为糖尿病并治疗者;③高血压:血压≥140/90mmHg 及 / 或确诊高血压病并治疗者;④血脂紊乱:空腹血三酰甘油≥1.7mmol/L(110mg/dl)及 / 或空腹血 HDL-C 男性 <0.9mmol/L(35mg/dl),女性 <1.0mmol/L(39mg/dl)。

(四)国际糖尿病联盟(IDF)关于代谢综合征的全球共识(2005 年)

　　诊断标准:

　　(1)中心性肥胖:腰围:华人及南亚人:男性 >90cm,女性 >80cm;日本人:男性 >85cm,女性 >80cm;欧洲人:男性 >94cm,女性 >80cm;美国人:男性 >102cm,女性 >88cm。

　　(2)同时合并以下四项指标中的任何两项:①三酰甘油水平升高:>1.7mmol/L,或已接受相应治疗;② HDL-C 水平降低,男性 <0.9mmol/L,女性 <1.3mmol/L,或已接受相应治疗;③血压升高:收缩压≥130mmHg,或舒张压≥85mmHg,或此前已接受相应治疗,或此前已诊断高血压;④空腹血糖升高:≥5.6mmol/L,或已接受相应治疗,或此前已诊断 2 型糖尿病,如果空腹血糖≥5.6mmol/L,则强烈推荐口服葡萄糖耐量实验(OGTT)。但 OGTT 并非诊断 MS 必须指标。

(五)中国成人血脂异常防治指南修订联合委员会制订《中国成人血脂异常防治指南(2016 年修订版)》提出诊断标准

　　基于我国人群的研究证据所制定的代谢综合征诊断标准为具备以下 3 项或更多

项：①中心型肥胖和 / 或腹型肥胖：腰围：男性≥90cm，女性≥85cm；②高血糖：空腹血糖 ≥6.10mmol/L（110mg/d1）或糖负荷后 2 小时血糖≥7.80mmol/L（140mg/d1）及 / 或已确诊为 糖尿病并治疗者；③高血压：血压≥130/85mmHg 和 / 或已确诊为高血压并治疗者；④空腹 TG≥1.7mmol/L（150mg/d1）；⑤空腹 HDL-C<1.0mmol/L（40mg/d1）。

第二节　非酒精性脂肪性肝病诊断标准

　　我国中华医学会肝病学分会脂肪肝和酒精性肝病学组于 2010 年 3 月对非酒精性肝病 的诊疗指南做了修订。在参考国内外最新研究成果的基础上，按照循证医学的原则，制定了 《非酒精性脂肪性肝病诊疗指南（2010 年修订版）》（以下简称《指南》）。本《指南》旨在帮 助临床医师对 NAFLD 的诊断和治疗做出正确的决策，不是强制性标准，也不可能包括或解 决 NAFLD 诊疗中的所有问题。临床医师在针对某一具体患者时，应充分了解本病的最佳临 床证据和现有医疗资源，并在全面考虑患者具体病情及其意愿的基础上，根据自己的知识和 经验，制定合理的诊疗方案。由于 NAFLD 的研究进展迅速，本《指南》仍将根据学科进展和 临床需要不断更新和完善。

　　2018 年 3 月中华医学会肝病学分会脂肪肝和酒精性肝病学组、中国医师协会脂肪性肝 病专家委员会发布了《非酒精性脂肪性肝病防治指南》（简称《新版指南》）。提出 NAFLD 为我国第一大慢性肝病，是肝功能异常的最常见原因。NAFLD 患病率处于中上水平（>25%） 正常成人（瘦人）患病率亦 >10%。新版指南更新 NAFLDT 和 MetS 的相关定义和术语，并 以表格的形式呈现，简洁清晰。将 NAFLD 疾病谱分为非酒精性肝脂肪变、NASH 及其相关 肝硬化，最终 1%~2% 患者发生肝细胞癌。新版指南更新 NAFLD 危险因素与转归，特别增 加 NAFLD 的危险因素如高尿酸血症、红细胞增多症、甲状腺功能减退、垂体功能减退、睡眠 呼吸暂停综合征、多囊卵巢综合征等。更新 NAFLD 治疗目标与研究展望：保肝抗炎、改变 生活方式。《新版指南》为广大消化科与肝病科及其相关科室医师提供了 NAFLD 诊断与治 疗的理论依据；介绍了 NAFLD 防治的最新进展，为我国做好 NAFLD 的防治提出了指导性 意见。

　　根据我国国情，结合国外各国 NAFLD 的诊治指南，提出如下诊断标准：

（一）肝脂肪变诊断

　　"非酒精性"是指无过量饮酒史（男性饮酒折合乙醇量 <30g/d，女性 <20g/d）和其他可 导致脂肪肝的特定原因。需要除外酒精性肝病（ALD）、基因 3 型 HCV 感染、自身免疫性 肝炎、肝豆状核变性等可导致脂肪肝的特定肝病，并除外药物（他莫昔芬、乙胺碘呋酮、丙 戊酸钠、甲氨蝶呤、糖皮质激素等）、全胃肠外营养、炎症性肠病、乳糜泻、甲状腺功能减退 症、库欣综合征、β 脂蛋白缺乏症、脂质萎缩性糖尿病、Mauriae 综合征等导致脂肪肝的特殊 情况。

　　病理学上显著肝脂肪变和影像学诊断的脂肪肝是 NAFLD 的重要特征，肝脂肪变及其 程度与肝脏炎症损伤和纤维化密切相关。B 型超声是临床应用范围广泛的诊断工具，根 据肝前场回声增强（"明亮肝"）、远场回声衰减以及肝内管道结构显示不清楚等特征诊断 脂肪肝。然而，B 型超声对轻度脂肪肝诊断的敏感性低，特异性也有待提高。受控衰减参数（CAP）是一项基于超声的肝瞬时弹性成像平台定量诊断脂肪肝的新技术，CAP 能够检出 5% 以上的肝脂肪变，准确区分肝脂肪变与中~重度肝脂肪变。然而，CAP 与 B 型超声相比容易高估肝脂肪变程度，当 BMI>30，皮肤至肝包膜距离 >25mmCAP 的四分位间距（IQR）≥40dB/m 时，CAP 诊断脂肪肝的准确性下降。CAP 区分不同程度肝脂肪变的诊断阈值及其动态变化的临床意义尚待明确。CT 和 MRI 检查诊断脂肪肝的准确性不优于 B 型超声，主要用于弥漫性脂肪肝伴有正常肝岛以及局灶性脂肪肝与肝占性病变的鉴别诊断。磁共振波谱分析（MRS）能够检出 5% 以上的肝脂肪变，准确性很高，缺点是花费高和难以普及。

（二）脂肪性肝炎的诊断

鉴于 NASH 是单纯性脂肪肝进展至肝硬化和 HCC 的中间阶段且难以自行恢复，在 NAFLD 患者中识别 10%~30% 的 NAS 更具临床意义，然而现有影像学技术和实验室检查等无创方法不能准确诊断 NASH。对于 NAFLD 初诊患者，详细了解 BMI、腰围、代谢性危险因素、并存疾病和血清生物化学指标，可以综合判断是否为 NASH 高危人群。MetS、血清 ALT 和细胞角蛋白 –18（CK–18）、M30 和 M65 水平持续增高，提示 NAFLD 患者可能存在 NASH，需要进一步的肝组织检查结果证实。血清 ALP 正常并不意味着无肝组织炎症损伤，ALT 增高亦未必是 NASH，尽管存在创伤和并发症，以及取样误差和病理观察者之间差异等缺点，肝活组织检查至今仍是 NASH 的金标准。肝活组织检查可准确评估肝脂肪变、肝细胞损伤、炎症坏死和纤维化程度。肝脂肪变、气球样变和肝脏炎症合并是诊断 NASH 存在的必备条件。

（三）肝纤维化评估

鉴于肝纤维化是唯一准确预测肝脏不良结局的肝病理学改变，在 NAFLD 患者中诊断显著肝纤维化和肝硬化对预后判断的价值大于区分单纯性脂肪肝与 NASH。许多因素可以影响 NAFLD 患者肝纤维化的动态变化，应用临床参数和血清纤维化标志物不同组合的多种预测模型可粗略判断有无显著肝纤维化（≥F2）和进展期肝纤维化，其中 NAFLD 纤维化评分（发动机）的诊断效率可能最高。然而，现有的肝纤维化无创预测模型并不符合"诊断准确性报告标准"对诊断性检测的质量要求。近年来影像学技术进展显著提高了肝纤维化的无创评估能力。基于 FibroScan 振动控制瞬时弹性成像（VCTE）检测的肝弹性值（LSM）对 NAFLD 患者肝纤维化的诊断效率优于 NFS、APRI、FIB–4 等预测模型，有助于区分无/轻度肝纤维化（F0，F1）与进展期肝纤维化（F3，F4），但至今仍无公认的阈值用于确诊肝硬化。肥胖症会影响 FibroScan 检测成功率，高达 25% 的患者无法通过 M 探头成功获取准确的 LSM 值。此外，LSM 值判断各期纤维化的阈值需要与肝病病因相结合；重度肝脂肪变（CAP 值显著增高）、明显的肝脏炎症（血清氨基酸转移酶 >5× 正常值上限）、肝淤血和胆汁淤积等都可高估 LSM 值判断肝纤维化的程度。基于 MRI 的实时弹性成像（MRE）对 NAFLD 患者肝硬化诊断的阳性预测值与 VCTE 相似，但 MRE 阴性预计值更高。当无创方法检测结果高度疑似存在进展期肝纤维化时需要肝组织活检检查验证，病理学检查需要明确描述肝纤维化的部位、数量以及有肝实质的重建和假小叶。高度可疑或确诊肝硬化包括 NASH 肝硬化、NAFLD 肝硬化以及隐源性肝硬化。

第三节 胰岛素抵抗诊断标准

胰岛素抵抗（insulinresistance，IR）是代谢综合征的重要发病机制。胰岛素抵抗是 2 型糖尿病（T2DM）发病始动因素，贯穿整个 T2DM 自然病程，可加重大血管及微血管并发症，并参与糖代谢、脂代谢等多种代谢紊乱，危害极大。约一半以上的 T2DM 患者均合并非酒精性脂肪性肝病（NAFLD），其共同机制为胰岛素抵抗。

综合估测组织处置血糖能力的经典方法是高胰岛素正糖钳夹技术。目前，还发展了许多根据空腹及 / 或负荷后血糖及胰岛素水平间的关系而演算成的胰岛素敏感性的简易估算公式，这些公式便于流行病学及临床研究。其中，应用较普遍的是稳态模式评估公式 HOMA-IR（空腹血糖 × 空腹胰岛素 /22.5）。各种群，包括中国人的研究在内均见到个体具备的 MS 组成成分越多，IR 程度越高。另一方面，TR 越明显的人群中 Ms 的患病率亦越高。

2004 年中华医学会糖尿病学会发布《中华医学会糖尿病学分会关于代谢综合征的建议》。其中，中华医学会糖尿病学分会认为在流行病学或临床研究时 IR 程度可用简易公式如应用 HOMA-IR 进行估测，可用所研究特定人群的上四分位数作为 IR 的分割点。由于胰岛素测定方法尚不一致，所以必须用取得研究样本的背景人群数据来确认其分割点。

（王洪武　池肇春）

 参考文献

1. Alberti KG, Zimmet PZ. Definition, diagnosis and classification of di-abetes mellitus and its complications. Part 1 : diagnosis and classification of diabetes mellitus provisional report of a WHO consultation. Diabet Med, 1998, 15 : 539-553.

2. Third report of the National Cholesterol Education Program（NCEP）expert panel on detection, evaluation, and treatment of high blood cholesterol in adults（Adult Treatment Panel Ⅲ）. Final report. Circulation, 2002, 106 : 3143-3421.

3. 中华医学会糖尿病学分会代谢综合征研究协作组. 中华医学会糖尿病学分会关于代谢综合征的建议. 中华糖尿病杂志, 2004, 12 : 156-161.

4. 金文胜, 潘长玉. 国际糖尿病联盟关于代谢综合征定义的全球共识. 中华内分泌代谢杂志, 2005, 21（4）: 412-413.

5. 中国成人血脂异常防治指南修订联合委员会. 中国成人血脂异常防治指南（2016 年修订版）. 中华心血管杂志, 2016, 44 : 833-852.

6. 中华医学会肝病学分会脂肪肝和酒精性肝病学组. 中国医师协会脂肪性肝病专家委员会. 非酒精性脂肪性肝病防治指南（2018 年更新版）. 临床肝胆病杂志, 2018, 34 : 947-957.

7. Xu L, Lu W, Li P, et al. A comparison of hepatic steatosis index, controlled attenuation. parameter and ultrasound as noninvasive diagnostic tools for steatosis chronic hepatitis. Dig Liver Dis, 2017, 49 : 910-917.

8. Karlas T, Petroff D, Sasso M, et al. Individual patient data meta-analysisof controlled attenuation. parameter(CAP)TECHNOLOGY FORASSESSING STEATOSIS. j Hepatol, 2017, 66: 1022-1030.

9. Petta S, Wong VW, Camma C, et al. Improved noninvasive prediction of liver fibrosis by liver stiffness measurement in patients with nonalcoholic fatty liver disease accounting forcontrolled attenuation parameter values. Hepatology, 2017, 65: 1145-1155.

10. Singh S, Muir AJ, Xu L, et al. American Gastroenterological Association Institute technical review on the role of elastography in chronic liver diseases. Gastroenterology, 2017, 152: 1544-1577.

11. 中华医学会糖尿病学分会代谢综合征研究协作组. 中华医学会糖尿病学分会关于代谢综合征的建议. 中华糖尿病杂志, 2004, 12: 156-161.

第 11 章

非酒精性脂肪性肝病的诊断

《中国非酒精性脂肪性肝病诊疗指南》（2010 年修订版）推荐的 NAFLD 临床诊断标准：①无饮酒史或饮酒折合乙醇摄入量 <140g/ 周（女性 <70g/ 周）；②除外病毒性肝炎、药物性肝病、全胃肠外营养、肝豆状核变性、自身免疫性肝病等可导致脂肪肝的特定疾病；③肝活检组织学改变符合脂肪性肝病的病理学诊断标准。其核心是组织学检查提示脂肪肝，并排除其他因素引起的肝脂肪变性。但鉴于肝组织学难以推广施行，故制订了 NAFLD 工作定义：①肝脏影像学表现符合弥漫性脂肪肝的诊断标准且无其他原因可供解释，和 / 或②有代谢综合征相关组分的患者出现不明原因的血清 ALT 和 / 或 AST、GGT 持续增高半年以上。即需综合病史、临床表现、影像学及实验室检查来诊断 NAFLD 并对其严重程度进行评估。

NAFLD 患者大多无症状，通常是因其他原因就医，检查发现肝功能异常或超声提示肝脏脂肪变而偶然发现此病。部分患者是在腹部手术时发现肝脏外观改变而诊断。实际上，大部分 NAFLD 患者并未得到诊断。国内外指南就筛查 NAFLD 的时机进行了推荐，我国 2013 年版《脂肪性肝病诊疗规范化专家建议》指出下述人群需进行脂肪肝的筛查及评估：①超声发现有脂肪肝或肝脏脂质沉积；②有不明原因的肝功能异常；③肥胖、高脂血症、2 型糖尿病等高危人群。初步评估包括：①体质量变化、病毒性肝炎（基因 3 型 HCV 感染可引起肝脂肪变，而非基因 3 型 HCV 感染者及 HBV 感染者肝脂肪变主要与代谢相关）、高脂血症、高血压病、痛风、糖尿病、心脏病等疾病及家族史和相关药物使用史；②饮食（总量和膳食结构）和运动情况；③当怀疑过量饮酒时，应计算日均饮酒量及饮酒持续时间；④测量身高、体重、腰围、臀围和血压，计算体质指数和腰臀比。NAFLD/NASH 常具有家族聚集性，一级亲属多有患病。饮酒者如果存在代谢因素，其肝细胞脂肪变比单纯饮酒者或仅有代谢因素者更为严重，提示 AFLD 可与 NAFLD 同时存在，但目前的诊断标准尚不能区分两者。

第一节　临床症状与体征

与脂肪变程度相同的酒精性肝病患者不同，NAFLD 患者通常无明显肝病症状，仅 1/3 的患者就诊时主诉右上腹饱胀感或不适，右上腹不适与肝包膜牵张有关，常与胆石症相混淆。肝大是最常见的肝脏相关体征，却常常因为肥胖而无法在腹部触诊中发现。NAFLD 进展缓慢，出现蜘蛛痣和肝掌等慢性肝病表现的患者并不多见，主要为老年人。失代偿性肝硬化少见，多为老年患者，可出现黄疸、门静脉高压、出凝血障碍等表现。但如果在儿童期即罹患 NAFLD,其并发症出现更早,程度更重。据报道,2 岁儿童即可出现 NAFLD,8 岁即可出现 NASH 相关肝硬化。

尽管 NAFLD 并没有太多明显的肝病表现,却会出现全身症状。据统计,25%NAFLD 患者患有慢性疲劳综合征,20% 患有慢性疼痛综合征。疲乏、懒散、倦怠、精力不佳是最常见的症状,一些患者甚至还伴有肌肉酸痛。研究显示,大部分伴有转氨酶升高的严重呼吸暂停综合征(obstructive sleep apnea syndrome, OSAS)者肝活检提示 NASH,NASH 与呼吸暂停低通气指数相关。而 OSAS 可以引起打鼾、晨起后仍感觉困倦、日间疲倦嗜睡、注意力不集中、记忆力衰退等症状,是引起 NAFLD 全身症状的原因之一。

全球 NAFLD 的流行主要与肥胖症患病率迅速增长密切相关,50%~90%NAFLD 患者伴有肥胖,主要是腹型肥胖,可作为脂肪肝的一个标志,腰围比 BMI 更能预测脂肪肝。约 20% 的患者颈背部脂肪组织增多,其与肝组织学改变强烈相关。仍需注意,BMI 和 / 或腰围正常的 NAFLD 患者在亚太地区并非少见。

此外,2/3 的 NAFLD 患者还可出现代谢综合征的其他表现:高血压、高脂血症、2 型糖尿病。另外,NAFLD 患者还可出现黑色棘皮病,多见于儿童患者,常提示可能合并胰岛素抵抗。

心血管疾病常和代谢综合征密切相关,NAFLD 是内皮细胞和血管活性损伤、颈动脉内膜增厚、颈动脉斑块形成的独立危险因素。因此,NAFLD 患者可出现冠心病症状,尤其是 NASH 患者。

胰岛素抵抗和脂肪组织可增加组织因子和Ⅶ因子的水平,胰岛素抵抗、高血糖、高游离脂肪酸及高三酰甘油血症可促进脂肪组织可以分泌纤溶酶原激活物抑制物 –1(plasminogen activator inhibitor–1, PAI–1),都将引起血液高凝。因此,NAFLD 患者可出现深静脉血栓、肺栓塞等血栓栓塞性疾病,尤其是手术后深静脉血栓更为多见。

女性患者可以出现月经不调、不孕、多毛和痤疮,提示多囊卵巢综合征(polycystic ovarian syndrome, PCOS)。

文献报道,NAFLD 患者可出现自主神经功能紊乱的症状。56% 患者有直立性低血压,表现为站立时眩晕、轻度头痛。43% 的 NAFLD 患者有过跌倒史,反复跌倒者的比例高于普通人群,且反复跌倒者的自主神经紊乱程度更为严重。此外,自主神经功能紊乱的程度可能与疲乏呈正相关。

国外对 NAFLD 患者进行的一项精神心理调查显示,分别有 25% 和 10% 的患者患有慢性抑郁和焦虑障碍,并有一半以上的患者正在服用精神药物。患者常在引起抑郁、焦虑的重大生活事件(离婚、事故、生育)后出现体重增加。但 NAFLD 与抑郁焦虑的具体关系,还需要进一步研究。

大部分全身性症状的严重程度与肝组织病变程度并无相关性。但经过减肥手术或采取其他方式使体重下降可以改善肝组织学病变:体重下降超过 3%~5% 时,肝脏脂肪变可减轻;超过 7% 时,肝脏炎症坏死可改善;超过 10% 时,NASH 患者肝纤维化可逆转。

第二节　肝组织活检病理

脂肪肝的界定标准为超过 5% 的肝细胞出现脂肪变,无肝细胞气球样变及纤维化的 NAFLD 定义为 NAFL,伴有炎症、肝细胞气球样变者定义为 NASH,NASH 可同时伴有纤维化。可见，NAFLD、NAFL 和 NASH 的定义均基于组织病理改变，因此肝组织学活检是诊断 NAFLD、区分 NAFL 和 NASH 以及准确评估肝脏炎性损伤和纤维化程度的金标准。

肉眼观察活检标本，因富含脂质而呈浅棕色或黄色，可漂浮于固定液中。最常用的染色方法是 HE 染色和 Masson 染色，后者主要用于评估肝纤维化情况。油红染色不作为常规检查，仅用于区分脂肪和液滴。

NAFLD 基本病理特征为肝腺泡 3 区（中央静脉周围）大泡性或以大泡为主的混合性肝细胞脂肪变。当肝细胞内脂滴大到可以推挤肝细胞核时，称为大泡性脂肪变，其形成可能与长时间的代谢异常有关，故在 NAFLD 中以大泡性脂肪变为主。当脂滴直径小于 1μm 或小于肝细胞核时，称为小泡性脂肪变，多为短时间内脂质蓄积引起。在大量大泡性脂肪变肝细胞之间，也可见到小泡性脂肪变肝细胞，小脂滴可能会逐渐融合，形成大泡性脂肪变。肝腺泡 3 区氧供缺乏，细胞对损伤的耐受力差，且该区主要进行糖酵解、脂质合成和细胞色素 P450 参与的解毒功能，故 NAFLD 肝脏脂肪变首先出现于腺泡 3 区。当脂肪变的细胞不断增加，其范围逐渐扩大到腺泡 2 区，甚至汇管区周围。肝腺泡 1 区主要进行糖异生、脂肪酸 β 氧化及胆固醇合成，由于靠近肝动脉和门静脉终末分支，氧供丰富，但易受血源性微生物及毒物损伤，因此肝腺泡 1 区的脂肪变性多与感染和中毒有关。

在肝细胞脂肪变过程中，可出现肝细胞核内糖原聚集，将染色质及核仁推挤至核边缘。由于糖原在甲醛溶液固定过程中被溶解，故在 HE 染色中，呈现核膜致密的空泡样肝细胞核。该病理改变多见于汇管区，称之为肝细胞核糖原空泡（glycogen vacuolations of the nuclei）或糖原核（glycogenated nuclei）。经过碘酸希夫氏（periodic acid-Schiff，PAS）染色，核内糖原空泡呈红色，若采用淀粉酶 - 过碘酸希夫氏（periodic acid-Schiff-diastase，PAS-D）染色，核内糖原因被淀粉酶消化而不染色。脂肪变肝细胞肿胀破裂后释放脂滴，巨噬细胞 /Kupffer 细胞吞噬脂滴并聚集形成脂肪肉芽肿（lipogranuloma），其内还可见到少许淋巴细胞和嗜酸性粒细胞，外围可见环状组织细胞包绕。脂肪肉芽肿通常位于腺泡 3 区，与肝病进展关系不大。

除了肝细胞脂肪变，NAFLD 还可见不同程度肝细胞损伤。其中，肝细胞气球样变（ballooned hepatocyte）最为常见，是一种可逆的肝细胞损伤。其特点为肝细胞水肿，失去了正常的六边形形状，胞质疏松变淡，多见于脂滴最为膨胀的肝细胞附近。若损伤进一步发展，可出现细胞溶解。代谢途径异常、细胞骨架损伤（细胞角蛋白 8、角蛋白 18）、内质网应激等因素均可引起肝细胞气球样变。当肝细胞内有较多小脂滴时，胞质表现为蜘蛛网状，与轻度肝细胞水肿非常相似，应注意鉴别。Mallory 小体（Mallory body），常出现于腺泡 3 区气球样变的肝细胞内，表现为胞质内形态不规则的嗜酸性物质，由损伤肝细胞胞质内的中间丝聚集而成。巨大线粒体（megamitochondria/giant mitochondria，MMC）是电镜下常见的 NASH 超微结构改变，光镜下表现为直径 10~20μm、圆形或梭形嗜酸性物质，也多于 3 区气球样变的肝细胞内。

肝细胞坏死后，细胞碎片被周围肝窦内聚集的巨噬细胞 /Kupffer 细胞吞噬，在溶酶体内形成色素物质。这种色素富含经氧化的脂质，在 HE 染色中呈深棕色蜡样色素，因此被称为色素巨噬细胞（pigmented macrophage）或含蜡样色素的 Kupffer 细胞（ceroid-laden Kupffer cell）。又因为 PAS-D 染色呈阳性，也被称为 PAS-D Kupffer 细胞。色素巨噬细胞提示近期发生过肝细胞炎症坏死，由于 NASH 的炎症常发生于腺泡 3 区，色素巨噬细胞亦常见于此区。

　　NAFL 有不同程度的肝细胞脂肪变,门静脉区无或仅有轻度淋巴细胞浸润,无小叶炎症坏死、气球样变、Mallory 小体及纤维化。在腺泡 3 区可以看到脂肪肉芽肿。

　　NASH 通常可见 75% 以上的肝细胞出现脂肪变,呈小叶内弥漫分布。肝细胞损伤可表现为可逆性的气球样变,多出现在腺泡 3 区,严重者可见 Mallory 小体;也可表现为不可逆的坏死或凋亡,但不如病毒性肝炎显著。在受损的肝细胞周围可出现炎症细胞,主要为中性粒细胞,伴或不伴淋巴细胞,还可见单核细胞、嗜酸性粒细胞以及色素巨噬细胞。3 区肝细胞的损伤和肝细胞周围的炎症,最终引起该区 Disse 间隙内Ⅳ型胶原纤维沉积,Masson 染色呈典型"鸡笼样"(chicken-wire)窦周纤维化。中央静脉周围纤维化及汇管区周围纤维化也可见,少数患者甚至可以进展为小结节性肝硬化。需要注意,小叶内可出现局部淋巴细胞和Kupffer 细胞浸润,此为非特异性炎症,不能据此诊断 NASH。

　　儿童 NAFLD 与成人组织学改变不尽相同(表 11-1),也可以出现肝细胞损伤、小叶炎症和 3 区为主的窦周纤维化等成人 NAFLD 肝组织学改变,但儿童患者的脂肪变、炎症和纤维化更倾向于出现在汇管区,肝细胞气球样变和 Mallory 小体少见(表 11-1)。因此,儿童NASH 组织学定义为显著的脂肪变,伴小叶或汇管区炎症,肝细胞损伤,以及汇管区或窦周纤维化。因为气球样变和 Mallory 小体在儿童 NASH 中少见,脂肪肉芽肿可作为肝细胞损伤的指征。目前,成人与儿童 NASH 病理特点差异的临床意义尚不明确。

表 11-1　儿童 NAFLD 与成人 NAFLD 病理改变的区别

病理改变	儿童	成人
脂肪变	更为显著,腺泡 1 区多见	腺泡 3 区为主
炎症分布	汇管区更多见	小叶内更多见
气球样变 /Mallory 小体	少见	常见
糖原核 / 脂肪肉芽肿	常见	少见
纤维化分布	汇管区更多见	腺泡 3 区为主的窦周纤维化
炎症细胞	淋巴细胞	中性粒细胞为主
肝硬化	少见	常见

　　慢性肝病的组织学改变通常从炎症坏死分级(grade)和纤维化分期(stage)两个方面进行评估,如熟知的 Ishak 和 METAVIR 评估系统。但 NAFLD/NASH 的病理表现由脂肪变、肝细胞损伤、炎症细胞浸润和纤维化等多种组织学特征构成,上述评分系统并不适用。那么,当两份各项组织学特征并不完全相同的活检标本放在面前时,该如何比较病情严重程度呢?哪些组织学特征更能代表肝脏损伤程度和病情进展呢?如何根据病理特征来决定治疗策略呢?如何减少病理医师主观判断之间的差异呢?

　　1999 年 Brunt 等首次联合多项组织学特征对 NASH 分级和分期进行评估,以对 NASH的形态学进行标准化报告和分析(表 11-2)。Brunt 比较了多种病理学改变,认为脂肪变、气球样变和中性粒浸润为主的小叶炎症是诊断 NASH 的必备条件,而 Mallory 小体、嗜酸性小体、PAS-D Kupffer 细胞、糖原核、脂肪肉芽肿对评估病情严重程度价值不大,故未将这些指标纳入该评估系统。同其他慢性肝病一样,炎症分级和纤维化分期代表了病理改变的两个方面,可以出现仅有纤维化而无肝细胞损伤或炎症细胞浸润的情况,提示既往曾发生过脂肪性肝炎,目前没有炎症活动。然而,该分级涉及脂肪变、气球样变、小叶炎症及汇管区炎症四个方面,如果患者的病理学特征不能同时满足某一分级的四个标准,则难以明确分级。同时,该系统仅用于评估成人 NASH 的分级分期,不能涵盖 NAFLD 的全部病理阶段,且不适用于儿童 NASH 患者,使其应用受限。

表 11-2　Brunt NASH 分级和分期

分级	
1 级,轻度	活检标本脂肪变(大泡性为主)可达到 66%
	腺泡 3 区偶见肝细胞气球样变
	罕见小叶内中性粒细胞散在浸润 ± 淋巴细胞浸润(<2 个病灶 /20 倍视野)
	无或轻微汇管区慢性炎症
2 级,中度	任何程度的脂肪变(>33%,可 >66% 的肝细胞)
	腺泡 3 区明显肝细胞气球样变
	小叶内中性粒细胞 ± 淋巴细胞浸润(2~4 个病灶 /20 倍视野)
	轻到中度汇管区和小叶慢性炎症
3 级,重度	全腺泡的脂肪变(>66% 的肝细胞)
	腺泡 3 区显著肝细胞气球样变
	小叶内中性粒细胞 ± 淋巴细胞浸润(>4 个病灶 /20 倍视野)
	轻到中度汇管区和小叶慢性炎症
分期	
1 期	腺泡 3 区窦周纤维化(腺泡 3 区 1%~33% 受累,可达 66%),多局限分布
2 期	腺泡 3 区窦周纤维化(腺泡 3 区不同程度受累,可超过 66%),局限或广泛分布
	汇管区周围纤维化
3 期	腺泡 3 区窦周纤维化(腺泡 3 区不同程度受累,多 >66%),多广泛分布
	汇管区纤维化
	桥接样纤维化
4 期	肝硬化

2005 年 Mendler 等制定了 NAFLD 评分系统(表 11-3),通过一系列病理特征对活动度及纤维化进行评分,再根据评分数值将 NAFLD 分为 3 个级别(图 11-1)。与 1999 年 Brunt 的 NASH 组织学分级分期系统不同,该系统将脂肪变作为一个与炎症活动度和纤维化分期无关的独立指标,仅用于 NAFLD 的诊断而不用于 NAFLD 的分级;未将中性粒细胞浸润作为炎症活动度的指标;将窦周纤维化作为炎症活动度的指标而非纤维化指标;将活动度和

纤维化两方面综合起来进行 NAFLD 分级,而非两个互相独立的特征;采用连续性计分,涵盖 NAFLD 各个病理阶段,每位患者都可以明确 NAFLD 分级。该系统具有良好的重复性和一致性,且分级与临床指标及糖尿病具有相关性,但同样只适用于成人患者。

表 11-3　Mendler NAFLD 评分

汇管区纤维化评分（0~6 分）	
0	无纤维化
1	部分汇管区纤维化,伴或不伴纤维间隔形成
2	大部分汇管区纤维化,伴或不伴短纤维间隔形成
3	大部分汇管区纤维化,偶见汇管区 – 汇管区（P-P）和 / 或汇管区 – 中央静脉区（P-C）桥接纤维化
4	汇管区纤维化伴明显的桥接纤维化（P-P 和 P-C）
5	显著桥接纤维化（P-P 和 / 或 P-C）,偶见结节形成（不全分隔性肝硬化）
6	高度可疑或确诊肝硬化

活动度评分（0~12 分）	
小叶炎症坏死 /Mallory 小体 / 肝细胞气球样变（各项均为 0~3 分,共 0~9 分）	
0	无
1	部分小叶局灶分布
2	大多数小叶局灶分布
3	大多数或全部小叶局灶分布,部分或大多数小叶弥漫性分布
窦周纤维化（0~3 分）	
0	无
1	部分小叶中央静脉周围和 / 或汇管区周围
2	大多数小叶中央静脉周围和 / 或汇管区周围,无弥漫性窦间隙胶原沉积
3	大多数或全部小叶中央静脉周围和 / 或汇管区周围,部分或大多数小叶弥漫性窦周纤维化

脂肪变（1~4 分）	
1	<5% 肝细胞
2	5%~33% 肝细胞
3	34%~66% 肝细胞
4	>66% 肝细胞

NAFLD 分级	
1 级	活动度评分:0~4 分,并且汇管区纤维化评分:0~2 分
2 级	活动度评分:5~7 分,并且汇管区纤维化评分:0~3 分
	或活动度评分:0~7 分,并且汇管区纤维化评分:3 分
3 级	活动度评分:8~12 分,或者汇管区纤维化评分:4~6 分

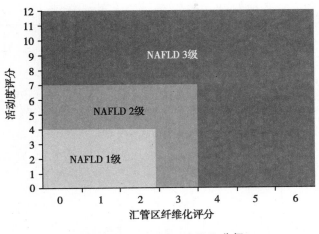

图 11-1 Mendler NAFLD 分级

同年，美国国立卫生研究院 NASH 临床研究网（NASH-CRN），兼顾 NAFLD 各阶段及儿童 NAFLD 的病理特征，在 Brunt 等的基础上建立了 NAFLD 活动性评分（NAFLD activity score, NAS）和纤维化分期（表 11-4）。通过 NAS 积分评估是否为 NASH，而纤维化分期独立进行，不作为评估 NASH 的指标。该系统的优点在于对纤维化的分期更符合 NASH 相关纤维化的发展过程，能够反映临床中处于临界状态的情况。同时，该系统简便易行，可以有效减少阅片者之间的不一致性，受到广泛认可。我国《中国非酒精性脂肪性肝病诊疗指南》（2010 年修订版）推荐采用此系统进行 NAFLD 的病理评估。但是该系统建立时，仅仅纳入了 18 例儿童患者，在 NAS 计分中也没有考虑汇管区炎症，故其在儿童患者中的诊断准确性还有待商榷。NAS 评分系统对各种病理特征的评分没有加权，不能体现出脂肪变和肝细胞气球样变在 NASH 中的不同病理意义。现有研究认为，肝内三酰甘油本身并无毒性，甚至可以通过蓄积脂肪酸而避免肝细胞受到脂毒性的损伤，因此将脂肪变作为评价炎症活动度的指标存在争议。临床中会出现仅有严重脂肪变和小叶炎症而没有肝细胞气球样变，但 NAS≥5 的情况，此时界定为 NASH 显然是不合理的。

表 11-4 NAFLD 活动性评分（NAS）和纤维化分期

NAS（0~8 分）		
脂肪变	<5%	0
	5%~33%	1
	33%~66%	2
	>66%	3
小叶炎症	无	0
	<2 个病灶 /20 倍视野	1
	2~4 个病灶 /20 倍视野	2
	>4 个病灶 /20 倍视野	3

续表

NAS（0~8 分）		
肝细胞气球样变	无	0
	少见	1
	多见	2
诊断分类	排除 NASH	NAS<3
	可能 NASH	NAS=3~4
	明确 NASH	NAS≥5
纤维化分期	无	0 期
	窦周或汇管区周围纤维化	1 期
	腺泡 3 区轻度窦周纤维化	1a
	腺泡 3 区中度窦周纤维化	1b
	汇管区 / 汇管区周围纤维化	1c
	窦周和汇管区 / 汇管区周围纤维化	2 期
	桥接纤维化	3 期
	肝硬化	4 期

　　鉴于 NAS 的局限性，Pierre Bedossa 等在 2012 年建立了 SAF（steatosis-activity-fibrosis）积分系统（表 11-5）。该系统将脂肪变、炎症活动度和纤维化分期分别进行评估，只有同时具有脂肪变、气球样变和小叶炎症者才能诊断 NASH。根据这种评分方式，形成了 FLIP（fatty liver inhibition of progression）流程图（图 11-2）。该系统根据 SAF 评分将 NAFLD 分为轻度病变（A<2 且 F<2）和严重病变（A≥2 或 F≥2）。与此前的评分不同，该系统用细胞形态及大小对肝细胞气球样变进行评分，可以增强阅片者之间的一致性。NAS 和 SAF 是 2017 年 AASLD 指南推荐的病理诊断评分系统。

表 11-5　SAF 积分系统

SAF 积分	
脂肪变（S）	大泡性脂肪变
	S_0：<5%；S_1：5%~33%；S_2：33%~66%；S_3：>66%
炎症活动度（A）	气球样变和小叶炎症得分相加
	A_0：无炎症活动，A=0
	A_1：轻度炎症活动，A=1
	A_2：中度炎症活动，A=2
	A_3：重度炎症活动，A=3
	A_4：极重度炎症活动，A=4

续表

SAF 积分	
气球样变	0：无气球样变，正常立方形肝细胞，胞质呈粉红色
	1：簇状分布的圆形肝细胞，胞质淡染、呈网格状，大小正常
	2：簇状分布的圆形肝细胞，胞质淡染、呈网格状，正常肝细胞体积 2 倍以上
小叶炎症	0：无；1：≤2 个病灶 /20 倍视野；2：>2 个病灶 /20 倍视野
纤维化分期（F）	同 NASH-CRN 分期
	F_0：无纤维化
	F_1：1a 或 1b 腺泡 3 区窦周纤维化，或 1c 汇管区纤维化
	F_2：窦周和汇管区 / 汇管区周围纤维化
	F_3：桥接纤维化
	F_4：肝硬化

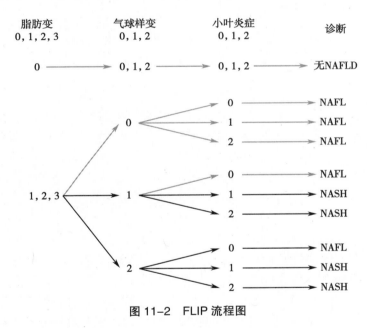

图 11-2　FLIP 流程图

2012 年，儿科医师建立了儿童 NAFLD 组织学评分（Pediatric NAFLD Histological Score，PNHS）。该评分建立在 NAS 评分基础上，首先对脂肪变（0-3）、小叶炎症（0-3）和气球样变（0-2）以及汇管区炎症（0-2）四项组织学特征进行评分。其中，脂肪变、小叶炎症和气球样变的具体评分方法同表。汇管区炎症评分：无汇管区炎症计 0 分；轻度汇管区炎症（1 个以上汇管区可见少量单核细胞）计 1 分；中度汇管区炎症（汇管区明显炎性细胞浸润和 / 或淋巴细胞浸润）计 2 分。纤维化分期：无纤维化计 0 分；汇管区周围纤维化或窦周纤维化计 1 分；窦周纤维化和汇管区 / 汇管区周围纤维化计 2 分；桥接纤维化计 3 分；肝硬化计 4 分。然后将各项计分按如下公式进行计算：$Z_{PNHS}=-8.4+2.5 \times$ 脂肪变计分 $+3.5 \times$ 气球样变计分 $+3.4 \times$ 小叶炎症计分 $+0.87 \times$ 汇管区炎症计分，最后通过 $PNHS=100 \times exp（Z_{PNHS}）/$

$[1+\exp(Z_{PNHS})]$ 计算出 PNHS 得分。可将各项组织学特征得分输入网页 http://rcc.simpal.com/RCEval.cgi? RCID=RPCxtv#Result，快速计算 PNHS 得分。PNHS≥85 界定为 NASH，其敏感性及特异性均优于 NAS。

在 NASH 相关肝硬化阶段，肝脂肪变减轻甚至完全消失，此现象称为耗竭现象（burntout），炎症也可以很轻微，组织学可能并无典型 NASH 表现，导致临床所见的隐源性肝硬化（cryptogenic cirrhosis）。因此，在肝硬化背景下采用上述标准，可能无法诊断 NASH。Hui 等建议当肝硬化患者同时具有 NASH 的危险因素并排除饮酒因素时，可根据病理学表现分为 4 类：①明确的 NASH 相关肝硬化；②高度可疑 NASH 相关肝硬化；③可能 NASH 相关肝硬化；④隐源性肝硬化（表 11-6）。如果患者曾经有 NASH 的组织学证据，则更支持 NASH 相关性肝硬化的诊断。但目前尚无统一的诊断 NASH 相关肝硬化的标准。

表 11-6　NASH 相关肝硬化的病理学特征

诊断	病理特征
明确的 NASH 相关肝硬化	脂肪变；小叶炎症，包括中性粒和单核细胞浸润（典型 NASH 表现）
高度可疑 NASH 相关肝硬化	脂肪变；小叶内单核细胞炎性浸润（非特异性脂肪性肝炎）
可能 NASH 相关肝硬化	1. 无脂肪变；小叶内中性粒和单核细胞浸润
	2. 仅有脂肪变
隐源性肝硬化	无脂肪变，无炎性细胞浸润

上述评分系统各有千秋，应根据临床实际及研究需要权衡选择。需要强调的是，由于人为定义的评分系统具有各自的局限性，评分不能替代病理诊断。由于 NASH 进展为终末期肝病及出现肝外合并症的风险较高，鉴于对治疗决策和预后的影响，无论使用何种系统，务必要明确有无 NASH 及其纤维化分期，对于气球样变这种提示病情可能进展的病理学特征必须认真记载。

肝活检具有如下优势：①准确区分 NAFL、NASH 以及伴有非特异性炎症的 NAFL；②明确 NASH 纤维化程度，评估预后；③明确隐源性肝硬化是否为 NASH 相关性；④排除其他肝病。但是肝活检本身存在多个弊端：①有创性，具有感染、出血、气胸等并发症及一定的死亡率；②价格昂贵；③取样误差和观察者间的不一致性。无论转氨酶是否升高，在高危人群中，NAFLD/NASH 的患病率可高达 66%~83%，活检对于提高诊断准确性意义似乎不大。而且目前并无治疗 NAFLD 的特效药，明确组织学改变并不会对 NAFLD 的治疗决策产生根本性影响。因此，有学者认为没有必要为 NAFLD 患者进行活检。但是有研究显示，经活检明确组织学诊断的患者，其预后更好。由于 BMI、年龄、2 型糖尿病（胰岛素抵抗）和 AST/ALT>1 等因素与 NAFLD 肝纤维化相关，国外一项大样本的队列研究建议对于 45 岁以上的糖尿病及显著超重或肥胖患者实施肝活检。当存在其他代谢综合征的表现，如高血压、高脂血症时，实施活检的标准应放宽。也有学者建议，经饮食运动控制 3~6 个月后，肝功能仍未恢复者，再行活检；若已经出现肝硬化表现时，应尽早活检。

《中国非酒精性脂肪性肝病诊疗指南》（2010 年修订版）建议肝活检组织学评估主要用于：①经常规检查和诊断性治疗仍未能明确诊断的患者；②有进展性肝纤维化的高危人群但缺乏临床或影像学肝硬化证据者；③入选药物临床试验和诊断试验的患者；④由于其他目的而行腹腔镜检查（如胆囊切除术、胃捆扎术）的患者；⑤患者强烈要求了解肝病的性质及其预后。同时,我国脂肪性肝病诊疗规范化专家建议指出,年龄≥50岁、合并代谢综合征、合并其他慢性肝病、FibroScan测定肝脏硬度≥9.6kPa 的 NAFLD 患者,是脂肪性肝炎和进展性肝纤维化的高危人群,建议肝活体组织检查。

最终,是否进行肝活检是一项个体化的诊断决策,只有当组织学结果对患者的治疗和预后有重要影响,且无法被无创检查代替时,才考虑进行。

目前的肝活检方法有经皮穿刺活检、经颈静脉穿刺活检、腹腔镜或开腹手术活检,可以盲穿,也可以经超声或 CT 引导下穿刺,不同的穿刺方法获得的标本直径及长度有一定差别。尽管 NAFLD 是一种弥漫性病变,仍推荐采用 16G 及以上穿刺针,获得的标本长度必须至少1cm,最好超过 2.5cm,并且包含 10 个完整汇管区,为准确评估分级分期提供足够肝组织。

第三节　影像学诊断

传统的影像学检查方法(如超声、CT 等),对于脂肪肝的诊断具有较高的敏感性和特异性,但不能对脂肪变程度进行定量以及区分 NAFL 和 NASH。瞬时弹性成像(TE)可以通过测量肝脏弹性值反映肝纤维化程度,这在初期临床试验中体现出了良好的诊断价值,但超声技术受腹水及肥胖的限制,常常检测失败。磁共振弹性成像(MRE)对肝纤维化的诊断具有更高的价值,且可以区分 NAFL 和 NASH。但磁共振价格昂贵,目前多应用于临床研究,尚未广泛应用于临床。

一、肝脏脂肪定量的影像学诊断

(一)超声诊断

二维实时超声显像迄今仍为超声诊断中的最基本技术,当组织学有 30% 肝细胞出现脂肪变时,可出现超声可分辨的回声改变。脂肪的声衰竭系数为 $0.63dB \times cm^{-1} \times MHz^{-1}$,低于肝组织;两者间声阻抗分别为 1.410 与 1.649,振幅反射系数(R_A)为 7.8%。另外,肝细胞内脂肪颗粒直径为 $2\sim4\mu m$,对入射超声产生散射,大量散射使衰减显著增加。因此,呈现出肝实质回声增强的超声影像。

根据脂肪在肝内的分布情况,可以分为弥漫均匀性脂肪肝和非均匀性脂肪肝。NAFLD 患者以前者多见,其表现为:

1. 外形　弥漫性脂肪肝由于脂肪弥漫性浸润,表现为全肝大,以前、后径更明显;下角圆钝,右下角 >75°,左下角 >60°。

2. 实质　由于大量超声散射回探头,肝脏回声呈弥漫性雾状密度增加,粗而亮,与相邻的肾皮质回声形成鲜明对比。因为超声在浅部大量散射回探头,衰减明显,传播至深部的超声明显减少,深部肝脏回声密度下降,亮度减低。这种前区回声增强(明亮)、后区回声减弱(黑暗)的特征,为弥漫性脂肪肝的典型超声声像图。随着脂肪变程度的增加,这种前后明暗差异越来越明显。严重的脂肪肝,由于传播至深部肝脏的超声减少,导致深部肝脏结构(门静脉、肝静脉、胆总管等结构)显示不清,内径难以测量。

彩色多普勒超声是利用多普勒原理,通过超声波检测体内液体的流动方向及速度,为临床判断病变性质提供更多信息。弥漫性脂肪肝中,由于入射超声被大量散射,因此门静脉及肝静脉血流信号减弱,表现为伪彩信号变细、间断显示,甚至完全不显示。

根据声像图表现,弥漫均匀性脂肪肝可分为轻、中、重三度(表11-7)。

表 11-7 脂肪肝超声诊断分度

	肝脏浅部回声	肝脏深部回声	出肝光带	管道结构	多普勒血流信号
轻度	稍增粗、增高	稍减低	存在	清晰可见,内径容易测量	门静脉主干及一级分支可显示,肝静脉间断显示
中度	增粗、增高	减低	提高增益可显示	模糊可见,内径可测量	门静脉主干模糊显示,肝静脉无显示
重度	明显增粗、增高	明显减低、消失	消失	较粗管道显示模糊或不可见,管壁难以辨识,内径难以测量	门静脉及肝静脉均不显示

非均匀性脂肪肝又可分为弥漫非均匀性脂肪肝和局限性脂肪肝两种。

弥漫性非均匀性脂肪肝为肝脏各叶广泛的脂肪浸润,仅残存小片正常的肝组织。图像特点为,在弥漫性脂肪肝声像图中,出现一处或多处正常肝脏回声区(正常肝组织,此时相对表现为低回声区域),形状不规则,边界清晰,多位于左叶内或右前叶靠近胆囊床的区域。如果脂肪浸润范围较小,可表现为脂肪浸润区与正常肝实质相间,声像图上呈现脂肪肝回声与正常肝回声相间的花斑样图案。

局限性脂肪肝根据脂肪浸润的范围大小又可分为局限叶段型和局限团块型两型。前者脂肪浸润仅分布于一个或数个相邻的叶段,表现为受累叶段呈现高回声,未受累叶段呈正常肝脏声像图,两者界限清晰,可由肝内沿段叶间走向的静脉划分。若仅有少许脂肪浸润,则表现为单个或多个高回声区,多位于肝右叶,形状可不规则,边界清晰,周边无包膜,其内无异常多普勒血流信号(图11-3)。

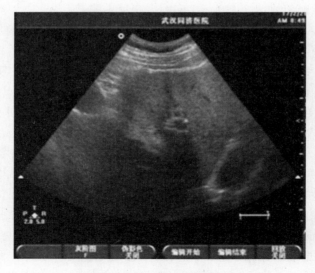

图 11-3 局限团块型脂肪肝

箭头所示为局部脂肪浸润

还有一种小叶间及管道旁脂肪组织堆积的情况。在肝脏小叶间、叶间裂、第一肝门附近附近的管道出入区、肝脏横突周围和胆囊床等部位,出现成片的脂肪组织长入;或在这切区域附近的肝组织中有小片区域脂肪变性。由于是肝细胞以外的脂肪细胞堆积,表现为三角形或长条形边界清晰的低回声区。

根据各型脂肪肝的典型声像图表现,一般诊断并不困难,诊断的准确性可达 85% 以上。肝脂肪量 >50% 时,超声诊断的敏感性可达 90%,特异性为 84%。《中国非酒精性脂肪性肝病诊疗指南(2010 年修订版)》规定具备以下 3 项腹部超声表现中的 2 项者可诊断弥漫性脂肪肝:①肝脏近场回声弥漫性增强("明亮肝"),回声强于肾脏;②肝内管道结构显示不清;③肝脏远场回声逐渐衰减。需注意,局限团块型和弥漫非均匀性脂肪肝,需注意与肝内占位性病变相鉴别。另外,NAFLD 患者多合并肥胖,皮下脂肪对入射超声也可产生衰减,致使肝脏出现类似弥漫均匀性脂肪肝的声像图,但是此时腹腔其他脏器的声像图也出现明显衰竭,肝脏和肾皮质的回声对比不明显可资鉴别。

超声检查除了可以观察到肝脏脂肪变,还可以观察是否出现 NAFLD 肝纤维化、肝硬化以及肝脏肿瘤。

合并肝纤维化时,在原有脂肪肝声像图基础上,肝实质光点明显增粗,出现从粗点状、短线状、细网状或粗网状改变。由于脂肪肝本身表现为肝实质增粗、增高,而且深部回声减弱影响观察,因此纤维化的声像改变有时不易被发现。当进展为肝硬化时,由于"burn-out"现象,肝脏脂肪变减轻甚至消失,呈现典型的肝硬化表现。肝脏体积可缩小,左右叶比例失衡,肝脏表面凸凹不平,呈锯齿状,肝内出现结节状改变,肝静脉走行迂曲,门静脉扩张,脾脏增大,并出现腹水。由于脂肪肝肝硬化的特点,导致临床上很多隐源性肝硬化的患者的出现。

脂肪肝合并肝癌常出现在肝硬化阶段,此时脂肪变已经明显减轻,超声诊断并不困难。但是有少数病人出现肝癌时,仍有明显的脂肪变性,此时肝癌通常表现为低回声区,可显示边缘,形态多为类圆形。由于入射超声的衰减,常使得肝癌病灶不易显示,超声多普勒信号多不显示。

实践证明,超声检查因其简易快捷、价格低廉、安全无创,容易被患者接受,便于在广大代谢综合征人群中粗略筛查脂肪肝及相关的肝纤维化、肝硬化、肝癌,是一种性价比非常高的检查。迄今为止,各大指南均将超声检查作为 NAFLD 影像学诊断的主要手段。

但是,脂肪肝的超声表现是基于肝细胞内脂肪浸润引起的声学特性改变,反映的是肝细胞脂肪变这一病理改变,因此仅限于评估脂肪变程度,不能用于评估是否存在 NASH,也不能区分是 NAFLD、ALD 或是其他原因引起的肝脏脂肪变。在实际操作中,严重的脂肪肝患者容易漏诊肝内其他病变、操作也相对耗时。由于只有当组织学有 30% 肝细胞出现脂肪变时,超声才能呈现脂肪肝表现,因此组织学只有 5%~30% 肝细胞脂肪变的患者无法被超声检查发现;另外,超声检查对脂肪肝和纤维化程度的评估主要依靠操作者的主观判断,缺乏可以量化的标准;而且这种分度非常粗略,不适合对患者的病情变化进行评估。

近年来,国内外学者曾进行了超声组织定征(ultrasound tissue characterization, UTC)视频法、超声图像增强算法、超声密度定量分析技术(acoustic densitometry, AD)等研究,试图提高超声检查对脂肪变定量检测的能力,但并未取得实质性的突破。目前超声技术在脂肪变定量检测中的主要进展是受控衰减参数(controlled attenuation parameter, CAP)。

如前所述,超声波在脂肪变的肝实质传播过程中,会出现显著的衰减,而且脂肪变越严重,这种声波衰减越显著。因此,检测超声波的衰减值,根据物理学原理就可以计算出肝脂肪变的程度,这就是 CAP 建立的基本原理。该技术建立在振动控制瞬时弹性成像(vibration-controlled transient elastography, VCTE)技术上,即使用 Fibroscan(Echosens, Paris, France)可以同时检测肝纤维化及肝脂肪变,后文会详细阐述 FibroScan 对肝纤维化的检测。该设备与皮肤接触的超声换能器(M 型)直径为 7mm,检测深度为皮下 2.5~6.5cm 的范围,检测频率为 3.5MHz 的超声波的衰减值,结果以 dB/m 表示,范围为 100~400dB/m。鉴于其探测深度,一般在肝右叶进行 CAP 检测。其取样体积超过肝穿刺标本的 100 倍,故其取样误差远小于肝穿刺。

　　2010 年 Sasso 等在慢性肝病患者中首次报道了 CAP 与肝脂肪变显著相关(Spearman $\rho=0.81$, $P<0.001$),其中包括 42 名 CHC 患者、17 名 CHB 患者、39 名酒精性肝病患者及 17 名 NAFLD 患者。CAP 诊断 S≥1(11%~33%)、S≥2(34%~66%)和 S≥3(67%~100%)的截断值分别为 237.7dB/m(AUROC 0.91, Sen 0.91, pe 0.81, PPV 0.87, NPV 0.87)、259.4dB/m(AUROC 0.95, Sen 0.89, Spe 0.86, PPV 0.80, NPV 0.92)、和 292.3dB/m(AUROC 0.89, Sen 1.00, Spe 0.78, PPV 0.28, NPV 1.00)。当 10% 的肝细胞出现脂肪变时,CAP 即可以检测,其敏感性远远高于常规超声检查;而且对脂肪变的检测不受纤维化分期和炎症活动度的影响。但是 CAP 区分 S2 和 S3 的 AUROC 只有 0.69,被 CAP 误诊为 S3 的 23 名患者中,有 22 名为活检诊断的 S2,因此 CAP 区分 S2 和 S3 的能力有限。2017 年的一项荟萃分析,综合了 2735 名患者,以灵敏性和特异性之和最大为标准,制定诊断 S>0、S>1 和 S>2 的截断值分别为 248dB/m(AUROC 0.823, Sen 0.688, Spe 0.822)、268dB/m(AUROC 0.865, Sen 0.773, Spe 0.812)、和 280dB/m(AUROC 0.882, Sen 0.882, Spe 0.776)。该研究还发现,体质指数、糖尿病和年龄对 CAP 值有一定影响;CAP 与组织学的不一致与体质指数和年龄有关,每增加 1 个 BMI 单位,不一致的风险增加 1.103,而每增加 1 岁,不一致的风险增加 1.49(女性为 1.023)。

　　与肝硬度检测评估肝纤维化不同,慢性肝病病因对 CAP 评估脂肪变似乎并没有影响。Kumar 等在 CHB、CHC 和 NAFLD 三种慢性肝病中进行了 CAP 检测和肝活检。在 CHB 患者中,诊断 S≥1(6%~33%)、S≥2(34%~66%)和 S≥3(67%~100%)的 CAP 值分别为 214dB/m(AUROC=0.683)、255dB/m(AUROC=0.793)和 266dB/m(AUROC=0.841)。CHC 患者中诊断各级脂肪变的 CAP 值及 AUROC 与上述值相当:224dB/m(AUROC=0.658)、251dB/m(AUROC=0.667)和 305dB/m(AUROC=0.916)。NAFLD 患者中诊断 S≥2 和 S≥3 的 CAP 值分别为 258dB/m(AUROC=0.790)和 283dB/m(AUROC=0.763)。在三种不同的慢性肝病中,CAP 诊断脂肪变的截断值和诊断效能均无统计学差异。

　　CAP 配备进行检测,CAP 值会偏高,而且检测失败率会明显增加。在 BMI ≤25kg/m^2、25~29.9kg/m^2、30~40kg/m^2 和 >40kg/m^2 患者中的失败率依次为 1.0%、5.6%、19.4% 和 58.4%。这种情况,应换用 XL 探头,可以提高 CAP 在肥胖患者(BMI: 33.6 ± 6.5kg/m^2)中的检查成功率(96.8%)。但是皮下组织超过 3.5cm 的极度肥胖患者,不宜进行 CAP 检测。此外,CAP 在女性患者、55 岁以上患者及代谢综合征的患者(存在糖尿病、高血压及腰围增加)中更容易出现检测失败。另外,CAP 配备了 S 探头,专门用于儿童。

　　由于 CAP 是建立于 VCTE 基础上,所以,肝前间隙腹水也会使 CAP 检测失败。同时,CAP 取样范围有限,不能全面评估肝内脂肪变的分布。但是总的来说,CAP 是一种无创无辐射、简便快捷、客观准确、价格低廉的脂肪肝检测方法,允许反复多次检测,利于长期随访监测。CAP 不仅受到各大指南推荐,目前在国内也已经广泛应用于临床。由于研究人群的差异,各个队列得到的 CAP 诊断界值并不完全一样,各指南目前也尚未推荐一个公认的诊断界值,目前多采用 2010 年 Sasso 等给出的 CAP 值进行诊断。

（二）MRI

理论上,肝脂肪变性后肝组织内脂肪含量增多,表现为在 T_1WI 和 T_2WI 上的肝脏信号增强。但常规的磁共振自旋回波（SE）序列和梯度回波（GRE）序列难以区分水与脂肪质子共振频率的差异,因而对轻中度脂肪肝并不敏感,只有在肝脏脂肪浸润非常严重时才在 T_1WI 和 T_2WI 加权相上产生高信号。尽管目前许多机器均带有脂肪抑制技术,但对中度以下的脂肪浸润敏感性差。因此,在临床工作中,常规磁共振检查很少做出脂肪肝的诊断。

近十几年来,基于磁共振技术开发出了多种对肝脏脂肪变进行定量的方法。2012 年欧洲肝病协会指南将 NAFLD 明确定义为组织学显示 5% 以上的肝细胞出现脂肪变或肝脏磁共振质子密度脂肪分数（proton density fat fraction, PDFF）>5.6%,可见基于磁共振的肝脏脂肪定量检测技术其准确性仅次于作为金标准的病理学。PDFF 技术主要包括基于磁共振波谱技术（magnetic resonance spectroscopy）的 PDFF（MRS-PDFF）和基于磁共振成像的 PDFF（MRI-PDFF）两大类。

MRS-PDFF 的主要原理是氢质子磁共振波谱（[1]H-magnetic resonance spectroscopy/proton magnetic resonance spectroscopy, ^{1}H-MRS）技术。^{1}H-MRS 检测到的最强信号是水和脂肪的信号,在临床工作中,1.5 或 3.0T 的场强下得到的波谱通常形成 6 个确定的峰,其中有 2 个峰频率相当,代表水的波谱频率,在 37℃时位于 4.7ppm 处,而代表脂肪的峰通常位于 2.1、1.3 和 0.9ppm 处,或者在代表 CH_2 峰（1.3ppm）的位置。通过计算波谱中脂质峰的曲线下面积得到信号中脂肪分数。目前 ^{1}H-MRS 主要采用单体素肝脏波谱分析,仅针对局部小区域的肝脏脂肪进行评估。多体素波谱采集虽然可以覆盖较大肝脏体积,但是肝脏局部信号均匀性减低,且采集时间长,图像易受到呼吸运动伪影的影响,临床应用受到限制。^{1}H-MRS 放置方法主要有点分辨波谱分析模式（point resolved spectroscopy, PRESS）以及激励回波采集模式（stimulated-echo acquisition mode, STEAM）两种,以前者更为普遍。^{1}H-MRS 对肝脏脂肪定量化测量的准确性及可重复性方面与肝脏活组织检查具有高度的相关性,但 ^{1}H-MRS 检测的是脂肪占肝实质的体积,而肝活检是评估脂肪变性的肝细胞比例,两者并不完全等同。^{1}H-MRS 后处理步骤较为烦琐,单次采集过程中测量的肝实质区域有限,检测耗时长,需要特殊的线圈及软件,该技术临床应用受到限制,多用于科学研究。

MRI-PDFF 的基础是 MRI 化学位移成像技术（chemical shift image）。水中氢质子的进动频率快于脂肪中氢质子的进动频率,两者对组织信号贡献的大小不同,MRI 化学位移成像利用水、脂分离技术把组织信号分解为水质子信号和脂肪质子信号,通过计算脂肪分数来评估脂肪沉积的程度。MRI-PDFF 采用的是 MRI 化学位移成像技术的质子密度分数法,是通过射频激励激发肝组织的氢质子产生磁共振现象,之后在弛豫过程采集信号重建图像,通过参数设置把纵向弛豫时间 T_1、横向弛豫时间 T_2 及 T_2^* 对 MR 信号的影响降到最低,组织中质子的密度成为影响信号强度的主要因素,再分离水中氢质子和脂肪氢质子的信号,从而获得 PDFF。

MRI-PDFF 常用的商业化产品为 Philips 公司的 mDIXON Quant 和 GE 公司的 IDEAL IQ 技术,两者都采用多点 Dixon 采集,使用 3°~5° 的小激发角限制 T_1 偏倚,采集 6 个回波信号矫正 T_2^* 效应。IDEAL 全称为最小二乘法和回波不对称迭代水脂分解技术（iterative decomposition of water and fat with echo asymmetry and least squares estimation）,此技术可估计每个体素的局部静磁场、水质子密度和脂肪质子密度,并克服轻度的磁场不均匀性获得而准确的肝脏脂肪定量信息。然而 IDEAL 采集时间较长，难以对全肝脂肪含量进行分析。IDEAL IQ 是在 IDEAL 技术上改良的 3D 序列，通过采集 6 个具有不同 TE 时间的回波信号，可以重建获得脂肪分数、R_2^* 弛豫率（横向弛豫时 T_2^* 的倒数）、水相、脂相、同相位以及反相位图像（图 11-4）。通过 1 次憋气即可以获得全肝的水脂分离图像，在脂肪分数图上直接对所有肝段设置感兴趣区获得脂肪含量分数，数据处理简单，无须复杂烦琐的后处理及校正步骤。

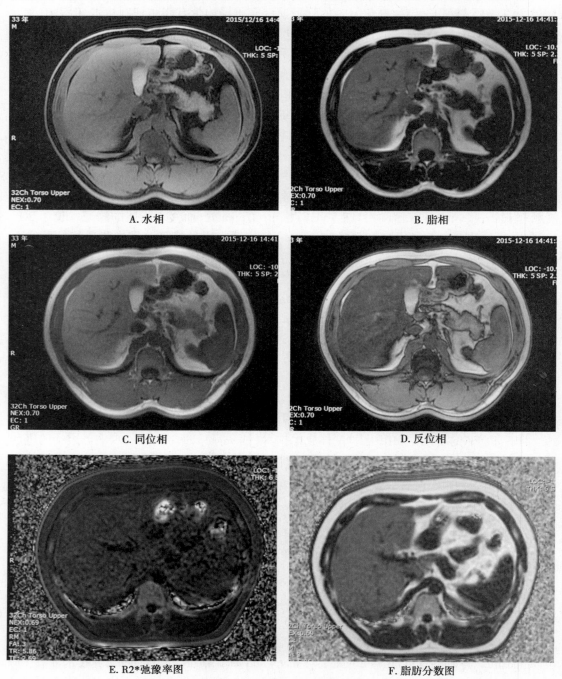

A. 水相　　　　　　　　　　　　　　　　　　　　B. 脂相

C. 同位相　　　　　　　　　　　　　　　　　　　D. 反位相

E. R2*弛豫率图　　　　　　　　　　　　　　　　F. 脂肪分数图

图 11-4　IDEAL IQ 图像重建

最近的研究显示,在 142 名 NAFLD 患者中,有 15 名患者检测 CAP 失败,而所有人均成功进行了 MRI-PDFF 检测。MRI-PDFF 诊断 S≥1、S≥2 和 S≥3 的诊断值依次为 5.2%、11.3% 和 17.1%,AUROC 依次为 0.96、0.90 和 0.79,而 CAP 诊断各级别脂肪变的 AUROC 依次为 0.88、0.73 和 0.70。研究提示,MRI-PDFF 检测脂肪变的能力优于 CAP。

IDEAL IQ 采用多回波水脂分离技术,可计算出肝组织的 $R2^*$ 弛豫率,并用此值校正由回波时间不同所导致的信号衰减,剔除了肝纤维化或铁沉积所导致的信号损失,排除了肝纤维化等其他病理改变对脂肪定量的影响。

与 MRS-PDFF 一样,MRI-PDFF 也是检测的三酰甘油占肝实质的体积比,而且与 MRS-PDFF 具有良好的一致性。但 MRI-PDFF 相比 MRS-PDFF 具有以下优势:检测时间短、能对全肝进行扫描、易于操作、已有商业化的设备、价格相对低廉,更易于在临床推广。但相对于 CAP,MRI-PDFF 检测价格仍然较高,目前在国内难以成为一线检测手段。

二、肝纤维化定量影像学诊断

目前 NAFLD 肝纤维的影像学定量诊断技术的主流是弹性成像技术,包括超声弹性成像技术和磁共振弹性成像技术。其中基于超声弹性成像技术的剪切波弹性成像技术(shear wave elastography,SWE)临床应用较为成熟,是美国、欧洲及亚太地区相关指南中推荐的纤维化诊断技术。因为肝组织形变的程度与肝脏硬度相关,SWE 技术通过检测压力引起的肝组织形变计算肝组织硬度,主要包括瞬时弹性成像技术(Transient elastography,TE)和声脉冲辐射成像技术(acoustic radiation force impulse,ARFI)技术,此外还有二维实时剪切波弹性成像或超声剪切波成像(supersonic shear imaging,SSI)技术。Echosens 公司、Siemens 公司、GE 公司、Toshiba 公司和 Supersonic 公司等均有其相应的专利产品,广泛应用于临床纤维化的诊断。

(一)瞬时弹性成像

振动控制瞬时弹性成像(vibration controlled transient elastography,VCTE),简称肝脏瞬时弹性成像,是法国 Echosens 公司的专利产品,商品名为 FibroScan,具有无创无痛、快速简便、重复性高、价格低廉等优点,是目前应用最为广泛的肝纤维化定量影像学诊断技术。

FibroScan 的产生灵感源自法国美食。餐桌上的奶酪具有不同的硬度,而奶酪的硬度与风味、营养和价格有关,商人们为了经济利益,必须测量奶酪的硬度,因此产生了检测奶酪硬度的仪器。法国的肝病学家们便由此联想到,可以用类似的方法检测肝脏的硬度,进而反映肝纤维程度。

FibroScan 的探头上有一个超声换能器,固定于振动器的轴上,振动器产生一个振幅为 2mm、频率为 50Hz 的剪切波,通过超声换能器向组织传递,在正常肝组织中的传播速度约 1m/s。超声换能器同时还发射一个中心频率为 3.5MHz 的脉冲超声波跟踪剪切波,脉冲声波的传导速度(1500m/s)比剪切波快,当脉冲波追踪到剪切波信号即反射回超声换能器,超声换能器接受反射波信号,随后计算出剪切波传播速度。由于肝组织的硬度(Liver Stiffness,LS)或 Young's 模量与剪切波的传播速度呈正相关,根据物理学公式便可计算出肝脏硬度,结果用千帕(kPa)表示。再将肝硬度与病理学纤维化分期相对比,即可评估肝脏纤维化分期。VCTE 技术中振动控制的含义是剪切波的频率、振幅和波形是受控的参数,剪切波的这些参数不能变动,保证了检测的准确性。FibroScan 一次检测仅需短短 10 毫秒,不受呼吸运动影响,不需要憋气,每位患者进行十次有效检测,取十次有效检测的中位数作为最终检测结果,范围为 2.5~75kPa。VCTE 技术是一种一维弹性成像技术,不能形成二维声像图,操作界面会显示剪切波在肝组织中传播的时间 – 深度曲线图(图 11-5),图中白色虚线的斜率就是剪切波的传播速度。由于剪切波不能在液体中传播,因此肝前间隙有腹水的患者,不能成功进行检测。

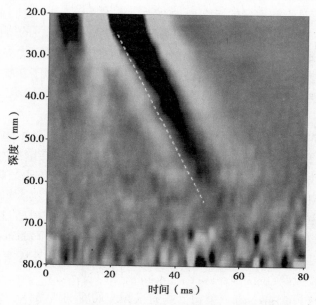

图 11-5　剪切波在肝组织中传播的时间 – 深度曲线图

　　该仪器配备的常规 M 型探头检测深度为距离皮下 2.5~6.5cm 的范围,皮下脂肪增厚的肥胖患者,需采用 XL 型探头,其检测深度为距离皮下 3.5~7.5cm 的范围。另外,肝内脂肪沉积可导致低频剪切波和脉冲声波的衰减,引起信噪比下降,易导致检测失败。为克服这些缺点,XL 探头脉冲剪切波的中心频率设为 2.5MHz,剪切波振幅设为 3mm,可显著提高脂肪肝患者中的检测成功率。研究显示,在脂肪肝患者中,联合运用 M 和 XL 探头,体质指数大于 40 的患者中检测失败率可从 59% 降低至 4.9%,总体检测失败率为 3.2%,可靠检测比例达到 97.6%。Myers 等对两种探头进行了比较,发现 XL 型探头和 M 型探头诊断 F2 以上纤维化和肝硬化的 AUROC 相似(0.83 vs 0.86,0.91 vs 0.88,0.94 vs 0.91)。但 XL 型探头检测的硬度值较 M 型探头平均偏低 2.3kPa(中位数偏低 1.4kPa),诊断 NAFLD F2 以上纤维化的硬度值分别为 6.4kPa 和 7.8kPa,诊断 NAFLD 肝硬化的硬度值分别为 16.0kPa 和 22.3kPa。这可能是与两种探头的取样深度不同有关:浅部的脂肪组织可能会使 M 型探头测得的硬度值偏高;纤维化组织在肝薄膜下区域沉积更多。如果将两种探头的取样深度均设定为距皮下 3.5~6.5cm,则平均差异为 0kPa;在纤维化均匀分布的拟场中验证,M 型和 XL 型探头检测的硬度值几乎相同。因此,未来可能需要针对不同探头制定相应的诊断值。此外,FibroScan 尚配备有 S 型探头适用于儿童。

　　需要注意的是,VCTE 实际上检测的肝脏硬度,肝硬度值主要是反映肝纤维化的量变,而病理组织学分期反映的是纤维化质变,即肝小叶结构的改变。量变和质变有相关性,但不能完全对等,因此不同慢性肝病,肝纤维化病理特点不同,各纤维化分期所对应的肝硬度值也是不同的。已经证实 FibroScan 对病毒性肝炎肝纤维化具有良好的诊断能力,由于 XL 探头的出现,使得 FibroScan 在脂肪肝中得到广泛的应用。Boursier 等公布的一项长达十年的临床数据显示,FibroScan 对 NAFLD F3 以上纤维化的诊断能力优于 FibroTest、HepaScore、FibroMeter、FIB-4 及 NAFLD Fibrosis Score 等血清学指标,其 AUROC(0.831 ± 0.019)、Obuchowski 指数(0.834 ± 0.014)以及可信诊断区间(56.4%)都是最大的。以 NASH-CRN 系统为病理参照,诊断 NAFLD F1、F2、F3、F4 的硬度值依次为 6.1、7.0、9.0 和 11.8kPa。长期随访结果显示,纤维化分期越高的患者预后越差,肝硬度值可以预测肝脏相关死亡率。

　　另外,当肝细胞有严重炎症水肿时,检测到的肝脏硬度值也会升高,因此不能通过此时检测的硬度值来评估纤维化。研究显示,在乙肝患者中,炎症对肝脏硬度的影响至少需要半年才能消除,在这半年时间里无法通过 FibroScan 对肝纤维化进行评估。我国香港学者曾经针对不同转氨酶水平的慢乙肝患者制定了各纤维化分期的诊断界值,尝试在肝脏炎症活动期间对肝脏进行纤维化评估。在脂肪肝纤维化的检测中,同样存在炎症的影响,但是影响消除所需的具体时间和不同转氨酶水平肝纤维化分期的诊断界值还需要进一步的研究。

　　目前,FibroScan 具备了 VCTE 和 CAP 两种检测模块,一次操作可同时检测肝硬度值和肝脂肪变程度,临床应用十分广泛,也为研究 NAFLD 患者中脂肪变对肝硬度值的影响提供了便利。Petta 等发现,CAP 值为 132~298dB/m 的 F0-F1 患者 LS 平均值为 6.8kPa,CAP 值为 299~338dB/m 的 F0-F1 患者 LS 平均值为 8.6kPa,而 CAP 值为 339~400dB/m 的 F0-F1 患者 LS 平均值为 9.4kPa。可见,在高 CAP 值患者中,易将 F0-F2 误诊为 F3-F4,其假阳性率高达 18.1%。

　　目前尚无 FibroScan 诊断 NAFLD 纤维化分期的统一标准。2017 年美国胃肠病协会对慢性肝病弹性检测进行的技术评审中明确指出,鉴于文献的局限性,目前的数据尚不能对临床决策提供足够的支持。未来还需要更多临床研究,制定针对 NAFLD 的纤维化分期标准。

(二)声脉冲辐射成像技术(ARFI)

　　APRI 技术的代表产品主要是 Siemens 公司的 ACUSON S2000™、ACUSON S3000™ 超声诊断仪和 Philips 公司 ElastPQ 诊断仪,以前者更为普及,又称为声触诊量化技术(virtual touch quantification, VTQ)。VTQ 技术搭载在传统超声检测仪上,首先进行传统二维超声检测,寻找感兴趣区域(region of interest, ROI, 5mm × 10mm),与 FibroScan 相似,在评估肝纤维化时,ARFI 的实施也需要一个长度至少为 6cm、无其他结构的肝组织区域,因此 ARFI 也是在肝右叶进行检测。为使检测标准化,一般选择肝包膜下 2cm 处为检测区域。选定 ROI 后,经由换能器向 ROI 旁侧发射一个激发脉冲超声波,该激发波对 ROI 旁侧的肝组织进行挤压,产生一个垂直于脉冲超声波的剪切波。剪切波会向 ROI 内传播。与此同时,探头会持续发出检测脉冲波,检测脉冲波探测到剪切波并返回探头(图 11-6)。通过计算剪切波形成和被探测到的时间,可进一步计算出剪切波的传播速度,以 m/s 表示。为了保证检测质量,检测仪会自动进行多处测量后再报告一个速度值。同一患者共进行 10 次成功检测,以 10 次结果的中位数作为最终结果。

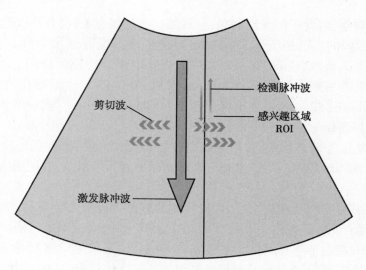

图 11-6　ARFI 原理示意图

剪切波的传播速度越快,肝脏硬度值越高,纤维化程度越高。Braticevici C 等的研究发现,ARFI 诊断 NAFLD F≥1、F≥2、F≥3 和 F4 的 速 度 值 依 次 为 1.105、1.165、1.480 和 1.6351m/s,但其病理是参照的 METAVIR 系统。此后 Cassinotto C 等以 NASH-CRN 系统为病理参照,发现 ARFI 诊断 NAFLD F≥2、F≥3 和 F4 准确性最佳的速度值依次为 1.07(74%)、1.26(79%)和 2.51m/s(84%),Younden 最大的速度值依次为 1.28、1.26 和 1.39m/s,灵敏性≥90% 的速度值依次为 0.95、1.15 和 1.30m/s,特异度≥90% 的速度值依次为 1.32、1.53 和 2.04m/s。荟萃分析显示,ARFI 诊断显著 NAFLD 纤维化(F≥2)的灵敏性、特异性和 AUROC 分别为 0.802、0.852 和 0.898。

Cassinotto 等同时发现,肥胖会使 ARFI 检测的失败率升高,但是无论是在总体患者还是在肥胖患者中,ARFI 可靠检测的比例均和 FibroScan 无显著性差异。和 FibroScan 相似,肝脏炎症活动会使肝组织硬度值升高,剪切波传播速度会加快。与 FibroScan 不同的是,脂肪变会使剪切波的传播速度减慢,NAFLD 患者中剪切传播波速度低于健康受试者;在 NAFLD 患者中,随着脂肪变程度加重,剪切波传播速度逐渐下降。

(三)磁共振弹性成像

磁共振弹性成像(magnetic resonance elastography,MRE)是一种新近出现的肝纤维化无创诊断技术,对各种慢性肝病引起的肝纤维化均可准确评估,并受到 2016 年亚太肝纤维化有创/无创评估指南强烈推荐。

MRE 包括一个主动声波驱动系统和一个被动声波驱动系统。主动声波驱动系统安装在扫描室外,产生一个 60Hz 的声振动波并传送至被动声波驱动系统。被动声波驱动系统呈鼓状,置于患者肝上,并将 60Hz 的声振动波传导至患者体内,以在肝内产生剪切波。该技术采用梯度回波 MRE 序列成像,通过编码肝组织位移显示剪切波传播速度,再通过数学计算处理成量化的肝组织硬度分布图。图中以不同的颜色代表肝组织硬度程度,因为肝纤维化程度在整个肝脏内并不是均一的,因此 MRE 较其他弹性检测能够更细致的反映肝纤维化的分布情况,避免取样误差。

Imajo 等日本学者进行的一项横断面研究纳入了 142 名 NAFLD 患者,并以 Brunt NASH

纤维化分期为病理学参照,显示以 2.5、3.4、4.8 和 6.7kPa 诊断 NAFLD F≥1、F≥2、F≥3 和 F4,AUROC 依次为 0.80、0.89、0.89 和 0.97,灵敏性依次为 0.750、0.873、0.745 和 0.909,特异性依次为 0.857、0.850、0.869 和 0.945,PPV 依次为 99.0%、88.4%、74.5% 和 58.8%,NPV 依次为 84.6%、83.6%、81.0% 和 99.2%。Singh 等进行的荟萃分析显示,MRE 诊断 NAFLD F≥1、F≥2、F≥3 和 F4 的硬度值依次为 2.88、3.54、3.77 和 4.09kPa,AUROC 依次为 0.86、0.87、0.90 和 0.91。该研荟萃分析纳入的研究均以 NASH-CRN 纤维化分期为病理标准,共纳入 232 名受试者。

与 FibroScan 和 ARFI 相比,MRE 检查不会受到肥胖、腹水和间位结肠的限制,不受操作者影响,而且可以观察整个肝脏及其他腹腔脏器的情况。但 MRE 费用昂贵,且并非常规检查,不是所有医院可以进行。另外,有幽闭恐惧症的患者不能进行检查,而且患者需要很好的控制呼吸配合检查。

由于 MRE 也是测量的肝脏硬度,因此也会受到肝细胞炎症的影响,研究显示 MRE 值与炎症活动度显著相关,但单纯 NASH 而无纤维化患者的 MRE 值仍会低于纤维化患者。

2017 年美国胃肠病协会对慢性肝病弹性检测进行的技术评审中仅推荐了 FibroScan 和 MRE,并指出 MRE 能够比 FIbroScan 更准确地排除 NAFLD 肝硬化,但确诊肝硬化的准确性并未显著提高。目前也没有 MRE 诊断 NAFLD 纤维化分期的统一标准。

第四节　实验室诊断

NAFLD 患者的实验室检查可以分为两方面,分别反映肝脏病变严重程度(肝细胞损伤、脂肪变和纤维化程度等)和糖脂代谢异常。NAFLD 患者往往还需要进行一些其他慢性肝病的相关实验室检查,如 HCV 血清学指标、病毒载量和基因型和血清铜蓝蛋白等排除其他慢性肝病引起的肝脏脂肪变,以及内分泌相关检查明确有无多囊卵巢综合征和甲状腺功能减低等病症。对于肝硬化的患者,应重点排查 HCC,进行肿瘤标志物的检查。本章节着重讨论反映 NAFLD 严重程度的实验室指标及最新进展,不再赘述糖脂代谢指标和其他相关疾病的实验室检查。

一、常规肝功能检查

转氨酶包括丙氨酸氨基转移酶(alanine transaminase,ALT)和门冬氨酸氨基转移酶(aspartate aminotransferase,AST),在肝细胞损伤时释放入血,是反映肝细胞损害的最常用生化指标,但不能用于判断肝细胞脂肪变及肝内纤维化程度。NAFL 患者一般血清转氨酶不高,但少数病例伴有一定程度的炎症时也可轻度升高。在肝活检排除纤维化的患者中,AST/ALT 比值一般小于 1,AST/ALT 比值大于 1 时提示显著纤维化或肝硬化。NASH 时因伴有肝细胞的炎症坏死,可出现转氨酶持续升高。NASH 患者转氨酶通常轻度升高,多在 2~3 倍正常值上限范围内,以 ALT 升高为主。ALT 正常的 NAFLD 患者中,有 36% 肝活检提示 NASH 或可疑 NASH,而活检证实的 NASH 患者中只有 20%~30% 有肝功能指标异常。因此,转氨酶可用于判断 NAFLD 是否已经进展到 NASH,但转氨酶正常并不能排除 NASH。

胆红素、碱性磷酸酶（Alkaline phosphatase, ALP）和 γ- 谷氨酰转移酶（γ-Glutamyl transferase, GGT）常可升高。其中，ALP 和 GGT 多同时轻度升高。而胆红素与 NASH 相关肝硬化患者整体生存率相关，每升高 5μmmol/L，肝脏相关死亡率增加 2.2 倍。长期的肝细胞损伤导致肝功能失代偿，则可以出现白蛋白降低、凝血酶原时间延长等改变。

常规肝功能指标升高也可见于其他慢性肝病引起的肝细胞损伤，并无诊断特异性，亦不能因常规肝功能正常而排除 NAFLD。

二、肝脏脂肪变指标

NAFLD 时常伴有脂质代谢紊乱，主要表现为血清三酰甘油（triglyceride, TG）增高，其升高程度与肝脏脂肪变的程度呈正相关。

血清视黄醇结合蛋白 -4（retinol binding protein-4, RBP-4）被报道与慢性丙型肝炎患者肝脏脂肪变相关。在经超声证实的 NAFLD 儿童中，RBP-4 与肝脂肪变独立相关。我国学者在 2938 名居民中的调查发现，血清 RBP-4 水平与中老年人群 NAFLD 流行率呈正相关，NAFLD 患者血清 RBP-4 水平显著高于非 NAFLD 居民［（37.9 ± 6.8）μg/ml vs（35.0 ± 6.7）μg/ml, P<0.001）］。但也有大量研究与上述结论相悖。最近的荟萃分析显示，RBP-4 水平与 NAFLD 没有相关性。目前，RBP-4 多用于科学研究，并没有商业化用于 NAFLD 的诊断。

SteatoTest（SteatoTest, Biopredictive, Paris, France）包含 GGT、ALT、载脂蛋白 A1（apolipoprotein A1, APOA1）、α2 巨球蛋白（α2-macroglobulin, A2M）、胆红素、结合珠蛋白、TG 和总胆固醇九项血清学指标，并采用年龄、性别和 BMI 校正，定量评估肝脏脂肪变。无论是 NAFLD、酒精性肝病还是病毒性肝炎引起的肝脂肪变，都可以用 SteatoTest 进行评估。SteatoTest 评分从 0~1，分为 S0~S4 四个级别，S0：无脂肪变（<1%），S1：轻度脂肪变（15%~5%），S2：显著脂肪变（6%~32%），S3：严重脂肪变（>33%）。该算法受到专利保护，必须在 Biopredictive 网页付费计算。

Fatty liver index（FLI）由 Bedogn 等于 2006 年建立，其入选的脂肪肝由肝脏超声诊断。其算法包括三酰甘油（triglycerides, TG,）、BMI、GGT 和腰围（waist circumference, WC）。$y=exp[0.953 \times ln(TG, mg/dl)+0.139 \times BMI+0.718 \times ln(GGT, IU/L)+0.053 \times WC(cm)-15.745]$，$FLI=y/(1+y) \times 100$。FLI 范围由 0 至 100，FLI<30 可以排除脂肪变，FLI≥60（特异性 86%）可初步确定脂肪变。该算法反映出肥胖及其相关的代谢综合征与肝脏脂肪变密切相关，ALT 和 AST 并非判断脂肪变程度的关键指标。该算法在建立过程中发现，皮下脂肪厚度和胰岛素水平是预测脂肪变的重要指标，因其并非临床常用的检测指标，故而舍弃了这两项指标，但最终建立的算法诊断脂肪变的能力并未减弱。由于肝脏超声仅能检测出 30% 以上的脂肪变，因此 FLI 排除的脂肪肝中存在脂肪变 S1 的患者；而且超声无法对肝脂肪变进行量化，因此 FLI 只能进行初步的筛查，在有条件进行超声检测的医疗机构，没有进行 FLI 评估的必要。但作为一个可以计算的连续性变量，FLI 便于进行统计学比较，目前已有研究显示，高 FLI 值与 2 型糖尿病、冠心病及动脉粥样硬化相关。Cremona 研究对 2074 名受试者进行了长达 15 年的随访，发现 FLI 与肝病相关死亡率、心血管疾病死亡率、全因死亡率及肿瘤死亡率均相关。Borman 等将 FLI 与组织学进行比较，提示 FLI 与肝细胞脂滴含量（P=0.25, P=0.0001）及脂肪变分级 P=0.28, P=0.00005）的相关性较弱，诊断 S1（≥5%）、

S2（>33%）和 S3（>66%）的 AUROC 只有 0.67、0.64 和 0.59，因此 FLI 并不适合用于肝脂肪变的定量评估。

Kotronen A 等在 2009 年建立了 NAFLD 肝脂肪记分。该研究用 ^{1}H-MRS 检测肝脏脂肪含量，将每克肝组织内三酰甘油含量≥55.6mg 或三酰甘油含量≥5.56% 肝重定义为 NAFLD。经多元回归分析得到算法，NAFLD 肝脂肪记分 =-2.89+1.18×MS（是 =1，否 =0）+0.45×2 型糖尿病（是 =2，否 =0）+0.15× 胰岛素（mU/L）+0.04×AST（U/L）-0.94×AST/ALT。该算法诊断脂肪变的 AUROC 为 0.87±0.02，按照 Youden Index（最大灵敏性及特异性之和）确定诊断值，NAFLD 肝脂肪记分≥-0.640 诊断脂肪变，其灵敏性为 85%，特异性为 70%；也可以采用 NAFLD 肝脂肪记分≥-1.413 诊断脂肪变，其灵敏性为 95%；或采用 NAFLD liver fat score≥1.257 诊断脂肪变，其特异性为 95%。该法类似于 FLI，只能对脂肪变做二分法诊断 = 因此 Kotronen A 等同时建立了肝脂肪方程对肝脂肪变进行定量评估。肝脂肪（%）=10[-0.805+0.282×MS（是 =1/ 否 =0）+0.078×2 型糖尿病（是 =2，否 =0）+0.525×log（胰岛素，mU/L）+0.521×log（AST=U/L）-0.454×log（AST/ALT）]。其中代谢综合征（metabolic syndrome，MS）的诊断标准与国际糖尿病联盟一致，包括中心性肥胖（男性腰围≥94cm，女性腰围≥80cm），同时至少满足下述 2 种条件：①三酰甘油升高：TG≥1.70mmol/L 或已诊断为高 TG 血症；② 高密度脂蛋白胆固醇（high-density lipoprotein cholesterol，HDL-C）降低：HDL-C<1.03mmol/L（男性）/1.29mmol/L（女性），或已诊断为低 HDL-C 血症；③收缩压≥130mmHg 或舒张压≥85mmHg 或进行降压治疗；④空腹血糖≥5.6mmol/L 或既往诊断 2 型糖尿病。上述所有血清学检查均在空腹状态下进行。将脂肪肝相关基因 rs738409SNP 加入 NAFLD 肝脂肪记分公式中，并不能显著增加诊断能力（AUROC 0.872±0.02 vs 0.866±0.02）。但胰岛素水平并非临床常规检测指标，而且公式较复杂，使用受到一定限制。

SteatoTest、FLI 和 NAFLD liver fat score 都是 2016 年 EASL 指南推荐的脂肪变无创血清学诊断方法。最近，香港学者以 ^{1}H-MRS 为参考标准，建立了 NAFLD 分水岭积分（NAFLD ridge score），该积分包括 ALT、HDL、TG、糖化血红蛋白（HbA1c）、白细胞计数和高血压。该法需要的临床资料较少，主要用于在大规模流行病学调查中排除 NAFLD。

三、炎症活动指标

最早的血清学组合是 ActiTest（Biopredictive，Paris，France），采用 A2M、APOA1、结合珠蛋白、总胆红素、GGT、ALT 6 个血清学指标，并经年龄和性别校正，计算结果从 0 至 1，数值越高，炎症活动度越重。该血清学组合最初是针对病毒性肝炎而建立，最近有研究显示 ActiTest 与 SAF 活动度分级、气球样变评分和小叶炎症评分均具有相关性，能有效评估 NAFLD 患者的炎症活动度，但具体的诊断界值可能需要调整。

2006 年，法国的 Poynard 等联合 ALT、AST、总胆红素、TG、胆固醇、A2M、APOA1、结合珠蛋白、GGT 九个血清学指标和年龄、性别、身高、体重四个人口学指标制定了 NashTest（Biopredictive，Paris，France）。其组织学参照了 NASH-CRN 的 NAS 评分系统，因此其计算结果也分为非 NASH（N0）、NASH 可能（N1）和 NASH（N2）三类。NashTest 只有在 SteatoTest 判定有脂肪变时，才进一步计算，否则 NashTest 结果显示非 NASH。NashTest 诊断 NASH 的灵敏度达 94%（PPV=66%），特异性 33%（NPV=81%）。

　　细胞凋亡是脂肪性肝炎的特征,肝细胞凋亡过程中半胱天冬酶的主要底物是细胞角蛋白 18(cytokeratin-18, CK18),完整的 CK18(M65 抗原)被半胱天冬酶切割为 CK18 片段(M30 抗原)。NASH 患者外周血 CK18 片段显著升高,荟萃分析显示 CK18 片段预测 NASH 具有较高的灵敏性和特异性。也有研究显示,CK18 片段诊断 NAFLD 肝纤维化具有较高的特异性,而对 NASH 的敏感性和特异性有限。但后续研究认为,这可能是由于采用了不同的检测试剂盒所导致,不同试剂盒测得的 CK18 片段结果并不一致,与 NASH 和纤维化的一致性也有差异。目前还没有公认的 CK18 片段商用试剂盒,也未确定该指标诊断 NASH 的截断值,使临床应用受到限制。

四、肝纤维化指标

　　反映纤维化的血清学指标有直接指标和间接指标两种。直接指标是肝星状产生的肝脏细胞基质成分和参与肝纤维化调节的分子,包括透明质酸(hyaluronic acid, HA)、IV 型和 VI 型胶原、III 型前胶原氨基末端肽(N-terminal Procollagen III Propeptide, PIIINP)、基质金属蛋白酶(Matrix metalloProteinase, MMP)和基质金属蛋白酶抑制剂 -1(tissue metallopeptidase inhibitor 1, TIMP1)。间接指标包括反映肝脏炎症(转氨酶等)、肝脏合成功能(凝血功能、胆固醇)等的指标。

　　目前多采用多个血清学指标的组合(panel)评估肝纤维化,较单个血清学指标更为准确。大部分血清学指标组合的建立基于病毒性肝炎或多种慢性肝病混合人群,适用于 NAFLD 纤维化的血清学指标组合并不多。表 11-8 总结了应用较为广泛的几种血清学指标组合,其中 FibroTest(Biopredictive, Paris, France)、ELF(enhanced liver fibrosis)、FibroMeter 和 FIB-4 适用于多种慢性肝病,可涵盖 NAFLD,只有 NAFLD-Fibrosis Score 和 FibroMeter NAFLD 是专门针对 NAFLD 患者建立的。

表 11-8　常用 NAFLD 肝纤维化血清学评估组合

名称	年份	组分
FibroTest	2001	性别、年龄、TB、GGT、A2M、HP、APOA1
ELF	2004	HA、TIMP1、PIIINP
HepaScore	2005	性别、年龄、TB、GGT、A2M、HA
NAFLD-Fibrosis Score	2007	年龄、BMI、AST/ALT 比值、ALB、PLT、高血糖
FibroMeter NAFLD	2009	年龄、体重、ALT、AST、PLT、血糖、铁蛋白
PNFI	2009	年龄、腰围、TG
FIB-4	2011	年龄、ALT、AST、PLT

　　HP: haptoglobin, 结合珠蛋白; APOA1: Apolipoprotein A-1, 载脂蛋白 A1; α2M: α2Macroglobulin, α2 巨球蛋白; HA: hyaluromic acid, 透明质酸; TIMP1: Tissue metallopeptidase inhibitor 1, 基质金属蛋白酶抑制剂 -1; PIIINP: N-Terminal Procollagen III Propeptide, III 型前胶原氨基末端肽

　　FibroTest(FT)在美国称为 FibroSure,是通过 BioPredictive 公司网页付费计算的。其范围由 0 至 1,数值越大,纤维化越严重;同时设立了 F1、F2、F3、F4 四个截断值(0.27,0.48,0.58,0.74),可以细致区分纤维化分期。FibroTest 最初是针对病毒性肝炎建立,纤维化分期

参照 METAVIR（F0~F4），并不能反映 NAFLD 纤维化区带性分布的特点。后在 NAFLD 人群中与 NAS 评分相对照，FT 值会随着 NAS 纤维化分期升高，F0、F1、F2、F3、F4 患者的 FT 值中位数分别为 0.18、0.23、0.36、0.58 和 0.63。其诊断 F2 以上纤维化的 AUROC 为 0.81，FT=0.3 诊断 F2 以上纤维化的 NPV 为 90%，灵敏性为 77%，诊断 F3 以上纤维化的 NPV 为 98%，灵敏性为 92%；FT=0.7 诊断 F2 以上纤维化，PPV 为 73%，特异性为 98%，诊断 F3 以上纤维化的 PPV 为 60%，特异性为 97%。FT 值低于 0.3 的患者出现肝硬化的可能性非常低，不需要进行肝脏超声或胃镜检查；FT 值介于 0.3 和 0.7 之间的患者，需要进行生活方式干预，并动态复查 FT 值；FT 值在 0.7 以上的患者，必须按照肝硬化患者进行处理，进行肝脏超声和胃镜的检查，防止肝硬化并发症的出现。近期在 FibroFrance 队列和欧洲 FLIP 队列中再次证实其与 SAF 纤维化分期具有良好的一致性，并与专门针对 NAFLD 的 NAFLD–Fibrosis Score 诊断准确性相似。BioPredictive 公司将 FibroTest、SteatoTest 和 NashTest 三个产品组合成 FibroMax，旨在为代谢综合征患者进行全面的脂肪肝评估。由于试剂的差异，FibroTest 只能采用有资质的实验室测得的结果进行计算。急性肝炎、溶血、肝外胆汁淤积、Gilber 综合征、高载脂蛋白 A1 血症等患者不适宜使用 FibroTest。

欧洲肝纤维化工作组（European Liver Fibrosis Group）在 2004 年以 Scheuer 系统为病理学参照，建立了 Original European Liver Fibrosis（OELF）血清学组合：$-6.38 \sim 0.14 \times \ln$ 年龄 $+0.616 \times \ln C_{HA} + 0.586 \times \ln C_{PⅢNP} + 0.472 \times \ln C_{TIMP1}$。OELF 包含了 HA、TIMP1、PⅢNP（均为 ng/ml）三个指标，能反映胶原合成与分解过程中细胞外基质的组成情况。这些指标本身即可预测纤维化分期，一个较小样本（136 人）的研究显示，PⅢNP 诊断 NAFLD 显著纤维化的 AUROC 为 0.84。但 OFLE 区分 F0、F1、F2 与 F3、F4 的能力最好，而且其建立纳入了多种不同慢性肝病的患者，其中 NAFLD 患者只有 61 人。2008 年，ELF 工作组在 192 名 NAFLD 患者中，采用 NAS 作为组织学参照，验证了 OELF 对 NAFLD 纤维化的诊断价值，并剔除年龄参数，建立了简化版的 ELF（Enhanced Liver Fibrosis）公式：$-7.412 + 0.681 \times \ln C_{HA} + 0.775 \times \ln C_{PⅢNP} + 0.494 \times \ln C_{TIMP1}$。去掉年龄参数后，ELF 的诊断效能并不低于 OELF，但仍以诊断 F3 以上纤维化能力最佳：以 0.3576 区分 F3 以上纤维化，AUROC 为 0.90，灵敏性为 80%，特异性为 90%，PPV 为 71%，NPV 为 94%；以 -0.1068 区分 F2 以上纤维化，AUROC 为 0.82，灵敏性为 70%，特异性为 80%，PPV 为 70%，NPV 为 80%；以 -0.2070 诊断任意程度纤维化，AUROC 为 0.76，灵敏性为 61%，特异性为 80%，PPV 为 81%，NPV 为 79%。次年，Nobili 等在 121 名 3~17 岁的 NAFLD 患儿中，以 NAS 为病理学参照，证实了 ELF 在儿童中的应用价值（注：文中使用的公式为 $-7.412 + 0.681 \times \ln C_{HA} + 0.775 \times \ln C_{PⅢNP} + 0.494 \times \ln C_{TIMP1} + 10$）。以 9.28 为界值诊断任意程度纤维化，AUROC 为 0.92；以 10.18 为界值诊断 F2 以上纤维化，AUROC 为 0.98；以 10.51 为界值诊断 F3 以上纤维化，AUROC 为 0.99。数据显示，ELF 在儿童中的诊断能力优于成人。可能是因为成年人容易合并其他潜在疾病及衰老因素本身，影响了 HA、TIMP1、PⅢNP 的代谢；儿童纤维化生成及降解模式可能异于成人。另外，在 ELF 公式中加入其他常用的血清学指标，并不能增加在儿童患者中的诊断准确性。这可能是因为，由于儿童患者病程短，纤维化程度大多不重，白蛋白或血小板这些通常在严重肝病才发生改变的指标，并不适合用于检测儿童纤维化。2012 年 AASLD 指南推荐 ELF 可用于儿童，英国国家卫生与保健研究所（National Institute for Health and Care Excellence，NICE）2016 年 NAFLD 诊疗指南认为 ELF（Enhanced Liver Fibrosis test；Siemens Diagnostics, NY, USA）是诊断 3~4 期纤维化性价比最高的无创性检查。当 ELF≥10.51 时界定为 3~4 期纤维化，需进行治疗干预；当 ELF<10.51 时，则每 3 年（儿童及青少年为 2 年）复查一次。由于 HA、TIMP1、PⅢNP 的检测缺乏标准化试剂，使 ELF 公式使用受限。西门子公司为其 ADVIA Centaur 系列生化检测系统建立了专门的 ELF 算法公式，其中 ADVIA Centaur XP/XPT System：ELF Score=$2.278+0.851\times InC_{HA}+0.751\times InC_{PⅢNP}+0.394\times InC_{TIMP1}$；ADVIA Centaur CP System：ELF Score=$2.494+0.846\times InC_{HA}+0.735\times InC_{PⅢNP}+0.391\times InC_{TIMP1}$。

HepaScore 最初是在 2005 年为了在 HCV 感染者中诊断纤维化而建立。该公式较为复杂，$y=exp[-4.185818-0.0249\times$ 年龄（岁）$+0.7464\times$ 性别（男 =1，女 =0）$+1.0039\times A2M$（g/L）$+0.0302\times HA$（μg/L）$+0.0691\times TB$（μmol/L）$-0.0012\times GGT$（U/L）$]$，HepaScore=$y/(1+y)$。HepaScore 的值介于 0 到 1，并随纤维化分期而增加。此后在脂肪肝患者中验证了 HepaScore 诊断 NAS 纤维化分期的能力，其诊断 NAS3 期及以上纤维化的能力较好：诊断 F2、F3 和肝硬化的 AUROC 分别为 0.729、0.814 和 0.907。以最大 Youden index（约登指数）制定截断值，则诊断 F≥2 的 HepaScore 值为 0.44，特异性为 88.3%，PPV 为 74.3%；诊断 F≥3 的 HepaScore 值为 0.37，灵敏性为 75.5%、特异性为 84.1%、NPV 为 92.4%；诊断 F≥4 的 HepaScore 值为 0.7，灵敏性为 87%、特异性为 89%、NPV 为 98.5%。注意，诊断≥2 的截断值高于 F≥3 的截断值）。在 2017 年，Huang 等进行一项荟萃分析，认为 HepaScore 可以对 CHC、CHB、酒精性脂肪肝及 NAFLD 纤维化进行诊断，但在 NAFLD 中的诊断能力不及其他几种慢性肝病。

NAFLD Fibrosis Score（NFS）参照 NASH-C；RN 的纤维化分期建立了公式：NFS=$-1.675+0.037\times$ 年龄（岁）$+0.094\times BMI+1.13\times$ 空腹血糖异常 / 糖尿病（是 =1，否 =0）$+0.99\times AST/ALT$ 比值 $-0.013\times$ 血小板计数（$\times10^9$/L）$-0.66\times$ 白蛋白（g/dl），可直接通过 http://gihep.com/calculators/hepatology/nafld-fibrosis-score/ 网页上的公式，输入上述指标免费计算。NFS<-1.455 时，可排除严重纤维化；NFS>0.676 时，为严重纤维化。NFS 可有效区分有无严重纤维化，只有当 NFS 在 -1.455 和 0.676 之间时需要行肝活检进一步明确，因此可以避免 75% 的肝活检。该法所用指标较廉价，性价比高，但只能初步排除或明确 F3 以上纤维化，不能详细区分各纤维化分期。

Paul Calès 等在 2005 年建立了 FibroMeter 家族，最初的 FibroMeter 家族包含 4 个公式，分别用于评估慢性病毒性肝炎和酒精性肝病的纤维化分期和纤维化面积比例。在 2009 年，区分 F2 以上纤维化，又建立了 FibroMeter NAFLD=$0.4184\times$ 血糖（mmol/L）$+0.0701\times AST$（U/L）$+0.0008\times$ 铁蛋白（μg/L）$+0.0102\times$ 血小板（$\times10^9$/L）$-0.0260\times ALT$（$\times10^9$/L）$+0.0459\times$ 体重（kg）$+0.0842\times$ 年龄（岁）$+11.6226$。根据计算，该算法的最大准确性为 91.1%，其相应的截断值为 0.49，诊断 F2 以上纤维化的灵敏性和特异性分别为 78.5% 和 95.9%，优于 NFS 和 APRI。在诊断 F3 以上纤维化时，NFS 和 FibroMeter 的准确性相当，均优于 APRI。在诊断 F3 以上纤维化时，NFS 和 FibroMeter 的准确性相当，均优于 APRI。如果采用双截断值，以阴性预测值（NPV）≥90%（FibroMeter ≤0.611）排除 F2 以上纤维化或阳性预测值（PPV）≥90%（FibroMeter≥0.715）确定 F2 以上纤维化，可使 97.4% 的患者避免肝穿刺。如果以 95% 的 NPV（FibroMeter=0.295）和最大准确性截断值（maximum accuracy cut-off）0.49 双截断值进行纤维化分期，可将患者划分为 F0/1（≤0.295）、F0/1/2（0.295~0.49）和 F2/3/4（≥0.49）三部分，总体准确性达到 91.9%，可使 100% 的患者获得可靠诊断。

FibroMeter NAFLD 是以 Metavir 系统为组织学参照建立的,而 Metavir 系统是基于丙型肝炎建立的,Paul Calès 后续采用 NASH-CRN 组织学分期进行对比,认为 FibroMeter NAFLD 诊断 F2 以上的能力甚至略胜一筹。但 FibroMeter NAFLD 公式的建立时基于进行二分法明确 F2 以上纤维化,不适合用于 F0、F1、F2、F3、F4 的精确区分,作为补充,FibroMeter 家族还以纤维的化物理范围作为基准建立了纤维化面积(area of fibrosis, AOF)算法和纤维化分形维数(fractal dimension, FD)算法。将切片进行天狼星染色,采用图像软件进行处理,得到显示纤维化区域的黑白图片,可计算出 AOF;进一步采用箱式算法,通过软件计算得到纤维化的 FD;再经过统计学方法,建立由血清学和人口学指标组成的公式:AOF=0.0212×HA(μg/L)+0.4409× 血糖(mmol/L)+0.0495×AST(U/L)−0.0208×ALT(U/L)−0.0075× 血小板(×10⁹/L)−0.0890× 凝血酶原指标(%)+11.5972 和 FD=0.000 36×HA(μg/L)+0.0263× 血糖(mmol/L)+0.1984×AST/ALT+0.0025 体重(kg)−0.000 55× 血小板(×10⁹/L)+0.7480。上述两种方法,不依赖于组织学半定量体系,可作为 FibroMeter NAFLD 的补充。AOF 算法计算得到的是纤维化占肝组织的百分比;FD 算法计算得到一个 2 以下的数值,数值越大,纤维化程度越高。分形分析用于描述自然界物体构造的复杂性,已经广泛用于生物学研究(骨小梁、浸润性肿瘤)等,较 AOF 更能反映纤维化的类型,与 NASH-CRN 的相关性也更好。

FIB-4= 年龄 ×AST/(血小板 × $\sqrt{ALT}$),可登录网页 http://gihep.com/calculators/hepatology/fibrosis-4-score/ 免费计算。最早建立于 2006 年,其目的是为了在 HCV 合并 HIV 的患者中诊断 Ishak 4 期及以上纤维化。2009 年在 541 名 NAFLD 患者中验证,可有效诊断 NAS 3 期及以上纤维化:FIB4<1.30(NPV=90%)时,F0-F1 可能性大;FIB4>2.67(PPV=83%)时,F3-F4 可能性大;其准确性达到 89%,可以避免 62% 的肝穿刺。该法和 NFS 相似,性价比高,但只能初步排除或明确严重纤维化。

意大利儿科医生针对儿童 NAFLD 患者,以 NAS 为病理学参照,建立了儿童脂肪肝纤维化指数(pediatric NAFLD fibrosis index, PNFI)。研究者借鉴成人的血清学指标组合,选择了 ALT、AST、PT、ALB、血糖、TG、年龄、腰围、体重等参数,经统计,最后模拟出公式:PNFI=10/(1+e⁻ˡᵖ),其中 lp=−6.539×ln(年龄)+0.207× 腰围(cm)+1.957×ln[TG(mg/dl)]−10.074。可见,成人血清学组合中常用的白蛋白、凝血酶原时间和血小板等指标,也没有被采纳。PNFI≥9(AUROC0.85, PPV 98.5%)能可靠诊断任何程度的肝纤维化。PNFI<3 排除肝纤维化的 NPV 只有 75%,所以不适合用于排除肝纤维化;而且有较多患儿的 PNFI 值介于 3 和 9 之间,无法明确是否存在肝纤维化。有研究比较了 PNFI 和 ELF 在儿童 NAFLD 中的应用,PNFI 的诊断能力甚至低于 ELF。总体而言,PNFI 的优点在于,纳入的参数非常简单,适合在儿童中初步诊断 NAFLD 纤维化,但不能进行精细纤维化分期。

因为 NAFLD 纤维化与不良预后有紧密关系,所以对纤维化指标的研究较多。理想的纤维化指标除了具有较高的灵敏性和特异性,还必须低廉、易于反复检测监测疾病变化、与疾病严重程度和预后相关,并且不受合并症和药物的影响。目前还没有完美的血清学纤维化指标,本文中介绍的几种血清学纤维化指标均是近几年国内外指南推荐的,各有优缺点,临床应用中应根据情况选用,可互相补充。很多文献中提供了不同截断值所对应的灵敏性、特异性、PPV、NPV、最大准确性等参数,可根据临床需要选择最合适的截断值,甚至使用双截断值。比如,当使用一种副作用较大的抗脂肪肝纤维化药物时,应采用特异性和 PPV 较高的截断值,尽量减少假阳性的产生,避免不合理用药。

五、NAFLD 和 NASH 的易感基因

NAFLD 的患病具有一定的家族聚集性及种族差异性,提示 NAFLD 的发病不仅仅与生活方式相关,也与遗传因素相关。目前已有研究证实多个糖脂代谢相关的基因单核苷酸多态性与 NAFLD/NASH 的发生发展相关。

第三次美国国民健康与营养调查的数据显示,papatin 样磷脂酶域 3(patatin like phospholipase domain containing 3, PNPLA3)rs738409 等位基因 G 和葡萄糖激酶调节蛋白(glucokinase regulatory protein, GCKR)rs780094 等位基因 T 与 ALT 升高的肝脂肪变相关;蛋白磷酸酶 1 调节亚基 3B(protein phosphatase 1 regulatory subunit 3B, PPP1R3B)rs4240624 等位基因 A 和神经蛋白聚糖(neurocan, NCAN)rs2228603 等位基因 T 与肝脂肪变相关。上述基因在非拉丁裔的白人中影响明显,而在墨西哥裔中未观察到与脂肪肝的相关性。rs1260326(GCKR)等位基因 T 与高加索、非洲裔和拉丁裔美国人的脂肪肝及高三酰甘油血症有关,并且和 rs7384096(PNPLA3)等位基因 G 有协同效应。SOD2 基因单核苷酸多态性(C47T, rs4880)会改变锰超氧化物歧化酶(manganese superoxide dismutase, MnSOD)的构象,使其抗氧化活性降低,参与了 NASH 的发病,并与欧洲人 NASH 纤维化分期正相关。磷脂酸磷酸水解酶 1(lipid phosphate phosphohydrolase-1, LPIN1)rs13412852 为 TT 型的儿童,患 NAFLD 的风险降低,且炎症活动和纤维化程度均较轻,是一种保护因素。而野生型 Krüppel 样因子 6(Krüppel like factor 6, KLF6)rs3750861 等位基因是儿童 NASH 的易感基因。然而,大量研究来自欧美,不一定适用于中国汉族人。最近,上海交通大学范建高报道了载脂蛋白 C3(apolipoprotein C3, APOC3)单核苷酸多态性 rs2070666 的 A 等位基因和中国汉族人的肝脂肪变相关,但与炎症活动度和纤维化无相关性。

意大利的儿科医生综合四种危险基因(PNPLA3 rs738409 C>G, SOD2 rs4880 C>T, KLF6 rs3750861 G>A, and LPIN1 rs13412852 C>T)制定了风险评分公式:NASH=1/[1+e^(-0.804-PNPLA3 GG×1.923+SOD2 TT×0.564+LPIN1 TT×0.551-KLF6 AG-AA×0.324)](是该基因型为 1,否为 -1)。该计算结果为 NASH 出现的概率,值从 0 到 1,即 0~100%。以 0.42 作为截断值,在肥胖儿童和青少年患者中预测 NASH 的灵敏度达 90%、特异性达 36%,如果考虑年龄、AST 和收缩压非基因因素,诊断准确性可进一步提高。

随着研究的深入,越来越多的相关基因被发现,在不同种族人群中可以预测 NAFLD 的患病风险或 NASH 的严重程度,而且鉴于基因是一种稳定因素,有望成为预测 NASH 远期预后的指标。同时,意大利儿科医生的危险基因评分也为如何采用基因进行 NAFLD 的评估提供了新的思路。虽然目前临床还不能推广,但易感基因的检测将有广阔的应用前景。

六、其他

NAFLD 患者血清可检测到低滴度的自身抗体,尤其是抗平滑肌抗体(smooth muscle antibodies, SMA)和抗核抗体(antinuclear antibodies, ANA),通常认为是没有临床意义的附带现象。一项纳入 864 位 NAFLD 患者的研究显示,21% 的患者可出现 ANA>1:160 或 SMA>1:40,但与疾病严重程度无相关性。高滴度的自身抗体,同时伴有转氨酶高于 5 倍正常上限、球蛋白升高等表现时,需进一步检查明确有无自身免疫性肝病。

NAFLD/NASH 患者肝细胞释放血清铁蛋白（ferritin, SF）增多, 使血清铁蛋白水平轻度升高。此时铁蛋白反映肝内存在炎症反应而非铁超载。血清铁蛋白高于 1.5 倍正常上限常提示显著纤维化。如果同时伴有转铁蛋白饱和度持续升高, 需要进行 HFE 基因 C282Y 突变检查排除遗传性血红蛋白沉积症。

NAFLD 患者通常伴有肠道细菌过度生长和肠源性内毒素血症, 血清高敏 C- 反应蛋白（high-sensitivity C-reactive protein, hsCRP）、TNF-α、IL-1 和 IL-6 等炎性因子水平升高。

需注意, 这些指标在 NAFLD 患者中可升高, 但目前还只是作为 NAFLD 疾病的现象, 不具有诊断价值。

（吴　婷　宁琴）

 参考文献

1. 中华医学会肝病学分会脂肪肝和酒精肝病学组. 中国非酒精性脂肪性肝病诊疗指南（2010 年修订版）. 中国肝脏病杂志（电子版）, 2010, 2: 43-48.

2. Kuppili V, Biswas M, Sreekumar A, et al. Extreme Learning Machine Framework for Risk Stratification of Fatty Liver Disease Using Ultrasound Tissue Characterization. J Med Syst, 2017, 41: 152.

3. 邱建民, 欧阳蕴瑜, 李盈盈, 等. 超声密度定量分析技术在均匀性脂肪肝的诊断价值. 医学影像学杂志, 2016, 26: 2020-2022.

4. 王正发, 栾强厚, 黄鑫, 等. 用于脂肪肝分级诊断的超声图像增强算法. 生物医学工程研究, 2017, 36: 133-136.

5. Sasso M, Beaugrand M, de Ledinghen V, et al. Controlled attenuation parameter（CAP）: a novel VCTE™ guided ultrasonic attenuation measurement for the evaluation of hepatic steatosis: preliminary study and validation in a cohort of patients with chronic liver disease from various causes. Ultrasound Med Biol, 2010, 36: 1825-1835.

6. Karlas T, Petroff D, Sasso M, et al. Individual patient data meta-analysis of controlled attenuation parameter（CAP）technology for assessing steatosis. J Hepatol. Journal of hepatology, 2017, 66: 1022-1030.

7. de Lédinghen V, Vergniol J, Capdepont M, et al. Controlled attenuation parameter（CAP）for the diagnosis of steatosis: a prospective study of 5323 examinations. J Hepatol, 2014, 60: 1026-1031.

8. Kumar M, Rastogi A, Singh T, et al. Controlled attenuation parameter for non-invasive assessment of hepatic steatosis: does etiology affect performance?. J Gastroenterol Hepatol, 2013, 28: 1194-1201.

9. Vuppalanchi R, Siddiqui MS, Van Natta ML, et al. Performance Characteristics of Vibration-Controlled Transient Elastography for Evaluation of Non-Alcoholic Fatty Liver Disease. Hepatology, 2018, 67（1）: 134-144.

10. Ferraioli G, Calcaterra V, Lissandrin R, et al. Noninvasive assessment of liver steatosis in

children：the clinical value of controlled attenuation parameter. BMC Gastroenterol, 2017, 17 (1): 61.

11. 中国医师协会脂肪性肝病专家委员会. 脂肪性肝病诊疗规范化专家建议. 中国实用内科杂志, 2013, 33: 525-529.

12. Spengler EK, Loomba R. Recommendations for Diagnosis, referral for liver biopsy, and treatment of nonalcoholic fatty liver disease and nonalcoholic steatohepatitis. Mayo Clin Proc, 2015, 90: 1233-1246.

13. Chalasani N, Younossi Z, Lavine JE, et al. The diagnosis and management of nonalcoholic fatty liver disease: practice guidance from the American Association for the study of liver diseases. Hepatology, 2018, 67 (1): 328-357.

14. Newton JL. Systemic symptoms in non-alcoholic fatty liver disease. Dig Dis, 2010; 28: 214-219.

15. Lefkowitch JH. Scheuer's Liver Biopsy Interpretation. 9th ed. Philadelphia: Elsevier, 2015.

16. Michael Torbenson. Biopsy Interpretation of the Liver (Biopsy Interpretation Series). 3rd ed. Philadelphia: Wolters Kluwer Health, 2015.

17. Aravinthan A, Verma S, Coleman N, et al. Vacuolation in hepatocyte nuclei is a marker of senescence. J Clin Pathol, 2012, 65: 557-560.

18. Bedossa P, Poitou C, Veyrie N, et al. Histopathological algorithm and scoring system for evaluation of liver lesions in morbidly obese patients. Hepatology, 2012, 56: 1751-1759.

19. Bedossa P. Utility and appropriateness of the fatty liver inhibition of progression (FLIP) algorithm and steatosis, activity, and fibrosis (SAF) score in the evaluation of biopsies of nonalcoholic fatty liver disease. Hepatology, 2014, 60: 565-575.

20. Bedossa P. Histological Assessment of NAFLD. Dig Dis Sci, 2016, 61: 1348-1355.

21. Alkhouri N, De Vito R, Alisi A, et al. Development and validation of a new histological score for pediatric non-alcoholic fatty liver disease. J Hepatol, 2012, 57: 1312-1318.

22. 中国医师协会脂肪性肝病专家委员会. 脂肪性肝病诊疗规范化专家建议. 中国实用内科杂志, 2013, 33 (7): 525-529.

23. Hui JM, Kench JG, Chitturi S, et al. Long-term outcomes of cirrhosis in nonalcoholic steatohepatitis compared with hepatitis C. Hepatology, 2003, 38: 420-427.

24. Huang SC. Serum retinol-binding protein 4 is independently associated with pediatric NAFLD and fasting triglyceride level. J Pediatr Gastroenterol Nutr, 2013, 56: 145-150.

25. Chen X, Shen T, Li Q, et al. Retinol Binding Protein-4 Levels and Non-alcoholic Fatty Liver Disease: A community-based cross-sectional study. Sci Rep, 2017, 7: 45100.

26. Zhou Z, Chen H, Ju H. Circulating retinol binding protein 4 levels in nonalcoholic fatty liver disease: a systematic review and meta-analysis. Lipids Health Dis, 2017, 16: 180.

27. Borman MA, Ladak F, Crotty P, et al. The Fatty Liver Index has limited utility for the detection and quantification of hepatic steatosis in obese patients. Hepatol Int, 2013, 7: 592-599.

28. Calori G, Lattuada G, Ragogna F, et al. Fatty liver index and mortality: the Cremona study in the 15th year of follow-up. Hepatology, 2011, 54: 145-152.

29. Borman MA, Ladak F, Crotty P, et al. The Fatty Liver Index has limited utility for the detection and quantification of hepatic steatosis in obese patients. Hepatol Int, 2013, 7: 592-599.

30. Yip TC, Ma AJ, Wong VW, et al. Laboratory parameter-based machine learning model for excluding non-alcoholic fatty liver disease(NAFLD)in the general population. Aliment Pharmacol Ther, 2017, 46: 447-456.

31. Munteanu M, Tiniakos D, Anstee Q, et al. Diagnostic performance of FibroTest, SteatoTest and ActiTest in patients with NAFLD using the SAF score as histological reference. Aliment Pharmacol Ther, 2016, 44: 877-889.

32. Kaswala DH, Lai M. Fibrosis Assessment in Nonalcoholic Fatty Liver Disease(NAFLD)in 2016[J]. Dig Dis Sci, 2016, 61(5): 1356-1364.

33. Glen J, Floros L, Day C, et al. Non-alcoholic fatty liver disease(NAFLD): summary of NICE guidance. BMJ, 2016, 354: i4428.

34. Huang Y, Adams LA, Joseph J, et al. The Ability of Hepascore to Predict Liver Fibrosis in Chronic Liver Disease: a Meta-analysis. Liver Int, 2017, 37: 121-131.

35. Al-Serri A, Anstee QM, Valenti L, et al. The SOD2 C47T polymorphism influences NAFLD fibrosis severity: evidence from case-control and intra-familial allele association studies[J]. J Hepatol, 2012, 56: 448-454.

36. Valenti L, Motta BM, Alisi A, et al. LPIN1 rs13412852 polymorphism in pediatric nonalcoholic fatty liver disease. J Pediatr Gastroenterol Nutr, 2012, 54: 588-593.

37. Zhang RN, Zheng RD, Mi YQ, et al. APOC3 rs2070666 Is Associated with the Hepatic Steatosis Independently of PNPLA3 rs738409 in Chinese Han Patients with Nonalcoholic Fatty Liver Diseases. Dig Dis Sci, 2016, 61: 2284-2293.

38. Nobili V, Donati B, Panera N, et al. A 4-polymorphism risk score predicts steatohepatitis in children with nonalcoholic fatty liver disease. J Pediatr Gastroenterol Nutr, 2014, 58: 632-636.

39. Kumar M, Rastogi A, Singh T, et al. Controlled attenuation parameter for non-invasive assessment of hepatic steatosis: does etiology affect performance?. J Gastroenterol Hepatol, 2013, 28: 1194-1201.

40. European Association for the Study of Liver. 40EASL clinical practical guidelines: management of alcoholic liver disease. J Hepatol, 2012, 57: 399-420.

41. 王梓, 胡道予. 量化评价非酒精性脂肪性肝病患者肝脏脂肪含量的研究进展. 临床肝胆病杂志, 2013, 29: 894-896.

42. Serai SD, Dillman JR. Proton Density Fat Fraction Measurements at 15-and 3-T Hepatic MR Imaging: Same-day Agreement among Readers and across Two Imager Manufacturers. Radiology, 2017, 284: 244-254.

43. 王晓敏, 张晓晶, 马林. 磁共振量化评价非酒精性脂肪肝脂肪含量的研究进展. 医疗卫生装备, 2016, 37: 128-131.

44. Imajo K, Kessoku T, Honda Y, et al. Magnetic Resonance Imaging More Accurately Classifies Steatosis and Fibrosis in Patients With Nonalcoholic Fatty Liver Disease Than Transient

Elastography. Gastroenterology, 2016, 150: 626–637.

45. Shiha G, Ibrahim A, Helmy A, et al. Asian–Pacific Association for the Study of the Liver (APASL) consensus guidelines on invasive and non–invasive assessment of hepatic fibrosis: a 2016 update. Hepatol Int, 2017, 11: 1–30.

46. Boursier J, Vergniol J, Guillet A, et al. Diagnostic accuracy and prognostic significance of blood fibrosis tests and liver stiffness measurement by FibroScan in non–alcoholic fatty liver disease. J Hepatol, 2016, 65: 570–578.

47. Singh S, Muir AJ, Dieterich DT. American Gastroenterological Association Institute Technical Review on the Role of Elastography in Chronic Liver Diseases. Gastroenterology, 2017, 152: 1544–1577.

48. Cassinotto C, Boursier J, de Lédinghen V, et al. Liver stiffness in nonalcoholic fatty liver disease: A comparison of supersonic shear imaging, FibroScan, and ARFI with liver biopsy. Hepatology (Baltimore, Md.), 2016, 63: 1817–1827.

49. Liu H, Fu J, Hong R, et al. Acoustic Radiation Force Impulse Elastography for the Non–Invasive Evaluation of Hepatic Fibrosis in Non–Alcoholic Fatty Liver Disease Patients: A Systematic Review & Meta–Analysis. PloS one, 2015, 10: e0127782.

50. Yoshioka K, Hashimoto S. Measurement of liver stiffness as a non–invasive method for diagnosis of non–alcoholic fatty liver disease. Hepatol Res, 2015, 45: 142–151.

51. Imajo K, Kessoku T, Honda Y, et al. Magnetic Resonance Imaging More Accurately Classifies Steatosis and Fibrosis in Patients With Nonalcoholic Fatty Liver Disease Than Transient Elastography. Gastroenterology, 2016, 150: 626–637.

52. Singh S, Venkatesh SK, Loomba R, et al. Magnetic resonance elastography for staging liver fibrosis in non–alcoholic fatty liver disease: a diagnostic accuracy systematic review and individual participant data pooled analysis. Eur Radiol, 2016, 26: 1431–1440.

第六篇 鉴别诊断

第12章

非酒精性脂肪性肝病与药物性
脂肪性肝病鉴别诊断

随着药物种类的不断增多,药物性肝损伤(drug-induced liver injury, DILI)的发生率也不断增加,目前大约有1100多种药物能引起DILI。药物性脂肪肝是DILI的一种基本临床病理类型,其发病率也不断上升。一般认为药物性脂肪肝与线粒体功能障碍和肝脏脂肪代谢的相关环节受到影响有关。其发病机制与NAFLD的部分相同,临床上有时很难区分是药物导致的脂肪肝还是药物使潜在的NAFLD恶化。本文就药物性脂肪肝的病理学类型、发病机制、常见致病药物、诊断及与NAFLD的鉴别诊断等方面进行论述。

一、药物性脂肪肝

(一)流行病学

脂肪肝是多种肝脏疾病的常见组织学特征。肥胖和糖尿病的快速增长导致NAFLD的发病率迅速增高。流行病学数据显示,全球普通成年人群NAFLD的患病率估计在22%~28%之间;我国普通人群NAFLD的患病率为12%~17%。NAFLD高发是DILI患者肝活检经常发现脂肪变性的重要原因。DILI的发生率随着药物种类的不断增多而增加,约占成人肝炎的10%,在50岁以上肝功能损害者中药物所致者高达40%,其中脂肪肝为常见类型,具体发病率目前尚不清楚。西班牙DILI研究组发现110例DILI病例肝组织学检查中仅2例肝脏脂肪变。DILI研究网络更多的数据表明,虽然脂肪肝少见,但26%的病例显示不同程度的脂肪变性,其中70%病例为大泡性脂肪变。国外导致DILI的药物主要为抗炎镇痛药,而国内报道中药(中草药及中成药)居各种药物之首。

(二)病理类型

DILI常见的病理类型,依次为急性或慢性肝炎、急性或慢性胆管炎、胆汁淤积型肝炎,占所有病理类型的83%。脂肪肝是DILI相对少见的病理类型,目前将其分为三型,即微泡性脂肪肝、大泡性脂肪肝和药物诱发的脂肪性肝炎(drug-induced steatohepatitis, DISH)。一些药物可同时导致两种及以上病理类型,同一患者也可出现两种以上的病理类型,且可相互转变(表12-1)。

表 12-1　常见药物导致肝脏脂肪变性的病理类型

药物	大泡性脂肪肝	微泡性脂肪肝	脂肪性肝炎
胺碘酮（和 CADs）	✔		✔
化疗药（5-FU,伊立替康,奥沙利铂）	✔		✔（伊立替康）
甲氨蝶呤	✔		✔
他莫昔芬	✔		✔
核苷反转录酶抑制剂（NRTIs）		✔	
四环素		✔	
乙醇	✔		
全肠外营养	✔		
丙戊酸		✔	
阿司匹林（Reye 综合征）		✔	
糖皮质激素	✔	✔	
NSAIDS：布洛芬和萘普生		✔	
可卡因		✔	
全肠外营养	✔		

注：CADs：阳离子两亲性药物；NSAIDS：非甾体类抗炎药

（三）发病机制

药物性脂肪肝的机制尚未完全阐明,多数学者认为主要线粒体功能障碍、低密度脂蛋白分泌减少、胰岛素抵抗（insulin resistance, IR）、脂质从头合成增多、肝脏摄取脂肪酸增加均与药物性脂肪肝发生有关。

1. 药物损伤线粒体功能　线粒体是脂质代谢和 ATP 合成的重要场所。线粒体外膜包绕膜间隙及线粒体基质的内膜（IMM）。mtDNA 位于线粒体基质内,呼吸链复合物Ⅰ、Ⅱ、Ⅲ、Ⅳ及 ATP 合成酶部分嵌入 IMM。丙酮酸脱氢酶将来自糖酵解的丙酮酸转化成乙酰辅酶 A（CoA）,长链脂肪酸（LCFA）通过左旋肉碱棕榈酰转移酶 1（CTP1）穿梭进入线粒体基质,与 CoA 形成长链脂肪酰基 CoA。β- 氧化利用丙酮酸脱氢酶复合物将丙酮酸转化为乙酰 CoA,每个循环 β- 氧化产生一分子乙酰 CoA,三羧酸循环代谢乙酰 CoA 产生 NADH 和 $FADH_2$,这些分子又将其电子转移到线粒体呼吸链而被氧化。释放的电子流通过电子传递链（ETC）时,在复合体Ⅰ、Ⅱ和Ⅳ作用下将质子带出线粒体内膜,增加跨内膜的电子化学梯度。在能量消耗的状态下,二磷酸腺苷（ADP）通过腺苷酸转运蛋白（ANP）跨过线粒体膜进入基质,并在跨膜电位差作用下拖曳质子进入基质,在 ATP 合成酶作用下合成 ATP。整个过程完美配合,最终产生氧、水和 ATP。但在呼吸链复合物Ⅰ、Ⅲ水平,电子和质子可以直接相互作用而形成 ROS。

药物及其代谢产物损伤线粒体功能是导致肝脏毒性作用的重要环节。许多药物进入肝脏后抑制肝细胞线粒体对脂肪酸的 β- 氧化,引起肝细胞内游离脂肪酸氧化利用减少进而合成三酰甘油增加,导致微泡性脂肪肝。①布洛芬、胺碘酮、他莫昔芬、丙戊酸钠等药物,直接抑制一种或几种脂肪酸氧化酶的活性从而影响线粒体的 β- 氧化。②丙戊酸钠、水杨酸类及布洛芬等药物通过形成 CoA 和肉毒碱衍生物使游离辅酶 A 和肉毒碱水平下降,影响 β– 氧化。③一些药物如胺碘酮、哌克昔林(冠心宁)、他莫昔芬可同时抑制电子在呼吸链的传递和 β– 氧化酶,使线粒体的 ATP 合成显著降低,损伤线粒体氧化过程。④抗 HIV 药物则通过抑制线粒体多聚酶 γ,引起线粒体 DNA 减少,导致微泡性脂肪肝的产生。另外,药物的分子结构、个体遗传倾向、合并丙肝病毒感染、肥胖、糖尿病及酒精中毒也会加重药物对线粒体的毒性作用。

2. 药物干扰肝脏脂肪代谢　某些药物能使肝细胞脂质成分的合成和 / 或摄入增加,或释放和代谢减低,引起脂肪在肝细胞内堆积,常常是多种机制同时参与,相互协同促进肝脏脂肪变性。①α 干扰素、糖皮质激素、他莫昔芬、曲格列酮及硝苯地平等可激活脂质合成转录因子,使肝细胞合成脂质增加。②某些药物,如胺碘酮、哌克昔林及四环素类抗生素能抑制肝细胞分泌 VLDL,引起肝细胞内脂质蓄积,出现大泡性脂肪变性。

当肝细胞线粒体 – 氧化受到严重抑制时,脂肪酰基 CoA 的 β– 氧化明显减少,脂肪酰基 CoA 增多,和未酯化的脂肪酸被转换成三酰甘油,导致肝细胞脂肪变性。除了诱导脂肪变性,药物抑制 β– 氧化和 ETC 可导致 ROS 的形成增加,严重时引起肝细胞坏死。

DILI 进程中脂肪变进展到 DISH 的机制仍未阐明。通常认为线粒体功能障碍抑制 β– 氧化和磷酸化的解偶联,导致 ROS 生成,形成所谓 "二次打击",ROS 直接损伤线粒体,诱导肝脏坏死。ROS 还可通过未酯化的多不饱和脂肪酸产生脂质过氧化物,二者相互作用造成肝脏的损伤,脂质过氧化物比 ROS 的半衰期长,可以扩散到周围损害细胞。ROS 也可通过诱导 TNF-α、IL-8、TGF-β 等导致肝细胞坏死。

(四)导致药物性脂肪变的常见药物

大多数药物在肝脏内失活或转化,经过生物转化而排出体外,其中一些药物通过影响脂质代谢,从而诱发脂肪肝或使潜在的脂肪肝显现。常见药物有:

1. 引起微泡性脂肪变的药物

(1)可卡因:可卡因在肝脏代谢可形成大量的肝毒性产物,既可诱导大泡性和微泡性脂肪变,也可引起小叶中心坏死。与可卡因抑制肝脏脂肪酸 β– 氧化,导致肝脏中三酰甘油、长链酰基肉毒碱及磷脂堆积有关。

(2)丙戊酸钠:丙戊酸钠可引起微泡性脂肪性肝和肝硬化。有报道超过 60% 使用丙戊酸钠的患者出现脂肪肝。丙戊酸钠及其代谢产物 4– 烯丙戊酸形成含 CoA 复合物,螯合 CoA 并且竞争性抑制 CPT1 的活动。丙戊酸钠还能影响 ATP 合成。此外,长期使用该药可使体重增加和引起全身性 IR,使潜在的 NAFLD 恶化。

(3)非甾体类抗炎药(NSAIDs):NSAIDs 如萘普生和布洛芬可导致微泡性脂肪变,机制可能是抑制短 – 中链脂肪酸的 β– 氧化。

(4)阿司匹林:阿司匹林首先代谢为水杨酸,然后形成水杨酸 CoA。阿司匹林中毒时大量消耗 CoA,影响 LCFA 进入线粒体内并阻止 β– 氧化,引起脂肪变。阿司匹林也可直接分解呼吸链,促进线粒体通透性转换孔形成。儿童病毒感染者使用阿司匹林发生的 Reye 综合征患者可见弥漫性肝微泡性脂肪变。

(5)核苷类反转录酶抑制剂(NRITs):NRITs 的肝毒性主要与肝脂肪变相关。长期使用胸腺嘧啶核苷类似物齐多夫定和去羟肌苷可导致微泡性脂肪变和脂肪性肝炎,甚至急性肝衰竭。这些药物消耗 mtDNA 并且刺激细胞的自我吞噬作用,引起 ROS 形成和线粒体功能障碍加剧。NRITs 相关肝脂肪变在肥胖患者和女性更为常见。

（6）四环素：四环素肝损伤以广泛的微泡性脂肪变为特征。四环素抑制肝脏 VLDL 的分泌，也可抑制脂肪酸的 β- 氧化。因其急性、暴发性、致命性肝毒性，临床已停止静脉应用。

2. 引起大泡性脂肪变的药物

（1）胺碘酮：长期使用胺碘酮可起包括肝脏在内的多脏器严重不良反应。超过 30% 的患者在静注 24 小时之内出现肝脏酶的急剧上升，即使无症状，肝酶也可升至正常上限 1.5~4.0 倍。约 1/4 患者的肝酶升高是良性的，1%~2% 的患者发展为有症状的 DISH。其他更严重损伤包括广泛的肝细胞坏死、Reye 综合征样疾病及胆汁淤积性肝炎。长期使用胺碘酮可在肝脏中浓聚，较血清浓度高 100~500 倍。因此，每日服用低剂量也可导致 DISH。胺碘酮肝毒性的组织学表现类似典型的 NASH，可见肝细胞脂肪变伴 Mallory 透明小体和中性粒细胞浸润。一些患者出现磷脂质病。胺碘酮引起脂肪酸合成酶如 SREBP-1c、FAS 和 ATP 柠檬酸裂解酶等升高。也能通过阻止 CPT 和长链酰基 CoA 脱氢酶进入线粒体，抑制 LCFA 的 β- 氧化；通过直接抑制电子传输从而阻止线粒体的呼吸链。由于肝脏的浓聚和半衰期较长，其肝毒性也可发生在停药后。有报道胺碘酮诱发 NASH 病例伴肝硬化者达 15%~50%。

（2）乙烷雌酚和马来酸帕克西林：两者可造成 DISH 和磷脂质病，已退出美国市场。

（3）化疗药相关 DISH：化疗药伊立替康、5-FU、奥沙利铂，以及生物制剂如西妥昔单抗（爱必妥）和贝伐单抗（阿瓦斯汀）可引起肝脏脂肪变、DISH 和肝窦阻塞综合征，统称为化学性肝损伤（CALI）。5-FU 可独立造成肝脂肪变；伊立替康可造成化疗相关性脂肪性肝炎；奥沙利铂可造成肝窦综合征。有研究发现，46% 接受新辅助化疗的大肠癌肝转移患者肝细胞发生 30% 以上脂肪变，20% 的患者出现 NASH。肝脂肪变和脂肪性肝炎与手术预后差、死亡率增加相关。

3. 药物诱导潜在的 NAFLD 恶化

（1）甲氨蝶呤：其毒性与累积剂量成正比。肝脏病变可以表现为单纯性脂肪变性、轻度门脉炎症、局灶性坏死到大面积坏死和纤维化，甚至肝硬化。甲氨蝶呤可独立导致 DISH 并使潜在的 NASH 恶化。美国皮肤病协会 2009 年指南推荐银屑病患者使用甲氨蝶呤累积剂量达 3.5~4.0g 时，即使无基础肝病或危险因素也建议肝活检。甲氨蝶呤破坏线粒体呼吸链诱导 DISH，并通过损伤终末小胆管造成纤维化。

（2）他莫昔芬：他莫昔芬广泛应用于乳腺癌患者，可引肝脂肪变和 DISH。大约有 1/3 他莫昔芬服用者 2 年内出现肝脂肪变，停止用药后脂肪变和 DISH 迅速改善，其中部分患者有肥胖和代谢综合征的其他危险因素。因此，可认为它莫昔芬加速 NAFLD 的进展。致病机制包括：促进脂肪酸的合成和抑制脂肪酸 β- 氧化等。

（3）糖皮质激素：糖皮质激素可抑制线粒体的 β- 氧化，并降低肝细胞分泌三酰甘油，长期大剂量使用时抑制蛋白质合成，引起肝内脂质蓄积，诱发大泡性脂肪肝。另外，长期使用糖皮质激素可导致体质量增加、血脂和葡萄糖耐量异常，加重代谢综合征也是诱发 NASH 的重要原因。

（4）环孢素：干扰肝细胞内脂肪代谢过程，通过生成溶血卵磷脂破坏细胞膜，影响胞质膜上酶的活性，导致细胞内脂质蓄积。

（5）雌激素：雌激素可因抑制肝脏脂肪酸氧化、促进脂肪酸合成和损伤线粒体，导致脂肪肝。另外，雌激素水平增高还可通过加剧 IR 导致脂肪肝。

（五）诊断及治疗

DILI 临床表现多样，与药物的种类、剂量、疗程、吸收途径以及机体状态和遗传因素等密切相关。不同药物引起的肝损害不尽相同，同一药物在不同个体中的表现也有差异。有些药物仅一次使用，就会迅速发展为急性脂肪肝、DISH、甚至进展为肝硬化、肝功衰竭。另一些药物长期、小剂量使用往往仅产生无症状性慢性单纯性脂肪肝，体检时才被发现。药物性脂肪肝的临床表现与一般肝脏损伤无明显不同，表现为不同程度的乏力、食欲减退、恶心、呕吐及右上腹痛等消化道症状，可伴有肝脾肿大、黄疸，严重时可有腹水、肝功衰竭、肝性脑病等表现。

药物性脂肪肝的诊断属排他性诊断。应结合用药史、临床特征和肝脏生化、影像学检查及其停药后病情转归、药物再刺激反应、排除肝脏脂肪变其他的病因进行综合分析。首先要确认存在脂肪肝，其次排除其他肝病，再通过因果关系评估来确定脂肪变性与可疑药物的相关程度。肝活检有助于诊断和鉴别诊断。

药物性脂肪肝的治疗应权衡利弊，病情允许时应立即停用可疑药物，停用药物后轻症患者多能较快康复。肝功受损者可给予保护肝细胞和纠正肝细胞脂肪代谢作用的药物。主要有调脂药、谷胱甘肽、多烯磷脂酰胆碱、马洛替酯、熊去氧胆酸、牛磺酸等。急性肝脏脂肪变进展为肝功衰竭者，应按暴发性肝衰竭处理。

二、NAFLD 与药物性脂肪肝鉴别诊断

药物性脂肪肝的发生率越来越高，对于疑有药物性脂肪肝的患者，应注意排除过量饮酒、全胃肠外营养、肝豆状核变性、Wilson 病、糖原贮积病、自身免疫性肝病等可能导致脂肪性肝病的特定疾病。因 NAFLD 高发是 DILI 患者肝活检经常发现脂肪肝的重要原因，药物性脂肪肝与 NAFLD 发病机制存在交叉，临床表现类似，甚至某些患者是由于使用药物使原本处于隐匿状态的脂肪肝被发现或加重。因而，将其与 NAFLD 进行鉴别并不容易，但可以依据以下几点进行鉴别：

（一）用药史

药物性脂肪肝有使用某些可能引起肝脏脂肪变性药物的病史，而 NAFLD 一般无明确的药物使用史。DILI 发病时间差异很大，与用药的关联常较隐蔽，对怀疑者详细询问服药史，包括剂量、用药途径、持续时间及同时使用的其他药物。详细询问非处方药、中草药及保健药应用情况。肝细胞型和胆汁淤积型 DILI 多发生在用药 3 个月内，停药 15~30 天肝功会明显改善。而药物性脂肪肝多发生在用药数月后，即使 DISH 停药 15 天内肝功也不能明显减轻，故 RUCAM 因果关系评估法对于判定药物与肝脏脂肪变之间的关系价值不大。停药后肝功逐渐恢复，脂肪肝或 DISH 减轻或消失，支持药物性脂肪肝的诊断。再次给药致肝脏脂肪变性及 DISH，有助于诊断药物性脂肪肝，但临床价值不大。

（二）药物引起的肝脏脂肪病变与文献报道一致

病史中所使用的药物符合 DILI 的诊断标准，且该药物引起肝脏脂肪病变的特征与文献报道一致。

某些药物如水杨酸盐和丙戊酸盐可使 CoA 分离，胺碘酮、非甾体类抗炎药、糖皮质激素、哌克昔林、他莫昔芬、四环素和噻萘普汀等可抑制线粒体 β- 氧化酶。雌激素可损害线

粒体结构和功能,干扰素 –α 可降低线粒体转录子的合成和稳定性。有些药物如双脱氧核苷、非阿尿苷和他莫昔芬可抑制 mtDNA 复制从而导致 mtDNA 进行性耗竭,而乙醇可引起 mtDNA 氧化损伤和快速耗竭。调脂药物如多烯康、月见草丸等将沉积在动脉管壁上的脂质转运到肝脏,长期服用也会引起脂肪肝。β 受体阻滞剂如普萘洛尔、美托洛尔等有抑制脂肪分解的不良反应,长期服用会引起肥胖和脂肪肝。

（三）从临床表现做鉴别

NAFLD 常无特异症状,当出现 NASH 时,可有黄疸、食欲不振、恶心、呕吐等表现,其易感因素是肥胖、2 型糖尿病、高脂血症,故可有易感因素单独或共同的临床表现。药物性脂肪肝的临床表现虽与 NAFLD 类似,但因其发病与线粒体功能受损和或脂质代谢和 / 或分泌障碍,并不常有这些易感因素。

（四）病理学检查鉴别

NAFLD 的肝脏病理学改变以大泡性或大泡性为主的脂肪变性为特点。如进展为 NASH 则出现腺泡 3 带肝细胞气球样变,点灶状坏死,门管区炎症伴（或）门管区周围炎症;并可有窦周 / 细胞周纤维化,可扩展到门管区及周围,出现局灶性或广泛的桥接纤维化;如果进展为肝硬化,则出现假小叶形成。药物性脂肪肝病理类型包括微泡性、大泡性脂肪变和 DISH 等,微泡性脂肪变提示线粒体功能障碍,与药物关系更密切,具有相对特异性。此外,DILI 引起的病理变化除肝脏脂肪变外,还可导致肝细胞性胆汁淤积、肝细胞凋亡、嗜伊红白细胞浸润、中央静脉炎和 / 或门静脉炎、上皮内肉芽肿、铁沉着等相对特异性的病理变化。采取 DILI 病理组织学评分系统 DILI–PSS（DILI pathological scoring system）对这些病变逐一加以评分,如肝细胞脂肪变性 3 分（大泡性 1 分,小泡性 2 分）,肝细胞性胆汁淤积 1 分、凋亡小体 1 分、嗜伊红白细胞浸润 2 分、中央静脉炎和 / 或门静脉炎 1 分、上皮内肉芽肿 1 分、铁沉着 1 分,总计 10 分。Garcia–Cortes M 等受 DILI 临床因果关系评估方法的启示提出病理因果关系评估 5 阶法,根据得分高低评估病理改变与药物损伤的关系。

脂肪肝在组织学上可见两种类型:①大泡性脂肪肝:三酰甘油沉积较大的球状,充满肝细胞,使胞核和其他细胞成分移向周边,肝细胞的外观同脂肪细胞样,见于酒精性肝病和皮质激素等引起的脂肪肝,也见于非酒精性脂肪肝,如非酒精性脂肪性肝病、糖尿病、营养不良、空肠回肠旁路手术等引起的脂肪肝。此型脂肪沉积时,肝功能维持在较正常的水平,除非与其他情况（如酒精性肝炎）合并存在,则可有明显异常。②微泡性脂肪肝:此型脂肪以小滴状分散在整个细胞浆中,胞核仍位于细胞中央,细胞体身仍保持肝细胞形态,见于四环素、阿米庚酸、丙戊酸和苯基丙酸等所致的肝中毒。也见于一些遗传性代谢缺陷病、妊娠脂肪肝、NAFLD 等。因此,从病理组织学上对非酒精性脂肪性肝病与药物性脂肪性肝病做出鉴别诊断。

由于药物影响肝脏脂质蛋白的合成,使极低密度脂蛋白合成减少,肝脏分泌三酰甘油受阻,致使肝细胞内有大量脂肪沉积,以小叶中心最显著,同时有坏死、炎症和淤胆。服药 3~5 天后患者出现恶心、厌食、黄疸、肝大、上腹痛、尿色深等,患者可有氮质血症或胰腺炎症状。一般胆红素低于 171μmol/L, ALT 升高明显,凝血酶原时间延长;偶有低血糖、尿少、肾功能减退、血尿素氮升高、代谢性酸中毒。

如前所述单纯从肝组织学或从 B 超影像学上不能将非酒精性脂肪性肝病与药物性脂肪性肝病两者之间进行鉴别。药物性脂肪性肝病时也同样引起单纯性脂肪肝和非酒精性脂肪性肝炎两种类型。同时必须指出,药物性脂肪性肝病也常与其他原因所致脂肪肝并存,如与乙型或丙型肝炎、NAFLD、酒精性脂肪性肝病、先天性代谢性肝病同时并存,此时脂肪肝由何种原因引起为主此时常难以确定。

　　较多见可引起药物性脂肪性肝病的药物有降脂药(如他汀类,目前有一派学者认为无毒性)、抗生素(如四环素、阿莫西林)、抗结核药(如异烟肼)、类固醇激素(如泼尼松)、雌性激素、非甾体类消炎镇痛剂(如他莫昔芬,tamoxifen)、胺碘酮、哌克昔林(perhexiline,冠心宁)、抗癌药、降血糖药、抗精神病药(如萘法唑酮、帕罗西汀)、抗甲亢药、降压药、质子泵抑制剂等。所有药物引起肝毒性的发病机制相同。其机制为:①药物的直接损伤,为可预测者;②免疫(过敏)特异质机制损伤;③代谢特异质机制损伤;②、③为不可预测者,而且与用药剂量无关。但最近美国拉默特等研究发现,口服药物每日剂量与特异质性DILI之间存在相关性。早在1999年于特雷西特就发现,每日剂量≤10mg的药物很少与特异质性药物反应的高发生率相关,他推测,药物在小剂量情况下,不会发生特异性药物反应,因为其形成的活性代谢产物的数量很有限。根据美国研究资料,用药剂量与DILI导致的死亡之间存在显著相关性(P=0.004),但与丙氨酸氨基转移酶(ALT)>3倍正常上限(P=0.10)或者黄疸(P=0.16)之间不存在相关性。一个瑞典的研究报告药物剂量≥50mg/d占引起DILI患者的77%,而且在每日剂量与DILI不良预后(死亡或进行性肝移植)之间存在显著相关性。上述研究的DILI与药物有关的论点尚需进一步研究证实。④氧应激损伤。氧应激损伤对上述机制均起作用。最近认为宿主体内的炎症反应可能激发特异质性药物性肝病发生。

　　长期以来药物性脂肪性肝病的诊断一直存在困惑,其原因:①其发病时间存在很大差异,临床表现与用药的关系也常较隐蔽,容易被忽视;②消化科医师遇到ALT增高的患者多想到可能是病毒性肝炎而转入感染科,而感染科医师又多考虑为病毒性肝炎或原因不明的肝炎,而忽视了药物性脂肪性肝病存在的可能性;③目前对药物性脂肪性肝病缺乏很好的确诊方法和共识的诊断标准;④对药物不良反应评价术语尚无确切限定。如符合(compatibie)、提示(suggestive)和无结论等,使其重复性差。

　　药物性脂肪性肝病是药物治疗肝毒性的主要组成部分。药物引起非酒精性脂肪性肝炎的病理学特征主要为3带肝细胞脂肪变、气球样肝细胞和Mllory小体,3带细胞周围和小静脉周围纤维化,有或无桥状坏死、小叶可有炎性细胞浸润。肝细胞脂肪变性,且为大泡和小泡混合性。四环素类抗生素和水杨酸类药物可引起肝细胞小泡性脂肪变性,肝细胞膜下聚集了大量微小脂肪空泡,使肝细胞呈泡沫状(泡沫细胞)。药物性脂肪性肝病的病理改变还有肝细胞胆汁淤积,呈现肝细胞内有胆汁颗粒,并伴有毛细胆管扩张及血栓形成。引起肝炎,包括重症肝炎、急性肝炎、慢性肝炎、肉芽肿肝炎、胆汁淤积性肝炎,混合性肝细胞变性和嗜酸性粒细胞浸润,肝组织学检查显示大块肝坏死及多小叶融合性坏死,残留肝细胞明显脂肪变性。此外含砷、磷的药物也亦可引起肝脏特征性带状坏死。NAFLD的NASH时、病毒性肝炎合并脂肪肝、糖尿病、Wilson病并发脂肪肝时也可显示非常相似的病理学改变,诊断时应结合临床认真加以鉴别。

　　一般而言,药物性脂肪性肝病病理改变较轻,预后较好,很少发生肝硬化或肝癌,如能及时停药并适当给予护肝治疗,绝大多数患者可望得到恢复。临床上表现病毒性肝炎样症状,乏力,食欲不振,肝区疼痛不适,肝功异常。有的表现自身免疫性肝炎样症状、肝衰竭、慢性胆汁淤积和脂肪性肝炎等。血生化人肝酶增高和/或胆红素增高。

有报告中年肥胖的 NAFLD 患者应用药物后药物引起肝损伤增加 4 倍,这可能是由于易使药物引起肝毒性所致。Hartleb 等报告药物引起肝损害 3 年的研究,共报告药物性肝损伤 14 例(女性 8 例),引起的药物有阿莫西林克拉维酸 3 例,氧伐他汀和普伐他汀 3 例,抗结核药 2 例,雌激素、罗红霉素、依那普利、甲巯咪唑、美沙拉秦(mesalazine)、萨托洛尔(satolol)各 1 例,78.76%(11 例)为肝细胞性或混合性肝炎,胆汁淤积性损害 21.4%,停药后仅 1 例因用阿莫西林引起小叶间胆管损害导致慢性胆汁淤积时间超过 3 年。作者等提出,阿莫西林、降脂药和抗结核药是最常见的肝毒性因子,大多数患者肝损伤并不严重,药物迅速撤除后大多数患者可恢复。

因中草药引起的脂肪肝及肝脏损害近年备受关注。先后发现多种植物具有肝脏毒性。如雷公藤、昆明山海棠、合欢皮、番泻叶、贯众、薄荷、地榆、萱草根及肉蔻等均可引起肝脏损害。金不换、大白屈菜及麻黄等可诱发自身免疫性肝炎。欧苍术、欧缬草、欧洲小檗及婆婆纳也可导致脂肪性肝病。不仅如此即使患者长期服用的"保肝"天花粉也可引起脂肪损害。国内王泰玲报告 1 例因染发剂引起严重肝损伤,患者使用的染发剂有甲苯胺、氨基苯酚、间苯二酚、芳香族化合物,前两者有肝损害作用,通过皮肤或呼吸道吸收进入体内,引起肝细胞型损伤合并黄疸。作者报告对抗炎症药物治疗无效,而用糖皮质激素治疗有效。大家都熟知的首乌,据动物实验证实,首乌可引起肝窦扩张、肝脏炎细胞浸润及脂肪变性。在众多方剂中以汤剂引起肝损伤的比例较大这是因为汤剂为复方制剂,其成分复杂,组方往往有多味甚至数十位,含有多种不同的化学成分,进入人体后不仅有治疗作用,也可能会有毒害作用。肝损伤引起的病理改变可有多种类型,主要包括急性肝细胞损害、胆管损伤及胆汁淤积、血管损伤、慢性肝炎、肝纤维化、肝硬化、暴发性肝衰竭和肝脏肿瘤。引起这些损伤的发病机制目前尚不明了,和西药引起肝损伤一样,可能由于中药的某些毒性成分的直接损害或通过其代谢产物的特异质反应和过敏反应,通过免疫介导机制引起肝损害。有关中草药引起肝损伤只是处于初步认识阶段,有许多问题尚需今后作更深入、细致和广泛的研究。

非酒精性脂肪性肝病是目前导致慢性肝病最常见的病因,其流行率达 10%~39%,平均 20%。同时常伴有胰岛素抵抗、肥胖、2 型糖尿病、高脂血症、高血压、代谢综合征等并存。相比之下,药物性脂肪性肝病只是一个少见原因,只要认真了解服药史,结合临床特征、病理改变和实验室所见,两者鉴别并不困难(表 12-2)。

表 12-2　非酒精性脂肪性肝病与药物性脂肪性肝病鉴别

	非酒精性脂肪性肝病	药物性脂肪性肝病
病因	不明,可能与代谢异常有关	激素、抗生素、降脂药、非甾体消炎镇痛剂、抗结核药、抗肿瘤药、抗糖尿病药、抗高血压药、抗甲状腺药、胺碘酮等
服药史	无	有
流行率	10%~39%,平均 20%	低,具体不详
发病机制	胰岛素抵抗,脂肪储存失调,脂肪分泌抑制,氧化应激	直接肝损伤,过敏反应,代谢特异质肝损伤,氧化应激损伤

续表

	非酒精性脂肪性肝病	药物性脂肪性肝病
病理特征	肝细胞变性,气球样变,灶状肝细胞变性,肝细胞内铁颗粒沉积,肝内胆汁沉积,肝内胆汁淤积,窦状间隙扩张,肝细胞坏死,肝纤维化和肝硬化	肝细胞脂肪变性,气球样细胞,大泡与小泡混合性,肝炎,肝细胞坏死,肝细胞周围及小静脉周围纤维化,有或无桥状坏死
临床特征		
胰岛素抵抗	常有 IR 患者中 76% 伴有代谢综合征	无
肥胖	常有,占 70%~80% 患者	无
高血压	可有	无
高脂血症	常有	无
糖尿病	常有	无
肝性脑病	可有,多在晚期发生	一般无
肝炎	见于 NASH	见于 NASH,可有重症肝炎,急性肝炎,胆汁淤积性肝炎
肝硬化	少见,NASH10 年内肝感化发生率15%,20%~25% 的 NASH 患者可进展到肝硬化	极少见
肝细胞癌	少见,发生率为 2.3%,肝纤维化 F3~F4 患者 5 年累积发生率为 20%	罕见
慢性胆汁淤积	一般无	可有
预后	单纯性脂肪肝预后良好,NASH 患者可发生肝纤维化、肝硬化、肝癌	一般预后良好,停药后大多数患者可恢复

此外,药物性脂肪性肝病伴肝内胆汁淤积时应与非酒精性脂肪性肝炎(NASH)鉴别(表 12-3)。

表 12-3　药物性肝内胆汁淤积与非酒精性脂肪性肝炎鉴别诊断

	药物性肝内胆汁淤积	非酒精性脂肪性肝炎
年龄	常见于年轻患者	通常在年轻者
瘙痒感	早期出现,或与黄疸先后出现	罕见
肝区痛	常见并发生于早期	肝区钝痛,常见
黄疸特点	多变,通常轻微	发生快,恢复时黄染消失缓慢
肝大	稍肿大,质韧或硬	肝大并有压痛,质软或韧
脾大	可有或无	常见约 20%
灰白色粪便	常有,但多为间歇性	无

续表

	药物性肝内胆汁淤积	非酒精性脂肪性肝炎
血清胆红素	主要为结合型	主要为结合型
尿胆原	一定时间内无	通常增加
血清胆固醇酯	通常增高并与胆固醇酯平行	通常稍高,但与胆固醇酯比值下降
血清 ALP	与胆红素或比例上升	轻度上升
ALT, AST	<100	>100
血清蛋白电泳	β_1 球蛋白常增加	通常白蛋白低,γ 球蛋白升高
凝血酶原时间	延长,但对注射维生素 K 反应迅速	通常延长,对注射维生素 K 反应不佳
血清铁	正常	常在早期上升
肝扫描	正常	弥漫性异常

（赵曙光　王景杰　刘震雄　池肇春）

参考文献

1. Miele L, Liguori A, Marrone G, et al. Fatty liver and drugs: the two sides of the same coin. Eur Rev Med Pharmacol Sci, 2017, 21 (1 Suppl): 86-94.

2. Rabinowich L, Shibolet O. Drug induced steatohepatitis: an uncommon culprit of a common disease. Biomed Res Int, 2015, 2015: 168905.

3. Kleiner DE, Chalasani NP, Lee WM, et al. Hepatic histological findings in suspected drug-induced liver injury: Systematic evaluation and clinical associations. Hepatology, 2014, 59: 661-670.

4. 中华医学会肝病学分会药物性肝病学组. 药物性肝损伤诊治指南. 中华肝脏病杂志, 2015, 23: 810-820.

5. Patel V, Sanyal AJ. Drug-Induced Steatohepatitis. Clinics in liver disease, 2013, 17: 533-546.

6. Garcia-Cortes M, Lucena MI, Pachkoria K, et al. Evaluation of Naranjo Adverse Drug Reactions Probability Scale in causality assessment of drug-induced liver injury. Aliment Pharmacol Ther, 2008, 27: 780-789.

7. AndeRson N, Borlak J. Molecular mechanisms and therapeutic targets in steatosis and steatohepatitis. Pharmacol Revn, 2008, 60: 311-357.

8. Kasper HU, Drebber U, Hirsch I, et al. Morphology of drug induced liver damage. Pathologe, 2006, 2: 175-181.

9. Zhou Y, Yang L, Liao Z, et al. Epidemiology of drug-induced liver injury in China: a systematic analysis of the Chinese literature inclus. Eur J Gastroenterol Hepatol, 2013, 25: 825-829.

10. An J, Mehrhof F, Harms C, et al. ARC is a novel therapeutic approach against acetaminophen-induced hepatocellular necrosis. J Hepatol, 2013, 8: 297-305.

11. Janneshwari S, Hemshekhar M, Santhosh MS, et al Crocin, a dietary colorant, mitigates cyclophosphamide-induced organ toxicity by modulating antioxidant status and inflammatory cytokines. Pharmacol, 2013, 65: 604-614.

12. Chen DF, Sun WJ. The application of the anti-inflammatory and hepatoprotective drugs on drug-induced liver disease. Chin J Hepatol, 2011, 19: 232-233.

13. Chalasni N, Benkovsky HL, Fontana R, et al. Features and outcomes of 899 patients with drug-induced liver injury: the DILIN prospective study. Gastroenterology, 2015, 148: 1340-1352. e7.

14. Weich MA, Köck K, Urban TJ, et al. Toward predicting drug-induced liver injury: parallel computational approaches to identify multidrug resistance protein 4 and bile salt pump inhibitors. Drug Metab Dispos, 2015, 43: 725-734.

15. Rodrgues GB, Rocha SW, Santos LA, et al. Diethylcarbazine: possible therapeutic alternative in the treatment of alcoholic liver disease in C57BL/6 mice. Clin Exp Pharmacol Physio l, 2015, 42: 369-379.

16. Bhushan B, Chander R, Kajal NC, et al. Profile of adverse drug reactions in drug resistant tuberculosis from Punjab. Indian J Tuberc, 2014, 61: 318-324.

17. Hao K, Yu Y, He C, et al. RUCAM scale-based diagnosis, clinical features and prognosis of 140cases of drug-induced liver injury. Zhonghua Gan Zang Bing Za Zhi, 2014, 22: 938-941.

18. Teong R, Lee YS, Sohn C, et al. Model for end-stage liver disease score as a predictor of short-term outcome in patients with drug-induced liver injury. Scand J Gastroenterol, 2015, 50: 439-446.

19. O'Shea RS, Dasarathy S, McCullough AJ. Practice Guideline Committee of the American Association for the Study of Liver Diseases; Practice Parameters Committee of the American College of Gastroenterology. Alcoholic liver disease. Hepatology, 2010, 51 (1): 307-328.

20. Erkan G, Yilmaz G, Cengiz M, et al. Lack of association of hepatic estrogen receptor-alpha expression with histopathological and biochemical findings in chronic hepatitis C. Pathol Res Pract, 2013, 24: 993-998.

21. Tannae E, Sarch E, Hossein P, et al. Recent advances in dietary supplementation. in treating non-alcoholic fatty liver disease. World J Hepatol, 2015, 7: 204-212

22. Dimitrios P, Eleni A. Role of diet on non-alcoholic fatty lier disease: An updated narrative review. World J Hepatol, 2015, 7: 575-582.

23. Jun WL, John D, Michael M. Proteomic and genomic studies of non-palcoholic fatty liver disease-clues in the pathogenesis. World J Gastroenterol, 2014, 20: 8325-8340.

24. Polimeni L, Del Ben M, Baratta F, et al. Oxidative stress: New insights on the association of non-alcoholic fatty liver disease and atherosclerosis. World J Hepatol, 2015, 7 (10): 1325-1336.

25. López-Riera M, Conde I, Tolosa L, et al. New microRNA Biomarkers for Drug-Induced Steatosis and Their Potential to Predict the Contribution of Drugs to Non-alcoholic Fatty Liver Disease. Front Pharmacol. 2017, 8: 3.

26. Yokohama K, Fukunishi S, Ii M. Rosuvastatin as a potential preventive drug for the development of hepatocellular carcinoma associated with non-alcoholic fatty liver disease in mice. Int J Mol Med, 2016, 38: 1499-1506.

27. Teschke R, Danan G. Drug-induced liver injury: Is chronic liver disease a risk factor and a clinical issue? Expert Opin Drug Metab Toxicol, 2017, 13: 425-438.

28. Dash A, Figler RA, Sanyal AJ, et al. Drug-induced steatohepatitis. Expert Opin Drug Metab Toxico, 2017, 13: 193-204.

第 13 章

非酒精性脂肪性肝病与病毒性肝炎相互影响与鉴别诊断

许多研究报告指出,病毒性肝炎与非酒精性脂肪性肝病可同时并存,相互影响,使病情变得复杂或加重,给临床诊治带来许多困扰。尽管甲型和戊型肝炎与非酒精性脂肪性肝病可同时存在,但因为甲、戊型肝炎是急性肝炎,很快可获得治愈,故对非酒精性脂肪性肝病影响较小。因此,受影响的主要是丙肝和乙肝,尤其在我国是乙肝高发病大国,与 NAFLD 之间的相互关系也显得更为重要。两者并存时一方面除 NAFLD 本身引起肝脂肪变外,肝炎病毒也可直接引起脂肪肝,导致非酒精性脂肪性肝病的病情加重;另一方面 NAFLD 肝脂肪变可能直接或与其他因子协同作用导致病毒性肝炎进展,并影响其对干扰素治疗的反应。

一、流行率

NAFLD 是一种流行率最高的慢性肝病,在美国和欧洲人群流行率为 30%,在其他国家 NAFLD 流行率为 6%~35%。在 HCV 患者脂肪肝的流行率为 40%~85%。Yasul 等报告日本慢性丙型肝炎患者脂肪肝流行率 57%,中国台湾地区 52%,北京 30%。国内的一份报告感染 HCV1、2、3 型患者脂肪肝的发生率分别为 10.5%、11.4% 和 38.5%。

慢性 HCV 和 HBV 感染呈全球性分布,全球约有 20 亿人感染乙型肝炎病毒,3.6 亿人为病毒携带者。我国随着乙肝疫苗接种的开展,乙肝病毒携带者已由 1.2 亿~1.6 亿人降至低于 9000 万人。在亚太地区 HBV 感染 75% 为 HBV 携带者;全球约 1.7 亿人为 HCV 病毒感染者,如患者有代谢综合征则脂肪肝发生率增高,当患者有 NAFLD/NASH 时脂肪肝的发生率也增高。

全球 27% 和 30% 肝硬化是分别由 HCV 和 HBV 感染所致,HCC 发生率分别为 25% 和 53%。HCV 感染患者脂肪肝流行率高,48%HCV 感染患者有脂肪肝,且以 HCV3a 基因型感染流行率高。临床研究指出,HCV 感染是较多的伴有脂肪肝、2 型糖尿病、胰岛素抵抗和心血管相关疾病(CVD)。

与 HCV 相比,HBV 和脂肪肝之间相关尚不十分明了。文献报告结果也不一致。Peng 等报告慢性乙肝患者比一般人群发生脂肪肝较多见,但 Wang 等报道 HBV 感染不伴有胰岛素抵抗或脂肪肝发生增加。但也有报告代谢综合征也似乎存在于 HBsAg 阳性患者,尚需进一步作深入的研究。

二、NAFLD/NASH 和病毒性肝炎伴脂肪肝发病机制

研究指出，NAFLD 导致脂肪肝与病毒性肝炎引起脂肪肝的发病机制不尽相同（图 13-1）。有关 NAFLD 的发病机制，一直沿用 1998 年 Day 等提出的两次打击学说，开始脂肪在肝细胞蓄积，进而各种因子引起肝损伤，导致 NAFLD/NASH。Tilg 和 Meschen 2010 年提出多次平行打击学说，近年又提出免疫、基因与基因受体、细胞因子、肠道细菌等在 NAFLD 发病机制上的作用，拓宽了对 NAFLD 发病机制的认识，为治疗提供依据。

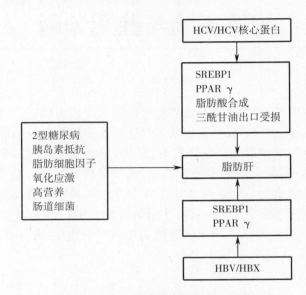

图 13-1　病毒和非病毒途径脂肪肝发生机制

（一）固醇调节元件结合蛋白与非酒精性肝病/病毒性肝炎致脂肪肝机制

固醇调节元件结合蛋白（sterol regulatory element binding protein，SREBP）是一类位于内质网上的膜连接蛋白，是一种核转录因子，属于"碱性螺旋-环-螺旋-亮氨酸拉链"（basic-helix-loop-helix-leucinezipper，BHLH-ZIP）超家族的一员。最早是以蛋白质前体的形式在内质网上合成，形成后以两次跨膜的方式形成发夹状结构，N 端和 C 端都位于细胞质侧，而内质网侧有一 31 个氨基酸的肽段。迄今为止发现 3 种：即 SREBP-1a、SREBP-1c 和 SREBP-2。SREBP-1c 主要参与脂肪酸的从头合成，SREBP-2 促进胆固醇的合成，而 SREBP-1a 则同时具有上述两种功能。

SREBP-1c 是 SREBP 的一个亚型，由 1150 个氨基酸组成，具有 3 个结构域：一是氨基末端的转录活化域，由 480 个氨基酸组成；二是固定在膜上的中间 2 个跨膜的水结构域，由 80 个氨基酸组成；三是羧基末端的调节结构域，由 590 个氨基酸组成。其氨基端和羧基端的结构域突出到胞液中，中间结构域包含 2 个跨膜区，通过含 31 氨基酸小环将 2 个跨膜区分离开，小环突出到内质网的腔室中，是转录激活因子。BHLH-Zip 可以介导氨基端结构域进入细胞核，并与 DNA 相结合。SREBP-1c 构成了动物体内 90% 的 SREBP-1，是脂肪合成有关基因转录的决定因子，故又称脂肪细胞决定和分化因子 1（adipocyte determination and differentiation factor 1，ADD1），主要在肝细胞和脂肪细胞表达。它是参与脂肪合成基因的主

要转录调节因子,通过调节脂肪代谢相关酶的基因表达来调节脂肪合成,主要与脂肪酸和糖代谢有关。具有转录活性的 SREBP-1c 氨基末端片段进入细胞核内,可结合于靶基因启动子的固醇调节元件(sterol regulatory element, SRE),以参与固醇与脂肪酸合成基因的转录。SREBP-1c 直接参与调控有关脂肪酸、TG 合成和葡萄糖代谢相关酶基因的表达,它调节的靶基因包括低密度脂蛋白(LDL)受体、乙酰辅酶 A 羧化酶(ACC)、脂肪酸合成酶(FAS)、硬酯酰辅酶 A 去饱和酶(SCD)、葡萄糖激酶(GK)和磷酸烯醇式丙酮酸羧激酶(PEPCK)等。

SREBP-1c 是介导胰岛素对 GK 基因表达调控作用的转录因子。GK 启动子内存在两个 SREBP 反应元件,即 SREa 和 SREb,胰岛素可促进 SREBP-1c 与它们结合,引起 GK 转录增加。SREBP-1c 的转录活性是 GK 基因表达所必需的。胰岛素抵抗动物肝内的 SREBP-1c 水平升高,高水平的 SREBP-1c 可直接抑制胰岛素受体底物 IRS2 的转录,从而抑制肝内胰岛素信号通路,加重胰岛素抵抗和脂肪肝形成。固醇调节元件结合蛋白裂解活化蛋白(SCAP)基因敲除小鼠将会导致 SREBP 表达的减少,最终导致肝脏胆固醇和脂肪酸的合成减少。

(二) PPARγ2 与非酒精性脂肪性肝病 / 病毒性肝炎致脂肪肝

过氧化物酶体增殖物激活受体(peroxisome proliferator activated receptor, PPAR)是一类在能量代谢、脂肪细胞分化中起重要作用的核激素受体转录因子,1990 年从小鼠中克隆获得,因被过氧化物酶体增殖物激活后能诱导肝脏过氧化物酶体增殖而得名。

过氧化物酶体增殖物激活受体分 α、β、γ 三种亚型,分别由不同基因编码,结构和功能各异。其中 PPARγ 是脂肪细胞基因表达和胰岛素细胞信号间传递的主要调节者,主要参与调节脂肪细胞的分化、脂肪酸的合成与贮存在。可以减轻脂肪性肝炎,抑制肝星状细胞激活和基质合成,延缓脂肪肝纤维化的进程,在 NAFLD 的发生、发展中具有重要作用。PPARγ 有三种亚型,即 PPARγ1、PPARγ2 和 PPARγ3。人 PPARγ1 与 PPARγ3 均由 477 个氨基酸组成,而 PPARγ2 由 505 个氨基酸组成。PPARγ2 特异性表达于脂肪组织中,并可被高脂饮食所诱导,也多含于 HSC 中。PPAR 与视黄酸 X 受体形成异二聚体后与靶基因启动子区的过氧化物酶体反应元件(PPAR response element, PPRE)结合而调控基因转录。

PPARγ 对脂肪细胞的增生和分化起着重要作用。PPARγ 被其配体激活后,能提高胰岛素敏感性和促进脂肪细胞分化,增加脂肪组织摄取 FFA。PPARγ 促进脂肪分化,主要是使其数量增多而体积减少,增加脂肪细胞膜上胰岛素受体的数目,并可抑制脂肪细胞的肥大,减少 FFA,上调脂联素表达。当脂肪组织的 PPARγ 缺失,脂肪细胞的生成显著减少而使脂肪细胞肥大,而脂肪细胞肥大能使血浆 FFA 和 TG 升高,降低瘦素和脂联素浓度,导致胰岛素抵抗发生。由此可见 PPARγ 对脂肪细胞的分化起正向调节作用,抵制 PPARγ 能阻断脂肪细胞的效应。

PPARγ 除了在脂肪细胞分化中起关键作用外,还在介导脂肪酸氧化及脂质代谢中起重要的作用。PPARγ 在脂肪细胞高表达,尤其在分化期,调控多个参与脂肪酸转运和代谢相关基因的转录水平。PPARγ 表达升高诱导成脂性基因转录增多从而促进脂肪合成,其中脂肪组织 PPARγ2 激活成脂基因表达的活性是 PPARγ1 的 5~10 倍,可见其与成脂及脂质形成的关系更为密切。

PPARγ 是配体激活的转录因子核受体超家族成员,上调 PPARγ 转录表达可导致脂肪生成酶的生成,从而加速 NAFLD 发展。PPARγ2 基因 C/G 多态性与吸烟的协同效应通过增加氧化应激导致 NAFLD 的发展。研究结果表明,在 L-02 肝细胞通过 PPARα 的抑制 SREBP-1c 表达上调 FFA 引起脂质蓄积和氧化应激。

PARP1 是一种 DNA 损伤检测酶,当这种酶抑制后,可有效抵御癌症和其他疾病。是一种可以检测并且对于 DNA 结构损伤进行信息反馈的蛋白。在高脂肪饮食的鼠 PARP1 激活,PARP1 药理或基因控制足以改变高脂肪包含引起的脂肪变和炎症。PPARα 像是 PARP1 的底物,介导 PPARα 的多聚 ADP-核糖基抵制它聚集至靶基因启动子和它与 Sirt1 相互作用,这是一个 PPARα 信号调节的关键,导致脂肪酸引起的脂肪酸氧化上调的抑制,而且 PARP1 在人肝细胞是 PPARα 基因的一个转录抑制物,且它的激活抑制配位体引起,PPARα 激活和靶基因表达。NAFLD 患者的肝活检显示 PARP 活性和 PPARα 多聚 ADP-核糖基水平增加。研究结果提示,在脂肪肝时 PARP1 激活,通过 PPARα 信号的抑制以防止脂肪酸氧化的最大激活。PARP1 的药理抵制可减轻 PPARα 的抵制,因此,对 NAFLD 有治疗潜力。

PPARγ 能诱导肝细胞表达载脂蛋白、脂肪酸氧化酶系与脂蛋白脂酶等增加脂肪酸转运蛋白和脂肪酸转运酶的表达,刺激细胞对脂肪酸的摄入和向脂酰 CoA 的转化,从而促进脂质的氧化代谢,降低血脂浓度。PPARγ 还通过下调 FFA,系通过降低脂肪组织中脂蛋白脂酶活性,减少中心脂肪组织释放 FFA,增加外周脂肪蓄积,防止脂肪在肝内沉积。当脂肪细胞内脂肪过度堆积时,可使脂肪细胞的代谢效应和内分泌功能下降,正常的脂肪合成及氧化途径减弱,结果脂肪通过 FFA 形式由脂肪细胞向肝细胞等非脂细胞流动,从而导致脂肪异位沉积而导致脂肪肝发生。

在高脂诱发的脂肪肝中,PPARγ 超生理活化及 PPARγ 活性的中度缺失均可改善肝内脂肪沉积。噻唑烷二酮(TZDs)与 PPARγ 结合引起 PPARγ 超生理活化,促进脂肪细胞分化,脂肪细胞数量增多,体积减小,白色脂肪组织中总三酰甘油含量显著增加,减少了肝及骨骼肌中三酰甘油含量;同时产生瘦素、TNF-α 的能力下降,缓解了胰岛素抵抗,最终促使脂肪肝缓解;PPARγ 活性降低,可使其对瘦素的抑制减轻,瘦素的表达增加,加快了脂肪酸的消耗,减少了脂质合成,白色脂肪及肝、骨骼肌中三酰甘油含量下降,缓解了高脂诱发的脂肪肝。脂肪变的肝细胞发生成脂性改变,成脂性改变后的肝细胞与单纯脂肪变的肝细胞不同,它可高度表达 PPARγ 等脂肪细胞特异性因子并可能参加炎症反应。

TZDs 是目前研究最多的 PPARγ 激动剂。PPARγ 被 TZDs 激活后可促进脂肪细胞分化成众多的小脂肪细胞而降低了大脂肪细胞的数量,而小脂肪细胞比大脂肪细胞具有更高的胰岛素敏感度,从而能更好地利用葡萄糖。TZDs 可降低 FFA,其机制可能为 TZDs 促进 FFA 在脂肪细胞中储存,同时抑制 FFA 释放。TZDs 激活 PPARγ 后可使胰岛素抵抗或单纯肥胖的患者及动物模型血 TG 和 FFA 水平降低,但体重可有一定程度的增加,此可能与 TZDs 激活 TZDs 引起脂肪细胞分化、脂肪组织增加有关。新近有报告吡格列酮 30mg/d 可有效减轻 NASH 患者肝细胞损伤和肝纤维化,减轻肝脂肪变性和 NASH。

(三)PPARγ 与非酒精性脂肪性肝炎

非酒精性脂肪性肝炎时,脂肪变的肝细胞发生成脂性改变,其可高度表达 PPARγ 等脂肪细胞特异性因子并可能参与炎性反应。NASH 一般伴有 IR,PPARγ 激活物改善 NASH 的作用主要通过对脂肪细胞的胰岛素细胞敏感化过程起作用。肝中的炎性介质的释放和纤维化的进展与 PPARγ 表达量减少和功能异常有关。实验研究以 CDAA(choline-deficient, L-aminoacid-defined,胆碱缺乏,限制 L-氨基酸)饮食诱导的 NASH 大鼠为模型,应用匹格列酮 2 周后抑制了肝星状细胞的活性,降低了肝脂肪变性并降低了 I 型胶原、基质金属蛋白酶 –2(MMP–2)、金属蛋白酶组织抑制因子 –1(TIMP–1)和 TIMP–2mRNA 的表达,并提高了 MMP–1mRN 表达,抑制了肝纤维化。提示 PPARγ 可以在体内外抑制肝星状细胞的激活和基质合成,可以减慢肝纤维化的进程。

NASH 一般伴有 IR,PPARγ 激活物改善 NASH 的作用主要通过对脂肪细胞的胰岛素细胞敏感化过程起作用。PPARγ 可以在体内外抑制肝星状细胞的激活和基质合成,可以减慢肝纤维化的进程。PPARα 和 PPARγ 的双重激活通过一些肝和脂肪组织基因表达的调节对改善 NASH 有显著疗效。

三、非酒精脂肪性肝病与乙肝病毒肝炎

(一)非酒精性脂肪性肝病与乙肝病毒血症呈负相关

慢乙肝和非酒精性脂肪性肝病之间潜在相互作用,目前尚未确定。Hui 等用瞬时弹性成像(transient elastography, TE)测定 1202 例慢性乙肝,其中 601 例(50%)有脂肪肝,从年龄、性别、核苷酸类似物治疗改善和治疗维持与无脂肪肝者进行比较,按 2015 年欧洲肝病研究学会和拉丁美洲肝病学会(EASL–ALEH)联合制定的 < 无创检查评估肝脏疾病严重程度及预后临床指南 > 为标准,脂肪变标准为 CAP ≥222dB/m,记录人体测量和代谢相关参数。1202 患者(男性占 51.4%)平均年龄 51.8 岁,696 例(57.9%)用核苷酸类似物治疗持续 76.2 个月,结果在新治疗患者中中位血清 HBV DNA 水平有脂肪肝者比对照组低(3.0 logIU/ml vs 3.4logIU/ml,P<0.05),脂肪肝的严重度增加,与无脂肪肝患者相比发现中位 HBV DNA 水平也逐渐降低(分别为 3.1logIU/ml vs 2.6logIU/ml,P=0.032)。同时脂肪肝患者与无脂肪肝患者相比有高的肝硬度。重度脂肪肝比轻 – 中度脂肪肝发生肝纤维化的 % 增加(23.2% vs 12.6%)因此,现在认为,慢乙肝患者伴严重脂肪肝时可伴有纤维化增加,脂肪肝增加,而伴有低 HBV DNA 血清水平是一个独立的因子,提出脂肪肝在病毒复制上潜在负面作用,如有血清转氨酶增高或波动时不宜用乙型肝炎病毒复制增强来解释,然其发生机制和临床意义有待进一步研究。

(二)非酒精性脂肪肝病在抗病毒治疗反应上和核苷酸类似物治疗对脂肪肝的影响

Cindoruk 等报道非酒精性脂肪肝病与干扰素为基础治疗反应之间无关。也有报告非酒精性脂肪肝病引起抗病毒治疗反应性降低,但对 PEG SVR 率降低并无统计学意义。非酒精性脂肪肝病可显著伴有恩替卡韦治疗失败,有些核苷酸类药物可损伤肝细胞引起脂肪肝。如见于非阿尿苷或阿德福韦酯。

四、丙型肝炎与非酒精性脂肪肝病相互影响

HCV 感染与非酒精性脂肪肝病并存多见。目前认为,基因 1 型 HCV 感染伴有 NAFLD 常提示有代谢综合征存在。基因 3 型 HCV 感染与肝脂肪变有独立相关性,HCV 伴 NAFLD 可增加肝纤维化严重度和抗病毒治疗失败的危险性。

(一)胰岛素对抗对 NAFLD 与 HCV 的影响

胰岛素对抗主要通过脂肪分解,释放 FFA 增加,致使一方面激活线粒体反应性氧体系(ROS)致不饱和脂肪酸氧化,引起脂质过氧化后,活化核转录因子 –κB 激酶亚基 β 途径导致脂肪肝发生;另一方面 FFA 增加可加重 IR,引起高胰岛素血症,此时降解增加,载脂蛋

白 B-100（APO-B-100）合成减少，可影响 TG、胆固醇代谢，致 TG 在肝细胞内积聚，导致 NAFLD 发生。

当肝内合成脂肪增加超过了肝细胞将其氧化利用和合成脂蛋白运输出去的能力，则在肝细胞内蓄积，形成脂肪肝。而同时脂肪堆积的肝细胞又对胰岛素产生抵抗，从而形成胰岛素抵抗与脂肪肝的恶性循环。现已发现慢性丙型肝炎患者有胰岛素抵抗的生化证据，发生糖尿病的危险性增加。HCV 伴糖尿病时发生肝细胞癌的危险性增加。

（二）HCV 与 NASH 肝组织炎症的异同与相互影响

HCV 的肝组织炎症发生在肝小叶和门脉汇管区，胞质气球样变在 HCV 和 NASH 均可存在，但在 NASH 更为明显。多数学者认为，HCV 伴有 NASH 的组织学诊断依据为肝脂肪>25%~33%、伴胞质气球样变和 / 或 Mallory 小体或 3 带细胞周围的纤维化，继而出现氧化应激性肝损伤。

（三）HCV 对 NAFLD 的影响

HCV 基因 1 型所致脂肪肝与先前存在的 NAFLD 的危险因子相关，但 HCV 基因 3 型所致脂肪肝是病毒直接诱导的肝细胞病理改变。据报告 2/3 基因 3 型患者可出现脂肪变，其程度与肝内 HCV RNA 水平呈正相关。抗病毒治疗有持续病毒应答（SVR）者可逆转。其机制可能是 HCV 核心抗原通过干扰微粒体转运蛋白的作用阻碍了三酰甘油与 VLDL 结合，表达 HCV 核心抗原的转基因小鼠可发生胰岛素抵抗和葡萄糖不耐受，给予 TNF-α 抗体可恢复胰岛素敏感性。

HCV 引起 NLRP3 炎症小体激活固醇调节元件结合蛋白（SREBP）和调节脂质代谢。HCV 依靠宿主脂质和脂滴进行复制和形态发生，在感染的肝细胞脂肪滴蓄积表现肝脂肪变在慢性丙肝患者是常见的一种病理改变，一方面 HCV 促进细胞内脂质蓄积是通过被 SREBP 激活新的脂肪生成。一般 SREBPs 激活发生在胆固醇耗空时，而 HCV 感染 SREBPs 激活则是发生在胆固醇正常时。研究结果显示，慢性丙肝炎症和感染细胞脂质的体内平衡改变之间潜在相关性。HCV 激活 NLRP3 炎症小体是需要脂肪生成基因如 3- 羟基 -3- 甲基戊二醛辅酶 A 合成酶、脂肪的合成和稳定的 CoA 去饱和酶的上调。用药物抑制剂和 siRNA 拮抗炎症小体成分（NLRP3，凋亡相关斑点样蛋白和半胱氨酸蛋白酶 -1, caspase-1）。进一步指出，NLRP3 炎症小体的激活在脂滴形成上发挥关键作用。在 HCV 感染细胞 NLRP3 炎症小体的激活启用 caspase-1 介导胰岛素引起基因蛋白的降解。随后导致 SREBP 裂解激活蛋白 SREBP 复合体从内质网运送至 Golgi。在 Golgi 中的两个蛋白水解酶 S1P 和 S2P 把 SREBP 切开，从而释放出 N 端的转录因子把 SREBPs 的蛋白水解酶活化。通常炎症小体激活引起病毒清除。研究证实，HCV 利用 NLRP3 炎症小体来激活 SREBPs 和宿主脂质代谢，导致与慢性 HCV 相关肝病的发病机制。

（四）NAFLD 对 HCV 的影响

NAFLDC 对 HCV 有重要影响，包括促进肝纤维化、降低抗病毒治疗的应答率和增加发生肝癌的风险增加。肥胖一直是 NASH 最为重要的风险因子。肥胖的 NASH 患者常伴有肝纤维化，相关危险因素包括年龄大、GGT/ALT>1、较重的肝脂肪变和较高的炎症反应。

对抗病毒治疗应答率的影响。肥胖可降低干扰素疗法的病毒清除率，致使 NAFLD 可进一步降低抗 HCV 治疗的应答率。其机制可能肥胖患者对干扰素的生物利用度降低，也可能肝脂肪变本身就是干扰素治疗应答不良的预测指标。直接抗病毒药物（direct-antiviral agents against HCV, DAAs）对抗 HCV。有关脂肪肝在 DAA 治疗上的影响一直存有争议。

（五）抗病毒治疗对非酒精性脂肪性肝病的影响

Meissner 等用无干扰素 sofosbuvir 和 ribavirin 治疗引起外周和肝内代谢迅速改变，如 LDL 浓度增高，TG 浓度降低。现在我们不知道为什么 HCV 感染的个体用 DAA 治疗可迅速改善 2 型 DM 或 IR。

间接抗病毒药物抵抗 HCV。感染 HCV 复制和组装是与细胞内脂肪滴和 VLDL 的产生密切相关。HCV 粒子与 VLDL 联合组装，其主要结构成分是载脂蛋白 B（apoB），HCV 粒子在血清存在像是一种全低密度感染性脂肪球病毒粒子（LVP）的混合物，大量过多 apoB 相关空核的核衣壳蛋白粒子与抗 –HCV 包膜抗体复合。HCV 基因 3 型与基因 1 型比较 LVP 的相关性不同，提出 HCV 和 NAFLD 之间在脂肪性变上的重要性，并证实基因型特异性调节脂蛋白代谢。非基因型 3 HCV 患者 apoB–100 潜在伴有 NAFLD，且较大量的 apoB–100 与高度肝脂肪变相关。

五、丙肝和非酒精性脂肪性肝病引起肝细胞癌的比较

HCV、HBV 和酒精是最多见的肝硬化病因，近几年发现，NAFLD 引起肝细胞癌（HCC）是在逐步递增趋势，这可能是全世界肥胖患者增加的结果。Than 等从临床研究 NAFLD 和 HCV 导致 HCC 在临床表现、治疗和结局上的差异。与 HCV–HCC 比较 NAFLD–HCC 发病年龄较大（$P<0.001$）；NAFLD–HCC 发生肝硬化比率较低，肿瘤表现较大（$P=0.009$）；HCV–HCC 患者有明显 AFP 增高（$P=0.018$）；NAFLD–HCC 由于肿瘤较大不大可能接受药物治疗，故较多采用 TACE 治疗，而 HCV–HCC 较多采用肝移植（$P<0.001$），肝移植 5 年生存率两者无显著不同（NAFLD 与 HCV 组分别为 44% vs 56%，$P=0.012$）。上述这些异同可供鉴别诊断时做参考。

（池肇春）

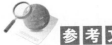

参考文献

1. Ratziu V, Bellentani S, Cortez–Pinto H, et al. A position statement on NAFLD/NASH based on the EASL 2009 special conference J Hepatol, 2010, 53：372–384.

2. Polyzos SA, Mantzoros CS. Necessity for timely noninvasive diagnosis of nonalcoholic fatty liver disease. Metabolism, 2014, 63：161–167.

3. Yasui K, Harano Y, Mitsuyoshi H, et al Steatosis and hepatic expression of genes regulating lipid metabolism in Japanese patients infected with hepatitis C virus. J Gastroenterol, 2010, 45：95–104.

4. Tsuzura H, Genda T, Sato S. et al. Association of visceral obesity with high viral load and histological findings in elderly patients with genotype 1 chronic hepatitis C. Intern Med, 2013, 52：1665–1673.

5. Hwang SJ, Luo JC, Chu CW, et al. Hepatic steatosis in chronic hepatitis C virus infection：prevalence and clinical correlation. J Gastroenterol Hepatol, 2001, 16：190–195.

6. Jian Wu Y, Shu Chen L, Gui Qiang W. Effects of fatty liver and related factors on the efficacy of combination antiviral therapy in patients with chronic hepatitis C. Liver Int, 2006, 26: 166–172.

7. Li JF, Qu F, Zheng SJ, et al.Wu HL, Liu M, Liu S.Elevated plasma sphingomyelin (d18: 1/22: 0) is closely related to hepatic steatosis in patients with chronic hepatitis C virus infection. Eur J Clin Microbiol Infect Dis, 2014, 33: 1725–1732.

8. Yoneda M, Yamane K, Jitsuiki K, et al. Prevalence of metabolic syndrome compared between native Japanese and Japanese–Americans. Diabetes Res Clin Pract, 2008, 79: 518–522.

9. Haga y, Kanad R, , Sasaki R, et al. Nonalcoholic fatty liver disease and hepatic cirrhosis: comparison with viral hepatitis–associated steatosis. World J Gastroenterology, 2015, 21: 12989–12995.

10. Bose SK, Ray R. Hepatitis C virus infection and insulin resistance. World J Diabetes, 2014, 5: 52–58.

11. Adinolfi LE, Gambardella M, Andreana A, et al. Steatosis accelerates the progression of liver damage of chronic hepatitis C patients and correlates with specific HCV genotype and visceral obesity. Hepatology, 2001, 33: 1358–1364.

12. Peng D, Han Y, Ding H, Wei L. Hepatic steatosis in chronic hepatitis B patients is associated with metabolic factors more than viral factors. J Gastroenterol Hepatol, 2008, 23: 1082–1088

13. Wang CC, Hsu CS, Liu CJ, et al. Association of chronic hepatitis B virus infection with insulin resistance and hepatic steatosis. J Gastroenterol Hepatol, 2008, 23: 779–782.

14. Day CP, James OF. Steatohepatitis: a tale of two "hits"? Gastroenterology, 1998, 114: 842–845.

15. Tilg H, Moschen AR. Evolution of inflammation in nonalcoholic fatty liver disease: the multiple parallel hits hypothesis. Hepatology, 2010, 52: 1836–1846.

16. 池肇春. 非酒精性脂肪性肝病发病机制研究进展与现状. 世界华人消化杂志, 2017, 25: 1836–1846.

17. Jump DB, Botolin D, Wang Y, et al. Fatty acid regulation of hepatic gene transcription. J Nutr, 2005, 135: 2503–2506.

18. Wang H, Kouri G, Wollheim CB. ER stree and srebp–1activation are implicated in beta–cell glucolipotoxicity. J Cell Sci, 2005, 118: 3905–3915.

19. Cao CY, Li YY, Zhou YJ, Nie YQ, Wan YJ. The C–681G polymorphism of the PPAR–γ gene is associated with susceptibility to non–alcoholic fatty liver disease. Tohoku J Exp Med, 2012, 227: 253–262

20. Trauner M, Claudel T, Fickert P, et al. Bile acids as regulators of hepatic lipid and glucose metabolism, 2010, 28: 220–224.

21. Hui RWH, Seto WK, Cheung KS, et al. Inverse relationship between hepatic steatosis and hepatitis B viremia: results of a largecase control study. J Viral Hepat, 2018, 25 (1): 97–104.

22. Cindoruk M, Karakan T, Unal S. Hepatic steatosis has no impact on the outcome of treatment in patients with chronic hepatitis B infection. J Clin Gastroenterol, 2007, 41: 513–517.

23. Jin X, Chen YP, Yang YD, et al. Association between hepatic steatosis and entecavir treatment

failure in Chinese patients with chronic hepatitis B. PLoS One, 2012, 7: e34198.

24. Meissner EG, Lee YJ, Osinusi A, et al. Effect of sofosbuvir and ribavirin treatment on peripheral and hepatic lipid metabolism in chronic hepatitis C virus, genotype 1-infected patients. Hepatology, 2015, 61: 790-801.

25. Banerjee S, Saito K, Ait-Goughoulte M, et al. virus core protein upregulates serine phosphorylation of insulin receptor substrate-1 and impairs the downstream akt/protein kinase B signaling pathway for insulin resistance. J Virol, 2008, 82: 2606-2612.

26. Sheridan DA, Neely RD, Bassendine MF. Hepatitis C virus and lipids in the era of direct acting antivirals(DAAs). Clin Res Hepatol Gastroenterol, 2013, 37: 10-16.

27. Bassendine MF, Sheridan DA, Bridge SH, et al. Lipids and HCV. Semin Immunopathol, 2013, 35: 87-100.

28. Bridge SH, Sheridan DA, Felmlee DJ, et al. PCSK9, apolipoprotein E and lipoviral particles in chronic hepatitis C genotype 3: evidence for genotype-specific regulation of lipoprotein metabolism. J Hepatol, 2015, 62: 763-770.

29. Lin MS, Guo SE, Lin HS, et al. Impact of apolipoprotein B on hepatosteatosis in a population infected with hepatitis C virus: A cross-sectionalobservational study. Obews Facts, 2016, 9: 101-111.

30. Than NN, Ghazanfar A, Hodson J, et al. Comparing clinical presentation, treatments and outcomes of hepatocellular carcinoma due to hepatitis C and non-alcoholic fatty liver disease. QJM, 2017, 110: 73-81.

31. McRae S, Igbal J, Sarkar-Dutta M, et al. The hepatitis C virus-induced NLRP3 inflammasome activates the sterol regulatory element-binding protein(SREBP)and regulates lipid metabolism. J Biol Chem, 2016, 291: 3254-3267.

第 14 章

非酒精性脂肪性肝病与酒精性肝病鉴别诊断

非酒精性脂肪性肝病（NAFLD）是一种无过量饮酒史,由各种原因引起的肝细胞内脂肪堆积,以肝细胞脂肪变性和脂质蓄积为主要特征的临床病理综合征。其病理变化随病程的进展而表现有单纯性脂肪肝、高脂血症及高血压等,并被认为是代谢综合征在肝脏的一种病理表现,是一种与胰岛素抵抗（IR）和遗传易感性密切相关的代谢应激性肝损伤,疾病谱包括非酒精性脂肪肝（NAFL）、非酒精性脂肪性肝炎（NASH）及其相关肝硬化和肝细胞癌。随着肥胖和糖尿病的发病率增加,NAFLD 现已成为我国常见的慢性肝病之一,严重危害人民健康。酒精性肝病（ALD）是由于长期大量饮酒所致的慢性疾病,初期通常表现为脂肪肝,进而可发展成酒精性肝炎（AH）、酒精性肝纤维化和酒精性肝硬化（AC）,严重酗酒时甚至可诱发肝细胞坏死及肝衰竭。

在临床工作中,两种疾病因并无特异的临床表现,鉴别主要依赖于饮酒史,但一些患者的饮酒量介于两者诊断（指南）标准之间。此外,经回忆和口述估计的饮酒史并不可靠,而作为两种不同原因诱导的疾病,还可能存在重叠的情况。因此,NAFLD 与 ALD 的鉴别存在一定的难度,但又非常必要。现就流行病学、自然转归、发病机制、诊断和治疗等方面的研究结果对两者进行比较鉴别。

一、NAFLD 与 ALD 流行病学的差异

目前,NAFLD 已经成为最常见的慢性肝病,多数患者存在肥胖（特别是中心性肥胖）以及与肥胖相关的 2 型糖尿病（T2D）、动脉粥样硬化、高血压、高脂血症等疾病,即存在代谢综合征（MS）及其组分。一项纳入 86 项研究包括 22 个国家 8 515 431 例患者的荟萃分析结果表明,NAFLD 的总体患病率约 25.24%,与 NAFLD 有关的代谢合并症包括肥胖、T2D、高脂血症、高血压和 MS。在 NASH 患者中,肝纤维化进展比例约为 40.76%,每年 HCC 发生率为 0.044%,每年肝脏特异性病死率和总病死率分别约为 1.544% 和 2.556%。虽然存在地域差别但研究表明,至少有 10% 的亚洲人患有 NAFLD,且有逐渐增高的趋势,其中 10%~15%的 NASH 将发展为肝纤维化及相关肝硬化。研究发现,中国内地人群的 NAFLD 患病率约为20%。在肥胖、T2D、高脂血症及高血压等代谢紊乱人群中 NAFLD 发病率则更高。日本研究显示大约 20%~25% 的糖尿病患者伴有 NAFLD 的存在,其中 NASH 超过 30%~40%,虽然人群肥胖的发生率低于西方国家,但 NAFLD 的发病率与之相当。中国香港特别行政区的两项研究也表明 NAFLD 呈高度流行,其中一项研究对 2493 例志愿者进行综合问卷调查、血液化验、腹部超声和瞬时弹性成像检查,NAFLD 的患病率高达 42%。

嗜酒已成为当今世界日益严重的公共卫生问题。美国 12 岁以上人群中约 1.11 亿人有饮酒习惯,且以青年人为主。来自英国的研究同样显示,饮酒起始年龄出现年轻化,且女性的酒类消费增长速度有赶超男性的趋势。近年来中国酒类产量不断增加,中国饮酒率也有增加趋势,2013 年中国已成为第二饮酒大国,仅次于美国。饮酒相关问题已成为中国乃至全世界面临的一大医学和社会问题。已经公认乙醇对肝脏有明显的毒性作用,ALD 在世界各地均是影响肝病发病率和病死率的一个重要因素。由于长期大量饮酒导致的 ALD 包括了轻症 ALD、酒精性脂肪性肝病(AFL)、酒精性肝炎(AH)和酒精性肝硬化(AC)。在美国,预计超过 200 万人患有 ALD,伴发 AH 的肝硬化患者的病死率比许多常见肿瘤高得多。在英国,从 1979~2005 年期间 ALD 的入院率和病死率均增加了 1 倍多,其中 2005 年死于慢性肝病的患者中有 2/3 死于 ALD。从 1996~2005 年期间英格兰和威尔士的重症监护室中 ALD 入院人数增加了 2 倍以上。研究发现欧美国家嗜酒人群中 ALD 发病率高达 84%,其中 20%~30% 可发展为肝硬化。中国人群 ALD 的发病率也有逐年增加趋势。我国是一个地域宽广、民族众多的国家,至今尚缺乏酒精性肝病的全国性大规模流行病学调查资料,但各地一些流行病学调查为全国酒精性肝病状况提供了一些参考。例如,2004 年湖南省 ALD 的患病率为 4.36%,其中 AC 为 0.68%,AFL 为 0.97%,AH 为 1.50%,MAI 为 1.21%;男性 ALD 患病率为 6.0%,女性为 0.52%。有研究报道浙江人群饮酒率为 26.96%,ALD 的发病率为 4.34%,AFL、AH 和 AC 的发病率分别 0.94%、1.51% 和 0.68%。研究发现,饮酒量、饮酒方式、性别和种族等因素对 ALD 的发生和进展有重要影响。

二、NAFLD 与 ALD 发病机制的差异

业已证明,NAFLD 的发病与肥胖及胰岛素抵抗(IR)密切相关,因而被认为是代谢综合征的肝脏表现。随着糖尿病和肥胖的增加,NAFLD 的患病率也在上升。二次打击学说认为 IR 促成的肝脏脂肪沉积作为"第一次打击",并增加其"二次打击"的敏感性。参与第二次打击的因素主要分为引起氧化应激或促进致炎细胞因子生成两类。值得注意的是,这些因素经常相互影响,并可形成恶性循环(图 14-1)。近年研究发现,肝脏 – 脂肪组织对于 NAFLD 发病至关重要,对 IR 机制的研究也越来越深入。脂肪细胞中的三酰甘油团块增多,导致胞内脂肪介质含量增加,改变蛋白激酶 C 同型物、JNK 等多种胞内信号途径,IL-6 及巨噬细胞激活所致 TNF-α 释放增加抑制胰岛素信号转导,从而引发 IR。IR 造成脂肪细胞脂解作用持续增强,释放游离脂肪酸(FFA)增多,其脂肪酸从内脏组织动员远多于皮下脂肪,FFA 可直接由门静脉排至肝脏,引起肝细胞内堆积过多的 FFA,从而导致肝脏发生脂肪变性。此外,研究还发现肠道细菌过度增长(SIBO)和肠道通透性增加引起的内毒素血症,亦可造成炎症介导的肝外 IR,促进了 NAFLD 的进展。这些发病因素都可能为临床治疗 NAFLD 提供更多的思路。

ALD 的发病机制复杂,涉及多种因素和多细胞水平,主要是乙醇及其衍生物的代谢过程中直接或间接诱导的炎症反应、氧化应激、肠源性内毒素、炎性介质和营养失衡(尤其是蛋白质 – 热量营养不良)等多种因素相互作用的结果。此外,ALD 的发病机制还涉及很多其他因素。目前,尚无完全准确的机制能够解释 ALD 发生及进展的过程。有研究发现,ALD 中 TLR-4 依赖途径可在肝细胞内活化缺氧诱导因子 1α(HIF-1α),加重动物脂肪变性,对 HIF-1α 的处理显著影响高酒精消耗后的脂肪变性和代谢表型;酒精可能还会激活肝脏

自体吞噬作用,后者能选择性移除受损线粒体和肝细胞脂滴,保护肝脏免受酒精的损伤效应。近年来,多项研究表明,脂联素、沉默信息调控因子 1(SIRT1)、AMPK 等多种调脂因子也参与 ALD 的发生发展。最近通过外周血细胞分离 DNA 全基因组研究表明,酒精摄入可以引起 DNA 甲基化的广泛变化,基因转录也被组蛋白脱乙酰化沉默,特别是 SIRT、NAD+依赖性Ⅲ类组蛋白脱乙酰酶,不仅修饰组蛋白,而且使许多其他蛋白质的乙酰化,在调节肝细胞中的基因转录、脂质代谢和炎症中起关键作用。酒精能降低基因和蛋白质表达水平,并抑制其脱乙酰酶活性,引起组蛋白和其他蛋白质的高度乙酰化,导致肝基因表达、脂肪变性、炎症和致癌作用的紊乱。

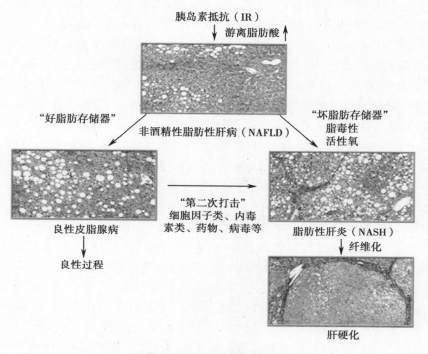

图 14-1　NAFLD 疾病谱

　　NAFLD 和 ALD 的病因不同,其发病机制存在一定差异。然而,近来越来越多的证据表明,NAFLD 和 ALD 亦可能存在共同的发病机制,即"二次打击"学说。酒精、肥胖、糖尿病等因素作为初次打击,通过氧化应激促使反应性氧化物增加,从而诱发肝脏脂肪聚集。在氧化应激相关的脂质过氧化及炎性细胞因子的作用下,使脂肪变的肝细胞发生第二次打击,从而导致炎症、坏死和纤维化。因此,在临床中常出现 ALD 与 NAFLD 的重叠现象。

三、NAFLD 与 ALD 的自然转归

　　根据不同病因及其发病机制,NAFLD 和 ALD 的自然转归及其影响因素是有差异的。研究发现,确诊的 NAFLD 随访 8 年,其死亡原因中心血管疾病(CVD)与肝病并列第二,仅次于肿瘤。研究亦发现,多数 NAFLD 患者在发生肝硬化前可能已存在相关的,这严重影响患者的预期寿命和生活质量,据此认为 CVD 是影响 NAFLD 预后的重要因素。

而 ALD 主要的死亡原因是 AH、AC 及 AC 基础上的肝细胞癌,其预后与饮酒密切相关,早期戒酒可完全恢复。肝功能一旦失代偿,持续饮酒的 ALD 患者 5 年生存率最好的只有 30%。此外,研究发现 AH 患者全因病死率并不显著低于 NASH;与发病率及病死率较高的 AH、AC 相比,NASH 患者肝纤维化进展相对缓慢,早期对其采取有效的干预措施是非常重要的。

四、NAFLD 与 ALD 的诊断鉴别

虽然 NAFLD 与 ALD 之间存在差异(表 14-1),但其鉴别诊断方面目前仍尚存在较多问题,难以鉴别,如过多地依赖并不可靠的饮酒史、临床表现没有特异性、缺乏有效的生物学标志物、影像学检查无法鉴别及肝组织活检较难获取等。

表 14-1　非酒精性脂肪性肝病与酒精性脂肪性肝病的区别

	非酒精性脂肪性肝病	酒精性脂肪性肝病
饮酒史	酒精摄入量: 男 <140g/ 周,女 <70g/ 周	长期饮酒史,且酒精摄入量: 男 >140g 周,女 >70g/ 周
性别	女性为主	男性为主
超重或肥胖	常有	有或无
高血压、糖尿病等代谢性疾病	常有	常无
AST、ALT	以 ALT 增高为主,常见 ALT/AST>1	以 AST 增高为主,常见 AST/ALT>2
三酰甘油	常异常增高明显	异常增高或正常
空腹血糖	异常增高多见	异常增高或正常

(一)NAFLD 与 ALD 的诊断要点

NAFLD 的诊断要点:①无饮酒史或饮酒折合乙醇量男性每周 <140g,女性每周 <70g;②除外病毒性肝炎、药物性肝病、全胃肠外营养、肝豆状核变性等可导致脂肪肝的特定疾病;③除原发疾病临床表现外,可有乏力、消化不良、肝区隐痛、肝脾肿大等非特异性临床症状及体征;④可有内脏性肥胖、空腹血糖增高、血脂紊乱、高血压等代谢综合征相关组分;⑤血清 ALT 和 γ- 谷氨酰转肽酶(GGT)水平可有轻到中度增高(小于 5 倍正常值上限),通常以 ALT 增高为主;⑥肝脏影像学表现符合弥漫性脂肪肝的影像学诊断标准;⑦肝组织活体检查组织学改变符合脂肪性肝病的病理学诊断标准。

ALD 的诊断要点:①有长期饮酒史,一般超过 5 年,折合酒精量男性 ≥40g/d,女性 ≥20g/d,或 2 周内有大量饮酒史(折合酒精量 >80g/d),但应注意性别、遗传易感性等因素的影响;②临床症状为非特异性,可无症状,或有右上腹胀痛、食欲不振、乏力、体重减轻、黄疸等,随着病情加重,可有蜘蛛痣、肝掌等症状和体征;③血清 AST、ALT、GGT、总胆红素、凝血酶原时间和平均红细胞体积(MCV)等指标升高,禁酒后这些指标可明显下降,通常 4 周内基本恢复正常,AST/ALT>2 有助于诊断;④肝脏超声或 CT 检查有典型表现;⑤排除嗜肝病毒的感染、药物和中毒性肝损伤等。

（二）饮酒史在 NAFLD 与 ALD 诊断中的差异

无论国内外的指南，饮酒史可能是鉴别 NAFLD 和 ALD 的重要条件。饮酒史是诊断 ALD 的必备条件。如果完全没有饮酒史，根本不需要考虑 ALD 的诊断，在这种情况下如果满足其他条件，即可做出 NAFLD 的诊断。然而，在临床实际中，饮酒史可出现以下几种情况：①短期大量饮酒史，达到诊断 ALD 规定的量和时间的标准，偶尔少量饮酒一般不会导致病理状态的发生；②长期大量饮酒史，达到诊断 ALD 规定的量和时间的标准；③长期饮酒史，没有达到诊断 ALD 规定的量和时间的标准，但是超过诊断 NAFLD 规定的量的标准；④长期饮酒史，没有超过诊断 NAFLD 规定的量的标准，但是出现 ALD 的部分诊断特征。

第一种情况是指 2 周内有大量饮酒史，折合酒精量 >80g/d。患者在这种情况下就医，一般多是由于肝细胞坏死及肝衰竭，很难是因为单纯性脂肪肝就诊，很易做出 ALD 的诊断。在出现肝细胞坏死及肝衰竭的情况下，是否需要，或者说是否有必要考虑同时合并 NAFLD，对临床来说，显得意义不大。

对于第二种情况，理论上还存在着一种可能，就是饮酒史符合，但是其他不符合 ALD 的诊断标准，但从其二者的诊断标准来看，不符合 ALD 的诊断，同样亦很难符合 NAFLD 的诊断，自然也就谈不上二者的鉴别诊断；至于是否合并存在，则需结合其他情况综合判断。

对于第三种情况，其他都符合，就是饮酒量及时间达不到诊断标准，我们该如何做出判断呢？ NAFLD 和 ALD 在诊断标准上存在太多的相似点，如果按照诊断标准，二者又都不能做出诊断，在这种情况下，可通常先诊断脂肪肝，然后再按照后面的各个鉴别诊断要点进行综合判断。值得注意的是，既然 ALD 主要由酒精引起，无论诊断 NAFLD 还是 ALD 后的首要任务都是先戒酒，戒酒后临床表现、生化指标等改变的趋势和过程，可能会辅助判断酒精在疾病发生发展过程中所起的作用，从而有助于二者的鉴别诊断。

对于第四种情况，就是在 NAFLD 基础上出现 ALD 的部分诊断特征，该如何做出诊断？ ALD 比 NAFLD 更容易出现慢性肝炎和肝硬化的各种表现，但是处于脂肪性肝炎期的 NAFLD 患者同样可以出现黄疸，进展为肝硬化的患者也可以出现相应的临床表现甚至发展成肝性脑病。因此，在这种情况下，通常还是会做出 NAFLD 的诊断。不过，对于第三种情况的判断可能会在一定程度上辅助该问题的判断。

值得注意的是，各大指南同时指出饮酒是 NAFDL 诱发和加重因素，而肥胖也是 ALD 的重要危险因素。因此不能单凭饮酒量的多少来区分 NAFDL 和 ALD，主要还是发病机制不同导致了这两种疾病。当然也不能忽略酒精滥用和代谢因素并存的可能。

（三）危险因素在鉴别诊断中的应用

ALD 的病因主要在于酒精及其代谢产物。而 NAFLD 的病因不是很明确，其易患因素主要包括肥胖、糖耐量异常或 2 型糖尿病及高脂血症等，这些因素被称为原发性因素；而继发性因素包括营养不良、胃肠道术后、全胃肠营养、减肥造成体质量急剧下降、药物、工业毒物以及环境因素等（表 14-2）。对照诊疗指南中的排除标准，大家会发现继发性因素也正是需要排除的因素，因此，一般意义上的 NAFLD 不包括因继发性因素所致的脂肪性肝病。

表 14-2 继发性肝脂肪变性的常见原因

大泡型脂肪变性
过度饮酒
丙型肝炎（基因 3 型）
Wilson 病
脂肪营养不良
饥饿
肠外营养
脂蛋白血症
药物（如胺碘酮、甲氨蝶呤、他莫昔芬、肾上腺皮质激素等）
小泡型脂肪变性
雷耶综合征
药物（如丙戊酸、抗反转录病毒药物等）
妊娠期急性脂肪肝
HELLP 综合征
遗传性代谢缺陷（如 LCAT 缺乏症、胆固醇酯贮积病、沃耳曼病等）

在排除明确病因后，出现相关危险因素（如中心性肥胖、高血压、血脂异常、2 型糖尿病及代谢综合征等）时提示考虑 NAFLD。研究发现，18.5% 的肥胖者尸检证明存在 NASH；92% 的 NASH 患者不论是否合并高胆固醇血症，都会发生高三酰甘油血症；T2D 与 NAFLD 关系密切，超过 55% 的 NASH 患者患有糖尿病，T2D 中同时存在 NAFLD 者占 21%~78%。但值得注意的是，并非有危险因素的所有患者都会患 NAFLD 和 / 或 NASH，亦不是所有 NASH 患者都伴有典型的相关危险因素。

目前，对于病毒（如丙型肝炎病毒等）和药物等因素存在较多的争议。按照诊疗指南和临床诊断标准，他们属于应该被排除的行列，但事实并没有那么简单。一些药物也能导致 NASH，如肾上腺皮质激素、雌激素、他莫昔芬、胺碘酮、硝苯地平等。部分学者认为，HCV 感染与 NASH 关系同样密切，有报道认为 40%~80% 的 HCV 中合并脂肪变性。对于这个问题，也许可以一分为二去看，如果病毒处于非复制状态且存在代谢危险因素时，归因于 NAFLD 可能更为合理。当然，如果我们能够探索到特异性的鉴别诊断指标，归因诊断、合并诊断和鉴别诊断就会变得容易，目前鉴别确实存在较大的困难。

（四）NAFLD 与 ALD 临床表现的差异

NAFLD 与 ALD 的临床表现无特异性，多数 NAFLD 患者无任何症状，不过 ALD 比 NAFLD 更容易出现慢性肝炎和肝硬化的临床表现，包括食欲减退、恶心呕吐、乏力消瘦、肝区疼痛、黄疸、脾大、腹腔积液、贫血、肝掌及蜘蛛痣等，甚至出现肝外表现和神经精神系统的一系列症状和体征。同时 ALD 与高血压、高尿酸血症密切相关。NAFLD 常表现为右上腹的胀痛、不伴体重减轻的腹泻、易疲乏等症状，多毛症和不孕不育（女性多囊卵巢）也比较常见，多数患者存在超重。此外，NAFLD 常伴发与 IR 相关的 CVD、2 型糖尿病、高脂血症、高血压等疾病，肝脏本身的损伤表现反而退其次。因此，出现明显的慢性肝炎和肝硬化的临床表现,尤其是同时出现肝外和神经精神系统的表现时,较倾向于诊断 ALD;当临床表现轻微,甚至无任何症状时,则倾向于诊断 NAFLD。

（五）NAFLD 与 ALD 实验室检查的差异

实验室检查与临床表现类似,转氨酶的升高是 NAFLD 最常见的生化异常,通常高于正常值上限（ULN）的 1~4 倍,ALT 水平高于 AST, AST/ALT 比值通常 <1,而 ALD 患者的 AST/ALT 通常 >2,如果比值 >3 表明肝脏损伤为酒精所引起。GGT 升高是 ALD 的重要特征,GGT 水平较 NAFLD 患者更高。MCV 的升高、血清糖缺陷转铁蛋白阳性是 ALD 的另一个重要特征,戒酒后可显著改变。其他指标如胆红素、血小板和凝血酶原时间等水平的异常,ALD 较 NAFLD 更多见。美国学者提出了 ALD/NAFLD 指数（ANI）来鉴别酒精性的肝损伤,该模型根据平均红细胞体积、AST/ALT、体质指数及性别指标计算出 ANI 值 $=-58.5+0.637 \times MCV+3.91 \times (AST/ALT)-0.406 \times BMI+6.35$（如果为男性）,若 ANI 值 >0,则倾向于 ALD 的诊断;若 ANI 值 <0,则倾向于 NAFLD 的诊断。然而,该指数对于肝硬化和终末期肝病模型评分较高的患者仍不适用,因为 MCV 及 AST/ALT 的升高在各种原因引起的肝硬化中亦可见。

值得注意的是,禁酒后 4 周内各指标的变化非常有助于 NAFLD 和 ALD 的鉴别诊断。如果禁酒后 4 周内 ALT、AST 降至正常上限值 2 倍以下,GGT 降至正常上限值 1.5 倍或原有水平 40% 以下,基本支持 ALD 的诊断。相反,变化幅度越小,则越倾向于 NAFLD 的诊断。

（六）影像学及病理学检查在 NAFLD 与 ALD 鉴别诊断中的应用

在影像学诊断上,其超声敏感性高,CT 特异性强,MRI 在局灶性脂肪肝与肝内占位性病变鉴别时价值较大,而且 CT 和 MRI 还可以半定量分析肝内脂肪含量。然而,影像学检查只能用来反映肝脏脂肪浸润的分布类型,粗略判断弥漫性脂肪肝的程度,提示是否存在显性肝硬化。这意味着,影像学检查不能区分单纯性脂肪肝与脂肪性肝炎,很难鉴别诊断 NAFLD 和 ALD。

对于组织病理学,NAFLD 和 ALD 存在部分不同,如:①中央静脉的改变多见于 ALD,包括中央静脉周围炎、中央静脉周围纤维化和中央静脉周围硬化性玻璃样坏死等,NAFLD 仅为偶见;②Mallory 小体和凋亡小体多见于 ALD,但并非特异,同样可见于 NAFLD;③ALD 炎症一般比 NAFLD 重,可以出现较为严重的坏死类型,如融合性坏死和 / 或桥接坏死。虽然肝组织活检检查更直接,但肝组织活检为创伤性检查,且存在取样、读片误差等局限性。对于明确诊断的 ALD 患者并不推荐行肝脏穿刺和活组织检查,除非存在其他必要。不过,对于初步诊断 NAFLD 的患者,肝穿刺活体组织学检查确实有助于在一定程度上明确病因和评价病变的严重程度。

虽然目前在鉴别诊断上存在较多的问题须待解决,但从二者的发病机制等差异性来看,其鉴别诊断的思路为:①明确脂肪肝是鉴别的前提,可依靠影像学检查,并在此基础上结合临床症状和体征;②明确饮酒史及具体情况,若不能明确则结合其他情况;③实验室检查是目前可以获得的主要辅助鉴别点;④肝脏组织学检查有助于排除其他病因,辅助鉴别诊断;⑤对于上述仍无法鉴别诊断,可采用诊断性治疗,观察治疗效果及转归情况,辅助最终的鉴别诊断。

五、NAFLD 与 ALD 治疗的差异

NAFLD 和 ALD 的致病因素、自然转归及预后均有所不同,因此其治疗的策略亦有

差异。

　　NAFLD 的主要死亡原因为肿瘤和 CVD,因而其首要的目标是改善 IR,纠正代谢紊乱,然后是减少肝脏脂肪沉积,避免 NASH 和肝功能异常,治疗策略包括减肥、运动、饮食及药物治疗,药物主要有胰岛素增敏剂、抗氧化及抗炎保肝治疗,而需要肝移植的病例相对较少。然而值得注意的是,2010 年来自美国和欧洲的随机双盲安慰剂对照研究显示,无论是匹格列酮还是罗格列酮对 NASH 特别是其肝纤维化的防治都无明确的效果,NASH 患者肝病治疗的抗氧化剂维生素 E 虽较安慰剂组有一定治疗效果,但同样无助于 NASH 相关纤维化的消退。另一项随机临床试验表明,奥贝胆酸治疗可使 NASH 患者包括肝纤维化的肝脏组织学获益,但是奥贝胆酸具有引起瘙痒以及对血脂具有负面影响等不良反应。

　　ALD 患者的主要治疗措施是严格戒酒和营养支持治疗,对于 AH 的早期发现,早期干预如肾上腺皮质激素治疗可以改善患者的生存率,抗氧化及抗炎保肝、肝纤维化的治疗也同样重要。重症 AH 及终末期 AC 患者肝移植可能是其重要的选择。

六、结语

　　迄今为止,有关 NAFLD 和 ALD 尤其是单纯脂肪肝阶段的鉴别很少。总的来说,人群中 NAFLD 的发生率较 ALD 高,且常伴有 MS 组分的存在,CVD 是影响其预后的重要因素,ALD 则更容易发生严重的肝病,预后较差,饮酒时间、饮酒量及饮酒方式是其重要的危险因素;两者的诱发因素不同,但在疾病发展过程中可能存在多种共同通路且互相影响,因而两者的发病机制既有区别又有联系;临床诊断中,ALD 和 NAFLD 在饮酒史、临床表现、生化指标及病理组织学等方面都有一定鉴别点,但需注意两者重叠存在的可能性;NAFLD 的治疗主要是改善 IR,ALD 最重要的治疗措施是严格戒酒和营养支持,抗炎、阻止肝纤维化在两者治疗中都很重要,肝移植是终末期肝病的可靠选择。我们仍需更多的研究进行佐证,使两者的诊断和治疗更趋于规范和实用。

（王宇明）

 参考文献

1. Younossi ZM, Koenig AB, Abdelatif D, et al. Global epidemiology of nonalcoholic fatty liver disease: Meta-analytic assessment of prevalence, incidence, and outcomes. Hepatology, 2016, 64: 73-84.

2. Fung J, Lee CK, Chan M, et al. High prevalence of non-alcoholic fatty liver disease in the Chinese: results from the Hong Kong liver health census. Liver Int 2015, 35: 542-549.

3. Wong VW, Wong GL, Yeung DK, et al. Incidence of nonalcoholic fatty liver disease in Hong Kong: a population study with paired proton-magnetic resonance spectroscopy. J Hepatol, 2015, 62: 182-189.

4. Li Z, Xue J, Chen P, et al. Prevalence of nonalcoholic fatty liver disease in mainland of China: a meta-analysis of published studies. J Gastroenterol Hepatol, 2014, 29: 42-51.

5. 厉有名,陈卫星,虞朝辉,等. 浙江省酒精性肝病流行病学调查概况. 中华肝脏病杂志,

　　　2003, 11: 647–649.

6. 秦永军, 孙杰生, 王炳元, 等. 脂肪肝与非脂肪肝患者血常规的差异分析. 临床肝胆病杂志, 2010, 26: 163–166.

7. 中华医学会肝脏病学分会脂肪肝和酒精性肝病学组. 非酒精性脂肪性肝病诊疗指南. 中华内科杂志, 2010, 49: 1–3.

8. 中华医学会肝脏病学分会脂肪肝和酒精性肝病学组. 酒精性肝病诊疗指南. 中华肝脏病杂志, 2010, 18: 167–170.

9. Chalasani N, Younossi Z, Lavine JE, et al. The Diagnosis and Management of Non-alcoholic Fatty Liver Disease: Practice Guideline by the American Gastroenterological Association, American Association for the Study of Liver Diseases, and American College of Gastroenterology. Gastroenterology, 2012, 142: 1592–1609.

10. Tang W, Xu Q, Hong T, et al. Comparative efficacy of anti-diabetic agents on nonalcoholic fatty liver disease in patients with type 2 diabetes mellitus: a systematic review and meta-analysis of randomized and non-randomized studies. Diabetes Metab Res Rev, 2016, 32: 200–216.

11. Armstrong MJ, Hull D, Guo K, et al. Glucagon-like peptide 1 decreases lipotoxicity in non-alcoholic steatohepatitis. J Hepatol, 2016, 64: 399–408.

第 15 章

非酒精性脂肪性肝病与妊娠
急性脂肪肝鉴别诊断

第一节 概 述

妊娠急性脂肪肝（acute fatty liver of pregnancy，AFLP）是一临床少见，但疾病严重的肝病综合征。其特征为多发生在初次妊娠（占 45%），好发在妊娠最后 3 个月（妊娠晚期）即妊娠的 30~36 周期间或产后发病。近 10 余年来由于对 AFLP 认识和诊断水平的提高，治疗得当与及时，病死率由原来的 80% 下降至 20%~30%。Pockros 等统计 10 年产妇 AFLP 的发生率为 1/13 328。近年有人报告为 1/（1~10）万次分娩。本病多发生于妊娠最后 3 个月，平均 36 周左右，初产妇占 45%，子痫或先兆子痫者占 40%，其中 14% 为孪生妊娠妇女。

AFLP 主要的和独特的肝组织学特征为小叶中央肝细胞有微泡脂肪浸润，此组织学改变与 Reye 综合征、牙买加人呕吐、丙戊酸（抗癫痫药）肝中毒、四环素肝中毒、中和长链乙酰 CoA 脱氢酶缺乏所致脂肪肝极相似。

妊娠急性脂肪肝的病因至今尚不明了，但一致认为它不是感染也不是遗传性疾病，损害特征为肝细胞有微泡脂肪浸润和线粒体异常，提出本病与脂肪代谢异常有关。在 AFLP 肝脂肪约占肝重量的 10%~20%，主要是三酰甘油和游离脂肪酸。提出本病有脂肪酸氧化、三酰甘油合成和 / 或脂蛋白合成和分泌损害。三酰甘油的毒性比较小，脂肪酸与线粒体功能有关，它可破坏膜影响蛋白合成。AFLP 时有长链 3- 羟酰 CoA 脱氢酶（LCHAD）和短链乙酰 CoA 脱氢酶缺乏，引起脂肪 β 氧化缺陷，脂肪在肝内沉积，导致脂肪肝发生。

另有人提出与凝血病理异常有关，据妊娠兔 DIC 时的实验观察在其分娩前后，因 DIC 使肝微循环障碍，导致肝细胞变性坏死。有报告 ALFP、妊娠高血压疾病、合并 DIC 的孕妇、产妇的肝活检发现均有不同程度的肝细胞脂肪浸润，表明与共同的凝血异常病理引起的变化相关。

近年提出妊娠急性脂肪肝与先天免疫异常有关。先天性线粒体内 β 氧化缺陷患者出现肝微囊泡或大泡性脂肪变性。近年来的观察证实，母体病变与隐性遗传性脂肪氧化障碍有关，即缺乏长链 3- 羟酰 CoA 脱氢酶（LCHAD），胎儿 LCHAD 可导致孕妇肝脏脂肪积聚。还发现 AFLP 与 HELLP（hemolysis–elevated liver enzymes–low platelets，溶血、肝酶增高、血小板减少）综合征相关，产妇所生 LCHAD 缺乏的婴儿，发现 LCHAD 基因出现 2 个位点变异，即 G1528C 和 C1132T 发生突变，此可能是导致脂肪肝的主要机制。妊娠晚期如果孕妇是杂合子 LCHAD 缺乏型，胎儿 β 氧化酶缺乏可导致孕妇脂肪肝形成。近年的研究发现也证实 ROS（活性氧）介导线粒体凋亡是 AFLP 发病机制的关键。

　　AFLP 的组织学表现，在光镜下小叶结构完整，小叶间水肿，压迫窦状隙，小叶中央肝细胞组织浸润有微泡脂滴，脂滴直径 <1μm，为 AFLP 的特征。上述改变见于疾病的早期和恢复期，此时常与病毒性肝炎水肿变性的肝细胞相混淆。偶尔有广泛的肝细胞质气球样变，脂肪沉积总是在小叶中央区域（3 区），第 1 区和 2 区受累变化较多。脂肪染色，如红油"O"、苏丹Ⅲ、甲苯胺蓝、四氯化锇染色呈阳性，有助于诊断。组织冷冻切片时，如果用常规的组织固定，脂肪可因固定而被除去，加上脂肪变形，可使病损遗漏。进一步发展为微泡性脂滴，直径为 2~21μm，常伴有部分肝细胞胞质呈弥漫性气球样变，2/3 病例有轻度至中度肝内胆汁淤积，以小叶中央胆管为多见，亦可有明显的淤胆，包括毛细胆管内胆栓形成及急性胆管炎改变，少数病例显示胆管增生。3/4 病例出现髓外造血，出现巨核细胞和幼稚细胞。病情进一步发展肝细胞出现巨大空泡。可无肝细胞坏死和细胞溶解，最多见的是单核细胞和淋巴细胞浸润，25% 活检显示在小叶肝细胞间或门脉汇管区有大量淋巴细胞、浆细胞浸润，如果不进行脂肪染色，这些组织学出现与病毒性肝炎相似。肝细胞胞质凝固、核变小、出现空泡，胞体缩小至正常细胞的 1/3 大小，偶有嗜酸小体和有丝分裂图像。融合的中央带偶见凝固坏死。窦状隙缺乏纤维蛋白沉积，少数中央静脉炎。汇管区、中央静脉间距缩小，互相靠拢，甚至出现管腔关闭。库普弗细胞增生，体积增大，吞噬活跃，胞质内有泡沫细胞残骸和脂褐素。

　　电镜下见到肝细胞水肿，胞质内含有许多小的脂肪沉积，脂肪也存于溶酶体、粗面与滑面内质网和 Golgi 装置。糖原耗空，滑面内质网增殖，在 Golgi 装置脂蛋白显著缺乏，线粒体肿胀增大呈多形性，基质内有片状结晶体。库普弗（Kupffer）细胞内吞噬较多脂滴，具有早期诊断及鉴别诊断意义。胆管扩张有微绒毛丧失，毛细胆管管腔有沉积物。

第二节　正常妊娠时肝功能的变化

一、妊娠期肝脏的生理特点

　　妊娠期肝脏大小和组织学所见无明显异常，正常孕妇肝组织活检所见，仍有轻微非特异性改变，如在发光镜观察见肝细胞核有大小改变，双核细胞增多，胞内糖原和脂肪含量上升，汇管区胆小管增多，见小淋巴细胞浸润，有时小叶中央聚集比非妊娠明显，电镜观察内质网稍有增加。

　　妊娠时体内雌激素、醛固酮增加，而水分比妊娠前增加 30%~70%，全血容量（主要是血浆）增加 30%~40%，心输出量增加 30%~50%。妊娠期肝血流量占心输出量的 28%，比非妊娠期的 35% 为低，这与部分血液流向胎盘有关。因此，尽管妊娠期血流量上升，但肝脏血流量仍保持不变。2/3 健康孕妇因雌激素水平增高，有肝掌和蜘蛛痣，分娩后消失。妊娠后期，肝脏被膨大的子宫推向上方、后方和右方，体检时不易发现。

二、正常妊娠期肝功能的变化

妊娠时发生的一些血清酶和蛋白的改变,见表 15-1、表 15-2。正常妊娠时不会引起血清 ALT 和 AST 的升高;而血清碱性磷酸酶(ALP)自妊娠开始就逐渐增高,至分娩时达峰值,产后 2~8 周恢复正常。

表 15-1　正常妊娠时的肝功能试验

非妊娠期妇女	正常值	妊娠时(平均值)		
		早期	中期	晚期
白蛋白(g/L)	42~56	43	40	39
ALP(U/L)	17~68	29	35	71
ALT(U/L)	2~30	7	8	8
AST(U/L)	1~17	5	7	7
γ-GT(U/L)	2~38	8	7	7
总胆红素(μmol/L)	2~20	5	4	3
5-核苷酸酶(U/L)	3~14	4	5	6
总胆汁酸(μmol/L)	0.5~13	2	2	2

表 15-2　正常妊娠时血清生化试验的改变

改变		妊娠期	改变		妊娠期
白蛋白	约降低 20%	中	*BSP	正常或轻度潴留	末
*γ 球蛋白	正常或轻度降低	末	*ALP	升高 2~4 倍	末
*α、β 球蛋白	轻度升高	末	*乳酸脱氢酶	正常或轻度升高	末
*纤维蛋白原	升高	中	*γ-GT	正常	末
*转铁蛋白	升高	末	*ALT、AST	正常	末
*胆红素	正常或轻度降低	末	*胆固醇	升高 2 倍以上	末

* 系指改变最大的妊娠期

孕妇体内蛋白质的合成、分解及血清蛋白量均有改变。妊娠中期血浆蛋白下降约 20%,分娩前半数孕妇每千克血中蛋白下降 5g。此除与血容量增加血液稀释有关外,与体内白蛋白分解增加而不能相应地代偿也有关。蛋白电泳示 α 和 β 球蛋白上升及 γ 球蛋白下降。有报告指出,妊娠前血 A/G 为 1.32,妊娠 3 个月时为 1.21,至分娩前则减至 0.84,分娩后数天内为 0.7。妊娠期血沉加快,此与血浆球蛋白增加有关。正常孕妇的血浆凝血酶原时间正常,纤维蛋白原、凝血因子Ⅶ、Ⅷ、Ⅸ、Ⅹ及血浆素原在分娩前逐渐上升。血中转铁蛋白上升,甲状腺素、肾上腺素和甲基睾酮也因结合这些激素的特殊蛋白增加而增加。

妊娠 4 个月时,血清胆固醇开始上升,妊娠 8 个月时达高峰。半数以上孕妇超出 6.5mmol/L,分娩时甚至高达 13.0mmol/L,但胆固醇酯正常。血总胆固醇、α 和 β 脂蛋白、三酰甘油和磷脂均见上升。溶血卵磷脂分娩前有所下降。

血清酶学变化：①血清碱性磷酸酶（ALP）：在整个妊娠期 ALP 均见增高，后半期更加明显，可达妊娠前的 2~4 倍。妊娠期 ALP 升高，主要来自胎盘，所以孕妇 ALP 升高与肝病无关。如果妊娠在头 3 个月胎儿死亡，母亲血中 ALP 即行下降。正常分娩后 4~6 周母血 ALP 降至正常。②血清转氨酶：在整个妊娠过程中 ALT、AST 均属正常，所以当 ALT 明显异常时应认真考虑其他肝病的可能。③其他酶：血清 5′- 核苷酸酶（5′-NT）、亮氨酸氨基肽酶（LAP）、γ- 谷氨酰转肽酶（γ-GT）和乳酸脱氢酶（LDH），在孕妇有不同程度的上升，产后均可恢复。此外，胆碱酯酶在妊娠晚期可见下降。鸟氨酸氨基甲酰转移酶（OCT）和三丁酸甘油酯酶在分娩前则见降低。

正常妊娠时体内代谢虽有增加，但肝功能一般仍良好，即使有某些轻微改变，分娩后即可逐渐恢复。如果妊娠前即有 NAFLD 或其他肝病，在一定程度上将会增加孕妇的负担，可能影响妊娠的正常发展，甚至导致胎儿的早产、流产、死胎和其他产科情况。孕妇如有肝病，可能致使肝病病情恶化，甚至出现黄疸、出血倾向、腹水、感染和肝性脑病等，往往导致孕妇的生命危险，对此类患者应加强监测，以便及时进行救治。

第三节　鉴 别 诊 断

首先明确有无脂肪肝，并了解妊娠前有无脂肪肝，若孕前即有 NAFLD，那么出现肝病表现或肝功能改变应考虑是否 NAFLD 进展为 NASH 可能，此种情况下需要严密观察病情的变化；若妊娠前无脂肪肝病，而在妊娠后发生的脂肪肝，此时应排除药物性脂肪肝或病毒性肝炎合并脂肪肝（参见本书第 12 章、第 13 章）。

凡妊娠晚期有子痫或先兆子痫的临床表现，血清 AST 中度或明显升高，又可排除病毒性肝炎时，应诊断本病。如具有上述典型表现及实验室所见，B 超或 CT 提示脂肪肝，即可确诊。

诊断要点：①常在妊娠的 30~36 周发病，也可在产后发病。早期表现非特异性症状，如恶心、呕吐、上腹痛、腹部不适、易疲劳、周身不适为最常见的症状，如原有妊娠期高血压疾病，常与其混淆而被忽视。腹痛多位于正中上腹，右上中或右下胸部。发病 1~2 周出现弥散性血管内凝血（DIC），患者可有阴道流血，甚至尿血、消化道出血。出现发热、头痛、背痛、腹泻及呕吐提示伴发胰腺炎可能，应做进一步检查。②起病急、恶心、呕吐，部分有上腹痛。③出现黄疸是一特殊表现，可为肝性黄疸也可为胆汁淤积性黄疸或两者并存。并进行性加深，可伴不同程度的高血压，易与先兆子痫混淆。④短期内出现肝肾衰竭，多伴 DIC，心、脑、胰等脏器均有脂肪性变。⑤血清胆红素、ALT、AST、血氨、BUN 增高，尿酸明显升高，PT 延长，尿胆红素阴性。⑥影像学检查 CT 图像显示肝实质密度减弱；肝脏 B 超显示弥散的密集光点，强弱不均。

AFLP 时一般不做肝穿刺，因为重症 AFLP 时常有血液凝固障碍、血小板减少、腹水等并发症，故行肝穿刺有一定的危险。当鉴别诊断有困难时可慎重考虑行之。

非酒精性脂肪性肝病与妊娠期急性脂肪肝的鉴别诊断见表 15-3。

表 15-3　非酒精性脂肪性肝病与妊娠急性脂肪肝的鉴别诊断

	非酒精性脂肪性肝病	妊娠期急性脂肪肝
病因	与代谢、遗传、基因和各种细胞因子有关	与脂肪代谢障碍、凝血病理异常和先天免疫异常有关
流行率	高，10%~39%，平均 20%	低，少见，1/万 ~1/10 万次分娩
病理	肝细胞呈气球样变，肝细沉积、肝内胆汁淤积、肝细胞坏死，胞内肝窦状隙扩张，肝纤维化铁颗粒	肝细胞弥漫性气球样变，细胞内脂肪小滴形成微泡及巨大空泡，肝细胞溶解和萎缩引起小黄肝。炎症和肝细胞坏死并不常见
发病机制	表观遗传，胰岛素对抗，代谢综合征，氧化应激，基因及其受体，细胞因子，肠菌生态失衡	脂肪代谢障碍，先天性免疫异常、先天性线粒体内 β 氧化缺陷，LCHAD 基因变异，ROS 介导线粒体凋亡是 AFLP 发病机制的关键
起病方式	渐进	突然
与妊娠相关性	无关	多在妊娠 30~36 周，少数于产后发病
临床特征		
上腹痛	有	多无
发热	无	有，与黄疸同时发生
肝大	一般无	少见，无触痛
肥胖	常见	一般无
高血压	可有	可有
急性肾衰竭	可有	
肝性脑病	可有	多见
与代谢综合征并存	常见	无
实验室检查		
有核细胞	无	有
白细胞	一般正常	明显增高
凝血酶原时间	可延长	延长
APTT	可延长	延长
血小板降低	有门脉高压时可出现	降低
抗凝血活酶Ⅲ	正常	下降
3P 试验	阴性	阳性
凝血因子Ⅴ、Ⅶ、Ⅷ下降	少见	常见

续表

	非酒精性脂肪性肝病	妊娠期急性脂肪肝
AST	轻~中度增高	轻~中度增高
ALT	轻~中度增高	增高
AST/ALT	<1	>1
ALP	增高少	轻~中度增高
血氨	可增高	常增高
血清胆红素	轻度增高	轻~中度增高
血尿酸	可增高	常增高
肌酐	可增高	晚期增高
BUN	轻~中度增高	晚期增高
血糖	常增高	低血糖时有发生

（池肇春）

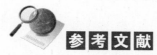

参考文献

1. 池肇春. 妊娠急性脂肪肝 // 池肇春. 实用临床肝病学. 第 2 版. 北京：人民军医出版社，2015：374-377.

2. Dwivedl S, Runnei M. Retrospective study of seven cases with acute fatty liver of pregnancy. ISRN Obstet Gynecol, 2013, 2013：730569.

3. Nelson DB, Yost NP, Cunningham FG. Acute fatty liver of pregnancy：clinical outcome and expected duration of recovery. Am J Obstet Gynecol, 2013, 209：456. e1-7.

4. Zhou G, Zhang X, Ge S. Retrospective analy of acute fatty liver of pregnancy：twenty-eight cases and discussion of anesthesia. Gynecol Obstet Invest, 2013, 76：83-89.

5. Dey M, Reema K. Acute fatty liver of pregnancy. N Am J Med Sci, 2012, 4：611-612.

6. Jin F, Cao M, Bai Y, et al. Therapeutic effects of plasma exange for the treatment of 39 patients with acute fatty liver pregnancy. Discov Med, 2012, 13：369-373.

7. Duvekot J, Verveer C, Neven L, et al. [5-OR]：Transient elastography（TE）of the liver as a new diagnostic tool to discriminate between HELLP syndrome and acute fatty liver of pregnancy（AFLP）?. Pregnancy Hypertens, 2015, 5：2-3.

8. Hao-Feng Xiong, Jing-Yuan Liu, Li-Min Guo, ET AL. Acutefatty liver of pregnancy：over six months fllow-up study of twenty – five patients World J Gastroenterol, 2015, 21：1927-1931.

9. Hoayek JG, Moussa HN, Rehman HA, et al. Catastrophic antiphospholipid syndrome in pregnancy, a diagnosis that should not be missed. J Matern Fetal Neonatal Med, 2016, 29：3950-3955.

10. Zhou DX, Bian XY, Cheng XY et al. Late gestational liver dysfunction and its impact on pregnancy outcomes. Clin Exp Obstet Gynecol, 2016, 43：417-421.

第 16 章

非酒精性脂肪性肝病与自身免疫性肝病鉴别诊断

自身免疫性肝病是一组自身免疫异常导致的肝脏疾病,特点是血清中存在自身抗体,主要包括自身免疫性肝炎、原发性胆汁性胆管炎、原发性硬化性胆管炎及重叠综合征。

第一节 非酒精性脂肪性肝病与自身免疫性肝炎

自身免疫性肝炎(AIH)是一种异常免疫反应介导的针对肝细胞的肝内炎症性疾病。AIH 以不同程度的血清转氨酶升高、高 γ- 球蛋白血症、血清特征性自身抗体阳性、肝组织学特征性改变和对免疫抑制治疗应答为特征。目前认为遗传与环境因素在 AIH 的发病中起重要作用,正常的免疫调节发生紊乱,发生针对肝细胞成分抗原的免疫反应是其主要的发病机制。病毒感染、药物和环境因素则是 AIH 常见的诱发因素。AIH 可以发生于世界范围内任何地区和种族,流行率至少在 1/ 万以上,多见于女性,男女比例约为 1:4。AIH 是一种严重的进行性疾病,约 40% 未经治疗的患者在诊断 AIH 后 6 个月内死亡。经免疫抑制剂治疗后,80%~90% 的患者可获得临床和生物化学缓解,获得临床缓解的患者预期寿命与健康人群无差别。AIH 患者 10 年总体生存率在 82%~95%,20 年总体生存率约为 48%。AIH 肝脏相关死亡或移植率与就诊时是否有肝功能失代偿和是否发展至肝硬化紧密相关。一般情况下,突然起病、严重发作并伴有持续性胆汁淤积、结肠炎、肝性脑病、腹水和广泛小叶坏死的患者预后较差,病死率较高。而起病隐匿且无黄疸或在发病初期较平稳者预后较好。死亡主要原因为肝功衰竭、食管静脉曲张破裂出血和感染。

AIH 患者起病隐匿,最常见的症状是嗜睡或极度疲劳、不适、恶心、呕吐、上腹部不适或疼痛、关节痛、肌痛、皮疹等。10%~20% 的 AIH 患者没有明显症状,只是在生化筛查时意外发现血清转氨酶水平升高才被发现。少数患者表现为急性、亚急性甚至暴发性起病。本病常伴有肝外免疫性疾病,如自身免疫性甲状腺炎、类风湿关节炎、干燥综合征等。

AIH 患者血清生化异常主要表现为 IgG 升高引起的高 γ- 球蛋白血症。AIH 的其他生化异常表现为肝炎性改变,主要为天门冬酸氨基转换酶(AST)、丙氨酸氨基转换酶(ALT)

活性和胆红素浓度升高；而血清碱性磷酸酶正常或轻微升高，γ- 谷氨酰转肽酶可能升高，但并不显著。血清 α1- 抗胰蛋白酶、铜蓝蛋白和铜浓度一般正常。

大多数 AIH 患者血清中存在一种或多种高滴度的自身抗体。根据血清自身抗体，AIH 可分成 2 个血清学亚型。Ⅰ 型 AIH 最常见，可发生于任何年龄段人群，约占全部 AIH 的 60%~80%，以抗核抗体（ANA）、抗平滑肌抗体（SMA）、抗可溶性肝抗原 / 肝胰抗原抗体（SLA/LP）阳性或核周型抗中性粒细胞胞质抗体（pANCA）阳性为其特征。Ⅱ 型 AIH 主要发生于儿童，以抗肝肾微粒体 1 型抗体（LKM-1）或者抗肝细胞胞质 1 型抗体（LC-1）阳性为特征。

活动性 AIH 特征性的组织学改变是界面性肝炎，伴有主要为淋巴浆细胞的致密淋巴细胞在汇管区及其周围或界面旁的浸润和肝细胞碎屑样坏死。在严重病例，常见小叶受累、桥接样坏死、肝细胞玫瑰样花结形成、结节再生、胆管增殖和纤维隔及假小叶形成。随着疾病的进展，肝细胞持续坏死，肝脏出现进行性纤维化，最终可发展为肝硬化。

临床工作中当同时出现临床症状与体征、实验室异常（血清 AST 或 ALT 和血清总 IgG 或 γ- 球蛋白升高），血清学（ANA、SMA、抗 LKM1 或抗 LC1）和组织学改变（界面性肝炎）时，在排除其他导致慢性肝炎的疾病，包括病毒、遗传性、代谢、胆汁淤积和药物性疾病的基础上，可诊断 AIH。

为方便广泛应用，2008 年国际自身免疫性肝炎小组提出了 AIH 简化诊断积分系统（表 16-1）。

表 16-1　AIH 简化诊疗积分系统

变量	标准	分值	备注
ANA 或 SMA	≥1:40	1 分	
ANA 或 SMA	≥1:80	2 分 *	
或 LKM-1	≥1:40		
或 SLA	阳性		
IgG			
	> 正常值上限	1 分	
	>1.10 倍正常上限	2 分	
肝组织学	符合 AIH	1 分	界面性肝炎、汇管区和小叶内淋巴浆细胞浸润、肝细胞穿入、玫瑰样花结被认为是特征性 AIH 组织学改变，3 项同时存在时为典型 AIH 表现
	典型 AIH 表现	2 分	
排除病毒性肝炎	是	2 分	
		≥6分：AIH 可能	≥7 分：确诊 AIH

注：自身抗体部分多项同时出现时最多得 2 分；肝组织学部分："典型" AIH 为：①界面性肝炎、汇管区和小叶内淋巴浆细胞浸润；②肝细胞穿入现象（炎症活动时可观察到某一肝细胞穿入另一个更大的肝细胞内）；③肝细胞玫瑰花结样改变。"符合" AIH 指存在淋巴细胞浸润的慢性肝炎表现，但缺乏典型 AIH 的三项特征

非酒精性脂肪性肝病是一种以脂肪代谢障碍为中心，大量脂肪在肝细胞沉积而导致的以弥漫性肝细胞大泡性脂肪变性为主要特征的临床病理综合征，是与胰岛素抵抗（IR）和遗

传易感密切相关的代谢应激性肝病。单纯性脂肪肝因无临床症状,肝功能无异常,因此临床上主要是 NASH 与 AIH 鉴别(表 16-2)。

表 16-2　非酒精性脂肪性肝炎与自身免疫性肝炎鉴别要点

	NASH	AIH
起病方式	慢性过程,急进加剧	慢性迁延性
发病率	高,1.1%~2.6%	低,0.1/10 万 ~1.2/10 万
性别	女:男 = 2:1	女性多见,占 70%
年龄	中年人多见	青年人多见,10~20 岁约占 50%
种族差异	有,西班牙人最高	不明
病因与发病机制	表观遗传,胰岛素对抗,代谢综合征,氧化应激,基因及其受体,细胞因子,肠菌生态失衡	自身免疫,遗传易感性,生物、病毒、物理或化学因素激发自身抗原的改变
病理	肝细胞呈气球样变,肝细胞内铁颗粒沉积、肝内胆汁淤积、肝细胞坏死,肝窦状隙扩张,肝纤维化	跨度或重度界面炎症,伴或不伴小叶性肝炎,中央汇管区桥接坏死,不伴有胆管病变
临床特征		
慢性肝炎表现	有	有
发热	一般无	常有
黄疸	少见,多为胆汁淤积性,轻 ~ 中度	有,反复发生,进行性加深,轻 ~ 中度
关节痛、肌痛	一般无	常有
肝外表现	肥胖、2 型糖尿病、高血压、动脉硬化、心肌梗死、肾衰竭、心律失常	关节疾病、皮疹、皮下出血、贫血、白细胞和血小板降低、肺不张、肺间质纤维化、肾小球肾炎、肾小管酸中毒、类 Cushing 病、甲状腺炎、黏液性水肿或甲亢、风湿病、溃疡性结肠炎
实验室检查		
血小板、白细胞降低	一般无	常见
转氨酶	ALT 持续增高,一般不超过正常 8 倍	持续反复增高,常为正常值的 3~10 倍,急性期 ALT 高于 AST,慢性期 AST 高于 ALT
脂肪代谢试验(TG、FFA、磷脂、脂蛋白)	多数增高	正常
空腹血糖	常增高	正常
血清铁蛋白	与 MS 并存时增高	正常
ALP	轻 ~ 中度增高	轻度增高
γ-GT	轻 ~ 中度增高	轻度增高
低蛋白血症	一般无	可有

续表

	NASH	AIH
凝血酶原时间	大多正常	延长
血清 IgG	正常	明显增高
自身抗体		
ANA	–	+（60%~80%）
抗 SMA	–	+
LKM	–	+（2 型 AIH 患者 95%~100% 增高）
LC-1（肝细胞溶质）抗体	–	+（多见于 2 型患者，阳性率 50%）
SLA/LP（肝 - 胰自身抗体）	–	+（阳性率 75%）
ANCA		+（特异性差）
治疗	改变生活方式和饮食结构是主要治疗手段，基因和靶向治疗正在开发中	主要通过抑制致病性免疫应答进行治疗。泼尼松联合硫唑嘌呤
预后	良好	良好。10 年总体生存率在 82%~95%，20 年总体生存率约为 48%

第二节　非酒精性脂肪性肝病与原发性胆汁性胆管炎

原发性胆汁性胆管炎（PBC）是一种胆汁淤积性肝脏疾病，病理上表现为进行性肝内小胆管破坏，伴汇管区和汇管周围炎症及肝纤维化，最终导致肝硬化和门脉高压。本病发病机制不明，可能与细胞、体液免疫异常和遗传有关，好发于 50 岁以上女性，男女比例为 1∶9。血清抗线粒体抗体（AMA）阳性对该病诊断具有特异性。PBC 患者的预后差异很大。有些患者从不出现症状，而一些患者可进行性恶化。无症状患者总的中位生存时间显著长于有症状患者。估计确诊后的总体中位数生存期为 10~15 年，而进展期（Ⅲ、Ⅳ期）者中位数生存期约为 8 年，总胆红素升高 >136.6~171.0μmol/L 者中位数生存期仅约 2 年。提示预后不良的指标包括高龄、总胆红素升高、肝脏合成功能减退、组织学分期晚期及有症状的 PBC 发生门脉高压的并发症。及时确诊后给予熊去氧胆酸（UDCA）治疗，可延缓疾病进展并推迟需要肝移植的时间。

2015 年 9 月中旬《胃肠病学》《肝脏病学杂志》《美国胃肠病学杂志》《消化道（Gut）》《肝脏病学》等多家消化领域权威期刊载同一篇文章，由 12 位来自全球各国的肝病学专家共同提出，将原发性胆汁性肝硬化（primary biliary cirrhosis，PBC）更名为原发性胆汁性胆管炎（primary biliary cholangitis，PBC）。更改为胆管炎降低了 PBC 的疾病严重程度且符合本病的实际,因为患者初诊时并无肝硬化,甚至终身不发展为肝硬化,但肝硬化一名词对众多非肝硬化的 PBC 患者的精神和物质生活产生了许多不利影响。原发性胆汁性胆管炎(PBC)是以肝内中等小叶间胆管或间隔胆管引起慢性非化脓性破坏性胆管炎(CNSDC)为始发病变的自身免疫相关性肝病。早期可无症状或仅有皮肤瘙痒、ALP、γ-GT、IgM 明显升高并出现线粒体抗体(AMA)是其特征。黄疸出现后多呈慢性进行性胆固醇明显升高或伴黄色瘤。也可伴发其他自身免疫性疾病。随着疾病的发展,肝、脾大。肝内在 CNSDC 病变基础上可见小胆管周围淋巴细胞浸润和肉芽肿、小胆管增生、肝细胞内铜沉积、肝小叶碎屑样坏死、淤胆、纤维组织增生,最后形成肝硬化。晚期可见门静脉高压、食管静脉曲张、腹水或肝衰竭。本病好发于中年以上妇女。PBC 的病因与发病机制尚未完全明确,但有许多证据证明,本病的发生发展同自身免疫有关。肝内淤胆则进一步引起肝损伤和肝硬化。

我国 2015 年 PBC 诊断推荐意见:符合下列 3 项标准中的两项则可诊断 PBC:①反映胆汁淤积的生化指标如 ALP 升高;②AMA 或 AMA-M2 阳性;③AMA/AMA-M2 阴性,但肝穿刺病理符合 PBC。

PBC 综合诊断指征:①PBC 临床超前期(无症状、胆管系酶正常)的诊断是 AMA 特别是 M_2 抗体(抗 PDC-E_2 抗体)阳性和肝活检小胆管的 CNSDC 变化。②PBC 无症状期的诊断是,虽无肝病相关症状,但出现 ALP、γ-GT 或 5′-NT 的升高,AMA 或 M_2 抗体阳性,肝活检有 PBC 特征性变化或无矛盾性变化。③PBC 有症状期的诊断是,好发中年以上妇女,长期有慢性肝内淤胆的症状(黄疸呈黄绿色、瘙痒、一般状态尚佳等)、体征(肝脏明显肿大、黄色瘤、脾大或门静脉高压等)和淤胆相关酶(ALP、肝门束扩大,γ-GT 或 5′-NT 等)明显升高,以及影像学检查排除胆道系统梗阻者,即应考虑 PBC。当 AMA 阳性,特别是 M_2 抗体(抗 PDC-E_2 抗体)阳性和 / 或肝组织学有典型的相应分期的病理变化者,就应确诊为 PBC。

非酒精性脂肪性肝病是一种脂肪代谢障碍性疾病,单纯性脂肪肝时可长期无任何临床症状,如患者伴有肥胖、糖尿病或冠心病、高血压可呈现并存疾病的表现。疾病进展至脂肪性肝炎时则常有肝损害的表现,如乏力、不适、恶心、呕吐、上腹部不适或疼痛、渐进性体重减轻。但非酒精性脂肪性肝病慢性肝内淤胆的症状并不明显,淤胆相关酶也不显著,不出现自身抗体,AMA 阴性,因此从了解病史、症状体征、实验室和影像检查两者鉴别并不困难。

第三节　非酒精性脂肪性肝病与原发性硬化性胆管炎

原发性硬化性胆管炎(PSC)是慢性胆汁淤积性疾病,病因不明,可能与遗传、免疫机制有关,其特征为肝内外胆管炎症和纤维化,进而导致多灶性胆管狭窄。PSC 的患者率为 8.6/10 万 ~13.6/10 万,男性与女性的比例约为 2∶1,诊断的中位年龄是 40 岁左右。本病预后较差,10 年生存率约为 65%。大多数患者最终发展为肝硬化、门静脉高压和肝功能失代偿。目前尚无有效的治疗药物,肝移植为终末期 PSC 的唯一有效治疗手段。

PSC 的诊断缺乏特异性试验,目前主要依赖典型的淤胆表现和胆道造影表现来确诊,同时排除各种因素引起的继发性硬化性胆管炎。

　　PSC 最常见的症状为乏力、瘙痒与黄疸；大约 80% 的 PSC 患者伴发炎症性肠病。6%~30% 的 PSC 患者可并发胆管癌。体检半数有肝大、脾肿大、黄疸、黄疣及皮肤色素沉着。

　　PSC 最常见的血清生化指标异常是碱性磷酸酶（ALP），通常升高 2~3 倍，但 ALP 正常并不能排除 PSC 诊断。约超过 50% 的 PSC 患者的血清中可检测到多种自身抗体，包括抗核抗体（ANA）、抗平滑肌抗体（SMA）、抗核周型抗中性粒细胞胞质抗体（pANCA）、抗内皮细胞抗体和抗心磷脂抗体等，但这些抗体对 PSC 的诊断价值不大。目前也尚未发现 PSC 特异性自身抗体，因此并不依据免疫球蛋白的升高及自身抗体来诊断 PSC。

　　内镜下逆行胰胆管造影（ERCP）是诊断 PSC 的金标准。PSC 典型的造影表现为胆管呈串珠样或枯树枝样改变。病变通常同时累及肝内和肝外胆管，但有少部分（<25%）患者仅仅有肝内胆管病变。相反，只有极少数患者（<5%）的病变局限于肝外胆管。ERCP 诊断 PSC 的敏感性和特异性均很高，但 ERCP 为有创操作，有一定并发症。

　　目前磁共振胰胆管造影（MRCP）因具有非侵入性和良好的操作性而越来越多地被应用于 PSC 诊断。MRCP 可特异性发现胆道节段性纤维化狭窄伴囊状扩张。MRCP 诊断 PSC 的准确性与 ERCP 相当，其敏感性和特异性分别为 ≥80% 和 ≥87%，目前已成为诊断 PSC 的首选影像学检查。MRCP 较 ERCP 更易显示肝内胆管扩张与狭窄；而对于 MRCR 显示不理想的大胆管病变，ERCP 仍有较好的诊断价值。

　　PSC 患者肝脏组织病理学检查的典型表现为洋葱皮样胆管纤维化，但肝穿刺活检的获取率仅 10% 左右，且继发性硬化性胆管炎也可出现这种病理特征。肝组织学可分为 4 期。汇管期（Ⅰ期）：汇管区水肿、炎症、小胆管增生，这些病变仍在界板以内；汇管周围期（Ⅱ期）：汇管周围区纤维化、炎症、伴或不伴小胆管增生、可见碎屑样坏死；分隔期（Ⅲ期）：分隔纤维化，碎屑样坏死；硬化期（Ⅳ期）：胆汁性肝硬化。

　　诊断标准：目前 PSC 的诊断主要包括四方面：①典型胆汁淤积的生化表现；②胆管影像学检查显示肝外、肝内胆管有多发性狭窄扩张的串珠状表现；③除外可引起硬化性胆管炎的继发因素，包括长期胆管梗阻、感染、IgG4 相关性硬化性胆管炎等；④肝活检组织示胆管闭塞、胆管周围纤维化，胆管稀少或胆汁性肝硬化。当患者临床表现、生化指标及组织病理学特点均符合 PSC，但胆管造影正常时，可诊断为小胆管 PSC。

　　非酒精性脂肪性肝病是以脂肪代谢障碍为中心的慢性肝病，它是代谢综合征在肝的表现，常与 2 型糖尿病、胰岛素抵抗、高脂血症、冠心病、高血压同时并存。因此从病史、影像学检查、肝活检组织病理学检查可与 PSC 进行鉴别。

（池肇春）

参考文献

1. Pan JJ, Fallon MB. Gender and racial differences in nonalcoholic fatty liver disease. World J Hepatol, 2014, 6: 274–283.
2. Williams CD, Stengel J, Asike MI, et al. Prevalence of nonalcoholic fatty livcer disease and nonalcoholic steatohepatitis among a largely middle-aged population utilizing ultrasound and liver biopsy: a prospective study. Gastroenterology, 2011, 140: 124–131.

3. 中华医学会风湿病学分会. 自身免疫性肝病诊断和治疗指南. 中华风湿病学杂志, 2011, 15（8）: 556–558.

4. 胆汁淤积性肝病诊断治疗专家委员会. 胆汁淤积性肝病诊断治疗专家共识 2013. 中华肝脏病杂志（电子版）, 2013, 5.: 53–64.

5. Gleeson D, Heneghan MA. British Society of Gastroenterology（BSG）guidelines for management of autoimmune hepatitis. Gut, 2011, 60: 1611–1629.

6. Lindor KD, Gershwin ME, Poupon R, et al. Primary biliary cirrhosis. Hepatology, 2009, 50: 291–308.

7. Chapman R, Fevery J, Kalloo A, et al. Diagnosis and management of primary sclerosing cholangitis. Hepatology, 2010, 51: 660–678.

8. Mayo MJ. Cholestatic liver disease overlap syndromes. Clin Liver Dis, 2013, 17: 243–253.

9. Lian JS, Liu W, Hao SR, et al. A serum metabolomic analysis for diagnosis and biomarker discovery of primary biliary cirrhosis and autoimmune hepatitis. Hepatobiliary Pancreat Dis Int, 2015, 14: 413–421.

10. Ohira H, Abe K, Takahashi A, et al. Autoimmune hepatitis: recent advances in the pathogenesis and new diagnostic guidelines in Japan. Intern Med, 2015, 54: 1323–1328.

11. Rojas CP, Bodicharla R, Campuzano-Zuluaga G. Autoimmune hepatitis and primary sclerosing cholangitis in children and adolescents. Fetal Pediatr Pathol, 2014, 33: 202–209.

12. Yang J, Yu YL, Jin Y, Clinical characteristics of drug-induced liver injury and primary biliary cirrhosis. World J Gastroenterol, 2016, 22: 7579–7586.

13. Reshetnyak VI. Primary biliary cirrhosis: Clinical and laboratory criteria for its diagnosis. World J Gastroenterol, 2015, 21: 7683–7708.

14. Landi A, Weismuller TJ, Lankisch TO, et al. Differential serum levels of eosinophilic eotaxins in primary sclerosing cholangitis, primary biliary cirrhosis, and autoimmune hepatitis. J Interferon Cytokine Res, 2014, 34: 204–214.

15. Blaho M, Dítě P, Bojková M, A contribution to the differential diagnostics of sclerosing cholangitides. Vnitr Lek, 2017, 63: 50–55.

16. Ponsioen CY. Diagnosis, Differential Diagnosis, and Epidemiology of Primary Sclerosing Cholangitis. Dig Dis, 2015, 33 Suppl 2: 134–139.

第七篇 非酒精性脂肪性肝病及其相关疾病或并发症

第 17 章

非酒精性脂肪性肝病与 2 型糖尿病

非酒精性脂肪性肝病是一种与 2 型糖尿病（type 2 diabetes mellitus，T2DM）、肥胖密切相关，无过量饮酒史、以肝细胞脂肪变性和脂质储积为特征的临床病理综合征，亦被认为是代谢综合征的肝脏表现。根据 NAFLD 病理进展情况可分为：单纯性脂肪肝、脂肪性肝炎（nonalcoholic steatohepatitis，NASH）、脂肪性肝纤维化 / 肝硬化、肝癌。NAFLD 若合并 T2DM，可以进一步恶化糖代谢，使糖尿病患者心血管风险升高 2~4 倍，并增加非酒精性脂肪性肝炎，甚至肝癌的发病风险。非酒精性脂肪性肝病在 2 型糖尿病人群中广泛流行，两者合并发病，预示着病情的加重和死亡风险的增加，研究 T2DM 合并 NAFLD 的病理生理机制及有效治疗措施刻不容缓。本文就非酒精性脂肪性肝病合并 2 型糖尿病的研究现状予以介绍并讨论。

一、NAFLD 合并 T2DM 流行病学

NAFLD 在普通成人中的发病率为 20%~30%，且发病率逐年提高，这与 2 型糖尿病快速蔓延有关，NAFLD 在糖尿病人群中则高达 43%~60%。该病可在任意年龄段发生，目前在儿童中发病率逐年升高。研究数据显示，我国大中城市普通成人中 NAFLD 的患病率为 20%；糖尿病患者中的 NAFLD 的发病率为 54.73%；而住院的 T2DM 合并 NAFLD 的患病率高达 61%~70%。流行病调查发现上海市民脂肪肝发病率为 20.82%；大连居民 T2DM 合并 NAFLD 发病率为 42%。另外，在 2839 例门诊 T2DM 患者中调查发现 NAFLD 患病率与年龄的增长呈正相关，40~59 岁 T2DM 人群患病率为 65.4%，60 岁以上患者发病率则高达 74.6%，男女患病率大致相当。因此，NAFLD 在 T2DM 人群中具有高患病率的特点。

二、NAFLD 合并 T2DM 的临床特征

（一）T2DM 对 NAFLD 的影响

T2DM 是导致 NAFLD 病情的进展及恶化的因素。研究显示，T2DM 可导致 NAFLD 患者发生肝硬化的风险增加 1.8~2.8 倍，发生肝癌的风险增加 1.86~4.00 倍。并且 T2DM 亦是

NAFLD 患者肝病相关死亡的独立危险因素，NAFLD 合并 T2DM 预示着 NAFLD 发展为肝硬化、肝癌等终末期肝病的全因死亡风险明显升高，肝硬化是其中最多见的一种。对 129 例由肝活检确诊为 NAFLD 患者进行为期 13.7 年随访，单纯性脂肪肝患者的生存率与对照人群相比无明显差异，而非酒精性脂肪性肝炎患者生存率显著低于相应对照人群。

（二）NAFLD 对 T2DM 的影响

有数据表明 2 型糖尿病患者非酒精性脂肪肝病的发生率高达 50%，在糖尿病伴肥胖症的患者发生率则高达 100%。如果从非酒精性脂肪肝病的角度看，至少 1/3 的非酒精性脂肪肝病患者有显性糖尿病史。T2DM 促进 NAFLD 发展和恶化，而 NAFLD 增加 T2MD 的发生风险，使血糖难以控制。研究显示，NAFLD 患者胰岛素抵抗、脂质代谢紊乱程度显著高于非 NAFLD，并且 NAFLD 可升高糖尿病患者空腹血糖的水平达 10%~20%。研究表明大多数非酒精性脂肪肝病患者都存在有胰岛素抵抗现象，且非酒精性脂肪肝病可引起"肝源性糖尿病"（hepatogenous diabetes）。在 T2DM 患者中，约 50%~75% 的患者伴有 NAFLD，与单纯性 T2DM 患者比较，伴有 NAFLD 的 T2DM 患者其血糖更高、血糖达标难度更大。大部分 2 型糖尿病合并非 NAFLD 患者除了有糖代谢紊乱，还具有代谢综合征的其他临床特点。代谢综合征有以下五点共识：腹型肥胖（腰围或腰臀比增加），糖耐量异常或已确诊的糖尿病，三酰甘油升高，高密度脂蛋白降低及高血压。一项对 304 名非酒精性脂肪肝病患者的研究表明，其中 88% 的脂肪性肝炎患者有代谢综合征。在一项入组 2200 名 2 型糖尿病患者超过 6.5 年的随访研究发现，非酒精性脂肪肝病时心血管疾病的危险性增加了 2 倍，独立于性别、吸烟、年龄、糖尿病病程、HBA1c、低密度脂蛋白，NAFLD 也是心血管疾病的一个独立危险因素。NAFLD 可显著增加 T2DM 患者的死亡风险。研究显示 T2DM 合并 NAFLD 较同年龄、同性别的糖尿病患者发生全因死亡的风险增加达 70%，其中主要的死亡原因为缺血性心脏病、恶性肿瘤以及肝病相关死亡。对 420 例 NALFD 患者社区随访 7.6 年，死亡 53 例（12.6%），总死亡率比普通人群显著增加，进一步研究发现，尽管有 3%~4% 的 NAFLD 患者随访中有可能进展为肝硬化，然而大多数 NAFLD 患者在肝硬化发生之前可能已有动脉粥样硬化，NAFLD 患者的主要死因是心脑血管事件而非肝硬化。有学者甚至认为 NAFLD 不仅是动脉硬化的标志，而且是早期血管病变的致病因素之一。71 例 NASH 患者在随访结束时，发生冠状动脉粥样硬化性心脏病及终末期肝病的比例较对照组明显升高，基线水平即合并 T2DM 的患者全因死亡率显著提高。研究发现发生脂肪变性肝细胞可以释放大量的炎症因子，T2DM 合并 NAFLD 患者和无 NAFLD 患者相比，血清中可致血管损伤的炎症因子水平均明显升高，通过加重氧化应激损伤肾脏和血管功能，导致肾功能持续下降并引发血管损伤，因此动脉粥样硬化相关的心血管疾病发生率显著高于肝病疾患。除影响糖脂代谢，NAFLD 还可加重糖尿病微血管并发症如糖尿病肾病、糖尿病视网膜病变，NAFLD 也可能是糖尿病微血管并发症的独立危险因素。

三、2 型糖尿病与非酒精性脂肪肝病之间的病理生理学联系

尽管 NAFLD 的发病机制至今还未完全明确，但几乎是全球公认的一点是：胰岛素抵抗（insulin resistance, IR）在其发病机制中起了非常关键的作用，而"二次打击学说"是现在国际上比较广泛认可的 NAFLD 发病机制。由于 IR，胰岛素抑制脂肪酶活性下降，外周脂肪组织分解增多，游离脂肪酸水解增高，大量游离脂肪酸容易通过门静脉系统进入肝脏，使肝脏

对游离脂肪酸氧化和利用不足,脂化形成三酰甘油增加,而肝细胞内脂肪运出肝的能力受限,使肝细胞内脂肪堆积形成单纯性脂肪肝,此为初次打击;第二次打击则是指与氧化应激相关的脂质过氧化及炎性因子的作用,导致脂肪变的肝细胞发生炎症、坏死、纤维化,两次打击最终形成脂肪肝。这就是著名的“二次打击学说”。IR 亦是 T2DM 重要的致病机制。糖尿病甚至糖尿病前期时,升高的血糖为 TG 的合成提供了大量的底物,进一步促进肝脏内TG 的合成和蓄积。此外,NAFLD 亦是 IR、T2DM 独立的危险因素。因此,T2DM 和 NAFLD间具有密切的病理生理联系,而 IR 架起了二者相互联系的病理生理桥梁;氧化应激和炎性损伤则是二者重要的损伤机制,成为糖尿病的危险人群。因此,非酒精性脂肪肝病的患病趋势也将随之增加。NAFLD 的发病机制尚未完全阐明,但是胰岛素抵抗依然是目前公认的NAFLD 发病的核心环节。

四、非酒精性脂肪肝病合并糖尿病的治疗

(一)基础治疗

生活方式改变是治疗 NAFLD、2 型糖尿病及代谢综合征的基础,亦是目前唯一公认的治疗 NAFLD 有效方法。生活方式干预主要包括减轻体质量、加强锻炼、行为方式的改变等。肥胖是 T2DM 合并 NAFLD 的重要致病因素,减轻体重是 T2DM 合并 NAFLD 的一线治疗方案。在糖尿病健康行动的研究中,纳入 96 例体质指数 $\geqslant 25kg/m^2$ 的超重或肥胖 2 型糖尿病患者,随机予以强化生活方式干预或糖尿病治疗和教育随访 12 个月,通过磁共振氢波谱成像评价肝脏脂肪含量,结果显示强化生活方式干预组体重减低明显高于糖尿病治疗和教育组,且以强化生活方式干预组肝脏脂肪变性比率与糖尿病治疗和教育组相比也有明显降低。研究显示,T2DM 合并 NAFLD 患者,平均体重减轻 4%~14%,可显著改善患者的 IR、降低血转氨酶的水平;T2DM 合并 NASH 患者体重减轻 5%~10%,可获得明显肝脏组织形态学的改善,体质量减轻达 7% 的患者肝脏脂肪变性、小叶炎症、肝细胞气球样变和 NAFLD 活动度积分均明显改善。因此,减轻体重对 T2DM 合并 NAFLD 的防治具有重要的意义。研究亦证实,NAFLD 患者通过足量的运动同样能够获得降低转氨酶的水平和减轻肝脏脂肪样变的疗效,并且这种获益独立于患者的体重减轻之外。一项研究比较了 T2DM 患者分别进行有氧运动和耐力训练肝脏脂肪含量的影响,研究结果显示,4 个月后两组患者肝脏脂肪含量降低均达 25%,认为有氧运动和耐力训练对 T2DM 合并 NAFLD 均具有重要的防治作用。然而也有研究发现,增加高强度运动的时间可显著减轻肝硬化的进展,而增加中等运动时间并未获得同样的益处。因此,运动强度对 T2DM 合并 NAFLD 防治作用及其远期疗效的差异尚待进一步研究加以证实。尽管生活方式的干预在 NAFLD 患者中取得了明显的疗效,但是患者的依从性不佳的问题是亟待解决的难题。有研究调查了坚持有氧运动方案治疗的 NAFLD患者的长期依从性,研究结果显示,能坚持 2 年的比例不到 20%。因此,进行生活方式的干预,关键可能还是需要建立患者健康生活行为方式。然而,快速减肥可能导致肝脏炎症和纤维化增加。一项前瞻性研究显示,41 例病态肥胖 NAFLD 患者,采用非常低热量的饮食干预。8 周期间,体质量下降平均超过 34kg,其中 24% 的患者出现了轻微的炎症或门静脉纤维化。因此,NAFLD 患者应警惕防止快速的体质量减轻。

(二)药物治疗

1. 改善胰岛素抵抗类降糖药物　胰岛素抵抗是 T2DM 和 NAFLD 有共同的病理生理基

础,改善胰岛素抵抗在 T2DM 合并 NAFLD 防治的重要手段。二甲双胍是 T2DM 一线治疗药物。二甲双胍具有多种作用机制,包括延缓葡萄糖由胃肠道的摄取,通过提高胰岛素的敏感性而增加外周葡萄糖的利用,以及抑制肝、肾过度的糖异生,具有潜在的改善 NAFLD 的药理作用。然而临床研究关于二甲双胍对 NAFLD 的治疗作用尚存在争议,目前也尚无证据证实该药物可改善 NAFLD 患者肝脏组织病理改变。因此目前学术界对于二甲双胍是否推荐用于 NAFLD 甚至 T2DM 合并 NAFLD 的防治中尚持保守意见。噻唑烷二酮类是过氧化物酶体增殖物活化受体 γ 激动剂可通过肝脏等组织的 PPAR-γ 激活,增加胰岛素敏感性。目前噻唑烷二酮类药物有吡咯列酮、罗格列酮,证实可改善糖尿病合并 NAFLD 或单纯 NAFLD 患者肝脏脂肪样变以及生化指标,然而该类药物是否能改善肝纤维化的发生,尚待进一步研究加以证实。一个早期的非随机性试验显示,22 名经活检证实 NASH 的患者(其中 50% 为糖耐量受损或糖尿病)接受罗格列酮(4mg,2 次 / 天)治疗 48 周,再次行肝组织活检发现肝细胞炎症、纤维化和气球样变性显著改善。美国胃肠病学会和美国胃肠病协会推荐 NASH 患者使用噻唑烷二酮类。然而用药后一半以上的患者体重增加,平均增长 7.3%,长期使用 TZDs 的安全性(心力衰竭、骨质疏松和膀胱癌)以及停药以后肝酶的反弹等问题存在很多争论。DPP-4 抑制剂即二肽基肽酶Ⅳ抑制剂,是治疗 2 型糖尿病的新靶点,能够迅速灭活胰高血糖素样肽 -1(GLP-1),可提高内源性 GLP-1 活性,促进胰岛 β 细胞释放胰岛素,同时抑制胰岛 α 细胞分泌胰高血糖素,从而提高胰岛素水平,降低血糖,且低血糖风险低及不影响体重,一些对合并有脂肪性肝炎的 2 型糖尿病患者研究显示西格列汀(DPP-4 抑制剂的一种)可以降低血清丙氨酸氨基转移酶,并改善肝脏的组织学表现。DPP-4 抑制剂对非酒精性脂肪肝病的改善是与 HBA1c 水平的下降和 BMI 的降低同时并存的。需要进一步的研究明确 DPP-4 抑制剂对非酒精性脂肪肝病的作用。

2. 降脂药物　脂代谢紊乱是导致胰岛素抵抗的重要原因,也是胰岛素抵抗的临床表现,降脂药物不仅降低患者血脂水平,改善糖尿病患者 IR。他汀类药物主要降低患者血胆固醇、LDL-C 水平,从而降低糖尿病患者心脑血管死亡风险。NAFLD 与血脂紊乱密切相关,推测对 NAFLD 具有潜在的治疗作用。然而,他汀类降脂药物不良反应中有导致肝酶升高,目前尚不清楚对 NAFLD 患者是否安全有效,尤其对非酒精性脂肪性肝炎患者。研究发现,阿托伐他汀联合抗氧化剂如维生素 C、E 可显著改善肝脏脂肪变性。一项 227 例中度肝功能异常 NAFLD 患者的研究,应用他汀类药物治疗后,肝酶显著下降,患者心脑血管事件发生率显著降低,并且在治疗过程中未发现肝脏不良反应增加。监测到多种细胞因子如肿瘤坏死因子 α、白细胞介素 6 和 C 反应蛋白下降,推测可能与他汀类药物的抗炎和抗氧化应激有关。另一项研究显示对于 40 例非酒精性脂肪肝病患者,给予血脂正常者熊去氧胆酸,给予高脂血症者为期 6 个月的阿托伐他汀治疗,阿托伐他汀组较熊去氧胆酸组转氨酶下降明显。研究证实辛伐他汀抑制胆固醇在小肠吸收,降低低密度脂蛋白,改善患者胰岛素抵抗,在 NAFLD 干预研究中取得了阳性结果。贝特类药物是主要改善患者三甘油酰水平的降脂药物,研究比较非诺贝特与多烯磷脂酰胆碱对 NAFLD 的治疗作用,研究结果显示非诺贝特治疗脂肪肝疗效明显优于多烯磷脂酰胆碱,未发现不良反应增加。

3. 维生素 E　氧化应激在糖尿病 NAFLD 导致肝损伤的重要机制,阻断氧化应激可能是糖尿病 NAFLD 防治的手段之一。维生素 E 是一种抗氧化剂,其机制认为是减少 NASH 患者肝细胞氧化应激。临床荟萃分析结果提示:维生素 E 仅仅适合无糖尿病、肝硬化以及肝脏活动性病变的成人 NAFLD 患者。研究发现,选取 247 例经肝脏活检证实 NASH 的非糖尿病成人,天然维生素 E 治疗 96 周(800U 天),发现维生素 E 不仅能降低肝酶水平,且改善肝脏脂肪变性和炎症浸润,且耐受性好。另一项研究发现,维生素 E 对儿童和青少年的 NAFLD 有益。维生素 E 的有效性尚未在 NASH 合并糖尿病或 NASH 相关肝硬化患者中评估。维生素 E 具有价格低廉、不良反应小的特点,且临床试验证实在非糖尿病的 NASH 患者中是有益的,但其在 2 型糖尿病患者中长期应用的安全性和有效性有待确定。

4. GLP-1 受体激动剂   胰升糖素样肽 -1(GLP-1)由食物刺激后由小肠 L 细胞分泌入血,是最重要的一种肠促胰素,GLP-1 主要作用于胰腺 β 细胞,葡萄糖依赖性地刺激胰岛素分泌,还可作用于胰腺 α 细胞,抑制胰高糖素的释放,GLP-1 能延缓胃排空和诱导胰腺 β 细胞的增殖,故在调节糖代谢中起着非常重要的作用。但 GLP-1 进入循环被 DPP-4 酶迅速降解,半衰期仅有 1~2 分钟。而 GLP-1 受体激动剂类药物可模拟 GLP-1 的作用,并能抵抗 DPP-4 酶降解,目前在我国上市的 GLP-1 受体激动剂有艾塞那肽和利拉鲁肽。研究提示,NAFLD 和 NASH 的患者口服葡萄糖刺激后 GLP-1 分泌水平较正常人明显下降,提示在 NAFLD 患者中 GLP-1 分泌受损。研究发现在肝脏存在 GLP-1 受体,GLP-1 可能在肝脏通过 GLP-1 受体直接发挥作用,而 NASH 患者 GLP-1 受体与正常人相比明显减少,在高脂诱导 NASH 大鼠模型中发现肝脏 GLP-1 受体的 mRNA 表达明显下降,而 GLP-1 受体下调与 NASH 发展密切相关。GLP-1 水平下降和 GLP-1 受体信号通路受损与 NAFLD 发生发展密切相关,为 GLP-1 受体激动剂治疗 NAFLD 提供了理论根据。研究报道利拉鲁肽干预 8 周可明显改善高脂诱导的低脂联素水平,改善肝脏组织学的变化和降低总脂质水平。同样的现象在高脂、高果糖诱导的小鼠模型中再次得到证实,艾塞那肽可有效降低肥胖小鼠的体质量、肝质量、肝脏脂肪含量,改善肝脏的脂肪变性。另一项研究显示,艾塞那肽一种类似物 AC3174 干预肥胖小鼠,可改善高反式脂肪酸诱导的肝脏脂肪变性和纤维化,而这种改善仅部分作用与体重的降低相关。此外,GLP-1 受体敲除后,AC3174 改善脂肪肝的作用明显减弱,提示 GLP-1 受体激动剂改善 NAFLD 的作用通过 GLP-1 受体起作用。噻唑烷二酮类药物(TZDs)目前被认为是能有效改善 NAFLD 的药物,一项临床研究比较了艾塞那肽联合吡格列酮与单独应用吡格列酮对 T2DM 肝脏脂肪含量的影响,应用 MRS 的方法测定肝脏脂肪,结果显示联合治疗组与吡格列酮单药治疗组比较,在不明显减少患者体质量的前提下,前者可以明显降低肝脏脂肪的含量,同时 TG 和 ALT 的水平也显著降低;成纤维细胞生长因子 21(FGF21)水平增高是 NAFLD 的独立危险因子,艾塞那肽联合吡格列酮可以明显减低空腹状态的 FGF21 的水平,而单独应用吡格列酮没有此作用。关于利拉鲁肽 LEAD1-6 荟萃分析显示:在基线治疗时 2241(50.8%)例患者 ALT 升高,与对照组比较,经过 26 周利拉鲁肽治疗可剂量依赖性降低 ALT 的水平;LEAD2 亚组中患者治疗前后进行了腹部 CT 的检测,应用肝 / 脾 CT 值评价 NAFLD 的程度,1.8mg/d 的利拉鲁肽有改善肝脏脂肪变性的作用。目前有一项利拉鲁肽改善 NAFLD 的前瞻性研究正在进行中,且以病理学金指标评价治疗的有效性,该研究持续 48 周,治疗前后均行病理活检,并由 3 位病理专家独立阅片观察利拉鲁肽治疗 1 年是否能够改善肝脏组织的病理学变化,是 GLP-1 受体激动剂治疗 NAFLD 证据级别最高的研究。总之,胰岛素抵抗是 NAFLD 发生和发展的主要病理生理机制,肝脏 GLP-1 受体信号通路受损与 NAFLD 密切相关。GLP-1 受体激动剂可在降低血糖的同时,降低体重、改善血脂代谢、降低血压等。目前,动物和临床试验提供的证据提示 GLP-1 受体激动剂治疗可以改善 NAFLD、降低肝脏的脂肪含量和减轻炎症浸润,其机制与激活肝脏的 GLP-1 受体、改善胰岛素抵抗、减轻氧化应激、减弱内质网应激及通过调节脂肪酸的合成和氧化相关的基因有关,可以预防和延缓 NAFLD 的发生和发展。该类药物是目前治疗 T2DM 合并 NAFLD 的一个新途径,值得引起临床关注。

5. 保肝抗炎药物　保肝抗炎药物具备修复肝脏生物膜,拮抗氧化应激和 / 或脂质过氧化,以及抗凋亡、抗炎及抗纤维化等药理作用,从而阻止肝病进展,减少肝硬化和肝衰竭的发生。因而,理论上保肝抗炎药物是 NAFLD 的有效方法。一项荟萃分析显示,多烯磷脂酰胆碱治疗酒精性肝病和脂肪肝是安全的,可提高治疗有效率,改善患者的临床症状和体征;同时具有降低早期死亡率和防止肝组织学恶化的趋势。但是目前对于保肝抗炎药物用于 NAFLD 的研究,样本量较小,因此其疗效尚待大规模随机对照临床研究加以进一步明确。

(三)外科手术

目前研究认为减轻体重是糖尿病合并 NAFLD 有效的防治方法,减重手术不仅可使患者获得满意的体重控制,还可显著降低患者肥胖相关并发症如 T2DM、脂代谢紊乱、高血压以及呼吸睡眠暂停等。减重手术治疗肥胖症合并 NAFLD、T2DM 的治疗不是一蹴而就的事情,经过一个逐步认识的过程。目前普遍被接受的标准术式有 4 种:腹腔镜 Roux-en-Y 胃旁路术、腹腔镜胃袖状切除术、腹腔镜可调节胃绑带术、胆胰分流并十二指肠转位术,其他改进或新术式仍缺乏长期证据支持。由于腹腔镜微创手术在术后早期的病死率及并发症发生率方面明显低于开腹手术,故强烈推荐腹腔镜手术。手术适应证:①T2DM 病程 ≤ 15 年,且胰岛仍存有一定的胰岛素分泌功能,空腹血清 C 肽 ≥正常值下限的 1/2;②病人的 BMI 是判断是否适合手术的重要临床标准;③男性腰围 ≥90cm、女性腰围 ≥85cm 时,可酌情提高手术推荐等级;④建议年龄为 16~65 岁。近年来,尤其是在广泛开展腹腔镜可调节胃束带术、腹腔镜胃旁路减肥术和腹腔镜胃袖状切除术后,许多研究中心发现肥胖症患者在减去大部分多余体重的同时,2 型糖尿病和 NAFLD 亦得到明显改善,表现为肝功能指标得到改善和肝活检肝炎程度和肝纤维化得到改善。一项纳入减肥术后患者 766 例的研究,分别于手术前后进行肝脏活检,研究结果显示患者手术前后肝脏脂肪样变、NASH 以及肝硬化病变改善或逆转率分别为:91.6%、81.3% 和 65.5%。上述研究均为患者手术前后自身的比较。亦有大量研究报道了 Roux-en-Y 胃旁路术可显著改善 T2DM 合并 NAFLD 患者肝脏脂肪样变、肝脏的炎性反应甚至肝硬化,且其效果优于胃结扎术。外科减肥术后患者可显著改善体质量、降低肝脏脂肪含量以及改善胰岛素抵抗等,患者的这些获益可能与手术后患者胃肠道激素 GLP-1 或内分泌调节肽(peptide tyrosine-tyrosine,PYY)分泌得到了明显改善有关。一项回顾性队列研究显示,284 例病态肥胖患者,94% 活检证实 NAFLD,其中包含 12 例肝纤维化,行减重手术(胃旁路术、可调节胃束带术或十二指肠改道术)后(18.6 ± 8.3)个月行肝组织活检,82.8% NAFLD 完全缓解,13.8% 轻度肝脂肪变性。一项前瞻性研究发现,减重手术 1 年后和 5 年后肝脏脂肪变性和空泡样变与术前比有显著改善,该研究同时发现,肝脏组织学的改善和胰岛素抵抗的缓解程度密切相关。减重手术对于肥胖合并脂肪肝、糖尿病患者有较好的临床缓解效果,但术后并发症仍不容忽视,主要的并发症有消化道并发症出血、消化道漏、胃食管反流、溃疡等,肺栓塞是肥胖患者手术后的急性并发症之一,死亡率较高,卧床将增加其发生率。以预防为主,建议术后早期离床活动,高危病人围术期可适当给予抗凝药物。深静脉血栓形成以预防为主,对于高危因素病人推荐应用持续压迫装置,术后 24 小时皮下注射肝素或低分子肝素,建议早期下床活动。如体重下降过快,可考虑给予熊去氧胆酸,以预防胆囊炎和胆石形成。对于 NAFLD 合并 T2DM 患者,减重外科的部分手术方式对其治疗效果优于药物强化治疗。尽管保守治疗和药物治疗仍为 NAFLD 合并 T2DM 的优先治疗方式,但在血糖不能得到有效控制的情况下,减重手术可作为治疗 NAFLD 合并 T2DM 的选择(参见本书第 25 章"减重的外科治疗")。

五、展望

2 型糖尿病患者合并非酒精性脂肪肝病比例升高,与 2 型糖尿病患者中肥胖比率高、胰岛素抵抗持续进展有关。两者并存促进不良结局发生,NAFLD 合并 T2DM 易于向肝硬化、肝癌发展;T2DM 患者合并 NAFLD,加重糖尿病大血管病变使心脑血管死亡率升高。NAFLD 在临床上具有隐匿性、缓解率低的特点,诊断方面:作为金标准的肝组织活检较难开展,B 超普及率高但不能发现早期病变,目前正在开展某些氧化应激因子的监测用于及时发现 NAFLD。治疗方面:生活方式干预是目前改善 NAFLD 最安全有效的方法,依从性不佳的问题尚待解决;GLP-1 受体激动剂具有抑制食欲、延缓胃排空、减轻体重改善 IR、葡萄糖依赖性等促进胰岛素分泌及抑制胰高糖素的分泌,具有低血糖风险小、降糖效果好的特点,美国糖尿病协会已经批准此类药物用于脂肪肝,研究发现此类药物可以改善脂肪肝组织学及降低非酒精性脂肪性肝炎异常肝酶水平,为糖尿病合并脂肪肝患者提供了新的治疗手段。外科减肥手术近几年在《指南》中地位显著升高,在肥胖合并糖尿病、脂肪肝患者的防治中具有优越性,但需严格把握手术适应证,远期有效性及术后慢性并发症等风险尚待进一步研究。GLP-1R/GCGR 等双受体激动剂以及 FGF21 等脂肪因子目前在研究阶段,其对 T2DM 合并 NAFLD 的防治中具有良好的预测价值和应用前景。

(刘元涛　荆 菁)

参考文献

1. Than NN, Newsome PN. A concise review of nonalcoholic fatty liver disease. Atherosclerosis, 2015, 239:192-202.

2. Bedogni G, Nobili V, Tiribelli C. Epidemiology of fatty liver: an update. World J Gastroenterol, 2014, 20:9050-9054.

3. Liu H, Lu HY. Nonalcoholic fatty liver disease and cardiovascular disease. World J Gastroenterol, 2014, 20:8407-8415.

4. White DL, Kanwal F, El-Serag HB. Association between nonalcoholic fatty liver disease and risk for hepatocellular cancer, basedonsystematicreview. Clin Gastroenterol Hepatol, 2012, 10(12): 13421359.5.Liao XH, Cao X, Liu J, et al. Prevalence and features of fatty liver detected by physical examination in Guangzhou. World J Gastroenterol, 2013, 19:5334-5339.

5. Oddy WH, Herbison CE, Jacoby P, et al. The Western dietary pattern is prospectively associated with nonalcoholic fatty liver disease in adolescence. Am J Gastroenterol, 2013, 108:

778-785.

6. Birkenfeld AL, Shulman GI. Nonalcoholic fatty liver disease, hepatic insulin resistance, and type 2 diabetes. Hepatology, 2014, 59: 713-723.

7. Ortiz-Lopez C, Lomonaco R, Orsak B, et al. Prevalence of prediabetes and diabetes and metabolic profile of patients with nonalcoholic fatty liver disease (NAFLD). Diabetes Care, 2012, 35: 873-878.

8. Miyake T, Kumagi T, Hirooka M, et al. Body mass index is the most useful predictive factor for the onset of nonalcoholic fatty liver disease: a community-based retrospective longitudinal cohort study. J Gastroenterol, 2013, 48: 413-422.

9. Ahmed MH, Husain NE, Almobarak AO. Nonalcoholic Fatty liver disease and risk of diabetes and cardiovascular disease: what is important for primary care physicians? J Family Med Prim Care, 2015, 4: 45-52.

10. Al-Jiffri O, Al-Sharif FM, Abd El-Kader SM, et al. Weight reduction improves markers of hepatic function and insulin resistance in type-2 diabetic patients with non-alcoholic fatty liver. Afr Health Sci, 2013, 13: 667-672.

11. Ortiz-Lopez C, Lomonaco R, Orsak B, et al. Prevalence of prediabetes and diabetes and metabolic profile of patients with nonalcoholic fatty liver disease (NAFLD). Diabetes Care, 2012, 35: 873-878.

12. Miyake T, Kumagi T, Hirooka M, et al. Body mass index is the most useful predictive factor for the onset of nonalcoholic fatty liver disease: a community-based retrospective longitudinal cohort study. J Gastroenterol, 2013, 48: 413-422.

13. Zhao L, Ma J, Wang S, et al. Relationship between β-cell function, metabolic control, and microvascular complications in type 2 diabetes mellitus. Diabetes Technol Ther, 2015, 17: 29-34.

14. Thoma C, Day CP, Trenell MI. Lifestyle interventions for the treatment of non-alcoholic fatty liver disease in adults: a systematic review. J Hepatol, 2012, 56: 255-266.

15. Sung KC, Kim BS, Cho YK, et al. Predicting incident fatty liver using simple cardio-metabolic risk factors at baseline. BMC Gastroenterol, 2012, 12: 84.

16. Hallsworth K, Fattakhova G, Hollingsworth KG, et al. Resistance exercise reduces liver fat and its mediators in non-alcoholic fatty liver disease independent of weight loss. Gut, 2011, 60: 1278-1283.

17. Bacchi E, Negri C, Targher G, et al. Both resistance training and aerobic training reduce hepatic fat content in type 2 diabetic subjects with nonalcoholic fatty liver disease (the RAED2 Randomized Trial). Hepatology, 2013, 58: 1287-1295.

18. Kistler KD, Brunt EM, Clark JM, et al. Physical activity recommendations, exercise intensity, and histological severity of nonalcoholic fatty liver disease. Am J Gastroenterol, 2011, 106: 460-468.

19. Eguchi Y, Kitajima Y, Hyogo H, et al. Pilotstudyofliraglutide effectsinnon-alcoholicsteato hepatitis and nonalcoholic fatty liver disease with glucose intolerance in Japanese patients (LEAN-J) Hepatol Res, 2015, 45: 269-278.

20. Promrat K, Kleiner DE, Niemeier HM, et al. Randomized controlled trial testing the effects of weight loss on nonalcoholic steatohepatitis. Hepatology, 2010, 51: 121–129.

21. Wong VW, Chan RS, Wong GL, Community based lifestyle modification programme for non-alcoholic fatty liver disease: a randomized controlled trial. J Hepatol, 2013, 59: 536–542.

22. Li Y, Liu L, Wang B, et al. Metformin in non-alcoholic fatty liver disease: A systematic review and meta-analysis. Biomed Rep, 2013, 1: 57–64.

23. Dyson J, Day C. Treatment of non-alcoholic fatty liver disease. Dig Dis, 2014, 32: 597–604.

24. Musso G, Cassader M, Rosina F, Gambino R. Impact of current treatments on liver disease, glucose metabolism and cardiovascular risk in nonalcoholic fatty liver disease (NAFLD): a systematic review and meta-analysis of randomised trials. Diabetologia, 2012, 55: 885–904.

25. Sanyal AJ, Chalasani N, Kowdley KV, et al. Pioglitazone, vitamin E, or placebo for nonalcoholic steatohepatitis. N Engl J Med, 2010, 362: 1675–1685.

26. Kelishadi R, Cook SR, Amra B, et al. Factors associated with insulin resistance and nonalcoholic fatty liver disease among youths. Atherosclerosis, 2012, 204: 538–543.

27. Sagi R, Reif S, Neuman G, et al. Nonalcoholic fatty liver disease in overweight children and adolescents. Acta Paediatr, 2013, 96: 1209–1213.

28. Lomonaco R, Sunny NE, Bril F, et al. Nonalcoholic fatty liver disease: current issues and novel treatment approaches. Drugs, 2013; 73: 1–14.

29. Xiao C, Dash S, Morgantini C, et al. Sitagliptin, a DPP-4 inhibitor, acutely inhibits intestinal lipoprotein particle secretion in healthy humans. Diabetes, 2014, 63: 2394–2401.

30. Monami M, Dicembrini I, Nardini C, et al. Effects of glucagon-like peptide-1 receptor agonists on cardiovascular risk: a meta-analysis of randomized clinical trials. Diabetes Obes Metab, 2014, 16: 38–47.

31. Edwards KL, Minze MG. Dulaglutide: an evidence-based review of its potential in the treatment of type 2 diabetes. Core Evid, 2015, 10: 11–21.

32. Clemmensen C, Finan B, Fischer K, et al. Dual melanocortin-4 receptor and GLP-1 receptor agonism amplifies metabolic benefits in diet-induced obese mice. EMBO Mol Med, 2015, 7: 288–298.

33. Chandarana K, Gelegen C, Irvine EE, et al. Peripheral activation of the Y2-receptor promotes secretion of GLP-1 and improves glucose tolerance. Mol Metab, 2013, 2: 142–152.

34. Liu YX, Si MM, Lu W, et al. Effects and molecular mechanisms of the antidiabetic fraction of *Acoruscalamus* L. on GLP-1 expression and secretion *in vivo* and *in vitro*. J Ethnopharmacol, 2015, 166: 168–175.

35. Schwenk R W, Baumeier C, Finan B, et al. GLP-1-oestrogen attenuates hyperphagia and protects from β cell failure in diabetes-prone New Zealand obese (NZO) mice. Diabetologia, 2015, 58: 604–614.

36. Monami M, Dicembrini I, Nardini C, et al. Effects of glucagon-like peptide-1 receptor agonists on cardiovascular risk: a meta-analysis of randomized clinical trials. Diabetes Obes Metab, 2014, 16: 38–47.

37. Lassailly G, Caiazzo R, Buob D, et al. Bariatric surgery reduces features of nonalcoholic steatohepatitis in morbidly obese patients. Gastroenterology, 2015, 149: 379-388.

38. Hafeez S, Ahmed MH. Bariatric surgery as potential treatment for nonalcoholic fatty liver disease: a future treatment by choice or by chance J Obes, 2013, 2013: 839275.

39. Caiazzo R, Lassailly G, Leteurtre E, et al. Roux-en-Y gastric bypass versus adjustable gastric banding to reduce nonalcoholic fatty liver disease: a 5-year controlled longitudinal study. Ann Surg, 2014, 260: 893-898.

40. Froylich D, Corcelles R, Daigle C, et al. Effect of Roux-en-Y gastric bypass and sleeve gastrectomy on nonalcoholic fatty liver disease: a comparative study. Surg Obes Relat Dis, 2015, 12: 127-131.

41. Ahmed M. Non-alcoholic fatty liver disease in 2015. World J Hepatol, 2015, 7: 1450-1459.

第18章

非酒精性脂肪性肝病与肝硬化

在世界范围内病毒性肝炎仍是肝硬化的主要病因,我国也是如此。在过去几十年,由于生活方式和饮食结构的改变,致使非酒精性脂肪性肝病(NAFLD)的发病率迅速增加。非酒精性脂肪性肝病包括单纯性脂肪肝(SFL)和非酒精性脂肪性肝炎(NASH)两种,SFL一般是指单纯肝细胞的脂肪积累并无肝组织的炎症与坏死,因此以往认为是一预后良好的良性疾病,但现在越来越多的证据表明,它是在代谢综合征以及2型糖尿病的发展过程中起关键作用,而且它也是许多其他肝脏疾病的辅助致病因素。值得注意的是,在一定条件下,如肥胖、胰岛素抵抗、细胞因子(脂联素、瘦素、TNF-α、SREBP、MLCK、RBP4、性激素、胰岛素样生长因子等)、基因或基因受体多态性、肠道细菌生态失衡等作用下SFL可向NASH演变。因此,对SFL患者应当定期复查和追踪观察。早期NASH:无或轻度(F0~F1)纤维化;纤维化NASH:显著(≥F2)纤维化或进展期(≥F3,桥接)纤维化;少数患者进展为肝硬化甚至肝细胞癌。新近发现部分NASH不经过肝硬化阶段,直接引起肝癌发生。因此对NASH已引起广泛重视,也是世界范围内研究的热点之一。NASH时除肝细胞脂肪性变外,尚有炎症、坏死、纤维化等病理组织学改变,10年内肝硬化发生率为15%。且其发病率有逐年增高的趋势。因此阻止单纯性脂肪肝向脂肪性肝炎演变,是今后研究的中心环节之一,可想如能阻止NASH发生,也就降低了肝硬化的发生率,将使NAFLD的预后得到改善。

第一节 非酒精性脂肪性肝炎并发肝硬化的流行病学

非酒精性脂肪性肝病呈全球化流行的趋势,已成为发达国家和中国富裕地区慢性肝病的首要病因。一系列影像学和肝活检资料显示,非酒精性脂肪性肝病已成为西欧、美国、澳大利亚、日本第一大慢性肝病以及肝功能异常的首要病因。一般成年人非酒精性脂肪性肝病患病率为17%~33%,其中1/3~1/2可能为NASH,后者10年内肝硬化发生率为15%。流行病学调查指出,有肥胖、胰岛素抵抗的患者发生NASH的流行率增加,疾病的严重性也增高,且发生纤维化也较重,患者向肝硬化发展的概率也增加。

美国国家健康与营养检查的调查(NHANES)资料分析,NASH伴肝硬化的流行率,用APRI评分进行无创性肝硬化诊断,HOMA≥3评估IR,FIB4评估肝纤维化。分1999—

2002 年和 2009—2012 年两个组,共有 7034 人 NHANES 参与,结果 NASH 肝硬化流行率 2009—2012 年组(0.178%,估计美国成人 417 524 例 NASH 伴肝硬化)比 1999—2002 年组(0.072%),P<0.05。NAFLD 有进展性肝纤维化病例从 1999—2002 年组有 0.84% 增加到 2009—2012 年组的 1.75%(P<0.001),相当于 4 104 871 例美国成人有 NAFLD 伴进展性纤维化。在同一时期肥胖也显著增加(29.8% vs 36.6%),糖尿病(8.3% vs 11.9%)和胰岛素抵抗(34.7% vs 42.1%)结论指出,NASH- 肝硬化和 NAFLD 伴进展性纤维化在 2009—2012 年比 1999—2002 年分别增加 2.5 倍和 2 倍。

2015 年一份中国 10 年回顾性研究发现 NASH-LC 在中国发病率是在增加,从 2003—2013 年的 10 年间 NASH-LC 的流行率为 1.9%,但从 2012—2013 年 NASH-LC 的发病增加至 3.2%,也同样说明 NASH-LC 在中国近年发病有增加趋势。

NAFLD 的一般人群流行率为 37.2%,有报告随年龄增长而发病率增高,65~70 岁流行率为 51.4%,且进行性纤维化也增加,且导致 NASH-LC 的风险增加。希腊一个 25 年研究肝硬化和肝细胞癌的研究指出,由丙肝所致肝硬化的发病率减少 4 倍,而 NAFLD 相关肝硬化和肝癌的发生率迅速增加。据有关统计 2.6%~12.8% 的 NASH-LC 患者发生肝细胞癌,值得高度重视。

由于 NASH 的存在,T2DM 患者是发生终末期肝病的风险因子。Arab 等报告 145 例 T2DM,女性占 52.6%,脂肪肝的流行率高(63.9%)NAFLD 纤维化记分(NFS)诊断进行性纤维化 12.8%,MRI 诊断肝硬化 6%。多变分析 GGT>82IU/L(P=0.04),是与进行性纤维化独立相关。Bhadoria 等报告 1133 例肝硬化患者,有代谢家族史者发生肝硬化的年龄(岁)较轻[(45.4±10.6)vs(49.6±11.2)]。

第二节　非酒精性脂肪性肝炎 - 肝硬化发病机制

非酒精性脂肪性肝炎 - 肝硬化(NASH-LC)的发病机制目前尚无较系统的研究报告,由于 NAFLD 的发病机制尚不完全明了,因此,同样 NASH-LC 的发病机制也是在探索中。从病理和临床的角度来看 NAFLD → NASH → LC,因此,导致 NAFLD 和 NASH 的机制即是 NASH-LC 的发病机制(参见本书第 1 章和第 9 章)的重要机制,与其他病因所致的肝硬化一样也是在 NASH 炎症坏死基础上进行性纤维化所致。临床上出现门静脉高压、腹水、肝衰竭、消化道出血及感染等表现。

一、基因与 NASH-LC

非酒精性脂肪性肝病发病率及 NASH 的发生与种族、民族和家庭密切相关,因此认为,NAFLD 是一种遗传 - 代谢应激相关性疾病。近年来的研究表明,免疫紊乱,特别是固有的淋巴细胞(ILC)在肥胖和代谢紊乱中发挥调控作用,其中,ILC 2 在 NAFLD 发病中有保护作用,而 ILC 2 亚群的缺失 ILC 或异常突变会促进慢性炎症和疾病的进展。NAFLD 的种族差异提示了在脂肪肝发病过程中存在遗传因素。大部分隐源性肝硬化患者存在代谢风险因子,这表明大部分隐源性肝硬化患者是耗竭型 NASH。

(一) 簇分化抗原 (cluster of differentiation, CD44) 与 NASH-LD

簇分化抗原 (cluster of differentiation, CD) T 细胞在分化成熟过程中,不同的发育阶段和不同亚类的淋巴细胞可表达不同的分化抗原,这是区分淋巴细胞的重要标志。所以 1986 年世界卫生组织命名委员会建议应用 CD 系列来统一命名白细胞分化抗原,包括淋巴细胞和其他白细胞。目前已经鉴定出 CD 抗原 70 余种。人类 CD44 基因位于 11 号染色体短臂,全长约 50kb,共由 20 个高度保守的外显子组成,每个外显子长度 70~210bp 不等,中间由长短不一的内含子分隔。CD44 基因的 20 个外显子按照转录方式不同可分为组成型外显子 (C) 和变异型拼接外显子 (V) 两大类。组成型外显子共有 10 个,存在于所有转录产物之中。仅含由组成外显子的 CD44 转录子称为标准 CD44 (CD44S),其编码产物由 361 个氨基酸组成,该蛋白质有 4 个功能区。成熟 CD44 蛋白无信号肽区,预计分子量 37.2kDa,经过翻译后糖基化等加工,CD44S 蛋白质分子量可达 80~90kDa,这种蛋白质可与组织间隙中微静脉末端的高柱状内皮细胞表面的透明质酸结合,在淋巴细胞回归到黏膜和引流淋巴结中具有重要作用。变异性拼接外显子也有 10 个,位于第 5、6 组成型外显子之间,总长 1245bp,含有变异性拼接外显子的 CD44 转录子称为 CD44V。CD44V 转录方式十分复杂,可连续性转录,也可跳跃性转录,参加拼接的外显子可多可少,从而使转录片段长短不一。

CD44 蛋白的主要功能可归纳为:①介导淋巴细胞与毛细血管后小静脉中的高柱状内皮细胞结合,使淋巴细胞穿过血管壁回到淋巴组织;②参与淋巴细胞的激活过程;③与细胞外基质中的透明质酸、层粘连蛋白等基质分子结合;④能与细胞骨架蛋白结合,参与细胞伪足形成,并与细胞的迁移运动有关。

CD44 是黏附因子家族中的一员,是介导细胞与细胞、细胞与细胞外基质间黏附作用的膜表面糖蛋白,参与细胞的增殖、分化、黏附、迁移等过程。在肥胖者 CD44 调控脂肪组织炎症和肝白细胞聚集。在鼠的模型 CD44 导致 NASH 发生和肝损伤以及 NAFLD 的进展。在人和动物实验资料指出,肝的炎症(包括炎症灶数目、巨噬细胞和中性粒细胞浸润 CCL2/CCR2 水平)、肝损伤和肝纤维化用蛋氨酸和胆碱缺乏的野生型鼠比 CD44$^{-/-}$ 鼠明显降低。CD44 缺乏增加 M2 极化,可有力的降低巨噬细胞激活、肝细胞损伤相关分子模式 (DAMPs) 和饱和脂肪酸。CD44 中和在脂肪性肝炎鼠可显著降低巨噬细胞浸润和趋化因子配体 CCL) 2 表达,致使部分肝的炎症和损伤得到纠正。在肥胖患者 NASH 时肝 CD44 显著上调,纠正是与肝 CD44$^+$ 强有力的降低有关。可溶性 CD44 增高可有严重的脂肪变 (P=0.0005) 和 NASH (P=0.007) 发生。人和运动实验资料提出,CD44 是一种细胞蛋白,主要在免疫细胞表达,是 NASH 标记和关键因子。

(二) 端粒体 (telomere) 功能障碍与 NASH-LD

NAFLD 和隐源性肝硬化 (cryptogenic cirrhosis, CC) 认为是癌前病变,可进展至肝细胞癌。研究发现端粒体长度与 NAFLD 进展相关。对 NAFLD、CC 患者和健康人分析外周淋巴细胞作比较,用荧光原位杂交技术分析端粒长度,细胞衰老用衰老相关异染色质病灶的 % 进行评估,端粒酶反转录 (hTERT) mRNA 用 PCR 测定,端粒体捕获 (TC) 用 2 个 Cytocell 探针,15qter 和 13qter。结果显示 NAFLD 比 CC 和健康对照组端粒体长度明显缩短。当 hTERT mRNA 显著降低时,TC 在 CC 患者增加明显,超过 NAFLD 和健康对照组,所以 hTERT mRNA 表达和端粒体长度与 NAFLD 进展相关。其可能与代谢性疾病与恶性转化的风险有关。

（三）基因或基因受体多态性与NASH-LD

1. FNDC5（Ⅲ型纤连蛋白域结合蛋白5）rs3480 A→G 多态性、irisin 与 NASH-LD　在 NASH 风险患者中空腹血糖受损或糖尿病高危亚群中，rs3480A→G 变异可保护患者使其免受 F2-F4 纤维化作用，是一个独立相关因子。在人鸢尾素（irisin）激活 HSC 表达，介导纤维生成和胶原合成，且 NAFLD 患者有 F2-F4 纤维化，但 irisin 不影响 HepG2 脂肪蓄积，不引起高脂肪饮食引起的 NAFLD。结论指出，FNDC5 rs3480 在 NAFLD 患者是伴有减少纤维化发生作用，而 irisin 表达是与 NASH 的严重性有关，还涉及细胞外基质的沉积，调节肝纤维化生成。

2. PTPRD（酪氨酸磷酸化酶蛋白 δ 受体型）rs35929428 与 NASH-LD　有些单核苷酸多态性（SNP）是伴有 NAFLD 发生，如 PNPLA3（含 patatin 样磷脂酶域3）rs738409 是与 NASH 发病有重要相关，通常用高通量（high-throughput）测序来确定基因变异。在验证分析中，PTPRD rs35929428，伴有 NAFLD 发生。生化分析指出，PTPRD rs35929428 在肝细胞促进酪氨酸 705 信号转导的脱磷酸作用和转录3（STAT3）（酪氨酸 705）的激活剂。因此，PTPRD rs35929428 在肝脂肪蓄积和纤维化上发挥作用，随后在众多因素的共同作用下，进一步导致 NASH-LC 发生。

3. 胆汁酸核受体法尼酯 X 受体　核受体（NRs）是一转录因子，调节激素信号和基因表达，同时涉及细胞生长、发育和代谢。对基因调节涉及能量、异生代谢和炎症发生。法尼酯衍生物 X 受体（FXR）是一种胆汁酸受体，是一种配体信赖性转录因子，属于核受体超家族的一员。在胆汁酸代谢和胆固醇代谢中发挥重要作用，FXR 在肝大量表达，调节与控制肝的各种代谢过程。新近研究指出，FXR 影响转录激活，潜在治疗策略，将来有望成为降低胆固醇、治疗心血管疾病和肝病的治疗靶点。

胆汁酸体内稳定调控异常对肝损伤是一重要的机制，而胆汁酸的体内稳定被 FXR 严格管制并加以调控，它激活胆汁酸，FXR 在调控胆汁酸合成和运输上行使组织特异性作用。现在研究证明，在调控肝脂质代谢和抵制炎症也发挥重要作用。因此，FXR 保护肝发生 NAFLD，有可能给 NASH 的防治带来曙光。

二、细胞因子或激素与 NASH-LC

（一）生长激素/胰岛素样生长因子系统与 NASH-LC

新近报告生长激素（GH）或胰岛素样生长因子1（IGF-1）缺乏是 NAFLD 的病因，IGF-1 缺乏导致炎症和线粒体功能障碍，导致患者营养不良的进展、纤维化以致肝硬化的发生。日本学者研究经肝活检证实的 NAFLD 222 例，发现 NASH 伴纤维化，患者血清 GH 水平增高，而血清 IGFBP-3（IGF 结合蛋白-3）和 IGF-1:SDS（IGF 标准差评分）在肝硬化纤维化时 F4 比 F1-F3 期患者要低。而且这些不同具有统计学意义（$P<0.01$）。在 HCV 相关慢性肝病 GH、IGF-1 和 IGFBP-3 水平与纤维化无关。同时发现严重的脂肪变（S3）患者比 S1-S2 患者的 GH 水平低，而 IGFBP-3 水平高（$P<0.05$），提出 GH 水平增高和 IGF-1 和 IGFBP-3 水平降低可导致 NASH 进展，而 GH/IGF-1 轴在 NASH 发展中可能极为重要。

（二）肿瘤坏死因子-α（TNF-α）与 NASH-LC

当肝脏损伤时 TNF-α 可是诱导炎症反应，参与组织损伤，引起肝细胞变性坏死和纤维组织增生。TNF-α 可能通过诱导氧化反应和降低胰岛素敏感等方式，导致肝细胞炎症坏死发生，在 NASH 发病过程中发挥重要作用。NASH 患者中 TNF-α 水平增高，血清可溶性 TNF 受体（sTNFR）明显升高，尤其是伴肝纤维化的患者更为明显。因此认为，TNF 与 NASH 的发生和进展可能有关。TNF-α 作用于肝细胞受体，触发线粒体膜的通透性，引起线粒体渗透小孔开放，耗竭线粒体细胞色素 C，损伤线粒体，同时 TNF-α 还可诱导线粒体 DNA（mDNA）氧化损伤，引起 mDNA 耗竭，致使肝细胞炎症坏死发生。

（三）性激素与 NASH-LC

雌激素在脂肪肝的形成和发展中可能扮演拮抗作用。动物实验证明，利用 Ammatase 缺陷小鼠动物模型（Ammatase 是编码雌激素的关键基因之一，因此 Ammatase 缺陷小鼠体内不能产生雌激素）发现此小鼠模式表现显著肝脏脂肪变性，如果恢复小鼠雌激素水平，肝脏脂肪变性会消失，证实雌激素确实是抵制脂肪肝形成的保护性因素。雌激素的保护性作用可能是通过调控肝脏细胞中脂肪酸 β 氧化过程中相关酶水平来抑制脂肪肝形成和进展。

一项健康调查中发现，将男性分为雄激素水平较高和较低两组，比较这两组脂肪肝的发病率。结果显示，雄激素水平较高组的 BMI 较低，胰岛素敏感性较高，而雄激素水平较低组，结果相反。接受雄激素治疗的前列腺癌患者治疗后，发现 BMI、CHO、TG、胰岛素、血糖等水平显著高于不接受雄激素治疗的前列腺癌患者，因此可见，雄激素有可能也是抵制肥胖的一个保护性因素，显示单纯肝细胞雄激素受体缺陷就可导致肝脏脂肪变性发生。

（四）A20 与 NASH-LC

A20 是一种存在于体内多种细胞内的 90kDa　cys2-cys2 锌指结构蛋白，是一种细胞因子诱导的基因，属于去泛素分子（DUBs）的卵巢肿瘤家族，其 N 端含有半胱氨酸蛋白酶 / DUB 结构域 OUT，C 端含有 7 个锌指结构，其中第 4 锌指有 E3 泛素连接酶活性，所以它具去泛素化，又有泛素化活性。A20 能通过 OUT 结构域阻断 K63（赖氨酸 63）泛素化通路，也能通过 7 个锌指与 K48 泛素链连接。研究证实 OUT（ovarian tumor）去泛素化活性，RIPK1 和 TRAF6 是 NF-κB 活化的重要调节因子，可作为 OUT 结构域的底物。

锌指蛋白 A20 又名肿瘤坏死因子 α 诱导蛋白 3（TNFAIP3）是炎症反应负向调节的关键分子，它主要通过泛素化作用，影响 PRR（识别受体）到核因子（NF-κB）的胞内信号转导，来对炎症、免疫应答、细胞增殖、细胞凋亡等多个生物过程进行调控，TNFAIP3 过度表达是预后不良的一个独立因子。

A20 为 NF-κB 依赖性表达，当 NF-κB 大量激活，A20 能通过与 IKK 复合体结合，使 IKKβ 磷酸化，抑制 NF-κB 的进一步活化，发挥反馈性调节作用，从而减弱 TNFα 的炎症反应。A20 是作用于 IKK 复合体信号通路上游的关键分子，如 RIP1、TRAF6 等，最终导致炎症信号的传导。A20 还通过其第 7 锌指与 IKKγ（NEMO）特异性结合，阻断 IKK 把 TAKI 磷酸化，这同样也可抑制 NF-κB 信号的传导。

A20 干扰 Toll/IL-1 受体及 TNFα 受体 1 信号通路。A20 通过其去泛素化作用中止 K63 多聚泛素链来抑制 TRAF6 信号传导，A20 也能通过阻断 TRAF6 与 E2 酶 Ubc13 及 UbcH5 的联系来减弱 TRAF6 活性；A20 也同样催化 TRAF6 的 K48（48 位赖氨酸）泛素化使其降解，导致信号链完全终止。

A20 抑制脂质蓄积，影响肝纤维化进展。鼠的肝纤维化模型蛋氨酸和胆碱缺乏饮食和肝外胆道结扎手术，注射 LPS，然后用腺病毒技术在 LX-2 肝星状细胞致使 A20 过表达。结果 LPS 治疗后 α-SMA、胶原Ⅰ、胶原Ⅲ、TGF-β、IL-6、MCP-1 和 TLR4 mRNA 水平增加，LX-2 细胞的过表达抑制 α-SMA 蓄积和胶原Ⅰ、胶原Ⅲ分泌，A20 过表达抵制肝星状细胞激活，致使减轻肝纤维化的发生。

三、肠道微生态失衡与 NASH-LC

（一）小肠细菌过度生长（small intestinal bacterial overgrowth，SIBO）

多因素分析发现，SIBO、2 型糖尿病和肥胖与 NASH 相关。不断有研究发现 NASH 患者中存在 SIBO 并且与肝脂肪变程度呈正相关。这些研究表明 SIBO 可能参与了 NAFLD 的发生和发展。SIBO 阳性组中有 45.4% 患者有 NAFLD。NAFLD 时 SIBO 患病率 77.8%，显著高于对照组 31.3%。SIBO 引起 NASH-LD 的可能机制：①SIBO 可增加内源性乙醇的生成，引起小肠功能和形态改变，从而使肠黏膜通透性增加；②SIBO 可增加门静脉血流和肝脏中内毒素浓度，诱导炎症因子如 IL-8 的释放，诱导肝脏细胞 TLR4 的表达，从而引起 NASH 患者肝脏的炎症反应和纤维化；③在 SIBO 情况下由于肠道菌群发生变化，可影响脂肪储存、能量代谢和促进胰岛素抵抗，并对小肠动力产生影响，从而参与 NASH 的发病过程。

（二）内毒素血症和 Toll 样受体（TLR）4 与 NASH-LC

Miele 等研究发现 NAFLD 患者肠道通透性增高，小肠细菌过度生长发生率增加。饮食结构改变和抗生素干预可调整肠道细菌，为 NAFLD 的防治提出了新的挑战。当肠黏膜通透性增加时，肠腔内大量细菌释放的内毒素经门静脉系统进入体循环，形成内毒素血症，后者可促使脂肪储存和胰岛素抵抗（IR）发生。另外，细菌壁外膜上的脂多糖（LPS）可通过 TRL4 作用于脂肪细胞和巨噬细胞，诱导释放多种炎症细胞因子来诱发 IR 发生。

Chassaingt 等发现 NASH、肝硬化患者门静脉血中 LPS 浓度增加。LPS 可与 LPS- 结合蛋白相结合，然后与 CD14 连接，该复合物可激活肝 Kupffer 细胞上的 LPS-TLR-4 信号通路的激活，可能与 IR 和 NASH 相关。小鼠试验证实，TLR-4 是肝脏脂肪沉积和 NASH 进展的必要条件。NF-κB 引起多种促炎因子基因的激活，如 TNFα、IL-1β 和肽聚糖，通过核苷酸结合寡聚化结构域样受体（NLRs）家族蛋白通路，进一步激活促炎因子的级联反应。NLRs 通过激活效应蛋白 IL-18 参与了 NAFLD/NASH 的发展，并可以通过改变肠道菌群导致 MS 发生。另外，LPS 可上调 TNFα 的转录水平，介导鼠类 NAFLD 模型的肝细胞凋亡，促进肝细胞炎症反应发生。

（三）短链脂肪酸（SCFA）与 NASH-LC

短链脂肪酸（SCFA）是大肠细菌代谢主要终产物，主要由厌氧菌发酵难消化碳水化合物而产生。肠道中的 SCFA 不仅可以作为营养物质而被吸收还可以影响机体脂类代谢和免疫反应等生物功能。胰高血糖素样肽 -1（glucagons-like peptide-1，GLP-1）是介导 SCFA 与肝脏脂肪代谢的重要物质，SCFA 与存在于肠道内分泌细胞 -L 细胞膜表面的 G 蛋白偶联受体（G protein-coupled receptors，GPCR）41 和 GPCR43 结合后，通过增加细胞内的 Ca^{2+} 和 cAMP 浓度触发并加强 L 细胞分泌 GLP-1 与 GLP-1 受体结合，达到控制血糖、降低体质量、降低血压、调节血脂、改善内皮细胞功能等多方面的代谢调节作用。肠道细菌可通过胆汁酸的正常代谢间接对 NAFLD 的发生发展发挥作用。正常时胆汁酸作为乳化液促进胃肠对脂肪与脂溶性维生素的吸收，抑制肠道内菌群的过度繁殖和 LSP 释放，以及控制肥胖等。

（四）肠道细菌调节胆汁酸代谢与 NASH-LC

肠道细菌可通过法尼醇 X 受体（farnesoid X receptor, FXR）和 G 蛋白偶联胆汁酸受体（TGR）5 调节胆汁酸的代谢，并且参与有关胆汁酸合成、代谢和重吸收的基因表达。饮食中的脂肪可改变胆汁酸的成分，可显著地改变肠道细菌的组成并导致失调。胆汁酸还具有很强的杀菌作用，通过与细菌细胞膜上的磷脂结合破坏菌膜，达到抗细菌黏附并中和内毒素的效果，抑制小肠细菌过度生长。如上所述，肠道细菌可通过 FXR 调节胆汁酸的代谢。FXR 和他的下游靶点在调控肝脏脂质新生、HDL 或 TG 输出和血浆 TG 转化中起到关键作用。使用 TGR 激动剂可降低血浆和肝脏 TG 水平，从而减轻肝脏脂肪变性。因此，通过调节胆汁酸的代谢和 FXR/TGR5 信号转导，肠道细菌可直接促进 NAFLD 的进程。

（五）肠道免疫异常与 NASH-LC

研究证实，由肠黏膜浆细胞、分泌型 IgA（sIgA）数量减少会导致抗肠道细菌定植力下降，促进肠内细菌移位。研究还发现高脂饮食后易发生 NASH 的雌性 SDR 鼠中小肠 sIgA 较正常饮食组显著减少，提示肝脏病变可能与小肠体液免疫障碍的变化有关。Kim 等发现 NAFLD 小鼠体内腹腔淋巴结质量降低，CD4[+] 及 CD8[+]T 淋巴细胞亚群较对照组均有减少，这些研究提示小肠细胞免疫障碍的变化可能与肥胖、代谢紊乱以及肝脏炎症密切相关，有待进一步研究。

四、总结

在世界范围内随着 NAFLD 发病率的逐年增加，NASH 病例也随之增加，据文献报道隐源性肝硬化绝大多数由 NASH 引起。因此，在 NAFLD 患者阻止 NASH 和肝纤维化发生是减少肝硬化发生的根本途径。今后应进一步深入研究 NASH 发病机制，寻求更有效的防治策略，以减少肝硬化的发生。

第三节　非酒精性脂肪性肝炎-肝硬化临床特征与诊断

非酒精性脂肪性肝炎，轻者可无临床症状，往往通过诊断其他疾病时而作出诊断。大部分患者并无临床表现，或仅有易疲劳、乏力、肝区不适等非特异性表现，因此，早期诊断非常困难。不少患者是通过查体、B 超或肝功能检测作出诊断。肝硬化早期虽有一些全身和消化道症状，如乏力、食欲减退、体重减轻、消化不良等症状均无特异性，故在临床上可无任何特征表现，因此很难从症状上作出诊断。至肝硬化中、晚期，即失代偿期出现黄疸、出血倾向、肝功能减退的症状和门静脉高压表现，这也与其他原因所致的肝硬化表现基本一致。脂肪性肝炎导致肝硬化，可有以下临床特征，供诊断时参考。

一、病史特点

无饮酒、病毒性肝炎病史或可排除肝炎后肝硬化。患者多有高脂肪饮食、多吃、过饱、吃夜点等不良饮食习惯,多睡觉、少运动的起居方式。有部分患者有嗜酒史,并与 NASH 并存。疾病进展缓慢,当脂肪肝消失时肝硬化也可逆转或减轻。失代偿肝硬化 4%~5% 病例需要肝移植治疗,移植的成功率也高。Stine 等报告美国 2002—2014 年间肝移植病例分析,总共 35 072 例接受肝移植,其中 465 例高风险移植,2775 例是低风险 NASH 肝移植,2627 例(7.5%)有门静脉血栓,高风险 NASH 患者肝移植发生门静脉血栓风险最大。NAFLD 相关肝硬化位于肝移植适应证的前 3 位。NAFLD 与非 NAFLD 移植的 3 年及 5 年的生存率没有差异。整体的病死率与 BMI 和糖尿病有关。

NASH-LC 发生肝细胞癌的发生率较低,预后也较好。现已初步查明 NASH 是隐源性肝硬化导致 HCC 的主要原因,且 NASH 与 HBV/HCV 并存时与肝癌的发生呈正相关。有关 NASH 引起肝细胞癌的流行率尚无大系列的调查报告。El-Serag 报告美国的 NASH 发生肝细胞癌的流行率,指出在美国 HCC 发病率在增加,住院率和死亡率超过过去 20 年的 2 倍。肥胖、糖尿病、年龄、性别和种族是发生 HCC 的独立危险因子。每年 NASH 发展至 HCC 的发生率为 0.3%。

二、与代谢综合征其他组分疾病并存

NASH-LC 是代谢综合征在肝的终末期表现,多数病例与 T2DM、IR、肥胖、高血压、冠心病并存。肥胖、T2DM 和高脂血症被认为是 NAFLD 的重要危险因子。在肥胖者和严重肥胖者中,NAFLD 的发病率可分别增加到 74% 和 90%。肥胖患者的 NAFLD 的患病率比体重正常的人要高出 4~6 倍。在 NASH 患者中 40% 有超体重和肥胖,特别是向心性肥胖和向内脏性肥胖是 NAFLD 发病的最高危险因素。Siqueira 等报告 NAFLD 患者 33% 发生 IR,IR 患者中 76% 伴有 MS。胰岛素抵抗可减少脂肪细胞膜上的蛋白脂酶,致使血液中脂蛋白水平升高;IR 时患者对生理水平胰岛素失去敏感性需要高水平胰岛素才能控制血糖的现象,胰岛素抵抗可减少脂肪细胞膜上的蛋白脂酶,致使血液中脂蛋白水平升高;IR 增加激素敏感脂酶的活性,导致脂肪细胞内 TG 脂解引起脂肪细胞释放更多的 FFA 入血,与血液中脂蛋白结合形成脂蛋白;IR 增加肝脂酶,可使肝细胞外脂蛋白分解,致使 FFA 水平升高,导致肝细胞内 FFA 增高、TG 合成增加,最终引起肝细胞内 TG 过多积聚导致脂肪肝发生。

三、疾病进展缓慢

由 NASH 发展至肝硬化进展缓慢,约需几年甚至更长发展时间。通过积极有效治疗可缓解疾病进展,减轻症状甚至使疾病恢复。在很大程度上还与其他并存的代谢性疾病的严重度直接相关。

四、出现肝内胆汁淤积

NAFLD 时多表现为小胆管毛细胆管内的胆汁淤积,主要病变是胆管受侵阻塞,引起胆汁流出受阻所致,临床上呈慢性胆汁淤积的临床表现,然而在临床上并不多见。黄疸为胆汁淤积性是一重要的临床表现。黄疸可在瘙痒前或是后发生。黄疸的发生是因肝内的毛细胆管或小胆管因不同原因发生阻塞,或发生胆汁淤积,由于其上方胆管内压力不断增高、胆管扩张,终致胆小管与毛细胆管破裂,胆汁中的胆红素反流入血中,从而出现黄疸。因肝细胞多不发生坏死,主要为结合胆红素增高,因此与肝性黄疸不同。NASH 时因有肝细胞的炎症坏死,故也可有肝性黄疸的因素存在,因此,对黄疸的鉴别存在一定困难(表 18–1)。

表 18–1 肝内胆汁淤积与肝细胞坏死的鉴别诊断

	肝内胆汁淤积	肝细胞坏死（肝炎）
年龄	常见于年轻患者	通常在年轻者
瘙痒感	早期出现,或与黄疸先后出现	罕见
肝区痛	常见并发生于早期	肝区钝痛,常见
黄疸特点	多变,通常轻微	发生快,恢复时黄染消失缓慢
肝大	稍肿大,质韧或硬	肝大并有压痛,质软或韧
脾大	可有或无	常见约 20%
灰白色粪便	多为间歇性	无
血清胆红素	主要为结合型	结合型与非结合型均可增高
尿胆原	一定时间内无	通常增加
血清胆固醇酯	通常增高并与胆固醇酯平行	通常稍高,但与胆固醇酯比值下降
血清 ALP	与胆红素比例上升	轻度上升
ALT, AST（U/L）	<100	>100
血清蛋白电泳	β_1 球蛋白常增加	通常白蛋白低,γ 球蛋白升高
凝血酶原时间	延长,但对注射维生素反应迅速	延长,对注射维生素 K 反应不佳
血清铁	正常	常在早期上升
肝扫描	正常	弥散性异常

皮肤瘙痒可为胆汁淤积的唯一症状。其发生是由于血中胆汁浓度增高,胆汁酸于体内蓄积刺激皮肤感觉神经末梢所致。

胆汁淤积时肠内缺乏胆汁酸,致使脂肪乳化及吸收发生障碍,从而导致一系列的代谢障碍引起各种临床症状。腹泻为最常见的早期症状之一,呈间歇性或轻度大便量增加,严重胆盐减少甚至缺乏时可引起脂肪泻,大便量多,不成形,为淡黄色或黄色,呈恶臭味,表面有油腻光泽。可伴有乏力、倦怠、精神不振、腹部不适、腹胀和肠鸣;也可有食欲不振 、腹痛、发热、肝大质软或中等度硬、表面可有结节。严重胆汁淤积时大便呈陶土色。如严重腹泻,则可造成脱水和电解质紊乱。长期胆汁淤积也可继发营养不良,包括低蛋白血症、全身水肿、维生素 A、维生素 B、维生素 C 缺乏。维生素 D 与钙吸收不良可引起低钙血症和骨软化。

五、低蛋白血症程度较轻

低蛋白血症见于长期严重胆汁淤积的患者,表现蛋白总量降低、白蛋白降低、白蛋白/球蛋白比例倒置、球蛋白增加。但总的来说低蛋白程度较轻,因此出现腹水、下肢水肿较轻,造成顽固性腹水也较少见。

六、门静脉高压表现

少数急性脂肪肝患者虽无肝硬化，但也可出现门静脉高压。慢性 NASH 出现门静脉高压一般是由肝硬化引起。NAFLD 以大泡性脂肪肝为主，也有一些小泡性或混合性脂肪肝，门静脉高压是肝硬化引起的严重、高危险并发病，可发生胃-食管静脉曲张并出血、腹水、肝肾综合征和肝性脑病等。

NAFLD 引起的门静脉高压属肝内窦后型门静脉高压，可因肝细胞坏死、肿胀、脂肪变等压迫肝窦引起门静脉高压，门静脉高压形成的基本原因为门静脉血流量和血管阻力增加。根据流体力学的概念，门静脉压可用 Ohm 定律的数学公式：$\Delta P=Q \times R$ 来计算。ΔP 是血管内压力，Q 为血流量，R 是阻力。可见不论是门静脉血流量增多或血管阻力的增加均会使门静脉压力增高，若 R、Q 两者均增加则门静脉压力升高更为显著。血管阻力（R）可由 Poisenille 定律来计算。$R=8\eta L/\pi r^4$，其中 η 为血液黏度系数，L 为血管长度，r 为血管的半径。可见血流阻力与血管的长度和血液的黏滞度成正比，与血管的半径的 4 次方成反比。

有关门静脉高压的发生机制已往有"内脏结构紊乱""内脏循环高动力""递质代谢障碍"三种学说，至今一直沿用。

（一）门静脉阻力增加

肝硬化门静脉高压的始动因素是肝小叶正常结构广泛破坏，肝窦内血液正常流出通道不畅，可使肝窦和门静脉系统的阻力增加。此外，肝星状细胞和某些内源性物质如一氧化氮、血管收缩因子等也对血管阻力产生影响，这些因素可能随着病情的变化而有所发展，并存在个体差异。

（二）门静脉血流量增加

门静脉的血流增加实际上是在门静脉阻力增加时，维持肝脏血流量的代偿机制之一，反过来又是造成门静脉高压的另一重要因素。其影响因素较多，主要有：①肝窦以上梗阻，肝动脉和门静脉进入肝脏的血流同时受阻，造成它们的小分支在进入肝窦前的短路开放，动脉血进入门静脉，使门静脉压力增高；②肝硬化在某一阶段，水钠潴留，血容量增加；③全身高动力循环，血流重新分配，使门静脉血流量增加。

门静脉流出道受阻和流入血流增加必然由两条途径代偿：门静脉系统血管床扩张和侧支循环建立。会使周身血液重新分配并产生一系列内脏和外周循环血流动力学改变，诱发神经、激素的代偿性变化以及肾血流量减少，加重钠水潴留，又促使肝窦压力增加。肝窦压力增加、肝内血液淤积和钠水潴留皆会造成肝脏淋巴液生成增加，多至 8~10L/d，最多可达 20L/d，远远超出了胸导管代偿性增加的引流能力（正常 800~1000ml/d），过多的淋巴液从肝包膜漏入腹腔产生腹水。

近年不少报告炎症在门静脉高压形成上的作用。在肝硬化门静脉高压形成上肝星状细胞（HSCs）转分化随后炎症是参与重要的病理过程。用鼠结扎胆管引起胆汁淤积肝纤维化和门静脉高压，在门静脉高压时 mTOR（哺乳动物雷帕霉素靶蛋白）显著激活，接受雷帕霉素（rapamycin）经腹内注射，可抑制 AKT/mTOR（信号转导通路/雷帕霉素靶蛋白）限制了炎症、纤维化和门静脉高压，并使肝功能得到改善。

Rho/Rho 激酶信号传导通路在门静脉高压时高表达。Rho/Rho 激酶信号传导通路是人体内普遍存在的一条信号转导通路,参与调节细胞形态、维持细胞黏附与迁移、细胞增殖与凋亡、基因转录、平滑肌收缩等各种生物学行为。其机制为:①Rho 激酶作用于肌球蛋白,直接导致内脏血管发生痉挛、狭窄;②Rho 激酶引发氧化应激,诱导生成活性氧自由基,损伤神经与内皮细胞;③Rho 激酶阻碍神经元轴突生长与再生,触发神经细胞的凋亡过程。

门静脉高压仅表现在进展性肝硬化患者,而且虽减轻体重可降低主肝级别和纤维化记分,但对肝硬化患者改善门静脉高压的方法尚不知。

门静脉压力梯度测定(HVPG)HVPG 测定可预测曲张静脉形成和破裂的风险。HVPG 的正常值为 3~5mmHg,若 HVPG<10~12mmHg,一般不会形成曲张静脉,也不会发生曲张静脉破裂出血。此外,HVPG 检测也用于观察降门静脉压力药物疗效。

七、APRI 评分进行无创性肝硬化诊断

$$APRI = \frac{AST \div ULN \times 100}{PLT(\times 10^9/L)}$$

结果判断:<0.5 时,排除纤维化;<1.0 时,排除肝硬化;>1.5 时,怀疑 F2 及以上纤维化;>2.0 时,怀疑肝硬化;>3.0 时,确诊肝硬化。

八、肝纤维化诊断

(一)纤维化分期(FIB4)

$$FIB4 = (年龄 \times AST) \div (血小板 \times ALT 的平方根)$$

结果判断:结果 <1.45 时肝纤维化 F0~F1 期;结果 >3.25,肝纤维化 F3~F4。介于两者之间,需用其他方式复查。

对 NASH 评估:结果 <1.3 时肝纤维分期为 F0~F1;结果 >2.67 时,分期为 F3~F4。

肝纤维化分期:

F0:无纤维化。

F1:肝门无扩大,有小的间隔形成,窦周纤维化(轻度纤维化)。

F2:小叶内变性及灶性坏死,窦周和门静脉纤维化(中度纤维化)。

F3:间隔很多,汇管区炎症,桥接纤维化,无肝硬化(重度纤维化)。

F4:肝硬化。

(二)肝纤维化血清诊断

普遍认为,血清 Ⅲ 型前胶原(PC Ⅲ)、Ⅳ 型胶原(Ⅳ C)、层黏连蛋白(LN)和透明质酸(HA)水平与肝纤维化程度相关,可作为肝纤维化严重程度和预后的指标。PC Ⅲ 在肝纤维化早期合成活跃,但晚期合成减慢,因此它只能作为活动性肝纤维化的指标。有研究认为在肝纤维化早期,血清中 PC Ⅲ 即增高故可作为反映早期肝纤维化的指标。De Ledinghen 等报告用生化指标 AST 与血小板比值指数(APRI)来做肝纤维化诊断。目前应用较多的生化指标诊断主要是一些组合,如 PGA 指数、Fibro test'Acti test、Forns 记分、APRI 等。这些联合测定对 0~1 和 4 期纤维化诊断价值良好。

(三)影像学诊断

1. 瞬时弹性成像(TE, fibro scan) 通过专用探头对组织施加低频振动,使组织内产生瞬时剪切波,再使用超声系统采集射频数据并经转换得出弹性值。多项研究显示发现

TE 准确性不受 BMI、肝脏脂肪变程度及肝脏炎症影响。TF 作为筛查工具排除 F3 以上肝纤维化具有重要价值。一般用 M 探头,对肥胖患者如改用 XL 探头能提升 56.9%~61% 的成功率。TE 是一项相对成熟的技术,可以对显著的肝纤维化和肝硬化作出初步评价。也有助于预测肝硬化的并发症及其预后。尽管 TE 对于评估慢性肝病患者肝纤维化有良好的结果,但是对于脂肪肝、BMI 增高、早期纤维化、肋间隙狭窄患者的准确性却显著降低。超声剪切成像在评估肝纤维化分期方面具有与 TE 和声辐射力脉冲成像技术同样的准确性。

2. 磁共振弹性成像(MRE)　三维 MRE 诊断 F3 期以上肝纤维化优于二维 MRE。在预测不同病因的肝纤维化中,MRE 技术具有与声辐射力脉冲成像技术相同的准确性。

3. 声辐射力脉冲(ARFI)　是 TE 技术上改造的第二代弹性成像技术,其利用高能量聚焦声学脉冲在组织中产生剪切波,较 TE 减少了皮下脂肪对剪切波传播的影响,而且在超声引导下成像,避免了 TE 取样区域可能包含大血管结构导致的测量值偏高,而且进行的是二维成像,取样面积大于 TE。ARFI 以组织学评分作为参考标准能够准确检测 NAFLD 的 F2 期肝纤维化。敏感度为 80.2%,特异度为 85.2%。

(四)评价肝纤维化 / 肝硬化逆转病理新标准

2016 年在美国《肝脏病学杂志》发表首都医科大学附属北京友谊医院贾继东、尤红牵头的一项研究,提出评价肝纤维化 / 肝硬化逆转病理新标准——北京标准。根据纤维间隔所占比例不同,将肝纤维化分为三种类型,即 P-I-R 分类:①进展为主型:多数纤维间隔为进展型(纤维间隔较宽、胶原排列疏松,含较多的炎症细胞);②逆转为主型:多数纤维间隔表现为逆转型(纤维间隔纤细,伴或 STD 不伴间隔断裂、胶原排列紧密、炎症细胞较少);③不确定型:进展型和逆转型纤维间隔比例相当。本分类不适用于无纤维间隔的早期肝纤维化。

九、肝活检穿刺评分系统

尽管肝穿刺活检是诊断的金标准,但它是一个创伤性检查,而且穿刺取出的肝组织只占整个肝脏的 1/50 000 左右,而纤维化的分布又是不均匀的,因此还有一定的局限性。目前常用的肝纤维化和炎症坏死评分系统有 1981 年 Knodell 的组织活动指数(HAI)、1995 年由 Ishak 等提出的坏死炎症评分(改良的 HAI 评分系统)和最新的由法国研究小组提出的 Metavir 评分系统。该系统包括四级组织学活性评分(A0,F 无;A1,轻度;A2,中度;A3,重度)和五期纤维化评分。

表 18-2　肝活检评分系统

汇管区周围坏死	评分	肝小叶内变性和片状坏死	评分	汇管区炎症	评分	肝纤维化	评分
无	0	无	0	无	0	无	0
轻度片状坏死	1	轻度(嗜酸小体呈球样变性和 / 或 <1/3 结节中散在肝细胞坏死灶	1	轻度(1/3 汇管区出现炎症细胞	1	汇管区纤维性扩大	1

续表

汇管区周围坏死	评分	肝小叶内变性和片状坏死	评分	汇管区炎症	评分	肝纤维化	评分
中度片状坏死（累及 50% 汇管周围）	3	中度（累及 1/3~2/3 肝小叶或结节）	3	中度（1/3~2/3 汇管区炎症细胞增加）	3	桥状纤维连接（汇管区 – 汇管区或汇管区 – 中央静脉连接	3
明显片状坏死（累及 50% 汇管周围）	4	明显（累及 >2/3 肝小叶或结节）	4	明显（2/3 汇管区炎症细胞密度增加）	4	肝硬化	4
中度片状坏死 + 桥状坏死	5						
明显片状坏死 + 桥状坏死	6						
		多小叶坏死	10				

（池肇春）

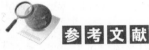参考文献

1. European Association for the Study of the Liver（EASL）; European Association for the Study of Diabetes（EASD）; European Association for the Study of Obesity（EASO）. EASL–EASD–EASO Clinical Practice Guidelines for the Management of Non–Alcoholic Fatty Liver Disease. Obes Facts, 2016, 9（2）: 65–90.

2. Lonardo A, Ballestri S, Marchesini G, et al. Nonalcoholic fatty liver disease: a precursor of the metabolic syndrome. Dig Liver Dig, 2015, 47: 181–190.

3. Eslam M, Geoyge J. Genetic and epigenetic mechanisms of NASH. Hepatol Int, 2016, 10: 394–406.

4. Xiong J, Wang J, Huang J, et al. Non–alcoholic steatohepatitis–related liver cirrhosis is increasing in China: a ten–year retrospective study. Clinics（SaOPaulo）, 2015, 70: 563–568.

5. Hartieb M, Barański K, Zejda J, et al. Non–alcoholic fatty liver（NAFL）and advanced fibrosis in the elderly: results from a community–based Polish survey. Liver Int, 2017, 37（11）: 1706–1714.

6. Kabbany MN, Conjeevaram Selvakumar PK, Watt K, et al. Prevalence of nonalcoholic steatohepatitis–associated cirrhosis in the United States: analysis of National Health and Nutrition Examination Survey Data. Am J Gastroenterol, 2017, 112: 581–587.

7. Xong J, Wang J, Huang J, et al. Non–alcoholic steatohepatitis–related liver cirrhosis is increasing in China: a ten–year retrospective study. Clinics（Sao Paulo）, 2015, 70: 563–568.

8. Arab JP, Barrera F, Gallego C, et al. High prevalence of undiagnosed liver cirrhosis and advanced fibrosis in type2 diabetic patients. Ann Hepatol, , 2016, 15: 721-728.

9. Bhadoria AS, Kedarisetty CK, Bihari C, et al. Impact of family history of metabolic traits on severity of non-alcoholic steatohepatitis related cirrhosis: A cross-sectional study. Liver Int, 2017, 37: 1397-1404.

10. Oxley SM, Sackstein R. Detect of an L-selectin ligand on a hematopoietic progenitor cell line. Blood, 1994, 84: 3299-3306.

11. Alves CS, Burdick MM, Thomas SN, et al. The dual role of CD44 as a functional P-selectin ligand and fibrin receptor in colon carcinoma cell adhesion. Am J Physiol, Cell Physiol, 2008, 294: C907-916.

12. Patouraux S, Rousseau D, Bonnafous S, et al. CD44 is a key player in non-alcoholic steatohepatitis. J Hepatol, 2017, 67: 328-338.

13. Laish I, Mannasse-GreenB, Hadary R, et al. Telomere dysfunction in nonalcoholic fatty liver disease and cryptogenic cirrhosis. Cytogenrt Genome Res, 2016, 150: 93-99.

14. Petta S, Valenti L, Svegliati-Baroni G, et al. Fibronectin type III domain-containing protein 5 re3480A → G polymorphism, irisin, and liver fibrosis in patients with nonslcoholic fatty liver disease. J Clin Endocrinol Metab, 2017, 102: 2660-2669.

15. Nakajima S, Tanaka H, Sawada K, et al. Polymorphism of receptor-type tyrosine-protein phosphatase Delta gene in the development of non-alcoholic fatty liver disease. J Gastroenterol Hepatol, 2018, 33: 283-290.

16. Kim SG, Kim BK, Kim K, et al. Bile acid nuclear receptor Farnesoid X receptor: therapeutic target for noncoholic fatty liver disease. Endocrinol Metab (Seoul), 2016, 31: 500-504.

17. Zhu Y, Liu H, Zhang M, et al. Fatty liver diseases, bile acids, and FXR. Acta Pharm Sin B, 2016, 6: 409-412.

18. de la Garza RG, Morales-Garza LA, Martin-Estal I, et al. Insulin-like growth factor-1 deficiency and cirrhosis establishment. Clin Med Res, 2017, 9: 233-247.

19. Chishima S, Kogiso T, Matsushita N, et al. The relationship between the growth hormone/insulin-like growth factor system and the histological features of nonalcoholic fatty liver disease. Intern Med, 2017, 56: 473-480.

20. Chimen M, Yates CM, McGettrick HM, et al. Monocyte subsets coregulate inflammatory responses by integrated signaling through TNF and IL-6 at the endothelial cell interface. J Immunol, 2017, 198: 2834-2843.

21. Jorge ASB, Andrade JMO, Paraíso AF, et al. Body mass index and the visceral adipose tissue expression of IL-6 and TNF-alpha are associated with the morphological severity of non-alcoholic fatty liver disease in individuals with class III obesity. Obes Res Clin Pract, 2018, 12 (1S1): 1-8.

22. Cheng Q, Li N, Chen M. Cyclooxygenase-2 promotes hepatocellular apoptosis by interacting with TNF-α and IL-6 in the pathogenesis of nonalcoholic steatohepatitis in rats. Dig Dis Sci, 2013, 58: 2895-2902. 23. Mintziori G, Poulakos P, Tsametis C, et al. Hypogonadism and

non-alcoholic fatty liver disease. Minerva Endocrinol, 2017, 42（2）: 145-150.

23. Liu Y, Ye Z, Li X, et al. Genetic and Functional Associations with Decreased Anti-inflammatory Tumor Necrosis Factor Alpha Induced Protein 3 in Macrophages from Subjects with Axial Spondyloarthritis. Front Immunol, 2017, 8: 860.

24. Hadisaputri YE, Miyazaki T, Yokobori T, et al. TNFAIP3 overexpression is an independent factor for poor survival in esophageal squamous cell carcinoma. Int J Oncol, 2017, 50: 1002-1010.

25. Poppe M, Wittig S, Jurida L, et al. The NF-κB-dependent and-independent transcriptome and chromatin landscapes of human coronavirus 229E-infected cells, PLoS Pathog, 2017, 13: e1006286.

26. Wang X, Ai L, Xu Q, et al. A20 attenuates liver fibrosis in NAFLD and inhibits inflammation responses. Inflammation, 2017, 40840-848.

27. Fialho A, McCullouqh AJ, Thota P, et al. Small intestinal bacterial overgrowth is associated with nonalcoholic fatty liver disease. J Gastroenterol Liver Dis, 2016, 25: 159-165.

28. Shanab AA, Scully P, Crosbie O, et al. Small intestinal bacterial overgrowth in nonalcoholic steatohepatitis: association with Toll-like receptor 4 expression and plasma levels of interleukin8. Dig Dis Sci, 2011, 56: 1524-3154

29. Fialho A, McCullouqh AJ, Thota P, et al. Small intestinal bacterial overgrowth is associated with nonalcoholic fatty liver disease. J Gastroenterol Liver Dis, 2016, 25: 159-165.

30. Ferolla SM, Armiliato GN, Couto CA, et al. The role of intestinal bacterial overgrowth in obesity-related nonalcoholic fatty liver disease. Nutrients, 2014, 6: 5583-5599.

31. Fukuishi S, Sujishi T, Takeshita A, et al. Lipopolysacchrides accelerate hepatic steatosis in the development of nonalcoholic fatty liver disease in Zucker rats. J Clin Biochem Nutr, 2014, 64: 39-44.

32. Miele L, Valenza V, La Torre G, et al. Increased intestinal permeability and tight junction alterations in nonalcoholic fatty liver disease. Hepatology, 2009, 49: 1877-1887.

33. Yuan Y, Sun ZM, Zhang Y, et al. Influence of gut microecology on the pathogenesis and treatment of nonalcoholic fatty liver disease. Zhonghua Gan Zang Bing Za Zhi, 2016, 24: 375-379.

34. Hakansson A, Molin G. Gut microbiota and inflammation. Nutrients, 2011, 3: 637-682

35. Chassaing B, Etienne-Mesmin L, Gewirtz AT, et al. Microbiota-liver axis in hepatic disease. Hepatology, 2014, 59: 328-339.

36. Roh YS, Seki E. Toll-like receptors in alcoholic liver disease, non-alcoholic steatohepatitis and carcinogenesis. J Gastroenterol Hepatol, 2013, 28（Suppl1）: 38-42.

37. Everard A, Cani PD. Gut microbiota and GLP-1. Rev Endocr Metab Disord, 2014, 15: 189-196.

38. Turnbaugh PJ. Microbiology: fat, bile and gut microbes. Nature, 2012, 487: 47-48.

39. Fouts DE, Torralba M, Nelson KE, et al. Bacterial translocation and changes in the intestinal microbiome in mouse models of liver disease. J Hepatol, 2012, 56: 1283-1292.

40. Trauner M, Claudel T, Fickert P, et al. Bile acids as regulators of hepatic lipid and glucose metabolism. Dig Dis, 2010, 28: 220-224.

41. Keitel V, Häussinger D. Perspective: TGR5（Gpbar-1）in liver physiology and disease. Clin Res Hepatol Gastroenterol, 2012, 36: 412-419.

42. Tremaroli V, Bäckhed F.Functional interactions between the gut microbiota and host metabolism. Nature, 2012, 489: 242-249.

43. Arab JP, Karpen SJ, Dawson PA, et al.Bile acids and nonalcoholic fatty liver disease: Molecular insights and therapeutic perspectives. Hepatology, 2017, 65: 350-362.

44. Bieghs V, Trautwein C.Innate immune signaling and gut-interactionsin non-alcoholic fatty liver disease. Hepatobiliary Surg Nutr, 2014, 3: 377-385.

45. Stine JG, Argo CK, Pelletier SJ, et al. Advanced non-alcoholic steatohepatitis cirrhosis: A high-risk population for pre-liver transplant portal vein thrombosis. World J Hepatol, 2017, 9: 139-146.

46. Nunoi H, Hirooka M, Ochi H, et al. Portal biliopathydiagnosed using color Doppler and con trast-enhanced ultrasound. Intern Med, 2013, 52: 1055-1059.

47. Amarapurkar AD, Amarapurkar D, Choksi M, et al. Portal hypertensive polyps: distinct entity. Indian J Gastroenterol, 2013, 32: 195-199.

48. 池肇春. 非酒精性脂肪性肝炎肝硬化发病研究进展与展望. 实用肝脏病杂志, 2018, 21: 166-169.

第 19 章

非酒精性脂肪性肝病与肝细胞
恶性转化机制

肝细胞癌(hepatocellular carcinoma, HCC)是全球五大常见恶性肿瘤之一,居癌症死亡率的第三位。近年,我国的发病率以惊人速度上升,流行病学资料显示每年约有 50 万～60 万新发病例。肝癌危险因素包括 HBV 和 HCV 感染、滥用酒精、亚硝胺类物质、黄曲霉毒素及有害化学物质等。在我国,肝炎病毒的慢性持续性感染仍是诱发肝硬化和 HCC 的主要病理学因素;随着经济快速发展和人民生活水平提高,居民膳食结构和生活方式的变化,不被重视的酒精肝、脂肪肝等慢性肝病发病率也急剧上升。成人酒精性脂肪性肝病(ALD)患病率为 4.5%,非酒精性脂肪性肝病(NALFD)患病率已高达 15% 以上,令人担心是如果不进行干预治疗,非酒精性脂肪性肝炎(NASH)可发展为肝纤维化、肝硬化甚至肝癌,NAFLD 与肝细胞恶性转化之间关系的确切机制值得临床重视。

一、肝脂肪积聚与肝细胞恶性转化

(一)脂质积聚

肝细胞和肝癌细胞中脂质的积聚分别会引起癌症相关分子信号包括 NF-κB, c-Jun 氨基端激酶(JNK)/激活蛋白 1 活化和促肿瘤生长基因过表达,如不饱和脂肪酸能激活 NF-κB/哺乳动物雷帕霉素靶蛋白(mTOR)复合物,抑制磷酸酶和张力蛋白同源物(PTEN)表达,抑癌基因 PTEN 可调控丝氨酸-苏氨酸激酶蛋白激酶 B(PKB/Akt)通路,敲除鼠 PTEN 基因会发展成肝癌。PTEN 基因缺失导致细胞过度增殖、凋亡和癌变。NAFLD 患者连续 DNA 损伤,经炎症性细胞因子作用,诱导活性氧(ROS)产生,ROS 是诱癌的重要因素,可与膜磷脂中多不饱和脂肪酸作用致脂质氧化反应产生活性醛(4-羟基壬烯醛,4HNE)。在 p53 基因 249 密码子上 4HNE 与 DNA 形成致突变的亚乙烯基 DNA 加合物致抑癌基因 P53 失活,使细胞产生抗凋亡作用和生长加速。

(二)脂肪因子

瘦素在肝星状细胞的活化和肝纤维化中起重要作用。瘦素可通过 JAK/STAT 通路促进金属蛋白酶组织抑制剂 1(TIMP-1)的产生进而促进肝纤维化。瘦素作用于血管内皮细胞,促进血管形成和肿瘤转移,在 NAFLD 患者中明显升高,小鼠模型中促进血管形成和 NASH 进展为 HCC。脂联素是脂肪组织产生抗炎细胞因子,具有调节血糖和脂肪酸代谢作用。在肝癌细胞系中脂联素增加 JNK 活化和肿瘤细胞凋亡;增加 AMPK 磷酸化,可抑制哺乳动物雷帕霉素靶蛋白（Mtor）磷酸化,限制裸鼠肿瘤生长。脂联素在 NAFLD 患者中减少,在小鼠 NASH 模型中低脂联素血症倾向于肿瘤形成,脂联素通过抑制肿瘤血管生成抑制肝癌的生长和转移。肿瘤坏死因子（TNF）是一个重要的脂肪细胞因子,其与肿瘤坏死因子受体 1 结合激活致癌途径包括 NF-κB, JNK, mTOR 和细胞外信号调节激酶。白细胞介素 -6（IL-6）在肥胖相关的炎症反应中起关键作用,通过其与肝细胞和肝脏非实质细胞上的 IL-6 受体结合促进信号转导受体 gp130 与 IL-6R 复合物结合,激活 Janus 激酶 1（JAK1）。随后激活转录靶点 STAT3 发挥细胞增殖和抗凋亡作用。

二、相关蛋白与肝细胞恶性转化

（一）固醇调节元件结合蛋白（SREBPs）

SREBPs 是肝脂肪生成的主要调节剂,激活肝脂肪变性早期反应。SREBPs 家族包含两种异构体 SREBP1 和 SREBP2,在 HCC 中,SREBP1 能明显诱导肝脏脂肪形成并与不良预后有关。实验表明 SERBP1c 在 HCC 组织中较正常组织表达上调,在人肝癌细胞株中由 SREBP1 调节的脂肪合成途径被激活。抑制 SREBP1 的表达导致细胞生长停滞和凋亡,而 SREBP1 过表达则增强细胞增殖能力。

（二）三重基序蛋白 24（TRIM24）

TRIM24 又称 TIF1α,是转录的表观遗传共调节因子,在小鼠肝脏中直接和间接地抑制脂质沉积、炎症、纤维化和组织损伤。TRIM24 与折叠蛋白反应（UPR）和内质网核信号相关,这两者又与人类 NAFLD、炎症应激、细胞凋亡和组织损伤密切相关。随时间推移 TRIM24 表达缺失,致使 NAFLD 发展到 NASH,最终导致 HCC 发生。

（三）骨桥蛋白

骨桥蛋白（OPN）为一种多功能蛋白,在组织中参与病理性炎症、免疫、新血管生成、纤维化和癌症进展。在喂食高脂饮食小鼠中,OPN 缺乏可防止肝脂肪变性和炎症反应。OPN$^{-/-}$ 小鼠喂食高脂饮食脂肪变性减少并改善整个机体对胰岛素敏感性。肝细胞气球样变,肝门静脉白细胞浸润和巨噬细胞的聚集在 OPN 遗传性缺失时被减弱。OPN 经 Hedgehog 通路诱导 NASH 中的纤维化反应。OPN 可作为旁分泌因子,由胆管或 NKT 细胞分泌,也可作为一种自分泌因子在肝星状细胞中促进纤维化。在人肝癌 LM3 细胞中 shRNA 沉默 OPN 导致 Bax 表达增加,Bcl-2/BclXL 和 XIAP 表达抑制以及 NF-κB 激活,并且诱导线粒体介导的细胞凋亡。

三、相关细胞与肝细胞恶性转化

（一）肝星状细胞

肝星状细胞（HSC）是肝纤维化的主要细胞,肝损伤激活肝星状细胞从静止状态到激活状态转化为成纤维细胞分泌细胞外基质。细胞外基质可能导致肝癌肝硬化。而人原代 HSC 依赖性表达双调蛋白和 TNF-α 转化酶。双调蛋白通过一些促有丝分裂的信号通路如 EGFR, PI3K 和 P38 增加人原代 HSC 的增殖。双调蛋白也诱导人原代 HSC 纤维化标记显著上调和减少人原代 HSC 的死亡。研究证实与 HCV-HCC 相比 NAFLD-HCC 有较大的肿瘤直径和更高的微血管侵犯频率。脂肪肝提供了转移前的微环境,脂肪肝的 HSC 促进肝癌的迁移和增殖。

（二）免疫细胞

由代谢应激（例如通过高脂肪食物中的脂质）激活的免疫细胞会迁移至肝,与肝组织中的细胞相互作用,驱动脂肪肝疾病,非酒精性脂肪性肝炎和肝癌的发展。CD8⁺T 细胞和 NKT 细胞通过与肝细胞的相互作用,促进 NASH 和 HCC。NKT 细胞通过分泌 LIGHT 导致脂质变性,CD8⁺T 细胞和 NKT 细胞协同导致肝脏损伤。肝脏免疫细胞通过细胞内或表面表达的模式识别受体（PRRS）识别细胞损伤或病原菌侵袭,随后启动信号通路触发 NAFLD 进展中促炎症因子的释放。

（三）多倍体化

多倍体化是基因组发生的一个巨大改变。在肝脏发育及整个生命过程中,生理性多倍体化都可出现。但在 NAFLD 中也会发生肝细胞的病理性染色体多倍体化,主要是因细胞周期暂停在 S/G2 期所致,同时还证实氧化应激,能促进 NAFLD 发生病理性多倍体化,促进肝癌发生。

四、小分子物质与肝细胞恶性转化

（一）氧化应激

氧化应激是由抗氧化防御系统和活性物质（活性氧,ROS 和活性氮,RNS）过量形成之间严重失调所导致。大量的游离脂肪酸（FFA）的产生使肝细胞线粒体氧化速度代偿性加快进而导致了产生大量 ROS,线粒体 ROS 生成过多导致线粒体膜和 DNA 氧化损伤,降低线粒体代谢功能,导致脂质积聚。氧化应激可以通过内质网功能障碍导致肝脏恶性肿瘤。内质网在 NAFLD 中起重要作用,内质网氧化应激、炎症的持续增强及氧化压力敏感的胞内信号通路包括 NF-κB 和 JNK 的激活导致细胞内脂质的大量积累。此外胞外信号调节蛋白激酶（ERK）通过 PIk13 活化在肝癌组织中高表达,而内质网应激由于 ERK 的活化影响。内质网应激激活核因子 E2 相关因子 2 和转录因子 6,两者调节小异源二聚体配体核受体,导致它的抑制。这又反过来激活细胞周期蛋白 D1 从而增加肿瘤的发生与细胞增殖[22]。

（二）肝脏铁沉积

肝脏因其丰富的单核-吞噬细胞系统是体内铁的主要贮藏部位。NAFLD 患者肝脏铁储存增加,铁沉积过度可能增加 NASH 和其进展为肝癌风险。在 NASH 中肝脏铁沉积更加频繁可能是由于炎症是其驱动因素。铁和高胰岛素血症并存是 NASH 发展的危险因素,可能会致胰岛素抵抗、疾病进展和肝癌发生。在体内、外研究中去除多余铁可抑制 HCC 发展。

（三）酒精

酒精代谢主要在肝脏中进行,产生乙醛,乙醛为高活性化合物,能干扰肝细胞多方面的功能,如影响线粒体产生 ATP、蛋白质的生物合成和输出,损害微管,使蛋白质、脂肪输出障碍而在肝细胞内蓄积。同时,乙醇、乙醛被氧化时,产生大量的还原型辅酶Ⅰ,既可促进脂肪的合成,又可抑制线粒体内脂肪酸的氧化,从而导致脂肪肝的形成。最近的数据表明,慢性酒精消费导致激活肝脏 CYP2E1 产生 ROS 直接和间接导致肝癌形成。此外神经蛋白聚糖（NCAN）不仅在神经组织中表达,也在肝脏中表达其 rs2228603 多态性是酒精导致的肝癌的一个危险因素。

（四）微小 RNA（Micro RNA，miRs）

miRs 为分子小、高度保守的非编码 RNA，约有 18~25 个核苷酸长度，调节靶基因的转录和翻译，在脂质代谢和炎症反应中起重要作用。miR-197 和 miR-99 水平与 NASH 患者肝脏纤维化有关。miR-122 是成人肝脏葡萄糖和脂质代谢的关键调节器。血清 miR-122，miR-34a 和 miR16 水平在 NAFLD 病人中明显增高。miR-122 和 miR-34a 水平与疾病严重性（包括脂肪变性到脂肪性肝炎）相关。在 NAFLD 病人血清 miR-122 和 miR-34a 水平与肝酶、纤维化程度及炎症活动相关。miR-122 可能成为 NASH 具有发展 HCC 风险性的一种新的生物标志物。

（五）相关激素、SNP 与肝细胞恶性转化

1. 胰岛素抵抗　胰岛素是调节脂肪生成和脂质分解的关键激素，胰岛素抵抗能增强外周脂肪组织脂解作用以及增加脂肪酸输送到肝脏。胰岛素抵抗时脂肪组织抑制胰岛素抗脂解作用导致脂肪酸释放增加。胰岛素抵抗伴随着胰岛素水平的升高，增加脂肪的分解和/或增加脂肪酸的摄入，促进肝脏三酰甘油的合成，导致肝脏脂质积聚。肝脏脂质积聚通过激活 NF-κB 导致局部或全身的胰岛素抵抗。胰岛素抵抗导致高胰岛素血症（反之亦然）激活 PI3K/Akt 途径导致肝癌形成。因此，推测在肝脏胰岛素抵抗中的细胞有生存优势从而导致 NAFLD 相关的 HCC 的形成。高胰岛素血症增加胰岛素样生长因子-1（IGF-1）的产生，这是一种多肽激素在肝内通过促进细胞增殖和抑制细胞凋亡刺激细胞增长。胰岛素也激活在肝癌中表达上调的胰岛素受体底物（IRS-1）参与细胞因子信号通路。IRS-1 介导的信号可以防止转化生长因子 β1 诱导肝癌细胞凋亡从而导致肝肿瘤。此外，IRS-1 可通过肝癌发展的重要途径：有丝分裂原活化蛋白激酶和磷脂酰肌醇 3 激酶（PI3K）促进肝细胞增殖。

2. 遗传因素　全基因组关联研究（GWAS）已表明，包含 PNPLA3 的 patatin 样磷脂酶域是促进 NASH 发生发展的遗传因素。PNPLA3 基因是 22 号染色体上参与三酰甘油的合成代谢的基因。PNPLA3 的单核苷酸多态性（SNP）（rs738409）与脂肪肝密切相关。SNP 也参与了 NAFLD 的肝纤维化的进展。PNPLA3 基因 SNP rs738409 C<G 的变异也增加了 NAFLD 患者肝癌的风险。SNP rs738409 PNPLA3 基因似乎与 NAFLD/NASH 患者 HCC 发展有关。

五、相关代谢产物与肝细胞恶性转化

（一）肠道微生物

肠道细菌和宿主平衡紊乱和肠道细菌数量及质量改变会导致肠道通透性增加，增加促炎症因子和内毒素分泌以及代谢紊乱。此外，肠道菌群与相关的内毒素血症可通过各种机制参与在 NAFLD 发病机制中胰岛素抵抗的发生，肠道微生物组成的变化可能从饮食中收获更多能量，从而促进脂肪酸摄取增加和脂肪酸代谢氧化转变为重新合成，同时细菌和其潜在的肝毒性的产品（LPS、DNA、RNA 等）通过肠肝轴的方式可以很容易地到达肝脏。由胆固醇合成的初级胆汁酸在肠道微生物作用下形成次级胆汁酸，胆汁酸可以与法尼醇 X 受体（FXR）结合，FXR 抑制胆固醇 7α- 羟化酶转录调节胆汁酸合成。FXR 可以抑制 SREBP-1c 转录降低三酰甘油的合成，并增强 PPARα 信号以促进脂肪酸 β 氧化。胆汁酸与 G 蛋白偶联的细胞表面受体（TGR5）结合，TGR5 可通过抑制 NF-κB 途径抑制肝脏炎症。

（二）毒性晚期糖基化终产物（TAGEs）

甘油醛衍生的晚期糖基化终产物（AGEs）是 TAGEs 的主要成分。TAGEs 和 AGEs 受体间相互作用，可改变细胞内信号转导，基因表达和促炎症分子的释放，也会在许多类型的细胞包括肝细胞和肝星状细胞引起氧化应激反应。血清 TAGEs 水平，在 NASH 患者中明显高于单纯性脂肪变性和健康对照组。此外血清 TAGEs 与脂联素水平负相关，因脂联素为脂肪组织产生的抗炎因子，可增加胰岛素的敏感性。

此外，癌细胞使脂肪酸合成和脂质积累速率增加，表明肝细胞脂质的可用性增加可能会给 HCC 细胞快速增殖提供能量和组织支持。调节脂质合成的关键基因表达增加与细胞增殖率和 HCC 预后不良相关。基于以上这些发现肝脏脂质的积聚可能促进肝细胞的恶性转化。

六、线粒体损伤与肝脂肪积聚

人类 NAFLD 表现为脂质代谢紊乱。体内脂肪酸代谢需通过肉毒碱运载进入线粒体才能氧化供能，位于线粒体内膜肉毒碱棕榈酰转移酶 - Ⅱ（Carnitine palmitoyl transferase-Ⅱ，CPT-Ⅱ）是脂肪酸进入线粒体氧化的关键酶。脂代谢过程中脂肪酸与 CoA 借助线粒体外膜 CPT-Ⅰ，将脂酰和肉毒碱转变为脂酰肉毒碱，经内膜 CPT-Ⅱ 作用进入基质转换为脂酰 CoA 进行 β-氧化供能。前期研究已发现 CPT-Ⅱ 酶对热敏感、受过氧化物酶体增殖物活化受体（PPAR）家族调控、且存在多种变异，酶的催化功能是否正常，直接影响到脂肪氧化供能。肝炎病毒感染后许多内源性代谢物与肉毒碱竞争性结合，抑制 CPT-Ⅱ 表达或该酶活性减低，出现肉毒碱缺乏、酰基 CoA 和脂肪酸积聚。

（一）脂肪肝模型与肝细胞癌模型建立

脂肪肝和肝细胞癌动态发生模型，在肝脂肪积累状态下，以二乙基氨基芴（2-FAA）诱发肝细胞恶性转化，肝组织按 H&E 检查分为正常对照组、脂肪肝组、变性组、癌前病变组和癌变组。肝脂质以油红 O 染色，定量血总胆固醇（Tch）、三酰甘油（TG）、谷丙转氨酶（ALT）、谷草转氨酶（AST）水平，分别从各组肝组织中抽提 RNA 并合成 cRNA，利用基因表达谱芯片对 cRNA 进行标记、杂交、扫描，得到正常组、脂肪肝组、肝变性组、癌前病变组和肝癌组两两比较的差异表达基因数据，以基因表达谱芯片技术筛查差异表达基因进行基因 GO 功能分析、KEGG pathway 功能分析和 STRING 蛋白互相作用关系分析，找到与肝细胞癌恶性转化过程中的肿瘤标志、以免疫组织化学及定量检测线粒体内膜 CPT-Ⅱ 等相关基因的改变，以探讨脂代谢异常与肝细胞恶性转化的关系。

（二）脂肪肝恶性转化中基因表达谱分析

摄入脂肪后 SD 鼠肝细胞见大量脂肪积聚，正常对照鼠脂肪含量明显低于脂肪肝组、变性组、癌前病变组和癌变组。变性组、癌前病变组和肝癌组血清 TG，Tch 水平明显高于正常对照组，TG 和 Tch 升高 2~3 倍。经 2-FAA 诱癌后肝细胞形态学表现为肝细胞发生变性、癌前病变和癌变的发展过程，伴有肝细胞损伤，AST 及 ALT 活性显著高于正常对照组的 4~8 倍。应用基因表达谱芯片，两两比较筛选出 10 组差异表达基因，其中脂肪肝组与正常组比较差异表达基因有 163 个，肝变性组与正常组比较差异表达基因有 934 个；癌前病变组与正常组比较差异表达基因有 1452 个，肝癌组与正常组比较差异表达基因有 1738 个。在肝细胞恶化过程中发现差异表达基因所在通路多条，主要有固醇合成通路、P53 信号通路、细胞周期信号通路,同时发现固醇合成通路中的 Cyp51,Tm7sf2 在整个肝细胞恶性转化过程中显著下调,Ccnb1 和 CDK1 既与 P53 通路又与细胞周期相关,且在蛋白质相互作用网络中皆处于关键位置。

(三)线粒体内膜 CPT-Ⅱ

肝组织 CPT-Ⅱ 比浓度(CPT-Ⅱ ng/mg 肝蛋白,ng/mg P)显示:正常对照组明显高于脂肪肝组、变性组、癌前病变组和癌变组;脂肪肝组 CPT-Ⅱ 比浓度明显高于变性组、癌前组和癌变组,肝组织 CPT-Ⅱ 含量逐渐减少;肝 CPT-Ⅱ 免疫组化半定量显示:正常对照组平均吸光度值为(59.92 ± 14.26)× 10^{-3} ,明显高于脂肪肝组(40.06 ± 11.58)× 10^{-3} 、变性组(6.74 ± 1.66)× 10^{-3} 、癌前组(9.94 ± 3.02)× 10^{-3} 和诱癌组(7.44 ± 2.85)× 10^{-3} ,且脂肪肝组平均吸光度值明显高于变性组、癌前组和癌变组,肝 CPT-Ⅱ 含量随肝细胞恶性转化而呈下调表达。在转录水平可见 GPC3,CD44 基因表达,正常鼠肝明显低于变性组、癌前病变组和癌变组;AFP 基因在正常鼠肝表达,明显低于癌前病变组和癌变组;正常鼠肝 CD24 基因表达,明显低于脂肪肝组、变性组、癌前病变组和癌变组。以肝脂肪积聚和肝癌动态发生双模型,成功观察肝细胞在脂肪积聚状态下发生恶性转化,在此过程中众多基因参与,富集于固醇合成、P53、细胞周期相关通路等;肝细胞恶性转化相关标志等异常表达,提示线粒体脂质积累致肝细胞恶性转化的分子机制极其复杂,值得临床重视。

七、NAFLD、HCC 与脂肪代谢

肝脏在脂质代谢(游离脂肪酸的摄取和脂质的合成,储存和输出)中起着重要作用。脂质代谢的紊乱可以导致非酒精性脂肪肝的发展。肥胖,糖尿病是 NAFLD 最常见代谢性危险因素。在肥胖,糖尿病和非酒精性脂肪肝中激素轴和细胞因子通路的失调,促进代谢和免疫反应之间的恶性循环,导致慢性炎症最终可能导致肝癌的发生。因此,非酒精性脂肪肝发展和随后进展为肝硬化和 NASH 的病理生理机制,被证明能促进 NAFLD 相关 HCC 发展。

(一)肥胖

研究证实饮食或遗传性肥胖可刺激肠道微生物发生改变,导致生成损伤 DNA 的代谢产物脱氧胆酸,其经肠道和肝脏循环,触发肝星状细胞 SASP 表型生成一些炎症和促肿瘤因子,使鼠在暴露于化学致癌物后更易罹患肝癌。肥胖促进肝癌的发展是依赖于增强肿瘤促进细胞因子 IL-6 和 TNF-α 表达,从而导致肝脏炎症和致癌转录因子 STAT3 的活化。肥胖引起慢性炎症,增强 IL-6 和 TNF 表达也可增加患其他癌症风险。

(二)糖尿病

糖尿病患者最常见的肝脏疾病是 NAFLD。伴有 NAFLD 的糖尿病患者晚期肝病,肝硬化和肝癌的风险增加,两者共同发病机制即胰岛素抵抗。糖尿病是晚期 NAFLD 导致肝硬化肝癌和增加死亡率的标志。糖尿病和肥胖可引起肝脏炎症,导致氧化应激和肝细胞膜磷脂组成的脂质过氧化,导致肝细胞损伤和坏死。同时研究证实 NAFLD 患者中伴有糖尿病的患者发展为肝硬化肝癌的概率要明显高于没有糖尿病的患者。

八、展望

随着 NAFLD 和 HCC 发病率的不断增加,对两者之间相互关系的认识,正逐步加深。愈

来愈多的流行病学证据支持 NAFLD 促进 HCC 发展,脂质积聚、脂毒性、内质网功能障碍、胰岛素抵抗和脂肪因子等都会导致 NAFLD,而 HCC 为多步骤、多因素相互作用造成的肝脏恶性肿瘤,NAFLD 如何引进肝细胞恶性转化,或与其他因素协同促进 HCC 发展,其确切机制仍须探讨和有待进一步作深入的研究。但 NAFLD 患者应及时治疗,避免发展为 HCC。

（姚　敏　姚登福）

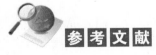

参考文献

1. Ding J, Wang H. Multiple interactive factors in hepatocarcinogenesis. Cancer Lett, 2014, 346: 17-23.
2. Hamid AS, Tesfamariam IG, Zhang Y, et al. Aflatoxin B1-induced hepatocellular carcinoma in developing countries: Geographical distribution, mechanism of action and prevention. Oncol Lett, 2013, 5: 1087-1092.
3. Shlomai A, de Jong YP, Rice CM. Virus associated malignancies: The role of viral hepatitis in hepatocellular carcinoma. Semin Cancer Biol, 2014, 26: 78-88.
4. Bodzin AS, Busuttil RW. Hepatocellular carcinoma: Advances in diagnosis, management, and long term outcome. World J Hepatol, 2015, 7: 1157-1167.
5. Fan JG. Epidemiology of alcoholic and nonalcoholic fatty liver disease in China. J Gastroenterol Hepatol, 2013, 28 (S1): 11-17.
6. Stickel F, Hellerbrand C. Non-alcoholic fatty liver disease as a risk factor for hepatocellular carcinoma: mechanisms and implications. Gut, 2010, 59: 1303-1307.
7. Linhart KB, Glassen K, Peccerella T, et al. Hepatobiliary Surg Nutr, 2015, 4: 117-123.
8. Jiang CM, Pu CW, Hou YH, et al. Non alcoholic steatohepatitis a precursor for hepatocellular carcinoma development. World J Gastroenterol, 2014, 20: 16464-16473.
9. Montella M, Crispo A, Giudice A. HCC, diet and metabolic factors: diet and HCC. Hepat Mon, 2011, 11: 159-162.
10. Yoon HJ, Cha BS. Pathogenesis and therapeutic approaches for non-alcoholic fatty liver disease [J]. World J Hepatol, 2014, 6: 800-811.
11. Baffy G, Brunt EM, Caldwell SH. Hepatocellular carcinoma in non-alcoholic fatty liver disease: An emerging menace. J Hepatol, 2012, 56: 1384-1391.
12. Jiang S, Minter LC, Stratton SA, et al. TRIM24 suppresses development of spontaneous hepatic lipid accumulation and hepatocellular carcinoma in mice. J Hepatol, 2015, 62: 371-379.
13. Nagoshi S. Osteopontin: Versatile modulator of liver diseases. Hepatol Res, 2014, 44: 22-30.
14. McKee C, Sigala B, Soeda J, et al. Amphiregulin activates human hepatic stellate cells and is upregulated in non alcoholic steatohepatitis. Sci Rep, 2015, 5: 8812.
15. Mikuriya Y, Tashiro H, Kobayashi T, et al. Clinicopathological features of hepatocellular carcinoma in patients with nonalcoholic fatty liver disease. Langenbecks Arch Surg, 2015, 400: 471-476.

16. Wolf MJ, Adili A, Piotrowitz K, et al. Metabolic activation of intrahepatic CD8+T cell and NKT cells causes nonalcoholic steatohepatitis and liver cancer via cross-talk with hepatocytes. Cancer Cell, 2014, 26: 549-564.

17. Bieghs V, Trautwein C. Innate immune signaling and gut-liver interactions in non-alcoholic fatty liver disease. Hepatobiliary Surg Nutr, 2014, 3: 377-385.

18. Gentric G, Maillet V, Paradis V, et al. Oxidative stress promotes pathologic polyploidization in nonalcoholic fatty liver disease. J Clin Invest, 2015, 125: 981-992.

19. Noureddin M, Rinella ME. Nonalcoholic fatty liver disease, diabetes, obesity, and hepatocellular carcinoma. Clin Liver Dis, 2015, 19: 361-379.

20. Duan XY, Zhang L, Fan JG, et al. NAFLD leads to liver cancer: Do we have sufficient evidence? Cancer Lett, 2014, 345: 230-234.

21. Kirstein MM, Vogel A. The pathogenesis of hepatocellular carcinoma. Dig Dis, 2014, 32: 545-553.

22. Nischalke HD, Lutz P, Krämer B, et al. A common polymorphism in the NCAN gene is associated with hepatocellular carcinoma in alcoholic liver disease. J Hepatol, 2014, 61: 1073-1079.

23. Sun C, Fan JG, Qiao L. Potential epigenetic mechanism in non-alcoholic fatty liver disease. Int J Mol Sci, 2015, 16: 5161-5179.

24. Frades I, Andreasson E, Mato JM, et al. Integrative genomic signatures of hepatocellular carcinoma derived from nonalcoholic fatty liver disease. PLoS One, 2015, 10: e0124544.

25. Gaggini M, Morelli M, Buzzigoli E, et al. Non-alcoholic fatty liver disease (NAFLD) and its connection with insulin resistance, dyslipidemia, atherosclerosis and coronary heart disease. Nutrients, 2013, 5: 1544-1560.

26. Oda K, Uto H, Mawatari S, et al. Clinical features of hepatocellular carcinoma associated with nonalcoholic fatty liver disease: a review of human studies. Clin J Gastroenterol, 2015, 8: 1-9.

27. Masarone M, Federico A, Abenavoli L, et al. Non alcoholic fatty liver: epidemiology and natural history. Rev Recent Clin Trials, 2014, 9: 126-133.

28. Gangarapu V, Yıldız K, Ince AT, et al. Role of gut microbiota: obesity and NAFLD. Turk J Gastroenterol, 2014, 25: 133-140.

29. Takeuchi M, Sakasai-Sakai A, Takata T, et al. Serum levels of toxic AGEs (TAGE) may be a promising novel biomarker in development and progression of NASH. Med Hypotheses, 2015, 84: 490-493.

30. Gu JJ, Yao M, Yao D, et al. Nonalcoholic lipid accumulation and hepatocyte malignant transformation. J Clin Transl Hepatol. 2016, 4: 123-130.

31. Gu JJ, Yao M, Yang J, et al. Mitochondrial carnitine palmitoyl transferase-Ⅱ inactivity aggravates lipid accumulation in rat hepatocarcinogenesis. World J Gastroenterol. 2017, 23: 256-264.

32. 顾娟娟, 姚敏, 蔡胤, 等. CPT-Ⅱ在脂肪积聚肝细胞诱发恶性转化过程中的动态表达. 中华肝脏病杂志, 2017, 25: 279-284

33. Yao M, Cai M, Yao DF, et al. Abbreviated half-lives and impaired mitochondrial fuel

utilization in carnitine palmitoyltransferase II deficiency fibroblast. PloS ONE, 2015, 10：e0119936.

34. 顾娟娟, 姚敏, 姚登福. 非酒精性脂肪性肝病与干细胞恶性转化的关系. 临床肝胆病杂志, 2016, 32：565-569

35. Berlanga A, Guiu-Jurado E, Porras JA, et al. Molecular pathways in non-alcoholic fatty liver disease Clin Exp Gastroenterol, 2014, 7：221-239.

36. Streba LA, Vere CC, Rogoveanu I, et al. Nonalcoholic fatty liver disease, metabolic risk factors, and hepatocellular carcinoma：an open question. World J Gastroenterol, 2015, 21：4103-4110.

37. Takaki Y, Saito Y, Takasugi A, et al. Silencing of microRNA-122 is an early event during hepatocarcinogenesis from non-alcoholic steatohepatitis. Cancer Sci, 2014, 105：1254-1260.

38. Yoshimoto S, Loo TM, Atarashi K, et al. Obesity-induced gut microbial metabolite promotes liver cancer through senescence secretome. Nature, 2013, 499：97-101.

39. Kar P.Risk factors for hepatocellular carcinoma in IndiaJ Clin Exp Hepatol, 2014, 4（Suppl 3）：S34-42.

40. Raff EJ, Kakati D, Bloomer JR, et al. Diabetes Mellitus Predicts Occurrence of Cirrhosis and Hepatocellular Cancer in Alcoholic Liver and Non-alcoholic Fatty Liver Diseases. J Clin Transl Hepatol, 2015, 3：9-16.

第 20 章

非酒精性脂肪性肝病与肝细胞癌

非酒精性脂肪性肝病呈全球化流行的趋势,已成为发达国家和中国富裕地区慢性肝病的首要病因。现已普遍认为非酒精性脂肪性肝病是严重的社会健康问题。非酒精性脂肪性肝病包括单纯性脂肪肝(SFL)和非酒精性脂肪性肝炎(NASH)两种,NASH 严重的病例可发生肝纤维化与肝硬化,甚至引起肝癌。成年人非酒精性脂肪性肝病患病率为 17%~33%,其中 1/3~1/2 可能为 NASH,SFL 随访 10~20 年发展为肝硬化的概率为 0.6%~3.0%,NASH 10~15 年肝硬化的发生率高达 15%~25%,其中 30%~40% 将会死于肝癌、肝衰竭和移植后复发。因此阻止单纯性脂肪肝向脂肪性肝炎演变,是今后研究的中心环节之一,可想如能阻止 NASH 发生将使 NAFLD 的预后得到改善,也可使肝癌的发病率降低。

直到目前为止,NAFLD 导致肝细胞癌(HCC),是指由 NASH 引起,目前尚无 SFL 发展为 HCC 的报告,因此对有纤维化、炎症坏死的 NASH 患者应严密随访观察。近年一些报告指出,NASH 伴有肥胖和 2 型糖尿病患者与 HCC 的发生呈正相关,是 HCC 两个独立的预测因子,因此,也应对这一部分患者进行重点监测和追踪观察。必须指出,SFL 在众多因子作用下可向 NASH 转化,因此,对 SFL 患者也不能放松警惕,应及时了解其有无疾病进展情况。

现已初步查明 NASH 是隐源性肝硬化导致 HCC 的主要原因,且 NASH 与 HBV/HCV 并存时与肝癌的发生呈正相关。

第一节　非酒精性脂肪性肝炎 – 肝细胞癌流行病学

有关 NASH 引起肝细胞癌的流行率尚无大系列的调查报告。El-Serag 报告美国的 NASH 发生肝细胞癌的流行率,指出在美国 HCC 发病率在增加,住院率和死亡率超过过去 20 年的 2 倍。胰岛素抵抗综合征表现肥胖和糖尿病是 HCC 的危险因子,且通过 NAFLD 的形成起作用,但它们在肝细胞癌上的作用机制仍不完全明了。

回顾性病理对照研究指出,NASH 引起的 HCC 较多并发隐源性肝硬化。一个前瞻性队列研究 NASH 与肝硬化联合平均随访 7 年,至 HCC 发生,平均肝硬化时间为 16 年。肥胖、糖尿病、年龄、性别和种族是发生 HCC 的独立危险因子。每年 NASH 发展至 HCC 的发生率为 0.3%。

Hashimoto 等报告 257 例 NAFLD 患者,全部病例均作肝活检,结果发现肝纤维化程度与 HCC 发生相关,平均随访中位数 44 个月,结果 F3~F4 患者 10 例发生相关疾病死亡,5 例发生 HCC,F3~F4 和 HCC5 年累积发生率为 20%,因此,对伴有纤维化的患者应及时测定纤维化标记物含量或定期作 B 超或 CT 检查,以便了解有无 HCC 发生。

Eksted 等报告活检证实的 NAFLD129 例,通过临床、生化和活检进行观察,平均随访 13.7 年,结果 7 例(5.4%)发展为慢性晚期肝病,其中 3 例(2.3%)发生肝细胞癌。78.4% 的患者有糖尿病或糖耐量异常,41% 患者有进行性肝纤维化,此类患者有较高的胰岛素抵抗和显著的肥胖,尤其是内脏肥胖。如有上述因素的存在均可促使 HCC 的发生。有人把 NAFLD-HCC 与酒精性 -HCC 和病毒性肝炎 -HCC 进行比较,肥胖的流行率分别为 50%、17%、14%;糖尿病分别为 56%、17%、11%;脂肪变 >20% 分别为 61%、17%、19%;AST/ALT<1 分别为 50%、19%、17%(P<0.0001)。由此可见与酒精性 -HCC 和病毒性肝炎 -HCC 相比,肥胖、糖尿病、脂肪变三者与 NASH-HCC 关系更为重要。值得注意的是分化良好型肿瘤的比例 NAFLD 组明显高于酒精性组和病毒肝炎组,分别为 89%、64% 和 55%(P<0.0001)。

多数学者认为肥胖是 HCC 一个独立危险因子,在一项肥胖的 19 271 患者中,HCC 总的发生率为 3.4%(n=659)。Shimadat 等治疗 82 例 NASH,在随访中 3 例发生 HCC,发生率为 3.66%。

根据美国第三次 NHANES(全国健康与营养检查调查)数据,多数研究报告 NAFLD 发生率男 > 女(5.7% vs 4.6%)。但一个 NASH 临床网络研究(CRN)发现女性发病高,男女之比为 1:2。研究发现 NAFLD 和 NASH 以西班牙人发病率最高。

Cotrim 等报告巴西 NAFLD-HCC110 例,平均年龄(67±11)岁,65.5% 为男性,52.7% 患者有肥胖,73.6% 脂质紊乱,41.0% 有高血压,60% 有代谢综合征,57.2% 有 NASH,3.8% 无纤维化,NASH 有纤维化(F1~F3 级)者 27%,61.5% 有肝硬化,HCC 由组织学诊断者 47.2%,7.7%HCC 患者无肝硬化,被 CT 或 MRI 诊断 58 例有肝硬化的 HCC,其中 1 个结节者 55%,2 个结节 17%,3 个结节者占 28%。结果提示 NASH 无肝硬化并发 HCC 的发病率是增高。

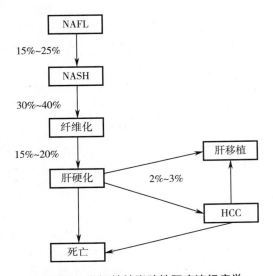

图 20-1　非酒精性脂肪性肝病流行病学

第二节 非酒精性脂肪性肝炎－肝细胞癌发病机制

目前对 NASH 引起肝硬化的发病机制尚缺乏全面和深入的研究，现已初步阐明，肝细胞癌主要在 NASH 伴肝硬化基础上发生，但有研究显示，也可在 NASH 炎症坏死或纤维化基础上发生，加上糖尿病、肥胖，或两者均有，最终导致肝细胞癌发生。

尽管 HCC 的发病机制尚不完全明了，但近年的研究已提出有许多危险因子与 HCC 发生相关。包括基因易感性、进行性肥胖、胰岛素抵抗和糖尿病以及慢性低度坏死－炎症，常常引起肝纤维化。此外，男性、游离脂肪酸、细胞因子、脂毒性、胰岛素对抗和肠道微生态改变在肝细胞癌的发病机制上发挥关键作用。研究指出，NASH 发生 HCC 的分子机制是伴有复杂的免疫和代谢改变。

一、肥胖与肝细胞癌

意大利学者 Poleselt 等报告 1999—2003 年肝细胞癌和 404 例住院患者作对照，研究对象排除乙肝和丙肝，发现肥胖和 2 型糖尿病（T2DM）存在时 HCC 危险性增加。肥胖时体质指数（BMI）$\geqslant 30kg/m^2$，OR=1.9，95%CI 0.9~3.91；DM 时 OR=3.7，95%CI 1.7~8.4，这些因素的持续，肥胖时 HCC 危险性 OR=3.5，95%CI 1.6~7.7，DM 时 OR=3.5，95%CI 1.3~9.2。总之，23% 肝细胞癌由 HBV 或 HCV 所致，37% 肝细胞癌由 NAFLD 伴肥胖与糖尿病所致，研究进一步证明了肥胖与糖尿病增加肝细胞癌的危险性。

肥胖在肝硬化和非肝硬化患者在肝细胞癌的发生上是一个重要的危险因子。有许多细胞因子可引起肝细胞癌发生，其中瘦素（leptin）起到重要作用。研究表明，NASH 患者瘦素或其受体基因变异，导致瘦素及其受体信号传导系统失效，不能正常发挥调节肝脏内糖和脂肪代谢的功能，使肝细胞内抗氧化分子缺乏或活性降低，线粒体内活性氧（ROS）过度生成，引起脂质过氧化，形成 NASH。同时瘦素还参与 NASH 肝脏间质炎症反应，瘦素可能增强肝实质细胞对 TNF-α 敏感性，加速肝细胞破坏。当肝脏发生缺血坏死等损害时 IL-6 调控肝脏非实质细胞增生、转化、修复损伤细胞，而瘦素可与 IL-6 受体竞争性结合，从而削弱或阻断 IL-6 在肝脏修复方面的作用，加重炎症反应。总之，瘦素对 NAFLD 有双向作用，一方面瘦素可逆转胰岛素抵抗和改善严重肝脂肪变性，降低血清三酰甘油水平，降低肝脏和肌肉组织内三酰甘油的比例，提高机体对胰岛素的敏感性；另一方面瘦素或其受体自身变异引起瘦素抵抗和高胰岛素血症，形成高瘦素水平又可诱发胰岛素抵抗。高瘦素水平通过胰岛素抵抗和高胰岛素血症，产生与胰岛素相关的肝内脂肪蓄积，又可通过改变胰岛素信号传递，提高肝细胞内脂肪酸的浓度，促使三酰甘油合成增加，形成脂肪肝。总之，瘦素对肝细胞有增殖和抗凋亡作用，研究结果证明瘦素在 HCC 上的直接作用。

我国台湾学者 Wang 等研究瘦素在肝细胞癌上的作用。认为肥胖伴有肝细胞癌可能是脂肪因子表达异常所致。HCC 时瘦素高表达伴有肿瘤内微管密度（MVD）增加，所以可能伴有 HCC 发生。此外，瘦素高表达是 HCC 生存改善的预测因子。

二、糖尿病与肝细胞癌

肥胖与糖尿病是发生肝细胞癌的两个重要的独立危险因子。日本学者 Kawamua 等报告 1980—2006 年无乙肝和丙肝的 40 例 HCC 患者,确诊后经手术切除或射频消融治疗,21/40 例中位数在 3.7 年内发生 HCC 复发,肝细胞癌复发率有糖尿病比无糖尿病者显著高(P=0.026)。多变 COX 比例模式老年患糖尿病是 HCC 复发的重要预测因子。HCC 复发危险率糖尿病患者为 4.16%(P=0.007)。有糖尿病与无糖尿病之间的总生存率无显著不同。结论指出,HCC 有效治疗后糖尿病是肝细胞癌复发的重要预测因子。

糖尿病与肿瘤的相关性有各自对立的报告。NASH 并存糖尿病时与 HCC 发生呈正相关还是负相关,目前尚不能作出肯定的结论。Lait 等队列随访 54 979 人,共检出 DM 5732 例,确诊 138 例肝细胞癌(2.4%)。DM 在肝细胞癌发生上的作用、DM 与肝炎病毒感染或脂质之间的相互作用用 COX 比例危险回归模式评估,DM 与 HCC 之间联合,在肝炎病毒感染高发区,DM 也增加肝细胞癌发生的危险性。

Davila 等报告 2061HCC 和 6183 例非癌患者作对照。与无癌患者作比较,HCC 患者男性 66%,对照组为 36%,肝细胞癌患者 34% 有糖尿病,无癌患者糖尿病发生率为 19%,并发现有糖尿病者肝细胞癌的危险性增加 3 倍,并认为 DM 是一个独立的危险因子。另一些学者认为 DM 可长期影响肝细胞癌的生存率。

一个 173 643 例糖尿病和 650 620 例无糖尿病的队列研究,糖尿病患者 NAFLD 的发病率显著高于无糖尿病者,年发病率分别为 18.13/ 万 vs 9.55/ 万(P<0.0001)。肝细胞癌的发生率得到相似的结果,年发生率分别为 2.93/ 万 vs 0.87/ 万(P<0.0001)。糖尿病联合危险比率(HRR)CNLD(慢性非酒精性肝病)为 1.9(95%CI 1.88~2.09, P<0.0001),HCC HRR 为 2.16(95%CI 1.86~2.52, P<0.0001)。糖尿病带有高危患者中随访超过 10 年。结论指出,CNLD 糖尿病患者中发生肝细胞癌的危险性为无糖尿病患者的 2 倍。

肝细胞癌患者常伴有 DM,而 DM 可合并 HCC 术后肝失代偿增加,影响 HCC 患者的预后。Huo 等研究 HCC 肝手术切除后评估 DM 在肝再生能力上的长期影响。回顾性研究 245 例肝细胞癌患者进行肝切除用 Child-Pugh 记分系统评估术后肝再生能力,终点是发生肝失代偿,出现 Child-Pugh 记分持续增加 2 分或更多或发生肝癌复发。结果在(27 ± 18)个月随访期间有 75 例(31%)患者发生肝失代偿。糖尿病、肿瘤 >3cm、年龄 >65 岁是发生失代偿的重要因子。糖尿病与无糖尿病 HCC 3 年和 5 年累积发生率为 53% 和 64% 与 27% 和 50%,HCC ≤ 3cm 和 >3cm 肝失代偿发生率为 24% 和 41% vs 38% 和 60%,由此可见肝细胞癌患者由于 DM 或肝癌大者可使肝癌术后肝失代偿发生率增加。

三、氧化应激与肝细胞癌

脂肪酸的氧化代谢在脂肪肝的发生和发展中有"双刃剑"的作用,一方面,过度的脂肪酸氧化可以减少脂肪酸在肝脏的沉积,延缓脂肪肝的形成,而另一方面过度的脂肪酸氧化将会导致大量活性氧的产生,启动第二次打击,加重脂肪性肝炎、肝纤维化的进程。酰基辅酶 A 氧化酶(AOX)是 β 氧化系统的始动酶,是脂肪氧化反应的关键酶,当酰基辅酶 A 氧化酶基因缺陷可引起严重的 NASH。

FoxO1 基因细胞是调节细胞氧化应激(OS)反应及细胞增殖、细胞凋亡、细胞自噬、代谢和免疫反应等多种生理作用的转录因子。FoxO1 转录因子是 Fox 家族中 Fox 亚家族主要成员,广泛表达于成人各级器官中。目前认为 FoxO1 为其活性形式,定位于细胞核,可调节糖脂代谢相关的多基因表达。氧化应激导致 HCC 发生的机制还不明了,当身体接受内部或外部任何危险信号时引起氧化应激,进一步引起 DNA 氧化,导致细胞或组织损伤和异常的蛋白表达,因此,OS 与 HCC 之间的相互关系引起了越来越多的关注。

四、细胞因子与肝细胞癌

肿瘤坏死因子、固醇调节元件结合蛋白 -1c、肌球蛋白轻链激酶、视黄醇结合 4 蛋白和角蛋白 18,基因受体如内源性大麻黄受体、Toll 样受体、PPARγ2 与 NAFLD、NASH、HCC 之间密切相关(参见本书第 1 章)。

五、Dickkopf-1 与肝细胞癌

2012 年我国 Shen 等首次报告 Dickkopf-1 可与 AFP 互补提高肝细胞癌诊断率,引起了广泛的反响。Dickkopf-1(DKK-1)是从非洲蟾蜍中编码的一种分泌蛋白,由 259 个氨基酸组成,分子量 40 000 的基因,该蛋白诱导胚胎的头部区,是胚胎时期头部形成的诱导子和 Wnt 信号传导通路的抑制因子。以后发现许多动物和人也表达 Dickkopf-1。其与 Wnt 传导通路有关。

(一)Dickkopf-1 与肝细胞癌相关性

Dickkopf-1 转录和血清蛋白上调,血清和组织 Dickkopf-1 水平增高在肝细胞癌的迁移、侵袭和肿瘤生长上发挥功能作用。Dickkopf-1 是一组分泌型糖蛋白,包括 DKK-1~4 四个成员。DKKS 有一个信号序列和两个富含半胱氨酸的保守区,分别为靠近 N 端的 CYS1 和靠近 C 端的 CYS2。人 DKK-1 由 266 氨基酸组成其相对分子量在 29K 左右,而糖基化形式的 DKK-1 在 Western Wnt 分子杂交检测显示位于 35 K 位置。Tulact 等报道 Western 分子杂交有时可检测到 DKK-1 不同的糖基化水平面的条带。对 DKKs 功能域和 DKKs 嵌合体的研究显示,Wnt8 抑制需要 DKK-1 和 DDK-2 的 C 端与 LRP6R 的相互作用,而 DKK-1 的 N 端部分能对 DKK-1 和 LRP5/6 的相互作用起抑制作用。DKK-1 是 Wnt 通路的抑制因子。分泌蛋白 Wnt 结合细胞表面受体 Frizzed,通过 β-catenin(β- 连环蛋白)的降解复合体解散阻断 β-catenin 降解途径,促使 β-catenin 进入胞核与 TCF(T 细胞因子)结合,启动多种靶基因表达(有细胞特异性),其中的 c-Myc、cyclin D、Akt 等与细胞周期的调控与癌症的发展密切相关,除此之外 Wnt 发生作用还需要另一个受体 LRP5/6,而 DKK-1 能与通过结合细胞表面受体 LRP5/6、kremen1/2 在 Wnt 通路中起负调控作用。DKK-1 表达受 p53、MYCN、β-catenin 等基因调控,DKK-1 在细胞内异位表达能抑制多种肿瘤细胞的增殖,但有时能在促凋亡因子存在时诱发凋亡。DKK-1 在一些肿瘤中低表达,而在另一些肿瘤中高表达。DKK-1 在不同肿瘤的发生、发展以及转移这几个阶段中的表达和功能表现出复杂多重的差异。

间充质干细胞(MSCs)在 Dickkopf-1 起关键作用。MSCs 通过 Dickkopf-1 和 c-Myc,在肝细胞增殖上发挥作用,而 SOX2 核心转录因子,在全功能的维持上发挥重要作用。新近报告 SOX2 也在成人干细胞(ASCs)中表达,但 SOX2 在 ASCs 上的作用仍不明了。SOX2 又称 SRY 相关 HMG 盒基因 2,是一个高度保守的转录因子,是 SOX 基因家族的一个成员,分

SOX1、2、3,在胚胎发育中起关键性作用。ASCs 型抑制研究显示,SOX2 抑制结果有细胞生长和毛细血管发育改变,同时有 Dickkopf-1 表达降低。染色体免疫力沉淀和虫荧光素测定指出,SOX2 与 DKK-1 结合且在转录上有正性调节作用。DKK-1 表达在 SOX2 抑制 hMSCs 分化畸形,但可能不取消增殖缺陷。细胞增殖受 c-Myc 调节,而表达也可能被 SOX2 调控。c-Myc 是 Myc 基因家族的主要成员之一,是一种易位基因和多种形式物质调节的可调节基因,也是一种可使细胞无限增殖使之获得永生特殊化功能,促进细胞分裂的基因,也是一种癌基因,与各种肿瘤的发生发展有关。SOX2 直接调节 DKK-1 表达。Park 等[5]指出,SOX2 直接调节 Dickkopf-1 表达,其后果是决定 hMSCs 分化。SOX2 也调节受 c-Myc 影响的增殖。结果提示 SOX2 可能有一种特殊功能,通过调节 Dickkopf-1 和 c-Myc 控制 ASCs 的生长和分化。

间充质细胞(MSCs)抑制肿瘤细胞增殖。Zhu 等证实 Dickkopf-1 被 MSCs 表达是受 NANOG 调节。NANOG 于 2003 年被发现,属于 ANTP 类,NK 基因家族,NANOG 基因属同源盒基因。是胚胎干细胞自我更新所必需的基因,NANOG 缺失导致胚胎干细胞(ES)分化,在调节干细胞的增殖中发挥重要作用。该因子可维持 ES 自我更新及全能性,对癌细胞增殖有抑制作用。

Kim 等发现碳酸酐酶 9(CA9)调节肿瘤细胞迁移和侵蚀,而 Dickkopf-1 像是一个新的 CA9 相互作用蛋白。在试管内发现 CA9N 末端域参与 DKK-1 的缬氨酸 - 酪氨酸作用,同时发现在肿瘤发生上 Dickkopf-1 抑制 CA9 的内皮细胞血管生成,而且抑制由 CA9 介导引起的 mTOR(一种非典型的丝氨酸/苏氨酸激酶)磷酸化,提出 Dickkopf-1 在肿瘤生成上的一个新作用。

Wnt 本身是原癌基因,当突变时可促进肝细胞增殖和转化,当突变或过表达引起肿瘤形成,p53 是抑癌基因,当 p53 功能丧失可加速 Wnt 引起肿瘤的发生。Wang 等发现 Dickkopf-1 是被野生型 p53 引起,结果指出,p53 介导 Dickkopf-1 拮抗 Wnt 信号途径。

如上所述 Dickkopf-1 的表达受 p53 调节。将携带 p53 基因的复制缺陷型腺病毒载体(Adp53)导入到 p53 缺失的人的瘤细胞株 Hep3B 中,以 RT-PCR 技术检测 p53 对 DDK-1 表达的调节作用,结果表明 DKK-1 RNA 在转录 p53 20 小时后即有明显增加,其中 32 小时达最高水平。提示 p53 能调节 Wnt 通路抑制因子 Dickkopf-1 的 mRNA 表达。

(二)Dickkopf-1(DKK-1)与肝细胞癌(HCC)

近年的研究显示,HCC 患者血清 Dickkopf-1 水平增高,可作为血清标记用于 HCC 诊断,还具有监测 HCC 复发转移的能力,同时发现血清 DKK-1 水平与 HCC 患者肿瘤直径、Edmondson-steiner 分级及静脉浸润等密切相关。2012 年我国 Shen 等在柳叶刀肿瘤杂志发表 DKK-1 的研究报告,作者等对 HCC、慢性 HBV 感染、肝硬化和健康对照组,用 ELISA 测定血清 DKK-1,用 ROC(接收机操作特征)计算诊断准确性,对 831 份血清标本进行评估。其中 HCC 424 例,慢性 HBV 感染 98 例,肝硬化 96 例和健康对照组 213 例;验证组 453 份:HCC209 例,慢性 HBV 感染 73 例,肝硬化 72 例和健康对照组 99 例。结果 HCC 血清 DKK-1 比对照组有显著增高。ROC 曲线指出最佳诊断值为 2.153ng/ml,试验组敏感性和特异性分别为 69.1% 和 90.6%;验证组分别为 71.3% 和 87.2%。对 HCC AFP 阴性患者可达到精确诊断,试验组敏感性和特异性分别为 70.4% 和 90.5%;验证组分别为 66.7% 和 87.2%。HCC 时 DKK-1 血清浓度升高可与慢性 HBV 感染、肝硬化鉴别,若 DKK-1 和 AFP 联合测定可提高诊断准确率。DDK-1 在 HCC 诊断上补充 AFP 测定的不足,改善 AFP 阴性 HCC 患者的确诊率,和 HCC 与非恶性慢性肝病的鉴别。

Qin 等研究 Dickkopf-1（DDK-1）和 Wnt/β- 连环蛋白途径在 HCC 细胞增殖和迁移上的作用。cDNA 芯片指出,24 基因与肿瘤 H7402 和 M-H7402 细胞之间不同的表达有关。Western 分子杂交分析有 β- 连环蛋白、c-Myc 和周期素 D1 表达上调,但在 M-H7402 细胞 DKK-1 和 nm23 基因是戏剧性下调,提出 2 种细胞系伴有转移的分子事件上是显著不同。目前已知人类的 nm23 基因主要有 8 型,其中主要是 nm23-H1 和 nm23-H2,此 2 个亚型定位在人类 17 号染色体上,紧靠 p53 位点,被认为是许多肿瘤形成的基因定位,并且容易发生等位基因杂合性缺失的热点区域。DKK-1 过表达被转染可有力的下调 c-Myc 和周期素 D1 的表达,同时也抑制 M-H7402 的生长和迁移,在 H7402 细胞被核糖核酸干扰时 DKK-1 表达减少但也有能力使 β- 连环蛋白、c-Myc 和周期素 D1 的表达上调,也启动 β- 连环蛋白转位从细胞质进入细胞核,并增加细胞的迁移。结论指出,Dickkopf-1/Wnt/β- 连环蛋白级联在转移过程介导 HCC 细胞的增殖和转移。

直至目前为止 Dickkopf-1 在肝细胞癌上有三方面的应用:①诊断标记:血清 Dickkopf-1 测定,对肝细胞的诊断其敏感性和特异性高,尤其对 AFP 阴性的患者也可作出诊断,如果与 AFP 联合检测可提高诊断率;由于其他肿瘤和其他疾病如骨疾病、一些炎症、神经退行性疾病等鉴别也可表达增高,故诊断时应认真做好鉴别。②鉴别诊断:AFP>20ng/ml 时可与慢性乙型肝炎和肝硬化硬化鉴别。③预后判断指标:对放化疗、手术治疗或其他保守治疗后动态观察 Dickkopf-1 的变化,判定疗效、了解有无复发和转移,作为评估预后的指标。

六、基因多态性与肝细胞癌

（一）STAT4 和白细胞抗原基因变异与 HCC 的危险性

STAT4（信号转导和转录激活因子 4）是信号转导子及转录因子,HLA-DQ 为白细胞抗原 DQ 基因。现已肯定它们在 HCC 发病上的危险作用。复旦大学遗传学研究所收集了国内 7 个地区的独立人群,总计 11 799 例乙型肝炎的血细胞 DNA 样本,包括 5480 例有乙肝病变的肝癌病例和 6319 例有乙肝病史但无肝癌的对照者。运用全基因组关联研究（GWAS）技术分析,比对分析了两组人群的全基因序列中近 73 万个单核苷酸多态（SNP）位点的等位基因频率（SNP 是指在基因组水平上由单个核苷酸的变异引起的 DNA 系列多态性）。最终在 STAT4 基因和 HLA-DQ 基因簇上发现了乙肝癌变风险显著关联的易感基因位点。结论认为 STAT4 和 HLA-DQ 基因是乙肝患者罹患肝癌的关键易感基因。其中蒋德科等报告 2514 例慢性 HBV 携带者,包括 1161 例 HCC,1353 例对照组,另 6 个国内独立人群,计 HCC4 319 例,无癌对照组 4966 例,联合分析研究指出,在 STAT4 的 rs7 574 865 和 HLA-DQR rs9 275 319 两个位点与 HCC 的发生有显著相关性,前者 $P=2.48 \times 10^{-10}$,OR=1.21;后者 $P=2.72 \times 10^{-17}$,OR=1.49。然而 NAFLD 时 STAT4 和 HLA-DQ 基因是否为发生肝癌的易感基因尚无研究报道。

一些作者认为,人白细胞抗原 /DP-DQ 基因变异与肝细胞癌发生相关。新近通过 GWAS 研究,发现 HLA-DP（rs3077 和 rs9 277 535）和 HLA-DQ（rsrs2 856 718 和 rs7 453 920）4 个 SNPs 与 HCC 相关联。研究指出,不同的国家与种族,HLA II 抗原和 HCC 之间的相关性有一定差异。埃及的报告 HLA II DRB1 ＊ 04、DQB1 ＊ 02 与 HCC 有显著相关性，是发生 HCC 的危险因子，而 DQB1 ＊ 06 与 HCC 发生无关，认为可能是一种保护基因。Jin 等报告 HLA-DRB1 ＊ 0 990 102，＊ 080 302，和 ＊ 070 101 发生率高。HLA-DRB1 ＊ 140 101 等位基因在 HCC 患者显著高于无肝癌组，2、4、6 年 HCC 的累积发生率显著高于无 HLA-DRB1 ＊ 140 101 等位基因的患者。结论认为 HLA-DRB1 ＊ 140101 在 NAFLD 患者可能潜在 HCC 发生的危险性增加。

（二）P53 和 MDM2 多态性与 HCC

P53（抑癌基因）信号途径对肿瘤进展是一个强有力的屏障。P53 途径有 2 个 SNPs 基因位点，即 p53 密码子 72Arg（精氨酸）72Pro（脯氨酸）和 MDM2（murine double minute2 鼠双微基因 2）SNP309（T>G，脱氧胸苷 > 脱氧鸟苷），可引起 p53 功能紊乱，但两种 SNPs 在 HCC 上的危险性看法尚不一致。MDM2 是泛素蛋白连接酶，为一种癌基因，由 698 个腺嘌呤、491 个胞嘧啶、541 个鸟嘌呤、624 个胸腺嘧啶组成。含有 MDM2 a、b、c、d、e 五种。既是抑癌基因 p53l 转录调节的靶基因之一，也是 p53 重要的调节因子。Yang 等报告 350 例 HCC，230 例无 HCC 患者，96 例健康对照组。结果表明 p53 Pro/Pro 和 MDM2 G/G（鸟嘌呤核苷）基因型与 HCC 危险有显著相关性（$P=0.047$）。多态分析指出，p53 Pro/Pro 和 MDM2 G/G 基因型是 HCC 复发和存活的独立因子（$P<0.05$）。并发现当患者有 p53 Pro/Pro 和 MDM2 G/G 基因型联合存在时比其他基因型的预后差。表现在 DFS（disease-free survival，无病生存）和 OS（overall survival，总生存）有显著不同，即 A 期患者 p53 Pro/Pro 和 MDM2 G/G 基因型联合存在和其他基因型比较预后差（$P<0.05$），同时伴有 HCC 发生的危险性增加，且是一个独立的预后不良指标。

（三）miRNA 多态性与 HCC

研究发现，pri-miRNA-196a 功能多态性可导致 HCC 易感性。微小 RNAs 是一个非蛋白编码的 RNAs，miRNA 表达异常和结构改变参与肿瘤的发生发展。SNP 存在于 pri-miRNA 可改变 miRNA 加工、表达和 / 或与靶 miRNA 结合表现为另一种基因变异型，可导致人类肿瘤的发生。新近研究指出，miRNA-196 a2 rs11614913（C → T）可改变 miRNA-196a2 表达并与靶 mRNA 结合。结果表明 miRNA-196-a2 rs11614913 可使 HCC 发生的危险性增加。确定为 HCC 的一个易感基因。

（四）双链 DNA 断裂修复基因 XRCC5 多态性与 HCC

XRCC（X-ray repair cross complementing，X 线交叉互补修复基因）目前已有 7 种。为 RAD51 家族成员，是修复双链 DNA 断裂损伤的基因。环境危险因子引起 DNA 损伤，不精确的修复引起染色体畸变、基因组不稳定和肝细胞癌发生。XRCC5 基因变异可能导致 HCC 易感性。研究发现 XRCC5 rs16855458 可明显减少 HCC 的危险性，而 XRCC5 rs9288516 可明显增加 HCC 的危险性。

XRCC1 基因的 C.1161G>A 和 C.1799 C>G 基因变异与 HCC 危险性之间相关。用 PCR-RFLP（聚合酶链反应 - 限制性片段长度多态性）测定上述两个基因型，研究结果 C.1161G>A 和 C.1799 C>G 伴有 HCC 危险性增加，且 C.1161G>A AA 基因型比 C.1799 C>G GG 野生基因型发生 HCC 的危险性高。有报告 XRCC4 的编码区基因多态性与黄曲霉素 B1 相关 HCC 时指出，XRCC4 编码区 rs28383151AA 基因多态性发生 HCC 的危险性增加，它像是一个潜在的促进基因，并可作为 HCC 预后的生化标记。

（五）促肾上腺皮质激素释放激素受体 2 基因内含子多态性与 HCC

促肾上腺皮质激素释放激素受体 2（corticotropin-releasing hormone receptor 2，CRHR2）在中枢神经系统和周围神经系统发挥作用。CRHR2 同时有它的配体尿皮素（urocortins，Ucns）和促肾上腺皮质激素释放激素（CRH），其功能是介导炎症反应和抑制血管生成。新近发现在许多人类癌细胞中表达。并在慢性丙肝病毒感染患者中发现，CRHR2 基因 rs2267716 多态性与 HCC 易感性有关。

（六）MDR1 基因多态性与 HCC

MDR1（multidrug resistance 1 gene，多药物耐药 1 基因）是一个重要的影响 HCC 易感性的候选基因。Gao 等报告 353 例肝细胞癌和 335 例对照组，研究结果指出，MDR1 基因多态性伴有 HCC 发生的危险性增加，但尚需大系列病例研究加以肯定。Yang 等用 CRS-PCR（created restriction site-polymerase chain reaction，创造酶切位点 -PRC 法）检测单核苷酸改变，发现 C.1465C>T 单核苷酸多态性在所有基因模式发生 HCC 的危险性增加，并指出 MDR1 基因变异是一个有价值的 HCC 分子标记。

（七）CYP2E1、HOGG1 和 XRCC1 与肝病和 HCC 进展

CYP2E1（细胞色素 P450 2e1）可使 HBV 相关肝病的危险性增加 2.68 倍，发生 HCC 增加 3.981 倍，且发现在慢乙肝患者伴有组织活性指数增高。CYP2E1 和 HOGG1［8- 氧化鸟嘌呤 DNA 糖基化酶（DNA 损伤修复基因）］变异促进肝纤维化发生。CYP2E1 与 XRCC1 基因联合或 HOGG1 与 XRCC1 基因联合，均使 HCC 发生的危险性增加。若上述三种基因联合变异，通过基因之间的相互作用可使 HCC 的易感性显著增加。

（八）其他基因多态性与 HCC

可促进或抑制 HCC 发生和发展的基因尚有：Toll 样受体基因变异、免疫调节 NKT 淋巴细胞、mEH（microsomal epoxide hydrolase，微粒体环氧化物水解酶）多态性、GST（glutathione S-transferase，谷胱甘肽硫 - 转移酶）多态性、EGF（epidermal growth factor，表皮生长因子）多态性、KIF1B（驱动蛋白样蛋白）多态性、RASSF1A（Ras-association domain family 1A，Ras 相关域家族 1A）高甲基化、RAD51（同源重组修复基因）、TGFBR3（transforming growth factor type 3 receptor，转化生长因子型受体）多态性、GRP78（葡萄糖调节蛋白 78）、白细胞端粒酶长度（leukocyte telomere length）、芳香酶（CYP19）启动子基因多态性、亚甲基四氢叶酸还原酶（MTHFR）和蛋氨酸合成酶还原酶（MTRR）基因多态性、尿苷二磷酸葡萄糖醛酸转移酶（UGT）1A7 单倍体型等。

第三节　非酒精性脂肪性肝炎 － 肝细胞癌早期诊断

肝脏具有强大的代偿能力，是身体代谢和解毒的重要器官。故肝癌早期可无任何症状，因此也不容易早期发现。过去，早期肝癌仅偶尔在上腹部手术时被发现。20 世纪 70 年代以来，用 AFP 和 B 超作为普查手段至今一直成为早期发现肝癌的主要途径。据上海中山医院报道，在肝癌普查中发现无症状与体征的亚临床肝癌占 83.6%、最大直径 <5cm 的小肝

癌占 53%。单个癌结节者占 58%，癌周包膜完整的占 58.6%，无门静脉或肝静脉癌栓的占 97.7%，与发病后临床诊断的病例相比，亚临床肝癌、小肝癌、单个癌结节、癌周包膜完整者、无门静脉或肝静脉癌栓的分别占 0、13.1%、23%、38.4% 及 42.7%，两者差别显著（$P<0.01$），充分证明肝癌普查可早期发现肝癌病例。

普查肝癌早期发现的第一个特点是，早期发现可大大提高肝癌切除率，从而提高 5 年生存率。由于绝大多数肝癌合并有肝硬化，并易有肝内播散，大大减少了手术切除的机会。20 世纪 70 年代初我国曾调查了 254 例原发性肝癌，其中能作手术切除的仅占 5.3%。肝癌普查所检出的病例由于多属早期，癌体较小，常可作局部切除者占 46.7%~75%。据上海医科大学肝癌研究所的资料显示，直径 <5cm 的小肝癌根治性手术切除后 5 年生存率达 72.9%，小于 2cm 的微小肝癌手术切除后的 5 年生存率达 86.4%，因此可见使肝癌患者预后得到改善的主要原因在于早期诊断。

早期发现肝癌的关键目前认为对高危人群的普查是唯一有效的途径。我国幅员辽阔，人口众多，且又是肝癌高发地区，想全民普查从人力、物力和经济上均无能力办到，因此，对高危人群的普查是比较可行的措施。对高危人群包括 NAFLD 用 AFP 对肝癌的检出率为自然人群的 34 倍，有条件的地方对高危人群应每 3~4 个月监测 1 次，可极大提高亚临床肝癌的早期诊断率。如 AFP 异常，2 周内应复查，如显著上升，应高度怀疑肝癌，需进一步检查排除妊娠、生殖腺胚胎癌、活动期肝炎或肝硬化。据报告经 1 年随访者，肝癌检出率为 18.5%。普查患者 5 年生存率比非普查患者高 10 倍，前者肝切除 5 年生存率为后者的 4 倍。

我国自 1971 年应用 AFP 作人群普查以来，取得了小肝癌研究的明显进展，近年普查手段由单一的 AFP 变为 AFP 合并超声显像，通过 AFP 与医学影像学的综合分析，提高了检出率和诊断的准确率。进入 20 世纪 80 年代以来高危人群的检查由单一的 AFP 转为 AFP 和 B 超联合检测，为一种简便易行、准确可靠的肝癌影像学诊断方法，肝癌普查发现的病例由 B 超发现的占 34.0%~45.9%，基本解决了 AFP 阴性病例被漏检的问题，也使对 AFP 低浓度阳性（21~400μg/L）的病例通过 B 超而得到及时确诊，避免了长期随访，以至失去治疗良机。

小肝癌大多为无临床表现的亚临床肝癌，其发现主要依靠普查、对肝患者群的监测以及中年人体检。普查应以肝癌高危人群为对象。

小肝癌的早期诊断：①小肝癌定性诊断：AFP 仍为我国小肝癌诊断中最好的肿瘤标记。通常正常值为 20μg/L 以下，凡 AFP>200μg/L 而无肝病活动证据，可排除妊娠和生殖胚胎癌者应考虑肝癌而作超声等检查。通常 AFP 越低，肝癌越小，故 AFP 升高不到 200μg/L 者亦应警惕。异常凝血酶原（PIVKA-II）阳性率与肿瘤大小有关：<2cm 者阳性率仅 3cm 为 19.0%，3~5cm 为 55.6%，而 >5cm 为 66.2%。岩藻糖苷酶（AFU）对小肝癌有一定诊断价值。②小肝癌的定性诊断：B 超是目前最常用的定位诊断方法。1cm 小肝癌也不难查出，小肝癌阳性率为 92.2%。螺旋 CT 和碘油 CT 有助检出 0.5cm 的小肝癌。MRI 对小肝癌检出率：>2cm 者 97.5%，但 <2cm 者仅 33.3%。99mTc-PMT 肝胆显像剂作延迟扫描，约 60% 肝癌，尤其分化好的肝癌有可能获得阳性显像，不同大小的肝癌其阳性率：<2cm 者 33.3%，2~3cm 者 41.2%，3~4cm 者 60.0%，4~5cm 者 54.2%。肝血管造影通常仅在超声与 CT 仍未能定位的情况下进行。血管造影的阳性率：1~2cm 者 77.8%，2~3cm 者 88.5%，3~4cm 者 71.4%，4~5cm 者 88.9%。

第四节　非酒精性脂肪性肝炎－肝细胞癌临床诊断

与其他疾病一样,诊断依靠临床表现、实验室检查和特殊检查进行综合诊断。

一、临床表现

如上所述亚临床肝癌或早期肝癌多无症状、体征,通常通过 AFP 或 B 超而作出诊断。中、晚期肝癌患者常见的临床表现主要有:上腹巨块型或多结节肿块、上腹痛、食欲减退、体重减轻和乏力。根据国内 3254 例的资料,起病症状以肝区痛为最多,占 57.2%,其他依次为上腹肿块、胃纳减退、乏力、消瘦、腹胀、发热、腹泻、急腹症等。

（一）肝大与肝癌肿块

患者以肝肿块为主诉的占 37%~64%,而检查时发现肝肿块者达 80%~100%。肝癌生长在血液丰富的肝内,生长迅速,多数向阻力较小的上腹腔方向发展,因此多在肋 3 下或剑突下扪到肿大的肝和肿块,肿块隆起于肝面,凹凸不平,可随呼吸、体位改变而移动。质地硬伴有压痛。

（二）肝区痛

为肝癌患者常见的症状,约占 68.5%,由肿瘤侵及肝包膜膨胀所致,或因肿块破裂刺激腹膜、肿块压迫肝管或邻近胃肠道或直接浸润腹壁而产生。多为肝区隐痛,当刺激膈神经或肝癌破裂时可有上腹部剧痛。

（三）消化道症状

1/3 以上患者早期即有食欲减退,少数有腹泻。食欲减退常与肿瘤增大压迫胃部或因肝脏损害导致消化功能紊乱有关。腹胀为一常见表现,其出现早期可能由于肝肿块包膜紧张所致。晚期与肿瘤增大胃幽门或十二指肠受压引起胃肠胀气或腹水有关。腹泻常因消化吸收功能障碍或因机体抵抗力减退、合并肠道感染有关。

（四）体重减轻

约 42% 患者有此症状。体重减轻为肝癌的重要症状之一。其发生多与消化不良、胃肠功能不良有关。至晚期消瘦显著,并出现恶病质。少数患者出现体重增加,可能为水肿或腹水所致。

（五）黄疸

黄疸常因癌肿压迫或侵入胆管,或肝门转移性淋巴结肿大压迫胆管而引起,也可能原存的肝硬化或肝癌组织广泛浸润产生肝细胞性黄疸所致。

（六）腹水

腹水产生可能与肝癌合并肝硬化、门静脉高压有关,此种腹水多为淡黄色,如合并自发性腹膜炎亦可草黄色且混浊。肝癌晚期直接压迫门静脉、肝静脉、下腔静脉或前两者有癌栓形成,或癌肿侵及腹膜,或肝癌在肝广泛播散,也可引起腹水。肝癌结节破裂或癌肿腹膜浸润时多为血性腹水。

（七）发热

肝癌本身引起的发热,多为低热,可能由肿瘤缺血坏死或坏死产物吸收所致,也可能因体内 2,5- 异雄酮(2,5-isoandrosterone)不能与葡萄糖醛酸结合,而有致热作用;或因肝功能不良,使胆固醇不能降解为胆酸,而具有致热作用所致。

（八）肝区血管杂音

肝癌时在癌肿部位常可闻及血管杂音,这是由于肝癌动脉血管丰富而迂曲,粗动脉骤然变细,或因巨大的癌肿压迫肝动脉或腹主动脉,在相应的部位听到吹风样血管杂音。

（九）肝细胞癌与胆管癌联合

有关肝细胞癌与胆管癌联合时对其临床特征了解很少。从性别上看男女相似分别 52% 对 48%,HCC 一般男性发病率高,男女发病率为 67% vs 33%,单纯 CC 时男性 30% 和女性 70%。另一临床特征未发现伴有慢性肝病,联合肿瘤比单纯 HCC 切除率高。但术后 5 年生存率与 HCC 或 CC 无显著差别。

（十）复发性 HCC 特征

复性肝细胞 85%~90% 在残存的肝上发生,且肝内复发部位是遍及全肝,30%~40% 复发的肝癌在原发肿瘤反侧。根据手术患者的统计 70% 的复发见于术后 2 年内且存活率低。日本肝癌研究组一个全国性的调查显示,肝内复发患者仅 1.6% 患者再作肝切除术,再切除后 1 年、3 年和 5 年生存率分别为 93%、59%、47%。Arii 等(2001)指出,多中心癌发生患者,尤其患者有第三个原发癌患再切除后 5 年生存率高达 80%。

（十一）原发肝病表现

包括肝病面容、肝掌、蜘蛛痣、腹水、腹胀、腹泻等。

二、肝癌的肝外表现

肝癌时由于癌肿本身代谢异常或癌组织对机体发生种种影响而引起内分泌或代谢方面的紊乱,可有特殊的肝外全身性表现,称为伴癌综合征。据报告伴癌表现已超过 50 种,其中以红细胞增多症、低血糖症、高血钙症和高胆固醇血症较为多见。此外尚有性早熟、促性腺激素综合征、皮肤卟啉症、异常纤维蛋白原血症和类癌综合征等,但比较少见。

（一）红细胞增多症

发生率 2.8%~11.7%。多见于男性患者,通常无临床症状,化验时可发现红细胞与血红蛋白高于正常。发生机制尚不明了,可能与下列因素有关:①肿瘤细胞合成与分泌红细胞生成素,刺激骨髓产生过多的红细胞。②肿瘤可产生一种球蛋白底物,经肾红细胞刺激因子(REF)相互作用后,生成过量的红细胞生成素。③肿瘤迅速生长,使相邻的肝组织缺氧,可刺激肾脏分泌红细胞生成素。④肿瘤广泛侵犯肝组织或同时伴有肝硬化时,肝脏灭活功能低下,红细胞生成素相应增多。Brownstein 等认为,肝硬化患者出现红细胞增多是癌变的一个可靠指标。

（二）低血糖症

发生率为 4.6%~27%。可分为两型:Ⅰ型:常见,癌肿生长迅速,细胞分化差,患者食欲减退,明显消瘦、乏力。低血糖常于肿瘤后期发生,易于控制。Ⅱ型:较少见,癌肿生长较缓慢,细胞分化良好,患者食欲好,晚期才出现衰弱无力,多于死亡前 2~4 个月内发生,症状严重,不易控制。低血糖症的发生机制尚不完全明了,可能与肿瘤产生胰岛素样物质、癌组织对葡萄糖的利用增加、肝癌组织取代正常肝组织、肝糖原的积累异常等因素有关。临床上表现低血糖症状,如饥饿、出汗、流涎、乏力、震颤、交感神经兴奋(心动过速、呼吸加快、出汗、瞳孔扩大、血压升高等)、肌阵挛,严重者发生昏迷、肢体强直性痉挛或伸肌痉挛,如果持续低血糖引起副交感神经兴奋时,则表现心动过缓、呼吸浅慢、瞳孔缩小、对光反射消失、血压下降等,可危及生命。

(三)高钙血症

发生率为 7.8%~15.6%。高钙血症发生的机制,可能与下列因素有关:①肿瘤细胞分泌异位甲状旁腺激素或类似甲状旁腺样多肽,促进骨吸收而引起高钙血症。②肿瘤组织产生维生素 D 样物质,可使肠钙吸收增加。③前列腺素 E 的作用。免疫细胞特别是单核细胞、单核巨噬细胞可合成与释放具有溶骨作用的前列腺素,淋巴细胞也有释放溶骨因子作用,当有骨转移时,骨巨噬细胞使前列腺素分泌增加和骨溶解,引起高钙血症发生。④破骨细胞激活因子(OAF),系属一种多肽,具有溶骨作用,致使血钙增高。

肝癌伴高钙血症程度较轻者,无明显症状。当发生高钙危象时,患者出现嗜睡、精神错乱、甚至昏迷,常被误诊为肝癌脑转移或肝性脑病,应注意鉴别。

(四)高胆固醇血症

发生率为 11%。高胆固醇血症的发生可能是由于癌细胞完全缺乏正常的负反馈系统,使胆固醇合成增加,或可能由于肝癌细胞膜上缺乏相应的受体,使乳糜微粒不能摄入肝细胞内或肝癌细胞内结合胆固醇能力的缺陷而引起高胆固醇血症。

少见的伴癌综合征尚有血小板增高症、异常低蛋白原血症、甲状腺功能亢进、类癌综合征、皮肤卟啉病、降钙素增高、类白血病反应、嗜酸性粒细胞增多症、多发性肌炎、血栓性静脉炎、脑脊神经根病等。

上述的肝内、肝外表现,临床上无特征性,难以作出肯定诊断,目前临床上已可从肝癌影像上和肝癌肿瘤标记检测上得到明确诊断(参见本章第五节和第六节)。

第五节　非酒精性脂肪性肝炎 — 肝细胞癌影像诊断

一、超声诊断

超声显像为肝癌定位诊断中的首选方法,并有辅助定性的价值,配合 AFP 普查还可早期发现亚临床肝癌和小肝癌。其检测低限约为 1cm。典型肝癌的 B 超表现为环形征、镶嵌征和癌栓,癌瘤呈高回声、等回声、低回声及混合型四型。依肿瘤形状分结节型、巨块型和弥漫型。门静脉分支或主干内癌栓对 HCC 有辅助诊断价值。彩色超声尚可提供占位性病变的血供情况,从而有助于肝细胞癌与肝良性占位性病变的鉴别。超声引导下肝穿活检不但具有确诊意义,还可作鉴别诊断和发现更小的肝癌。超声多普勒检测是最近几年开展的新技术,可发现肝固有动脉增粗、癌瘤周围出现彩色血流包绕征、癌瘤实质内也可出现彩色血流、癌瘤病灶局部和 / 或全部血流量增加,还可发现动脉 – 门静脉瘘的出现。

　　肝细胞癌主要须与胆管细胞癌、转移性肝癌、肝血管癌以及肝硬化再生结节进行鉴别。瘤块径 <2cm 的低回声须与硬化再生结节和肝血管瘤,高回声病变须与肝血管瘤;>2cm 的病变则要与肝血管瘤和转移性肝癌相鉴别。

　　B 型超声、X 线、CT 和 AFP 的灵敏度分别可达约 90%、90% 和 75%,如二者联合应用,则检出率可达近 100%。甚至单纯采用 B 超或加结合超声引导下活检,便基本上可解决 >2cm 瘤径肝癌的诊断问题。

二、电子计算机 X 线体层扫描（CT）

　　CT 是目前肝癌诊断和鉴别诊断最重要的影像检查方法,用来观察肝癌形态及血供状况、肝癌的检出、定性、分期以及肝癌治疗后复查。其检测低限约 1~2cm。HCC CT 图像表现:①结节型:显示为低密度团块,内部密度多不均匀,在平扫上呈环形低密度,增强后出现不均匀强化。②巨块型:呈边缘不鲜明的低密度区,增强后大多数更为清楚。③弥漫型:肝脏为被结缔组织包围的无数个小肿瘤结节所充满,显示为低密度大小不等团块。④小肝癌、仔结节,呈低~等密度圆形病灶,注入造影剂后,病灶明显加强,持续 23~33 秒,尔后复现低密度。门静脉造影 CT（CTAP）可明显提高诊断率,直径 <1cm 癌灶检出率可达 75%~80%。以螺旋 CT 进行 CTAP 最为敏感优选。碘油 CT,即经肝动脉注入碘油后作延迟（7~14 天）CT 可能检出 0.5cm 小肝癌,呈明显碘油浓聚的图像。HCC 主要应与肝血管瘤和非典型增生与良性腺样增生鉴别。多排螺旋 CT 扫描速度极快,数秒内即可完成全肝扫描,避免了呼吸运动伪影;能够进行多期动态增强扫描,最小扫描层厚为 0.5mm,显著提高了肝癌小病灶的检出率和定性准确性。

三、血管造影诊断

　　一般行选择性肝动脉造影（DSA）,因本法属侵入性,且对少血管型肝癌和左叶肝癌显示不佳,故仅在 US 与 CT 尚未能确定者使用。肝癌在 DAS 的主要表现为:①肿瘤血管,出现于早期动脉相;②肿瘤染色,出现于实质相;③较大肿瘤可见肝内动脉移位、拉直、扭曲等;④肝内肝癌侵犯可呈锯齿状串珠状或僵硬状态;⑤动静脉瘘;"池状"或"湖状"造影剂充盈区等。

四、磁共振成像（MRI）诊断

　　无放射性辐射,组织分辨率高,可以多方位、多序列成像,对肝癌病灶内部的组织结构变化如出血坏死、脂肪变性以及包膜的显示和分辨率均优于 CT 和 US;对于小肝癌 MRI 优于 CT。在肝癌与肝血管瘤的鉴别方面则有其优点。血管瘤时早及后期相均呈由边缘向中心区渐进的典型浓染改变,在 T_1 加权图像上表现为均匀的低信号区;在 T_2 加权图像上呈均匀的高信号区。在静注 Ga-DTPA 后的动态 T_1 图上,早期即现周边强化并持续,T_1 和 T_2 值均显著长于肝细胞癌。单结节型肝癌呈镶嵌状,色调密度多彩。随着癌瘤坏死而水分之增加,T_1 及 T_2 加权延长。显著纤维化硬化性癌灶 T_2 加权可显示为高信号区。小肝癌 T_1 加权图像呈稍低、等或稍高信号,内部信号不均匀,T_2 值 <90ms。

五、放射性核素扫描诊断

胶体平面显像因肝左叶或浅层病变径≥1.5cm,于深层病变径≥2cm方能显示,故实用价值有限。目前临床上采用单光子发射计算机体层摄影(SPECT)和正电子发射计算机体层摄影(PECT)。与平面显像比较,前者可显著提高小病灶的检出率如对径1.5~2cm病灶的检出率为18%~52%,而平面显像几乎为0。目前SPECT已可检出2cm肝癌。后者可检测肝肿瘤血流量、氧代谢和血液量,从而能以获取机体生理生化信息,作出定量分析。

六、正电子发射计算机断层成像(PET-CT)

PET-CT是将PET与CT融为一体而成的功能分子影像成像系统,即可由PET功能显像反映肝脏占位的特殊化代谢信息,又可通过学习CT形态显像进行病灶的精确解剖定位,并且同时全身扫描可以了解整体状况和评估转移状况,达到早期发现病灶的目的,同时期可了解肿瘤治疗前后的大小和代谢变化。

第六节　非酒精性脂肪性肝炎 – 肝细胞癌实验室诊断

一、肝癌肿瘤标记诊断

用于肝癌诊断的肿瘤标记很多,其中以AFP应用最多最广,诊断阳性率也最高,但仍有约20%病例AFP阴性,需要通过其他肿瘤标记检测进行诊断。一般AFP>200μg/L在HCV相关肝硬化患者应高度怀疑有HCC可能,但此项检查在非洲对HCC的诊断是不敏感的,说明AFP的检测还有种族的差异。

国内常用AFP及其异质体用于肝癌的普查、早期诊断、术后监测和随访。对于AFP≥400μg/L超过1个月,或≥200μg/L持续2个月,排除妊娠、生殖腺胚胎癌和活动性肝病,应该高度怀疑肝癌;关键是同时进行了影像学检查(CT/MRI)是否具有肝癌特征性占位。尚有30%~40%的肝癌患者AFP检测呈阴性,包括ICC、高分化和低分化HCC,或HCC已坏死液化者AFP均可不增高。目前不少医院采取多种标记联合检测方法,可提高HCC的检出率。通常用AFP+CEA+SF+CA-50联合检测,简称为肝癌全套,不仅对HCC可提高诊断价值,而且还有鉴别诊断意义,如转移性肝癌等AFP、SF及CA-50常为阴性。

AFP异质体的检测方法有:①亲和层析法,虽较费时,但敏感度较高,可测出血清浓度100~200μg/L AFP的糖链变化;②免疫亲和层析电泳法;③亲和交叉免疫力电泳自显影法:可测定100μg/L AFP异质体;④抗体亲和点印迹法:可检测浓度20~50μg/L AFP异质体。目前已有多种凝集素用来检测AFP的异质体。如伴刀豆球蛋白(ConA)、小扁豆凝集素(LCA)等。

除AFP外,肝癌标记物检测尚有异常凝血酶原(DCP)、γ-谷氨酰转肽酶(GGT)、碱性磷酸酶同工酶（AKP）、α-L-岩藻糖苷酶（AFU）、醛缩酶同工酶 A（ALD-A）、5′-核苷酸磷酸二酯酶同工酶-V（5NPD-V）、乳酸脱氢酶（LDH）、铁蛋白（SF）、肝癌基因标记物等，对 HCC 的诊断各有不同程度的诊断价值。部分 HCC 患者可有癌胚抗原（CEA）和糖类抗原 CA19-9 等异常增高。

全基因组 DNA 芯片或定量实时反转录聚合酶链反应（RT-PCR）有可能鉴别 HCC 的早期标志物，如磷脂酰肌醇蛋白聚糖（GPC）3、高尔基体蛋白（GP）73、端粒酶反转录酶（TERT）、热休克蛋白（HSP）70、丝氨酸/苏氨酸激酶 15（STK6）和磷脂酶 A2（PLAG12B）等。GPC3、HSP70 和谷氨酰胺合成酶（GS）的免疫组化染色联合检测对早期小肝癌的诊断具有高度特异性。近年研究显示，HCC 患者血清 Dickkopf-1（DDK-1）水平增高，可作为血清标记用于 HCC 诊断，还具有监测 HCC 复发转移的能力，同时发现血清 DKK-1 水平与 HCC 患者肿瘤直径、Edmondson-steiner 分级及静脉浸润等密切相关。可提高 AFP 阴性的 HCC 的诊断率。

二、肝功能检查

肝功能异常，可源于原发肝病（慢性肝炎、肝硬化），亦可因肝癌进展所引起。其本身虽无直接诊断价值，但却有助 AFP 对肝癌的诊断以及与良性肝病的鉴别。关系较密切者有酶学、蛋白总量、A/G、胆红素、凝血酶原等。如：①若 AFP 及 ALT 两者都增高，首先考虑肝炎；若 AFP 迅速下降而 ALT 仍高，多考虑肝炎；若 AFP 持续升高而 ALT 逐渐下降，呈"分离曲线"多考虑肝癌。②AFP 值比原来成倍上升，即便 ALT 增高，仍应先考虑肝癌可能。③AFP>400μg/L，不管是否有慢性活动性肝炎症状，ALT 高低如何，应首先考虑肝癌。若 AFP 在 200~400μg/L，有慢性活动性肝炎表现，又不能除外肝癌者应定期追踪观察。④连续观察 AFP 和 ALT 曲线至关重要，若 AFP 与 ALT 呈平行曲线，多考虑肝病活动期，若两曲线分离则提示可能为亚临床肝癌。也有报告个别慢性重型肝炎病例 AFP 有高达 1500μg/L 者，因此 AFP、ALT 均增高病例定期追踪观察实属头等重要之事。

三、外周血中肝癌细胞测定

肝癌患者的癌组织中，编码黑色素瘤抗原的 MAG-1 和 MAGE-3 基因的 mRNA 也具有高度特异性表达。彭吉润等（2002）发现以黑色素瘤抗原（MAGE-1 和 MAGE-3）基因 mRNA 为特异性标志物，用巢式 Rr-PCR 技术检测肝癌患者外周血中的肿瘤细胞，因此用上述基因 mRNA 作为标志物，用于检测播散到肝癌患者外周血中的肿瘤细胞。取血 10ml，用上述方法对其外周血单个核细胞中 MAGE-1 和 MAGE-3 基因 mRNA 进行了检测，结果表达基因者分别为 44% 和 36%，在肝癌患者肝癌组织中，表达 MAGE-1 和 MAGE-3 基因者分别为 58% 和 56%，两种 MAGE 基因 mRNA 的检出率与肿瘤 TNM 分期、直径密切相关，Ⅲ期和Ⅳa 期肝癌患者的单个核细胞中，两种 MAGE 基因的阳性率达 92.3% 而Ⅰ期和Ⅱ期阳性率仅为 33.3%；肿瘤直径大于 3cm 患者的阳性率达 80%，也显著高于直径小的肝癌。

我国目前约有 30%~40% 的肝癌患者检测 AFP 为阴性，因此如能把外周血 MAGE 基因 mRNA 检测方法，与常规血清 AFP 检查联合使用，可以大大提高肝癌的检出率，并用基因检测方法有利于了解肝癌是否复发及转移。

四、肝穿刺活检

在超声引导下经皮肝穿刺空芯针活检（core biopsy）或细针穿刺（fine needle aspiration，FNA）进行了组织学或细胞学检查，可以获得肝癌的病理学诊断依据以及分子标志物等情况，对于明确规定诊断、病理类型、判断病情、指导治疗以及评估预后都非常重要。

五、早期诊断与预后生化标记

（一）异常凝血酶原

异常凝血酶原（des-γ-carboxy prothrombin，DCP）诊断 HCC 的敏感和特异性分别为69.2% 和 75.9%，但梗阻性黄疸、维生素 K 缺乏或者服用华法林（warfarin）时也可增高，诊断时应予以排除。目前 DCP 仅在日本、韩国、印度尼西亚被批准用于临床，并且在日本 DCP已作为常规筛查手段。国内宋培培等首先开展 DCP 大规模、多中心临床研究，共检测 1500余例 HCC 患者和 1000 余例非 HCC 患者，目前该项目正在进行中，初步研究结果显示，DCP早期诊断 HCC 的敏感性为 74%，AFP 为 62%，DCP+AFP 综合诊断敏感性 83%，并提示 DCP在诊断价值上亦具有优势。目前看来，DCP，尤其是 DCP+AFP 联合有较高的 HCC 早期诊断价值，是一个有前途的 HCC 早期生化标记。

（二）代谢产物

从鼠到人的模式代谢组织学研究发现，代谢产物在 HCC 早期诊断上的价值。多变资料分析有三种代谢产物即牛磺胆酸（taurocholic acid）溶血磷酸酰乙醇胺 16：0（lysophosphoethanolamine）和溶血磷脂胆碱（lysophosphatidylcholine）22：5 确定为代谢产物标记。肝癌的形成和进展发现有这些代谢产物异常。Tan 等收集 412 份血清来自 262 例HCC，76 例肝硬化，74 例慢乙肝，发现这些生化标记有利于发现直径 <2cm 单个结节的小肝癌，敏感性 80.5%，特异性 80.1% 高于 AFP。而且也用于 HCC 与慢性肝病的鉴别，敏感性和特异性达到 87.5% 和 72.3% 比 AFP 的作用高（61.2% 和 61.4%）。结果指出可作为 HCC 早期诊断的生化标记。

（三）蛋白质组学研究

新近蛋白质组学研究发现，通过蛋白质测定可优化生化标记的临床应用，对 HCC 的早期诊断和肝硬化或非酒精性脂肪性肝病可作为疗效评价和预后改善的指标。随着蛋白质组学研究技术的进步不仅可选择有用的生化标记，而且通过体液（血清、组织标本和细胞培养）的检测可搞清疾病发生的分子机制。CCL15 可能是 HCC 一个特殊的蛋白质组学生化标记，用 SLEDI-TOF-MS（表面增强激光解析电离 - 飞行时间 - 质谱检测）HCC 时血清呈高表达。据报告 CCL15 在肿瘤的生成和侵袭上发挥重要作用。

（四）诱骗受体（decoy receptor 3）

decoy receptor 3（DcR3）是肿瘤坏死因子（TNF）受体超家族成员，在肝癌时扩增和过表达。用免疫组化（EnVision 法）及脱氧核酸末端转移酶介导的缺口末端标记（TUNEL）技术，确定 DcR3 定位于肝细胞质内，HCC 组织中的 DcR3 阳性率 74.42% 明显高于非肝癌组织的 43.75%，$P<0.05$。HCC 中有转移癌组 DcR3 阳性率 100%，明显高于无转移组的52.94%，$P<0.01$。DcR3 蛋白的表达与 AFP 水平、门静脉癌栓呈正相关，与年龄、性别、有无肝硬化、包膜浸润、肿瘤结节数及分化度无关（$P>0.05$）。HCC 中细胞凋亡指数（AI）明显低于非肝癌组织, $P<0.01$。DcR3 表达可影响凋亡并在 HCC 的发生发展中起重要作用。此外，检测 DcR3 蛋白与 AI 有助于判断 HCC 患者的预后。Yang 等也报告 DcR3 在 HCC 发生机制和转移上发挥肯定作用，在 HCC 早期诊断上提供有价值的分子标记，且可预测 HCC 患者的临床结局。

（五）Micro RNA

Micro RNA（miRNA）是一保守的、小的非编码的 RNA，在肝的生物学功能和病理学上发挥作用。miRNA 不仅是肝损伤的生化标记，也是 HCC 发生和预后的标记，又是一个治疗的新途径。

Micro RNA 与癌的相关性和它的作用，在 HCC 像是抑癌基因或肿瘤基因，Micro RNA 牵涉到几个生化过程包括疾病发展、细胞分化、细胞增殖和肿瘤发生。在 HCC 常存在异常表达分布。综合研究结果显示，miRNA 可较好的了解肿瘤生长、对治疗反应、转移或复发，可作为 HCC 的早期生化标记。最近又提出，循环中的 miRNA 是 HCC 早期的生化指标。

（六）AFP-L3

近年提出 AFP-L3（fucosylated fraction of alpha-fetoprotein，AFP- 岩藻糖基化片段）为 HCC 血清学标记。Moriya 等报告 HCC 早期 AFP-L3 比对照组高（4.1% ± 4% vs 2.0% ± 3.5%，$P=0.024$，），AFP-L3 敏感性和特异性在 5% cut-off 值分别为 33.3% 和 78.7%，7% 的 cut-off 值分别为 20.0% 和 88.0%，因此认为 AFP-L3 测定是一个有用的 HCC 早期血清学标记。

（七）GP73

GP73（高尔基体糖蛋白 73）是 Ⅱ 型高尔基体膜蛋白，正常人有许多组织可表达 GP73，在肝功能上有多种作用，但 GP73 表达的详细生化和调节机制至今尚不明了。在肝病时 GP73 上调，在 HCC 表达增高，因此在高危人群为了早期发现 HCC，GP73 可能是一个新的血清标记，此有待大系列病例作进一步证实。

（八）FOXC1

FOXC1（forkhead box C1）是叉头状转录因子家族中的一员，可引起上皮 - 间叶细胞的间质转化（epithelial-mesenchymal transition，EMT）和促进细胞恶变，但在 HCC 进展上的作用仍不明了。Xia 等报告在 HCC 组织 FOXC1 表达的 HCC 患者比阴性表达的 HCC 患者总的生存时间缩短和复发率高。根治性切除术后 FOXC1 表达是存活和复发的独立危险因子。FOXC1 过表达引起 EMT 特征性改变、组织侵袭和肺转移增加；FOXC1 反式激活锌指转录因子（Snai 1）表达，直接与 Snai 1 启动子结合，引起 E- 钙黏素（E-cadherin）转录抑制，Snai 1 表达的抑制可显著减弱 Foxc1 的侵袭和肺转移作用。Foxc1 表达阳性与 Snai 表达相关，但在人发现 HCC 与 E- 钙黏素表达呈负相关，此外互补的 DNA 阵列、位点定向诱变和染色体免疫沉淀实验证实，发育下调基因 9（developmental down-regulated gene 9，MEDD9）促进肝细胞转移，是 Foxc1 直接的转录靶，且涉及 Foxc1 介导 HCC 的侵袭和转移。结论认为，Foxc1 通过 EMT 和 NEDD9 表达上调可促进 HCC 的转移，所以 Foxc 是一个预后的生化标记，而且是一个新的治疗靶[12]。

（九）半乳糖凝集素 -9

半乳糖凝集素 -9（galectin-9）可能是 HCC 一个新的预后因子。用小干扰 RNA（siRNA）以半乳糖凝集素 -9 为靶使其在 HepG2 细胞表达下调，结果 galectin-9 表达减少，细胞凝集抑制，对细胞外基质的增殖、粘连和侵袭作用，显示细胞的内皮细胞粘连和跨内皮侵袭是显著增加。zhang 等报告 200 例 HCC 用免疫组化检测 galectin-9 的表达,发现与疾病的组织病理改变、淋巴结转移、血管侵袭和肝内转移有关($P<0.05$)。而存活分析指出,galectin-9 表达比阴性表达患者有较长的生存时间($P<0.0001$)。因此认为 galectin-9 阴性表达为患者生存是一个重要的危险因子,是一个新的预后因子。

（十）AFP 与 HCCR-1 联合

近年提出 HCCR-1(human cervical cancer protooncogene 1,人宫颈癌原癌基因 1)是 HCC 一个新的生化标记。Zhang 等用 AFP 与 HCCR-1 联合对小肝癌诊断价值进行研究,报告 1338 例 HCC 于早期作出诊断,其中之 616 例(46%)和 686 例(61.3%)分别对 AFP 和 HCCR-1 阳性。联合检测 HCC 阳性率为 74.1%。小肝癌(直径 <2cm)AFP 与 HCCR-1 联合检出率为 56.9%(单独检测时检出率分别 23.4% 和 40.1%)。结果表明 HCCR-1 是有用的 HCC 生化标记,HCCR-1 和 AFP 联合可显著提高 HCC 诊断率。

（十一）MPV

MPV(平均血小板容积)在 HCC 时比慢性肝病、肝硬化患者显著增加($P<0.01$),敏感性 68%,特异性 62.1%,诊断 HCC 敏感性比 AFP 高,两者联合应用诊断特异性高达 95.2%,认为 MPV 是 HCC 一个有力的或辅助的标记。

（十二）Nodal

Nodal 是一种与人类肿瘤发生发展过程密切相关的蛋白,肝癌时肝细胞质中存在高表达,而在大多数人肝硬化和癌旁组织中无表达,推测肝癌 Nodal 蛋白质的表达式主要功能与肿瘤的血管侵犯、肿瘤大小、肿瘤的分级和分期有关,可作为肝细胞恶性变的重要预测指标。

六、结语

尽管目前提出许多新的生化标记,但多数缺乏大宗病例的对照研究,有的检测技术难度大,不易普及推广,新的生化标记真正应用于临床诊断或判断预后尚需作进一步更深入与广泛的研究。目前认为有早期诊断价值或预后判断指标的检测如异常凝血酶原(DCP)是一个有前途的 HCC 早期生化指标,有早期诊断价值,若与 AFP 联合敏感性高达 83%。AFP-L(AFP- 岩藻糖基化片段)测定是一个有用的早期血清标记。新近提出 Dicckopf-1(DKK1)可与 AFP 互补提高肝细胞癌的诊断率,现在已用于肝癌的诊断标记,还可作为评价预后的指标,值得推广应用。

第七节　非酒精性脂肪性肝炎 - 肝细胞癌分期和肝脏储备功能评估

一、分期

（一）TNM 分期（UICC/AJCC, 2010 年）

T- 原发病灶

Tx: 原发肿瘤不能测定

T0：无原发肿瘤的证据

T1：孤立肿瘤没有血管受侵

T2：孤立肿瘤有血管受侵或多发肿瘤直径≤ 5cm

T3a：多发肿瘤直径 >5cm

T3b 孤立肿瘤或多发肿侵及门静脉或肝静脉主要分支

T4：肿瘤直接侵及周围组织，或致胆囊或脏器穿孔

N– 区域淋巴结

　　Nx：区域淋巴结不能测定

　　N0：无淋巴结转移

　　N1：区域淋巴结转移

M– 远处转移

　　Mx：远处转移不能测定

　　M0：无远处转移

　　M1：有远处转移

分期：

　　Ⅰ 期：T1N0M0

　　Ⅱ 期：T2N0M0

　　Ⅲ A 期：T3aN0M0

　　Ⅲ B 期：T3bN0M0

　　Ⅲ C 期：T4，N0M0

　　Ⅳ A 期：任何 T，N1M0

　　Ⅳ B 期：任何 T，任何 N，M1

TNM 分期主要功能根据肿瘤的大小、数目、血管侵犯、淋巴结侵犯和有无远处转移而分为Ⅰ～Ⅳ期，由低到高反映了肿瘤的严重程度；其优点是对肝癌的发展情况做了详细的描述，最为规范，然而此分期在国际上被认可程度却较低。

（二）BCLC 分期（巴塞罗那临床肝癌分期，2010 年）

BCLC 分期与治疗策略，比较全面地考虑肿瘤、肝功能和全身情况，与治疗原则联系起来，并且具有循证医学高级别证据的支持，目前已在全球范围被广泛采用，但我国有许多外科医师认为 BCLC 分期与治疗策略对于手术指征控制过严，不太适合中国的国情和临床实际，仅作为重要参考（表 20-1）。

表 20-1　HCC 的 BCLC 分期

分期	PS 评分	肿瘤状态		肝功能状态
		肿瘤数目	肿瘤大小	
0 期：极早期	0	单个	<2cm	没有门静脉高压
A 期：早期	0	3 个以内	任何	Child-Pugh A-B
B 期：中期	0	多结节肿瘤	<3cm	Child-Pugh A-B
C 期：进展期	1~2	门静脉侵犯或 N1、M1	任何	Child-Pugh A-B
D 期：终末期	3~4	任何	任何	Child-Pugh C

二、肝脏储备功能评价

通常采用 Child-Pugh 分级（表 20-2）和吲哚氰绿（ICG）清除试验等综合评价肝实质功能。肝脏体积可作为反映肝脏储备功能的一项重要指标，能客观反映肝脏的大小和肝实质的容量，间接反映肝脏的血流灌注和代谢能力，客观评估患者肝脏对手术的承受的能力，有助于指导选择合适的手术台方式。对于肿瘤直径 >3cm 的肝癌可采用 CT 和 / 或 MRI 扫描计算预期切除后剩余肝脏的体积。标准残肝体积则是评估肝切除术患者肝脏储备基金功能的有效且简便的方法，对预测患者术后发生肝功能损害的程度及避免患者术后发生肝衰竭有重要的临床指导作用。已有研究表明，采用 CT 扫描测定国人的标准残肝体积（standard remnant liver volume, SRLV）<416ml/m^2 中、重度肝功能代偿不全发生率比较高。ICG 清除试验主要是反映肝细胞质摄取能力（有功能的肝细胞量）及肝血流量，重复性较好。一次静脉注射 0.5mg/kg 体重，测定 15 分钟时 ICG 在血浆中的滞留率（ICG-R15），正常值 <10%，或通过学习清除曲线可测定肝血流量。

表 20-2　Child-Pugh 分级

指标	评分		
	1	2	3
总胆红素（μmol/L）	<34	34~51	>51
血清白蛋白（g/L）	>35	28~35	<28
凝血酶原时间（秒）	1~3	4~6	>6
腹水	无	轻度	中等量
肝性脑病（级）	无	1~2	3~4

注：按积分法，5~6 分为 A 级，7~9 分为 B 级，10~15 分为 C 级

第八节　非酒精性脂肪性肝炎 – 肝细胞癌诊断标准

一、病理学诊断标准

肝脏占位病灶可肝脏转移灶活检或手术切除标本，经病理组织学和 / 或细胞学检查诊断为 HCC，此为金标准。

二、临床诊断标准

在所有的实体瘤中，唯有 HCC 可采用临床诊断标准，国内、外都认可，非侵袭性、简易方便和可操作强，一般认为主要取决于三大因素，即慢性肝病背景。影像学检查结果以及血清

AFP 水平；但是学术界的认识和具体要求各有不同，常有变化，实际应用研究时也有误差，因此，结合我国的国情、既往的国内标准和临床实际，在满足以下条件中的（1）+（2）a 两项或者（1）+（2）b+（3）三项时，可以确立 HCC 的临床诊断：

1. 具有肝硬化以及 HBV 和 / 或 HCV 感染（HBV 和 / 或 HCV 抗原阳性）的证据。

2. 典型的 HCC 影像学特征：同期多排 CT 扫描和 / 或动脉对比增强 MRI 显示肝脏占位在动脉期快速不均质血管强化（arterial hypervascularity），而静脉期限或延迟其快速洗脱（venous or delayed phase washout）。

（1）如果肝脏占位直径≥2cm，CT 和 MRI 和两项影像学检查中有一项显示肝脏占位具有上述肝癌的特征，即可诊断 HCC。

（2）如果说肝脏占位直径为 1~2cm，则需要 CT 和 MRI 两项影像学检查都显示肝脏占位具有上述肝癌的特征，方可诊断 HCC，以加强诊断的特异性。

（3）血清 AFP ≥400μg/L 持续增长 1 个月或≥200μg/L 持续 2 个月，并能排除其他原因引起的 AFP 增高，包括妊娠、生殖系胚胎源性肿瘤、活动性肝病及继发性肝癌等。

（池肇春）

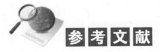 参考文献

1. El-Serag HB. Epidemiology of hepatocellular carcinoma in USA. Hepatol Res, 2007, 37Suppl2 (1): S88-94.

2. Smedile A, Bugianesi E. Steatosis and hepatocellular carcinoma risk. Eur Rev Med PharmacolSci, 2005, 9: 291-293.

3. Yopp AC, Choti MA. Non-alcoholic steatohepatitis-related hepatocellular carcinoma: A growing epidemic?. Dig Dis, 2015, 33: 642-647.

4. Pan JJ, Fallon MB. Gender and racial differences in nonalcoholic fatty liver disease. World J Hepatol, 2014, 6: 274-283.

5. Tang X, Li J, Xiang W, et al. Metformin increases hepatic leptin receptor and decreases steatosis in mice. J Endocrinol, 2016, 230: 227-237.

6. Machado MY, Cortez-Pinto H. Leptin in the treatment of lipodystrophy-associated nonalcoholic fatty liver disease: are we there already?. Expert Rev Gastroenterol Hepatol, 2013, 7 (6): 513-515.

7. Malloy VL, Perrone CE, Mattocks DA, et al. Methionine restriction prevents the progression of hepatic steatosis in leptin-deficient obese mice. Metabolism, 2013, 62: 1651-1661.

8. Sayın O, Tokgöz Y, Arslan N. Investigation of adropin and leptin levels in pediatric obesity-related nonalcoholic fatty liver disease. J Pediatr Endocrinol Metab, 2014, 27: 479-484.

9. Pár A, Pár G. Non-alcoholic fatty liver disease and hepatocellular carcinoma-2016. Orv Hetil, 2016, 157: 987-994.

10. Zoller H, Tilg H. Nonalcoholic fatty liver disease and hepatocellular carcinoma. Metabolism, 2016, 65: 1151-1160.

11. Wang Z, Li Z, Ye Y, et al. Oxidative stress and liver cancer: etiology and therapeutic targets. Oxid Med Cell LOongev, 2016, 2016: 7891574.

12. Cotrim HP, Oliveira CP, Coelho HS, et al. Nonalcoholic steatohepatitis and hepatocellular carcinoma: Brazilian survey. Clinics (Sao Paulo), 2016, 71: 281-284.

13. Zhou XL, Qin XR, Zheng XD, et al. Downregulation of Dickkopf-1 is responsible for high proliferation of breast cancer cells via losing control of Wnt/beta-catenin signaling. Acta Pharmacol Sin, 2010, 31 (2): 202-210.

14. Park SB, See KW, So AY, et al. Sox2 has a crucial role in the lineage determination and proliferation of mesenchymal stem cells through Dickkopf-1 and c-Myc. Cell Death Differ, 2012, 19: 534-545.

15. Kim BR, Shim HJ, KiN JY, et al. Dickkopf-1 (DKK-1) interrupts FAK/P13K/mTOR pathway by interaction of carbonic anhydrase IX (CA9) in tumorigenesis. Cell Signal, 2012, 2: 1406-1413.

16. Jiang DK, Sun J, Cao G, et al. Genetic variants in STAT4 and HLA-DQ genes confer risk of hepatitis B virus-related hepatocellular carcinoma. Nat Genet, 2013, 45: 72-75.

17. Yang Y, Xia T, Li N, et al. Combined effect of p53 and MDM2 polymorphism on susceptibility and surgical prognosis in hepatitis B virus-related hepatocellular carcinoma. Protein Cell, 2013, 4 (1): 71-81.

18. Yue AM, Xie ZB, Guo SP, et al. Implication of polymorphisms in DNA repair genes in prognosis of hepatocellular carcinoma. Asian Pac J Cancer Porev, 2013, 14 (1): 355-358.

19. Gao J. Association of MDR1 gene polymorphism with the risk of hepatocellular carcinoma in the Chinese Han population. Braz J Med Biol Res, 2013, 46: 311-317.

20. Zhao-Chun Chi, Chang-Xin Geng, Quan-Jiang Dong. The Correlation between gene polymorphism and hepatocellular carcinoma. Infect Intern, 2013, 2: 145-148.

21. Tameda M, Shiraki K, Sugimoto K, et al. Des-γ-carboxy prothrombin ratio measured by P-11 and P-16 antibodies is a novel biomarker for hepatocellular carcinoma. Cancer Sci, 2013, 104: 725-731.

22. Uto H, Kanmura S, Takami Y, et al. Clinical proteomics for liver disease: a promising approach for discovery of novel biomarkers. Proteome Sci, 2010, 8: 70.

23. Li Y, Wu J, Zhang W, et al. Identification of CCL15 in hepatocellular carcinoma. Br J Cancer, 2013, 108: 99-106.

24. Yang M, Chen G, Dang Y, et al. Significance of decoy receptor 3 in sera of hepatocellular carcinoma patients. Ups J Med Sci, 2010, 115: 232-237.

25. Gailthouste L, Ochiva T. Cancer-related microRNAs and their role as tumor suppressors and oncogenes in hepatocellular carcinoma. Histol Histopathol, 2013, 28: 437-451.

26. Giordano S, Cotumbano A. Micro RNAs: new tools for diagnosis, prognosis, and therapy in hepatocellular carcinoma?. 2013, 57: 840-847.

27. Moriya S, Morimoto M, Numata K, et al.Fucosylated fraction of alpha-fetoprotein as a serological marker of early hepatocellular carcinoma. Anticancer Res, 2013, 33 (3): 997-1001.

28. Ba BC, Long H, Tang YQ, et al. GP73 expression and its significance in the diagnosis of hepatocellular carcinoma: a review. Int J Clin Exp Pathol, 2012, 5: 874-881.

29. Xial L, Huang W, Tian D, et al. Overexpression of forkhead box C1 promotes tumor metastasis and indicates poor prognosis in hepatocellular carcinoma. Hepatology, 2013, 67: 610-624.

30. Zhang ZY, Dong JH, Chen YW, et al. Galectin-9 acts as a prognostic factor with antimetastatic potential in hepatocellular carcinoma. Asian Pac J Cancer Prev, 2012, 13: 2503-2509.

31. 池肇春. Dickkpof-1 对肝细胞癌诊断价值及其研究进展. 中西医结合肝病杂志, 2012, 22: 321-322.

32. Zhang G, Ha SA, Kim HK, et al.Combined analysis of AFP and HCCR-1 as an useful serological marker for small hepatocellular carcinoma: a prospective cohort study. Dis Markers, 2012, 32: 265-271.

33. Kurt M, Onal IK, Sayilir AY, et al.The role of mean platelet volume in the diagnosis of hepatocellular carcinoma in patients with chronic liver diseas. Hepatogastroenterology, 2012, 59: 1580-1582.

34. Rosmorduc O, Fartoux L. Metabolic syndrome, non alcoholic hepatic steatopathy and Hepato-Cellular carcinoma: so dangerous liaisons. Bull Acad Natl Med, 2014, 198: 1653-1663.

35. Schulz PO, Ferreira FG, Nascimento Mde F, et al. Association of nonalcoholic fatty liver disease and liver cancer. World J Gastroenterol, 2015, 21: 913-918.

36. Rodríguez de Lope C, Reig M, Matilla A, et al. Clinical characteristics of hepatocellular carcinoma in Spain. Comparison with the 2008-2009 period and analysis of the causes of diagnosis out of screening programs. Analysis of 686 cases in 73 centers. Med Clin (Barc), 2017, 149 (2): 61-71.

37. Sookoian S, Pirola CJ.Genetic predisposition in nonalcoholic fatty liver disease.Clin Mol Hepatol, 2017, 23: 1-12.

38. Shimomura Y, Takaki A, Wada N, et al. The Serum Oxidative/Anti-oxidative Stress Balance Becomes Dysregulated in Patients with Non-alcoholic Steatohepatitis Associated with Hepatocellular Carcinoma. Intern Med, 2017, 56: 243-251.

39. 中华人民共和国国家卫生和计划生育委员会. 原发性肝癌诊疗规范(2017 年版). 临床肝胆病杂志, 2017, 33 (9): 1419-1431.

第21章

非酒精性脂肪性肝病与肝性骨营养不良

肝病时由于钙磷代谢异常和维生素 D 的代谢障碍,引起一组代谢性骨疾病,多数为骨质疏松,有时也发生骨软化,或两者兼有。因其由各种肝病引起,故这一组骨疾病又称为肝性骨营养不良(hepatic osteodystrophy, HO)。

第一节 概 述

肝性骨营养不良是因慢性肝病引起的一组代谢性骨疾病,包括低钙、低磷血症、维生素 D 缺乏、骨质疏松、骨软化、骨量减少、骨折和继发性甲旁亢等。其重要性它们影响慢性肝病患者的死亡率和生活质量。骨折也使慢性肝病患者的死亡率增加。

已往报告引起肝性骨营养不良的慢性肝病主要是原发性胆汁性胆管炎、丙肝和乙肝、原发性硬化性胆管炎、自身免疫性肝病、慢性胆汁淤积性肝病、不同病因导致的肝硬化引起,随着世界范围内非酒精性脂肪性肝病呈世界性流行,且有迅速增长趋势,引起了广泛的注意,由此引起肝性骨营养不良的病例报道也迅速增多,并在非酒精性脂肪性肝病(NAFLD)引起肝性骨营养不良的流行率、发病机制、代谢性骨疾病的临床类型和特征以及诊断和治疗进行了全面的研究,并取得了长足的进步。

慢性肝病患者骨代谢障碍常见,HO 流行率 20%~50%,其中胆汁淤积骨质疏松 13%~60%,慢性病毒性肝炎 20%,病毒性肝硬化 55% 发生骨质疏松。在进展性慢性肝病患者骨质疏松的流行率 12%~55%。肝性骨营养不良是肝硬化最重要的并发病。HO 发生率报告不一。Chinnaratha 等报道 2009—2012 年间诊断的肝硬化患者 HO 流行率为 56%,其最常见的病因是酒精(41%)。Karoli 等报道 HO 病因酒精占 30.5%、乙肝占 33.%,骨密度降低者 70.6%,29.2% 骨密度正常,70.6% 骨量减少,骨质疏松发生率 29.4%。有关 NAFLD 引起 HO 的流行率尚无详细的、全面的研究报道。

有关 NAFLD 与 HO 的相关性研究报道最多的是与骨密度(BMD)的相关性。Leet 等报道韩国成人 2005—2015 年多变回顾分析显示股骨颈(FN)BMD 和 NAFLD 之间在男性呈负相关,但在中等~重度 NAFLD 绝经期妇女的腰椎 BMD 与 NAFLD 呈正相关,因此提出中等~重度 NAFLD 男性患者应进行 FN BMD 测定。NAFLD 时 BMD 在性别上的差异其机制不明。肝高脂肪含量时可显著降低 BDM,在男性脊椎、髋骨肝脂肪含量(LFC)和 ALT 与 BMD 呈负相关。其根本机制可能与成骨活性降低有关。NAFLD 时 ALT 增高是发生骨质疏松的高风险。

肝病伴有 BMD 降低,证明指出,NAFLD 影响几个肝外器官、多种内分泌和代谢途径的调节。新近病例对照研究成人和儿童 NAFLD 指出,NAFLD 显示 BMD 降低的流行率很高。临床和实验证明指出,NAFLD 可导致 BMD 的病理生理学改变,可能是通过 NAFLD 直接导致胰岛素对抗和/或系统释放多种炎症前因子、促凝血因子和纤维化介质所致。有关 NAFLD 本身导致 BMD 降低的详细机制有待进一步研究。

NAFLD 与妇女绝经期后低骨量相关。骨质疏松是最常见的一种代谢性骨疾病,伴有胰岛素抵抗状态,如中心性肥胖、糖尿病和代谢综合征,在这些情况下 NAFLD 的发病也是增加,但很少知道骨质疏松和 NAFLD 病原学相互之间的关系。Moon 等检查女性 NAFLD 患者绝经期前后 BMD,481 例女性患者(绝经期前 216 例,绝经期后 265 例),用双能 X 线吸收仪测定腰椎 BMD,做超声检查了解脂肪肝的严重性,为了排除继发的肝病原因对每一位患者测定血压、血脂、空腹血糖、ALT、AST 和 BMI。结果绝经期妇女显示 NAFLD 患者比无 NAFLD 患者腰椎 BMD 低 [（ -0.98 ± 0.01 ）g/cm^2 vs（ 1.01 ± 0.02 ）g/cm^2, $P=0.046$]。结论提出绝经期后妇女由于 NAFLD 比无 NAFLD 患者发生骨质疏松的风险高。

值得注意的是 Kava 等报告 NASH 患者骨密度增高。在严重肥胖 70% 呈低水平维生素 D 或继发性甲旁亢,但未发现与 NAFLD 有相关性。

肝性骨营养不良的治疗主要是调控危险因子,包括戒烟酒、减少咖啡因摄入,加强锻炼,补充钙和维生素 D,限制药物的应用,如袢利尿剂、糖皮质激素、考来烯胺、双膦酸盐类。双膦酸盐主要是为了治疗骨质疏松,特别是肝移植后。药物治疗副作用有食管溃疡、肝硬化和门静脉高压时也有可能由于食管静脉曲张破裂引起消化道出血。

最新 Feng 等报道 IL-25 在脂肪组织刺激 M2 巨噬细胞活化,因而促进线粒体呼吸能力和脂解,对抗肥胖。肥胖和代谢疾病联合是慢性低度炎症状态的特征,显示许多炎症细胞的浸润,尤其是巨噬细胞。免疫分子包括一些细胞因子与代谢紧密相关。IL-25 是 IL-17 细胞因子家族成员,可调节巨噬细胞和减轻一些代谢功能障碍。IL-25 尚有减轻体重和脂质蓄积,增加巨噬细胞摄取脂质,通过巨噬细胞激活替代增加脂解和 β 氧化酶的表达,IL-25 也促进脂肪细胞脂解和脂肪生成。而且 IL-25 促进巨噬细胞线粒体呼吸能力和氧的消耗率,产生较多的 NAD^+NADH 和 ATP。IL-25 像是一个治疗药用于抵抗肥胖和代谢综合征。

第二节　肝性骨营养不良临床类型、诊断与鉴别诊断

一、非酒精性脂肪性肝病时钙磷代谢紊乱

（一）低钙血症

NAFLD 时,尤其是肝硬化时常伴有低蛋白血症,使蛋白结合钙降低,影响维生素 D 的运转;肝功能减退 $25-OH-D_3$ 生成减少;肝病时食欲减退,消化不良或有胃肠黏膜水肿使肠钙吸收减少;肝硬化患者有维生素 D 和 $25-OH-D_3$ 降解加速等导致低血钙发生,进一步导致

骨质疏松发生。

　　慢性、中等度的低血钙可不伴有症状，但若血清钙离子迅速下降可致明显症状。一般表现有疲乏、无力、易激动、情绪不稳、记忆力减退、意识模糊、妄想、幻觉和抑郁。但主要症状为手足抽搐、肌痉挛、喉鸣与惊厥。严重者可发生精神症状及癫痫发作。低钙血症症状的出现与血钙降低的程度可不完全一致。有些病例轻度血钙降低即可产生症状，而在慢性低钙血症即使血钙水平极低（血清钙 1.25~1.5mmol/L），也可不发生手足抽搐症和其他症状，认为症状的轻重与血钙下降的速度有关。一般血清钙在 1.86mmol/L 以下则可引起手足抽搐，如果同时伴有血磷值降低则不易引起。如果血清钙急剧下降，即使血清钙在 1.98mmol/L 时也可引起手足抽搐。发作诱因有感染、运动、月经初潮、妊娠、分娩、碱中毒、肾上腺皮质激素、利尿剂、钾制剂等。典型的表现为手足抽搐症和神经精神症状。细胞外液钙浓度降低，可增加运动神经兴奋性，降低周围感觉神经的兴奋性，且于静止和兴奋时膜电位差减小。正常时神经肌肉兴奋性，按 Szent-György 公式为：

$$\frac{K^+ \times HCO_3^- \times HPO_4^{2-}}{Ca^{2+} \times Mg^{2+} \times H^+}$$

　　血钙降低，Ca^{2+} 与 Mg^{2+} 和 K^+ 相拮抗，表现为神经兴奋性增高，因此，轻微的刺激即可引起肌痉挛。手足抽搐的前驱症状有四肢疲劳乏力感、知觉迟钝、肌强直等。早期表现有四肢、口唇或舌有麻木感、烧灼感，触觉迟钝，继之有上肢与下肢肌肉强硬感和一过性肌痉挛。严重时可发生全身痉挛。主要表现为四肢的远端肌肉，即前腕、指、下肢屈曲肌等紧张性痉挛，常为对称性。一般不伴有意识障碍。

　　中等度低钙血症时有腱反射亢进，严重时腱反射消失。手足抽搐分大发作、小发作和局部发作三种。呈癫痫样大发作时，也可有意识丧失。Jackson 样发作为一侧肢体的局限性痉挛。发作时可有颅内压增高、视神经乳头水肿。可有基底神经节钙化，尤以尾状核为多见。表现锥体外系障碍，引起肢体震颤、无力、发硬、不灵活或呈"齿轮样强直"，也可有智力减退。或有忧郁、谵妄、妄想等精神症状。血管壁的钙沉着偶可引起帕金森症状群及手足徐动症。低钙血症可产生各种精神障碍，包括兴奋、精神多变、忧郁、记忆力减退、精神错乱。儿童病例可有精神萎靡，智力发育迟缓。

　　诊断低钙血症时，应与其他原因所致手足抽搐症相鉴别（表 21-1）。

表 21-1　手足抽搐症时生化鉴别

手足抽搐症类型	血浆碱性磷酸酶	尿钙	血浆二氧化碳结合力	血浆氯
钙降低				
磷酸盐降低（佝偻病、骨软化、术后骨纤维变）	增高	无	正常	正常
磷酸盐增高（甲旁减）	正常	减少	正常	正常
钙和磷酸盐正常（碱中毒）				
换气过度	正常	正常	降低	正常或增高

续表

手足抽搐症类型	血浆碱性磷酸酶	尿钙	血浆二氧化碳结合力	血浆氯
呕吐	正常	正常或增高	正常或增高（因可有低氯碱中毒）	降低
碱过多	正常	正常	增高	正常
原发性醛固酮增多症	正常	正常	增高	降低

（二）高钙血症

肝病时引起高钙血症的情况较少，主要由 NAFLD 并发肝癌引起。所有恶性肿瘤均有可能并发高钙血症，其发生率为 2.1%~20%。

1. 病因与发病机制　有关肝癌发生高钙血症的机制，可能与下列因素有关：

（1）前列腺素：免疫细胞特别是单核细胞、单核巨噬细胞可合成与释放具有溶骨作用的前列腺素（主要是 PGE 和 PGF）。淋巴细胞也有释放溶骨因子作用。另一个前列腺素来源为骨本身。内毒素可引起骨吸收，还可刺激单核巨噬细胞合成前列腺素和释放钙。Bockman 等指出，骨巨噬细胞可能是前列腺素的重要来源，故认为单核巨噬细胞与高钙血症的发生有密切关系。

（2）破骨细胞激活因子（OAF）：是一种多肽，其分子量为 20 000，具有骨溶解作用，致使血钙增高。

（3）PTH 类似物：为肿瘤细胞分泌的一种多肽，具有类似 PTH 的活性，患者血浆中及肿瘤组织提取物中，这类激素增多。用荧光抗体法或恶性肿瘤组织细胞培养证实，恶性肿瘤中确有 PTH 存在，且发现肿瘤组织动静脉间 PTH 的浓度动脉显著高于静脉。

（4）维生素 D 样物质：肿瘤能产生此类物质，可使肠钙吸收增加。

2. 诊断　高钙血症引起的症状，因个体而有很大差异，轻度高钙血症可无临床症状，典型表现累及多个系统，一般表现有乏力、倦怠、软弱、淡漠。严重高钙血症的表现有腹痛、呕吐、极度衰弱、重度脱水与发生肾功能减退，上述表现与原来重症肝病、肝癌的症状常常重叠。典型高钙血症表现有：

（1）消化系统症状：以食欲不振、恶心呕吐为最常见，伴有体重减轻和便秘，进而可有脱水和吞咽困难。显著的高钙血症表现为腹胀、肠绞痛、高钙血症时胃酸和胃蛋白酶分泌增加，可伴发溃疡病。

（2）泌尿系统症状：高钙血症不甚严重时，肾钙盐的沉着可招致不可逆性肾组织损伤，可为持续性高血压和肾衰竭的原因。进行性高钙血症时，首先表现肾浓缩能力降低及多尿，继之可有脱水、无尿。转移性肾钙化时，表现为肾间质硬化，最后发生肾硬化，可因钙化性肾功能不全而发生尿毒症。伴发肾结石时，可有肾绞痛和血尿。高钙血症肾病常可并发慢性肾盂肾炎。高钙血症时的肾病特征，常于肾小管损伤之前发生氮质血症；另一个特征为近曲肾小管基底膜的钙化与增厚。

（3）神经系统症状：轻症时有记忆力减退、易疲劳、衰弱、失眠、情绪低落、表情淡漠。血清钙超过 4mmol/L 时可出现急性精神错乱，表现失眠或兴奋、谵妄，进而发生嗜睡及木僵，定向力障碍,最后进入昏迷。老年人当血清钙在 3~3.2mmol/L 时也可出现上述症状。

高钙血症时神经肌肉兴奋性降低,表现全身肌肉张力降低,肌腱反射降低或消失,可有轻度肌萎缩。严重高钙血症时,由于肌张力降低,四肢关节呈过度伸展。

(4)心血管系统:心动过缓、室性心动过速、Q-T 间期缩短、心脏停搏等。

(5)转移性钙化:眼球角膜病、转移性肾钙化、动脉钙化、软骨钙化、关节周围钙化、皮肤钙化等。

(6)急性高钙血症危象:血清钙增高至 4.5mmol/L 时,病人的情况可迅速恶化。临床上表现顽固呕吐和严重的脱水、精神错乱,甚至发生昏迷。病人可有剧烈腹痛、便秘、神经肌肉麻痹和心律失常,可心脏停搏而猝死。病人常死于肾衰竭或循环衰竭。

用原子吸收分光光度计测定血清钙正常值为 2.2~2.5mmol/L。目前国际定的三级方法有:离子选择电极法(同位稀释质谱法)、原子吸收分光光度计法和邻甲酚酞络合酮(OCPC)比色法。用国产钙离子选择电极法血清钙正常值为 1.13 ± 0.12mmol/L,OCPC 法测定血清钙正常范围为 2.1~2.7mmol/L,尿钙 2.7~7.5mmol/24 小时。

(三)低磷血症

1. 病因与发病机制　NAFLD 时可有多种原因引起低磷血症。见于:

(1)磷向细胞内移动:静脉补充葡萄糖时磷与葡萄糖向细胞内移动使血浆磷降低。肝硬化患者使用葡萄糖时其血浆磷值的降低比正常人为显著。碱中毒,特别是呼吸性碱中毒时,由于细胞磷的摄取显著增加;糖酵解促进磷酸化,结果磷被消耗,引起低磷血症。

(2)磷的丢失过多:见于应用利尿剂、低钾血症、低镁血症等,上述因素使尿磷排泄增加而引起低磷血症。

(3)维生素 D 缺乏:维生素 D 缺乏或肾的 1-α- 羟化酶障碍,使 1, 25-(OH)$_2$-D$_3$ 产生减少,表现有继发性甲状旁腺功能亢进,肾磷排泄显著增加,引起低磷血症。

(4)肿瘤伴有骨软化:常为血钙正常低磷血症性骨软化。其发生认为是与肿瘤释放一种 1-α- 羟化酶障碍因子有关。

2. 诊断　成人血清磷正常值为 0.87~1.45mmol/L,(2.7~4.5mg/dl),血浆磷低于 0.32mmol/L(<1mg/dl)时,可表现为食欲不振、倦怠、骨痛等症状。严重低磷血症时,可引起红细胞、白细胞及血小板功能异常。红细胞内 ATP 量为正常的 15% 时,即可产生溶血,由于白细胞及血小板的 ATP 产生也减少,使白细胞的趋化性、吞噬作用及抗菌作用降低,机体易于发生感染。血小板功能降低,寿命缩短,血小板数量减少,引起血块收缩不良和出血倾向,可有皮肤黏膜出血。由于缺氧和 ATP 生成减少,使中枢神经系统发生代谢障碍,可引起意识障碍、痉挛及昏迷。骨骼肌功能障碍,引起肌无力、肌痛、肌肿胀以至肌坏死。低磷血症还可引起呼吸麻痹。

新近 O'Conner 报告,严重低磷血症病人,因细胞内 ATP 蓄积减少,引起细胞能量代谢和功能障碍,可抑制心肌收缩,影响心功能。表现心排血量和平均左室心搏血量减少,肺动脉楔嵌压增高,最后可引起心肌麻痹、心力衰竭。

(四)高磷血症

NAFLD 引起高磷血症的情况少见。主要见于肝肾综合征、恶性肿瘤使用化疗时。一旦发生血钙常降低,临床上表现知觉异常、手足抽搐、恶心呕吐、腹痛、腹胀、痉挛发作及意识障碍等症状。治疗主要病因治疗,对高磷血症本身无特殊治疗。

二、非酒精性脂肪性肝病与维生素 D 缺乏

一般临床医师对钙磷代谢紊乱引起骨疾病了解较多,但由于维生素 D 缺乏引起骨疾病了解较少,同时对维生素 D 引起骨疾病了解较多,但对引起骨骼外疾病了解甚少。近几年有关维生素 D 缺乏与慢性肝病相关性研究的报道不断增多,因此有必要重新认识维生素 D 在肝组织中的生理作用,了解维生素 D 缺乏时与慢性肝病的相关性和作用,掌握维生素 D 缺乏的诊断与治疗,将慢性肝病的防治提高到一个新的水平,此已成为临床工作者和医学研究单位值得研究与重视的新问题。

目前对血清 25- 羟维生素 D 最佳水平还未达成共识,但多数专家对维生素 D 缺乏定义为 25- 羟维生素 D 水平低于 20μg/ml(50μmol/L),21~29μg/ml(52~72μmol/L)时,可被视为维生素 D 相对缺乏,25- 羟维生素 D 水平 ≥30μg/ml 可视为维生素 D 充足,≥150μg/ml(374μmol/L),可认为引起维生素 D 中毒。

根据上述定义,有人估计全球有 10 亿人维生素 D 缺乏或不足,在美国和欧洲老年人 40%~100% 存在维生素 D 缺乏。儿童和年轻人也是维生素 D 缺乏的高危人群,同样在妊娠和哺乳期妇女,维生素 D 缺乏也很常见,尽管妊娠期间进食维生素强化食物,如鱼、牛奶,至分娩时 73% 的妇女和 80% 婴儿有维生素 D 缺乏[25- 羟维生素 D 水平低于 20μg/ml(50μmol/L)]。

(一)非酒精性脂肪性肝病时维生素 D 代谢紊乱

1. 维生素 D 在钙磷代谢上的作用

(1)促进肠对钙磷的吸收:维生素 D 促进肠钙吸收可因维生素 D 类型不同而有差别,如 1,25(OH)$_2$-D$_3$ 为维生素 D$_2$ 的 100 倍,为 25-OH-D$_3$ 的 5 倍,维生素 D$_2$ 与 D$_3$ 作用相近。由肾分泌的 1,25-(OH)$_2$-D$_3$ 经血流转运到小肠黏膜细胞的胞质内,与胞质内亲和力高的 1,25-(OH)$_2$-D$_3$ 受体结合成复合物,此复合物移至细胞核染色质,与特定的非组蛋白成分结合,从而使选择性的单一或一组基因暴露,促成 DNA 转录为 mRNA,此 mRNA 到达核外形成多核蛋白体,进而翻译为对钙有高度亲和力的钙结合蛋白(CaBP),1 分子的 CaBP 可结合 4 个 Ca^{2+},故可参与钙的跨细胞转运,结果促进小肠钙的吸收。新近发现 1,25(OH)$_2$-D$_3$ 也促进小肠磷的吸收。

(2)维生素 D 对骨的直接作用:①在骨吸收上的作用:维生素 D 可增加微量骨细胞的活性和数量,直接作用于破骨细胞的核部分,促进骨吸收,且 1,25-(OH)$_2$-D$_3$ 和 PTH 有协同作用,共同使血浆钙增加。维生素 D 在骨吸收上的作用与维生素 D 的类型有关,其中以 1,25-(OH)$_2$-D$_3$ 的作用最强;②在骨形成和矿化上的作用:促进骨骼的生长和矿化,尚可直接刺激软骨生长。

(3)维生素 D 通过肾脏调节钙磷代谢:维生素 D 有促进肾小管重吸收钙磷的作用。维生素 D 增加肾小管重吸收磷,可能是维生素 D 对肾小管的直接作用,或间接作用于甲状旁腺,通过负反馈抑制或血钙升高作用,抑制 PTH 的分泌,使尿中磷排泄减少。

2. 肝功能障碍对维生素 D 代谢的作用　肝功能障碍时,肝脏 25- 羟化酶的活性降低,肝脏合成 25-OH-D$_3$ 减少,同时肝病时维生素 D 的吸收也常减少。由于维生素 D 代谢障碍,严重者可引起肝性骨营养不良和一些骨骼外疾病的发生。

（二）NAFLD 与维生素 D 缺乏

1. 维生素 D 缺乏与胆汁淤积　NAFLD 时,尤其是有胆汁淤积性黄疸患者骨质疏松或骨软化是慢性胆汁淤积患者的主要肝外表现,60% 患者有骨密度降低,20% 患者有非创伤性骨折。这类患者常有维生素 D 吸收不良和钙吸收障碍,引起肝性骨营养不良,肝性骨营养不良其特征是骨形成减少和骨吸收增加。发病机制包括 Ca^{2+}、维生素 D、维生素 K、胆红素代谢异常、内皮生长因子（IGF-1）缺乏、吸烟、饮酒、活动少、营养不良和低体质指数等。终末期肝病骨质疏松的患病率为 9%~60%,特别在胆汁淤积性肝病维生素 D 吸收不良对骨代谢的直接影响可能是主要的发病机制。NAFLD 时患者的皮肤光转换功能是正常的,因此肝脏中维生素 D 转化为 $25-OH-D_3$ 的途径受损是引起维生素 D 缺乏的主要机制。

2. 维生素 D 缺乏与肝硬化　Natr 等对 118 例慢性肝病患者的维生素 D 水平进行检测发现,92.4% 的患者存在某种程度的维生素 D 缺乏,其中 1/3 为严重缺乏。在肝硬化患者维生素 D 缺乏更为常见。肝硬化时肝脏 25- 羟化酶缺乏,使 $25-OH-D_3$ 降低;1α 羟化酶损害,使 $1,25-(OH)_2-D_3$ 产生减少;$25-OH-D_3$ 肠肝循环中断等因素引起维生素 D 缺乏,但骨保护素（osteoprotegerin）/ 核因子 κB 配体系统受体激活物在肝性骨营养不良上的作用尚不能肯定。

3. 非酒精性脂肪性肝病与维生素 D 缺乏　Targher 等研究 60 例由活检证实的 NAFLD 和 60 例健康人作对照,发现 NAFLD 患者 $25-OH-D_3$ 血清浓度比正常人显著低,低 $25-OH-D_3$ 与脂肪肝的组织学严重度、炎症坏死和纤维化紧密相关（$P<0.001$）。

Nobili 等报告 78 例儿童 NAFLD 发现血浆维生素 D 水平与组织学肝损伤之间相关。维生素 D 低水平与 NASH 和肝纤维化呈负相关。肝性骨营养不良时常伴有维生素 D 缺乏,发生率高达 54%~70%,因此提出像是治疗的靶。

4. 肝移植与维生素 D 缺乏　目前有关肝移植与维生素 D 缺乏之间的相关性研究报告不多。Guiohelaar 等研究原发性胆汁性胆管炎和原发性硬化性胆管炎 360 例成人背驮式肝移植（OLT）后长期追踪观察,发现术后 4 个月时出现骨量减少,如果肝移植成功,肝功能恢复和性腺功能改善,因此多数患者移植后骨疾病也获减轻。

三、非酒精性脂肪性肝病时骨疾病

（一）骨质疏松

1. 病因与发生机制　非酒精性脂肪性肝病时,特别是有胆汁淤积患者,常有脂溶性维生素吸收不良和钙吸收障碍,可发生骨质疏松。终末期肝病骨质疏松的患病率为 9%~60%,特别在胆汁淤积时,进展性慢性肝病患者中骨质疏松的流行率高达 12%~55%,这些患者中维生素 D 吸收不良对骨代谢的直接影响可能是主要的发病机制。近年报告肝移植患者在移植后 3~6 个月骨量减少,15%~24%,导致在移植后 1 年内骨质疏松发生率高达 30%~50%。大剂量免疫抑制剂尤其是激素的应用是导致骨量丢失的主要原因。

2. 诊断　根据慢性肝病病史或有饮酒史,加上骨质疏松的临床表现,结合血钙磷测定和骨放射线检查,即可确立诊断。骨质疏松较轻时,可无临床症状;病情较重而骨质疏松显著时,主要表现为疼痛与骨折;病情严重者有全身性骨痛,伴有疲倦、乏力等症状。脊椎骨质疏松时可因脊椎弯曲或脊椎的压缩性骨折而引起背部的慢性深部疼痛,每于早晨或晚上散步时发生,持续几周或几个月逐渐消失,也可为间歇性急剧疼痛。患者可因作轻快的横跨动作、轻微的滑倒或手持重物不当,甚至脚踏街边石而引起骨折。好发在桡骨和尺骨远端、股骨颈、脊椎和跟骨远侧。

骨质疏松和骨软化的临床与生化有许多相似之处,诊断时应加以鉴别(表 21-2)。

表 21-2　骨质疏松与骨软化的鉴别

	骨质疏松	骨软化
临床特征		
骨痛	插入性,常伴有骨折	为主要症状之一,常为特征性
肌无力	可存在	常存在,不能手持重物,行走困难,以致不能站立和翻身坐起,继之下肢屈曲,失用性肌萎缩,严重时可呈摇摆步态
骨折	常见,呈正常愈合	较不常见,呈迁延愈合
骨畸形	仅发生在骨折部位	常见尤其是驼背
放射线特征		
骨密度丧失	不规则,常在脊椎最显著	广泛
Looser 带	无	可确诊
骨活检		
组织学改变	骨量减少,但充满无机盐,骨小梁萎缩,成骨和破骨细胞减少	骨样组织增多,软骨钙化缺陷,骨板厚度增加
生化改变		
血浆钙与磷	正常	常降低
血浆碱性磷酸酶	正常	常增高
尿钙	正常或增高	常降低
治疗反应		
维生素 D	作用小,除非是维生素 D 激活型	作用显著

(二)佝偻病与骨软化

1. 病因与发病机制　由 NAFLD 所致的佝偻病与骨软化临床上较少见,其发生直接与维生素 D 的吸收障碍有关。合并胆汁淤积时 $25-OH-D_3$ 的肠肝循环中断,引起维生素 D 缺乏可导致骨软化发生。

胆汁淤积引起佝偻病与骨软化的机制为:①肝脏缺乏 25 羟化酶,使血清 $25-OH-D_3$ 的浓度降低,呈现骨骼脱钙,可引起骨软化和骨质疏松。骨活检最常见的是骨软化,偶尔发生或组织学证明伴有甲状旁腺功能亢进。大鼠试验证实,结扎胆道可降低肝脏维生素 D25-羟化酶的活性。② $1-\alpha-$ 羟化酶损害,使 $1,25-(OH)_2-D_3$ 的产生减少。③多数作者提出 PBC 时有 $25-OH-D_3$ 的肠肝循环中断,引起维生素 D 缺乏。④考来烯胺(消胆胺)治疗时,考来烯胺与胆酸结合,影响维生素 D 吸收和 / 或钙的代谢,因此,可加速骨软化的发生。⑤肠钙吸收减少,肝病时由于分泌到肠腔的胆盐减少,阻塞脂溶性维生素的吸收,伴有钙磷吸收不良,此外,肠腔内不吸收的脂肪与钙结合成不溶性钙盐,也可影响肠钙吸收。⑥PBC病人维生素 D 结合球蛋白减少,但认为不是导致血清 25-OH-D$_3$ 浓度降低的原因。

非酒精性脂肪性肝病 - 肝硬化患者,血清中 25-OH-D$_3$ 水平降低和维生素 D 结合球蛋白缺乏。严重的进行性肝硬化患者有 44% 血清 25-OH-D$_3$ 降低,其发生是多种因素作用的结果,包括吸收不良、饮食摄取减少、暴露日光不足等。此外,肝硬化的血清钙与磷的浓度也常降低,也是引起骨软化的原因之一。

2. 临床表现 NAFLD 时引起佝偻病者少见,主要是引起成人骨软化,但临床症状典型者亦较少见。早期症状常不明显,开始以骨痛和腰腿痛为多见,时好时重,一般冬末春初明显,妊娠后期及哺乳期加剧。逐渐发展为全身性骨痛,此时病人活动受限,重者弯腰、翻身、梳头等都感困难。肌无力是一个突出的症状,病人不能手持重物,行走困难,以至不能站立和翻身坐起,继之有下肢屈曲及失用性肌萎缩发生。肋骨可有压痛,腰椎前凸,肋骨软化时,胸廓内陷,胸骨前凸形成鸡胸,影响胸廓活动,可有呼吸困难。放射线检查具有特征性骨骼改变,表现肋软骨连接处、桡骨、尺骨腕端或胫、腓骨踝端之骨骺联结处膨出,骨骺增宽,骨质疏松等。多数病人碱性磷酸酶增高,血清磷降低,伴有明显吸收不良时,可有显著的低钙血症。

3. 实验室检查 几乎所有佝偻病和骨软化患者 ALP 增高。多数病人血清磷降低,常在 0.65mmol/L 以下(正常 0.74~1.2mmol/L)。血清钙水平轻度降低,部分患者伴有明显吸收不良时,ALP 可正常,但可有显著的低钙血症。由于低磷和低钙血症,结果钙磷乘积减低。维生素 D 缺乏,血浆 25-OH-D$_3$ 呈低值。肾小管转运氨基酸障碍可有氨基酸尿。尿钙排泄明显减少甚至为零。肾小管重吸收障碍,可有尿磷排泄增加。

4. 诊断 佝偻病与骨软化的诊断根据下列几点:①病史:慢性肝病和营养不良史;②症状与体征:主要包括骨痛、肌痛、肌无力、骨畸形、假性骨折和低钙血症表现;③X 线检查:主要为长骨骨骺端扩大,钙化不全,骨质疏松,胸部和骨盆畸形,脊椎双凹畸形和假性骨折等;④生化检查:低钙低磷血症,ALP 增高,尿钙和尿磷降低,或有氨基酸尿。

(三)继发性甲状腺功能亢进

1. 病因与发病机制 NAFLD 时由于肝功能损害或消化吸收不良,当伴有维生素 D 缺乏时可引起继发性甲状旁腺功能亢进。可有低钙血症和骨软化,进而引起甲状旁腺增生。PTH 引起破骨细胞的活性增加,致使尿磷和羟脯氨酸排泄增加。向血中释放的 PTH 量取决于维生素 D 缺乏的程度或对抗的严重度。维生素 D 严重缺乏时,多数患者有 PTH 活性增加,常伴有纤维性骨炎与骨软化等骨疾病同时并存。

2. 诊断 由肝病所致的继发性甲状旁腺功能亢进临床上并不多见。高磷血症和低钙血症,部分病人可发生手足抽搐。少数病人高钙尿时可有肾钙化,开始为肾髓质发生结构损害,钙化首先在集合管和远曲肾小管髓襻升支,起初限于细胞内或肾小管内形成细胞坏死和钙化,然后细胞脱落形成钙化管型,阻塞肾小管管腔,表现为间质钙化,最后发生肾硬化。此时常伴有慢性肾盂肾炎,也可有广泛的脱钙及转移性钙化。如有肾衰竭发生,同时甲状旁腺功能亢进时骨吸收增加,可引起高磷血症。严重酸中毒伴有骨软化时,表现骨痛、食欲不振、体重减轻。由于酸中毒的存在,很少发生手足抽搐症。

X 线检查表现为纤维性囊性骨炎和 / 或骨软化。纤维性骨炎时可见骨膜下吸收,少数有骨囊肿,不少病例出现局灶性骨硬化,椎体呈带状硬化为一特征性表现。血清钙正常或稍低,低磷血症或高磷血症,血钠降低,偶有低钾血症。

诊断主要依靠病史,如病人有 NAFLD 病史,伴有原因不明的骨痛、骨折或骨畸形时,应想到有继发性甲旁亢的可能,因此,原发性疾病加上骨疾病(典型的表现为纤维性囊性骨炎和骨软化)是诊断继发性甲旁亢的两个主要条件。血化学检查血清钙水平正常或稍低,ALP增高,高钙尿,二氧化碳结合力常降低,血氯增高,血钠降低,偶有低钾血症。这些化验对诊断有辅助诊断价值。诊断继发性甲旁亢时应与原发性甲旁亢相鉴别(表 21-3)。

表 21-3 原发性与继发性甲状旁腺功能亢进鉴别

	原发性甲状旁腺功能亢进	继发性甲状旁腺功能亢进
病因	甲状旁腺腺瘤、癌、增生、增生伴腺瘤	甲状旁腺增生、肾衰、维生素 D 缺乏、吸收不良、慢性肝病、白血病、多发性骨髓瘤、骨转移癌、变形性骨炎
肾钙沉着	极常见	少见
肾绞痛	常见	少见
佝偻病史	少见	常有
皮下和关节周围钙化	少见	存在
PTH 水平增高	少见	存在
血钙	增高	正常或稍低
血磷	降低	增高
血清 ALP	增高	增高
血浆二氧化碳结合力	降低	降低
血氨	增高	增高
血钠	降低	降低
血钾	降低	偶有低钾血症

第三节 肝性骨营养不良治疗

有关非酒精性脂肪性肝病并发肝性骨营养不良的治疗首先是治疗原发病,参见本书第八篇第 24~32 章,关于代谢性骨疾病的治疗分述如下。

一、低钙血症

(一)饮食治疗

通常给予高钙低磷饮食,磷一日应在 600mg 以下,含钙丰富的食品有乳类、蛋、贝壳类、绿叶蔬菜、大豆和豆制品等,其中以奶及奶类制品含量最多及易吸收。

(二)钙剂治疗

中等或轻度低钙血症,可口服碳酸钙 1~2g/d,或葡萄糖酸钙、乳酸钙 3~6g/d,严重低钙血症可用 10% 葡萄糖酸钙 10~20ml 静脉缓注,以不超过 2ml/ 分为宜。对于手足抽搐症发作频繁的病例也可用 10% 葡萄糖酸钙 10~50ml 加入 5% 葡萄糖液 500ml 中行静脉滴注，12 小时滴完。NAFLD 时多半引起慢性低钙血症，患者需长期口服钙剂，选用碳酸钙、乳酸钙或葡萄糖酸钙，若疗效欠佳可改用氯化钙 10ml，每日 3 次饭后服。单用钙剂无效者维生素 D。

（三）维生素 D 治疗

NAFLD 低钙血症主要与维生素 D 运转障碍和缺乏所致，故应补充中等剂量维生素 D。维生素 D 可增加肾小管重吸收钙，促进骨吸收从而增加血浆钙水平。可选用维生素 D2 或 D3，用量一般为 2.5 万 ~20 万 U。

二、低磷血症

主要是针对 NAFLD 进行病因治疗。由磷摄取减少所致者可补充中性磷酸盐溶液，严重者静脉补充无机磷。维生素 D 缺乏者应用维生素 D 制剂。肾 $1-\alpha-$ 羟化酶障碍所致者可用 $1, 25-(OH)_2-D_3$ 或 $1, 25-(OH)-D_3$ 治疗。

三、骨质疏松治疗

治疗的原则为去除病因，摄入含钙及维生素多的食物，补充钙和维生素 D，适当参加户外活动、多晒阳光。

（一）饮食治疗

摄入含钙多的饮食，奶、蛋、肝等。日钙摄入量不应低于 1000mg，如有钙吸收不良，可适当再增加钙的摄入量。通过包含治疗可预防或延缓骨质疏松的发生，对骨质疏松患者可起到治疗作用。

（二）应用钙剂

可用葡萄糖酸钙或乳酸钙 3~6g/d 或碳酸钙 1~2g/d，也可口服磷酸甘油 3~6g/d（相当于 0.5~1.0g 的钙与磷）。

（三）维生素 D

每日给维生素 D_2 或 $D_3$5000~10 000 万 U，可使钙吸收增加，增高血清钙，逐渐达到钙的正常平衡，经治疗后多数患者骨痛可获减轻。

（四）降钙素治疗

现用密钙息（miacalcic）治疗骨质疏松，它是人工合成的鲑鱼降钙素，可有效地阻断骨质疏松症的恶性循环，减慢骨质流失，降低骨痛，具有镇痛及抗溶骨的双重独特作用。每日或隔日肌注密钙息 50~100IU，1~2 周为一疗程。治疗副作用有恶心呕吐、轻微脸部潮红，扪有热感。

四、佝偻病与骨软化治疗

除病因治疗外，主要应用维生素 D 治疗，可防治疾病的发展，或得到治愈。一般主张维生素 D 从小剂量开始。鱼肝油 5~10ml，3 次 / 天，维生素 D_2 或维生素 D_3 每日 5000U~10 000U 口服。疗程长短取决于病情轻重和维生素剂量大小。服用较大剂量时以 3 周为一疗程。成人骨软化时维生素 D_3 的最小有效剂量为每日 500U 口服，共用 16 天。口服维生素 D_3 治疗后骨软化可获改善或治愈。单用维生素 D 治疗疗效不佳者，可配合小剂量钙剂以提高疗效，一般每日补充钙 1g 即可，持续用 6 个月 ~1 年，可使骨疾病治愈。

为了降低血清钙也可用糖皮质激素治疗,其降低血清钙的机制推测是在 25-OH-D$_3$ 羟化以后的阶段。抑制 1,25-(OH)$_2$-D$_3$ 向小肠黏膜细胞移动,降低肠钙吸收,增加尿钙排出。每日用泼尼松 40~80mg,应用 4~7 天。高钙血症的急性期应用降钙素有效,与皮质激素并用可增强降低血钙作用。治疗后可致血清镁、碱性磷酸酶降低,尿中羟脯氨酸排泄减少。降钙素可能是通过骨的 cAMP 产生增多面发挥其作用。

天然日光浴疗法和紫外线照射,有时可完全代替维生素 D 治疗,故所有佝偻病和骨软化患者都应充分利用日光照射。

五、继发性甲状旁腺功能亢进治疗

治疗目的在于减轻骨骼症状、手足抽搐、减少肌痛或组织转移性钙化。维生素 D 可使血清磷降低,加用氢氧化铝口服,可使血磷尝试恢复至正常范围,以避免产生软组织钙化。一般口服维生素 D$_2$ 1 万 ~2 万 U/d,如果应用几周后未见疗效,可适当增加剂量。

氢氧化铝在肠道与磷结合,可减少或延缓肠磷吸收。每日使用氢氧化铝 24g 或碳酸铝 75~200ml,可使肠磷吸收减少,引起血磷降低,将迅速干扰生长并有引起骨疾病恶化的危险。因此,血磷浓度以维持在 0.65~1.3mmol/L 为宜。如果患者血清钙正常或增高,有钙与磷乘积增大时,用氢氧化铝治疗是比较重要的。

对于伴有严重肾衰竭病例,一开始即应进行透析治疗。酸中毒时可用枸橼酸钠 2~4g/d,口服。应用 1 个月,有促进肠钙吸收作用。严重肾脏损害时,由于酸碱平衡失调,可有反复发生酸中毒倾向,此时应停止使用碱性药物,因为碱性药物并不能恢复骨疾病,由于大量钙盐从尿中丢失,易引起肾钙化和肾结石发生的危险。

（池肇春）

参考文献

1. 池肇春. 钙磷代谢与临床. 上海:上海科学技术出版社,1986:49-55.

2. 池肇春. 肝脏疾病与钙磷代谢. 新消化病学杂志,1996,4:1-2.

3. 池肇春. 肝性骨营养不良. // 池肇春. 实用临床肝病学. 北京:中国医药科技出版社,2000:88-94.

4. 池肇春. 加强对肝性骨营养不良的认识. 中西医结合肝病杂志,2005,15:1-2.

5. Chinnaratha MA,Chaudhary S,Doogue M,et alPrevalence of hepatic osteodystrophy and vitamin D deficiency in cirrhosis. I ntern Med J,2015,45:1230-1235.

6. Karoli Y,Karoli R,Fatima J,et al. Study of hepatic osteodystrophy in patients with chronic liver disease. J Clin Diagn Res,2016,10:OC31-34.

7. Gatrta A,Verardo A,Di Pascoli M,et al Hepatic osteodystrophy. Clin Cases Miner Bone Metab,2014,11:185-191.

8. López-Larramona G,Lucendo AJ,González-Castillo S,et al. Hepatic osteodystrophy:An important matter for consideration in chronic liver disease. World J Hepatol,2011,3:300-307.

9. Goel V,Kar P. Hepatic osteodystrophy Trop Gastroenterol,2010,3:82-86.

10. Lee SH, Yun JM, Kim, SH, et al. Association between bone mineral density and nonalcoholic fatty liver disease in Korean adults. J Endocrinol Invest, 2016, 39: 1329-1336.

11. Xia MF, Lin HD, Yan HM, et al. The association of liver fat content and serum alanine aminotransferase with bone mineral density in middle-aged and elderly Chinese men and postmenopausal women. J Transl Med, 201614: 11.

12. Yang HJ, Shim SG, Ma BO, et al. Association of nonalcoholic fatty liver disease with bone mineral density and serum osteocalcin levels in Korean men. Eur J Gastroenterol Hepoatol, 2016, 28: 338-344.

13. Moon SS, Lee YS, Kim SW. Association of nonalcoholic fatty liver disease with low bone mass in postmenopausal women. Endocrin e, 2012, 42: 423-429.

14. Diez Rodriguez R, Ballesteros Pomar MD, Calleja Fernández A, et al. Vitamin D levels and bone turnover markers are not related to non-alcoholic fatty liver disease in severely obese patients. Nutr Hosp, 2014, 30: 1256-1262.

15. 15. Targher G, Bertolini L, Scala L, et al. Associations between serum 25-hydroxyvitamin D_3 concentrations and liver histology in patients with nonalcoholic fatty liver disease. Nutr Metab Cardiovasc Dis, 2007, 17: 517-524.

16. Guichelaar MM, Kendall R, Malinchoc M, et al. Bone mineral density before and after OLT: long-term follow-up and predictive factors. Liver Transpl, 2006, 12: 1390-1402.

17. Shin JY, Kim MJ, KimES, et al. Association between serum calcium and phosphorus concentration with non-alcoholic fatty liver disease in Korean population. J Gastroenterol Hepatol, 2015, 30: 733-741.

18. Nobili V, GiorgioV, Liccardo D, et al. Vitamin D levels and liver histogical alterations in children with nonalcoholic fatty liver disease. Eur J Endocrinol, 2014, 170: 547-553.

19. Stokes CS, Volmer DA, GrünhageF, et al. Vitamin D in chronic liver disease. Liver Int, 2013, 33: 338-352.

第八篇　非酒精性脂肪性肝病治疗

　　非酒精性脂肪性肝病的发病机制复杂,至今尚未完全阐明,治疗方法尚存争议,因此对于 NAFLD 的研究重点主要集中在对其发病机制的探讨及各类药物对其治疗效果的评估上。随着对 NAFLD 发病机制的深入研究及最新认识使 NAFLD 的治疗原则发生了相应的转变,即从关注肝脏脂肪含量的改变转为对肝脏脂肪过量引起的全身代谢风险因素的防治。目前对 NAFLD 的治疗方法包括饮食控制,有氧锻炼及纠正代谢紊乱的相关治疗。研究已经证实无论 BMI 高低,均应考虑以减轻体质量为目的生活方式干预。针对药物对 NAFLD 的治疗效果的研究,已有较多报道。药物包括减肥药、胰岛素增敏剂、降脂药物、抗氧化剂、辅助线粒体脂肪酸转运的药物、中药及中成药等多种药物,但结论不一。近几年陆续报道用细胞因子或基因为靶点,对 NAFLD 治疗取得一定疗效,在当前 NAFLD 尚无特效治疗的情况下,基因或靶向治疗对疾病的预后有可能产生深远的影响,应当进一步深入的研究。

　　欧洲肝脏研究协会,欧洲糖尿病研究协会,欧洲肥胖症研究学会在 2016 年发表的关于非酒精性脂肪性肝病的管理的临床实践指南中提出:对 NAFLD 患者,可采取旨在改变生活方式的针对健康饮食和健身习惯的结构化方案;无 NASH 炎性改变的患者只接受健康饮食和身体锻炼咨询即可,无须进行药物治疗;病情轻微但疾病进展高风险(罹患糖尿病,MetS、ALT 持续升高、炎症坏死)的患者,及 NASH 患者,尤其是显著肝纤维化患者(F2 及更高),应进行药物治疗。

第22章

非酒精性脂肪性肝病饮食治疗

NAFLD 与肥胖、2 型糖尿病和胰岛素抵抗等因素密切相关,是代谢综合征在肝脏的表现,主要是生活方式不良诱发的疾病。NAFLD 患者的饮食特点是饱和脂肪酸、肉类、果糖及软饮料的过量摄入与纤维、ω-3 脂肪酸及维生素等的摄入不足。因此对于超重 / 肥胖的 NAFLD 患者,通过健康的生活方式的干预(尤其是饮食结构的调整),适当程度的体质量减轻(研究发现体重减轻 7%~10% 是合适的)可以达到肝组织学和肝酶学改变。值得注意的是,有研究表明,过快的体重减轻会加重肝脏炎症程度及纤维化进程。在 2017 年上海肝病论坛上范建高教授提到 1 年内体质量至少下降 3%~5% 以上,可使单纯性脂肪肝消退。伴有转氨酶升高者,1 年内体质量至少降低 7%~10% 以上,并维持半年以上,可使脂肪性肝炎改善且肝酶恢复正常。而 NASH 或进展型肝纤维化 1 年内体质量至少降低 12%,才可使疾病改善。在健康的生活方式干预中,饮食和营养的调整是首要的,有时需要增加体育锻炼,甚至肥胖外科手术治疗的协助。行为疗法是饮食和锻炼的有效补充治疗方式。研究已经证实,通过饮食调节和运动来降低体重是最有效的治疗方法,不仅可以改善肝功能而且可以改善肝脏组织学,其机制可能是体重降低能够降低瘦素、IL-6 及 TNF-α 水平。运动本身可使肌肉释放 IL-6,而 IL-6 又可下调 TNF 的表达并刺激脂肪的分解和游离脂肪的氧化。

一、控制热量摄入

热量的来源是食物中蛋白质、脂肪和糖类,其需求量与年龄、性别和工种等有关,过高热量摄入可使体重增加、脂肪合成增多,导致肝脏脂肪变性的加速。世界胃肠病学会 NAFLD 全球指南推荐 NAFLD 患者减少 25% 正常饮食热量的摄入,严格控制热量比低热量饮食有更好的效果。因此,合理控制每日热量的摄入是治疗 NAFLD 的首要原则,NAFLD 患者恰当的一日摄取能量应是能满足社会生活需要有限度的量;而不是超过这个量;NAFLD 患者和没有脂肪肝的人相比通常是超重或肥胖、胰岛素抵抗和持续的高热量摄入,数据证实,通过限制热量的摄入,减轻约 6% 的体重,可改善胰岛素抵抗和肝细胞内的脂质含量。另外,限制热量的摄入还可改善血清转氨酶和肝组织学改变,但热量控制的程度受到了质疑。一项小样本研究显示通过饥饿导致过度的减轻体重可导致肝组织病理恶化,甚至纤维化。另外,2 例减肥手术研究显示体重分别减轻了 32kg 和 38kg 的患者肝小叶炎症和纤维化有轻度的加重;Huang 等经活检证实的 15 名 NASH 患者每日摄入 1400kcal 的热量,坚持 12 个月,保持平均体重下降 2.9kg(总体重的 3%)其中 9 名(60%)患者的在重复肝组织活检中显示肝组织病理学有所改善,平均体重下降7%,在这一小人群实验中肝纤维化没有显著改善。虽然证实适当的热量限制导致一定的体重下降对于生化指标,胰岛素抵抗和肝脂肪化的改善是有显著优势的,但其在肝纤维化改善中的作用并不清楚。目前大量临床实践的数据支持适当的热量限制作为NAFLD的初始治疗方法,但仍需要对于改善纤维化方面的大样本研究。

二、调整营养元素含量

研究证实,NAFLD患者饮食含有较高比例的碳水化合物,较低比例的多不饱和脂肪酸和饱和脂肪酸,更换大量营养元素的定义更准确地说是NAFLD患者饮食摄入的总热量均被研究,研究包括所有的脂肪、碳水化合物、蛋白质摄入和脂肪酸的特殊成分,控制饮食中营养的各领域,以减少肝脂肪化和潜在的脂肪性肝炎。

目前一致认为过度的脂肪或碳水化合物的摄入都是有害的。2016年的非酒精性脂肪性肝病的管理中建议考虑控制能量摄入,并禁止摄入促进NAFLD的食物(包含加工食品,果糖含量高的食物和饮料)。推荐根据地中海饮食调整营养素的组成成分(图22-1)。

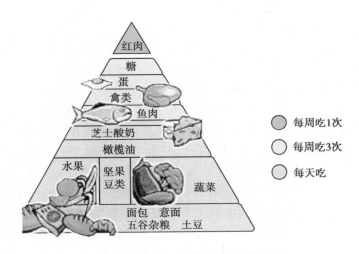

图22-1 地中海饮食金字塔

一项低脂与低碳水化合物饮食对比的随机实验显示,低碳水化合物组体重减轻比脂质含量改善更为显著。另一些研究显示低脂饮食有益。即使仍缺乏设计完善的临床试验,但这些实验提示饮食可改善胰岛素敏感性,推进低脂饮食,以可耐受的体重减轻提供最大的益处。

(一)饮食中脂质的控制

调整饮食成分的另一概念是调整饮食中种类不同的脂质:

1. 研究提示饱和脂肪酸及加工食品中的反式脂肪酸(乳制品中天然含有的、细菌发酵产生的反式脂肪酸不影响人体脂质的代谢)影响脂质在肝脏内的聚集并参与介导了肝脏炎症。虽然目前仍未确定最佳代谢所需的饱和脂肪酸的最少摄入量。但是Zivkovic等的研究提示,饱和脂肪酸的摄入量占总能量的7%~10%是相对合理的。饱和脂肪酸摄入10%以上可能诱导机体的胰岛素抵抗,但低于 7% 时并不能改善机体内脂质的聚集,摄入不足则可能导致机体正常功能发生紊乱。而上述提到的反式脂肪酸摄入量的限定目前没有新的研究报道,但少食尤其是代谢综合征患者减少反式脂肪酸的摄入是有益的。

2. 脂质中的大部分不饱和脂肪酸对人体是有益的。不管是单不饱和脂肪酸(monounsaturated fatty acid, MUFA)还是多不饱和脂肪酸(polyunsaturated fatty acid, PUFA)在降低血浆脂质含量、内脏脂质含量及增加糖类代谢中都有重要作用。橄榄油、菜籽油、花生油、大豆、坚果和鳄梨中富含 MUFA,临床试验证明长期食用橄榄油不仅可以预防 NAFLD 疾病的发生,还可以控制 NAFLD 的发展。海鱼、绿色蔬菜、菜籽油和亚麻籽等富含 PUFA。PUFAs 代替饮食中的饱和脂肪酸,也是非常有益于心血管的。研究中 ω–6 PUFA 可促进 NAFLD 进展为 NASH,而 ω–3 PUFA 在肝脏脂质代谢及炎症抑制中发挥重要作用,ω–3 PUFA 如 α- 亚油酸(鱼油)在两项小型实验 NAFLD 患者的研究中显示似乎有益于病情的改善,可改善血清三酰甘油的浓度、空腹血糖水平、肝脏酶谱和肝脂肪化。α- 亚油酸的另一来源——核桃,可改善糖尿病的脂质代谢。在一项 45 名 NASH 患者与 856 名年龄、性别匹配对照的研究中显示,NASH 患者的 ω–6 PUFA 含量过高,ω–6/ω–3 比例较高。饮食中 ω–3 和 ω–6 PUFA 的比例在 1∶1~1∶4 之间可以有效改善胰岛素敏感性、降低血清中胆固醇的含量。

(二)饮食中蛋白质的调控

对于蛋白质的量、质和成分对 NASH 病理生理的影响知之甚少。蛋白质缺乏或营养失调可导致 NASH。啮齿类实验证实,通过喂养高蛋白和低碳水化合物饮食可减少脂肪组织沉积、改善葡萄糖稳态、且通过减少脂质的合成改善肝脂肪化。大鼠喂养高蛋白饮食,餐后过多的氨基酸可转换为糖原,肝糖原的储存与喂养标准饮食的大鼠相似,且被肝细胞释放的葡萄糖更少。这归因于门静脉血高浓度氨基酸的生理特征,可中和葡萄糖 –6– 磷酸酶催化亚基(G–6–PC1)的诱导,但没有 PEPCK 基因的表达。因此,新合成的葡萄糖 –6– 磷酸盐不能转变为葡萄糖并被肝细胞释放,而是直接合成糖原。另外一些实验发现高蛋白饮食诱导肝脏中非解偶联蛋白的表达和褐脂组织代谢力的下降,这两种适应性改变可能涉及葡萄糖代谢的改善和胰岛素释放的减少,因此啮齿类喂养高蛋白饮食可观察到脂质沉积的减少。在人类,高蛋白饮食的安全性是存在争议的。一方面,减轻体重需要的热量减少成分应该是脂肪和碳水化合物的消耗,而不是蛋白质。蛋白质可促进肝组织的修复和提供促脂因子,如甲硫氨酸和胆碱,这些促脂因子可包裹脂质为脂蛋白运出肝脏,阻止肝内脂质堆积。另一方面,高蛋白、高脂、低碳水化合物饮食可增加心血管疾病的风险,因为高饱和脂肪酸、胆固醇和蛋白丰富饮食有高盐和低纤维素含量。值得重视的是,许多低碳水化合物饮食即使脂质和碳水化合物的比例显著增高,也没有根据总的消耗量增加消耗额外的脂质。近来,一项肥胖患者的研究证实,适量的蛋白质摄入伴随体育锻炼的增加,可诱导出与高蛋白饮食相似的机体组分和胰岛素敏感性。而蛋白质的长期过量摄入会影响肾功能,并可能导致肾性高血压的发生。总之,适量的蛋白质摄入(占总饮食能量的 15%)不仅可以控制体重,而且有利于改善 NAFLD 进展。

(三)饮食中糖类的调整

膳食中常涉及的糖类物质有单糖(葡萄糖、果糖、半乳糖等)、二糖(蔗糖、乳糖、麦芽糖等)和多糖(淀粉、糖原、纤维素等)。研究表明果糖和蔗糖可以引起代谢紊乱并促进脂质在肝脏的合成、聚集,导致 NAFLD 的发生及发展。NAFLD 患者软饮料的消费量大概是对照人群的 2 倍,推测以果糖为主的软饮料的消耗增加与增加肝脂肪化、高三酰甘油血症、肝胰岛素抵抗存在直接联系。

可溶性纤维素(如燕麦等)的摄入可以减慢胃排空时间、延缓肠道糖类吸收、促使胆汁酸盐和粪便中细菌产生的氮质结合与排泄,从而增加饱腹感使患者耐受饮食控制,减轻 NAFLD 患者餐后血糖升高、改善胰岛素敏感性、降低血脂。研究表明饮食中摄入食物纤维和低血糖指数的淀粉可以改善糖尿病和 NAFLD 患者机体内血糖、胰岛素和游离脂肪酸的含量。但饮食中膳食纤维过多可刺激肠道运动影响营养元素的吸收,长期过高纤维膳食可导致机体纤维素和无机盐缺乏,因此膳食纤维的摄入应适量。

三、保持饮食的规律性

NAFLD 患者通常有过量摄食、夜食、进零食等不良饮食习惯,且过分追求高热量、调味浓的饮食,这些均可导致体内脂肪过度聚集,加速 NAFLD 的形成及发展。三餐不规律及饱饥不定也可扰乱代谢平衡,另外进食应细嚼慢咽,狼吞虎咽可导致饱腹感消失,当饱腹感明显时已进食过多,这些均可为 NAFLD 的发病提供条件。

饮食成分的调控作为 NAFLD 治疗方法的新的研究领域仍需进一步研究。对于 NAFLD 患者理想的饮食最终的推荐仍需大量的临床随机研究。总而言之,低脂饮食和饮食中含有更多的单不饱和脂肪酸、ω-3 PUFA、低饱和脂肪酸及限制果糖似乎为大多指导方针所接受,适用于需要以改善生活方式为治疗手段的 NAFLD 患者。

(辛永宁　耿　宁　杜水仙)

参考文献

1. European Association for the Study of the Liver (EASL); European Association for the Study of Diabetes (EASD); European Association for the Study of Obesity (EASO). EASL-EASD-EASO Clinical Practice Guidelines for the management of non-alcoholic fatty liver disease. Obes Facts, 2016, 9: 65-90.

2. Hong J, Kim S, Kim HS. Hepatoprotective effects of soybean embryo by enhancing adiponectin-mediated AMP-activated protein Kinase α pathway in high-fat and high-cholesterol diet-induced nonalcoholic fatty liver disease. J Med Food, 2016, 19: 549-559.

3. Andersen T, Gluud C, Franzmann MB, et al. Hepatic effects of dietary weight loss in morbidly obese subject. J hepatol, 1991, 12: 224-229.

4. Zivkovic AM, German JB, Sanyal AJ. Comparative review of diets for the metabolic syndrome: implications for nonalcoholic fatty liver disease. Am J Clin Nutr, 2007, 86: 285-300.

5. Priorep CA, Allo A, Gnoni A, et al. Modulation of hepatic lipid metabolism by olive oil and its phenols in nonalcoholic fatty liver disease. IUBMB Life, 2015, 67: 9-17.

6. Fan JG. Cao HX. Role of diet and nutritional management in non-alcoholic fatty liver disease. J Gastroenterol Hepatol, 2013,(Suppl 4): 81-87.

7. 洪泽,陈思颖,杨文娟,等. 膳食营养摄入对非酒精性脂肪性肝病的影响. 临床肝胆病杂志, 2016, 32: 561-564.

第 23 章

运动与锻炼

运动疗法是根据疾病的特点,选择不同体育锻炼方法或增加体育运动来进行防病治病的方法。体育运动是消耗热量、降脂减肥、改善胰岛素抵抗的有效方法,其主要因为:①通过肌肉运动加快血液循环,促进组织新陈代谢和体内脂肪分解;②某些运动还可使肌肉对胰岛素的敏感性增加,氧化葡萄糖能力增强,这种变化在内脏肥胖型患者更为明显,从而防止多余的糖转化为脂肪,减少脂肪的形成及聚集;③运动疗法还可降低三酰甘油及增加高密度脂蛋白、胆固醇含量。研究表明减少静坐时间,增加运动时间可有效防治 NAFLD,降低全因死亡率和胰岛素抵抗。现认为运动疗法最有效的病例是伴有胰岛素抵抗和体重超重的 NAFLD 患者。在肥胖、2 型糖尿病、高脂血症所致的 NAFLD 的治疗手段中,运动疗法的重要性仅次于饮食的控制及调整。但运动疗法并不适于所有的 NAFLD 患者,如合并严重的心脑血管疾病、肾病或已发展至肝硬化阶段,应限制运动量,选择适宜的运动方法,以免病情恶化。如果 NAFLD 患者合并重症疾病,如糖尿病肾病、肝肾功能障碍等,则禁忌运动疗法,即使许可运动,其程度也必须在运动疗法进行中充分观察。因此,运动疗法开始前应实施各种检查,如心电图、血压、肝肾功能、血糖、血脂;及进行各种评估,如骨关节功能、运动负荷实验、肌力、柔软性等,并设定各自的标准体重,肥胖度在 70% 以上的患者可先给予药物减肥治疗,待体重减轻至肥胖度 50% 以下时再开始运动疗法。

运动疗法中不仅强调运动的强度,也强调运动的时间,只有两者结合才能达到理想的运动效应。而且运动方式的选择要基于患者的个人喜好,以期达到长期坚持的目的。刘兴强等人在《利用云管理的运动干预模式管理非酒精性脂肪肝患者的研究进展》中提到了运动疗法需要特别注意的三点:①运动要遵循渐进,不仅是运动量也包括了运动时间的循序递增;②应当选择有氧运动项目,不要从事缺氧运动;研究已经证实有氧运动和阻抗训练对减少肝脏内脂肪均有效。③把握适当运动量和运动时间。建议每天进行至少 60 分钟的中等程度至剧烈程度的锻炼(每周至少 5 天)。这种云管理的运动干预模式可以更好地提高 NAFLD 患者的接受性和依从性,同时分析 NAFLD 的危险因素,为矫正 NAFLD 提供相应的理论依据,以通过互联网监测、心理疏导、合理运动、健康教育、膳食搭配等干预措施,达到改善临床症状、体质指数以及血糖、血脂、血压等生理检测指标,是值得应用与推广的。

在运动方式的选择上,我们上面也提到了选择中等程度的有氧运动。其中散步是老少皆宜的运动(每天例行运动中可以包括生活式运动如做家务);用计步器检测步行基数,然后每隔 3 天加 500 步直到达到每天行走 10 000~12 000 步;慢跑(20~40 分 / 天),中快速步行(115~125 步 / 分),骑自行车或者游泳(45~60 分 / 天)可以代替散步。有人认为脂肪肝患者最好的运动是步行,因为步行自始至终都是有氧运动,最符合人体生理解剖特点,也是最简单易行的方法。

运动疗法的强度对于 NAFLD 患者也是需要注意的,应根据运动后劳累程度和心率选择适当的运动量,以运动时心率为 100~160 次 / 分,持续 20~30 分钟,运动后疲劳感于 10~20 分钟消失为宜。

运动与饮食调整协同作用有益于改善代谢。Suzuki 等发现 348 名男性患者接受为期一年的健康的、规律的体育锻炼和体重减轻,其血清转氨酶水平显著改善。另一项跟踪 25 名肥胖 NAFLD 患者的前瞻性研究显示,与对照人群相比,3 个月的规律运动如每日步行或慢跑,同时减少饮食热量摄入,可显著改善血清转氨酶水平、空腹血糖及肝脂肪化。因为体育锻炼有益于改善胰岛素敏感性和控制体重,因此可作为 NAFLD 治疗的重要方案,但没有充分的证据推荐多大量的锻炼和何种类型的锻炼是适宜的,也没有规定体重减轻多少可改善这一紊乱。

综上所述,通过饮食改善和运动缓慢逐渐地减轻体重,证实对于 NAFLD 的治疗是有益的。然而,目前仍没有确切的 NAFLD 饮食治疗方案,仍需要大量的临床研究以确定最佳的运动方案、最有益的饮食成分和总热量的摄入。

(辛永宁　耿　宁　杜水仙)

 参考文献

1. Takahashi Y, Sugimoto K, Imui H, et al. Current pharmacological therapies for nonalcoholic fatty liver disease/nonalcoholic steatohepatitis. World J Gastroenterol, 2015, 21: 3777-3785.

2. 刘兴强, 王霞, 刘超. 利用云管理的运动干预模式管理非酒精性脂肪肝患者的研究进展. 继续医学教育, 2016, 30(8): 97-99.

3. Sullivan S, Kirk EP, Mittendorfer B, et al. Randomized trial of exercise effect on intrahepatic triglyceride content and lipid kinetics in nonalcoholic fatty liver disease. Hepatology, 2012, 55: 1738-1745.

4. Oh S, Tanaka K, Tsujimoto T, et al.Regular exercise coupled to diet regimen accelerates reduction of hepatic steatosis and associated pathological conditions in nonalcoholic fatty liver disease. Metab Syndr Relat Disord, 2014, 12: 290-298.

5. Oh S, Shida T, Yamagishi K, et al. Moderate to vigorous physical activity volume is an important tactor for managing nonalcoholic fatty liver disease: a retrospective study. Hepatology, 2015, 61: 1205-1215.

第24章

药 物 治 疗

在药物治疗方面我国中华医学会肝病学分会制定的《非酒精性脂肪性肝病诊疗指南（2010版）》建议采取更为积极的态度,建议使用保肝药物作为基础治疗和病因治疗的补充。目前仍无针对NAFLD的特效药物,尝试可用的药物主要集中在改善胰岛素抵抗、降低肝脏非酯化脂肪酸水平、改善氧化应激及内质网应激、纠正促纤维化及促炎因子与抗纤维化及抗炎因子之间的失衡等。我国《非酒精性脂肪性肝病防治指南（2018年更新版）》提出,对于3~6个月生活方式干预未能有效减肥和控制代谢危险因素的NAFLD的患者,建议根据相关指南和专家共识应用1种或多种药物治疗肥胖症、高血压、2型糖尿病、血脂紊乱、痛风等疾病,目前这些药物对患者并存的NASH特别是肝纤维化都无肯定的治疗效果。

一、胰岛素增敏剂

随着人们对NAFLD与MS的相关性认识越来越深刻,人们试图用胰岛素增敏剂来治疗本病。双胍类和噻唑烷二酮类为临床上最常用的改善IR的药物。双胍类药物通过促进胰岛素与其受体的结合及酪氨酸激酶的活化,增加外周组织对葡萄糖的摄取,改善IR;噻唑烷二酮类（包括罗格列酮、吡格列酮）通过激活靶组织（包括脂肪、肝和肌肉）中的过氧化物酶体增殖物活化物受体γ（PPAR-γ）,提高靶组织的胰岛素敏感性,从而改善IR。但两者在NAFLD患者应用中的安全性、疗效及长期应用是否失效等的相关研究观点各异。

（一）噻唑烷二酮类药物（TZDs）

噻唑烷二酮类药物（thiazolidinediones,TZDs）作为PPAR-γ激动剂是一类增加周围脂肪细胞胰岛素敏感性的抗糖尿病药,可改善骨骼肌、脂肪组织和肝脏的胰岛素抵抗,增加血浆乙二腈含量和脂肪酸氧化,减少脂肪酸合成。可降低血浆脂肪酸浓度并重新分布细胞内脂质,使细胞基质沉积下降和肝星状细胞活性下降。它们具有抗增殖、抗炎和免疫调节作用,不仅可以提高胰岛素敏感性,而且还可以降低血脂和系统性炎症标记物,下调TNF-α的表达。这些药物是在NASH的治疗中研究最多的胰岛素增敏剂。

噻唑烷二酮类药物有3个成员,曲格列酮由于引起了急性特发性肝炎被撤出市场,吡格列酮和罗格列酮是目前已经小型前瞻性试验所评估的2个TZDs类药物。但罗格列酮由于其潜在的致膀胱癌和心血管疾病风险受到应用限制。吡格列酮同样经过若干小型随机性实验评估。18名非糖尿病NASH患者经吡格列酮30mg/d,治疗48周后所有人的组织学均有所改善,2/3患者的脂肪化、细胞损伤、组织炎症和纤维化得到显著改善。吡格列酮30mg/d和维生素E 400U/d联合治疗与维生素E单独使用对比,结果显示两组脂肪化均有所好转,但仅在联合治疗组肝组织炎症和纤维化得到改善。Belfort 等一项随机对照实验,55 名有糖耐量降低或 2 型糖尿病的 NASH 患者,经低热量饮食联合吡格列酮治疗 6 个月后生化及组织参数较仅接受低热量饮食治疗的患者和对照组均显著改善。PIVENS 临床试验中,以 NASH 的组织学改善作为主要终点,将吡格列酮与维生素 E、安慰剂一同评估。与安慰剂相比,吡格列酮组 ALT、AST 显著下降,肝内脂肪变性和小叶炎症明显改善,也显示出肝组织学改善的趋势,但肝纤维化的改善并不明显。即使与对照组相比脂肪化和炎症都有显著好转,但与对照组相比纤维化改善并不显著(P=0.08)。

值得注意的是虽然 TZDs 短期内可能是有效的,但其长期的疗效仍待继续观察。Lutchman 等的研究显示,持续的治疗可能需要持续的组织学改善。21 名使用吡格列酮治疗 48 周,肝活检在治疗前、治疗终止时进行,其中 9 名患者在治疗停止后 48 周重复肝活检,这些重复 3 次肝活检的患者最初得到改善的生化及组织学参数并未坚持到治疗停止 48 周后。加之 TZDs 类药物的治疗可有一些不良副作用发生:体重增加,增加骨质疏松,充血性心力衰竭和膀胱癌的发生风险:通常会有接近 2~3kg 的体重增加,这似乎通过增加外周脂肪堆积引起;一些回顾性的研究提示 TZDs 可增加骨丢失,促进骨质疏松和增加骨折,尤其是对于绝经后的女性;已有报道称 TZDs 可增加充血性心力衰竭的发生,这归因于 TZDs 相关的体液潴留和敏感性个体的心脏舒张期的功能障碍。研究提示吡格列酮单用或与其他抗糖尿病药物合用时可引起液体潴留,有加重或导致充血性心力衰竭的风险。因此 2016 年欧洲 NAFLD 诊疗指南中指出吡格列酮仅限用于合并 2 型糖尿病或既往曾经用过该药 NASH 患者。推荐剂量为 30mg 天。

(二)二甲双胍

二甲双胍是应用较广的胰岛素增敏剂。二甲双胍不仅可以降低血糖,提高胰岛素敏感性,还通过抑制胆固醇的生物合成贮存,降低血清三酰甘油和总胆固醇水平而起到调节血脂的作用,二甲双胍常可引起胃肠道反应,使患者的食欲降低,起到控制体重的效果。

1. 二甲双胍治疗 NAFLD 的分子机制　二甲双胍对 TNF-α 的抑制作用:Lin 等发现二甲双胍使 ob/ob 小鼠肝功能和肝组织学改善的同时,肝内 TNF-α mRNA 含量下降达 40%,而联合应用吡格列酮和二甲双胍则可以完全逆转 TNF-α 和 TNF-α 引起的肝细胞胰岛素抵抗。因此认为,二甲双胍治疗 NAFLD 的分子机制可能是抑制了肝内 TNF-α 和 TNF-α 诱导的许多炎症细胞因子的表达所致。

TNF-α 作为一种细胞因子,是肝脏内抑制胰岛素信号传导的关键物质。正常情况下主要由脂肪组织产生,其血清水平与机体脂肪含量相关。大量研究认为 TNF-α 可促进胰岛素抵抗,影响肝内糖脂代谢,引起肝脂肪变,从而促进 NAFLD 的形成和发展。TNF-α 作用机制:

(1)TNF-α 可通过调节 FFA 水平、Glut-4 表达和胰岛素受体的自身磷酸化反应而影响胰岛素敏感性。

(2)Li 等发现应用抗 TNF-α 抗体治疗合并 NAFLD 的 ob/ob 小鼠可引起 Jun N 末端蛋白激酶(JNK)及核转录因子(NF-κB)表达和活性降低;而后两者在 TNF-α 介导下均可促使胰岛素抵抗发生。

(3)TNF-α 可诱导肝细胞内甾体调节元件结合蛋白 1(SREBP-1)的表达,增加硬脂酰 CoA 去饱和酶的活性,促进脂肪酸合成及肝细胞内 TG 的聚集。SREBP-1 是调节脂肪生成的转录因子,可激活脂肪酸合成酶(FAS)及其他脂质代谢相关基因的转录,促进肝内脂肪合成。应用二甲双胍治疗 ob/ob 小鼠在下调 TNF-α 表达的同时,抑制了 SREBP-l 的 DNA 连接活性,从而使参与脂肪生物合成相关酶的表达及活性下降,减轻肝脏的脂肪积聚。

(4)解偶联蛋白(UCP)具有使线粒体呼吸链解偶联,调节三磷酸腺苷(ATP)合成,影响机体的能量代谢等功能,早期的体外实验发现,TNF-α 可调节肝细胞中内毒素介导的 UCP-2 mRNA 的表达。ob/ob 小鼠发生脂肪变的肝细胞 UCP-2 mRNA 的表达及活性均明显增强,线粒体中 ATP 的合成率明显下降,导致脂肪变的肝细胞敏感性增强而易发生炎症坏死,而应用抗 TNF-α 抗体治疗后 UCP-2 的表达则明显下调。

2. 二甲双胍降低血清瘦素水平瘦素(leptin) 瘦素又称脂肪抑制素,是一种由肥胖基因编码的脂肪细胞合成和分泌的蛋白质激素,在维持体重和体脂稳定方面起着重要的作用。现已证实 NAFLD 患者常伴有高瘦素血症和瘦素抵抗。临床研究证实二甲双胍可使肥胖或体重正常者血清瘦素水平下降。因此认为,二甲双胍可通过降低血清瘦素水平,抑制肝脏炎症和纤维化的形成和发展。

3. 二甲双胍对糖脂代谢的影响 二甲双胍对糖脂代谢均有影响,主要表现为:①抑制葡萄糖异生,减少肝糖产生和输出;增加外周组织对糖的利用(主要是促进胰岛素介导的肌肉组织对葡萄糖的摄取和糖原合成)。②增加肌肉和脂肪等外周组织对胰岛素的敏感性,促进胰岛素受体偶联的酪氨酸激酶的活性;抑制胰高血糖素的生糖作用;诱导肌细胞 Glut-4 转位至细胞膜表面,促进葡萄糖的摄取;抑制脂肪组织的脂解作用,减少循环中 FFA 含量,降低极低密度脂蛋白(VLDL)的产生。二甲双胍参与糖脂代谢的分子机制在于促使腺苷单磷酸蛋白激酶(AMPK)发生磷酸化而激活 AMPK 相关的级联反应。研究认为二甲双胍可通过激活 AMPK 参与糖脂代谢,减少肝内脂肪蓄积,提高肝脏对胰岛素的敏感性,抑制 NAFLD 的产生。

早期的研究显示二甲双胍能短暂改善 NAFLD 的肝功能但肝组织学无明显变化。二甲双胍从短期来看不能恢复血清脂联素水平,对肝脏脂肪作用很弱。肥胖小鼠喂以二甲双胍可改善血浆转氨酶水平、肝肿大和脂肪化。Marchensini 等通过对 20 名患者使用二甲双胍 1500mg/d 治疗 4 个月,结果显示胰岛素敏感性和血清转氨酶水平均有改善。在一项随机开放式实验中,服用二甲双胍(850mg/d)6 个月合并饮食控制,与饮食控制在 1600~1800kcal/d 相比较,结果显示二甲双胍治疗组比单独饮食控制组病情显著改善,但炎症或纤维化没有显著好转。在一项小型开放式实验中,15 名患者接受二甲双胍治疗为期 1 年,在 3 个月的时候血清转氨酶水平和胰岛素敏感性得到改善,但在实验结束时转氨酶水平恢复至治疗前水平。在随后的一项 110 名 NAFLD 患者开放式随机临床试验中,利福昔明与 2 组对照组相比较,对照组为维生素 E 800U/d 或常规饮食控制饮食,二甲双胍组显示更高比例的转氨酶正常,31% 二甲双胍治疗组患者的重复肝组织活检显示脂肪化、炎症和纤维化得到改善。有趣的是,在一项 20 名 2 型糖尿病患者的研究中,二甲双胍与罗格列酮对比,结果显示转氨酶水平和胰岛素敏感性在两组中均有所改善,但通过质子光谱法测定肝细胞脂质,发现罗格列酮组有所降低。2012 年美国非酒精性脂肪性肝病临床实践指南认为二甲双胍对 NASH 的组织学疗效不足,故不推荐用于 NASH 的治疗。国内的研究大多为二甲双胍联合其他药物,如他汀类药物、维生素 E、双环醇、吡格列酮等,研究对象包括了合并糖尿病或非糖尿病患者,结论是联合治疗时可优化 NAFLD 患者的脂质代谢并提高胰岛素敏感性、降低全身氧化应激程度,取得了较为满意的治疗效果。因此在我国临床上二甲双胍推荐于存在胰岛素抵抗或糖尿病的 NAFLD 患者的治疗,使用剂量为 750~1500mg/d。

二甲双胍常见不良反应:①常见的反应有恶心、呕吐、腹泻、口中有金属味;②有时有乏力、疲倦、头昏、皮疹;③乳酸性酸中毒虽然发生率很低,但应予注意,临床表现为呕吐、腹痛、过度换气、神志障碍,血液中乳酸浓度增加而不能用尿毒症、酮症酸中毒或水杨酸中毒解释;④可减少肠道吸收维生素 B_{12},使血红蛋白减少,产生巨红细胞贫血,也可引起吸收不良。

下列情况应禁用:①2 型糖尿病伴有酮症酸中毒、肝及肾功能不全(血清肌酐超过 1.5mg/dl)、肺功能不全、心力衰竭、急性心肌梗死、严重感染和外伤、重大手术以及临床有低血压和缺氧情况;②糖尿病合并严重的慢性并发症(如糖尿病肾病、糖尿病眼底病变);③静脉肾盂造影或动脉造影前;④酗酒者;⑤严重心、肺病患者;⑥维生素 B_{12}、叶酸和铁缺乏的患者;⑦全身情况较差的患者(如营养不良、脱水)。

总而言之,胰岛素增敏剂可显著改善 NASH 患者组织病理学。目前数据显示 TZDs 类药物可能比二甲双胍更有效,然而,目前仍没有二甲双胍随机安慰剂对照研究的组织病理学终末评估。这两类胰岛素增敏剂的不同是 TZDs 类药物可上调乙二腈的表达。乙二腈的多种作用包括可上调 5′- 磷酸腺苷激酶和 PPAR-α 抑制剂,而二甲双胍不影响乙二腈的表达,这可能导致 TZDs 类药物对 NASH 的有效治疗。二甲双胍和 TZDs 类药物联合治疗应考虑应用于临床试验中,联合治疗可使 TZDs 单独治疗引起的体重增加得到缓解。鉴于此两类药物潜在的肝毒性,及对肝脏组织学的作用,对其能否用于 NAFLD 的治疗存在争议。

二、抗氧化剂及细胞保护剂

近来针对 NASH 的治疗都集中于调节,如肥胖、糖尿病和高脂血症等危险因素,抗氧化剂如维生素 E 等可能有益于 NAFLD 的治疗。氧化应激损伤作为由单纯脂肪化发展为 NASH 和纤维化的发病机制中的"二次打击",线粒体功能障碍可引起不可控制的氧化应激发生和 TNF-α 的过多表达,这可能是导致肝细胞凋亡和坏死的"二次打击"假说的关键因素。肝细胞内抗氧化剂的缺乏可导致活性氧(ROS)灭活受损,这是抗氧化剂作为 NAFLD 治疗的基础所在。从而,针对"细胞保护"和抗氧化药物的研究逐渐展开,包括维生素 E、维生素 C、甜菜碱。与 ROS 相关的 NASH 病理生理改变可经抗氧化剂的实验性治疗缓解,这在鼠类 NASH 动物模型和人类疾病治疗中均得到证实。

欧洲首部 NAFLD 临床实践指南中,药物治疗指征包括:合并显著纤维化的 NASH 患者;肝病进展风险高的 NASH 患者,如肝脏炎症坏死程度严重、血清 ALT 持续增高、合并 2 型糖尿病、合并代谢综合征。保肝抗炎药物应用的基本原则为选用 1~2 种保肝药物;连用半年仍无肝酶改善者常需换药;有效者保肝药物疗程常需 1 年以上;停药后 3 个月内需警惕疾病反弹;建议与改善 IR 和代谢紊乱的药物联用。我国 2010 年关于 NAFLD 诊疗指南中提到,在基础治疗的前提下,保肝抗炎药物作为辅助治疗主要用于以下情况:①肝组织学确诊的 NASH 患者;②临床特征、实验室改变以及影像学检查等提示可能存在明显肝损伤和 /或进展性肝纤维化者,例如合并血清转氨酶增高、代谢综合征、2 型糖尿病的 NAFLD 患者;③拟用其他药物因有可能诱发肝损伤而影响基础治疗方案实施者,或基础治疗过程中出现血清转氨酶增高者;④合并嗜肝病毒现症感染或其他肝病者。建议根据疾病活动度和病期以及药物效能和价格,合理选用多烯磷脂酰胆碱、水飞蓟素、甘草酸制剂、双环醇、维生素 E、熊去氧胆酸、S- 腺苷甲硫氨酸和还原型谷胱甘肽等 1~2 种中西药物,疗程通常需要 6~12 个月以上。

(一)维生素 E

脂溶性抗氧化剂—维生素 E 可有效防治细胞膜的脂质过氧化,抑制单核细胞和 / 或星状细胞(HSC)表达 TNF-α、IL-1、IL-6 和 IL-8,同时抑制肝内前胶原基因表达。维生素 E 可抑制脂质过氧化和抑制炎症细胞因子的表达,维生素 E 对于 NAFLD 的治疗作用已得到研究。

多个体外或动物体内实验均显示应用维生素 E 可降低 TGF-β 水平,改善肝组织病理学和抑制肝星状细胞活化。维生素 E 治疗儿童 NAFLD 的临床试验中,尽管无生化应答,即转氨酶、血清学指标无降低,但肝脏有组织学应答,炎症损伤改善显著。11 名被诊断为 NASH 的儿童予口服 400~1200U 维生素 E,诊断依据为 AST、ALT 的升高和超声检查,排除其他原因引起的肝炎,其中两名患者经活检证实为 NASH,治疗结果显示肝功能恢复正常,然而,没有序贯的组织活检,在治疗期间肝脏回声保持增强,改善的肝脏酶谱也在终止服用维生素 E 后有所升高。

研究表明,维生素 E 的疗效可能优于吡格列酮及二甲双胍:2010 年的 PIVENS 研究表明,维生素 E 组在降低 ALT 水平、减少肝脏脂肪变性和改善肝脏炎症方面优于吡格列酮组和安慰剂组,但在肝纤维化评分方面没有差异;2011 年以儿童和青少年为研究对象的多中心、随机双盲试验,NAFLD 儿童每天服用维生素 E(400IU,每日 2 次),疗效优于二甲双胍组和安慰剂组。维生素 E 通常与维生素 C 联合使用,以促进氧化维生素 E 的再生,但使用剂量目前尚存争议。大剂量无适应证,且超出药典规范,其潜在风险(如全因死亡、前列腺癌风险、出血性卒中等)尚值得关注;小剂量 100mg 每日 3 次的保肝降酶效果远远低于现有的保肝抗氧化药物,且疗程上从疗效和安全性考虑上仍需更多的临床试验摸索。

维生素 E 常见不良反应:①长期服用大量(每日量 400~800mg)可引起视力模糊、乳腺肿大、腹泻、头晕、流感样综合征、头痛、恶心及胃痉挛、乏力软弱。②长期服用超量(一日量大于 800mg)对维生素 K 缺乏患者可引起出血倾向,改变内分泌代谢(甲状腺、垂体和肾上腺)改变免疫机制,影响性功能,并有出现血栓性静脉炎或栓塞的危险。

(二)甜菜碱

另一种应用于 NAFLD 治疗研究的抗氧化剂,增加 S- 腺苷甲硫氨酸水平并减少脂质在肝脏中的堆积。作为甲基供体构成 VLDL 的前体物质,而 VLDL 是肝细胞输出脂质的重要形式,从而降低肝内脂质聚集。10 名 NASH 患者经服用无水甜菜碱 20mg/d,持续 12 个月,血清转氨酶水平、肝脂肪变、炎症的活动度和纤维化得到显著改善。进一步严格的实验需要着重于使用的甜菜碱的成分研究,因为无水甜菜碱的使用是要通过药物和食物管理局调控的,然而在营养物质中发现更容易获取的盐酸甜菜碱是可以通过饮食提供的。

(三)还原型谷胱甘肽

还原型谷胱甘肽(GSH)是细胞内一种重要的代谢调节物质,由谷氨酸、半胱氨酸和甘氨酸组成,GSH 具有 γ- 谷氨酰键和巯基,γ- 谷氨酰键可保护 GSH 免受细胞内蛋白酶的攻击,并可将蛋氨酸运送入肝细胞,巯基可使 GSH 在大量重要的生物反应中发挥高效作用。GSH 是机体抗氧化损伤系统的重要组成部分,具有减少反应性氧化物产生、抑制脂质过氧化、增加细胞脱毒能力、稳定生物膜、恢复肝脏内各种酶的活性、保护机体免受外源性有毒物质的损害,促进肝脏的合成功能、激活胆酸活性等作用。当肝脏病变时可有谷胱甘肽水平的下降,当细胞内 GSH 总量下降或线粒体摄取 GSH 减少时,可致线粒体内 GSH 含量降低而诱发氧化应激致肝损害,且进一步加重肝细胞的变性和坏死。补充外源性还原型谷胱甘肽及其前体物质 N- 乙酰半胱氨酸(NAC)、腺苷甲硫氨酸(SAM)以增加肝细胞内 GSH 的含量,对抗脂质过氧化的损伤,清除氧自由基,保护肝细胞,改善肝脏的合成、解毒、能量代谢、胆红素代谢及灭活激素的功能,有利于肝功能恢复。

肝细胞脂肪变性引起 ROS 大量生成是第二次"打击"的中心环节。还原型谷胱甘肽具有抗氧化活性,调节氧化和抗氧化的平衡状态,减轻氧化应激,减少 ROS,发挥护肝作用。TNF-α 在非酒精性脂肪性肝病的进展中具有重要的作用,作用的又一机制就是,肝细胞 GSH 的耗竭可以使肝细胞对 TNF-α 引起的坏死敏感,线粒体通透性转换孔(MPT)开放,膜电位消失,ATP 耗竭,引起细胞坏死。因此补充外源性 GSH 一方面可以减轻 ROS 对 TNF-α 的诱导,避免 UCP2 的过度表达;另一方面可以缓解肝细胞对 TNF-α 的敏感性,从而发挥其保护肝细胞的作用。

(四)S- 腺苷甲硫氨酸(SAMe,思美泰)

甲硫氨酸是半胱氨酸的前体,因此促进细胞谷胱甘肽的合成。使用 SAMe 在于它的抗脂肪化、抗炎症、抗氧化和抗纤维化的特性。脂肪肝大鼠予 SAMe 可减少肝细胞和线粒体氧化应激损伤,恢复线粒体功能和肝细胞的完整性。在人类,口服 600mg/d 或肌内注射 50~100mg/d 可改善肝脏生化、组织学和脂肪肝影像学参数,没有副作用。

(五)多烯磷脂酰胆碱(易善复)

主要成分是"必需"磷脂,为天然胆碱 - 磷酸甘油二酯,含多种不饱和脂肪酸及维生素。对受损的细胞进行生理修复,促进脂蛋白合成,平衡脂质代谢,减少三酰甘油在肝内沉积,阻止肝脂肪变性。

(六)水飞蓟素

水飞蓟素是从蓟类植物提取的一组黄碱素类物质的总称。水飞蓟素具有保护肝细胞抗自由基和脂质过氧化、刺激蛋白质合成以及促进损伤后肝细胞再生的作用。水飞蓟素和维生素 E 可阻止二甲基亚硝胺引起的体重和肝脏重量的减少,减少肝脏损伤,这一作用与减少肝星状细胞增殖和胶原沉积有关。水飞蓟素 - 磷酸卵磷脂 - 维生素 E 复合物目前正用于 NAFLD 患者的临床试验中。

(七)熊脱氧胆酸(UDCA)

熊脱氧胆酸(ursodeoxycholic acid, UDCA):UDCA 是鹅去氧胆酸的差向异构体,可替代内源性有肝毒性的胆汁酸,具有利胆、消炎、抗氧化及免疫调节的作用,这类药物通常用于治疗原发性胆汁性肝硬化。UDCA 可减少部分疏水性胆汁酸,这部分胆汁酸可促进氧化应激,且脂肪化的肝细胞对疏水性胆汁酸敏感性增加。UDCA 可通过增加谷氨酰半胱酰甘氨酸合成酶的活性,诱导肝细胞内抗氧化剂谷胱甘肽(GSH)和含巯基金属蛋白(MT)的产生,抑制 Fe^{3+} 和 OH^- 依赖的磷脂脂质体过氧化,稳定细胞膜、保护肝细胞功能、抗凋亡及免疫调节。

UDCA 是被研究得最多、初步实验证实为 NASH 的特定治疗药物。熊去氧胆酸能够抑制 NK-κB 而起到免疫调节作用,认为细胞保护剂可阻止细胞凋亡及下调 NAFLD 患者的炎症级联反应。初步临床研究认为其对 NASH 有效,但最近的随机对照研究未能肯定其临床、生化及组织学疗效。然而,一项多中心、双盲安慰剂对照的实验表明,使用 UDCA 治疗 2 年在生化或组织学参数方面无显著改善,在这项研究中,166 名患者随机接受肝组织活检证实为 NASH,并每日接受 13~15mg/kg UDCA 治疗,126 名患者完成了 2 年的治疗,107 名患者接受序贯的肝组织活检,肝功能生化检测分析及脂肪化、炎症或纤维化等级的改变在治疗组和安慰剂对照组无显著差别,然而,这项研究显示对安慰剂对照组自发的肝脂肪化改善有较高的发生率,这可能部分解释实验的阴性结果。另外,对于 NAFLD 每日给予 13~15mg/kg 的剂量可能不足,因此更高剂量的有效性需要进一步研究。有趣的是,Dufour 等联合使用 UDCA 和维生素 E 与 UDCA 加安慰剂或双安慰剂组对比,经过 2 年的治疗,生化指标和脂肪化有所改善。UDCA 与其他药物联合实验可能对临床治疗有效仍待观察。

(八)N- 乙酰 -L- 半胱氨酸(NAC)

NAC 来自半胱氨酸,是一种普遍的饮食添加剂,可代谢为抗氧化剂谷胱甘肽。这一复合物作为谷胱甘肽的供体,以乙酰基与半胱氨酸结合,有益于增加细胞对半胱氨酸的利用率,为谷胱甘肽的合成提供氨基酸底物,谷胱甘肽是细胞内主要的抗氧化分子。已在脂肪肝的动物模型和随机临床试验研究中验证 NAC 具有抗 NASH 氧化应激损伤的作用。在脂肪肝组织冷冻前给予 NAC,可显著改善肝酶释放,如灌注液、胆汁合成和减少谷胱甘肽在灌注液及肝脏中的聚集。一项临床开放式实验中,给予 NASH 患者 NAC 600mg/d,4 周后血清转氨酶及 -γ-GT 水平显著下降。

总之,抗氧化剂作为一种新奇的药物在 NAS1H 的治疗方面已得到初步的疗效,但仍需要进一步设计良好的大型随机临床试验证实,而且这些药物与其他药物联合使用可能影响胰岛素敏感性。

三、降脂药物

NAFLD 通常与高脂血症共同存在,因为它们都与代谢综合征相关。即使似乎受人种不同的影响,但高三酰甘油血症和高胆固醇血症是脂肪化的独立预警指标。在一项人类研究中,经磁共振检出的脂肪肝患者,其中 60% 存在混合型高脂血症,83% 患者既有混合型高脂血症又有谷丙转氨酶的异常。NAFLD 再三被证实与整个血管疾病谱相关:包括内皮的功能障碍、内膜介质的增厚和粥样硬化斑块的形成,是心血管疾病的独立危险因素。NASH 患者更高的死亡率最终都因为心血管疾病所致,因此,合并高脂血症的 NAFLD 患者的降脂治疗也是必要的。

(一)他汀类药物

尽管降脂治疗对于本类疾病的确切疗效尚不清楚,一般认为他汀类药物对于这些患者是安全的,但要定期检测肝功能。联用保肝药物有助于预防肝损和提高治疗的依从性。其治疗目标是将三酰甘油降至 1:65mmol/L 以下,将低密度脂蛋白降至 2.6mmol/L,甚至 1.82mmol/L 以下。

他汀类药物阻止 HMG-COA 还原酶,该酶可催化胆固醇的生物合成。最初他汀类药物治疗高脂血症时可引起患者肝转氨酶水平的升高,因此被认为对肝功能有害。然而,近来研究显示他汀类药物应用于 NAFLD 患者是安全的。早期阿伐他汀的实验增加了使用他汀类药物治疗 NASH 的兴趣,但近来更多研究发现辛伐他汀对代谢综合征患者的脂联素或改善胰岛素敏感性无作用。针对这类药物的特殊作用机制仍存在疑问,它们除了在改变胰岛素敏感性或脂肪细胞因子水平外,其他作用机制仍待发掘。

尽管他汀类药物对于 NAFLD 的治疗有重要作用,但其中的细胞作用机制仍未阐明。如与脂代谢相关基础因子的相互作用,如 PPARs。在巨噬细胞和多核细胞中,多种他汀类药物可诱导 PPAR-γ 的活化,是通过环氧合酶 -2 介导的细胞外信号调节激酶和丝裂原激活蛋白激酶的炎症通路实现的。在大鼠,他汀类药物可影响 PPARα 基因的激活,这也提示他汀类药物可促进脂肪酸氧化。再则,他汀类药物通过减少膜质胆固醇,可增加细胞膜的流动性。然而,他汀类药物对于肝细胞膜的作用和相关受体激活仍未阐明。他汀类药物作用于胰岛素敏感性通路的分子研究与服用他汀类药物可增加糖尿病风险的结果相矛盾。

他汀类药物可能通过其他多种分子靶点作用于 NAFLD 的治疗。例如,减少血清肿瘤坏死因子 -α、白细胞介素 -6 和 C 反应蛋白水平与他汀类药物治疗相关,这些作用可能是有益的,因为升高这些标志物水平与 NASH 组织病理学进展相关。他汀类药物可能通过减少脂肪酸转运入肝脏或通过改变乙二腈代谢作用于胰岛素信号通路间接影响脂肪化。多项动物实验进一步研究显示他汀类药物作用于细胞凋亡通路。在培养的大鼠肝细胞中,普伐他汀类药物诱导更多的肝细胞凋亡,可能是通过改变线粒体通透性这一作用导致细胞凋亡。然而,辛伐他汀和洛伐他汀通过减弱大鼠肝细胞 ^{53}P 肿瘤抑制基因的应答导致 DNA 的损伤,而减少细胞凋亡。他汀类药物影响 BA 的代谢,这可能可解释实验结果中的不同。BA 与多种转录因子结合,包括 FXR、FXP 可调节脂质和糖代谢和孕烷 X 受体,这一受体独特的表达在人类星状细胞上,他汀类药物治疗 NAFLD 作用机制(图 24-1)。

近来两项研究显示,他汀类药物对于 NAFLD 患者的治疗安全性。Lewis 等人的一项前瞻性研究中使用最大剂量普伐他汀治疗多种临床诊断的慢性肝脏疾病,包括 64% 的 NAFLD 患者,显示均可降低 LDL 胆固醇,引起转氨酶升高的发生率无明显差异,但缺乏最终的评估。Ekstedt 等的回顾性研究虽然没有剂量或 LDL 水平的数据,但具备详细的组织学证据。17 名 NAFLD 患者接受他汀类药物治疗 16 年与 51 名没有接受他汀类药物治疗的 NAFLD 患者的组织学结果比较,经过一段时间的随访发现,纤维化积分在他汀类药物治疗组 64% 患者无改变,在非他汀类药物治疗组仅 37% 患者无改变,然而,关于进展性纤维化,在最终的观察中,他汀类药物治疗组 29% 患者出现桥接纤维化或硬化,在非他汀类药物治疗组仅 12% 患者出现,组间对比有相似的纤维化基础水平。这一结果推测,尽管运用他汀类药物治疗,可能有少量患者仍可发生进展性肝纤维化,或长期他汀类药物治疗通过不明确的机制导致纤维化进展的风险。

目前越来越多研究显示,HMG-CoA 还原酶抑制剂除降脂作用外,还有其他多种有益作用。应用 HMG-CoA 还原酶抑制剂不仅可纠正高脂血症,而且能改善和恢复血管内皮细胞功能异常,调整血管舒缩性。而肝血窦内皮细胞异常与脂肪肝形成有关。Reichen 等认为,肝窦内皮细胞窗孔的改变可能是脂肪肝肝纤维化发生机制的一个重要因素,在酒精、CCl₄

被摄入后,首先出现肝窦内皮细胞窗孔变大变多,导致含有大量 TG 的乳糜微粒及其大残余物进入 Dises 腔,为肝细胞摄取。因此,其改善肝窦内皮细胞功能可能对防治脂肪肝形成有益。另外,研究显示,辛伐他汀在内皮细胞功能,炎症活动,促凝因子表达和氧应激等方面的调节中发挥许多有利作用。

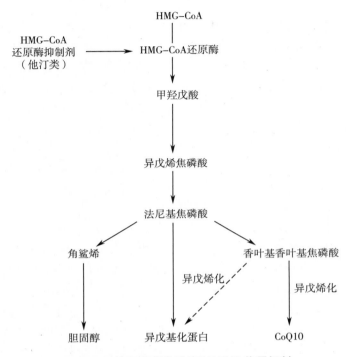

图 24-1 他汀类药物治疗 NAFLD 作用机制

三羟甲基戊二酰辅酶 A（HMG CoA）还原酶抑制剂（他汀类药物）可应用于高脂血症的治疗,能降低血胆固醇水平,减轻动脉粥样硬化。以前曾认为这类药物会引起肝功能损害,现在认为用他汀类药物治疗 NAFLD 是安全的

（二）多烯不饱和脂肪酸

包括亚麻酸、亚油酸、二十碳五烯酸等,鱼油中所含二十碳五烯酸、二十碳六烯酸主要降低血三酰甘油,对胆固醇的降低也有一定作用,且可抑制血小板聚集和延缓血栓形成。

四、TNF-α 抑制剂

脂肪组织产生多种细胞因子和生物活性蛋白,调整肝脏和外周血糖及脂质代谢。这些脂肪因子包括瘦素、抵抗素、乙二腈和 TNF-α。肿瘤坏死因子（TNF-α）是多种类型肝脏损伤的原因之一。TNF-α 诱导细胞因子生成,聚集炎性细胞破坏肝细胞导致纤维化形成;目前已阐明,NASH 患者具有较高的 TNF-α 水平。TNF-α 促进胰岛素抵抗;因此可增加肝脂肪化及炎症。瘦素缺乏的 ob/ob 小鼠经抗 TNF-α 抗体治疗后,肝组织学得到改善,肝总脂肪酸量减少,ALT 水平下降。

非特异性磷酸二酯酶抑制剂己酮可可碱,又名潘通,是一种甲基黄嘌呤化合物,具有抑制 TNF-α 生成的作用。己酮可可碱作为另一种细胞保护剂,可通过抑制肿瘤坏死因子 -α 发挥作用。在近来 2 项实验中,使用己酮可可碱（400mg,3 次 / 天）12 个月,血清转氨酶水平、脂肪化及小叶炎症均有改善。己酮可可碱长期治疗可使生化指标持续改善,此改善与 NASH 组织病理学变化密切相关。该药虽没有危险的副作用,但高发生率的恶心症状使得 50% 患者中途停止服药,这可限制该药在临床的应用。

五、减肥药物的使用

BMI>27kg/m^2 且肥胖的患者可能需要药物治疗。

(一)奥利司他(orlistat)

胃和胰脂肪酶的可逆抑制剂,似乎是用于 NASH 治疗研究最多的减肥药物。

推荐剂量 120mg,3 次/d。进餐时服用该药可阻止接近 30% 饮食的三酰甘油的吸收。6~9 个月的奥利司他与安慰剂的对照研究显示,体重减轻分别是 8% 和 6%。Zelber-Sagi 等研究显示尽管各组体重显著减轻,但在奥利司他治疗组仅脂肪化有所改善,Harrison 等在第 9 个月重复肝组织活检显示,不管饮食治疗,9% 体重减轻在生化指标、血清转氨酶水平、小叶炎症均有改善,但纤维化无改善。这两项临床试验显示奥利司他可能是通过减轻体重这一共同途径发挥作用的。与饮食改善和运动相结合,相对缓和的体重减轻 5%~10%,NASH 患者的生化及组织病理学异常均可得到改善。

(二)利莫那班(rimonabant)

内源性大麻素受体系统与超重或肥胖相关。活化中枢和外周大麻素受体 (cannabinoid-1,CB-1)(包括与内环境能量平衡相关组织,如肝脏、脂肪细胞、骨骼肌和胰腺)可导致体重增加和改变能量代谢。抑制这些受体成为目前研究的热点。服用 CB-1 受体抑制剂利莫那班 20mg/d 持续 1 年可减轻体重 4.7~5.4kg,并可减少腰围。不单减轻体重,还可显著改善血清三酰甘油水平、HDL、胰岛素抵抗和乙二腈含量。另外,在 NAFLD 动物模型实验中观察到可显著改善血清 ALT、γ-GT、碱性磷酸酶和肝脂肪化。关于利莫他班的多中心的 NASH 患者研究正在实施。近来,关于该药物精神方面如抑郁可能限制它的使用,目前在美国除了临床试验外该药物是不能使用的。

(三)依克那肽(exenatide)

胰岛素样蛋白-1-受体激动剂(肠降胰岛素类似物)。由胰岛素样蛋白-1 受体激动剂衍生而来的肽如依克那肽(exenatide)可能对 NASH 有潜在的治疗效果。这些肠胰岛素类似物已被广泛应用于 2 型糖尿病的研究,发现它可促进胰岛素分泌、抑制不当的胰高血糖素的分泌排空、诱发饱腹感、并与缓和的体重减轻相关。57% 以上患者出现恶心症状,尤其在治疗早期,这可通过剂量调整得到缓解。近期一例病案报道称,一位糖尿病男性患者同时伴 NAFLD,运用依克那肽治疗 44 周,在血清转氨酶水平和肝脂肪化方面有所改善。依克那肽治疗 NAFLD 患者仍需进行进一步研究。

(四)西布曲明(sibutramine)

西布曲明是抑制神经递质再摄取抑制剂,通过抑制 5-羟色胺、去甲肾上腺素和多巴胺的再摄取帮助控制食欲,同样有抗镇静的作用。西布曲明通常被用于治疗 BMI 超过 30 的肥胖和 BMI 低于 30 但超过 27 的超重患者,这些患者同时具有糖尿病、高血压、高血脂等心血管危险因素。西布曲明在胃肠道吸收;但通过肝脏 CYP3A4 首过代谢减少其生物利用度。这一步骤形成两种药理活性代谢物,其半衰期为 15 小时,3 小时达到峰值,3~7 小时为平台期。这一药理学特点可控制一天的食欲。文献报道称经西布曲明治疗 1 年后体重减轻超过安慰剂组 4.5kg,机制在于减少食物摄入及与体重减轻相关的代谢速度的减慢。西布曲明同样减少胰岛素抵抗,改善糖尿病患者的代谢。多项研究中西布曲明影响脂质代谢,尤其是高密度胆固醇和三酰甘油脂蛋白。西布曲明通过减少血清瘦素和抵抗素水平、增加乙二腈水平作用于内脏脂肪因子。初步的研究发现,西布曲明诱导的体重减轻可能有益于 NAFLD 患者,不仅对生化指标,还对肝脏的超声影像均有所改善,西布曲明治疗 6 个月合并低热量饮食显著减少 10.2% 体重、改善 47% 患者的胰岛素抵抗、59% 患者的 ALT 水平和 90% 患者的脂肪肝超声影像。

六、其他药物

(一)益生菌和抗生素

肠道菌群失调可通过多种途径促进 NAFLD 的发生及发展:①使肝脏脂肪利用障碍,出现脂肪沉积;②内毒素直接对肝细胞造成损伤,并可刺激 Kupffer 细胞和单核—巨噬系统的活化,释放 TNF-α,IL-6、IL-8 等细胞因子,促进肝细胞炎性活化;③细菌及其代谢产物通过门静脉进入肝脏,激活 Toll 样受体,主要是 TLR4 和 TLR9,并触发信号转导级联,释放细胞因子和趋化因子,引起炎症反应、氧化应激和脂质积累,引发机体异常免疫状态的激活,进一步加重肝脏损伤;④介导胰岛素抵抗,参与肝细胞脂肪变性:一些细菌的代谢产物或片段(如脂多糖、非甲基化的 CpG DNA 序列等)可作用于肝细胞上的 Toll 样受体(TLR)-4、TLR-9、CD14 等,改变细胞膜上胰岛素受体活性,抑制胰岛素信号转导和底物磷酸化,使胰岛素敏感性下降,并可上调 TNF-α、IL-6、IL-1B、核转录因子(NF-κB)等炎症介质的表达水平,阻断胰岛素受体通路。因而益生菌和抗生素可能有助于治疗本病。

益生菌多种多样,有些对 NAFLD 的作用已在临床上得到证实,可以作为 NAFLD 的常规辅助用药:Vajro 等在 20 名肥胖儿童中发现接受鼠李糖乳杆菌 GG 治疗 8 周后血清肝酶指标、TNF-α 及患者 BMI 均有所改善;Malaguarnera 等在 66 名 NASH 患者的随机对照研究中证实双歧杆菌的应用不仅降低血清中转氨酶(ALT、AST)、CRP、内毒素、TNF-α 水平,而且改善 NASH 活动指标及 IR 指标;Nabavi 等在 NAFLD 患者及正常人群中对比应用含嗜酸乳杆菌及双歧杆菌的酸奶,发现患者血清中转氨酶水平及胆固醇、LDL 等水平明显降低,但甘油三酯水平及血清葡萄糖水平未见明显统计学差异;枯草杆菌肠球菌二联活菌胶囊在 NASH 患者中的临床研究证实可改善肝功能,降低血清中 IL-6、TNF-α 的水平;复合制剂如 VSL#3(乳杆菌、植物乳杆菌、干酪乳杆菌等 8 种革兰阳性菌混合制剂)在降低 BMI、升高胰高血糖素水平,改善 IR 中也取得了较理想的结果。Aller 等应用保加利亚杆菌及嗜热链球菌合剂,治疗 NAFLD 患者 3 个月后 ALT\AST 及 GGT 均有不同程度降低;双歧杆菌三联活菌胶囊(主要成分有长型双歧杆菌、嗜酸乳杆菌粪肠球菌)在 NAFLD 患者改善肝功能、降脂、降低血清内毒素、炎性相关因子 TNF-α 等中均有较理想的结果,临床上可以适当选择合适的菌株用于 NAFLD 患者的治疗。

此外还有一些益生菌在动物实验中证实在 NAFLD 治疗中的作用,如:干酪乳杆菌、丁酸梭菌 MIYAIRI 588、布拉氏酵母菌散剂等。可进一步完善临床研究,为 NAFLD 的治疗尤其是伴有菌群失调的 NAFLD 患者提供更多选择。

肠道不吸收的抗生素可能有助于治疗肠道细菌过度增殖,肠道很少吸收的利福霉素类化合物 rifaxumin 临床耐受性良好,可能具有一定的优势。但目前尚无随机对照临床研究观察抗生素类药物治疗 NAFLD 的疗效。

（二）血管紧张素受体抑制剂（angiotensin receptor blockers，ARB）

过去通常被用于治疗高血压和充血性心力衰竭，已显示出对肝脏特有的益处。这类药物同样可作为部分 PPAR-γ 激动剂，可通过这一机制改善胰岛素敏感性。ARB 对于 NAFLD 额外的有效作用在于可改善肝脏炎症和纤维化，因为星状细胞上也有血管紧张素受体。在实验性肝损伤动物模型中，血管紧张素受体基因敲除小鼠显示肝脏炎症和纤维化减少。相似的是，在 NAFLD 大鼠动物模型中，ARB 类药物奥美沙坦和替米沙坦可抑制肝脂肪化、炎症和纤维化。肥胖小鼠予该类药物血清转氨酶水平可得到改善，减少炎症细胞因子的表达，且通过抑制肝星状细胞的活化减少肝纤维化。但对于 NAFLD 患者 ARB 类药物的数据是有限的。在一项小型开放式实验中，高血压伴有 NAFLD 患者经 ARB 类药物氯沙坦治疗后肝脏炎症、纤维化有所改善，但脂肪化无显著改善。有实验证实，血管紧张素受体抑制剂对于 NASH 患者可能改善血清转氨酶水平及肝组织学改变。但仍需要大型安慰剂对照随机临床研究，进一步证实该类药物治疗 NAFLD 的有效性。

（三）胆汁酸核受体法尼酯衍生物 X 受体（FXR）相关制剂

胆汁酸核受体法尼酯衍生物 X 受体（FXR）能负性调节胆汁酸合成、提高能量代谢，减少肝内糖和脂肪生成、减轻脂肪变性。与其相关的制剂有 FXR 激动剂——奥贝胆酸（obeticholic acid，OCA）及 FXR 转录调节因子——成纤维生长因子（FGF-19）。

1. 奥贝胆酸（OCA）　作为强效 FXR 激动剂，在 NASH 治疗的临床效果中非常值得期待。在 2015 年的 NASH-FLINT 临床试验中，OCA 治疗组（25mg，1 次 / 天）与对照组相比，72 周的组织应答率高，但在研究中也发现 OCA 相对较明显的副作用：瘙痒、血脂异常。研究中也出现了 2 例死于心力衰竭和心肌梗死的患者。其安全性评估需要进一步研究。目前 OCA 相关的三期临床试验正在进行，可能成为首个治疗的 NASH 药物。

2. 成纤维生长因子（FGF-19）　通过转录调节 FXR 活性加速胆汁酸代谢，降低体质量，增强糖原合成，从而抑制糖异生及脂肪合成，减轻脂肪变性。2015 年 Luo 等的小鼠实验中，评估了 FGF-19 类似物 Ngm-282 治疗 NASH 的疗效。

（四）胰升血糖素样肽 1（GLP-1）相关制剂

胰升血糖素样肽 1（GLP-1）是一种肠源性激素，它是由小肠和大肠黏膜 L 细胞中分泌的胰高血糖素原肽。GLP-1 可促进胰岛素分泌及抑制胰高血糖素分泌，有增加饱腻感、减缓胃排空、抑制胰岛 β 细胞凋亡和促进 β 细胞增殖等作用。GLP-1 可被二肽基肽酶（DPP-4）快速降解，其在体内的半衰期仅有 1~2 分钟。与其相关的两类药物在糖尿病及合并有糖尿病的 NAFLD 中得到研究，它们分别是与 GLP-1 作用于同一受体的 Exendin-4 和 DPP-4 抑制剂，抑制 DPP-4 对 GLP-1 的降解。

（五）肠促胰岛素类似物（Exendin-4）

Exendin-4 是从毒蜥唾液中分泌的胰升糖素样肽 -1 类似物，能以葡萄糖浓度依赖方式分泌并降低血糖水平，刺激胰岛 β 细胞再生，诱导前胰岛素基因的转录，促进胰岛素的成熟和分泌，其 50% 氨基酸序列与胰升血糖素样肽 1（GLP-1）一致，与 GLP-1 受体结合，其作用与 GLP-1 相似。研究表明，Exendin-4 改善 ob/ob 小鼠的胰岛素抵抗，血糖和肝脂肪化同样显著减少。但针对这一新肽的潜在重要治疗作用仍待进一步深入研究。

（六）二肽基肽酶Ⅳ抑制剂（DPP-4 抑制剂）

DPP-4 抑制剂,如维格列汀、西格列汀等,可以高选择性抑制 DDP-4,使 GLP-1 水平较平常增加 2~3 倍,可通过促进胰岛素分泌,抑制胰高糖素分泌,还可增加饱腹感,延缓胃排空,增加肝脏胰岛素敏感性等途径,从而起到治疗 2 型糖尿病的作用。Mu 等研究显示,与安慰剂相比,DPP-4 抑制剂维格列汀可以通过增强 β 细胞复制和减少凋亡来增加新生小鼠的胰岛 β 细胞数量 $[（0.06 \pm 0.01）mg \, vs （0.11 \pm 0.02）mg, P<0.05]$。荟萃多项研究发现,西格列汀用药组改善 B 细胞功能的标志物。有学者研究中也显示出 DPP-4 抑制剂对胰岛素有改善作用。近年来研究发现,在 NAFLD 患者发现血清中存在较高的 DPP-4。此外,在 NAFLD 的分级中,血清 DPP-4 的活性和肝 DPP-4 的表达是具有相关性的。所以 DPP-4 抑制剂是治疗 T2DM 合并 NAFLD 的一个新的切点,值得引起临床关注。

（七）恩利卡生（emricasan）

恩利卡生是半胱天冬酶抑制剂,初步研究显示恩利卡生能降低各种原因引起的 ALT 水平,尤其是丙型肝炎和 NASH 患者。最近一项研究证实恩利卡生能够抑制肝细胞凋亡和星状细胞活化,减少肝细胞损伤和延缓肝纤维化进展,有望用于 NASH 的治疗。

（八）曲尼司特（tranilast）

曲尼司特是可抑制转化生长因子 -β（TGF-β）活性的抗纤维化药物,这一药物被应用于临床针对与纤维化相关的皮肤问题,包括增生性瘢痕和硬皮病,TGF-β 在肝纤维的发展中起到重要作用,因此曲尼司特可能改善 NASH 的发病,实验研究发现,运用胆碱缺乏和蛋氨酸缺乏饮食喂养肥胖的糖尿病 OLETF 大鼠和非糖尿病的 LETO 大鼠,运用 2% 曲尼司特 $[420mg（kg \cdot d）]$ 治疗 8 周抑制了肝纤维化的发展和星状细胞的活化,下调了 TGF-β 基因和其靶分子的表达,包括 α1 前胶原和纤溶酶原激活因子 -1,此外,曲尼司特改善肝脏的炎症、星状细胞的聚集和下调肿瘤坏死因子 -α 的表达。出乎意料的是,曲尼司特改善肝脂肪化和上调包括 β- 氧化,如 PPAR-α 和肉碱棕榈酰转移酶 -1 基因的表达。曲尼司特的作用是通过胰岛素抵抗独立通路介导的。由此可见,曲尼司特可作为治疗 NASH 的一个新方法。

（九）Cenicriviroc

Cenicriviroc 是 CCR2/CCR5 的双重抑制剂,具有显著的抗炎、抗感染功效。它的 Ⅲ 期临床试验（CENTAUR）纳入了 250 例 NASH 和肝纤维化患者,其治疗 NASH 的结果还待分析。其他可能改善炎症反应、减少细胞损伤或凋亡、调节免疫功能的药物目前还在进行临床试验。例如抑制蛋白激酶 ASK1 的小分子 GS-4997,研究显示它有减少炎症和改善肝纤维化的潜力[3]。此外铁消耗肝脏铁积聚与胰岛素抵抗有关,铁消耗能够改善胰岛素抵抗。在 NAFLD 中,高铁蛋白水平很常见。这些患者通过放血疗法减少铁储存至接近铁缺乏能够改善 NAS 评分,不会加剧纤维化进展,但尚需更多数据支持。

总之,关于 NAFLD 药物研究的脚步从未停歇,截至 2017 年临床在研的 NASH 治疗药物见表 24-1,我们有信心,在未来的时间我们能够合理应用药物改善 NAFLD 的预后,为 NAFLD 的治疗提供更有效的治疗方案。

表 24-1　临床在研的 NASH 治疗药物

药物	研发机构	作用机制	研究阶段
奥贝胆酸（OCA/Ocaliva）	Intercept	法尼醇 X 受体激动剂	Ⅲ期
Elafibranor（GF-505）	Genfit	PPAR α/δ 激动剂	Ⅲ期
Aramchol	Galmed	花生酸 – 胆酸偶合物	Ⅱ/Ⅲ期
Emricasan（IDN-6556）	Conatus	半胱天冬酶抑制剂	Ⅱ期
Simtuzumab（GS-6624）	吉利德	赖氨酸氧化酶样蛋白 –2 单抗	Ⅱb 期
GR-MD-02	Galectin	半乳糖凝集素 3 抑制剂	Ⅱ期
GS-4997	吉利德	MAPK5 抑制剂	Ⅱ期
Liraglutide（Victoza/Saxenda）	诺和诺德	GLP1 受体激动剂	Ⅱ期
Cenicriviroc（TBR-652）	爱力根	趋化因子受体 –2 和 5 双重拮抗剂	Ⅱ期
BMS-986036	百时美施贵宝	成纤维细胞生长因子 21 激动剂	Ⅱ期
Tipelukast	MediciNova	白三烯受体拮抗剂	Ⅱ期
ARI 3037MO	Arisaph	烟酸类似物	Ⅱ期
Volixibat（SHP626）	都柏林 / 赛诺菲	顶端钠离子 / 胆汁酸转运体抑制剂	Ⅱ期
NDI-010976	Nimbus	乙酰辅酶碳酸酶（ACC）变构抑制剂	Ⅰ期完成
ZSP1601	广东众生	—	申报临床

（辛永宁　耿　宁　杜水仙）

参考文献

1. 中华医学会肝病学分会脂肪肝和酒精性肝病学组. 非酒精性脂肪性肝病诊疗指南（2010年修订版）. 中华肝脏病杂志, 2010, 18: 163-166.

2. Neuschwander-Tetri BA, Loomba R, Sanyal AJ, et al. Farnesoid X nuclear receptor ligand obeticholic acid for non-cirrhotic, nonalcoholic steatohepatitis（FLINT）: a multicenter, randomized, placebo-controlled trial. Lancet, 2015, 385: 956-965.

3. Luo J, Ko B, To C, et al. Treatment with Ngm282 significantly improves liver histopathology in a mouse model of noon-alcoholic steatohepatitis（NASH）. J Hepatol, 2015, 62: S694.

4. Balaban YH, Korkusuz P, Simsek H, et al. Dipeptidyl peptidase IV（DDP IV）in NASH patients. Ann Hepatol, 2007, 6: 242-250.

5. Barreyro FJ, Holod S, Finocchietto PV, et al. The pan-caspase inhibitor Emricasan（IDN-6556）decrease liver injury and fibrosis in a murine model of non-alcoholic steatohepatitis. Liver Int, 2015, 35: 953-966.

6. Rotman Y, Sanyal AJ. Current and upcoming pharmacotherapy for non-alcoholic fatty liver disease. Gut, 2017, 66: 180-190.

7. 国家应急防控药物工程技术研究中心. 临床在研的非酒精性脂肪性肝炎(NASH)治疗药物. 临床药物治疗杂志, 2017, 15: 91-92.

8. 池肇春. 非酒精性脂肪性肝病治疗进展与现状. 中西医结合肝病杂志, 2018, 28: 65-69.

9. 中华医学会肝病学分会脂肪肝和酒精性肝病学组, 中国医师协会脂肪性肝病专家委员会. 非酒精性脂肪性肝病防治指南(2018年更新版). 临床肝胆病杂志, 2018, 34: 177-186.

第 25 章

减重的外科治疗

肥胖症在未来几十年里将会成为全球健康领域的一个最大的挑战。在类似美国的国家中,肥胖症很可能会造成下一代人无法比前一代人寿命更长或更加健康。这将有可能逆转几个世纪以来人们越来越健康的趋势。在全球范围内,肥胖率正在上升,而不是仅限于经济发达国家。美国过去 25 年来持续上升的肥胖率已经引起了关注。目前,美国近 1/3 的成年人是肥胖的,即体质指数[BMI,体重(kg)/ 身高的平方(m^2)]超过 $30kg/m^2$。然而更加令人担心的是在某些地区青少年肥胖率接近或超过成人肥胖率。因为肥胖青少年很大概率上会成为肥胖成人,这就预示着问题将持续存在,导致其对人口健康的影响更加严重。

过去几十年中,肥胖症在亚洲和非洲一些地区并不是很严重的健康问题。然而现在这些低肥胖率国家也开始出现肥胖症患病率的显著上升。导致这一变化的主要因素可能有低肥胖率国家的人群大量食用从西方国家传入的高热量快餐和其他食物,以及体力劳动减少和机械化程度的增加。

医疗保险不愿意支付重度肥胖症患者的手术费用,其切实的理由是手术增加了费用支出。肥胖症的医疗费用支出占医疗预算的很大一部分,且其增加速度比其他疾病都要快。据估算美国在 2007 年治疗肥胖症的直接医疗支出为 930 亿美元,超过总医疗直接支出费用的 9%。另外,这个数字只是直接支出或医生给出的诊治肥胖症及相关情况的费用,而并没有包括肥胖症导致的其他情况费用支出。例如,一名重度肥胖症患者有很大的切口疝,他的疝复发率要大于常人,可能需要远期的手术治疗,甚至会出现小肠的损伤、瘘、梗阻等严重的并发症。而以上这些开支不会算在肥胖症的开支里,因为切口疝作为一种疾病已经包含这些支出了。与此相似,每年巨大的人群食物消费和其他针对肥胖症的非医疗支出也没有计算在内。

本章侧重介绍减重的外科治疗,重点论述肥胖症患者减重的手术治疗。肥胖症的分级见表 25-1。

表 25-1　肥胖症分级

BMI（kg/m^2）	分级	BMI（kg/m^2）	分级
26~29.9	超重	40~49.9	重度肥胖
30~34.9	肥胖（1 级）	>50	超级肥胖
35~39.9	肥胖（2 级）		

一、肥胖症的病理生理学

患有肥胖症的患者非常容易罹患一个或多个肥胖相关疾病。表 25-2 列出了这些疾病。就是这些伴发疾病危害了肥胖患者尤其是重度肥胖患者的寿命和生活质量。据估计,重度肥胖的男性患者的寿命要比与其相似的人群平均少 12 年,女性这个差异是 9 年。肥胖相关疾病在种族和年龄方面会有一些差异。男性重度肥胖患者的相关疾病和寿命见表 25-3,表中给出了基于年龄和性别的美国重度肥胖人口比例。注意老年男性的重度肥胖人口比例并不像老年女性那么高,主要是因为他们都已经死于肥胖相关疾病了。Flum 等指出具有医疗保险的男性(若小于 65 岁则是残疾人)接受减重手术,男性年龄在 18~65 岁,术后一年内得死亡率是 6.4%。除此之外,肥胖患者罹患恶性肿瘤的发生率也在升高。子宫癌、乳腺癌、前列腺癌和胰腺癌在这些患者中发生率都在升高。

表 25-2　与肥胖相关疾病

一般	增高死亡率
	切口不易愈合
心血管	高血压
	高脂血症
	高胆固醇血症
	动脉粥样硬化
	冠心病
	充血性心力衰竭
	静脉淤血性疾病
	心肌病
	左心室肥厚
肺	梗阻性睡眠呼吸暂停综合征
	肥胖低通气综合征
	哮喘
	肺动脉高压
胃肠	非酒精性脂肪肝
	胃食管反流病
	胆石症
肾	压力性尿失禁
肌肉骨骼	骨质疏松
	痛风
	背部疼痛

续表

神经系统	卒中
	假性脑瘤
	腕管综合征
代谢 / 内分泌系统	2 型糖尿病
	代谢综合征
	不孕症
	多囊卵巢综合征
肿瘤	食管癌、胃癌、肝癌、胰腺癌、肾癌、胆囊癌、结肠癌、直肠癌、子宫癌、宫颈癌、卵巢癌、乳腺癌、前列腺癌
	多发性骨髓瘤
	非霍奇金淋巴瘤
其他	抑郁症
	血液高凝状态
	炎症过激状态
	间擦疹
	淋巴性水肿

表 25-3 美国不同年龄和性别的重度肥胖发生率

年龄（岁）	重度肥胖发生率（％）	
	男性	女性
20~39	3.3	6.4
40~59	3.9	7.8
60+	1.7	5.6

最终，在促使患者选择减重手术治疗的原因中，生活方式问题比健康问题更显得重要。丧失日常活动的能力，丧失称职家长的能力，缺乏工作中的竞争能力，以及社会对肥胖的歧视都是患者选择减重手术的主要常见原因。

破解多因素导致的肥胖病理生理学谜团已经促使多个研究方向的兴起。细胞水平的新陈代谢变化，遗传易感性和配型，以及环境因素，这些都可能在疾病病因学和机制方面中起作用。本书的重点并不在这个主题上，而是一些对多年临床实践的观察。当然食欲的改变要从重度肥胖患者的各种异常中特别提出来。食欲在这些人之中经常是不能被满足的，虽然他们每天都摄入高卡路里食物。躯体脂肪的分布会影响伴发疾病的发生。例如，向心型肥胖比梨型体型更容易发生代谢综合征。脏器和网膜脂肪含量越高，都会与代谢综合征、糖尿病等有关联。目前正在对不同性质的脂肪组织进行基因分析。重要的研究已经在过去5 年中聚焦于胃旁路术后立即出现糖尿病缓解的机制了。这些机制几乎都包括葡萄糖代谢方面的改变。希望某一天食欲调节的机制、饱胀感的机制和脂肪组织的新陈代谢能被理解得更透彻。到那时,我们也许会更加理解肥胖这个复杂的疾病过程。

二、减重手术的患者选择

适合减重手术的患者,BMI 要大于或等于 $40kg/m^2$,或者 BMI 大于或等于 $35kg/m^2$ 且存在由于肥胖引发的或加重的疾病,例如糖尿病、高血压或其他并发症。除了这些条件外,多数中心还要求患者有能力理解将要接受的手术和一系列为了提高疗效的饮食和运动习惯的改变。患者应该有一定的积极性。一些没有精确定义但在多数中心有所要求的条件包括年龄、体重上限、滥用药物、精神病病史、依从性差、卧床状态以及其他严重的疾病情况。

根据患者个人情况,选择更加合适、有效、可行的手术方式,应该将可选择术式的相关信息告知给患者。减重手术医师的专业技能是另一个影响手术选择的因素。各种手术方式的优点和缺点在下面文章会向大家介绍。

三、减重手术

(一)腹腔镜可调节胃束带术(laparoscopic adjustable gastric banding, LAGB)(图 25-1)

1. 适应证

(1)BMI ≥ $35kg/m^2$,排除内分泌疾病的单纯肥胖症,或 BMI ≥ $32kg/m^2$,伴有肥胖相关疾病。

(2)年龄在 18~70 岁之间,女性在术后 2 年暂不考虑妊娠。

(3)肥胖症持续稳定 5 年以上。

(4)饮食或药物治疗 1 年以上超过 1 年无效。

(5)无内分泌系统病理改变。

(6)了解手术风险和术后愿意良好配合医师指导。

(7)无药物滥用或嗜酒者。

2. 禁忌证

(1)腹内严重粘连、腹内严重感染、呼吸循环功能严重受损、不能耐受全麻或气腹、肝肾功能严重损害、重度出血倾向、膈疝、肝硬化、门静脉高压、食管或胃底静脉曲张、慢性胰腺炎,严重的胃炎、胃溃疡病、十二指肠溃疡、GERD、Barrett 食管、贲门失弛缓病、消化道溃疡穿孔病史。

(2)肥胖史少于 5 年。

(3)有较严重的精神病、心理障碍或嗜酒史。

(4)不愿接受长期饮食习惯的改变。

3. 术前准备

(1)常规准备:①各重要器官功能检查,咨询及心理准备,术前胃镜检查,除外胃部严重疾病。②术前让患者理解手术的原理及术后饮食注意事项。③消化道准备:术前一日半流质饮食,术晨下胃管、尿管。

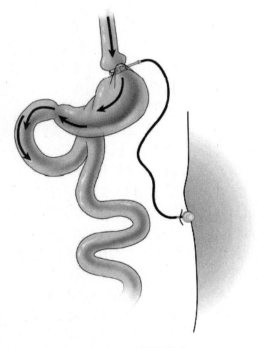

图 25-1　胃束带术

（2）手术器械准备：常规腹腔镜手术器械，30°腹腔镜，加长的 5、10、12mm 螺旋穿刺器，电凝钩，或选用超声刀，无损伤抓钳，"金手指"（gold finger）分离器，可调节胃束带，食管校正管。

4. 手术步骤

（1）麻醉及体位：气管插管全身麻醉，患者采用头高脚低仰卧位，双下肢分开 20~25°。医护人员站位：术者位于患者两足之间，扶镜者位于病人左侧，另一名助手位于患者右侧，器械护士位于病人左足处。

（2）操作步骤：手术戳孔：一般采取 4 孔法，观察孔（10mm）位于脐上约 2cm 处，主操作孔（10mm）右锁骨中线肋缘下 2~3cm；辅助操作孔（5mm）分别位于剑突下 2cm 和右锁骨中线肋缘下 2cm（图 25-2）。

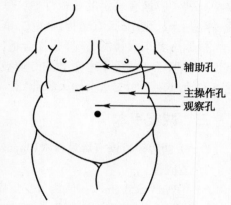

图 25-2　胃束状带手术体表示意图

（1）分离小弯侧：经辅助操作孔用腹腔镜挡肝器挡住肝左外侧叶，显露右侧膈肌脚，于胃底部小弯侧切开肝胃韧带无血管区。距贲门 2cm 处，自右侧膈肌脚浅面开始经胃后壁向贲门切迹方向分离。分离操作宜轻柔，避免分离范围过大，以免束带滑动，注意避免损伤胃壁及 Latarjet 神经。

（2）分离大弯侧：拨开肝左外叶，并向患者左下方牵拉胃底，使胃膈韧带保持一定张力。以超声刀或电钩在脾上极与贲门连线中点处打开浆膜，形成一小窗。

（3）建立胃后隧道：以"可弯曲分离棒"自小弯侧进入胃后壁，轻柔向大弯侧前进，从大弯侧小窗处钝性穿出。麻醉师置入校正管，帮助手术医师确认胃、食管解剖位置及"金手指"位置正确。

（4）束带置入及固定：通过主操作孔将束带导入腹腔，用"可弯曲分离棒"将束带自大弯侧向右拖拽自小弯侧穿出，使束带放置在胃后壁隧道中。将束带两端对接并上扣，使束带在胃周形成环绕。缝合胃前壁 3~4 针固定束带。在束带上方形成一个胃小囊，胃小囊容量一般 10~15cm。

（5）埋置注水池：关闭气腹，将注水池埋于主操作孔腹直肌前鞘浅面，用不可吸收线将注水池与前鞘缝合固定。

5. 手术重点与难点

（1）建立气腹及确定观察孔位置：由于病人腹壁较正常人明显增厚，通常应用气腹针在脐窝处穿刺建立气腹，也可应用"螺旋穿刺器"（前端透明，呈钝圆锥状，将腹腔镜镜管置入其内，在直视下穿透腹壁各层）穿刺建立气腹。观察孔不能以脐部为参照，因为肥胖病人由于腹壁脂肪堆积，导致脐部位置下移，在一定程度上失去参照价值，所以应根据患者的剑突位置确定，通常在上腹正中线剑突下 12cm 处，这样可以保证清晰显露手术操作区域。

（2）建立胃底后壁隧道：该操作被认为是 LAGB 手术的难点和关键。通过采取头高脚低仰卧位，利用自然重力作用使腹腔内脂肪向足端聚集，最大限度地暴露手术操作区域。在分离食管、胃底后方时，避免损伤胃壁及 Latarjet 神经。应用"金手指"穿过胃底后壁过程中，防止胃壁损伤，并通过"校正管"证实隧道建立正确。

（3）束带妥善固定,防止滑动:LAGB 的远期并发症最常见的是束带上方胃囊扩张,影响减重效果,这通常是由于束带滑动所致。术中在建立胃后隧道时,应比胃束带略狭窄;将束带下方胃小弯与右侧膈肌脚缝合 1 针,避免胃束带于垂直方向并发逆时针旋转,致使食物通过胃束带处阻力增加,引起束带滑动。

6. 疗效　LAGB 术在减重和肥胖伴发病的缓解方面的结果通常是很好的,当然也存在不足的地方。文献中一般会使用减轻超重体重百分比（EWL%）来报告大宗病历平均术后减轻体重程度,在术后 1、2 年或更多年。一般来说,接受 LAGB 的患者会有一个较缓慢的体重下降曲线,相比较胃旁路术、袖状胃切除术、十二指肠转流术,LAGB 术患者需要更长的时间达到体重下降最大值。术后 2 年的 EWL% 被不同作者报道为 45%~55%。LAGB 术后可以观察到一些伴发疾病的缓解。在这方面最重要的文献是 Dixon 的前瞻性随机实验,在这个实验里 LAGB 术后 2 年的 2 型糖尿病缓解率为 73%,相反的对照组的缓解率低很多。LAGB 术后其他伴发疾病也得到改善,且通常和体重减轻相关。最佳的 LAGB 术后结果似乎和多次调解、参加支持组织和坚持体育锻炼有关。

7. 常见并发症和防治

（1）手术切口脂肪液化、注水池感染:手术时应严格遵守无菌操作原则,以防止注水池部的感染。

（2）术后轻度恶心呕吐、进食哽噎感:LAGB 术后 4 周内应行流质饮食,切忌进食过快、过饱,导致频繁呕吐,进食食物应充分咀嚼、缓慢吞咽防止呕吐。避免进食咖啡、巧克力、冰激凌等高热能流质及饮用碳酸类饮料。

（3）胃束带周围感染、胃束带腐蚀、滑动、穿孔:束带周围感染、腐蚀、束带滑动、束带穿孔的原因目前尚不十分明确,可能与术后进食过快有关,术后科学的饮食习惯非常重要。

（4）束带上方胃囊、食管过度代偿扩张:术后 4 周起如体重下降不理想,可开始向注水泵注入注射用水使胃束带收紧以进一步控制饮食,保证体重稳定下降,一般每次注水量不超过 1ml。若注水后体重持续缓慢下降,每周下降 1~2kg 左右,表明束带松紧适度。若出现饮水梗阻、频繁呕吐,体重下降过快,则应考虑束带过紧,应适量抽出注射用水,以防止食管过度代偿扩张。

8. 术后护理　LAGB 术现在主要作为门诊患者的手术,除非有医疗或保险方面的问题才会住院观察治疗。在术前患者和家属应该收到饮食、活动、止痛药物的说明。这些说明应该包含急症情况下何时打电话、打给何人。患者应该进流质 2~3 周。通常术后 2~3 周让患者回到医院检查伤口,并询问饮食情况。逐渐可以进软质饮食,检查药物的使用和伴发病的情况。多种维生素可以足量补充,因为 LAGB 不会导致营养缺乏。患者通常已经做好了回到工作岗位的准备。

LAGB 成功与否取决于调节、坚持饮食改变和锻炼。调节的时间不尽相同,尽管如此,医生们还是广泛认同每周减轻体重的目标是 1~2 磅（1lb=0.454g）。体重下降减慢、饱胀感延迟,或者进食量增加都表明需要进行束带的调节了。在做这个之前需要仔细的评价患者的体重、饮食历史、体育锻炼的情况。

束带调节是典型的门诊诊疗程序。有些时候可能需要内镜辅助完成穿刺注水泵或评估束带的松紧度。调节程度有多种参数,包括饥饿状态下能摄入的液体量,体重减轻程度,吃面包能力,束带种类。这些更多的是一种感性认识。

（二）腹腔镜胃旁路减肥术（laparoscopic Roux-en-Y gastric bypass，LRYGB）（图 25-3）

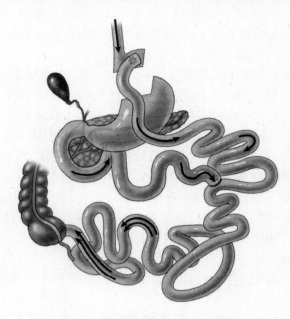

图 25-3　腹腔镜胃旁路减肥术

1. 适应证与禁忌证　适应证与禁忌证同腹腔镜可调节胃束带术。

2. 术前准备

（1）常规准备：①各重要器官功能检查，咨询及心理准备术前胃镜检查，除外胃部严重疾病。②术前让患者理解手术的原理及术后饮食注意事项。③消化道准备：术前一日半流质饮食，术晨下胃管、尿管。

（2）手术器械准备：常规腹腔镜手术器械，30°腹腔镜，加长的 5、10、12mm 螺旋穿刺器，腹腔镜超声刀，肠钳，21 号圆形吻合器，Endo GIA。

3. 手术步骤

（1）麻醉及体位：气管插管全身麻醉，患者采用头高脚低仰卧位，双下肢分开 20°~25°。医护人员站位：术者位于患者两足之间，扶镜者位于患者左侧，另一名助手位于患者右侧，器械护士位于患者左足处。

（2）操作步骤：①采用四孔或五孔技术，脐部为 10mm 观察孔；左肋缘腋前线为 12mm 主操作孔；右肋缘下锁骨中线 10mm 穿刺孔及其右下方 5mm 穿刺孔为辅助操作孔。②上翻大网膜和横结肠，显露 Treitz 韧带，将一根 75cm 长的布条置入腹腔，用以测量 Treitz 韧带下的空肠长度。根据 BMI 的程度，设计 Roux 肠襻的长度一般在 75~150cm 之间。③以设计 Roux 肠襻 75cm 为例，用电刀分别距 Treitz 韧带下 75cm 和 150cm 处小肠肠壁做标记。以超声刀在标记点处将两侧小肠各切开 1 个小口，置入 60mm 长的 Endo GIA 做侧侧吻合，再以 3-0 可吸收线间断缝合关闭肠壁上的小口，并缝合关闭小肠系膜裂孔，预防发生内疝。④将前端带有水囊的胃管内注水 40ml，并回拉，确定胃贲门的位置，用超声刀游离胃贲门周围，在贲门处胃管前端水囊的下方以 Endo GIA 间断横断胃，形成胃小囊。为防止胃残端出血和漏的发生，可用 3-0 线连续缝合两侧残端。⑤将 21 号圆形吻合器的头端经食管穿出胃小囊,将空肠侧侧吻合口远端小肠上提,用电刀距离吻合口远端 20cm 处切开一小口,置入圆形吻合器,行胃肠吻合。吻合完成后用 Endo GIA 切割关闭肠管。缝合固定空肠和肠系膜,预防发生内疝。吻合后可经胃管注入 10ml 亚甲蓝(美蓝)溶液检查吻合口有无渗漏。

4. 手术重点与难点　LRYGB 的学习曲线是腹腔镜手术中最复杂的曲线之一,作为新的外科减肥手段,仍不可避免地具有一定的外科创伤性和危险性。因此如何找到最佳的培训方式对其长远发展是至关重要。

(1)设计 Roux 肠襻的长度:设计 Roux 肠襻的长度取决于患者的 BMI,旷置较长的肠襻,减少对食物的吸收,保证减重效果。一般 BMI>50,旷置肠襻的大约为 100cm,BMI<50,肠襻长度为 75cm。

(2)空肠侧侧吻合术:用 Endo GIA 将空肠近端与其做侧侧吻合,吻合后需检查吻合口有无活动性出血,如果有,需行电凝止血或缝合止血,吻合后需缝合关闭小肠系膜裂口,防止发生内疝。

(3)胃空肠吻合:经食管置入圆形吻合器头端时将其吻合一侧锋利部分套入胃管内,避免损伤食管。穿出胃残端后需围绕吻合处做一荷包线固定。吻合后观察吻合口有无活动性出血,如有,需要止血,再将胃管远端调节到吻合口下方的空肠内,有助于术后观察吻合口有无出血。

5. 疗效　LRYGB 减重效果显著,多数文献报道,术后 1 年的减去身体超重体重百分比(%EBWL)在 60%~75% 左右。LRYGB 仅仅在近 10 年才被广泛应用,直到 2003 年其数量才和 RYGB 相当。因此,多数胃旁路手术长期随访的报道多是关于开腹手术的。开腹胃旁路术的减重效果与 LRYGB 的相差无几,虽然没有 %EBWL 超过 70% 的文献报道。Pories 等和瑞典肥胖研究报道了体重减轻能长期维持,瑞典肥胖研究还包括了 RYGB 和胃成形术。腹腔镜方法似乎减重效果更好一点,主要有两个原因。首先,从腹腔镜时代开始接受胃旁路手术的患者的体型在下降。在使用腹腔镜手术之前,BMI 在 40%~50% 的患者很少有人会希望做手术,尤其是当时的手术需要一个大切口。胃旁路手术在可以选择腹腔镜后数量大幅上升,可以以美国的胃旁路手术数量快速上升为证。1999—2003 年,每年的手术数量大概有 25 000~12 000 例。其次,类似网络通信和国家媒体的宣传也促使手术例数的增加,它们更像是爆发的需求和数量增长的副产品。5 年短期随访显示,胃旁路手术的费用比能做手术却没有做的患者的药物治疗费用更少。

6. 常见并发症和防治

(1)近期并发症:①吻合口出血、吻合处漏:手术中仔细止血,吻合时将胃壁和肠壁紧贴展平,避免组织褶皱,熟练掌握腹腔镜下缝合技巧,吻合后可经胃管注入亚甲蓝溶液,判断有无吻合口漏的发生,并将胃管远端置入空肠内,手术后使用质子泵抑制剂治疗。胃残端处以 3-0 线连续缝合,可有效防止出血和漏的发生。②吻合口狭窄:吻合时吻合口的大小应能充分保证胃镜通过,术后可用胃镜扩张的方法治疗吻合口狭窄。

(2)远期并发症:腹泻,维生素缺乏,倾倒综合征,胆囊结石,痛风,脱水,脱发,直立性低血压。需长期补充微量元素、维生素治疗。

7. 术后护理　LRYGB 的术后护理在我们中心已经成为一套公式化的方案,以免术后治疗和医嘱出现疏忽,促进护士按照常规进行护理,缩短住院周期,把更多的关注投放到患

者术后需求。这一方案的主要方面如下:

静脉内等张力液体在首个 12~24 小时内给予 250ml/h,根据尿量再进一步调整。某些肥胖症患者常年使用利尿剂,对这部分人要特别注意,术后不要使用大剂量液体灌注治疗术后少尿,如果没有出血或丢失体液的证据,最多给予患者几升液体,之后经静脉注射利尿剂,一般患者就会排出适量的尿液了。

早期行走是预防血栓的关键。患者最好能在术后几小时后就开始行走。患者必须经常下床活动。患者在床上可以穿戴足部持续加压装置。对于普通风险患者,出院前可以给予皮下注射低分子量肝素,以防止深静脉血栓。对于高危患者,要在家持续每日两次皮下注射,超过 3 周。

手术当晚一半禁食水。术后第二天需要进行服用水溶性造影剂的上消化道造影。如果检查没发现问题,就可以开始进食无渣流质饮食了,术后第二天就可以进食匀浆饮食。虽然某些学者认为这样术后检查是不精确的和不经济的,但我们还是用它来检查是否存在吻合口远端的梗阻和记录胃小囊的大小。

术后第一天使用静脉药物与口服药物联合止痛治疗。患者自控止痛泵(PCA)在术后首个 24 小时内使用,之后会被口服药代替。

一般只预防性使用静脉抗生素,术前、术后各一次。

使用外用黏着剂处理伤口非常简单,必要时还可以接触水,不需要其他特殊处理。

术后 24 小时内给予氧气吸入,之后可根据血氧情况停止使用。依照我们的规定,患有梗阻性睡眠呼吸暂停综合征的患者需要将他们的持续气道正压(CPAP)面罩拿到医院来,并且在住院期间一直使用。具有高度呼吸系统风险的患者,在术前要进行动脉血气分析检查,以确定他们的基本情况。这对于术后需要呼吸机通气支持的患者十分重要,虽然这种情况并不多见。如果出现此类情况,术前动脉血气分析的结果就成为拔管脱机与否的标准了。否则,手术医生就要经常与 ICU 医生相对抗,后者总是希望在拔管脱机之前看到正常的血气分析结果。

8. 术后随访 胃旁路术术后患者大概在术后 3 周、3 个月、6 个月、1 年进行门诊随访,之后每年一次。如果有必要可以增加预约随访次数。术后第 3 周的随访主要考察术后新饮食习惯情况,术后恢复情况,食谱问题,是否开始锻炼,以及药物调整情况(通常由患者的社区医生协助完成)。术后第 3 个月的随访,需要确认食谱和锻炼计划,以及肥胖伴发疾病的缓解情况和远期药物调整情况。术后第 6 个月的随访,需要评估所有潜在的食谱或营养缺乏问题,以及再次强调体育锻炼的必要性。重新调整药物治疗方案。为防止体重下降过快而产生胆囊结石的药物(熊去氧胆酸 400mg,每日 2 次)不宜继续服用。术后 1 年随访,需要评估肥胖伴随疾病在手术后的缓解情况,强调继续坚持食谱和锻炼的改变,这些改变是在术后 1 年建立起来的。如果这些改变被放弃,患者很有可能会出现体重反弹,这是因为术后对手术的适应可能使患者经口进食量大幅增加,且伴随着食欲的增强所致。

应当强调的是,没有一种减重手术可以持久的减轻体重、长期缓解伴发疾病,除非减重手术患者长期坚持手术带来的饮食锻炼习惯和生活方式。

9. 治疗糖尿病 胃旁路术可以有效治疗成人期发病的 2 型糖尿病。患者在术后几周之内就能够感觉到病症的缓解。体重下降需要的时间很长,无法单独解释糖尿病的快速缓解。这种临床观察已被很多做胃旁路手术的医生观察到,而 Pories 等做了最好的总结。过去 10 余年,有关胃旁路术能够缓解糖尿病的机制已有许多研究。Rubino 等利用肥胖大鼠实验证明将食物流与近端小肠分离可以缓解动物的肥胖和糖尿病,而去除这种分离则肥胖和糖尿病会复发。在代谢方面,胃旁路术如何改变肠胰岛轴仍然存在争议。目前胰高血糖素样肽(GLP-1)似乎在这个过程中起重要作用,但是其他胃肠激素在胃旁路术后也与代谢方便的变化有关联。从 2007 年开始就出现了关于这方面的专题会议,这个课题也始终是众多科学家的兴趣点,包括研究糖尿病、代谢综合征、高脂血症和其他代谢问题在胃旁路术后代谢方面的变化。

(三)腹腔镜胃袖状切除术(laparoscopic sleeve gastrectomy,LSG)(图 25-4)

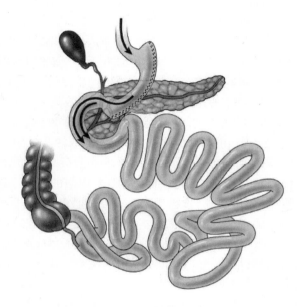

图 25-4　腹腔镜胃袖状切除术

1. 适应证与禁忌证　适应证与禁忌证同腹腔镜可调节胃束带术。

2. 术前准备

(1)常规准备:①各重要器官功能检查,咨询及心理准备,术前胃镜检查,除外胃部严重疾病;②术前让患者理解手术的原理及术后饮食注意事项;③消化道准备:术前一日半流质饮食,术晨下胃管、尿管。

(2)手术器械准备:常规腹腔镜手术器械,30° 腹腔镜,加长的 5、10mm、螺旋穿刺器,腹腔镜超声刀,肠钳,Endo-GIA,Ligasure,直径 32Fr 电子胃镜。

3. 手术步骤

(1)麻醉及体位:气管插管全身麻醉,患者采用头高脚低仰卧位,双下肢分开 20° ~25° 。医护人员站位:术者位于患者两足之间,扶镜者位于患者左侧,另一名助手位于患者右侧,器械护士位于患者左足处。

(2)操作步骤:手术戳孔:采用四孔技术,所有穿刺器均为 10mm。

1)离胃大弯:用超声刀距离幽门 6cm 处近胃大弯侧胃壁将胃结肠韧带打开一个小孔,

用超声刀沿小孔紧贴胃大弯侧离断胃结肠韧带,一直分离至胃底处。在离断胃脾韧带时可用 Ligasure 或 Endo-GIA 离断胃短血管。

2)袖带切除:游离完胃大弯后,助手置入 32Fr 电子胃镜,胃镜紧贴胃小弯。距幽门 6cm 处应用 Endo-GIA 紧贴胃镜进行管状胃切除,切除的方向指向 His 角,避免留下过多的胃底组织而使残胃容量过大影响减重。切除后将胃壁断端以 3-0 线连续浆肌层缝合,避免出血和漏的发生。

4. 手术重点与难点

(1)游离胃大弯:游离胃结肠韧带时应将超声刀的刀头紧贴胃壁分离,避免插入过深而误伤深处的结肠中动脉造成术后结肠缺血。分离胃短血管时操作精确、轻柔,应用 Ligasure 或 Endo-GIA 可避免出血的发生。

(2)胃袖带切除:应用 Endo-GIA 行胃切除时应使用可以切除 2cm 直径组织的长钉仓,且使用 Endo-GIA 时应将两侧胃壁组织完全展平,从而保证切割闭合的效果,最大限度地避免出血和漏的发生。胃切除后将胃断端行连续浆肌层缝合,减少出血和漏的发生。胃避免残余的管状胃术后发生扭转,可将胃壁与周围的网膜组织间断缝合固定。

5. 疗效　LSG 作为一种简单的术式具有良好的减重效果。文献报道随访 1 年减重可达到 50%~70%EBWL,伴发疾病也得到缓解,同时患者对于手术的满意度也非常高。

LSG 目前正处于其减重术式的"蜜月期"。在绝大多数的文献中,LSG 的近期效果都是非常好的。但是,手术的观察期尚短,还不能明确该术式会有哪些远期问题。特别是术后体重反弹的发生还没有被报道过。一个与其在解剖学上相似的手术,垂直绑带胃成形术,依靠一个短小的胃通道和一个束带限制食物排空。在 20 世纪 80 年代这种术式非常热门,和 LSG 相似,相比较胃旁路术在技术上更加简单。在 20 世纪 80 年代,垂直绑带胃成形术是美国最为常见的减重手术。但是,远期随访结果显示患者为了适应消化道狭窄而改变饮食结构,结果他们摄入大量的高热量饮料。体重慢慢出现反弹,10 余年过后一个单位报告垂直绑带胃成形术术后患者的成功减重率不足 25%。

6. 常见并发症和防治

(1)吻合处出血、吻合口漏:术中仔细止血,吻合口漏的发生多位于两钉枪切割闭合交界的胃壁处,此处术中可用 3-0 不可吸收线作 8 字缝合,避免漏的发生。

(2)术后胃小囊扩张:术中补片或束带固定的松紧度需适宜,术后 1 个月内患者严格进食流质,细嚼慢咽,避免恶心呕吐,避免过度进食使胃小囊扩张。

(3)反流性食管炎:术后服用质子泵抑制剂治疗。

7. 术后护理　LSG 术通常需要患者住院治疗,虽然最短的住院时间有可能只要 24 小时。术后需要留院治疗的时间取决于患者的临床情况。除痛治疗一般通过适当的肠外药物来获得。一旦可以口服用药,通常在 24 小时内,就可以给予液体形式的麻醉药物缓解疼痛了。很多医生选择在术后第一天进行影像学检查。这种方式是否是标准的和最优的选择目前尚存争论,如果 LRYGB 一样,后者争论的时间更长。一旦患者可以进食足量的流质,且没有瘘、出血、狭窄的表现,就可考虑出院。

LSG 术后,患者必须流质进食,直到他们能够适应长窄的胃腔。这种流质饮食的时长不尽相同,一般在 2~3 周左右。之后可以开始进食软质和咀嚼充分的固体食物,这个时期需要几周时间。患者的食欲会受到限制,这是手术改变解剖结构的结果。这会促进食谱向固体食物慢慢转变。

　　随访一年可以发现大多数的长期狭窄的并发症,偶尔也会出现营养问题。鼓励摄入蛋白质,液体蛋白质摄入包括相关乳制品提供了最初阶段的绝大部分蛋白质。之后,一旦可以食用固体食物,标准的蛋白质摄入将作为蛋白质摄入的主要来源。多数患者需要长期服用维生素 B_{12},并且在术后几个月之后就应该开始检测其水平。由于缺乏摄入富含铁元素的食物,所以应该给予铁元素补充。患者被推荐每日摄入多种维生素。LSG 的随访尚属初始阶段,因此术后的重大的营养缺乏尚未被观察到。

(赵宏志)

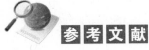

参考文献

1. Buchwald H. Consensus Conference Statement. Bariatric surgery for morbid obesity: health implications for patients, health professionals, and third-party payersSurg Obes Rel Dis, 2005, 1: 371-381.

2. 刘金钢. 我国肥胖和 2 型糖尿病外科治疗现状. 中国实用外科杂志, 2014, 34: 1021-1022, 1025.

3. 王存川, 黄勇. 减重代谢外科修正手术临床应用价值. 中国实用外科杂志, 2014, 34: 1041-1043.

4. 刘金刚, 郑成竹, 王勇. 中国肥胖和 2 型糖尿病外科治疗指南(2014). 中国实用外科杂志, 2014, 34: 1005-1010.

5. 梁辉, 管蔚, 吴鸿浩, 等. 腹腔镜胃旁路手术操作流程的优化(附 80 例分析). 中国实用外科杂志, 2013, 33: 150-152.

6. 姚琪远, 许博. 减重代谢手术围手术期规范化管理. 中国实用外科杂志, 2014, 34: 1035-1038.

7. 赵宏志, 秦鸣放. 腹腔镜可调节胃束带术治疗肥胖症 26 例分析. 中华腔镜外科杂志(电子版), 2008, 1: 100-102.

8. O'Brien PE, Dixon JB. Lap-Band: outcomes and results. J Laparoendosc Adv Surg Tech A, 2003, 13: 265-270.

9. Nguyen NT, Hohmann S, Slone J, et al. Improved bariatric surgery outcomes for Medicare beneficiaries after implementation of the medicare national coverage determination. Arch Surg, 2010, 14: 72-78.

10. Vidal P, Ramon JM, Goday A, et al. Laparoscopic gastric bypass versus laparoscopic sleeve gastrectomy as a definitive surgical procedure for morbid obesity. Mid-term results. Obes Surg, 2013, 23: 292-299.

11. Puzziferri N, Roshek TB 3rd, Mayo HG, et al. Long-term Follow-up After Bariatric Surgery: A Systematic Review. JAMA, 2014, 312: 934-942.

12. Attiah MA, Halpern CH, Balmuri U, et al. Durability of Roux-en-Y gastric bypass surgery: a meta-regression study. Ann Surg, 2012, 256: 251-254.

13. Himpens J, Dobbelair J, Peeters G. Long-term results of laparoscopic sleeve gastrectomy for obesity. Ann Surg, 2010, 252: 319-324.

14. Nijamkin MP, Campa A, Sosa J, et al. Comprehensive nutrition and lifestyle education improves weight loss and physical activity in Hispanic Americans following gastric bypass surgery: a randomized controlled trial. J Acad Nutr Diet, 2012, 112: 382-390.

15. Mingrone G, Panunzi S, De Gaetano A, et al. Bariatric surgery versus conventional medical therapy for type 2 diabetes. N Engl J Med, 2012, 366: 1577-1585.

16. Schauer PR, Kashyap SR, Wolski K, et al. Bariatric surgery versus intensive medical therapy in obese patients with diabetes. N Engl J Med, 2012, 366: 1567-1576.

17. Pories WJ, Swanson MS, MacDonald KG, et al. Who would have thought it? An operation proves to be the most effective therapy for adult-onset diabetes mellitus. Ann Surg, 1995, 222: 339-350.

18. Rubino F, Amiel SA. Is the gut the "sweet spot" for the treatment of diabetes? Diabetes, 2014, 63: 2225-2228.

19. Schirra J, Göke B. GLP-1-a candidate humoral mediator for glucose control after Roux-en-Y gastric bypass. Diabetes, 2014, 63: 387-389.

20. Al Harakeh AB. Complications of laparoscopic Roux-en-Y gastric bypass. Surg Clin North Am, 2011, 91: 1225-1237.

21. Birkmeyer JD, Finks JF, O'Reilly A, et al. Surgical skill and complication rates after bariatric surgery. N Engl J Med, 2013, 369: 1434-1442.

22. Wueest S, Item F, Lucchini FC, et al. Mesenteric Fat Lipolysis Mediates Obesity-Associated Hepatic Steatosisand Insulin Resistance. Diabetes, 2016, 65: 140-148.

23. Vidal J, Corcelles R, Jiménez A, et al. Metabolic and Bariatric Surgery for Obesity. Gastroenterology, 2017, 152: 1780-1790.

24. Carswell KA, Belgaumkar AP, Amiel SA, et al. A Systematic Review and Meta-analysis of the Effect of Gastric Bypass Surgery on Plasma Lipid Levels. Obes Surg, 2016, 26: 843-855.

25. Chow A, Switzer NJ, Gill RS, et al. Roux-en-Y Gastric Bypass in the Elderly: a Systematic Review. Obes Surg, 2016, 26: 626-630.

26. Rubino F, Nathan DM, Eckel RH, et al. Metabolic Surgery in the Treatment Algorithm for Type 2 Diabetes: a Joint Statement by International Diabetes Organizations. Obes Surg, 2017, 27: 2-21.

27. Abdeen G, le Roux CW. Mechanism Underlying the Weight Loss and Complications of Roux-en-Y Gastric Bypass. Review. Obes Surg, 2016, 26: 410-421.

28. Mahawar KK, De Alwis N, Carr WR. Bariatric Surgery in Type 1 Diabetes Mellitus: A Systematic Review. Obes Surg, 2016, 26: 196-204.

第 26 章

抗纤维化治疗

第一节　病　因　治　疗

目前对非酒精性脂肪性肝病尚无特效治疗,仍在探索研究中,基因治疗近年也许会有个新的突破。当今的治疗包括改变生活方式与饮食治疗、运动与锻炼、药物治疗和减重手术治疗四个方面。上述治疗方法经实践对 NAFLD 患者都有不同程度的治疗作用。

饮食治疗强调严格控制热量摄入,控制饮食中脂质、蛋白质和碳水化合物的摄入量。有报告蛋白质缺乏或营养失调可导致 NASH 发生。在动物模型中发现,过多的饱和脂肪酸摄入可促进内质网应激损伤、肝脂肪变和炎症。蔗糖和果糖摄入的增加同样可能在 NAFLD 的进展中起到促进作用。在近期的一项研究中,NAFLD 患者饮料的消费量为对照人群的2 倍。推测非饮食碳水化合物中高果糖含量与增加肝脂肪化、高三酰甘油血症、肝胰岛素对抗相关。因此 NAFLD 时应限制高果糖摄入。增加膳食中纤维摄入量,可减慢胃排空、延缓肠道糖类吸收、促使胆汁酸盐和粪便中细菌产生的氮质结合与排泄,有利于减轻 NAFLD 患者餐后血糖升高、改善胰岛素敏感性、降低血脂。但长期过高纤维素膳食可导致机体纤维素和无机盐缺乏,因此,膳食纤维的摄入应适量。

NAFLD 患者通常有过量摄食、夜食、吃零食等不良习惯,且过分追求高热量、调味浓的饮食,这些均可导致体内脂肪过度积聚,加速 NAFLD 的形成及发展。因此要求粗细搭配、定时进餐、避免进食过饱。

体育运动是消耗热量、降脂减肥、改善胰岛素抵抗的有效方法。通过肌肉运动加快血液循环,促进组织新陈代谢和体内脂肪分解。某些运动还可使肌肉对胰岛素敏感性增加,氧化葡萄糖能量增强,从而防止多余的糖转化为脂肪,减少脂肪的形成及聚集。运动疗法还可降低三酰甘油、胆固醇含量、增加高密度脂蛋白。

NAFLD 患者的运动疗法以低强度的动态运动即有氧运动为主,如慢跑、中快速步行(115~125 步 / 分)、游泳等。有人认为,NAFLD 患者最好的运动是步行,因为步行自始至终都是有氧运动,最符合人体生理解剖特点,也是最简单易行的方法。

目前 NAFLD 药物治疗的总趋势是药物治疗的有效性不肯定,需要大数据的随机临床试验。二甲双胍治疗 NASH 的组织学证据不足,熊去氧胆酸仅表现出生化改善,而无组织学改善;法尼酯 X 受体激动剂奥贝胆酸,能够改善 2 型糖尿病的 IR,但引起低密度脂蛋白胆固醇升高和瘙痒症,使应用受到限制。己酮可可碱和奥利司他的数据有限或不确定。降脂药的数据有限,而他汀类没有充分验证。

NASH 的药物治疗主要包括 4 四个方面:①主要针对脂肪蓄积和引起代谢应激,这一组药物包括过氧化酶体增殖物活化受体激动剂吡格列酮、elafibranor、saroglitazar,elafibranor 是一种新型过氧化酶体增殖物活化受体激动剂。针对胆汁酸法尼酯衍生物 X 受体(FXR,famesoid X receptor)(是一种胆汁酸受体,在胆汁酸代谢和胆固醇代谢中发挥重要作用),临床上应用 FXR 激动剂 obeticholic acid(一种鹅脱氧胆酸衍生物)治疗 NAFLD。抑制新脂肪生成用 aramchol、incretins(肠促胰岛素,liraglutide,利拉鲁肽)和成纤维细胞生长因子(FGF)-21 或 FGF-019。②代谢应激后靶向氧化应激、炎症和损伤。这一组药物包括抗氧化剂(维生素 E),靶向肿瘤坏死因子 α 途径药 emricasan、pentoxifylline(己酮可可碱),emricasan 是一种新型半胱氨酸蛋白酶抑制剂,可改善炎症和肝功能。另外,还用免疫调节剂,如 amlexanox(氟来占诺氨氯地平)、cenicriviroc 是口服的强效免疫剂,150mg,1 次 / 天,cenicriviroc 是 CCR2 和 CCR5 双重抑制剂,是 NASH 中导致肝损伤和疾病的信号通路的关键调节因子,是 NASH 和肝纤维化治疗新选择,治疗后可以阻止趋化因子受体引起的肝损害和肝脏疾病。③第三治疗途径是靶向在肠。包括抗肥药如 orlistat(奥利司他)或肠微生物调节剂如 IMM-124e(LSP 抗体)、粪菌移植、solithromycin,是第 4 代大环内酯类抗生素,属氟酮内酯类药。④抗纤维化治疗。Simtuzumab 是一种聚乙二醇人源化 Fab 片段的抗 TNF-α 单克隆抗体,初次、第 2、4 周 400mg,以后每隔 1 周 200mg。维持给药每 4 周 400mg,一般用 24 周。也可用 GR-MD-02,它是 galetin 3(半乳糖凝集素 -3)抑制剂。在纤维化细胞尚未出现前能预防胶原沉积,还有减少脂肪、坏死、炎症等作用。

高胰岛素血症和胰岛素抵抗会使细胞内三酰甘油分解增加,致使大量游离脂肪酸进入血液,此时被肝利用合成,组装成极低密度脂蛋白进入血液循环形成高 TG/ 高 VLDL 血症。羟甲基戊二酸单辅酶 A(HMG-CoA),对 NAFLD 患者可使 ALT 和 AST 水平降低或恢复正常,也可明显改善组织学炎症活动度。目前用于临床的制剂有:瑞舒伐他汀、氯伐他汀钠、阿托伐他汀、普伐他汀钠、辛伐他汀等。

人们试图用胰岛素增敏剂来治疗 NAFLD,因为大多数 NAFLD 患者存在外周和肝脏胰岛素抵抗,临床上用双胍类和噻唑烷二酮类,通过促进胰岛素与其受体的结合及酪氨酸激酶的活化,增加外周组织对葡萄糖的摄取,改善胰岛素抵抗;噻唑烷二酮类(包括罗格列酮、匹格列酮)通过激活靶组织(包括脂肪、肝和肌肉)中的过氧化物酶体增殖物活化受体 γ,提高靶组织的胰岛素敏感性,改善胰岛素抵抗。Lin 等发现二甲双胍可使 ob/ob 小鼠肝功能和肝组织学改善的同时,肝内 TNF-α mRNA 含量下降达 40%,而联合应用匹格列酮和二甲双胍可以完全逆转 TNF-α 引起的肝细胞胰岛素抵抗,因此认为,二甲双胍治疗 NAFLD 的分子机制可能是抑制了肝内 TNF-α 和 TNF-α 诱导的许多炎症细胞因子的表达所致。常用剂量为 750~1500mg/d。

抗氧化剂及细胞保护剂的应用。氧化应激是指机体来自分子氧的游离基或细胞内活性氧(ROS)过度产生和 / 或抗氧化防御功能减弱,引起两者之间平衡严重破坏,造成组织细胞损伤的一种状态。在人体抗氧化防御系统中,有两种蛋白发挥重要作用,一个是线粒体超氧化物歧化酶,它是体内最重要的抗氧化酶,是对抗 ROS 第一道防线,其基因多态性与 NAFLD 患者肝纤维化程度有关,另一个是线粒体解偶联蛋白 2(UCP2),也有抗氧化作用,脂肪肝时 UCP2 表达上调,对 ROS 生成有抵制作用。目前临床上抗氧化剂和细胞保护剂有维生素 E、还原型谷胱甘肽、S- 腺苷甲硫氨酸（思美泰）、多烯磷脂酰胆碱（易善复）、水飞蓟素、熊脱氧胆酸（UDCA，优思弗）及乙酰半胱氨酸等。

减重手术治疗在 NAFLD 上也有它积极的一面。BMI>35kg/m²，且并存 TDM2、高血压、睡眠呼吸障碍、心脏病的肥胖患者，药物治疗效果欠佳时可考虑行减重手术治疗。目前应用的术式有：Roux-en-Y 胃旁路术、胆胰分流术、腹腔镜下可调节胃束带术、胃袖状切除术等。

第二节　抑制星状细胞激活和增殖

近年的研究结果表明，肝星状细胞（HSC）的增生和激活是发生肝纤维化的中心环节。肝星状细胞（HSCs）活化是肝纤维化和最终肝硬化发生的关键步骤。肝星状细胞在吞噬凋亡小体后可以通过产生活性氧及上调 TGF-β_1 及 I 型胶原的表达引发纤维化反应。

一、抗氧化剂治疗

NAFLD 时细胞内活性氧（ROS）产生速率加大，造成 ROS 的蓄积，引脂质过氧化反应、细胞内蛋白及酶变性、DNA 氧化损伤、活化多条信号转导通路，间接引起组织、细胞损伤，导致肝细胞坏死、凋亡，炎症反应扩大，刺激纤维化的产生；ROS 还可刺激 kupffer 细胞产生促纤维化介质，并可直接刺激肝星状细胞的活化和增殖。因此，氧化应激或脂质过氧化是患者由脂肪变性发展为脂肪性肝炎的转折点。由此可见如能提高肝细胞的抗氧化能力，阻止过氧化应激反应发生，则可减缓脂肪肝的进展。临床上使用抗氧化剂，可抑制星状细胞（HSC）活化和增殖，减少细胞外基质（ECM）合成，致使减轻肝损伤和肝纤维化。

（一）熊去氧胆酸（ursodexycholic acid，UDCA，优思弗，Ursofalak，滔罗特 Taurolite）

熊去氧胆酸的化学名为 3α，7β- 二羟基 -5β 胆甾烷 -24 酸，分子量 392.58。药理作用：①促进内源性胆汁酸的排泌并抵制其重吸收；②抵制肝脏胆固醇的合成、促进其转化和排泄，溶解胆固醇性结石；③拮抗疏水性胆汁酸细胞毒作用，稳定肝细胞膜保护肝细胞；④免疫调节，抑制细胞凋亡、抑制炎症，清除自由基达到抗氧化作用。

熊去氧胆酸是近几年治疗 NAFLD 的一线用药。治疗作用机制为：①稳定细胞膜，抑制细胞因子产生，促进脂肪代谢；②清除自由基，抗氧化作用，免除 SFL 向 NASH 进展；③抑制细胞因子的释放，抑制细胞外基质的产生，逆转肝纤维化或阻止纤维化发展进程；④拮抗胆汁酸的细胞毒作用，对线粒体的保护作用以及抑制细胞凋亡和免疫调节作用。因此，也适用于肝硬化、并发胆汁淤积的 NAFLD 患者的治疗。通过 UDCA 治疗可使血清胆固醇和三酰甘油显下降，有效缓解脂肪症状，如疲乏、肝痛、食欲减退、恶心等症状减轻；可改善肝脏酶学指标，包括 ALT、AST、γ-GT 显著降低，并延缓脂肪变性。值得注意的是在 NASH 治疗中发现可改善 NASH 肝功能和组织学异常改变。最新对不同 UACD 制剂的生物学效应进行研究显示，250mg 胶囊制剂比其他制剂能更有效地发挥它的生物学效应。

治疗禁忌证：急性胆囊炎、胆管炎的发作期、胆道完全闭塞、严重肝功能减退者及妊娠早期。

推荐剂量：8~12mg/（kg·d），每次 1 粒（250mg），2~3 次 / 天，推荐疗程为 6~9 个月。

本品比鹅脱氧胆酸副作用少，偶见的不良反应有便秘过敏、头痛、头昏、胰腺炎和心动过速等，偶见肝感化失代偿，罕见发生严重的右上腹痛。

（二）多烯磷脂酰胆碱（polyene phosphatidyl choline，易善复，Essentiale，易善力，Essential forte）

易善复或易善力为大豆中提取的一种磷脂，主要成分是磷脂、维生素 B 族及维生素 E 等，它与细胞及细胞器结合，成为生物膜的一部分，有稳定细胞膜作用。

易善力是重要磷脂的生化学名（EPL）、易善力由于含有大量亚油酰胺磷脂酰胆碱，对肝细胞有如下作用：①构成所有生物膜结构的最重要成分，保持和促进多种膜蛋白的生物活性；②激活膜蛋白酶，包括 β- 羟丁酸脱氢酶、腺苷环化酶、Na^+-K^+-ATP 酶、琥珀酸氧化酶、糖基转移酶、磷酸化酶等，对分子跨膜通道起重要作用，还调节细胞内外的膜依赖性代谢过程；③不饱和脂肪酸如亚油酸是合成 PG 前体，使 PGE 合成增加；④重要磷脂是胆汁的重要乳化剂，促进胆汁代谢；⑤重要磷脂为脂蛋白的结构和功能成分。从而达到保护肝窦内皮细胞和细胞生物膜免受损伤，修复膜损伤、促进膜再生、促进肝细胞再生；通过抑制胶原生成，降低胶原 /DNA 比率和肝脏羟脯氨酸生成而降低结缔组织形成，减少纤维化发生。

易善力胶囊含重要磷脂（70% 为亚油酸）300mg，维生素 B_1、维生素 B_2、维生素 B_6 各 6mg，维生素 B_{12} 6μg，烟酰胺 30mg，维生素 E 6mg。针剂每剂含 EPL 250mg，维生素 B_6 2.5mg，维生素 B_{12} 10μg，烟酰胺 25mg，泛酸钠 1.5mg。单剂口服后 6 小时达到最高血药浓度，高浓度的 EPL 主要出现在肝脏、肾脏和肠黏膜。

本品主要用于急性或慢性肝炎、肝硬化、肝性脑病、中毒性肝病，由各种原因引起的肝脏脂肪变性、胆汁淤积。

口服胶囊 1~2 粒，3 次 / 天。可用少量开水整粒吞服。针剂通常每日 1~2 安瓿，在严重病例每日可注射 2~4 安瓿，两安瓿之内溶液可同时作一次缓慢注射。此药液应作缓慢静脉注射。不可与电解质溶液（生理盐水，林格液等）合并使用。有报告对 32 例糖尿病脂肪肝进行研究，治疗组 17 例，对照组 15 例，结果治疗组服用 EPL 6 个月后，在肝大消失、γ-GT 及脂肪细胞退化方面（下降 50%）都较对照组明显改善。

不良反应：未发现任何不良反应和禁忌证，也尚未观察到有药物相互作用。

制剂：胶囊：24 粒 / 盒。针剂：5ml/ 支，5 支 / 盒。

（三）水飞蓟素（silymarin）

水飞蓟素为菊科草本植物，是从植物水飞蓟提取出来的一种生物类黄酮，其主要成分为水飞蓟宾、水飞蓟宁和水飞蓟丁，其水飞蓟宾占 60% 左右，活性最强。其主要药理作用为对细胞膜结构及细胞代谢有稳定作用，能对抗肝细胞坏死，减轻脂肪变性，抑制 ALT 的升高，对肝细胞起保护作用。水飞蓟素在肝细胞内的细胞保护作用主要通过抑制与炎症相关的细胞因子，如肿瘤坏死因子、干扰素 γ、白细胞介素等的产生。水飞蓟素具有抗炎、抗氧化应激的生理活性，能够通过调节细胞外基质成分的合成与降解，抑制炎症因子对 HSC 的活化，减少 Kupffer 细胞对炎症因子的释放等途径而发挥抗纤维化作用。通过对小鼠血吸虫的研究发现，水飞蓟素可明显增加血清及肝组织中基质金属蛋白酶（MMP3）水平，减少 TGF-$β_1$ 水平，前者为降解细胞外基质（ECM）的主要酶类，后者可 HSC 的激活及释放 ECM，从而影响

ECM 的合成与降解而发挥抗肝纤维化的作用。有报告用水飞蓟素治疗,可明显增加谷胱甘肽含量,明显降低丙二醛和血清Ⅲ型前胶原氨基末端肽(PⅢNP),可见抗纤维化机制是与升高谷胱甘肽水平,降低外周血细胞脂质过氧化也有关。

临床上主要用于急慢性肝炎和脂肪肝治疗。益肝灵 2 片,3 次 / 天,利肝隆 2~4 丸,3 次 / 天,连服至少 5~6 周,待病情改善后服用维持量,1~2 丸,3 次 / 天。水飞蓟葡甲胺片 50~100mg,3 次 / 天。复方益肝灵 4 片,3 次 / 天。水飞蓟宾邻苯二甲酸单酯钠由水飞蓟素与葡萄糖甲胺合成而得,25~50mg,肌注,1 次 / 天。以上药物 1 个月为一疗程。必要时可连续用 2~3 个疗程。

不良反应:不良反应不明显,个别病例有上腹不适、恶心,对症处理后可消失。

制剂:①片剂:益肝灵每片含水飞蓟素 38.5mg,复方益肝灵每片含水飞蓟素 21mg,水飞蓟宾葡甲胺每片为 50, 100mg 两种;②丸剂:利肝隆。每丸含水飞蓟素 35mg;③针剂:水飞蓟宾邻苯二甲酚单酯钠 25mg/ 支。

(四)天晴甘美(异甘草酸镁)

主要成分为异甘草酸镁,它是一种肝细胞保护剂,具有抗炎、保护肝细胞膜及改善肝功能的作用,可阻止血清转氨酶升高,减轻肝细胞变性、坏死及炎性细胞浸润,降低 NO 水平,减轻肝组织炎症活动度及纤维化程度,对免疫性肝损害也有保护作用。

酒精性脂肪性肝病时用法为 1 次 / 天,每次 100~150mg,加入 10% 葡萄糖注射液 250ml 中稀释后静脉滴注,4 周为一疗程,依病情需要可连用 2 个疗程。严重低钾血症、高钠血症、高血压、心力衰竭、肾衰竭患者禁用。

不良反应:少数患者有心悸、眼睑水肿、头晕、皮疹、呕吐,不出现血压升高和电解质改变。

(五)甘草酸二胺(甘利欣)

甘利欣为甘草酸的第三代产品。作用机制有:①抗肝脏毒物作用:可降低四氯化碳、鬼笔碱等多种肝脏毒物引起的转氨酶升高,同时又能减轻肝脏病理损伤,增强肝脏的解毒功能;②抗炎作用:肝细胞免受活性化巨噬细胞的侵害,抗作用机制是通过抑制磷酸脂酶 A2(PL-A2)活性和 PGE2 的生成;③抑制钙离子内流:避免因 Ca^{2+} 在细胞内过量而产生损害;④抗生物氧化:甘利欣对腹腔巨噬细胞引起的超氧基(O_2, H_2O_2)有明显抑制作用。甘利欣能清除氧自由基,抑制脂质过氧化作用,从而起到保肝解毒作用。甘利欣抗脂质氧化作用优于维生素 E,是治疗 NAFLD 的理论依据;⑤抗过敏作用:甘利欣能明显抑制肥大细胞释放组织胺等化学介质,并使过敏型缓慢作用物质(SRS-A)的生成减少;⑥免疫调节:甘利欣可诱导 IFNγ,NK 细胞活性,OKT$_4$ 上升,OKT$_3$ 下降,OKT$_4$、OKT$_3$ 比值增加,即提示肝 OKT$_3$ 浸润减少或操作肝细胞免疫受抑制;⑦保护膜结构:甘利欣可提高肝细胞的抵抗力,加强溶酶体膜结构,调节膜内酶释放,减少组织细胞各种蛋白酶的外溢。

抗肝纤维化的作用机制包括:①减轻炎细胞浸润及肝细胞坏死。②降低血清Ⅲ型胶原抑制纤维细胞Ⅰ、Ⅲ型前胶原 mRNA 的表达。③降低血清透明质酸。④改善微循环。在上述作用下,致使甘利欣能逆转及阻止肝纤维化和肝硬化,据报告逆转率为 17%~30%。

目前已用甘利欣治疗各种肝炎,尤其是慢性重型肝炎患者的治疗。对于肝纤维化、酒精及药物性肝病,流行性出血热、银屑病、带状疱疹、过敏性皮疹等病治疗,且也有较好的疗效。

常用量口服 150mg,3 次 / 天。静脉滴注时用甘利欣开始 150~200mg(30~40ml)加入

5%~10% 葡萄糖液 250ml 中静滴,约 7~10 天后改为 100~150mg/d 静滴。1 次 / 天,2 个月为一疗程。

不良反应:一般无不良反应,少数患者治疗后出现胃肠道反应、皮肤瘙痒、荨麻疹、口干、消肿、头痛、头晕、胸闷、心悸及血压升高。停药后部分患者出现肝酶反跳。偶见下肢水肿。严重低钾血症,高血钠、心力衰竭、肾衰竭患者禁用。新生儿、婴幼儿、孕妇不宜使用。

(六)复方二氯醋酸二异丙胺(diisopropylaminedichloroacetate,甘乐)

甘乐为复方制剂,其主要成分片剂,每片含二氯醋酸二异丙胺 20mg,葡萄糖酸钙 19.5mg,针剂每支 2ml 含二氯醋酸二异丙胺 40mg,葡萄糖酸钙 38mg,机体提供甲基,促进卵磷脂生成,修复肝细胞。卵磷脂与肝脂肪、胆固醇、载脂蛋白结合成脂蛋白,从而将脂肪由肝内转移到肝外,减少肝内脂肪积聚。甘乐促进膜磷脂序贯甲基化,增强活力肝细胞膜的流动性,提高 Na^+-K^+-ATP 酶的活性,促进受损肝细胞的功能恢复。通过激活丙酮酸脱氢酶合物,促进三羧酸循环,改善肝细胞能量代谢。甘乐通过柠檬酸裂解酶,使线粒体的柠檬酸裂解生成的乙酰 CoA 减少,从而抑制脂肪酸和胆固的合成。

甘乐治疗非酒精性脂肪性肝病的作用机制:①抑制肝内脂肪积聚:甘乐在体内分解为二氯醋酸与二异丙胺,前者代谢为甘氨酸,在甘氨酸裂解酶作用下生成甲基四氢叶酸,后者在 ATP 活化作用下生成甲硫氨酸,两者均可提供甲基,促进胆碱合成,胆碱与肝脂肪作用,生成卵磷脂,促进肝脂肪分解。②转运肝脂肪,抑制肝内脂肪积聚:卵磷脂、肝脂肪、胆固醇与载脂蛋白结合成脂蛋白,脂蛋白易溶于血浆,从而将脂肪由肝内转移到肝外。③抑制肝脏三酰甘油的合成:本品能降低动脉血中的甘油及游离脂肪酸的浓度,减少肝脏对甘油的吸收。同时刺激三酰甘油以 VLDL 形式入血,从而有效抵制肝脏三酰甘油的合成。

用法:口服 2 片,3 次 / 天,静滴用药 40~80mg,用 5%~10% 葡萄糖或 0.9% 氯化钠 50~100ml 静脉滴注,1~2 次 / 天。

不良反应:偶见眩晕、口渴、食欲不振等。妊娠期未见不良影响,哺乳期也不受影响。无特殊禁忌证。

(七)门冬氨酸鸟氨酸(L-ornithine-L-aspartate,瑞甘)

门冬氨酸鸟氨酸可提供尿素和谷氨酰胺合成的底物。门冬氨酸尿氨酸是促进三羧循环和鸟氨酸循环的重要物质。L- 门冬氨酸是三羧循环起始物草酰乙酸合成的底物,它通过促进鸟氨酸循环,增加三羧循环中间产物延胡索酸的生成。L- 鸟氨酸通过转氨基反应生成 α 酮戊二酸,促进三羧循环。鸟氨酸是尿素循环的起始底物,同时也是氨甲酰磷酸合成酶(carbamyl phosphate synthetase,CPS)、鸟氨酸氨甲酰转移酶(ornithine carbamyl transferase,OCT)的特异性激动因子。谷氨酰胺是氨的解毒产物,同时也是氨的储存与运输形式,尿素的合成及谷氨酰胺的合成会受到鸟氨酸、门冬氨酸和其他二羧基化合物的影响,鸟氨酸参与尿素的循环的活化和氨的解毒全过程。门冬氨酸参与肝细胞内核酸的合成,以利于修复一新被损伤的肝细胞。另外,由于某种原因门冬氨酸对肝细胞质内三羧酸循环代谢过程的间接促进作用,促进了肝细胞内的能量生成,有利于肝细胞功能的恢复。

门冬氨酸鸟氨酸的治疗机制:①协同促进三羧循环,增加能量供应,全面改善肝细胞代谢迅速恢复肝功能。②为核酸合成提供底物,促进肝细胞的自我修复和再生。③协同促进滑面内质网、高尔基复合体功能,促进胆红素代谢,降低血清胆红素浓度,治疗肝细胞性黄痘。④协同生成 cAMP 增强氨基酸代谢水平,稳定溶酶体、线粒体膜和肝细胞膜,减少肝细胞内 ALT、AST 释放入血,降低血清转氨酶水平。⑤协同促进鸟氨酸循环,双重降氨,增强肝脏解毒功能,有效防治肝性脑病。⑥生成谷氨酰胺,调节细胞免疫功能,增强蛋白质合成及 T 淋巴细胞成熟。NAFLD 患者使用本品后转氨酶降低,黄疸减轻或消失,同时尚可降低血清三酰甘油水平。

治疗因急、慢性肝病如肝硬化、脂肪肝和肝炎所致的高氨血症,常用于肝性脑病的抢救。急慢性肝炎口服 3g/ 次,1~3 次 / 天,10~20g,加入 10% 葡萄糖液中静滴,1 次 / 天,10 天为一疗程。肝胆外科手术、肿瘤放化疗手术于术前或化疗前 3 天开始使用,每日 5~10g,静脉滴注。脂肪肝、酒精肝、中毒性肝病时期 5~10g,静脉滴注 10 天为一疗程。或口服 3g,1~3 次 / 天。

不良反应:静脉用药可有轻~中度恶心、呕吐或腹胀等,减少剂量或减慢滴速时可使以上反应迅速减轻。口服引起的上述不良反应,停药后自动消失。对严重肾衰竭患者禁用。

(八)S- 腺苷甲硫氨酸(S-adenosyl-L-methionine,SAMe,思密泰,transmetil 酶)

思美泰又称腺苷蛋氨酸,腺苷蛋氨酸是存在于人体所有组织和体液中的一种生理活性分子。思美泰作为甲基供体(转甲基作用)和生理性巯基化合物(如半胱氨酸、牛磺酸、谷胱甘肽和辅酶 A 等)的前体(转硫基作用)参与重要的生化反应。且通过膜磷脂甲基化而调节肝脏细胞质膜的流动性而且通过转硫基反应可以促进解毒过程中硫化产物的合成。肝硬化时肝腺苷蛋氨酸合成酶(催化必需氨基酸蛋氨酸向腺苷蛋氨酸转化)的活性显著下降,因而削弱了防止胆汁淤积的正常生理过程。腺苷蛋氨酸抗胆汁淤积机制:①SAMe 传递甲基作用促进腺苷蛋氨酸 – 依赖性质膜磷脂的合成(降低胆固醇 / 磷脂的比例)而恢复肝细胞质膜的流动性,提高细胞膜上 Na^+-K^+-ATP 酶的活性,以改善胆汁分泌和流动的动力。②克服转硫基反应障碍,促进内源性解毒过程中硫基的合成。通过转硫作用可合成半胱氨酸、谷胱甘肽牛磺酸等硫化产物,提高肝细胞的解毒能力。③SAMe 通过转丙基作用促进肝细胞再生,防止与减轻毒物 和胆汁引起的氧自由基对肝细胞的损伤。④抑制 TNF-α 表达,减轻肝内胆汁淤积与肝细胞损害的严重程度。

静脉注射本品后 45 分钟,血浆腺苷蛋氨酸达峰值,血浆半衰期为 1.5 小时。

临床上主要用于治疗各种原因所致肝内胆汁淤积症。开始治疗,500~1000mg/d,肌内或静脉注射,应用 2~4 周。维持治疗 1 片,1~2 次 / 天,口服。口服治疗 0.5g,3 次 / 天,口服时应整片吞服,不得嚼碎。为提高疗效应于两餐之间服用为好。

不良反应:长期大量服用未见严重不良反应,个别患者出现烧心、上腹痛。

本品肠溶片在十二指肠内崩解,须在临服前从包装中取出,必须整片吞服,不得嚼碎。为了使本品更好地吸收和发挥疗效,建议在两餐之间服用。

本药可用于妊娠期和哺乳期。

制剂:片剂:500mg/ 片。粉制剂:500mg/ 支。

(九)还原型谷胱甘肽(GSH)

还原型谷胱甘肽(GSH)的全称是 γ- 谷氨酰 – 半胱氨酰 – 甘氨酸(泰特,TAD)为谷氨酸、半胱氨酸和甘氨酸构成的三肽化合物。其分子中含有两个游离的羧基,一个游离氨基和一个巯基(—SH),其巯基是 GSH 最重要的功能基因。

GSH 半胱氨酸部分之巯基有很强的亲和力,可与化学物质及其代谢产物结合,从而使细胞免受损害。药物在体内通过含有细胞色素 P450 的代谢酶系,经氧化、羟化等反应后,与 GSH 的巯基结合成为硫醇尿酸而排出体外。GSH 是谷胱甘肽过氧化物酶的底物,此酶可清除体内有害的 H_2O_2,此酶与超氧化物歧化酶(SOD)共同作用,清除体内的超氧离子及其他自由基,防止细胞损害。

GSH 作为保肝药物用于临床,具有促进分解代谢清除自由基而达到保护肝细胞免受损伤作用,可用于各种原因所致的肝功能受损患者。

TAD 用量,轻症:TAD 300mg,一日 1~2 安瓿,肌注或静脉缓注。重症:TAD 600mg,肌注或静脉缓注。NAFLDJ 时由于谷胱甘肽含量减少,导致肝细胞灭毒功能下降,给患者高剂量 GSH(1800mg/d)能显著改善 ALT、AST 等各项生化指标。

不良反应:可有药疹、恶心、呕吐,停药或对症处理后可消失。注射局部可有疼痛。

(十)苦参素(天晴复新)

苦参素可直接阻断肝纤维化形成过程:①抗炎、保护肝享乐,间接抑制肝纤维化形成。②抑制转化生长因子(TGF)-RNA 的表达,TGF 是最重要的肝纤维化促进生长因子,可促进 HSC 活化、增生表达和分解 Ⅰ、Ⅲ、Ⅳ型胶原,而苦参素对肝组织 TGF 的表达有抵制作用。③调节肝 ECM 代谢酶,促进 ECM 降解,此作用系通过苦参素抑制金属蛋白苦参素 -1 及 α 平滑肌肌动蛋白的表达,促进 ECM 降解,干预肝纤维化形成。动物研究指出,苦参素抑制大鼠肝组织 Smad4 蛋白的表达与上调 Smad7 蛋白的表达;抑制 HSC 激活、肝内胶原的合成,苦参素还可通过旁分泌途径抑制 HSC 损伤后的增殖作用,从而减少肝纤维化形成。

(十一)N- 乙酰半胱氨酸(N-acetylcysteine,NAC)

NAC 可通过抗氧化作用减轻肝损伤和肝纤维化。NAC 治疗 12 个月后患者血中 ALT、AST、透明质酸、层粘连蛋白、Ⅳ型胶原蛋白和Ⅲ型胶原蛋白较治疗前和常规治疗组明显下降,且氧化应激指数下降程度与 Forns 肝纤维化指数下降程度呈正相关。

(十二)维生素 E 和二甲双胍

维生素 E 和二甲双胍治疗后可显著降低 ALT 水平和 HSC 活性,其机制可能是通过抗氧化作用来减轻肝损伤,从而减轻肝纤维化。

(十三)降低 HSC 增殖与活化药物

目前正在研究或应用的药物有:索拉非尼、沙格雷、人类骨髓间充质干细胞(bone marrow stromal cell,BMSC)。BMSC 通过细胞间的接触抑制 Toll 样受体 4/NF-κB 通路而抑制 HSC 活化和增殖。

二、干扰素

目前应用于临床治疗的干扰素有普通干扰素(α、β、γ 三种)和聚乙二醇干扰素(PEG-IFN),包括 PEG-IFNα-2a(派罗欣)与 PEG-IFNα-2b(佩乐能)两种。有关干扰素治疗 NAFL 的报告不多,主要用于肝纤维化治疗。Tasci 等用 PEG-IFNα-2b 和熊去氧胆酸治疗肝纤维化,结果提示联合治疗组抗肝纤维化疗效显著。

三、微生态制剂

微生态制剂包括益生菌(probiotics)、益生元(prebiotics)和合生元(synbiotics)三种,其中以益生菌应用最多。益生菌在消化道腔内有黏膜防卫机制作用,可限制病原菌定植,把细菌粘连到黏膜表面,阻止消化道细菌过度生长,降低肠道菌群失调的发生率,还可产生抗菌物质。通过调节肠道菌群影响肠黏膜屏障的不同部分而提高肠道屏障功能,对预防和延缓 NAFLD 的进展有重要作用。益生菌可减轻肝脏氧化应激和炎症损伤。益生菌治疗后,不仅降低血清转氨酶水平,还可改善 IR。新近 Sáez-Lara 等对人的临床试验报告,益生菌可改善碳水化合物代谢、提高胰岛素敏感性,改善 IR,降低血浆脂质水平,使 NAFLD 和糖尿病获得好转。

肠道细菌对宿主起着免疫保护、营养物质的消化吸收、黏膜屏障、抗癌等多种作用。研究证实肠道细菌生态失衡也参与 NAFLD 的发生发展。目前多项研究提示肠道菌群的改变可能是引起肥胖、代谢综合征的一个重要的环境因素。肠细菌生态失衡增加肠的渗透性和增加肝对损伤物质的暴露,增加肝脏炎症和纤维化,如同时饮食调控不当,短链脂肪酸（short-chain fatty acid, SCFA）和乙醇增加,胆盐耗空,细菌改变也可引起肠动力障碍,肠道炎症和肠道免疫改变可导致肝损伤。

研究发现 NAFLD 患者肠道通透性增高,小肠细菌过度生长发生率增加。饮食结构改变和抗生素干预可调整肠道细菌,为 NAFLD 的防治提出了新的挑战。当肠黏膜通透性增加时,肠腔内大量细菌释放的内毒素经门静脉系统进入体循环,形成内毒素血症,有 50% 的 NASH 患者存在小肠细菌过度生长,血清 TNF-α 水平也明显升高。可促使脂肪储存和 IR 发生。另外,细菌壁外膜上的 LPS 可通过 TRL4 作用于脂肪细胞和巨噬细胞,诱导释放多种炎症细胞因子来诱发 IR。益生菌治疗则可对抗肠道细菌对机体的各种不良作用,恢复肠道微生态平衡。

目前国内已有数十种益生菌制剂,常用丽珠肠乐 1~2 粒,早、晚餐各服 1 次,儿歌益生菌 1~2 次 / 天,每次 1 袋。凝结芽胞杆菌活菌片（爽舒宝）3 次 / 天,每次 3 片,用温水送服。金双歧 1g,3 次 / 天,饭后口服。双歧杆菌三联活菌散（培菲康）420mg,3 次 / 天,饭后口服。枯草杆菌二联活菌肠溶胶囊（美常安）每次 1~2 粒,3 次 / 天,饭后口服。本品一般无任何不良反应。

四、细胞因子

（一）肝细胞生长因子（hepatocyte growth factor, HGF）

肝细胞生长因子是一种血源性促肝细胞生长因子,具有启动肝再生、促有丝分裂和促细胞运动等各种生物学功能。HGF 可抑制转化生长因子 -β₁（TGF-β₁）的表达和分泌,同时还发现 HGF 基因能抑制 TGF-β₁ 的增加,抑制肝细胞凋亡并促进肝再生,从而可抑制肝纤维化的发生与发展,并使已形成的纤维溶解。HGF 用量 80~120mg 加入 10% 葡萄糖液中静滴,1 次 / 天,1 个月为一疗程。不良反应少,少数患者出现低热、轻度头痛,有过敏史者慎用。治疗后透明质酸（HA）明显下降,有半数 HA 平调的患者恢复至正常,提示 HGF 有抗纤维化作用。

Kim 等发现在二甲基亚硝胺（DMN）诱导的大鼠肝纤维化模型中,HGF 在加速 αSMA 阳性细胞凋亡的同时也抵制其增殖。实验也证明 HGF 能抑制肝脏成纤维细胞生长并加速其凋亡。电穿孔技术 DNA 将 HGF 质粒 DNA 通过门静脉注射入小鼠肝内,结果发现 HGF 可延长经 DMN 处理过的大鼠生存期,并且可减轻肝硬化程度。提示利用电穿孔技通过门静脉输入 HGF 基因可作为治疗肝纤维化的一种有效途径。反复转染 HGF 的小鼠,血清中 HGF 尝试升高,在肝中也可检测到 HGF 受体 C-Met 基因酪氨酸磷酸化,最终出现大片肝纤维化变性几乎全部消失。也有报道支链氨基（BACC）可诱导肝脏产生 HGF 而达到治疗肝纤维化的目的。

（二）生长抑素（somatostatin，SST）

在正常的肝脏，HSC 呈静止状态，主要储存和代谢维生素 A。此外，能合成和分泌少量的 ECM、基质金属蛋白酶（MHP）、金属蛋白酶组织抑制因子（TIMP）以及 TGF（转化生长因子）和 PDGF（血小板衍生生长因子）等细胞因子。活化的 HSC 表现为：①细胞增殖明显；②具有收缩性，细胞大量表达 α-SMA（α- 平滑肌肌动蛋白），这种细胞骨架蛋白能直接引起细胞收缩增加；③合成大量 ECM，包括 Ⅰ、Ⅲ、Ⅳ型胶原、层粘连蛋白等；④释放细胞因子，包括 $TGF-\beta_1$、TGF-αPDGF、HGF 和 IL-6 等；⑤细胞的趋化聚集，分泌炎症介质，趋化白细胞调节。肝内局部炎症等。

SST 抑制 HSC 的活化和增殖、抑制 HSC 收缩和促进 HSC 的凋亡。奥曲肽（octreotide）抑制 ET-1 刺激的 HSC 收缩。此外，HSC 对细胞因子的网络调控，细胞因子活性对维持 HSC 激活的分泌及旁分泌极为重要，尤其是 $TGF-\beta_1$。奥曲肽可抑制 $TGF-\beta_1$ 和 CTGF mRNA 的表达，从而抑制 HSC 的增殖活性，发挥其抗纤维化作用。常用剂量奥曲肽（善得定）25~100μg，2~3 次 / 天，皮下注射。不良反应有胃肠首反应，如食欲不振、恶心、呕吐、痉挛性腹痛、腹胀、稀便、腹泻及脂肪痢。个别患者长期应用可引起持续高血糖、胆结石形成。胰岛素瘤、糖尿病患者及哺乳期妇女慎用。

（三）己酮可可碱（pentoxifylline，PTX）

己酮可可碱是甲基黄嘌呤的衍生物，为磷酸二酯酶抑制剂。PTX 从多方面抑制 HSC 的活性：①抑制转录因子的表达（NF-κB、c-myb、c-jun 等），抑制氧化应激和细胞因子对 HSC 的活化作用。核转录因子是各种因素激活 HSC 的重要途径。激活后移位到细胞核内与 DNA 结合激活结合序列下游多种基因的表达与转录，使 HSC 发生表型改变而被激活。PTX 可抑制他们表达，从而抑制 HSC 的激活。同时抑制 NF-κB 的表达，还可加速 HSC 的凋亡。②抵制细胞因子的表达，拮抗细胞因子的作用。如抑制 TGF-β、CTGF、TNF-A 和 IL-6 的表达，拮抗胰岛素样生长因子（IGF-1）的作用。其中 TGF-β 具有激活 HSC，促进其 ECM 并抑制 ECM 降解的作用，诱导 TIMP-1 的产生。它还可刺激活化的 HSC 表达胰岛素结合蛋白，从而 C 对 IGF-1 进行调控。TGF-β 和 IGF-1 可以促进 HSC 的活化。IL-6 主要通过上调 TIMP-1 的表达和作为急性期反应蛋白（SAP）的诱导剂调控蛋白酶和 I 型前胶原的转录表达参与肝纤维化的进程。③干扰细胞因子的信号传导。PDGF 促进 HSC 的增殖活化，并促进 HSC 产生各种细胞因子。细胞外信号调节激酶（ERK）是信号传导途径不可缺的一步，细胞内 cAMP 水平的升高可抑制 ERK 磷酸化及其活性。PTX 通过提高 cAMP 水平抵制其激活，阻断信号传导。④改善肝组织微循环，保护肝细胞，减少肝损伤。减少氧化应激、细胞因子等 HSC 因素的生成。

PTX 用量 100~200mg 加入液体中静滴，1 次 / 天，1 日最大剂量不超过 400mg。脑出血、视网膜出血、妊娠期严重冠心病伴高血压、严重心律失常者禁用。不良反应主要是胃肠道反应、头昏、头痛，偶见心绞痛、心律失常、肝功能改变。

（四）尿激酶型纤溶酶与组织相容酶原激活物

尿激酶型纤溶酶（urokinase-type plasminogen activator，uPA）与组织相容酶原激活物（tissue plasminogen activator，tPA）与肝纤维化关系密切。纤溶系统包括纤溶酶原、纤溶酶、纤溶酶原激活物、纤溶酶原激活物抑制剂和 α_2 抗溶酶原等成分。有假设认为，在肝纤维化生成和进展中纤溶系统有双重作用:①降解窦周细胞外基质,破坏细胞与基质间的正常联系而促进 HSC 的增殖和迁移;②通过 TGF-β 的活化,上调纤溶酶原激活物抑制剂 -1(PAI-1)、TIMPs 的合成,从而促使基质合成和沉积,并且抑制纤溶酶的生成和基质降解。纤溶系统位于细胞外基质降解级联反应的顶端,纤溶酶可直接降解许多基质成分,还可通过活化 MMPs 而参与基质降解。通过这两种途径,纤溶酶可降解大部分基质成分。纤溶系统对肝细胞外基质有如下作用:①纤溶酶是一种作用广泛的丝氨酸蛋白水解酶,可直接降解多种细胞外基质成分,如纤维蛋白、层粘连蛋白、纤连蛋白多糖等。因此可直接降解基质成分。②激活 MMPs 酶原。MMPs 必须在细胞外激活后才能降解细胞外基质。TGF-β₁ 对纤溶的激活有负反馈调节作用。

纤溶系统在 HSC 的增殖和迁移中的作用:肝损伤发生后,HSC 增殖并迁移至组织损伤区域,并且转变为活化的肌成纤维样表型而活化。研究表明 HSC 可合成纤溶系统的所有成分,如 uPA、uPAR(尿激酶型纤溶酶原激活物受体)、PAI-1。HSC 分泌 uPA 至细胞外后,uPA 可与该细胞或邻近细胞膜上的 uPAR 相结合,以自分泌和旁分泌的机制催化 HSC 增殖、侵袭和迁移。

总之,纤溶系统在肝纤维化的形成中发挥重要的生物学作用,是调节 MMPs 活性和细胞外基质降解的关键因素,因此,可以通过调节该系统成分而达到治疗纤维化的目的。目前有 uPA 和 PAI-1 基因治疗的报道,尚处在初期阶段,有待进一步作深入的研究。

五、非酒精性脂肪性肝病的肝靶向治疗

肝靶向给药能够将药物分子选择性投放至肝脏,减轻或避免其全身的毒副作用。胆酸是内源性的肝细胞特异性的天然配基,胆酸口服后通过主动转运途径由肠道吸收入肝脏具有高度的器官特异性和较高的转运能力,因此以胆酸为靶向载体,能够实现药物的肝靶向性,减少毒副作用。

(一)脂肪酸 - 胆酸偶合物(FABACs)

FABACs 由饱和脂肪酸与胆酸的氨基衍生物通过酰胺键交联形成。目前主要在动物模型中进行。动物实验结果表明,FABACs 口服给药后从肠道吸收,被肝脏特异性摄取,分泌进入胆汁。FABACs 口服给药能够预防和治疗由食物引起的脂肪肝,对化疗引起的脂肪性肝炎也有较好的防治作用。进一步研究表明 FABACs 可防止动脉硬化,还具有降血脂作用。由二十烷酸与胆酸形成的耦合物 C20-FABAC(aramchol)已进入 Ⅱ 期临床试验,并显示对 NAFLD 的良好治疗作用。有望 aramchol 成为新的安全有效的脂肪肝治疗药物。

FABACs 能显著降低肝组织中脂肪的含量和脂肪 / 蛋白比值。FABACs 治疗引起的肝脏中脂肪含量的主要表现为三酰甘油水平的降低。FABACs 对 NAFLD 的治疗作用,在鼠的实验,通过给予高脂肪饲料诱导雄性 C57BL/6 小鼠和 BALB/C 小鼠及 Fisher 大鼠形成 NAFLD 模型后,继续给予适当的高脂肪饲料能够维持脂肪肝。在上述实验中,胆酸与二十烷酸形成的耦合物灌胃给药均能显著降低肝脏脂肪。起效快慢与高脂肪饮料中脂肪的浓度相关。组织学检测结果表明,FABACs 治疗可减轻脂肪变性、肝脏炎症和高脂肪包含所致的纤维化。值得注意的是,在临床上发现 aramchol 对结直肠癌肝转移时常用的伊利替康和奥沙利铂作为术前化疗引发的脂肪性肝炎有预防作用。研究表明,FABACs 口服给药可有效

预防化疗引起的脂肪性肝炎。FABACs 通过抑制羟基甲基戊二醇单酰辅酶 A 还原酶抵制胆固醇的合成;通过细胞色素 P7A1 酶介导的途径,促进胆固醇向胆酸的代谢转化;通过 ATP-结合转运体 A1 介导的途径,逆转胆固醇的转运,促进细胞对胆固醇的排出;FABACs 还具有抑制硬脂酰 CoA 去饱和酶 -1(SCD-1)的活性,但不导致动脉粥样硬化发生。

Safadi 等对 aramchol 进行了随机双盲安慰对照的 Ⅱ 期临床研究,结果表明 aramchol 治疗脂肪肝起效快,安全性良好。疗效与剂量相关。以高剂量级降低脂肪最明显,结果肝脂肪含量降低了 12.6%,低剂量组下降 3.0%($P=0.02$)。

(二)熊去氧胆酸 – 溶血磷脂乙醇胺耦合物(UDCA–LPL)

研究表明,NASH 动物模型和临床 NAFLD 条件下,细胞内磷酸胆碱(phosphatidyl choline,PC)显著降低。肝细胞内 PC 的自平衡由多个环节调控,包括 PC 的摄取、合成、磷酸乙醇胺(phosphatidyl ethanolamine,PE)在 PE 甲基转移酶(PEMT)作用下向 PC 转化、代谢及 PC 向胆汁的排泄等。多元不饱和 PC 在多种体外模型上显示对脂肪性肝炎具有保护作用。研究表明 UDCA–LPL 可通过多个途径发挥肝细胞保护作用。此作用与增加肝细胞内 PC 有关。而 UDCA–LPL 可诱导保护性 PC 的合成,补充急性肝损伤时 PC 的丢失。这种保护作用由 cAMP 介导并且与三酰甘油和磷脂的升高相关。因此,UDCA–LPL 保护作用的主要机制涉及由 SCD-1 介导的毒性饱和脂肪酸向具有细胞保护作用的不饱和脂肪酸的代谢转化所致。

(三)TGF-β₁ 及 TGF-β/Smad 通路的靶向治疗

TGF-β₁ 是目前发现的重要的促肝纤维化的细胞因子,阻断 TGF-β₁ 及 TGF-β/Smad 转导在纤维化的治疗中有着重要意义。Fan 等研究一种 TGF-β₁ 免疫调节剂(TGF-β₁ 人体细胞因子:在体内可诱导抗细胞因子抗体产生)对大鼠肝纤维化的作用,发现 TGF-β₁ 人体细胞因子显著降低了胶原蛋白沉积及 TIMP、α- 平滑肌肌动蛋白(α-SMA)和结合蛋白的合成、减轻肝细胞凋亡、抑制 TGF-β₁ 信号通路 Smad2/3 的表达,这些发现为 TGF-β₁ 人体细胞因子可以治疗肝纤维化提供了理论依据。吡非尼酮也可减轻纤维化,同时通过抑制 NF-κB 降低 TGF-β₁ 的合成。

(四)丝氨酸 / 苏氨酸激酶的靶向治疗

索拉非尼抑制丝氨酸 / 苏氨酸激酶 RAF-1、B-Raf-1 及血管内皮生长因子受体(VECFR)的表达。索拉非尼通过抵制 PDGF 受体通路具有抗纤维化作用。但使用的剂量应比治疗肝癌的要小。有关索拉非尼抗肝纤维化的机制有待进一步研究。

六、中医药治疗

(一)海龟汤(turtle shell decoction, NTSD)

海龟丸(TSP)是常用的传统中药,用于治疗和预防肝纤维化和早期肝硬化,但由于不良反应和药源短缺限制了它的临床应用。近年在鼠的研究显示,海龟汤(NTSD)毒性较小,且易接受,而改善肝功能,包括降低血 ALT、AST,增加白蛋白方面与 TSP 相似。NTSD 还抑制肝 HSC 增殖和增加抑制剂 Smad 基因表达。结果认为,NTSD 抗肝纤维化是通过抑制 HSC 增殖和引起 HSC 凋亡,阻止 TGF-β₁/Smad 信号通路引起。

(二)八宝丹(Babao Dan, BBD)

BBD 通过 TLR4/NF-κB 途径显著抑制 HSCs 激活,因而使炎症和纤维化减轻,是肝损伤和肝纤维化治疗的新策略。此外,尚有强效保肝、退黄、降酶、利胆、抗炎镇痛作用。0.6g,一日 2~3 次, 温开水送服。

(三)六味五灵片

六味五灵片由五味子、女贞子、莪术、连翘、苣荬菜、灵芝孢子粉组成。可显著改善 NAFLD 患者的肝功能指标、TG 水平及影像学指标。由于临床观察病例不多, 尚需临床进一步验证。

(四)藏红花提取物和藏红花素

藏红花提取物(saffron extract)和藏红花素(crocin)在中东和东南亚国家作为药用治疗疾病。补充后发现可抵抗 NAFLD 和 HFD 引起的肝损伤, 起到肝保护作用。

(五)姜精油(ginger essential oil, GEO)

NAFLD 鼠的试验, 补充 GEO(12.5、62.5 和 125mg/kg)或 GEO 的主要成分柠檬醛(citral)2.5 和 25mg/kg, 用 12 周, 结果发现可有效增加抗氧化能力和降低炎症反应, 从而改善肝损伤和脂质蓄积, 抵抗 NASH。

(六)补骨脂(psoralea corylifolia L.seed, PCS)

在高脂肪饮食引起肥胖的 C57BL 小鼠, 对 NAFLD 用 PCS 每日 300 或 500mg/kg, 治疗 12 周, 可显著降低体重和血糖水平, 改善糖耐量和胰岛素敏感性, 此外, PCS 提取物治疗可显著衰减肝和脂肪组织的脂质蓄积, 降低血清脂质和 TG 水平, 而且脂肪生成基因和炎症基因表达降低, 而脂肪氧化相关基因的表达增加。研究结果提出, PCS 提取物对 NAFLD 抵制肝脂质蓄积和炎症有治疗潜力。

第三节　减少胶原合成及促进胶原降解

一、基质金属蛋白酶(MMP)

MMP 是肝脏 ECM 的主要降解酶, 通过调节 MMP 活性, 有助于促进肝纤维化的逆转。Ueno 等利用免疫调节剂 OK-432 治疗二甲亚硝胺(DMN)肝损伤大鼠, 发现 OK-432 可促进 MMP-9 的合成, 抑制肝纤维化的发展。Hironake 等报道, 氯化钇可特异地作用于 HSC 细胞, 提高 MMP-13 的表达和活性, 从而阻止大鼠肝纤维化的发生。但至今尚未见用 MMP 治疗肝纤维化的临床报道。

二、金属蛋白酶组织抑制因子 -1(TIMP-1)

TIMP-1 本身并不引起肝纤维化, 但在致病因子作用下, 可明显促进肝纤维化的发展, 且过度表达的 TIMP-1 可通过抑制 MMP 活性和贮脂细胞凋亡而明显减缓大鼠肝纤维化的自发性逆转过程。因此, 通过抑制 TIMP-1 的表达可提高 MMP 活性, 进而, 促进 ECM 的吸收。有报告利用 MMP-1 及反义 TIMP-1 真核细胞表达质粒联合治疗肝纤维化大鼠取得一定疗效, 但尚未得到普遍的认同。

三、纤溶酶原激活剂(PA)

纤溶酶原激活剂 / 纤溶酶系统在肝细胞增生及肝纤维化发生发展中起重要作用, uPA

可通过 HGF 而促进肝细胞再生，uPA 基因敲除（gene knockdown）小鼠肝细胞再生明显延迟；相反纤维蛋白酶原激活物抑制剂（PAI-1）基因敲除小鼠肝细胞再生则明显加快。目前已用 uPA 基因治疗肝纤维化，可引起 HGF 及其受体 c-met 表达，促进肝细胞再生，改善肝功能，还引起 ECM 降解，导致肝组织改建和血管增生。

四、干扰素 –γ（IFN–γ）

IFN-γ 有抑制 HSC 激活、丧生和分泌细胞外基质作用，动物试验证明 IFN-γ 有抑制 HSC 激活、丧生和分泌细胞外基质作用，动物试验证明 IFN-γ 抑制成熟期成纤维细胞的增殖，明显抑制 HSC 的 α-SMA 及其 mRNA 的表达，还可抑制血小板衍生生长因子（PDGF-B8 或 AA）、转化生长　因子 β_1 刺激引起的成纤维细胞增殖，抑制 I、III 型前胶原与 α-SMA 及其 mRNA 水平。用重组 IFN-γ，$2MU/(m^2 \cdot 周)$，分 3 次皮下注射，连用 6 个月，纤维化明显改善，因此 IFN-γ 治疗肝纤维化尚需进行随机、双盲、配对比较研究。对治疗适应证、剂量与疗程也需进一步形成共识。

五、其他

山鬣豆素、单胺氧化酶抑制剂、木瓜蛋白酶等均有不同程度的抗纤维化作用。但临床应用报道不多，有待更多的研究。

第四节　促进肝细胞再生

一、胰岛素 – 胰高糖素（G–I）疗法

动物试验证明胰岛素和胰高糖素联合应用有明显的协同作用。可防止肝细胞坏死，并促进肝细胞再生。治疗机制：①促进肝细胞再生：已有许多报告，证明动物实验中 G-I 能促进肝细胞 DNA 增加，且 DNA 的合成与 cAMP 有密切关系。G 作用于肝细胞膜上的腺苷环化酶，使其活性增加，可使肝组织内 cAMP 浓度增加，进而激活依赖 cAMP 的蛋白激酶，促进 DNA 转录，促使 DNA 和蛋白质合成增加，有助于肝细胞再生。Janssens 等报告，在动物肝组织培养中 G 可增加肝糖原的分解率，在组织中引起 cAMP 增加，继之糖原磷酸酶增加及糖原分解，糖原增加有利于肝细胞生长。②纠正氨基酸代谢紊乱：静滴 G-I 后支链氨基酸及必需氨基酸明显降低，芳香族氨基酸亦降低，且与意识障碍改善相平行。③降低血氨：降低血氨的机制与诱导尿素循环酶，加速尿素的合成以及胰岛素促使线粒体 ATP 的产生有关。④利胆作用：胰高糖恶贯满盈明显利胆作用，可使胆汁流量增加。G 系通过增加肝动脉及门静脉或全肝血流量，并通过刺激 Na^+-K^+-ATP 酶的增加，增加胆汁排泄，达到退黄目的。

常用剂量和用法：胰高糖素 1mg，胰岛素 10U，加入 5%~10% 葡萄糖液 250~500ml 中，静脉缓慢滴注，1 次 / 天，2~4 周为一疗程。不良反应：恶心、呕吐、偶见低血糖或低血钾。

二、白蛋白注射液

补充白蛋白增加循环血容量和维持血浆渗透压，尚有促进肝细胞再生作用。常用每

周 2~3 次,每次 5~10g,溶于 10% 葡萄糖液中(糖尿病患者改用生理盐水)静脉滴注。适用于 NASH 伴肝硬化时。一般不宜长期使用白蛋白,因肝病患者血容量及细胞外液往往增加 10%~20%,而每给白蛋白 1g,1 小时可吸收水分 17.4ml 至血循环内,因此,对伴高血压、心力衰竭或静脉曲张患者慎用。以免食管静脉曲张破裂出血或心力衰竭加重发生。应在给予白蛋白制剂同时,肌注呋塞米 20mg,以减少血容量,避免上述不良反应发生。

三、氨基酸输液

慢性肝损害患者血浆氨基酸共同特点为丙氨酸升高及支链氨基酸 / 芳香氨基酸比值下降。为肝性脑病的发生机制之一。因此提倡用支链氨基酸治疗肝性脑病和低蛋白血症。

(一)药理作用

1. 提高血浆 BCAA 浓度,通过和其他中性氨基酸竞争运转促血浆 AAA 通过血脑屏障减少,阻止或减少假性神经递质的产生。

2. 肝功能障碍能量不足时,BCAA 为主要供能形式,保护机体。当能源充沛时,减少蛋白质的分解,促进或加强肝内蛋白合成,减少或抑制肌蛋白质分解,使血浆 AAA 下降。

3. BCAA 占人体必要氨基酸的 40%,主要在骨骼肌内代谢。正常人动脉血氨约 50% 由骨骼肌处理。BCAA 进入肌肉组织后可促进氨的清除。

4. 由于氨基酸溶液的组成是以 BCAA 为主,较常规氨基酸溶液产氨量减少。故认为 BCAA 治疗可降低 AAA 浓度,提高 BCAA/AAA 比值,使氨基酸正常化,能改善肝硬化肝功能障碍所造成的低蛋白血症。

(二)临床应用

常用制剂见表 26-1。一般 15~30 天为一疗程。

表 26-1　国内外常用氨基酸制剂的组成(g/L)

药物	FO-80（Fischer）	14AA-800（上海）	BCAA-3H（天津）	六合氨基酸（沈阳）	肝安（广州）	Falkamin（德国）
亮氨酸	5.5	11.0	16.5	16.6	11.0	15.0
异亮氨酸	4.5	9.0	13.5	11.0	9.0	12.0
缬氨酸	4.2	8.4	12.75	12.2	8.4	13.0
色氨酸	0.38	—	—	—	—	1.2
苯丙氨酸	0.5	1.0	—	—	1.0	3.8
酪氨酸	—	0.76	—	—	0.66	—
赖氨酸	3.8	6.08	—	—	6.1	—
蛋氨酸	0.5	1.0	—	—	1.0	2.8
苏氨酸	2.25	4.5	—	—	4.5	—
丙氨酸	3.75	7.5	—	—	7.7	—
精氨酸	3.0	6.0	—	22.0	6.0	—
组氨酸	1.2	2.4	—	—	2.4	—

续表

药物	FO-80 （Fischer）	14AA-800 （上海）	BCAA-3H （天津）	六合氨基酸 （沈阳）	肝安 （广州）	Falkamin （德国）
脯氨酸	4.0	8.0	—	—	8.0	
丝氨酸	2.5	5.0	—	—	5.0	
甘氨酸	4.5	9.0	—	—	9.0	
门冬氨酸	—	—	—	4.0	—	
谷氨酸	—	3.0			18.6	
鸟氨酸	—	1.0				
半胱氨酸	0.2	—	—	—	<0.2	
BCAA 浓度	1.42%	2.84%	4.26%	3.98%	2.84%	40g
总量	40.78	79.92	42.6	84.4	79.96	100g
给药途径	静脉	静脉	静脉	静脉	静脉	口服

注：Falkamin（肝活命）：另含脂肪 0.1g，各种维生素 0.053g，微量元素 0.0116g，矿物质 1.14g

1. FO-80 为每升溶液中含亮氨酸 5.5g、异亮氨酸 4.5g、缬氨酸 4.2g、盐酸赖氨酸 3.8g、苏氨酸 2.25g、甲硫氨酸 0.50g、苯丙氨酸 0.5g、色氨酸 0.3g。500ml 于 2~4 小时静脉输入，1~2 次 / 天。治疗肝性脑病神志清醒率为 93.0%。

2. 14AA-800 本品含亮氨酸 11.0g、异亮氨酸 9.0g、缬氨酸 8.4g。250ml 与等量 10% 葡萄糖液混合静脉滴注，2 次 / 天。治疗肝性脑病清醒率 84.6%。

3. 六合氨基酸注射液 本品含亮氨酸 16.6g、异亮氨酸 11.0g、缬氨酸 12.2g。250ml 与等量 10% 葡萄糖混合或单独缓慢静脉输入，1~2 次 / 天。

4. 肝安注射液（HEP） 本品含亮氨酸 11.0g，异亮氨酸 9.0g，缬氨酸 8.4g。250~500ml 静脉缓慢输入，1 次 / 天。治疗肝性脑病清醒率为 53%，病死率为 17%。

5. BCAA3H 每升中含亮氨酸 16.5g、异亮氨酸 13.5g、缬氨酸 12.75g。常用 250~500ml 静脉缓慢输入，1 次 / 天。

6. Falkamin（肝活命） 主要含 BCAA，包括每 L 中含亮氨酸 15g，异亮氨酸 12g，缬氨酸 13g，含少量 AAA。为最新生产的口服 BCAA 制剂。每包 26.7g，每天 2~3 包（相当于 27~40g 蛋白质），每包温开水 100ml 搅匀作为糖饮料服用。治疗肝性脑病，尚有促进蛋白质合成作用。

7. 肝安干糖浆 主要含 3 种 BCAA，每次 2~3 袋，3 次 / 天，口服。肝性脑病清醒有效率为 91.2%。

（三）不良反应

静滴过快可引起恶心、头晕、头痛、面红等不良反应。

四、新鲜血浆

有促进肝细胞再生作用。每瓶相当于 400ml 全血。用前用 5% 葡萄糖液或 0.1% 枸橼酸溶液溶解,用带滤网的输血器滤过后使用。

五、门冬氨酸钾镁注射液

可促进肝细胞再生,降低高胆红素血症,使黄疸消退,疗效显著。每天 20~40ml,溶于 10% 葡萄糖溶液内静滴,1 次 / 天。

六、肝生长因子（HGF）

参见本章第四节。

七、前列腺素 E1（PGE1）

PGE1 200μg 加入 5%~10% 葡萄糖液 250~500ml 中缓慢静脉滴注,1 次 / 天。

（池肇春）

第五节　中医治疗

　　肝纤维化是指肝内结缔组织发生异常增生的一种病理过程。肝星状细胞的持续激活是导致肝纤维化发生发展的关键因素。激活的肝星状细胞一方面通过增生和分泌细胞外基质参与肝纤维化的形成和肝内结构的重建,另一方面通过细胞收缩使肝窦内压升高,导致肝内纤维生成与降解的失衡,从而使肝脏细胞外基质过度沉积。肝纤维化在这两类病理机制的共同作用下最终可进展为肝硬化。现代医学认为肝硬化是不可逆转的,但肝纤维化是可逆转的。临床上可通过阻断、减轻甚至逆转肝纤维化改善肝病的预后。目前,西医在治疗肝纤维化方面尚无特效药,而中医药治疗肝纤维化具有可进行整体调整、多靶点、疗效复合的特点,且在临床上多有一定疗效。因此,如何有效地使用中医药治疗肝纤维化值得我们进行深入的研究。

一、中医对肝纤维化的认识

　　中医无此病名,散见于"胁痛""肝癖""肝积""肝着""积聚""癥瘕"等病范畴。中医医家对肝纤维化的病因病机不一。20 世纪 50~70 年代,医学界还没有提出肝纤维化的概念,人们只是根据中医理论,针对早期肝硬化和血吸虫肝硬化进行辨证论治,或以某方加减治疗。比较有代表意义的医家及其方药有:姜春华以下瘀血汤（大黄、桃仁、地鳖虫）为主,灵活加减治疗治疗早期肝硬化;王玉润以桃红饮（桃仁、红花、川芎、当归尾、威灵仙）为主,随症加减治疗治疗血吸虫肝硬化;朱良春以复肝丸（紫河车、红参须、炙地鳖虫、炮甲片、参三七、片姜黄、广郁金、生鸡内金）加减,分四型论治早期肝硬化。以上医家均按中医活血化瘀为主的治则,结合辨证论治进行治疗研究,积累了丰富的临床经验。

　　在老一辈研究基础上,以刘平教授为代表的上海中医肝病研究所团队提出"血瘀为积之体,虚损为积之根"的肝硬化"虚损生积"病机。研究室以肝硬化"虚损生积"的病机理论为基础,建立了"益气化瘀"治疗肝纤维化、肝硬化的基本治法,创立扶正化瘀方。其他单位也相继创立出一些有效方剂,并从临床和科研均得以验证。比如:复方 861、复方鳖甲软肝片、强肝胶囊、肝纤宁颗粒、软坚糖浆、软肝颗粒等,2006 年,中国中西医结合学会肝病专业委员会总结上述研究成果,制定了《肝纤维化中西医结合诊疗指南》,将肝纤维化的基本证候病机概括为正虚血瘀。但在肝纤维化病变的不同阶段、不同患者可表现为不同的证候类型,常见有肝胆湿热、肝郁脾虚、肝肾阴虚等证型。

其他医家侧重点不同,提出不同病因病机。刘渡舟教授认为,肝纤维化的病机是外界的湿热毒邪滞附于肝脏,长久不愈,使肝失疏泄,气机升降失调,而致肝之气血不畅而发病。刘绍能等认为导致肝纤维化发病的最重要的因素是湿热病毒。吕志平认为湿热病毒加上人体内的正气不足引发了肝纤维化。在肝纤维化的初期,湿热疫毒和气机郁滞为主,而在肝纤维化的后期,血瘀与正气不足为主。彭勃则认为"黯淤"是肝纤维化的主要病理基础。张永生等指出:各种病因造成的慢性肝病通过了从"慢性肝损伤→肝纤维化(微癥积)→肝硬化(癥积)"等 3 个大致的病变过程。在肝纤维化(微癥积)阶段进行治疗能够取得较为理想的治疗效果。李生财认为正气虚弱是导致肝纤维化的内在因素,由于湿、热、瘀、毒对肝脏的持续损伤,耗伤正气愈甚,日久导致肝、脾、肾亏虚,正虚无力抗邪,致湿、热、瘀、毒久滞于肝络而发病。

二、中医对非酒精性脂肪性肝病肝纤维化的治疗经验

邓银泉、范小芬参照中医辨证参考文献将非酒精性脂肪肝分为脾虚痰湿、湿热内蕴、痰瘀互结三型。各证型间比较:痰瘀互结型,Ⅲ型前胶原(PC Ⅲ)、Ⅳ型胶原(C-Ⅳ)、层粘连蛋白(LN)明显高于脾虚痰湿、湿热内蕴两型,提示痰瘀互结可能是非酒精性脂肪肝肝纤维化指标升高的中医主要病理因素。

徐洪涛等分析非酒精性脂肪肝肝纤维化肝失疏泄,脾失运化,而致痰浊内生,气血痰瘀相互搏结,瘀阻肝络。因此肝脾脏功能失调是非酒精性脂肪肝肝纤维化病机的关键,痰湿、瘀血是本病的基本病理基础。方以异功散加减或柴胡疏肝散加减治之。

脂肪性肝炎(NASH)则预后欠佳。约 30%~40% 合并进展性肝纤维化,张爱军等自拟清肝化瘀方加减治疗。基本药物组成:垂盆草 50g、生山楂、绞股蓝各 30g、泽泻、石菖蒲、柴胡、广郁金、赤芍药、白芍药、丹参各 20g、川芎 10g、制大黄 6g。经清肝化瘀方治疗后,患者血清肝纤维化指标下降,肝组织纤维化程度减轻,免疫组织化学 LN、C-Ⅳ表达明显受到抑制,说明本方具有逆转或减轻肝纤维化之功效。

非酒精肝肝纤维化的中医病因与前不同,病机特点以痰为特点,脾虚生痰,痰瘀互结,治疗离不开化痰祛瘀,兼考虑有降脂药理的中药辨病论治。

三、名中医治疗肝纤维化经验

王绵之教授对慢性肝病肝纤维化治疗积累了丰富经验。主要治疗特点为疏肝理气为要、重用活血化瘀、不忘软坚散结、清除湿热余邪、养正顾护脾胃。

方和谦教授对肝纤维化的认识是肝脾功能失调,气虚(滞)血瘀而致。治疗原则以调和肝脾、益气活血、化湿通络为。主方老根据"见肝之病,知肝传脾,当先实脾",采用"和肝汤"加减。"和肝汤"是方老的自拟经验方,药物组成为:党参 9g、当归 12g、柴胡 9g、白芍 9g、苏梗 9g、炙甘草 9g 基础上加党参、香附、苏梗、大枣而成。"和肝汤"加大了"逍遥散"方中的

健脾行气之力,方老曰:"和为扶正、解为散邪"。

广州黄贤樟教授根据广东岭南地区的特点,根据中医学久病入络、久病多瘀的理论,认为肝纤维化的主要病机在于气结血瘀。要注意四个方面:瘀,虚,湿热,因人制宜、因地制宜。活血祛瘀贯彻始终,注重补脾益肾,注重清热利湿解毒、因人制宜,因地制宜,注重调养。其临床常用基本方药为:白花蛇舌草 30g,金丝草、叶下珠、丹参各 20g,七叶一枝花、太子参、黄芪、菟丝子、黄精、赤芍各 15g。

辽宁李德新教授肝纤维化的病机是以血瘀为主,可兼见湿热气滞、脾虚、肾虚等证;病位在肝,与脾、肾关系密切,确立"活血通络、化瘀软坚"的治疗大法。常可见以下 4 种证型:①肝郁脾虚型:以胁痛、神疲食少、舌苔白或腻、脉弦数为主症,治以疏肝理脾,逍遥散加减。②肝郁气滞型:以胁痛及腹胀满、食后尤甚、舌苔薄白、脉弦为主症,治以疏肝理气解郁,柴胡舒肝散加减。③肝胆湿热型:以口苦、恶心呕吐、舌红苔黄腻为主症,治以清肝利胆,龙胆泻肝汤加减。④肝肾阴虚型:以胁肋隐痛、头晕目眩、口干咽燥、舌红少津、脉弦细数为主症,治以滋补肝肾,一贯煎加减。

山西门九章教授首次提出温阳健脾法治疗肝纤维化,并自拟复方制剂"雄芍汤"。药物组成为制附子、生白芍、人参、炒白术、干姜、茯苓六味药,功效为温阳健脾,利水化湿。取得了较理想的临床效果,是一种区别与传统肝纤维化治法的疗效确切的方法。

薛博瑜教授认为,慢性肝病的病机演变过程(湿热—血瘀—瘀热—湿热瘀毒—气阴亏耗)是肝纤维化形成和加重的重要环节,其中湿热瘀毒最为关键。热毒瘀结、肝脾损伤是肝纤维化的病机特点,指出在分型辨治基础上着重强调清化瘀毒;并以中医理论为指导,结合实验研究,研制抗肝纤维化和免疫调节的有效方药,延缓纤维化进程,延长生存期,提高患者生活质量。

临床常见抗肝纤维化治疗中大多以疏肝化瘀和扶正健脾为主要方法,但在临床实际中,大量慢性肝炎患者在疾病的初、中期湿热瘀阻型较为普遍,"桃红化浊汤"是全国名老中医杨震主任医师治疗肝纤维化湿热瘀阻型的经验方,(桃仁、红花、藿香、佩兰叶、茵陈、白茅根、青皮、郁金、炙鳖甲、鸡内金、薏苡仁、茯苓)全方清热利湿,活血祛瘀,通络散结之功效,在临床治疗中,取得较好疗效。

姚希贤教授为该病病机主要为湿热停滞,迁延日久,气机郁滞,导致血瘀。倡导以重用丹参"活血化瘀"为主辅(兼)"扶正补虚"为治疗本病的基本方法。姚老师据临床经验,将本病分为以下 6 型:肝气郁滞型、肝脾(胃)不和型、脾胃虚弱型、气滞血瘀或血瘀型、肝肾阴虚型、肝郁胆热型。分别以丹栀逍遥散或柴胡疏肝散加减、逍遥散合香砂六君子汤或平胃散与金铃子散加减、逍遥散合桃红四物汤加减、一贯煎或滋水清肝饮加减、龙胆泻肝汤加减进行治疗。

四、经典古方

(一)血府逐瘀汤

清代王清任《医林改错》主治瘀血诸证之基本方。茹清静等用该方加常规护肝治疗慢性石型肝炎肝纤维化患者 28 例,疗程 3 个月,治疗后患者血清肝纤维化指标(HA、PC、LN)和门静脉主干血流动力学指标中平均血流速度、化流量等参数均有改善,说明血府逐瘀汤对慢性乙型肝炎纤维化有一定的治疗作用。

（二）大黄䗪虫丸

功效是活血化瘀,兼益气滋阴,疏肝保肝。李海华等[1]采用大黄䗪虫丸治疗失代期肝硬化16例并通过10余年的临床观察,结果发现经大黄䗪虫丸长期治疗后10年生存率达37.5%,而失代偿期肝硬化一般5年生存率为14%~28%。表明大黄䗪虫丸能抑制肝纤维化,改善肝功能,阻止病情的发展,有明显降低死亡率,延长患者生存期,提高生存质量的作用。

（三）鳖甲煎丸

鳖甲煎丸出自《金匮要略》,为寒热并用,攻补兼施,行气化瘀,除痰消癥的方剂,具有调整机体、增进抗病能力、破癥等作用。杨智海等针对脂肪性肝病纤维化"痰瘀互结、气滞络阻"的基本病机特点,以鳖甲煎丸治疗非酒精性脂肪性肝纤维化,有明显的临床效果,值得进一步研究、推广。

（四）补阳还五汤

具有补气活血化瘀功效,是治疗气虚血瘀的经典代表方,由黄芪、当归、桃仁、红花、川芎、赤芍组成,药理研究已证实,上药均具有不同程度的抗肝纤维化作用。王昌明等临床观察发现补阳还五汤加减汤方能够显著改善脂肪肝的肝损伤,减轻、延缓肝纤维化趋势,无不良反应。

五、针灸治疗肝纤维化

（一）电针治疗肝纤维化

针灸本身具有调整阴阳、疏通经络等功效。久病入络则为血瘀是肝纤维化的主要病机之一,针灸对于气血的运行及经络的疏通都有良性双调节作用。周玉平等选取足三里穴和肝俞穴对 CCl_4 诱导的肝纤维化大鼠进行连续8周的电针刺激,结果表明电针刺激后肝纤维化大鼠血清 ALT、AST 较模型组明显降低,提示电针具有抗肝纤维化作用。其机制可能是针刺激发了机体的气血运行,达到活血化瘀之功效,从而起到抗肝纤维化的作用。

（二）穴位注射治疗肝纤维化

穴位注射又称"水针",临床常对淤血阻络的肝纤维化,选取丹参注射液、当归注射液等,通过穴位良性吸收达到活血化瘀、益气活血等作用。陈旭军等对 CCl_4 诱导的肝纤维化大鼠选取阳陵泉和肝夹脊合用,穴位中注水,并与秋水仙碱组进行对比结果显示穴位注射能减少或抑制胶原生成,促进胶原蛋白的降解,改善肝纤维化之病理状态。

（三）"天灸"治疗肝纤维化

天灸,别称发泡灸、冷灸。《太平圣惠方》中有:"治阳黄,面黄,全身俱黄……毛莨草捣烂如泥,缚寸口,俟发泡……。"其机制可能与中医皮部理论高度相关,天灸药物通过刺激皮肤后导致皮肤表皮受损,能增加角质层细胞的渗透作用,通过渗透进入经络、脏腑,发挥治疗作用。临床研究显示,运用天灸合并其他疗法治疗慢性肝病,与西药治疗比较无差异,运用天灸方案的远期恢复效果更加稳定,天灸能激活人体补体系统,调节体液免疫,促进 HBV 清除。

综上所述,中医对于肝纤维化有着系统的深入的研究,无论从理论上,还是临床实践上,以及实验研究上,均有着丰富的成果,取得良好的效果。总体病机仍以湿热血瘀为主,或伴素体脾胃气虚,或病程日久,肝肾两亏。上海中医药大学研制的扶正化瘀胶囊,北京302医院研制的复方鳖甲软肝片,河北邯郸肝病医院的安络化纤丸在治疗肝病领域功效显著,成为市场上的抢手货。扶正化瘀胶囊已在美国进行Ⅱ期临床试验。相信未来会有新的成药经过临床的科研的考验,成功上市,新的中药单体对抗具体的靶标,为患者带来福音。

（郝世军　张 莉）

第六节　基　因　治　疗

基因治疗能将外源基因导入靶细胞,以纠正或补偿因基因缺陷和异常引起的疾病。良好载体技术的选择,是基因治疗有效性的关键。目前载体技术包括两大类型:病毒性载体和非病毒性载体。非病毒性载体包括脂质体及脂质体复合物、阳离子高聚物载体(聚赖氨酸、聚乙烯亚胺、聚氨基酯、)、壳聚糖及其衍生物、配体介导的靶向载体(叶酸、转铁蛋白等)等等。该类载体具有低毒、低免疫反应、携带基因容量大的优点。但同时它存在效率低且表达功能基因持续时间短的缺点。因此目前研究和使用较多的是病毒性载体,占全部载体70%以上,如反转录病毒(retrovirus)、腺病毒(adenovirus)和腺病毒相关病毒(adeno-associat-ed virus, AAV)等。目前肝纤维化的基因治疗策略主要围绕肝星状细胞的调控和细胞外基质的降解两方面展开。

（一）抑 HSC 的活化增殖

1. 抑制 TGF-β/Smad 通路　转化生长因子(TGF-β)广泛存在于动物正常组织细胞及转化细胞,属于调节细胞生长与分化的细胞因子家族,具有5类亚型,含量最多的为 $TGF-\beta_1$。TGF-β 促进 HSC 的活化中是最有效的刺激因子。在肝硬化的组织中,活化的 HSC、内皮细胞中的 TGF-βmRNA 表达的量与纤维化严重程度相关。TGF-β 可以通过SMAD 和 non-SMAD 通路发挥广泛的生物学效应。Smad 蛋白是近年来发现新的分子家族,其是将来自胞外的 $TGF-\beta_1$ 信号直接由细胞外转导入细胞核内的重要胞内效应因子,在肝纤维化发生中起重要作用。

SMAD 家族根据其功能可以分为三类:①受体调节型(receptor-regulated SMADs, R-SMADs),包括 SMAD1、SMAD2、SMAD3、SMAD5 和 SMAD8;②普通型(the common SMAD, Co-SMAD),只有一种类型 SMAD4;③抑制型(the inhibitory SMADs, I-SMADs),包括 SMAD6 和 SMAD7。R-SMADs 与细胞膜丝氨酸/苏氨酸受体结合后被活化,co-SMAD 与之结合形成复合物后传导信号至细胞核。而 I-SMADs 负责抑制 R-SMADs 效应。在肝纤维化背景下,SMAD 家族既有促纤维化成员也有抗纤维化成员。

MicroRNAs(miRNAs)是一类非编码小 RNAs miRNAs,约 18~24 核苷酸长度,通过结合到 mRNAs 上干扰其翻译过程而发挥对基因表达的调节作用。越来越多研究证明,miRNAs 通过对 SMAD 靶向调节,参与肝纤维化过程和 HSC 的活化。miR-200 过表达抑制 SMAD3 减弱了 $TGF-\beta_1$ 促肝纤维化的效应。最近发现 miR454 家族在人结直肠癌组织和细胞株中能够靶向抑制 SMAD4;在发生纤维化的肝脏中水平下降,而 α-SMA 和 SMAD4 表达水平升高,提示 miR454 家族对肝纤维化有抑制作用。miR-146a 过表达抑制 $TGF-\beta_1$ 诱导的 HSC 增殖,增加 HSC 凋亡,该效应的部分机制是通过抑制 SMAD4 表达来实现(表 26-2)。

表 26-2 常见 MiRNAs 在肝纤维化中的靶点及作用

MiRNAs	靶点	纤维化作用
MiR-199a	SMAD3	增强
MiR-200	SMAD3	抑制
MiR-454	SMAD4	抑制
MiR-146a	SMAD4	抑制
MiR-33a	SMAD7	增强
MiR-21	SMAD7	增强

基于 TGF-β_1 信号通路在肝脏炎症和纤维化中的中心作用,长期以来很多研究以 TGF-β_1 为直接靶点的来研究干预肝纤维化,如 TGF-β_1 中和抗体、antisense-TGF-β 寡聚脱氧核苷酸、可溶性 TβRII 等来抑制 TGF-β_1 信号通路上游来干预肝纤维化。与此同时 TGF-β_1 抗炎属性也受到干扰,难以避免增加肝脏炎症损伤的风险。因此,考虑到直接干预 TGF-β_1 带来的负面效应,选择其信号通路下游,靶向 SMADs 将更有优势。

2. 调节结缔组织生长因子 结缔组织生长因子(connetive tissue growth factor,CTGF)是一种间质细胞生长因子,具有明显的丝裂原性和趋化性,调控细胞增殖、分化、黏附、趋化、迁移、凋亡和胞外基质的产生。研究表明 CTGF 在肝纤维化中,与肝纤维化进程密切相关。不仅能调控贮脂细胞的分化、增殖,而且直接介导原代 HSC 活化、增殖及迁移,且能促进活化 HSC,并使其合成与分 ECM。在肝纤维化中,多种类型的细胞产生 CTGF/CCN2,但是 HSC 是持续表达 CTGF/CCN2 并受其调控作用。在四氯化碳诱导的 SD 大鼠肝纤维化模型中,经过门静脉注射 CTGF siRNA(0.1mg/kg),显著降低 Ⅰ、Ⅲ 型胶原、层粘连蛋白,缓解肝纤维化的进展程度。在由 N- 二甲基亚硝胺(DMN)诱导的肝纤维化模型大鼠,CTGF siRNA 腹腔注射后能明显降低大鼠体内的 CTGF、TGF-β_1。在脂肪肝患者肝脏组织标本的研究分析中,活化后的 HSC 被证实是 CTGF 的来源,在酒精性肝纤维化模型中 CTGF siRNA 可明显降低 HSC 内的 α-SMA 含量,抑制 Ⅰ 型胶原表达。经慢病毒包装的 CTGF siRNA 注射到四氯化碳诱导的 SD 大鼠肝纤维化模型后,使大鼠肝组织的 CTGF 表达明显下降,血清中的透明质酸以及 ALT 显著降低,纤维化程度降低。最近有学者将 CTGF 138-159(aa)片段插入 C- 端截短型 HBV 核心抗原(HBc,aa 1-149)的 central c/e1 肽后制成一种新的病毒样颗粒 CTGF 疫苗,经免疫治疗四氯化碳诱导的小鼠肝纤维模型,在体内 CTGF 中和抗体,明显降低肝纤维化水平,使肝组织 CTGF、TGFβ1、PDGF-B 和 TIMP-1 明显减少,改善肝细胞凋亡促进肝细胞再生。

3. 抑制 PDGF/PDGFR 表达 血小板衍生生长因子(platelet-derived growth factor,PDGF)导致 HSC 趋化的最强的因子。血小板衍生生长因子受体 PDGFR 表达与 HSC 上,与 PDGF 结合后发挥募集作用。生理状态下,PDGF 由巨核细胞合成后,储存在血小板中。血小板被激活后可以释放入血。肝脏受损时,巨噬细胞、血小板、浸润的炎细胞、受损的内皮细胞及激活的肝星形细胞均可合成 PDGF。PDGF 包括三种形式的二聚体亚型,分别为 PDGF-AA、PDGF-BB、PDGF-CC。肝纤维化发生过程中,在 HSC 细胞膜表面,PDGF-BB 与 PDGFR-β 的作用尤为突出,两者结合启动的 PDGF-BB/PDGFR-ββ 信号通路被认为是在肝纤维化中发挥了重要作用。PDGFR-β 在生理条件下,肝脏表达水平低,而在 HSC 激活状态下,大量表达在其细胞膜。研究显示,在 DMN 或胆总管结扎的肝纤维化 SD 大鼠模型中,使用含有 PDGFR-β siRNA 的质粒均有效下调大鼠肝脏的 PDGFR-β、α-SMA 表达,降低血清 ALT、胆红素含量及肝纤维化病理程度等级。该质粒经有细胞特异性的胶质细胞原纤维酸性蛋白(GFAP)启动子修饰后,在 HSC 中的特异性高效表达,增强了靶向性,从而实现靶向抗肝纤维作用提供有力工具。也有研究者采用腐败菌素 A5,在胆管结扎的肝纤维化小鼠模型中,选择性阻断 PDGF-BB/PDGFR-ββ 信号通路,抑制了 HSC 的活化、增殖、迁移、细胞周期进程和肝纤维化相关蛋白的分泌,降低了总胆红素、转氨酶水平及脾脏重量,肝组织纤维化水平明显改善。

4. 调控高迁移率族蛋白 B1(HMGB1)/RAGE 通路　HMGB1 属于慢性炎症因子的一种,参与肝纤维化的进程。现已证实:HMGB1 能与 HSC 细胞表面的晚期糖基化终末产物受体(receptor for advanced glycation end products,RAGE)结合,其分子量为 47–55kDa,属于免疫球蛋白超家族。事实上,有多种配体和 RAGE 结合,一类是多种晚期糖基化终末产物,另一类是非晚期糖基化终末产物,包括 HMGB1。但后者与 RAGE,其结合力为晚期糖基化终末产物与 RAGE 结合力的 7 倍,随后进一步活化 HSC 细胞。随着这一作用机制的揭示,研究者逐步开始针对 HMGB1/RAGE 通路进行靶向基因治疗的研发,以期达到抗肝纤维化进展的目的。如在体外将脂质体包装的 HMGB1 基因特异性 siRNA 转染 HSC 细胞后,可以发现 HSC 细胞内的 HMGB1 的表达明显减少,α-SMA 和 Ⅰ、Ⅲ 型胶原表达降低,HSC 细胞增殖受到明显抑制。在 CCl4 诱导的 SD 大鼠肝纤维化模型中,脂质体包裹的 RAGE si RNA 经过尾静脉注射,使大鼠血清 ALT、总胆红素减少,肝脏细胞内的 RAGE、α-SMA、NF-κB、Ⅰ 型胶原表达量减少,而且使大鼠肝脏的炎症损伤程度、纤维化程度明显缓解。另有研究者发现:RAGE siRNA 改善 CCl$_4$ 诱导的 SD 大鼠的肝脏纤维化程度,其机制与 RAGE siRNA 蛋白和基因水平负调控炎症因子 TNF-α、IL-6 等密切相关。

（二）调节细胞外基质的降解和合成

1. 调节 MMP/TIMMP 平衡　肝纤维化作为多种致病因素所致肝硬化的共同病理基础和发病途径,其实质是胞外间质胶原纤维等 ECM 合成和降解失衡,导致肝脏 Ⅰ 型、Ⅲ 胶原等 ECM 过度沉积,降解减少。基质金属蛋白酶(MMP),是 ECM 降解过程中必不可少的酶类,几乎能降解 ECM 的所有成分,其活性可被基质金属蛋白酶组织抑制因子(TIMP)抑制。TIMP 包括 4 种类型,其中 TIMP-1 在肝损伤中发挥主要作用。在肝纤维化初始阶段,MMP 分泌增加,能够有效降解胶原,随着纤维化不断进展,ECM 的沉积过度,TIMP 分泌开始逐渐增加,从而抑制 MMP 的活性,促进纤维化的发生,最终导致肝纤维化和肝硬化的发生。

在经治硫代乙酰胺诱导的肝硬化大鼠模型中,MMP8 基因片断和全长分别由腺病毒与乙型肝炎病毒嵌合载体包装,经尾静脉注射后,使肝脏表面岛屿状结节明显减少,肝脏质地变软,肝小叶结构破坏明显减轻,汇管区和中央静脉周围胶原显著减少,纤维条索变细变窄,肝细胞水肿好转、炎性细胞浸润减少,肝纤维化程度明显减轻。血清透明质酸、层黏连蛋白等血清肝纤维化指标明显下降。研究表明,以腺相关病毒为载体靶向作用于大鼠 TIMP-1 的小干扰 RNA 在体外能够抑制大鼠肝星状细胞系 TIMP-1 基因的表达并使 MMP-13 表达增加,促进细胞外基质的降解/合成平衡向降解方向发展。进一步体内研究发现 rAAV/SiRNA-TIMP-1 在 CCl$_4$ 和胆管结扎两种大鼠肝纤维化模型能够显著减轻肝纤维化的程度,

降低肝组织 α-SMA 及 TGFβ 水平,增强 MMP13 活性及其表达水平,降低 HSCs 活化水平,使细胞外基质降解增多,合成减少,明显改善肝纤维化。

2. 调节 PAI-1/ 尿激酶(uPA)平衡　ECM 在肝脏内的过度蓄积,是肝纤维化产生的主要病理基础。纤溶酶原激活剂(plasminogen activator, PA)包括两种类型:组织型(tissue-type PA, tPA)和尿激酶型(urokinase-type PA, uPA)。tPA 主要参与了纤溶过程,而 uPA 能直接降解 ECM,并能激活 MMP,发挥间接降解 ECM 的作用。纤溶酶原激活物抑制物 1(plasminogen activator inhibitor, PAI-1)是纤溶系统重要的调控因子,能结合 uPA 的丝氨酸活性中心位点,使其活化作用丧失。在肝纤维化发生过程中,PAI-1 的含量明显增加,uPA 的活性受到明显抑制,不能及时有效地降解 ECM。因此,通过降低 PAI-1 活性,增加 uPA 含量来改善 PAI-1/uPA 在肝纤维化进程中的失衡,可望达到增加降解 ECM、拮抗肝纤维化的效果。2016 年,Ma 等将腺病毒包装的人 uPA 转染至大鼠骨髓基质干细胞(BMSCs),应用于四氯化碳诱导的肝纤维化大鼠模型中,发现经过 uPA 修饰的 BMDCs 治疗后,大鼠血清 ALT、TB、透明质酸、层粘连蛋白、Ⅲ型前胶原均显著降低,血清白蛋白显著回升,肝脏组织学显示肝脏纤维化面积明显降低,其机制于抑制 Wnt 信号通路有关。间充质干胞对纤维化的治疗日益引起重视,多个研究团队均报道脂肪间充质肝细胞(adipose derived stromal cells, ADSCs)对不同类型肝硬化动物模型有明显缓解作用,Ad-huPA 的基因治疗也明显促进肝细胞再生和降低肝纤维化水平。值得关注的是,两者的协同作用目前尚未得到证实。Meza-Ríos 等进一步联合应用 ADSCs 细胞移植和 Ad-huPA 基因治疗,但是没有发现两者联用的协同效应。

3. 调节神经受体　内源性大麻素系统(endocannabinoid system, ECS),起源于花生四烯酸,在肝纤维化和脂肪肝的形成中发挥重要作用,进而促进原发性肝癌的进展。其受体分为 cannabinoid receptor CB1 和 CB2 两类。CB1 在肝脏主要表达在 HSC 上,CB2 主要表达在肝脏巨噬细胞上。在肝纤维化形成过程中,两者发挥着截然相反的作用。ECS-CB1 激活以后,使 HSC 活化,进而促进肝纤维化;ECS-CB2 激活,促进巨噬细胞活化并释放趋化因子募集 T 细胞尤其是 CD4$^+$ T 细胞入肝发挥抗肿瘤效应。近年来研究发现肝硬化患者肝脏肌成纤维细胞 CB1 表达上调,并且在小鼠肝纤维化模型及非酒精性脂肪性肝炎模型也同样出现。Chen 等发现慢病毒包装靶向 CB1 小干扰 RNA(CB1-RNAi-LV)显著抑制大鼠原代 HSC 上 CB1 表达的同时可以显著抑制星状细胞的活化、增殖及细胞外基质的产生。此外,在二甲基亚硝胺诱发的大鼠肝纤维化模型中,尾静脉注射 CB1-RNAi-LV 治疗,可以明显降低肝纤维化程度,减少 α-SMA、波形蛋白等表达水平。

(三)其他肝纤维化形成中重要细胞因子通路

过去十年来,大量的研究显示不同类型的细胞因子通路参与了肝纤维化启动及进展,有望成为药物治疗的潜在靶点。

1. 神经生长因子(nerve growth factor, NGF)　NGF 与不同受体(p75NTR, TrkA)结合并导致 AKT/PKB、MAPK 和 NF-κB 等几条信号通路激活。在肝纤维化的损伤过程中,肝细胞表达 NGF,对 HSC 的凋亡增长呈量效依赖关系,但是 proNGF 保护及纤维细胞免于凋亡。这些发现提示 NGF 轴可做肝纤维化的基因治疗的兴趣靶点,通过对 NGF 和 proNGF 调控 HSC 和 MFB 的凋亡,有望为肝纤维化治疗提供新的途径。

2. 血管内皮生长因子(vascular endothelial growth factor, VEGF)　VEGF 家族由 VEGF-A、VEGF-B、VEGF-C、VEGF-D 和 PIGF 等五种细胞因子组成,在血管新生和发育中发挥重要

作用。它们与酪氨酸激酶受体(tyrosine kinase receptors VEGFRs)结合和触发下游一系列反应。通常认为，VEGF-A 与肝纤维化有关，其诱导生成有赖于氧压，并调节血管密度，影响门静脉高压的形成。近年来越来越多研究提示，VEGF 不仅促进肝纤维化，而且也是肝脏组织修复和纤维化恢复期的必需因子。

3. 成纤维细胞生长因子(fibroblast growth factors, FGFs)　FGFs 含有 22 成员，可以与五个直接受体结合(FGFR1-4, FGFRL1)，通过几条信号途径传递，Ras-Raf-mitogen-associated 蛋白激酶和 phosphoinositol-3 kinase-AKT 级联瀑布效应。FGF 参与了肝纤维化的发生和进展至肝硬化阶段。在四氯化碳诱导的肝硬化小鼠模型，敲除 GF1 和 FGF2 可以明显减低肝纤维化水平，然而敲除 FGFR4 小鼠更加容易导致肝纤维化。这些貌似矛盾的线索，提示成纤维细胞生长因子在肝纤维化形成中复杂环境中，可能成为下一步潜在选择性的治疗靶点。

4. 肝细胞生长因子(hepatocyte growth factor, HGF)　HGF 与 c-Met 受体结合后，促进酪氨酸激酶活性，产生多向性细胞效应，影响细胞增殖、凋亡、分化、运动、入侵和血管新生。在实验性肝纤维化模型中，HGF 明显降低肝脏纤维化水平。其作用机制上，目前研究倾向认为，HGF 通过诱导半乳凝素 -7，与磷酸化的 Smad2/3 结合，阻止了其转录调控功能，从而抑制了肝纤维化。谢渭芬在二甲基亚硝胺诱导和胆管结扎等两种不同的肝纤维化模型中，通过腺病毒携带 HNF4alpha 基因或者 HNF4alpha 靶向 siRNA 尾静脉注射，发现过表达 HNF4alpha 可以明显改善肝纤维化和肝功能，上皮 - 间质细胞转化(epithelial-mesenchymal transition, EMT)明显受到抑制。反之抑制 HNF4alpha，加重肝纤维化，降低 E-cadherin 表达、增强波形蛋白和成纤维细胞特异蛋白 -1。因此，该细胞因子的多向性作用，与新型抑制型肽、治疗性抗体、截短型抑制型肽(如 HGF/NK1)、小分子抑制物(如 INC280、Tivantinib)等靶向 c-Met 将开启新的抗纤维化治疗的途径。

5. 表皮生长因子(epidermal growth factor, EGF)　EGF 的受体为(EGFR)，自 2014 年报道在二甲基亚硝胺诱导小鼠和胆管结扎大鼠模型上发现厄洛替尼因抑制 EGFR 显示出对肝纤维化显著抑制作用和原发性肝癌的进展阻止作用，EGFR 引起了众多研究者的兴趣。继而在 2015 年有研究报道 EGF 和 FGF2 可以协同抑制 α-SMA 表达，逆转激活的人原代 HSC 进入转化状态，显示这种细胞因子可以拮抗促纤维化的信号。

随着对肝纤维化机制的认识深入，越来越多肝纤维化起始阶段和进展阶段的调节基因被逐渐发现。肝纤维化过程是一个复杂动态多基因参与的过程，已经发现针对不同环节靶点基因调控可以呈现出协同效应，所以在将来，肝纤维化基因治疗由单基因向多基因治疗方向发展，逐步实现肝纤维化逆转、结构重建和恢复正常肝功能等最终治疗目的。相信在不久的将来，基因治疗将为肝纤维化的临床治疗提供新的手段。

（王洪武　宁琴）

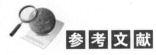

参考文献

1. 池肇春. 肝纤维化诊治若干进展. 临床肝胆病杂志, 2008, 24: 323-327.
2. 池肇春. 非酒精性脂肪性肝病发病机制研究进展与现状. 世界华人消化杂志, 2017, 25: 670-683.

3. Inagaki Y, Kushida M, Higashi K, et al. Cell type-specific intervention of transformins factor beta/smad signaling suppresses collagen gene expression and hepatic fibrosis in mice. Gastroenterology, 2005, 129: 268-295.

4. Kinoshita K, Iimuro Y, Otogawak K, et al. Adenovirus-mediated expression of BMP-7 suppresses the development of liver fibrosis in rats. Gut, 2007, 56: 706-714.

5. Safadi R, Konikoff FM, Mahamid M, et al. The fatty acid-bile acid conjugate Aramchol reduces liver fat content in patients with nonalcoholic fatty liver disease. Clin Gastroenterol Hepatol, 2014, 12: 2085-2091. e1.

6. Leikin-Frenkel A, Coldiner I, Leikin-Gobbi D, et al. Treatment of preestabilished diet-induced fatty liver by oral fattyacid-bile acid conjucgates in rodents. Eur J Gastroenterol Hepatol, 2008, 20: 1205-1213.

7. Chamulitrat W, Liebisch G, Yu N, et al. Ursodeoxycholyl lysophosphatidylethanolamine inhibits lipoapoptosis by shifting fatty acid pools toward monosaturated and polyunsaturated fatty acid in mouse hepatocytes. Mol Pharmacol, 2013, 84 (5): 698-709.

8. EASL-EASD-EASO Clinical Practice Guidelines for the Management of Non-Alcoholic Fatty Liver Disease. Obes Facts, 2016, 9: 65-90.

9. Compare D, Coccoli P, Rocco A, et al. Gut-liver axis: the impact of gut microbiota on non alcoholicfatty liver disease. Nutr Metab Cardiovasc Dis, 2012, 22: 471-476.

10. Esposito E, Iacono A, Bianco G, et al. Probiotics reduce the inflammatory response induced by a high-fat dietin the liver of young rats. J Nutr, 2009, 139: 905-911.

11. Xu RY, Wan YP, Fang QY, et al. Supplementation with probiotics modifies gut flora and attenuates liver fat accumulation in rat nonalcoholic fatty liver disease model. J Clin Biochem Nutr, 2012, 50: 72-77.

12. Sáez-Lara MJ, Robles-Sanchez C, Ruiz-Ojeda FJ. Effects of Probiotics and Synbiotics on Obesity, Insulin Resistance Syndrome, Type 2 Diabetes and Non-Alcoholic Fatty Liver Disease: A Review of Human Clinical Trials. Int J Mol Sci, 2016, 17 (6). pii E928.

13. Bashiardes S, Shapiro H, Rozin S. Non-alcoholic fatty liver and the gut microbiota. Mol Metab, 2016, 5: 782-794.

14. Leung C, Rivera L, Furness JB, et al. The role of the gut microbiota in NAFLD. Nat Rev Gastroenterol Hepatol, 2016, 13: 412-425.

15. Miele L, Valenza V, La Torre G, et al. Increased intestinal permeability and tight junction alterations in nonalcoholic fatty liver disease. Hepatology, 2009, 49: 1877-1887.

16. Yuan Y, Sun ZM, Zhang Y, et al. Influence of gut microecology on the pathogenesis and treatment of nonalcoholic fatty liver disease. Zhonghua Ganzangbing Zazhi, 2016, 24: 375-379.

17. Hakansson A, Molin G. Gut microbiota and inflammation. Nutrients, 2011, 3: 637-682.

18. Banini BA, Sanyal AJ. Banini BA, Current and future pharmacologic treatment of nonalcoholic steatohepatitis. Curr Opin Gastroenterol, 2017, 33: 134-141.

19. Arab A, Askari G, Golshiri P, et al. The Effect of a Lifestyle Modification Education on

Adiposity Measures in Overweight and Obese Nonalcoholic Fatty Liver Disease Patients. Int J Prev Med, 2017, 8: 10.

20. Xie Y, Miranda SR, Hoskins JM, et al. Role of UDP–Glucuronosyltransferase 1A1 in the Metabolism and Pharmacokinetics of Silymarin Flavonolignans in Patients with HCV and NAFLD. Molecules, 2017, 22 (1). pii: E142.

21. Altamirano–Barrera A, Barranco–Fragoso B, Méndez–Sánchez N. Management strategies for liver fibrosis. Ann Hepatol, 2017, 16: 48–56.

22. Houghton D, Thoma C, Hallsworth K, et al. Exercise Reduces Liver Lipids and Visceral Adiposity in Patients With Nonalcoholic Steatohepatitis in a Randomized Controlled Trial. Clin Gastroenterol Hepatol, 2017, 15: 96–102. e3.

23. Smith BK, Marcinko K, Desjardins EM. Treatment of nonalcoholic fatty liver disease: role of AMPK. Am J Physiol Endocrinol Metab, 2016, 311: E730–E740.

24. Rotman Y, Sanyal AJ. Current and upcoming pharmacotherapy for non–alcoholic fatty liver disease. Gut, 2017, 66: 180–190.

25. Qu Y, Zhang Q, Cai X, et al. Exosomes derived from miR–181–5p–modified adipose–derived mesenchymal stem cells prevent liverfibrosis via autophagy activation. J Cell Mol Med, 2017, 21: 2491–2502.

26. Ge MX, He HW, Shao RG, et al. Recent progression in the utilization of autophagy–regulating nature compound as anti–liverfibrosis agents. J Asian Nat Prod Res, 2017, 19: 109–113.

27. Zeybel M, Luli S, Sabater L, et al. A Proof–of–Concept for Epigenetic Therapy of Tissue Fibrosis: Inhibition of Liver FibrosisProgression by 3–Deazaneplanocin A. Mol Ther, 2017, 25: 218–231.

28. Altamirano–Barrera A, Barranco–Fragoso B, Méndez–Sánchez N. Management strategies for liver fibrosis. Ann Hepatol, 2017, 16 48–56.

29. Bai G, Yan G, Wang G, et al. Anti–hepatic fibrosis effects of a novel turtle shell decoction by inhibiting hepatic stellate cell proliferation and blocking TGF–β1/Smad signaling pathway in rats. Oncol Rep, 2016, 36: 2902–2910.

30. Liang L, Yang X, Yu Y, et al. Babao Dan attenuates hepatic fibrosis by inhibiting hepatic stellate cells activation and proliferation via TLR4 signaling pathway. Oncotarget, 2016, 7: 82554–82566.

31. 周利军. 六味五灵片治疗非酒精性脂肪性肝病的 Meta 分析. 临床肝胆病杂志, 2015, 31: 1068–1072.

32. Mashmoul M, Azlan A, Mohtarrudin N, et al. Protective effects of saffron extract and crocin supplementation on fatty liver tissue of high–fat diet–induced obese rats. BMC Complement Altem Med, 2016, 16: 401.

33. Lai YS, Lee W, Lin YC, et al. Ginger essential oil ameliorates hepatic injury and lipid accumulation in high fat diet–induced nonalcoholic fatty liver disease. J Agric Food Chem, 2016, 64: 2062–2071.

34. Seo E, Oh YS, Jun HS. Psoralea corylifolia L. seed extract attenuates nonalcoholic fatty liver

disease in high-fat diet-induced obese mice. Nutrients, 2016, 8: 83.

35. SjostromL. Review of the key results from the Swedish obese subjects (SOS) trial-a prospective controlled intervention study of bariatric surgery. J Intern Med, 2013, 273: 219-234.

36. 刘成海. 肝纤维化的基础研究进展. 中国中西医结合杂志, 2006, 26: 11-12.

37. 陆伦根, 胡俊杰. 肝纤维化研究进展. 肝脏, 2012, 17: 617-620.

38. 蒋芳玉, 杨世忠, 宫爱民. 用中医药治疗肝纤维化的研究进展. 当代医药, 2016, 14: 119-121.

39. 肝纤维化中西医结合诊疗指南. 中华肝脏病杂志, 2006, 14: 866-870.

40. 李生财. 论肝纤维化中医病机的演变规律. 新中医, 2008, 40: 1-2.

41. 王佳赢. 周仲瑛教授辨治肝炎肝纤维化经验钩玄. 陕西中医, 2012, 33: 581-582.

42. 华忠, 李燚光, 薛博瑜. 金实教授应用龙柴方辨治肝炎肝纤维化经验. 现代中西医结合杂志, 2011, 20: 3850-3908.

43. 孙玉莉. 尹常健治疗慢性乙型肝炎肝纤维化临床经验. 中国中医药现代远程教育, 2014, 22: 27-29.

44. 张连俊. 杨小平教授运用鼓胀片治疗慢性乙型肝炎肝纤维化经验 中医研究, 2014, 3: 45-47.

45. 田莉婷. 支军宏主任医师治疗肝纤维化的经验. 陕西中医, 2012, 33: 1523-1524.

46. 刘定. 张金良主任医师从"络病"辨治肝郁血瘀型酒精性肝纤维化临床疗效观察. 世界最新医学信息文摘, 2015, 15 ( ): 91-92.

47. 徐洪涛. 从痰瘀论治非酒精性脂肪肝肝纤维化纂要. 光明中医, 2014, 29 (11): 2392-2393.

48. 张爱军. 清肝化瘀方抗非酒精性脂肪性肝炎肝纤维化疗效观察. 上海中医药杂志, 2009, 6: 33-35.

49. 麻莉. 门九章温阳健脾法治疗肝纤维化经验. 湖北中医杂志, 2014, 7: 23-24.

50. 郭政. 薛博瑜教授辨治肝纤维化经验. 长春中医药大学学报, 2013, 29 (1): 67-68.

51. 陈香妮. 杨震名老中医经验方"桃红化浊汤"治疗湿热瘀阻型肝纤维化临床效果. 临床医学研究与实践, 2016 (3): 57-58.

52. 杨倩. 姚希贤瘀血论治慢性肝纤维化经验. 中华中医药杂志, 2007, 22: 168-171.

53. 茹清静. 血府逐瘀汤治疗慢性乙型肝炎肝纤维化患者的临床观察. 中国中西医结合杂志, 2004, 24 (11): 983-985.

54. 李海华. 大黄䗪虫丸治疗失代偿期肝硬化 16 例. 陕西中医, 2006, 27 (1): 86.

55. 杨智海. 鳖甲煎丸治疗非酒精性脂肪性肝纤维化 36 例. 中华中医药学会全国肝胆病学术会议, 2010.

56. 王昌明. 补阳还五汤加减治疗脂肪肝 59 例临床疗效观察. 中国中西医结合消化杂志, 2013, 11 (2): 88-89.

57. 周玉平. 电针对四氯化碳致肝纤维化大鼠模型的疗效及其机制探讨. 时珍国医国药, 2013, 24: 249-252.

58. Blank U, Karlsson S. The role of Smad signaling in hematopoiesis and translational hematology. Leukemia, 2011, 25: 1379-1388.

59. Wang B, Koh P, Winbanks C, et al. miR−200a Prevents renal fibrogenesis through repression of TGF−β2 expression. Diabetes, 2011, 60: 280−287.

60. Zhu D, He X, Duan Y, et al. Expression of microRNA−454 in TGF−β1−stimulated hepatic stellate cells and in mouse livers infected with Schistosoma japonicumParasit Vectors, 2014, 7: 148.

61. He Y, Huang C, Sun X, et al. MicroRNA−146a modulates TGF−beta1−induced hepatic stellate cell proliferation by targeting SMAD4. Cell Signal, 2012, 24: 1923−1930.

62. Xu F, Liu C, Zhou D, et al. TGF−β/SMAD Pathway and Its Regulation in Hepatic Fibrosis. J Histochem Cytochem, 2016, 64: 157−167.

63. Huang G, Brigstock DR. Regulation of hepatic stellate cells by connective tissue growth factor. Front Biosci（Landmark Ed）, 2012, 17: 2495−2507.

64. Weiskirchen R. Hepatoprotective and Anti−fibrotic Agents: It's Time to Take the Next Step. Front Pharmacol, 2015, 6: 303.

65. Chen L, Charrier AL, Leask A, et al. Ethanol−stimulated differentiated functions of human or mouse hepatic stellate cells are mediated by connective tissue growth factor. J Hepatol, 2011, 55: 399−406.

66. Hao C, Xie Y, Peng M, et al. Inhibition of connective tissue growth factor suppresses hepatic stellate cell activation in vitro and prevents liver fibrosis in vivo. Clin Exp Med, 2014, 14: 141−150.

67. Li S, Lv YF, Su HQ, et al. A virus−like particle−based connective tissue growth factor vaccine suppresses carbon tetrachloride−induced hepatic fibrosis in mice. Sci Rep, 2016, 6: 32155.

68. Kocabayoglu P, Lade A, Lee YA, et al. β−PDGF receptor expressed by hepatic stellate cells regulates fibrosis in murine liver injury, but not carcinogenesis. J Hepatol, 2015, 63: 141−147.

69. Borkham−Kamphorst E, Weiskirchen R. The PDGF system and its antagonists in liver fibrosis. Cytokine Growth Factor Rev, 2016, 28: 53−61.

70. Wang X, Wu X, Zhang A, et al. Targeting the PDGF−B/PDGFR−β Interface with Destruxin A5 to Selectively Block PDGF−BB/PDGFR−ββ Signaling and Attenuate Liver Fibrosis. EBioMedicine, 2016, 7: 146−156.

71. Ge WS, Wu JX, Fan JG, et al. Inhibition of high−mobility group box 1 expression by siRNA in rat hepatic stellate cells. World J Gastroenterol, 2011, 17: 4090−4098.

72. Wang XW, Li WD, Xia JR, et al. Small interfering RNA targeting receptor for advanced glycation end products suppresses the generation of proinflammatory cytokines. Exp Ther Med, 2015, 10: 584−590.

73. Liu J, Cheng X, Guo Z, et al. Truncated active human matrix metalloproteinase−8 delivered by a chimeric adenovirus−hepatitis B virus vector ameliorates rat liver cirrhosisPLoS One, 2013, 8: e53392.

74. Cong M, Liu T, Wang P, et al. Antifibrotic effects of a recombinant adeno−associated virus carrying small interfering RNA targeting TIMP−1 in rat liver fibrosis. Am J Pathol, 2013, 182: 1607−1616.

75. Rui W, Xie L, Liu X, et al. Compound Astragalus and Salvia miltiorrhiza extract suppresses hepatocellular carcinoma progression by inhibiting fibrosis and PAI-1 mRNA transcription. J Ethnopharmacol, 2014, 151: 198-209.

76. Ma ZG, Lv XD, Zhan LL, et al. Human urokinase-type plasminogen activator gene-modified bone marrow-derived mesenchymal stem cells attenuate liver fibrosis in rats by down-regulating the Wnt signaling pathway. World J Gastroenterol, 2016, 22: 2092-2103.

77. Meza-Ríos A, García-Benavides L, García-Bañuelos J, et al. Simultaneous administration of ADSCs-based therapy and gene therapy using Ad-huPA reduces experimental liver fibrosis. PLoS One, 2016, 11: e0166849.

78. Suk KT, Mederacke I, Gwak GY, et al. Opposite roles of cannabinoid receptors 1 and 2 in hepatocarcinogenesis. Gut, 2016, 65: 1721-1732.

79. Mallat A, Teixeira-Clerc F, Lotersztajn S. Cannabinoid signaling and liver therapeutics. J Hepatol, 2013, 59 (4): 891-896.

80. Chen SW, Wu BY, Xu SP, et al. Suppression of CB1 cannabinoid receptor by lentivirus mediated small interfering RNA ameliorates hepatic fibrosis in rats. PLoS One, 2012, 7: e50850.

81. Yang L, Kwon J, Popov Y, et al. Vascular endothelial growth factor promotes fibrosis resolution and repair in mice. Gastroenterology, 2014., 146: 1339-1350. e1.

82. Yue HY, Yin C, Hou JL, et al. Hepatocyte nuclear factor 4alpha attenuates hepatic fibrosis in rats. Gut, 2010, 59: 236-246.

83. Fuchs BC, Hoshida Y, Fujii T, et al. Epidermal growth factor receptor inhibition attenuates liver fibrosis and development of hepatocellular carcinoma. Hepatolog, 2014, 59: 1577-1590.

84. El TA, Najimi M, Sancho-Bru P, et al. In vitro reversion of activated primary human hepatic stellate cells. Fibrogenesis Tissue Repai, 2015, 8: 14.

第 27 章

非酒精性脂肪性肝病中医诊断与治疗

NAFLD 是一种与胰岛素抵抗（IR）和遗传易感密切相关的代谢应激性肝脏损伤，其病理学改变与酒精性肝病（ALD）相似，但患者无过量饮酒史，疾病谱包括非酒精性单纯性脂肪肝（NAFL）、非酒精性脂肪性肝炎（NASH）及其相关肝硬化和隐源性肝硬化。

非酒精性脂肪性肝病在欧美发达国家以及我国经济较发达地区呈流行趋势。在欧美等发达国家，普通成年人 NAFLD 患病率为（17%~33%）。在我国 NAFLD 已经取代病毒性肝炎成为第一大肝病。肥胖、血脂紊乱、2 型糖尿病和代谢综合征为 NAFLD 的危险因素，肥胖者 NAFL（60%~90%）、NASH（20%~25%）及肝硬化（2%~8%）的发生率更高；2 型糖尿病和高脂血症患者 NAFLD 检出率分别为 28%~55% 和 27%~92%；多种代谢紊乱并存者，NAFLD 的患病率更高，出现 NASH 和肝硬化的可能性更大。

一、非酒精性脂肪性肝病的中医病名

脂肪肝是现代医学名词，在中医古籍中无直接对应的病名。现代医家多根据其病因病机或从症状上推测其中医病名的归属。程华焱等学者对脂肪肝的中医病名进行了文献研究，通过统计分析共获得 44 个脂肪肝相关的中医病名，出现频次最高的依次为胁痛、积聚、痰浊和肝癖（痞）；脂肪肝最常见的中医病名分别是积聚、癥瘕和肥气。关于"胁痛"早在《内经》中已有记载，"肝壅，两胁痛"。《灵枢·五邪》篇说："邪在肝，则两胁中痛。"《内经》中有诸如"伏梁"、"息贲"、"肥气"等病名，属"积聚"范畴。《金匮要略·五脏风寒积聚病脉证并治第十一》云："积者，脏病也，终不移"。明代方贤在《奇效良方》曰："或谓肝而蓄于左胁而作块而痛者，为肝积，名肥气也。"《素问·通评虚实论》曰："甘肥贵人，则膏粱之疾也。"《灵枢·邪气脏腑病形》又云："肝脉微急为肥气，在胁下若覆杯。"说明肝之积块在胁下，其状如覆杯，名曰肥气。

据统计，非酒精性脂肪性肝病患者的临床表现以右上腹（胁肋部）疼痛不适、乏力、纳差等非特异性症状最为常见，也可以出现黄疸、腹水等特异性体征，合并糖尿病、高脂血症等疾病时，可以表现为眩晕、消渴等症状。故根据临床表现归类的病名包括：胁痛、黄疸、痞满、胀满、鼓（臌）胀、腹胀、肿胀、肥胖、眩晕、消渴等。本病的发生与中医理论中的"痰""湿""瘀""郁""积"等密切相关，如周学海在其《读医随笔》中说："故凡脏腑十一二经之气化，皆必借肝胆之气鼓舞之，始能调畅而不病。凡病之气结、血凝、痰饮……积聚、痞满、眩晕……皆肝气不能舒畅所致也。"故根据病因病机推测，本病的中医病名还涉及：积聚、肥气、痰浊、痰证、痰湿、痰阻、湿阻、湿证、痰饮、脂满、瘀痰、瘀血、肝癖（痞）、肝着、肝痈、肝胀、肝积、肝郁、癖病、癥瘕、癥积、痞证、痰痞、瘀证、肝痿、酒疸、疸病、酒癖、酒臌、伤酒和酒劳等。2012年，国家中医药管理局肝病重点专科协作组把重点病种NAFLD归属于"肝癖"范畴，"肝癖"又名"肝痞"，是因肝失疏泄，脾失健运，痰浊瘀积于肝脏，以胁胀或痛，右胁下肿块为主要表现的疾病。《诸病源候论·癖病诸候》谓："癖者，谓僻侧在于两胁之间，有时而痛是也。"故肝癖是根据病机、临床表现命名的，更加符合NAFLD的基本特点。

二、非酒精性脂肪性肝病的中医病因

根据本病所归属的中医病名，脂肪肝的中医病因可以归纳为：饮食不节；劳逸失度；情志失调；素体肥胖；感受湿热之邪；久病体虚，或先天不足。

（一）饮食不节

《素问·痹论》曰"饮食自倍，肠胃乃伤"。《内外伤辩·饮食劳倦论》云："饮食失节，寒湿不适，则脾胃乃伤。""中气一虚，百病丛生"，脾气虚弱，则运化失职，分清泌浊功能失常，湿邪不化，痰浊内生，如《素问·阴阳应象大论》曰："清气在下，则生飧泻；浊气在上，则生䐜胀。"《医方论》指出："人非脾胃无以养生，饮食不节病即随之，多食辛辣则火生，多食生冷则寒生，多食浓厚则痰湿俱生，于是为积累、为胀满、为泻痢，种种俱见。"《金匮要略心典》言"食积太阴，敦阜之气，抑遏肝气，故病在胁下"。《医学入门》云："善食厚味者生痰。"可见贪食膏粱厚味、肥甘油腻，一则腻脾碍胃，运化不利，水谷不能化为精微，反成痰浊膏脂，蕴结于肝而发本病。所谓："谷以养人，而过食成积"。二则伤及脾胃，运化失常，湿浊内生，湿聚成痰，蕴而化热，壅阻气机，熏蒸肝胆。

（二）劳逸失度

《素问·上古天真论》云："……起居有常，不妄作劳，故能形与神俱"。劳逸失度，久坐少动，可损伤人体而致病。《素问·宣明五气论》曰："久卧伤气，久坐伤肉"。伤气则气虚，伤肉则脾虚。如《世补斋医书》云："自逸病之不讲，而世但知有劳病，不知有逸病，然而逸之为病，正不小也……安逸所生病，与劳相反。经云：劳者温之，逸者行之……夫逸之病，脾病也"。可见多静少动，过度安逸则脾失健运，如王孟英云："过逸则脾滞，脾气因滞而少健运，则饮停聚湿也。"脾既病则胃不能独行津液，日久聚湿生痰，气血运行不畅，阻于肝则发病。

（三）情志失调

《素问·阴阳应象大论》说："人有五脏化五气，以生喜怒悲忧恐。"《医林绳墨》朱丹溪曰："气也，常则安……逆则祸，变则病，生痰动火，升降无穷，燔灼中外，血液稽留，为积为聚"。肝为刚脏，藏血，主疏泄，其性升发，苦郁滞，生机勃然为其常，若内伤七情，则忧思气结，如吴鞠通曰："肝气久郁，痰瘀阻络。"《金匮翼·胁痛统论》说："肝郁胁痛者，悲哀恼怒，郁伤肝气。"《古今医鉴·胁痛》曰："胁痛者，……若因暴怒伤触，悲哀气结，饮食过度，冷热失调，颠仆伤形，或痰积流注于血，与血相搏，皆能为痛。"《杂病源流犀烛·肝病源流》说："气郁，由大怒气逆，或谋虑不决，皆令肝火动甚，以致肤胁肋痛。"《读书随笔》曰："凡病之气结、血凝、痰饮、痉厥、积聚、痞满……，皆肝气之不能舒畅所致也。""木得土以培之，土得木而达之"，肝脾同居中焦，其位相邻，经脉相通，气机互调。《济生拔粹》："风寒暑湿得以外袭，喜怒忧思得以内伤，食啖生冷，过饮寒浆，扰动冲和，如是阴气当升不升，阳气当降不降，中焦痞塞,必成胀满。" 因此,情志失调,肝失疏泄,气机阻滞,血流不畅,肝病及脾,久则气滞、血瘀、痰湿阻于肝络而发为本病。

(四)素体肥胖

素体禀赋决定对特定病邪的易感受性。唐代杨玄操曰:"肥气者,肥盛也。言肥气聚于右胁下……如肉肥盛之状也",描述了肥胖是"肥气"的易发因素。肥人多痰湿,体丰则痰盛,《万氏妇人科》曰:"惟彼肥硕者,膏脂充满,脂痰凝塞"。李时珍著《本草纲目》曰:"痰涎之为物,随气升降,无处不到……入肝则留伏蓄聚,成胁痛干呕。"肥人多气虚,《石室秘录》曰:"肥人多痰乃气虚也。"肥人多脾虚湿盛,痰湿壅阻,日久形成脂肪肝。体质在一定程度上决定了机体对某些特定疾病的易感性。

(五)感受湿热之邪

患者感受湿热之邪,或肝炎病后湿热未清,又过食肥甘厚味,助湿生热,湿热内蕴,阻滞气机,肝络阻塞,横逆犯胃,胃腑壅滞,气病及血,而致血流不畅;或肝病传脾,脾失运化,水湿贮留,日久生痰,以致痰湿交结,内郁于肝胆而发为本病。

(六)先天不足或久病体虚

本病既可以独立成病,也可以是他病在肝脏的表现。肝肾同源,肾为先天之本,脾为后天之本,二者互为根本。《素问·上古天真论》曰"年四十,而阴气自半也,起居衰矣"。《景岳全书·胁痛篇》曰:"凡房劳过度,肾虚羸弱之人,多有胸胁间隐隐作痛,此肝肾精虚"。若先天不足,或年四十后肾气渐虚,水不涵木,火不温土,则肝失疏泄、脾失健运。若他病迁延不愈,亦可影响脾胃功能,水谷不能化生精微,湿聚成痰,痰浊阻络,血行不畅,与痰互结于肝,阻滞肝脉而发为本病。

三、非酒精性脂肪性肝病的中医病机

NAFLD 的辨证分型规律研究的结果提示了本病病位在肝,与脾肾关系密切,多因虚致实,脾虚是本病的基础病机,痰、湿、郁、瘀是本病的病理要素,肝肾阴虚是本病比较特殊的一个病机表现。临床上无论酒食不节、过逸少动、情志所伤还是久病失调多先致脾气虚弱,继而出现脾运化失职,分清泌浊功能失常,湿浊内生,湿聚成痰,脾虚痰湿中阻;肝脾不调,肝失调达,则肝郁脾虚湿阻;湿郁化热,羁留不解,则脾虚湿热内蕴;痰阻血瘀,则脾虚痰瘀互结,最终均致痰湿瘀阻滞于肝而发为本病;有部分比较特殊的患者因为肝肾阴虚,水不涵木,肝失疏泄,肝脾不调,脾虚湿阻,痰湿瘀阻滞于肝而发为本病。根据该型患者的病机特点推测可能与患者的年龄、合并症等因素相关。通过证型与年龄分段的对应分析,证实了肝肾阴虚型与老年之间有关联。

肝为将军之官,主疏泄,主藏血。朱丹溪提出:"主疏泄者,肝也"。肝的疏泄功能正常,则气机调畅,气血和调,津液敷布。若感受情志刺激,肝气郁结,失其疏泄,久郁不解,则气机不畅,水道不利,气津不化,气血津液输布代谢障碍,水停饮聚,凝而成痰成脂,阻于经络。同时,"食气入胃,散精于肝","肝木疏土,脾土荣木,土得木而达之,木赖土以培之。"说明肝的疏泄功能正常,是脾胃正常升降的重要条件。若肝之疏泄功能失常,直接影响脾胃的运化升降功能,表现为精微不布,聚湿生痰,壅于肝脏,日久渐积,而致脂肪肝。另外,肝之疏泄功能还表现在胆汁的分泌与排泄方面。"肝之余气泄于胆,聚而成精,借肝之余气,从入于胆。"若肝失疏泄,胆汁泌输失常,则浊脂内积于肝,形成脂肪肝。

脾乃仓廪之官,主司水湿、水谷精微的运化及输布。《素问·经脉别论》有述:"饮入于胃,游溢精气,上输于脾,脾气散精,上归于肺,通调水道,下输于膀胱,水精四布,五经并行。"提示脾为受纳腐熟水谷、运化精微、排泄糟粕的枢纽。脾的运化功能健旺,水谷精微上升,糟粕下降,就能防止痰湿浊瘀等病理产物的生成,正如叶天士《临证指南医案》云"胃强脾健,则饮食不失其度,运化不停其机,何痰之有?"反之,则导致气血津液停滞,痰湿膏脂内蕴。

肾为先天之本,内藏元阴、元阳,人体肾气充盛,肾阳温煦各脏阳气并推动全身气机的正常运行,使得各脏腑功能调和,血液循行及水液代谢正常。《素问·生气通天论》曰:"阳气者若天与日","阳不胜其阴,则五脏争气,九窍不通",肾主五液。肾能化气行水,肝之疏泄,脾之运化,无不依赖于阳气鼓动,肾虚蒸腾气化无权,水液运行障碍,津液停聚而为痰为湿,易致血行不畅。肝肾同源,肝为刚脏,全赖肾水涵养,肾精亏耗,水不涵木,可致肝失疏泄,气滞则血瘀,阻滞肝络而发病。

痰来自津,瘀本乎血,津血同源,痰湿、瘀血可互相转化影响。痰浊停滞,脉道不利,瘀血滋生。"血不利则为水",瘀血内阻,影响津液输布代谢,加重痰浊产生。《景岳全书》中曰:"痰涎皆本气血,若化失其正,则脏腑病,津液败,而血气即成痰涎"。巢元方在《诸病源候论》中指出:"诸痰者,此因血脉壅塞,饮水积聚而不消散,故成痰也。"因痰致瘀或因瘀致痰,互为因果,导致了本病的演绎和转变。痰瘀互结,与气滞并见,循经而行,积结肝内,形成本病。

四、非酒精性脂肪性肝病的中医证候

(一)中医证候研究现状

根据文献报道,脂肪肝的不同研究所提及的中医证型存在交错重叠现象,缺乏规范的辨证标准成为脂肪肝中医药防治研究的瓶颈。在中医证候研究方面,"以病统证,病证结合"的成为主流思路。中医"证"是病的某一阶段的主要矛盾的概括,它受病的基本矛盾的干扰,两者之间存在不可分割的联系。病证结合的研究思路兼顾了病与证之间的共性规律与个性特点,可以对疾病的各个发展阶段的证候作出更为准确的诊断,将中医的证候演变规律更为清晰的凸现出来。在文献调研的基础上,进行多中心、大样本的临床调查研究,综合应用多元统计方法和数据挖掘技术是脂肪肝中医证候研究的主要方法,有助于实现中医证候的降维和升阶分析。在宏观辨证的基础上,研究证候与现代医学指标的关系,慎重地选用一些现代医学指标作为辨证参考,是脂肪肝证候研究的重要补充内容。可以拓宽和加深传统"四诊"的视野,丰富辨证论治的内涵,在一定程度上可以提高中医辨证的准确性和客观性,为中医在"无症可辨"的情况下提供一定的辨证依据。

(二)中医证候研究进展

借助临床流行病学和数据挖掘技术,推动了脂肪肝证候研究的进展。通过对中医证候的降维,提炼出 NAFLD 的基本证型为脾虚、湿热、血瘀、痰湿等。进一步的升阶分析,得出 NAFLD 以 1~4 个基本证型组合多见,在 1~2 个基本证型组合时以脾虚湿阻型最为多见,其主要复合证型为脾虚痰湿中阻、脾虚湿热内蕴型、肝郁脾虚湿阻、脾虚痰瘀互结和肝肾阴虚,还有一部分 NAFLD 患者表现为无症状型和其他型。"脾虚""痰湿""血瘀"是 NAFLD 中医病理三要素已基本形成共识,这三个病理要素之间相互影响、相互作用构成患者不同的证候表型。关于"脾虚""痰湿""血瘀"三个脂肪肝中医病理要素之间的关系,近年来有研究小组基于临床流行病学证据,提出了"脾虚"是 NAFLD 之本(病机),"湿热"和"瘀血"是 NAFLD 之常见表型(证病机)。初步阐明了"湿热证""湿热瘀血兼夹证"不同表型之间在组织病理学表现、胰岛素抵抗致病机制方面的差异。应用胆宁片干预湿热证、双轻颗粒干预湿热瘀血兼夹证以方测证的随机、双盲、安慰剂对照、CT 评价的临床试验已证实这种临床证候分类的合理性,为完善 NAFLD 的证候分类体系提供了临床和实验室的证据。

进一步的临床研究发现 NAFLD 存在易感体质,并与中医证型存在一定关联性。痰湿质、气虚质和湿热质为 NAFLD 的常见体质类型,痰湿质与痰湿内阻证、湿热蕴结证显著相关,气虚质与肝郁脾虚证、肝肾不足证显著相关,湿热质与湿热蕴结证、痰湿内阻证显著相关。气虚质和痰湿质是 NAFLD 的主要病理体质,NAFLD 患者痰湿质较气虚质更易出现体质指数异常、血脂异常及血清酶学异常。

脾阳虚证在 NAFLD 发生发展中的作用是 NAFLD 易感证候研究的一个新亮点。研究发现 NAFLD 脾阳虚证与其他证候存在明确的差异尿液糖代谢组学谱,更加接近于 2 型糖尿病患者的代谢谱,回顾性和前瞻性的队列研究均证实 NAFLD 脾阳虚证是 2 型糖尿病的主要危险因素,对 NAFLD 脾阳虚证的早期干预可能是降低或延缓 2 型糖尿病发生的重要措施。研究证实,配伍用经方苓桂术甘汤可以提高 NAFLD 脾阳虚证患者的临床疗效,其机制可能与提高机体甲状腺激素水平有关,已经明确苓桂术甘汤通过肝细胞膜甲状腺激素受体途径提高脂肪酸水溶性和增加脂肪酸 β 氧化治疗 NAFLD 的作用新机制,一个设计更为严密的长期队列研究正在开展,希望为中医药在预防 NAFLD 进展和 2 型糖尿病发生的应用提供循证医学证据。

五、非酒精性脂肪性肝病的中医药防治

目前西医治疗 NAFLD 的疗效不甚理想,而中医具有从整体出发,从病因、病机、病性、病程、症状、体质、证候多维角度对本病进行立法遣方用药,并根据患者病情发展变化进行动态辨治,形成脂肪肝中医药治疗比较独特的"精准医学"模式,提高了临床疗效,使得中医药成为脂肪肝治疗的重要选择。

由于各种病因引起的 NAFLD 在中医病机上有其共性机制,但是个体差异、所处环境、发病时间和诱因病因的不同又可以导致 NAFLD 患者具体病情及临床表现的区别。因此,NAFLD 的中医药防治思路除了传统的辨证论治思路外,还可以选用专病专方进行辨病论治;基础方加减进行病证结合治疗。方药选用时若能参考复方及中药药理研究的结果,结合中医穴位埋植、针灸、火罐等外治方法可以在临床上取得更好的疗效。各种辨治思路常用方药如下:

(一)经方化裁

1. 疏肝利胆类

(1)柴胡疏肝散:此方出自明代《医学统旨》,是治疗肝气郁结之胁肋疼痛的常用方剂。药物组成:柴胡、山楂、丹参、制首乌、白芍、枳实、香附、赤芍、泽泻、川楝子、大黄和陈皮。具有疏肝解郁,行气止痛的功效。王学武等以柴胡疏肝散为基础方,湿热内蕴型加茵陈、牡丹皮、栀子;痰瘀互结型加姜黄、郁金、鳖甲;肝肾不足型加山茱萸、女贞子、熟地黄,治疗 54 例 NAFLD 患者,治疗 90 天,治疗组总有效率为 100%。张林用柴胡疏肝散治疗 30 例 NAFLD

患者,治疗 90 天,治疗组总有效率为 93.3%。

（2）逍遥散:此方出自宋代《太平惠民和剂局方》,药物组成:柴胡、当归、白芍、白术、山楂、丹参、茯苓、薄荷、炙甘草。具有疏肝解郁,健脾和营的功效。乔成安等用逍遥散治疗 30 例 NAFLD 患者,治疗 90 天,治疗组总有效率为 93.3%。罗蕾蕾以逍遥丸联合保和丸治疗治疗 52 例 NAFLD 患者,治疗 90 天,治疗组总有效率为 78.8%。

（3）小柴胡汤:此方出自汉代《伤寒杂病论》,药物组成:柴胡、黄芩、党参、法半夏、炙甘草、生姜、山楂、泽泻、丹参,为治少阳病之主方。具有和解少阳,和胃降逆,扶正祛邪的功效。杨智海等用小柴胡汤治 48 例 NAFLD 患者,治疗 90 天,治疗组有效率为 85.4%。

2. 燥湿化痰类

（1）二陈汤:此方出自宋代《太平惠民和剂局方》,药物组成:半夏、陈皮、乌梅、生姜、茯苓、炙甘草。具有燥湿化痰、理气和中的功效。张鹏等用二陈汤治 137 例 NAFLD 患者,治疗 60 天,有效率为 94.2%。陈余建以二陈汤为主方治疗 30 例 NAFLD 患者,肝区胀痛明显加柴胡、延胡索;纳差、恶心加焦三仙、莱菔子;腰膝酸软加枸杞、桑寄生;头晕、乏力加党参、炙黄芪。治疗 90 天,治疗组总有效率为 87%。

（2）温胆汤:此方出自宋代《三因极一病证方论》,药物组成:茯苓、法半夏、枳实、竹茹、陈皮、泽泻、甘草、生姜、大枣、山楂、大腹皮、神曲、丹参。具有理气化痰,和胃利胆的功效。潘琳用温胆汤加减治疗 36 例 NAFLD 患者,治疗 8 周,治疗组总有效率为 86.1%。此方在临床辨证后可予以加味,乏力者加黄芪、白术;肝区胀痛加川楝子、延胡索;腹胀加厚朴、香附。

（3）柴胡温胆汤:此方出自近代《徐渡渔医案》,为疏解少阳枢机之小柴胡汤及分消走泄湿浊痰热之温胆汤加减化裁而成,药物组成:柴胡、陈皮、半夏、茯苓、甘草、竹茹、枳实。胡洪涛等用柴胡温胆汤治疗 NAFLD 患者 50 例,治疗 120 天后肝功能、血脂、B 超和临床表现均得以改善。

（4）黄连温胆汤:此方出自清代《六因条辨》,药物组成:半夏、陈皮、竹茹、枳实、茯苓、炙甘草、大枣、黄连。具有理气化痰的功效。黄云声等用加味黄连温胆汤(胆南星、半夏、黄连、陈皮、砂仁、肉桂、竹茹、枳实、茯苓、甘草、五味子、瓜蒌皮、茵陈、山楂、黄精、姜黄、何首乌)治疗 NAFLD30 例,治疗组总有效率为 90%。

（5）茵陈五苓散:此方出自汉代《金匮要略》,药物组成:茵陈、泽泻、茯苓、白术、猪苓、桂枝。具有利湿退黄的功效。刘慕以茵陈五苓散治疗 40 例 NAFLD 患者,治疗 60 天,治疗组总有效率95%。阳航以茵陈五苓散治疗 50 例 NAFLD 患者,阴虚燥热型加葛根、沙参、天花粉、生地;痰湿型加荷叶、山楂、草决明。治疗 60 天,治疗组总有效率 88%。

（6）小陷胸汤:此方出自汉代《伤寒论》,药物组成:黄连、法半夏、瓜蒌仁、楤木、姜黄。具有清热化痰,宽胸散结的功效。聂丹丽等以小陷胸汤治疗 30 例 NAFLD 患者,治疗 90 天,治疗组肝功能、血脂和 B 超结果均得以改善。

（7）三仁汤:出自清朝的《温病条辨》,药物组成:杏仁、滑石、白通草、白蔻仁、竹叶、厚朴、生薏仁、半夏。具有宣畅气机,清热利湿的功效。王庆向运用三仁汤加减治疗 49 例 NAFLD 患者,治疗 60 天,治疗组总有效率 95.9%。

（8）甘露消毒丹:又名普济解毒丹,此方出自清代《温热经纬》,药物组成:滑石粉、黄芩、绵茵陈、石菖蒲、川贝母、木通、藿香、连翘、白蔻仁、薄荷、射干。具有利湿化浊,清热解毒的功效。罗媛媛等用加味甘露消毒饮（泽泻、山楂、决明子、叶下株、丹参、柴胡、姜黄、苍术、白芍、黄芩、厚朴、甘草）治疗早期脂肪性肝病48例,治疗3个月,治疗组总有效率91.7%。胡小雄等用加味甘露消毒饮（甘草、泽泻、叶下株、山楂、厚朴、决明、苍术、丹参、黄芩、柴胡、白芍、姜黄）治疗早期脂肪性肝病44例,治疗3个月,治疗组总有效率93.18%。

3. 健脾理气类

（1）枳实消痞汤:此方出自金元时代《兰室秘藏》,药物组成:枳实、党参、生姜、炙甘草、麦芽、神曲、茯苓、白术、法半夏、厚朴、黄连。具有消痞除满,健脾和胃的功效。蒋俊民以枳实消痞汤治疗30例NAFLD患者,治疗90天,治疗组肝功能、血脂、体质指数和腰臀比均得以改善。

（2）香砂六君子汤:此方出自清代《古今名医方论》,药物组成:党参、茯苓、白术、炙甘草、木香、陈皮、砂仁、厚朴、苍术、葛根、半夏、生姜。具有益气健脾,行气化痰的功效。王晖等以香砂六君子汤治疗40例NAFLD患者,治疗90天,治疗组肝功能和血脂均得以改善。

（3）理冲汤:此方出自明朝《医学衷中参西录》,药物组成为:黄芪、党参、白术、山药、天花粉、知母、三棱、莪术、鸡内金。具有益气行血,调经祛瘀的功效。张玉峰等以加味理冲汤（黄芪、党参、白术、山药、天花粉、知母、三棱、莪术、鸡内金、川芎、丹参、桂枝、生地黄）治疗51例NAFLD患者,治疗8周,治疗组总有效率80.4%。

4. 活血化瘀类　血府逐瘀汤:此方出自清代《医林改错》,药物组成:桃仁、红花、当归、生地黄、牛膝、川芎、桔梗、赤芍、枳壳、甘草、柴胡。具有活血化瘀,行气止痛之功效。董桂芬以血府逐瘀汤配伍凉血活血之丹参、行气活血消积之山楂、清热通便之荷叶治疗NAFLD患者50例,治疗90天后,治疗组有效率为92%。张兴宏以加味血府逐瘀汤（血府逐瘀汤加生大黄）,ALT增高加垂盆草、女贞子;TBIL增高加茵陈、金钱草;肝区不适、疼痛加郁金、青皮、元胡;腰膝酸软、乏力加杜仲、桑寄生。治疗NAFLD患者89例,治疗90天后,治疗组有效率为93.26%。

（二）时方加减

1. 从脾论治　《金匮要略·脏腑经络先后病》云:"见肝之病,知肝传脾,当先实脾",所以,临床上不乏从脾论治的方法。《证治准绳》云:"脾虚不分清浊,停留津液而痰生。"脾为生痰之源,脾虚则湿胜,湿聚则痰生,痰有易聚性和黏滞性,致脾的运化功能失职。所以,从脾论治多采用健脾化湿祛痰为主要治则。又"夫人饮食起居,一失其宜,皆能使血瘀不行"。若痰阻于血脉,影响气血的运行,导致血瘀;瘀血日久,阻碍气机的升降出入功能,导致津液停滞成痰,痰瘀同病,互为因果。正如李中梓《医宗必读》所言:"脾土虚弱,清气难升,浊者难降……瘀而成痰",故从脾论治多兼用活血消瘀治法以提高疗效。

石燕萍等自拟健脾化湿汤（太子参、茯苓、白术、甘草、半夏、陈皮）治疗脾虚湿蕴证NAFLD患者53例,经过3个月的治疗,患者肝功能、血脂和腹部CT得以改善。洪亮等自拟健脾化浊消瘀汤（茯苓、白术、泽泻、山楂、丹参、红花、大黄、鳖甲、姜黄、半夏、陈皮、郁金、荷包草、垂盆草）治疗脾虚湿蕴证NAFLD患者46例,治疗3个月,治疗组有效率为91.3%。石俊运脾活血化痰方（茯苓、白术、陈皮、半夏、泽泻、决明子、丹参、桃仁、山楂、垂盆草、绞股蓝）治疗非酒精性脂肪性肝炎50例,经过12周的治疗,治疗组有效率为88%。

2. 从肝论治　饮食不节,伤胃及脾,土壅木郁,肝胃同病,则清阳不升,浊阴不降,清浊相混,气机升降失调,血行不畅,脉络不和。又木旺则乘脾,使脾失健运,而致痰瘀互结。故欲治肝者,原当升降胃气,俾中官气化敦厚,以听肝木之自理,即肝脾同调,肝胃同治。

周滔等用调肝理脾法(茯苓、白术、炒山药、醋柴胡、郁金、茵陈、虎杖、水红花子)治疗了178 例 NAFLD 患者,治疗 12 周,发现调肝理脾法能有效改善轻、中、重度 NAFLD 患者的肝脂肪变性、肝功能和中医证候。徐中菊等丹芍疏肝颗粒治疗 40 例 NAFLD 患者,治疗 12 周,治疗组总有效率为 90%。段锦等疏肝健脾合化浊祛瘀法治疗 51 例 NAFLD 患者,治疗 3 个月后患者肝功能和临床表现均得以改善。符跃东用降脂理肝汤治疗非酒精脂肪性肝 50 例,治疗 3 个月,治疗组总有效率为 88%。万斌等用健脾疏肝活血方治疗 NAFLD55 例,治疗 3 个月,治疗组总有效率为 92.7%。

3. 从化痰活血论治　"痰、瘀"既是 NAFLD 的病因病机也是其病理产物。《景岳全书》中云:"人之多痰,悉由中虚使然","有因肥甘过度者,有因酒湿伤脾者,皆能生痰"。《本草经疏》云:"饮啖过度,好食油面猪脂,浓厚胶固,以至脾气不利,壅滞为患,皆痰所为。"故治痰则需健脾益气。"痰"由津液不化凝聚而成,"瘀"乃血脉运行不畅或离经之血著而不去而成,二者既相互渗透又相互转化,正所谓"痰为瘀之渐,瘀为痰之变",故治痰为主,亦勿忘化瘀,而治瘀应兼疏肝调气。

李红山等予祛湿化瘀方(茵陈、虎杖、田基黄、姜黄、生山栀)治疗痰瘀互结型非酒精性脂肪性肝炎 82 例,治疗 24 周,结果显示治疗组总有效率为 86.11%。刘旭东等用祛湿活血中药方(组成为虎杖、绞股蓝、茵陈、柴胡、荷叶、酒大黄、丹参)为基础方,根据临床兼证进行加减,伴有脾虚、气虚的加党参、白术;伴有阴虚的加枸杞子、山萸肉;伴有血虚的加当归、川芎等治疗 NAFLD 患者 40 例,治疗 3 个月后患者肝功能、血脂和腹部 B 超结果得以改善。邹必英等运用消脂方(郁金、丹参、薏苡仁、半夏、瓜蒌仁、黄连、茯苓、夏枯草、杏仁、丝瓜络、青皮、三七等)治疗痰瘀交阻型 NAFLD 患者 33 例,治疗 3 个月,结果显示治疗组总有效率为 90.9%。刘秀林等用柴荷化痰活血方(醋柴胡、荷叶、丹参、陈皮、泽泻、草决明、生山楂、葛根、枸杞、连翘)治疗 NAFLD 患者 50 例,胁肋胀痛加白芍、延胡索;上腹部胀满加厚朴、全瓜蒌;纳差加茯苓、炒白术。治疗 3 个月后患者肝功能、血脂和腹部 B 超结果得以改善。杨少军等用慈姑消脂胶囊(有山慈姑、泽泻、山楂、丹参、土鳖虫、柴胡、黄芩、法半夏、决明子等 15 味药物)治疗痰湿内阻型 NAFLD 患者 90 例,疗程 8 周,总有效率为 93.02%。蔡小旗等加减二陈四物汤(陈皮、半夏、乌梅、生地黄、赤芍、白芍、当归尾、川芎、橘核、茯苓、泽泻、郁金、炙甘草)NAFLD 患者 62 例,疗程 3 个月后患者临床表现、肝功能、血脂和腹部 B 超均得以改善。

降脂颗粒(绞股蓝、虎杖、茵陈、丹参、干荷叶)也是一个比较典型的例子,这个已经完成 Ⅱ、Ⅲ 期临床研究,证实能显著改善 NAFLD 患者肝脾 CT 比值的候选新药,已发现能够减轻脂质在肝脏的集聚、降低炎症反应、保护肝细胞;可上调循环 OB-Re、脂联素水平及下丘脑 STAT3 的表达和活化,改善瘦素抵抗;降低肝糖原含量,改善糖耐量受损,上调肝脏 IRS-1 的表达和活化,改善肝组织胰岛素抵抗等多重作用。

(三)单味药

根据文献报道,防治脂肪肝常用的中药包括:山楂、泽泻、丹参、柴胡、首乌、郁金、半夏、陈皮、茯苓、白芍、草决明、虎杖、大黄、甘草、白术、茵陈、赤芍、当归、枸杞子、枳壳、香附、党参、姜黄、黄芪、黄精、决明子、草决明、枸杞子、郁金、绞股蓝、海藻、五味子、山豆根、沙棘、白萝卜、荷叶、葱白等。这些单味药及其提取物如丹参总酮、丹参总酚酸、姜黄素、槲皮素、人参皂苷、枸杞糖肽、小檗碱、虎杖苷、大黄素、枳椇子、荷叶黄酮、绿茶多酚等在减肥、调脂、抗氧化应激及脂质过氧化等方面均显示出优越性。

（四）非酒精性脂肪性肝病的中医外治疗法

脂肪肝的中医临床治疗研究除了药物外,文献还报道了针灸、穴位埋线、膏药外敷等中医外治方法。这些研究充分利用非药物特色治疗的优势,或几种外治法联用,或配合内治法,进一步提高了脂肪肝的临床治疗效果。

1. 穴位埋线　穴位埋线基于针灸基础,通过针具把生物可降解线注入相应穴位,其线体对穴位的刺激及分解、吸收过程中产生生理、物理作用和生理化学变化,产生刺激信息和能量,经经络传入体内;由于线体长期持续刺激穴位,可提高穴位的兴奋性与传导性。

周晓玲等以健脾补肝益肾为治则,选取背俞穴:脾俞、肝俞和肾俞进行穴位埋线治疗 100 例 NAFLD 患者,疗程为 3 个月,使患者肝功能、血清瘦素及胰岛素抵抗指数得以改善。龚秀杭取穴:中脘、气海、天枢(双)、脾俞(双)进行穴位埋线治疗 30 例 NAFLD 患者,疗程为 3 个月,患者肝功能、血脂、临床表现等均得以改善。徐森华取穴:肝俞、太冲、丰隆、中脘、气海、足三里及阳陵泉进行穴位埋线治疗 30 例 NAFLD 患者,疗程为 2 个月,患者肝功能、血脂、临床表现等均得以改善。黄鸿娜等予祛瘀化浊汤(泽泻、丹参、海藻、山楂、鸡内金、浙贝母、柴胡、决明子、郁金),兼湿热中阻者加竹茹、薏苡仁;瘀血阻络者加鳖甲、炮山甲、牡蛎、丹参加量;肝肾阴虚者加生地、黄精、何首乌。取穴八髎穴进行埋线,埋线治疗第 1 月每周治疗 1 次,以后每半月治疗 1 次,疗程 3 个月。经治疗治疗组总有效率95.2%。

2. 针灸　针灸或针药联合治疗,主治侧重于健脾化痰的穴位。顾亚娇等选取中脘、天枢、大横、带脉、章门、丰隆、阴陵泉等穴,隔日 1 次,15 次为 1 个疗程,治疗 3 个疗程后,患者体重、BMI、腰围、臀围、腰臀比值等指标均有改善。张彦亮等针药联合治疗 NAFLD,取穴:肾俞、关元、复溜、足三里、三阴交、合谷、太溪、太冲、内关等。针刺体穴每日 1 次,10 次为 1 个疗程,疗程间休息 3~5 天,共治疗 3 个疗程后患者体重、肝功能、血脂、临床表现等均得以改善。钟海平针刺配合中药治疗 NAFLD,取穴:足三里、中脘、合谷、丰隆、章门、肝俞。每日针刺 1 次,10 次为 1 个疗程,自拟方(柴胡、郁金、陈皮、茯苓、白术、苍术、山楂、丹参、桃仁、党参、甘草),疗程 12 周,治疗组总有效率为 80.49%。何为等针药联合治疗 NAFLD,取穴:曲池、支沟、合谷、中脘、足三里、阴陵泉、丰隆、三阴交、血海、太冲穴位。针刺体穴每日 1 次。中药采用自拟健脾化痰方剂为主(党参、白术、茯苓、泽泻、陈皮、半夏、茵陈、生山楂、丹参、绞股蓝、炙甘草),能有效改善患者血脂和肝脏功能,同时可以改善胰岛素抵抗的状态。李天国取穴足三里、丰隆穴、解溪穴,每天治疗 1 次,连续 6 天后休息 2 天,共治疗 8 周。同时加用自拟中药健脾汤(草决明、生山楂、黄连、佩兰、茯苓、青黛、何首乌、生麦芽、郁金、泽泻、丹参、枸杞子)口服治疗,连用 8 周,治疗组总有效率 92%。曾志华电针配合穴位贴敷治疗 NAFLD,电针穴位刺激取足三里、丰隆、太冲、三阴交四穴(均为双侧);穴位贴敷取肝俞、腰阳关和期门穴。治疗 3 个月,治疗组总有效率为 88.89%,减少血清视黄醇结合蛋白 4 及胰岛素抵抗。张清等采用针灸结合运动康复训练治疗 NAFLD,选穴为:足三里、肝俞、三阴交、章门、太冲、丰隆、阳陵泉。1 次 / 天,共治疗 4 周,配合运动,治疗组总有效率为 92.11%。

3. 穴位敷贴　中药穴位贴敷疗法是以中医经络学说和脏腑学说为理论基础,药物经皮渗入吸收进入血液循环,可以免除经口服给药的胃肠道刺激及肝脏的"首过效应"。谷静等采用穴位贴敷联合肝病治疗仪治疗 NAFLD,自制清肝调脂散(泽泻、丹参、决明子、山楂、柴胡、茯苓、当归、陈皮、党参、白术、白芍),加醋调稠后敷于日月、期门、肝俞穴上,经治疗治疗组总有效率 86.7%。晁梁等采用穴位贴敷联合口服参七汤(丹参、三七、山楂、当归、黄芪、田基黄、白术、决明子、五味子)治疗 NAFLD,在阳陵泉、太冲、行间、期门、肝俞、中脘、足三里等穴位贴敷双柏散,每周 2 次,1 个疗程为 12 周,经治疗治疗组总有效率为 86.7%。孙晓娜穴位贴敷配合泽泻泄浊颗粒(泽泻、陈皮、莱菔子、桃仁、柴胡、茯苓、薏苡仁、巴戟天、丹参、山楂)治疗 NAFLD,另用川芎、大黄、生半夏、冰片等份打成粉,用适量水和醋调匀,均匀涂于带圈无纺布贴上,分别贴于肝俞穴、脾俞穴。每穴贴 2 小时,1 次 / 天,连续治疗 1 个月。经治疗治疗组总有效率为 95.83%。

4. 穴位注射　穴位注射不仅可以使药物循经直达患部,同时发挥了针刺功效,是药物与针刺的双重作用,故其疗效明显。杨化冰等取双侧肝俞、脾俞、足三里、丰隆、三阴交为主穴,用丹参针穴位注射,双侧交替使用。疗程为 8 周,经治疗治疗组总有效率 91.89%。陈枝俏等穴位注射联合贴敷治疗痰瘀型 NAFLD,调脂方(丹参、三棱、莪术、泽泻、冰片、茯苓、白术),打成粉末状,使用时取适量白醋调成糊状,平摊在穴位贴上,贴于右侧章门、期门两穴,2 天换药 1 次,3 次后休息 1 天。穴位注射选用维生素 B$_1$ 注射液,取穴足三里,疗程 1 个月。经治疗患者临床表现、肝功能和血脂等得以改善。

5. 推拿　陈建权设计 NAFLD 患者在饮食运动指导的基础上,加用腹部推拿,选取中脘,疏理中焦气机,祛胃腑之痰湿。关元:补元阳,助气化;水分:消肿利水;天枢:疏调脏腑,理气消滞。每日 1 次,每次 20~30 分钟,30 天 1 个疗程。经治疗患者的肝功能、血脂、B 超和临床表现均有好转。王海龙等对 NAFLD 患者进行掌揉全腹、分推肋弓、掌揉关元、团摩脐周、直推双侧胁肋(点按丰隆、公孙、三阴交)、双手同时点按两侧肝俞和脾俞。隔日 1 次,每次 20 分钟,10 次为 1 个疗程。总有效率为 95.83%。

6. 耳穴　张年等以磁珠贴压耳穴,主穴为肝、胆、脾、肾及饥点,辅穴可选胃、内分泌、三焦、交感、腹等。每次选取 5~8 穴,3~5 天更换 1 次,两耳交替进行,治疗 8 周,治疗组总有效率为 93.8%。黄俊敏等取穴:肝、脾、肾、三焦、内分泌,用王不留行贴压于耳穴上,每次选穴 3~5 个,3~5 天更换穴位。在以上治疗基础上治疗组给予山楂降脂丸(茵陈、山楂、茯苓、泽泻、决明子、菊花、丹参、当归、川芎、枸杞子、大黄、何首乌),治疗组总有效率为 100%。

临床应用时可以根据病情综合应用各种治法,如罗秀清等采用旋覆消癖汤联合游走罐、刺络放血和穴位埋线疗法;林吉祥等采用中药饮片(生黄芪、白术、制黄精、制何首乌、泽泻、决明子、茶树根、桑叶、荷叶、虎杖、郁金、枳壳),随证加减:伴痰浊者加半夏、陈皮等;伴血瘀者加丹参、桃仁、红花等。同时结合耳针、运动干预等综合手段;邓志刚给予患者消脂护肝汤(郁金、山楂、茯苓、陈皮、柴胡、何首乌、厚朴、法半夏、白术、大黄、黄精、草决明)加减治疗,结合运动和针灸,常取用肝俞、期门、京门、章门等穴位。

六、非酒精性脂肪性肝病的中医药防治研究的发展趋势

（一）加强对患者的科学管理，重视生活方式的干预

NAFLD 是一种慢性病，其治疗和预防是一个长期的过程。加强患者科学管理，重视生活方式干预是未来的趋势。治疗前评估以确立 NAFLD 的诊断，了解疾病程度，判断是否存在胰岛素抵抗和其他代谢综合征的组成疾病并存；建立良好的医患关系，进行长期、系统和个体化的治疗；积极治疗原发基础疾病，避免其他肝损害因素，尤其是酒精和药物性损害；建立电子化患者信息管理系统，规范信息采集、存储条件；加强治疗过程监测，通过临床观察、影像学、实验室（肝组织学）检查评估干预措施的疗效和安全性，动态观察不能仅限于肝脏病变，还需对相关代谢危险因素、肿瘤发生和心脑血管事件进行监测。生活方式的干预包括：行为纠正、饮食调整和运动，这些非药物性基础治疗可改善 NAFLD 病变及其伴同的退行性和代谢性损害，为药物干预创造条件并提高其疗效，还可提高生活质量和费用成本效应。

（二）进一步重视 NAFLD 胰岛素抵抗证候病机的研究

胰岛素抵抗作为代谢综合征共有的病理基础，在代谢综合征的不同组成部分，在 NAFLD 的不同阶段，有其作为主要病理环节的共性特点，也具有在不同疾病、不同疾病阶段的不同表现形式，这种基本规律和个性特点并存的现象与疾病中医证候研究的基本思路十分接近。在规范信息采集手段的基础上，加强对不同疾病及疾病不同阶段胰岛素抵抗患者证候病机规律的研究，建立胰岛素抵抗患者的基本证候及其判别模式，揭示胰岛素抵抗患者主要证候病机的演变规律，是构建胰岛素抵抗治疗中医理、法、方、药体系的基础性工作，应予以重视并尽快完善。中医药防治胰岛素抵抗的研究起步不久，有限的研究报告了一些单体成分如小檗碱、白藜芦醇，一些复方中药如黄连解毒汤、桃核承气汤、益气散聚方，为深入研究中医药防治胰岛素抵抗奠定了基础。从临床证据出发，在对胰岛素抵抗患者科学管理和行为干预的基础上，开展对有效方药（单方、单体成分）长疗程、个体化的干预和效果评价，贯彻"有所为，有所不为"的工作原则，开展以社区为单元的综合性整体干预研究，体现中医药"治未病"的防病思想，充分发挥中医药在胰岛素抵抗防治中的优势和特色。同时，坚持发扬中医药多层次、多途径、多靶点的治疗特点，和特别适合治疗胰岛素抵抗这种多系统损害的疾病的优势，针对产生胰岛素抵抗的分子机制，开展深入的机制研究，提升中医药防治胰岛素抵抗的研究水平，提高中医药对现代生活方式病的防治能力。

（三）从肠道微生态研究中医药治疗 NAFLD

临床上许多 NAFLD 患者都有便秘、腹胀、腹泻、肠道产气过多等表现，因此，从肠道微生态入手，研究中医药治疗 NAFLD 的效应机制成为一种新的趋势，以肠道细菌为靶点，纠正紊乱的菌群结构从而达到治疗疾病的目的，正在成为中医药治疗 NAFLD 的新认识。肠道菌群能够参与机体内很多代谢过程，但是在数以万计的细菌中究竟是哪些在发挥重要作用，并且具体影响哪些代谢通路，目前的了解还不够深入。之所以出现认识的局限，是因为在一个活的人体内观察人体与菌群之间细微的相互作用十分困难。一方面，肠道菌群不仅数量巨大、种类繁多，而且其中的绝大部分都尚未被人类培养；另一方面，对于反映人体代谢变化的尿液中大量代谢物的定量检测也是一个技术难题。近年来，从基因组学到代谢组学、元基因组

学技术的发展,为解决上述难题提供了新的手段。元基因组学的研究对于全面系统地了解生理、病理状态下肠道菌群结构功能变化与疾病之间的关系,分析 NAFLD 患者体内肠道病原微生物基因组的特征性片段、染色体 DNA 的序列多态型,基因变异的位点及特征谱,建立相应的数据库,然后将个体的肠道病原微生物与其比对,为了解人类胃肠道微生物的多样性和生物功能、利用人类胃肠道微生物遗传资源提供了基础。未来人类胃肠道元基因组技术发展将通过与人类胃肠道微生物的分离鉴定以及人类胃肠道微生物 cDNA(互补 DNA)文库的研究相结合,从寻找人类胃肠道有价值的新基因、探讨微生物间相互作用机制、寻求人类胃肠道代谢定向调控途径等方面入手,开发和利用人类胃肠道微生物资源。并很有可能利用肠道菌群结构化验,通过肠道菌群的变化来监测 NAFLD 患者健康水平和代谢紊乱情况。未来的发展重点包括元基因组学与代谢组学的结合,中药有效成分的肠内菌群代谢研究,对肠道菌群转化中药有效成分的研究等。

(魏华凤)

参考文献

1. 范建高. 非酒精性脂肪性肝病进展. 中国医师进修杂志, 2006; 29: 1-2.
2. 罗伟, 马建伟, 董静, 等. 非酒精性脂肪肝 218 例中医体质类型与证型分布研究. 环球中医药, 2014; 7: 453-455.
3. 康凤河, 刘伟, 贺子琼. 从痰湿体质角度探析非酒精性脂肪肝的预防治疗. 中国当代医药, 2014; 21: 189-191.
4. 赵文霞, 段荣章, 刘君颖. 1163 例非酒精性脂肪肝患者与气虚质痰湿质相关性研究. 辽宁中医杂志, 2010, 37: 1543-1544.
5. 魏华凤, 何颂华, 张洪, 等. 上海市某社区居民代谢综合征的一般情况及中医证候特点调查研究. 上海中医药杂志, 2012, 46: 15-18, 30.
6. 柳涛, 杨丽丽, 张莉, 等. 不同治法复方防治非酒精性单纯性脂肪肝的效应差异. 中西医结合学报, 2012, 10: 1120-1126.
7. 王学武, 王东, 万智, 等. 柴胡疏肝散辨证加减治疗非酒精性脂肪肝 54 例疗效观察. 河北中医, 2010, 32: 1129-1130.
8. 张林. 柴胡疏肝散治疗非酒精性脂肪肝临床疗效观察. 中国中医药现代远程教育, 2013, 11: 90-91.
9. 乔成安. 逍遥散加减治疗非酒精性脂肪肝 30 例. 陕西中医, 2010, 31(9): 1118-1119.
10. 罗蕾蕾, 邵建国, 孙源源. 逍遥丸联合保和丸治疗非酒精性脂肪肝病 52 例. 江西中医药, 2014, 54: 48-51.
11. 杨张鹏. 二陈汤加味治疗非酒精性脂肪肝 137 例临床研究. 江苏中医药, 2013, 45: 33-34.
12. 陈余建. 二陈汤加减治疗非酒精性脂肪肝 30 例临床观察. 中医临床研究, 2011, 3: 3-7.
13. 潘琳. 温胆汤加减治疗非酒精性脂肪肝疗效观察. 临床合理用药, 2013, 6: 92-93.
14. 胡洪涛, 蒋开平, 李建鸿, 等. 柴胡温胆汤治疗非酒精性脂肪肝 50 例临床观察. 中医临床研究, 2012, 4: 3-5.

15. 黄云声, 徐凯, 华兰英. 加味黄连温胆汤治疗非酒精性脂肪肝 30 例总结. 湖南中医杂志, 2012, 28（5）: 26-28.

16. 刘慕. 茵陈五苓散治疗非酒精性脂肪肝疗效观察. 现代中西医结合杂志, 2016, 25: 636-638.

17. 王庆向. 三仁汤加味治疗非酒精性脂肪肝 142 例疗效观察. 医学理论与实践, 2012, 25: 929-930.

18. 罗媛媛, 张斌, 蔡启茂. 加味甘露消毒饮治疗早期脂肪性肝病的临床研究. 西部中医药, 2014, 27: 111-112.

19. 胡小雄, 詹建明, 涂德幸, 等. 加味甘露消毒饮治疗早期脂肪性肝病的临床研究. 数理医药学杂志, 2015, 28: 1812-1813.

20. 王晖, 杨玉龙. 香砂六君子汤治疗非酒精性脂肪肝临床观察. 陕西中医, 2013, 29（7）: 13-14.

21. 张玉峰, 叶坤英, 韩佳瑞. 加味理冲汤治疗非酒精性脂肪肝临床研究. 中外医疗, 2016（33）: 176-179.

22. 董桂芬. 血府逐瘀汤加减治疗非酒精性脂肪肝 50 例. 光明中医, 2013, 28: 1151-1152.

23. 张兴宏. 加味血府逐瘀汤治疗非酒精性脂肪肝疗效分析. 中华中医药学刊, 2012, 30: 2356-2357.

24. 曾双辉. 自拟健脾化湿汤治疗非酒精性脂肪肝 53 例疗效观察. 现代生物医学进展, 2012, 12: 5336-5338.

25. 洪亮, 徐宇杰. 自拟健脾化浊消瘀汤治疗非酒精性脂肪肝的临床研究. 浙江中医药大学学报, 2015, 5: 358-360.

26. 石俊, 汤海林, 陈超. 运脾活血化痰方治疗非酒精性脂肪性肝炎 50 例. 湖南中医杂志, 2013, 09: 59-60.

27. 周滔. 调肝理脾法治疗非酒精性脂肪肝的临床队列研究. 北京中医药, 2013, 32: 403-405.

28. 徐中菊, 姜超, 王慧, 等. 丹芍疏肝颗粒治疗非酒精性脂肪肝临床研究. 上海中医药杂志, 2016, 50: 49-51.

29. 段锦, 陈林. 疏肝健脾合化浊祛瘀法治疗非酒精性脂肪肝临床疗效分析. 四川中医, 2015, 33: 45-46.

30. 符跃东. 降脂理肝汤治疗非酒精脂肪性肝炎的疗效观察. 中国医药指南, 2016, 14: 199-200.

31. 万斌, 商洪涛. 健脾疏肝活血方治疗非酒精性脂肪肝的临床疗效观察. 陕西中医, 2016, 37: 135-138.

32. 李红山, 冯琴, 朱德东, 等. 祛湿化瘀方治疗痰瘀互结型非酒精性脂肪性肝炎临床观察. 中华中医药学刊, 2013, 31: 1764-1767.

33. 刘旭东, 涂燕云, 张红星. 祛湿活血中药治疗非酒精性脂肪肝 40 例. 陕西中医, 2013, 34: 16-18.

34. 邹必英, 殷冬林, 陈灵, 等. 自拟消脂方治疗痰瘀交阻型非酒精性脂肪性肝病临床疗效分析. 实用中西医结合临床, 2015, 15: 17–18.

35. 刘秀林, 付京云, 刘丽花, 等. 柴荷化痰活血方治疗非酒精性脂肪肝 50 例临床疗效观察, 北京中医药, 2015, 4: 560–562.

36. 杨少军, 邱晓青, 王晋阳. 慈菇消脂胶囊治疗非酒精性脂肪性肝病痰湿内阻证 90 例临床观察. 中国中西医结合消化杂志, 2017, 25: 6–11.

37. 蔡小旗, 蔡媛媛, 谢红丹. 加减二陈四物汤治疗非酒精性脂肪肝 124 例临床观察. 世界中医药, 2017, 1: 285–288.

38. 贺倩倩, 赵峻, 房鹏. 健脾理气化浊方治疗酒精性脂肪肝疗效观察. 陕西中医, 2017, 38: 141–143.

39. 王进博, 李正, 赵远红. 赶黄草复方治疗酒精性脂肪肝临床观察. 中国实验方剂学杂志, 2016, 22: 156–160.

40. 吴军伟. 强肝胶囊治疗酒精性脂肪肝的疗效观察. 现代中西医结合杂志, 2013, 22: 2898–2900.

41. 刘维明, 王玉娟, 刘相花, 等. 清脂颗粒治疗酒精性脂肪肝的临床研究. 世界中西医结合杂志, 2013, 8: 1223–1225.

42. 徐森华. 观察穴位埋线对非酒精性脂肪性肝病患者血脂影响的效果. 中医临床研究, 2015, 7: 76–77.

43. 顾亚娇, 赵文霞. 电针疗法对肥胖型非酒精性单纯性脂肪肝患者体重指数的影响. 中西医结合肝病杂志, 2014, 24: 338–339.

44. 张彦亮, 徐炳国. 针药联合治疗非酒精性脂肪肝疗效观察. 现代中西医结合杂志, 2012, 21: 46–47.

45. 何为, 王雄杰. 针药联合治疗对非酒精性脂肪肝及胰岛素抵抗的效果. 中国中西医结合消化杂志, 2014, 22: 310–312.

46. 李天国. 健脾汤联合针灸治疗非酒精性脂肪肝 50 例临床观察. World Latest Medicine Information, 2017, 17: 154, 156.

47. 曾志华, 曾明慧, 陈康. 电针配合穴位贴敷对非酒精性脂肪肝血清视黄醇结合蛋白 4 及胰岛素抵抗的影响. 实用中医药杂志实用中医药杂志, 2013, 29: 620–622.

48. 张清, 杨永和, 罗和平. 针灸结合运动康复训练对非酒精性脂肪肝疗效的临床研究. 中华肿瘤防治杂志, 2016, 23: 178–179.

49. 晁梁, 李泽鹏. 穴位贴敷联合口服参七汤治疗非酒精性脂肪肝的疗效观察. 临床医药文献杂志, 2016, 3: 8646–8647.

50. 孙晓娜, 于悦, 许向前, 等. 泽泻泄浊颗粒配合穴位贴敷治疗非酒精性脂肪肝的临床观察. 中医临床研究, 2016, 8: 1–4.

51. 杨化冰, 李永康. 穴位注射治疗脂肪肝 37 例临床观察. 山东中医药大学学报, 2013, 8: 442–443.

52. 陈建权, 王倩, 刘建平, 等. 腹部推拿治疗非酒精性脂肪肝疗效分析. 四川中医, 2014, 32: 162–163.

53. 王海龙, 许丽萍. 推拿治疗非酒精性脂肪肝 40 例. 武警医学, 2016, 27: 853–854.

54. 罗秀清, 章浩军, 范文东, 等. 旋覆消癖汤结合外治法治疗非酒精性脂肪肝 30 例. 福建中医药, 2016, 47: 4–6.

55. 林吉祥, 黄艳芳, 印敏勇, 等. 中医社区综合干预非酒精性脂肪性肝病 60 例. 河南中医,
    2015, 35: 1830–1832.

56. 邓志刚. 中医综合治疗对非酒精性脂肪肝临床疗效、肝功能和血脂的影响. 世界最新医
    学信息文摘, 2016, 16: 117–118.

第 28 章

非酒精性脂肪性肝病行为治疗

 肝脏脂肪的过多聚积多发生在超重的人群中,并呈正相关。研究认为,肥胖者中至少有一半患有脂肪肝,腹部皮下脂肪的厚度可以作为预测脂肪肝的良好指标。对于超重或肥胖患者(腹型肥胖)的 NAFLD 患者,应该将以减轻体重为目的的生活方式作为首选。鼓励和教育患者控制饮食和增加运动,通过改变不良生活方式,减轻体重和改善胰岛素抵抗。

 对肥胖、糖尿病、高脂血症引起的脂肪肝患者。运动可改善糖和脂肪的代谢,并可影响它们的动员与利用,长期有氧运动可导致机体脂肪分解代谢增强,表现为在基础状态或相同强度运动状态的脂肪氧化供能比例增加,肥胖者的血糖血脂显著降低。适宜的有氧运动是目前公认的科学合理的减肥措施之一,大多数人都已接受运动减肥的理念,并渴望获得预期效果,但目前国内外运动减肥的成功率并未达到理想水平,这成为大众健康领域的研究难点。运动处方的制定具有较强的针对性和合理性,一个完整的运动处方需要满足四个要求:①合理的锻炼强度;②合理运动;③合理时间;④合理的运动频率。其中运动强度选择不当被认为是最重要的问题。运动强度会显著影响肥胖特别是血脂改善的效果,以往大多数的运动减肥研究都应用"中等运动强度"这一概念,研究者一般选用最大耗氧量(VO_{2max})或最大心率(HR)的百分比来确定运动强度,但由于个体差异及同一个体不同阶段的差异等因素,运动量、运动强度、持续运动时间亦有所不同,再加上目前强度的具体范围尚缺乏成熟的研究定论,部分研究以无氧阈作为减肥目标强度,但 Bircher 等发现以无氧阈确定运动强度适合有氧训练的运动员,对普通肥胖者并不适用。人体中可供运动使用的能量物质可以分为四类:高能磷酸化合物[主要包括三磷酸腺苷(ATP)和磷酸肌酸(CP)]、糖类、脂类、蛋白质。

 2010 年,中华医学会在参考国内外最新研究成果的基础上对《非酒精性脂肪性肝病诊疗指南》(以下简称《指南》)进行了修订。《指南》指出非酒精性脂肪肝的主要死亡风险因素为动脉粥样硬化性血管病变和 2 型糖尿病,而肝病相关死亡几乎仅见于非酒精性脂肪性肝炎并发肝硬化的患者。为此,《指南》提出,对于非酒精性脂肪肝的治疗,首要目标为改善 IR,防治代谢综合征及其相关终末期器官病变,只有这样才能延长患者的生存期,以求进一步提高生存质量;次要目标是逆转肝细胞脂肪变,防治非酒精性脂肪性肝炎,阻止肝纤维化进展,减少肝硬化和肝癌的发生。

 《指南》治疗学提出,在治疗脂肪性肝病之前,首先要对疾病进行全面的评估,在此基础上,非酒精性脂肪肝的治疗对策可分为基础治疗、药物辅助治疗和终末期肝病治疗。其中,基础治疗即指包括饮食、运动、心理治疗等的生活干预和行为疗法,其目的在于防治原发基础疾病、肥胖、胰岛素抵抗和糖脂代谢紊乱等相关危险因素。

行为治疗是一种源于 19 世纪心理学领域的治疗方法,主要是指以行为认知理论等心理学理论为基础,通过设立目标、自我监督、刺激控制等方法鼓励和教育患者控制饮食和增加运动,通过改变不良生活方式,减轻体重和改善胰岛素抵抗,从而达到防治非酒精性脂肪肝的目的。

通常情况下,非酒精性脂肪肝的行为治疗主要包含以下三个方面:自我监控、运动干预和认知行为管理。

一、自我监控

自我监控包括监控饮食的摄入量、体育锻炼和体重。患者通常会低估他们的热量摄入近 50%,行为疗法的关键是指导患者使用测量工具(如使用杯、匙等)、实际营养标准和食物成分的热量手册正确评估食物的摄入。正确的饮食记录是:患者应在进食后立刻进行登记,记录内容包括进食时间、量、种类、食物及饮料成分的热量。同样应指导患者掌握设计活动的类型和量,活动度用记步器记录,每天至少达到 10 000 步。自我监测记录可为进食和活动度提供指示,为干预治疗提供方向。

行为的选择通常用于控制患者非饥饿性进食,如情感刺激。通常训练采用可选择的行为替换进食,如锻炼、与朋友通话、洗澡等。行为的选择通常用于寻找妨碍体重减轻或保持体重减轻的问题所在。经典解决问题的方法包括 5 个步骤:①鼓励患者分析导致行为问题的细节及相关的事件;②提供患者一些可帮助其解决问题的方法;③建议患者列举每项解决问题反对与赞成的清单;④在既往的分析基础之上选择最恰当的观点;⑤患者进行结果的自我评估。如果解决问题失败,应该再次重复这一过程。行为治疗是一件难以执行和坚持的治疗,医生应当鼓励患者,加强指导和监督。

二、最大脂肪氧化强度运动减肥

近年来由 Jeukendrup 与 Achten 最早提出最大脂肪氧化强度(FAT_{max})的概念成为国内外研究减肥的焦点,即在单位时间内脂肪代谢峰值对应的强度为最大脂肪氧化强度,此峰值为最大脂肪氧化率。FAT_{max} 运动干预肥胖症的理论依据是运动过程中能量物质的利用会随运动强度的不同而变化,在长时间低强度运动中,能源物质利用逐渐由糖类转化为脂肪,随着运动强度与时间的增加能源物质由脂肪转化为糖类,因此脂肪代谢量随着运动强度的增加而呈现逐渐升至顶点后下降的抛物线。运动中体脂肪氧化速度的增加和下降即运动能量消耗和底物代谢的特征与运动强度密切相关。在一定范围内随着运动的逐步激烈能耗逐步加大,当脂肪的氧化率最大即达到峰值时被称为最大的脂肪氧化强度,在以后随着运动强度的继续增加糖类参与供能比例逐渐加强,脂肪参与供能比例逐渐减少。

Dorien 等比较了 $40\%VO_{2max}$ 和 $70\%VO_{2max}$ 两种强度对肥胖男性脂肪氧化的影响,结果是 $40\%VO_{2max}$ 强度的运动可明显增加运动中的脂肪氧化。Achten 等还发现当运动强度超过 $89\%VO_{2max}$,脂肪供能的比例几乎接近于零,可以合乎逻辑的推测,在 FAT_{max} 强度下运动可达到理想的减肥效果。周永刚认为,随着运动强度超过 $70\%\sim80\%VO_{2max}$ 时,脂肪酸的氧化率受到限制。供能物质出现由脂肪向糖类的逐渐转变。

有研究提出 FAT_{max} 通常发生在 VO_{2max} 在 $39\%\sim65\%$ 之间。理论上在 FAT_{max} 强度下运

动可达到理想的减肥效果。目前 FAT_{max} 实验方案建议采用功率自行车的起始负荷为 100W（女 50W），每 3 分钟增加 50W（女 25W）至力竭（判断 VO_{2max}）；进行 FAT_{max} 测试，一般设计 5 级负荷，每级持续时间 6 分钟并且记录第 5~6 分钟气体交换量，进行脂肪代谢率的计算，开始负荷为在预实验中血乳酸第 1 次增加所对应的符合强度，第 5 级负荷为呼吸熵水平达到 1 小时所对应的强度，其他 3 级按照两者之差的平均值进行计算，最后得出简化公式 $1.67^*VO_2-1.67^*VCO_2$。关于 FAT_{max} 的判定是记录递增负荷前每级的最后 2 分钟平均每 15 秒的摄氧量与 CO_2 呼出量。代入公式计算脂肪氧化量，由于个体体力的差异，FAT_{max} 更具体测量方法尚无权威性定论，但必须通过 3~5 级，每级持续 3 分钟以上的持续性递增负荷已获得认可。根据 FAT_{max} 测验最终确定以 FAT_{max} 强度作为慢跑为主要手段，结合综合形式的减肥运动方案，持续进行 8 周、每周 5 次，每次 1 小时的 FAT_{max} 强度的运动减肥方案的训练。在实验过程中，不进行膳食控制，除执行设计的运动方案外，受试者维持原有生活方式，以更有利于观察运动减肥的效果。在实验后将对受试者进行平衡膳食和生活方式的健康教育。结果显示：①中年肥胖女性在最大脂肪氧化运动强度下的以心率（116.36±12.70）次/分，速度为（60.6±1.23）m/min，占最大摄氧量的 66.83%，以此强度制定的 FAT_{max} 强度运动减肥方案能够有效地达到运动减肥效果。②中年肥胖女性在执行为期 8 周的 FAT_{max} 强度运动减肥方案后，身体形态、身体功能指标均得到了良好的改善。

三、大强度间歇性运动减肥

大强度间歇运动进行减肥也是目前的研究热点。它可使基础代谢加强，总能量消耗增加，大强度或较大强度运动在健身、康复以及减肥领域一直受到人们的误解和排斥，认为这种运动方式是竞技运动训练所特有的，不适合普通大众，尤其是不被肥胖者所接受。这种不接受大部分是出于安全因素的考虑，由于运动强度较大，对身体条件的要求较高，致使普通大众对其产生了恐惧心理。实质上，尽管高强度有氧间歇训练强度较大，但是它不同于力量训练那样以抗阻力的形式增加骨骼肌的体积为目的，而是以自行车、跑步等形式提高心肺功能为目的，因此仍然属于有氧训练。同时不少研究表明，大强度运动对肥胖者的干预效果在一定程度上要高于中等强度。其中一个原因是高强度间歇训练更能增加身体的基础消耗，动员更多脂肪消耗，且不易反弹，另一个原因是由于在大强度的训练过程中，由于其运动强度较大，运动持续时间就可以相应缩短，而且可以有一定的间歇时间，通过短暂的休息与恢复能够避免许多不良症状的发生，训练者更容易接受和完成。

在采用大强度间歇有氧训练进行减肥时，要注意把握准确的间歇时间，通常建议训练中快跑的时间与间歇期慢走的时间比例保持在 1∶1 是比较合适的。综合来看，恢复间歇时间不能太长也不能太短，间歇时间一般在 3~4 分钟，而被动恢复，通常推荐采用不少于 2~3 分钟，这样有助于高强度的实施。

事实上，无论是中低强度的有氧运动方式还是高强度有氧间歇运动方式，其训练强度的控制是一个至关重要的因素。一般来说，有氧运动大部分设定在 50%~75%VO_{2max} 所对应的心率。而高强度有氧间歇性训练则较为复杂，何种训练强度的间歇训练能够有效地提高 VO_{2max} 一直以来都是教练员和运动员难以解决的难题。已有研究表明：以提高有氧耐力为主的间歇训练通常采用较长时间、相对较低强度（75%~90%VO_{2max}）的方案，而以增强速度能力为主的间歇性训练则以短时间、高强度（100%~250%VO_{2max}）训练为主。同时，在训练中对时间的控制也是一个重要的因素,中低强度的有氧运动方式大多数控制在 30 分钟以上,而大强度有氧间歇训练时间的分配不同,就会产生不同的效果。Astrand 的研究指出,2 分钟的 $100\%VO_{2max}$ 跑 +2 分钟完全休息的间歇训练达到的刺激程度明显高于 15 秒 $100\%VO_{2max}$ 跑 +15 秒完全休息的间歇训练达到的刺激程度,同时,这也说明了长间歇对提高 VO_{2max} 的训练效果较短间歇效果好。Billat 的研究则表明了如果在训练中使用积极性的恢复,则会达到更好的效果。

但进行大强度运动时安全性难以保障。这种练习方法对肥胖症患者的健康状况和运动能力要求较高,尤其对有心血管疾病隐患的肥胖症患者可能导致严重后果,方法操作不当也容易引起运动损伤,对肥胖程度高的人群不提倡采用此方法减肥。通过运动增加能量的总消耗以达到降低体重、消耗体脂的目的,大强度运动由于持续时间短,故总能量消耗并不多。大强度运动时糖类供能比例高,相应地脂肪供能比例较小,不利于体内脂肪的动用。对于慢肌纤维比例高的人群来说,大强度有氧耐力训练可以带来一定的减肥效果,但对于大多数快肌纤维比例高的肥胖症患者,大强度耐力训练不能达到良好的减肥效果。大强度运动中排汗量大量增加,运动后即刻体重的下降主要是由运动时水分丢失引起,并非真正意义上的体脂减少。因此,想要达到理想的减轻体重,增加体脂消耗的效果,主要应保证总能量消耗增多,从消耗底物的角度考虑,选取长时间中小强度有氧运动可以取得更理想的减肥效果。研究表明,在有氧运动后配合一定的力量训练进行减肥,可以明显降低体脂、增加瘦体重和肌肉力量。适宜的力量训练能提高静息状态的代谢水平,增加能量消耗。在运动减肥的实践中发现,一段时间的有氧运动后,重度肥胖症患者上臂后侧因皮下脂肪消耗较快可能出现皮肤松弛现象。每天增加短时间中小强度力量练习后,皮肤松弛有明显改善,上臂肌力有所增长。

有学者研究表明步频、每分钟能量消耗与脂肪动员呈负相关,运动时间与脂肪动员呈正相关。在运动强度上,通常有氧运动的适宜运动强度是 $50\%\sim70\%VO_{2max}$ 或 $60\%\sim80\%$ 最大心率,而肥胖患者采用 $40\%VO_{2max}$ 强度的有氧运动,就可以更大程度的动员脂肪供能,且不易产生疲劳,容易长期坚持。中小强度、长时间有氧运动通常是运动医学界公认的具有较好的减肥方式。依据美国运动医学院研究表明,在有氧运动的前 15 分钟,在这个时间段主要以肌糖原功能为主,再 15~20 分钟后,才开始脂肪功能。通常认为每次持续运动的时间应在 30~60 分钟。这样才能达到科学合理的减肥和降脂目的。运动减肥一定要持之以恒,前一个月往往还不能看到较明显的效果,只有坚持运动约 3 个月后才能达到较为理想的效果。在进行运动前应做准备活动,运动结束还要进行适当的放松。另外在进行运动的初期,最好能在有经验的人指导下进行。

四、改变饮食方式和饮食控制

在坚持运动的同时,配合适当的饮食控制非常重要,合理运动与科学膳食干预可达到事半功倍的效果。于素梅认为,肥胖者的基础代谢率高于正常人,这说明引起肥胖的主要原因是摄食过多,增加体力活动可以预防和治疗,并防止反弹,从生物学意义上讲,降低热量摄入和促进热量摄入的负平衡,是降低体重,促进脂肪分解的根本原理。科学的节食不是常人所说的不吃,而是科学的控制自己摄取食物的种类和数量,既保证自己充足的物质供应,也控制自己的能量代谢水平。总热量的限制要循序渐进,适度为止,必须在营养平衡下进行,绝不能扩大对一切营养素的限制。根据运动前的体格检查,利用 Harris-Benedict 公式计算个体基础代谢率,参考运动负荷试验结果计算其每日运动能量消耗量,结合减肥进度计划制订个性化的营养方案,并由专业营养师制订食谱方案。全封闭配餐时可依据每日热能需要量将患者划分为多个组别,限制其膳食的总热量。合理搭配三大营养物质,增加蔬果的供应比例,保证膳食中有足够而平衡的必需氨基酸和脂肪酸。为维护运动减肥期间机体的正常氮平衡,膳食中必须有正常量优质食物蛋白,约为每日总热量的 25%~35%。严格控制脂肪的摄入,约占每日总热量的 10%~15%。糖类物质的摄入应占每日总热量的 55%~65%。一日三餐热量配比例约为 3∶4∶3。合理安排进食餐次,定时进餐,注意进食后不立即运动,运动后不立即进食。目前针对成都军区铁人三项项目运动员膳食不合理的现状进行膳食营养知识－态度－行为(knowledge-attitude-practice,KAP)的调查和干预 4 周后,运动员训练后的血糖得到明显改善,总胆固醇含量和三酰甘油水平均显著下降。因此,调整饮食是治疗大多数慢性脂肪肝的基本方法,也是预防和控制脂肪肝进度的重要措施。脂肪肝饮食治疗的原则是高蛋白、适当热量和低糖类饮食,合理分配三大营养要素并兼顾其质量,适当补充维生素、矿物质及膳食纤维,戒烟、戒酒,改变不良饮食习惯。饮食疗法应根据患者的理想体重,调整每天热能摄入并科学分配各种营养要素。瘦肉、鱼类、蛋清及新鲜蔬菜等富有含亲脂性物质的膳食,有助于促进肝内脂肪消退,高纤维类的食物有助于增加饱感及控制血糖和血脂,对于营养过剩性脂肪肝尤其重要。值得注意的是,脂肪肝患者饮食中仍要含适量的脂肪,但脂肪的摄入量不宜超过总热量的 15%~20%,注意减少多价不饱和脂肪酸的摄入尤其是限制高胆固醇的摄入,增加饱和脂肪酸的摄入,并注意适当控制糖类的摄入,因为适量脂肪摄入为人体健康所必需,即使摄入不含脂肪的食物,机体仍可利用糖类及氨基酸前身物质合成脂肪;而摄入过多糖特别是含有单糖和双糖的甜食可增加胰岛素的分泌,促使糖类转化为脂肪。经多因素分析发现,含糖饮料摄入与脂肪肝的发生呈剂量依赖关系,并与 ALT 水平呈正相关。值得一提的是,由于果糖能够为肝内脂肪的合成提供能量,被认为是典型的不健康食品,食物中的果糖主要来源于各种谷物汁(如玉米汁),有研究表明,每天 6 次以上饮用富含果糖的玉米汁会加重肝脏脂肪变性,促进肝纤维化进展。由于蛋白质摄入不足可加剧肝内脂肪沉积,而高蛋白饮食可增加载脂蛋白,特别是 VLDL 的合成,有利于将脂质顺利运出肝脏,减轻脂肪肝,并有利于肝细胞功能恢复和再生。因此,脂肪肝病人每天蛋白质的摄入量不宜低于 60g/d,素食者植物蛋白不应低于 80g/d,但糖尿病性脂肪肝兼有肾病的患者蛋白质摄入量不宜过多。总之,应根据患者不同的病因和病情来制定不同的饮食治疗方案,并在病情变化时及时进行调整。

近年来,越来越多的研究证据表明饮食控制对非酒精性脂肪肝患者体重、胰岛素抵抗以及肝脏的脂肪变性、炎症状态有着积极的治疗作用。尽管目前的研究尚不能明确哪种类型的饮食对非酒精性脂肪肝的控制最为有效,但是,多数研究的结果均显示热量限制是其中最重要的因素。与此同时,在饮食控制的过程中,研究发现除了热量限制,饮食物营养成分的差异似乎对于非酒精性脂肪肝的管理也有着不同的效果。因此,在综合国内外目前现有的研究证据的基础上,做出如下建议:

1. 热量限制　每天总能量摄入限制在 1200~1500cal。

低热量饮食可以快速有效地减轻体重,并改善与之相关的肝脏脂肪炎性病变。一般来说,临床患者体重减轻 5%~7%,即可有效改善肝脏的脂肪变性和脂肪性肝炎的组织学表现。

2. 胆固醇　尽量减少摄入。

一些研究表明,非酒精性脂肪肝与胆固醇的合成增加和吸收降低有关,而游离胆固醇的堆积还会进一步促进非酒精性脂肪肝发展为非酒精性脂肪性肝炎。因此,在非酒精性脂肪肝患者的饮食控制中,应尽量减少胆固醇的摄入。

3. 反式脂肪酸　尽量减少摄入。

反式脂肪酸根据其来源及结构的不同,可被分为反式脂肪酸和反式游离脂肪酸,其主要来源是部分氢化处理的植物油。过多摄入反式脂肪酸可使血清胆固醇增高,从而增加心血管疾病发生的风险。与此同时,研究显示反式脂肪酸的大量摄入会导致肝脏脂肪的堆积。因此,在非酒精性脂肪肝患者的饮食控制中,应尽量减少反式脂肪酸的摄入。

4. 饱和脂肪酸　摄入总量不超过总能量的 7%。

饱和脂肪酸主要存在于牛、羊、猪等动物的脂肪中,有少数植物如椰子油、可可油、棕榈油等中也多含此类脂肪酸。饱和脂肪酸的摄入量过高是导致血清胆固醇、甘油三酯、低密度脂蛋白升高的主要原因,从而继发引起动脉管腔狭窄,形成动脉粥样硬化,增加患冠心病的风险。与此同时,研究显示,饱和脂肪酸的大量摄入会导致其在肝脏内堆积,从而诱发内质网应激,导致肝功能障碍。因此,对于一般健康人群,建议摄入不超过总能量 10% 的饱和脂肪酸,而对于非酒精性脂肪肝患者,建议摄入不超过总能量 7% 的饱和脂肪酸。

5. 不饱和脂肪酸　摄入总量占每日摄入总能量的 25%。

不饱和脂肪酸作为膳食脂肪酸中的一类,具有特殊的生理功能和独特的物理、化学特性。不同于其他脂性饮食,不饱和脂肪酸已被证明能够降低血清总胆固醇、低密度脂蛋白和甘油三酯。因此,在非酒精性脂肪肝患者的饮食控制中,推荐以不饱和脂肪酸代替胆固醇和饱和脂肪酸,建议摄入每日总能量 25% 的不饱和脂肪酸。

6. 碳水化合物　摄入总量不超过总能量的 40%。

碳水化合物作为维持生命活动所需能量的主要来源,在糖尿病患者的饮食控制中已被进行了严格的摄入限制。研究表明,高碳水化合物饮食对于非酒精性脂肪肝患者糖脂代谢均有较为不利的影响。因此,强烈建议每日摄入碳水化合物的总量不超过总能量的 40%。

7. 果糖　尽量减少摄入。

果糖,作为一种葡萄糖的同分异构体,是一种最为常见的己酮糖。研究显示,高果糖饮食会导致胰岛素和瘦素水平的降低,进而导致体重的增加。与此同时,果糖在人体内的主要代谢场所存在于肝脏之中,大量摄入果糖会导致非酒精性脂肪肝的发生。因此,在非酒精性脂肪肝患者的饮食控制中,应尽量减少果糖的摄入。

8. 蛋白质　每日摄入适量的蛋白质,但不推荐高蛋白质饮食。

蛋白质是组成人体一切细胞、组织的重要成分。虽然有部分研究显示高蛋白饮食可能对于控制体重、减少心血管疾病发病率有较好的影响,但是,同样有一些流行病学调查数据显示较高的蛋白摄入量可能与全因死亡率的升高有关。因此,在非酒精性脂肪肝患者的饮食控制中,推荐每日食用适量的家禽、鱼类、坚果等优质来源的蛋白质,但对于高蛋白质饮食应保持一定程度的谨慎,不推荐通过大量摄入蛋白质来控制体重。

9. 维生素 E　每日摄入总量不超过 800IU。

维生素 E 是一种脂溶性维生素,具有保护 T 淋巴细胞、抗自由基氧化、抑制血小板聚集等作用。研究显示,在非酒精性脂肪肝肝损伤的过程中,维生素 E 能够减少脂质过氧化并改善肝脏的炎症状态。然而,同样有研究显示高剂量补充维生素 E 可能与全因死亡率的增加有关。因此,在非酒精性脂肪肝患者的饮食控制中,推荐摄入不超过 800IU/d 的维生素 E。

10. 咖啡　每日摄入适量的咖啡。

一些研究发现,咖啡的抗氧化能力能够减少肝脏的脂肪变性,改善肝脏的炎症状态,同时具有抗纤维化的作用,甚至有研究指出咖啡被发现与全因死亡率的降低有关。因此,在非酒精性脂肪肝患者的饮食控制中,建议每日可摄入适量的咖啡。

五、认知行为管理

研究表明,饮食控制、运动干预等生活方式管理能够有效地改善非酒精性脂肪肝患者肝脏、代谢及心脑血管等健康状况。然而,数据显示,多数患者难以保持良好的生活方式干预计划,这在很大程度上被认为是由于对于疾病的认知不足或认知偏差以及行为管理过程中的监督刺激机制不完善所致。因此,对于该类患者而言,认知行为管理被认为是治疗过程中极为重要的一部分。

国外学者认为,良好的认知行为管理应是全面而规范的,即应至少包含其核心的认知重组、目标设定、自我监测、刺激控制、应激处理、社会支持、反弹干预等成分。因此,在综合目前一些流行的认知行为管理方法的基础上,做出如下总结:

1. 认知重组、准备动机　首先,确保患者理解他们的诊断:非酒精性脂肪肝是什么,它是如何发生发展的,以及他们可以做什么来阻止疾病的进展或扭转病情。例如,对于一些将肝脏疾病仅仅归因于过量饮酒的患者,从一开始就向病人解释,他们的肝脏、代谢疾病与其生活行为方式密切相关,生活方式的干预、控制体重能够有效地改善其临床症状,由此,为患者提供充分的动机以实现饮食运动的控制。在行为治疗过程中,一些简洁的医学知识教材能够供患者自行学习,从而实现对相关疾病知识内容的整体理解是十分必要的。

2. 目标设定　分别设定短期和长期的行为目标在整个治疗过程中是非常重要的。一般来说,一个有效的目标应当具有以下几个基本特征:首先,目标应是可以有效控制体重或改善肝脏脂肪症状的行为;其次,目标应是客观可以测量的,可以通过清晰的数据评估治疗进展以实现自我监督管理;最后,目标应是应是可以实现的,尤其是短期目标应是在一定的时间范围内可以实现的。例如,为行为目标设定具体的行动事例,然后记录在纸上供患者实现自我监测。

3. 自我监测　自我监测是指行为的观察和记录,是认知行为治疗中最重要的部分,自我监测能够提供及时的信息反馈,并在一些饮食、运动干预过程中提供很大程度上的行为意识刺激。研究显示,运用相应的工具(如饮食记录、运动记录、体重记录等)能够有效地帮助行为干预的控制管理。

4. 刺激控制　刺激控制是指识别与不良饮食、运动方式相关的因素,针对刺激因素给予相应的控制方法能够有效地实现行为干预的管理。例如,为了控制进食时间,可以通过厌恶训练和自我奖励等方法来帮助患者掌握忍耐饥饿的技巧。

5. 应激处理　应激处理是指在应激和紧张的情况下,通过放松、运动、思考等方法帮助控制交感神经兴奋,从应激的环境中转移出来,避免因为环境因素的影响导致行为干预管理的失败。例如,研究显示,通过膈肌呼吸、控制进食速度的方法能够有效地缓解患者在紧张状态下的进食欲望。

6. 社会支持　研究显示，来自社会环境的支持，能够有效地帮助行为管理的实现。因此，推荐行为干预治疗能够通过定期的、结构化的团体或会议的方式进行管理。患者在团体成员间能够得到更多的社会支持，成员之间相互理解、共同克服障碍的行为能够有效地维持治疗行为的稳定。

7. 反弹干预　多数患者在成功地实现行为干预治疗后其体重及肝脏脂肪情况都得到明显的改善，然而，与此同时，许多研究显示，治疗后的疗效反弹是一个普遍存在的情况。因此，一旦患者能够成功地实现行为干预治疗，治疗的重心就要转移到维持和反弹干预上。为此，首先要告知患者治疗后的疗效反弹是一个正常现象，避免患者为此产生过多不必要的担心。其次，要让患者定期地进行危险性因素预测，并教给患者相应的预防措施，在出现反弹信号后尽早采取防治对策。另外，还应强化患者对不良生活行为方式的过失认知评估。研究表明，对过失的认知评估能够强化治疗过程中的认知支持，对避免行为治疗的疗效反弹是非常重要的。

六、针灸治疗减肥

针灸治疗肥胖病和高脂血症的机制研究也不少，针灸减肥不仅是一个对全身整体的调节而且能够在调整内分泌的同时，进行局部减肥，针灸减肥对腹部最有效。通过选取相应的穴位如：天枢、大横、大巨、腹结、中脘、下脘等腹部穴位，配合运用足三里、三阴交、支沟、丰隆等。脾虚湿阻型加三阴交、公孙，胃热湿阻型加曲池、内庭，一方面可以调节脾胃功能，通过抑制食欲，而减少进食量，另一方面可以促进胃肠蠕动，排泄胃肠内容物，清理宿便，从而使阴阳平衡，气血调和，最终达到减轻体重，降低体制的目的。此外有学者认为，针灸可能通过提高下丘脑－垂体－肾上腺轴的功能来实现效应的。近年来，有研究表明，脂肪组织与胰岛之间存在着"脂肪－胰岛内分泌轴"的关系，针灸能够通过调整"脂肪－胰岛轴"来有效改善患者肥胖及脂质水平；下丘脑性肥胖的自主神经假说，提示交感神经活性的降低将减少脂肪动员。针刺可通过兴奋 β 受体达到抑制食欲而减肥的目的。自主神经分为交感神经系统和副交感神经系统，两者在功能上相互拮抗、又相互辅助，共同完成机体复杂的生理功能。现代医学认为单纯性肥胖多伴有内分泌紊乱，各种激素，尤其是胰岛素、性激素、肾上腺皮质激素、瘦素等异常。黄碧花采用刃针疗法辨证取穴治疗单纯性肥胖患者 50 例，利用汉章针刀，以足太阴脾经、足阳明胃经、任脉经过的腹部穴位为主。根据中医辨证：胃肠实热加曲池、合谷、内庭；脾虚湿阻加阴陵泉、丰隆、血海；肝郁加期门、太冲；脾肾阳虚加关元、肾俞、脾俞。每次选取约 15 个穴位，前 3 次隔日 1 次，之后每 3~5 日 1 次，15 次为 1 个疗程，月经期不治疗，一个疗程后治愈率为 92%，穴位埋植，以足阳明、足太阴、手阳明经穴为主，采用羊肠线穴位埋线方法进行治疗的效果也很显著。除了针灸以外，耳针法对减肥也有一定疗效，临床上应用比较多，耳穴处方：脾、肾、膀胱、三焦、内分泌、内生殖器、交感、肾上腺、皮质下每次通过选取 1~2 穴，以双侧耳交替方式进行，每周耳针贴敷 2~3 次，留埋期间，每日饭前30 分钟自行用手按压各穴，每次每穴按压 1~3 分钟，自行按压以轻刺激为宜，两耳交替治疗，持续 3 个月。肥胖患者肥胖指标、脂质水平均异于正常组的同时伴有脂肪－胰岛轴指标、自主神经功能紊乱，研究表明温针灸联合耳针及单纯温针灸疗法对肥胖并发高脂血症患者具有减肥和降脂的双重作用，温针灸联合耳针法优于单纯温针灸法，其作用机制可能是通过调整脂肪－胰岛轴、自主神经的功能来实现的,即提高患者交感神经的兴奋性,减低副交感神经的亢奋状态。到目前为止针灸减肥降脂是一个相对安全的和可靠的方法,已备受国内外学者关注,是目前认为最有效的一种健康减肥方法。

七、疗效评价

对非酒精性脂肪肝患者而言,目前大多数行为治疗是将饮食、运动、认知行为管理等多种治疗方案结合起来,以期实现控制体重,减轻肝脏脂肪堆积,改善胰岛素抵抗等情况。尽管其疗效已被众多研究所证实,但是,一个客观的疗效评价对于治疗过程来说仍是必要的。

对非酒精性脂肪肝伴有肥胖的患者来说,减轻体重的7%~10%是行为干预治疗的首要目标。

与此同时,科学的运动和膳食管理能够改善肝脏脂肪和炎症状况,减轻胰岛素抵抗并调节糖脂代谢的异常,使血糖、血脂及胰岛功能相关指标恢复正常。

有数据显示,长期的行为干预治疗能够使轻度非酒精性脂肪肝患者在不接受药物治疗的情况下维持多年而不发生进展。但是,同样有研究显示,由于文化背景、行为特点上的差异,常规的行为干预治疗并不是对所有的患者都适用。因此,在临床操作的过程中,应充分考虑患者的个人意愿和实际情况采取相应的治疗对策以达到令人满意的疗效结果。

对脂肪肝伴有肥胖的患者来说减轻体质量的7%~10%是生活干预的目标,科学的运动和膳食管理能够改善肝脏酶学和组织学,控制体重,运动减肥祛除的主要是腹部内脏脂肪,使甘油三酯、低密度脂蛋白胆固醇下降及高密度脂蛋白胆固醇升高、葡萄糖耐量改善以及血压下降。研究表明每天锻炼热能消耗1260kJ,4个月可减重4.5kg。最初6个月内减肥目标为减轻目前体重的5%~10%,但减重的速度为每周体重下降不宜超过1.6kg,否则会导致脂肪肝加重。肥胖者与临床医生、营养师以及健康管理者共同努力,加强相关教育,提高行为认知,树立自我保健的意识,运动与饮食相结合,控制高脂饮食,持之以恒,必要时结合心理辅助。

（王　淼）

参考文献

1. Krauss RM, Eckel RH, Howard B, et al. AHA Dietary Guidelines: revision 2000: A statement for healthcare professionals from the Nutrition Committee of the American Heart Association. Circulation, 2000, 102: 2284-2299.

2. Assy N, Nasser G, Kamayse I, et al. Soft drink consumption linked with fatty liver in the absence of traditional risk factors. Can J Gastroenterol, 2008, 22: 811-816.

3. Ouyang X, Cirillo P, Sautin Y, et al. Fructose consumption as a risk factor for non-alcoholic fatty liver disease. J Hepatol., 2008, 48: 993-999.

4. Kim HK, Park JY, Lee KU, et al. Effect of body weight and lifestyle changes on long-term course of nonalcoholic fatty liver disease in Koreans. Am J Med Sci, 2009, 337: 98-102.

5. Sacks F M, Bray G A, Carey V J, et al.Comparison of weight-loss diets with different compositions

of fat, protein, and carbohydrates. N Engl J Med., 2009, 360: 859-873.

6. Ioannou GN, Morrow OB, Connole ML, et al. Association between dietary nutrient composition and the incidence of cirrhosis or liver cancer in the United States population. Hepatology, 2009, 50: 175-184.

7. Fung TT, van Dam RM, Hankinson SE, et al. Low-carbohydrate diets and all-cause and cause-specific mortality: two cohort studies. Ann Intern Med, 2010, 153: 289-298.

8. Hallsworth K, Fattakhova G, Hollingsworth K G, et al. Resistance exercise reduces liver fat and its mediators in non-alcoholic fatty liver disease independent of weight loss. Gut, 2011, 60: 1278-1283.

9. Kistler KD, Brunt EM, Clark JM, et al. Physical activity recommendations, exercise intensity, and histological severity of nonalcoholic fatty liver disease. Am J Gastroenterol, 2011, 106: 460-468, 469.

10. Lavine JE, Schwimmer JB, Van Natta M L, et al. Effect of vitamin E or metformin for treatment of nonalcoholic fatty liver disease in children and adolescents: the TONIC randomized controlled trial. JAMA, 2011, 305: 1659-1668.

11. Parker HM, Johnson NA, Burdon CA, et al. Omega-3 supplementation and non-alcoholic fatty liver disease: a systematic review and meta-analysis. J Hepatol, 2012, 56: 944-951.

12. Gutierrez-Grobe Y, Chavez-Tapia N, Sanchez-Valle V, et al. High coffee intake is associated with lower grade nonalcoholic fatty liver disease: the role of peripheral antioxidant activity. Ann Hepatol, 2012, 11: 350-355.

13. Birerdinc A, Stepanova M, Pawloski L, et al. Caffeine is protective in patients with non-alcoholic fatty liver disease. Aliment Pharmacol Ther, 2012, 35: 76-82.

14. Freedman ND, Park Y, Abnet CC, et al. Association of coffee drinking with total and cause-specific mortality. N Engl J Med, 2012, 366: 1891-1904.

15. Bacchi E, Negri C, Targher G, et al. Both resistance training and aerobic training reduce hepatic fat content in type 2 diabetic subjects with nonalcoholic fatty liver disease (the RAED2 Randomized Trial). Hepatology, 2013, 58: 1287-1295.

16. Bambha K, Wilson LA, Unalp A, et al.Coffee consumption in NAFLD patients with lower insulin resistance is associated with lower risk of severe fibrosis. Liver Int, 2014, 34: 1250-1258.

17. Feinman RD, Pogozelski WK, Astrup A, et al. Dietary carbohydrate restriction as the first approach in diabetes management: critical review and evidence base. Nutrition, 2015, 31: 1-13.

第29章

非酒精性脂肪性肝病肝移植治疗

第一节 非酒精性脂肪性肝病－肝硬化、非酒精性脂肪性肝病－肝细胞癌肝移植治疗现状

科技的飞跃为临床肝移植的发展和成熟奠定了坚实的基础。综观全球50年来，肝移植依托于现代移植外科技术、免疫抑制剂以及供肝获取保存技术的革新而获得迅猛发展，随着以环孢素为主的一系列免疫抑制剂的问世和移植外科技术的成熟，肝移植患者的存活率有了很大的提高。1983年美国国家卫生研究院正式承认肝移植是终末期肝病的一种治疗方法，应予以推广，从而掀开肝移植临床实用的新篇章。在美国，估计每年需要做肝移植的患者从10/100万~15/100万增加到100/100万。所患的疾病主要包括各种原因引起的终末期肝硬化，以及抗胰蛋白酶缺乏症、肝豆状核变性（Wilson病）、糖原累积病等代谢障碍性疾病。肝移植的适应证有一定的相对性，且随地域、人种、疾病的差异而修正变迁。在儿童，适应证主要为各种肝代谢性缺陷病和先天性胆道闭锁。在成人中，从全球来看终末期肝病占据越来越重要的地位，在肝移植病例中的比例上升到80%以上；其中非酒精性脂肪性肝病导致的肝硬化所占比例也逐年提高。

非酒精性脂肪性肝病（non-alcoholic fatty liver disease，NAFLD）是一种肝细胞组织病理学改变，与酒精性肝病（ALD）相类似，表现为肝细胞大泡性脂肪变性，但患者无过量饮酒史的临床病理综合征。现有的研究提示，大多数NAFLD是一个良性病变，但在一些患者可导致肝硬化、肝衰竭和肝细胞癌（HCC）。综合不同的研究显示，约20%的NASH患者可进展为肝硬化，其中30%~40%死于肝相关疾病，部分发生亚急性肝衰竭和HCC而需要进行肝移植。在一项10年回顾性分析136例患者的研究中，98例患者有完整的10年随访资料。结果显示，NAFLD并不总是一个良性病变，发展为肝硬化的发生率分别为21%和28%。同时，NASH患者肝硬化的发生率明显高于无坏死的肝脂肪变患者。

根据流行病学调查，近年来，我国慢性肝脏疾病的疾病谱发生了显著变化。一方面，尽管病毒性肝炎尤其是慢性乙型肝炎（CHB）仍是我国肝病残疾和死亡的主要原因，但乙型肝炎病毒（HBV）感染率已经由1992年的10%下降到2006年的7%。同时活动性肝炎患者近3030万人，相当多的患者已发展到肝硬化失代偿期。长期以来，由于终末期肝病的不可

逆性,患者虽经积极的综合保守治疗,最终难以避免慢性肝衰竭及某些致死性并发症的发生。肝移植作为目前治疗终末期肝脏疾病的有效手段,其发展在中国具有尤其重要的意义。另一方面,随着人口的老龄化、病毒性肝炎的有效防治以及肥胖症的流行,非酒精性脂肪性肝病(NAFLD)正成为我国一个新的重大健康问题。

近来的研究提示,NAFLD 是隐源性肝硬化的主要原因。Clark 等报道 1 例 53 岁男性隐源性肝硬化患者,已出现肝性胸水和腹水而需要进行肝移植治疗。此患者有肥胖病史 30~40 年,已排除其他多种原因如肝炎病毒感染、药物、毒物及饮酒等,最后考虑为 NAFLD 所致。Caldwell 等研究了 70 例隐源性肝硬化患者并评估其肝病的主要危险因素,糖尿病和 / 或肥胖出现于 74% 的隐源性肝硬化患者,明显高于原发性胆汁性肝硬化和丙型肝炎病毒所致肝硬化。但这些患者肝活检无 NASH 的证据。有研究显示,在一些隐源性肝硬化患者,肝移植后 NAFLD 会再次发生。近来的研究发现,NASH 相关的肝硬化患者发生肝失代偿的危险性较丙型肝炎患者低。尽管由 NASH 所致的总病死率与年龄和性别配对的总人群的病死率相类似,但发现肝病相关病死率更高,主要是由于这些患者常伴有肥胖和糖尿病之故。

2002 年在美国,大约 7% 需进行肝移植的患者是隐源性肝硬化,近来的研究显示,50% 以上的隐源性肝硬化患者是由 NASH 所致。当 NASH 发展至晚期肝硬化时,进行原位肝移植是唯一的挽救生命的方法。因此,NAFLD 将会成为慢性肝病最常见的病因,NASH 相关性终末期肝病也将成为肝移植较常见的适应证之一。据统计,在美国,普通成人 NAFLD 患病率为 30%~40%,其中 NASH 和 NASH 相关性肝硬化分别占 15%~20% 和 2%~3%。据此估计,正常人群 NASH 的患病率可达约 3%~5%。而在肥胖症及糖尿病等高危人群中,NAFLD 的患病率甚至可达到 70%~90%。Zhou 等报道了一项基于广东省社区人群的前瞻性研究,在对 3543 例进行平均 4.0 年(3.6~4.8 年)的随访中发现,NAFLD 的年发病率达到 9.1%(男性 7.3%,女性 9.7%),而在 NAFID 患者中,22.2% 的患者在随访期间病情恶化。而我国作为乙型肝炎大国,越来越多的慢性乙型肝炎患者合并 NAFLD。因此,数以百万计的 NASH 患者面临着进展为肝硬化的风险,甚至将需要进行肝移植治疗。

一项基于美国移植受者科学登记处(SRTR)数据库的研究显示,NASH 在肝移植受者中的比例从 2001 年的 1.2% 迅速上升至 2009 年的 9.7%,NASH 相关肝硬化已成为全美第三大肝移植病因,位居丙型肝炎病毒(HCV)与 ALD 相关肝硬化之后。在另一项基于美国器官共享联合网络(UNOS)数据库的研究中发现,NASH 在肝移植受者中的比例不断上升,从 2007 年的 5.1% 上升至 2010 年的 7.5%,且在各年龄段均呈上升趋势。此外,该研究还发现,NASH 相关性肝硬化是 65 岁以上的肝移植受者中较常见的非恶性肿瘤性病因。在因肝细胞癌(HCC)行肝移植的患者中,NASH 相关性 HCC 也已成为第二大病因,并且是唯一处于快速增长的病因。此外,通过对 UNOS 数据库中肝移植等待名单进行分析发现,在等待行肝移植的患者病因中,NASH 已上升至第二位,2013 年等待行肝移植的 NASH 患者数量约为 2004 年的 3 倍。综上所述,NASH 已成为肝移植的较主要病因之一,并且仍在快速增长中,NASH 已成为肝移植领域一个不可忽视的问题。

第二节 适 应 证

1983 年美国国立卫生研究院（NIH）正式确认肝脏移植是终末期肝病的最佳治疗方法。自此在西方国家肝移植手术的例数迅速增加。目前,肝移植的总例数已达 10 万,5 年存活率已达 75%~80%,长期生存的患者中近半数可做部分或全部工作。最长生存者已超过 33 年。肝移植是很多终末期肝病患者的最后希望,越来越多的人由于接受了肝移植手术而重获新生,使原本毫无希望的晚期肝病患者又回到社会中重新开始新的生活。作为 20 世纪医学最杰出的成就之一。器官移植对现代医学及医院的发展已经产生了巨大的影响。由于肝脏功能复杂、手术难度大、学科涉及面广、术后管理困难等原因,肝移植被公认为代表一个医院水平,乃至一个国家总体水平的标志之一。半个世纪以来,肝移植在各个方面的巨大进展使愈来愈多的终末期肝病患者受益。

肝移植已成功应用于 4 大类 60 多种肝脏疾病的治疗。任何局限于肝脏的终末期疾病,肝功能失代偿时,均适合行肝移植。根据我国现状,肝移植的适应证一般规定如下:①慢性肝病患者出现 1 个或多个与门静脉高压或肝衰竭相关的并发症,如反复食管胃底曲张静脉破裂出血、难以控制的腹水、肝性脑病、严重凝血功能障碍、反复发作的自发性腹膜炎、肝肾综合征等;②严重嗜睡、难以控制的瘙痒、严重代谢性骨病（易发生骨折）、反复发作细菌性胆管炎等导致生活质量严重下降;③实验室检查:血浆白蛋白≤25g/L,凝血酶原时间超正常对照 5 秒以上,血清总胆红素≥85~170μmol/L。当终末期肝病患者出现上述三项之一时,就可以考虑进入肝移植等待队列。另外,患者的精神社会因素和经济状况也是在确定肝移植患者时需要考虑的。

临床经验表明,肝脏代偿功能越差,其围术期死亡率越高。因此应在出现严重并发症以前考虑行肝移植。在成年人最常见的原因为肝硬化,而儿童最常见的肝移植原因是胆道闭锁。而在成人肝硬化患者中,NAFLD 导致的肝硬化比例呈逐年升高趋势。

一、2012 英国非酒精性脂肪性肝炎患者肝移植指南简介

在需要做肝脏移植的肝病中,非酒精性脂肪性肝炎近来呈增多趋势。鉴于晚期 NASH 患者常并存多种影响肝移植疗效的基础疾病,而至今尚缺乏评估和处理 NASH 患者肝移植的指南。为此英国器官移植协会（BTS）邀请相关专家制定指南以指导肝移植前后 NASH 患者的治疗。该指南由伯明翰大学 Newsome 教授和 BTS 主席 Andrews 执笔,Henriksen、Day 和 Thorburn 等肝脏、心血管、重症监护、移植外科、内分泌、儿科等多学科专家参与。这些指南代表了英国肝脏病学、移植学和相关专业专家的共识和编写时所能获得证据的概况。鉴于许多推荐意见的证据薄弱（C 类证据）,为此其并非严格意义上的临床指南而更大程度上可能是专家的共识意见。指南的本意并非为了制定规则或定义标准的治疗方法。负责治疗的医生应该按药物生产商提供的相关信息核对治疗药物的剂量。此节对此指南进行简要介绍。

与其他诊疗指南一样,该指南中的每项推荐意见都评估了证据的质量和推荐强度。

1. 证据的质量分级

A 级:数据来自多个随机对照的临床试验（RCTs）或荟萃分析。

B 级:数据来自单个随机试验或非随机研究。

C 级：专家的意见共识，或病例研究或治疗研究报道。

2. 推荐强度分类

Ⅰ类：有证据表明或广泛认可某项评估 / 操作或治疗是有利和有效的。

Ⅱ类：对一项评估、操作或治疗有反对的证据或不同意见。

Ⅱa：证据 / 观点支持有效性。

Ⅱb：证据 / 观点不能很好地支持有效性。

Ⅲ类：有证据表明或广泛认可某项评估 / 操作或治疗是无效的，在某些病例中有害。

当前有关 NASH 患者肝移植评估的数据几乎缺乏，因此大部分推荐都是Ⅱ类或Ⅲ类和 C 级证据。

二、NASH 相关肝硬化肝移植的指征

1. NASH 的诊断标准包括临床和肝活检组织学诊断支持 NASH，或组织学诊断隐源性肝硬化，但其临床表现提示 NASH 一致，即：肝移植前存在 3 项及 3 项以上代谢综合征组分（C 级，Ⅰ类）。

代谢综合征的诊断：推荐代谢综合征组分的诊断采用改良的 2005 年国际糖尿病联盟标准，符合以下 5 项条件中的 3 项者诊断为代谢综合征：①肥胖症：腰围 >90cm（男性），>80cm（女性），和 / 或 BMI>25kg/m^2；②三酰甘油（TG）增高：血清 TG≥1.7mmol/L，或已诊断为高 TG 血症；③高密度脂蛋白胆固醇（HDL-C）降低：HDL-C<1.03mmoL/L（男性），<1.29mmol/L（女性）；④血压增高：动脉血压≥130/85mmHg（1mmHg=0.133kPa）或已诊断为高血压；⑤空腹血糖（fasting plasma glucose，FPG）增高；FPG>5.6mmol/L 或已诊断为 2 型糖尿病。

2. 无论是晚期肝病还是肝癌引起的 NASH 肝硬化在移植名单上的排序应符合国家标准规范（C 级，Ⅰ类）。

移植名单排序规范简介（国际与国内器官移植分配系统）：

美国器官共享联合网络（UNOS）是国际上著名且成熟的器官移植手术登记排队系统，其运作模式如下。首先，作出肝移植决定，患者进入等待名单。2005 年，美国肝病研究学会（AASLD）在肝移植适应证的临床指南中推荐，当出现表 29-1 中 3 种情况之一时，应尽快考虑肝移植，进入等待队列。其次，进入等待名单后按评分规则排序。UNOS 采用 MELD 评分对等待移植的患者进行动态评估排序，评分高的患者可优先得到供肝。MELD 评分是通过血清总胆红素、肌酐、国际标准化比值（INR）来计算评估慢性肝病患者预后的评分模型，能够很好地预测患者的短期生存率。等待队列中的患者按要求接受动态评估，即定期复查计算其 MELD 评分：分数低于 10 分者的每半年到一年复查一次，11~18 分者每 3 个月复查一次，19~24 分者每个月复查一次，大于 25 分者则要求每周复查一次，不断更新 MELD 评分，调整排序，确保肝脏分配的公平性。在 MELD 评分的基础上，同时还要根据等待时间、血型是否相容、是否伴发肝癌及肝癌分期、年龄等对 MELD 评分相应加分再进行排序，使肝脏分配的公平性更佳。

为规范我国的肝移植器官分配系统，我国原卫生部 2011 年 1 月发布了《中国人体器官分配移植与共享基本原则和肝脏与肾脏移植核心政策》，明确了肝移植等待名单排序要点。该政策仿照 UNOS 以 MELD 评分为基础进行等待患者排序，同时设立了肝细胞癌特例评分及再认证机制，等待时间的计算同 UNOS。

表 29-1　适宜进入肝移植等待队列情况（美国肝病研究学会 AASLD 推荐）

1. 患者出现肝功能不全的表现：(Child-Turcotte-Pugh, CTP) 评分 >7 分且终末期肝病模型（MELD）评分 >10 分或第 1 次出现重要并发症（如腹水、曲张静脉破裂出血或肝性脑病）
2. 患慢性肝病的儿童如偏离正常生长曲线或出现肝功能不全或门静脉高压表现
3. Ⅰ型肝肾综合征患者

　　3. NASH 患者肝移植手术风险的评估。

　　4. NASH 患者肝移植的外科观点。

　　5. 围术期监测。

　　6. 免疫抑制。

　　7. 术后随访，预防复发。

　　8. 移植术后的处理。

　　9. 患者对于因 NASH 而移植的观点：①有必要提高患者对肝病及其病因的认识，以改善预后，减轻许多患者经历的挫败感（未分级）；②作为治疗的一部分，应告知患者与 NASH 相关潜在心血管疾病的病死率，指导其饮食和锻炼，推荐可以寻求帮助（包括心理支持）的机构（未分级）；③提供移植前、移植后情绪和心理咨询和帮助，在术后给移植小组做出匿名反馈对医患双方都很重要（未分级）。

第三节　术前处理

一、肝移植术前处理

　　多种原因引起的肝硬化所致的终末期肝病和慢性肝衰竭，其临床表现既作为终末期肝病行肝移植的指征，同时又作为大手术的危险因子甚至反指征来考虑。研究显示，因移植后大剂量免疫抑制剂应用，肝移植后感染仍有很高的发生率和死亡率。一般认为，术前高胆红素血症（>300μmol/L）、肝功能 Child C 级、术前住危重监护病房、术前血肌酐升高、术中失血多、术后急性排斥反应和长时间住院是术后发生感染的高危因素。术前高胆红素血症、高血清肌酐水平、急性排斥反应和长住院时间是细菌感染的独立高危因子，而术前低血红蛋白、术前高胆红素血症、再手术和长时间抗生素治疗作为四个独立因子预示着真菌感染的极大可能性。

　　鉴于终末期肝病引起的全身性改变，在术前准备和处理上，可归纳为 3 方面：①利尿，调整内环境，鉴别确定肾功能不全为功能性；②纠正凝血功能障碍；③保肝支持治疗和营养支持治疗，使血白蛋白达到 30~35g/L，血红蛋白 >90g/L，后两项的处理相互影响，并一直延续到术中的整个过程，特别是凝血功能不全的治疗最为重要。在术前主动而完全地纠正凝血功能障碍，甚至可稍"矫枉过正"，使手术中无明显的渗血；手术开始见有明显渗血时才补充凝血因子，往往达不到预期效果。凝血因子的半寿期都较短，多在 4~24 小时，因此凝血因子的补充应在手术前一天和术晨进行。根据凝血功能检查结果并作估算可分别给予血小板、冷沉淀、纤维蛋白原、凝血酶原复合物和新鲜血浆。如果患者术中出血多，自体血回收多时，应

按比例补充血浆和 / 或人白蛋白,才能保证血浆白蛋白维持在一个可接受的水平。肝衰竭患者行肝移植时,术前及术中完全纠正凝血功能障碍、低蛋白血症、贫血和内环境紊乱是保证手术和术后恢复顺利的重要因素。

二、NAFLD 肝移植前处理

NAFLD 肝移植受者术前评估目前尚无统一明确的方案及规范。2012 年英国移植学会制定指南以指导肝移植 NASH 患者的处理。指南指出,NAFLD 本身不是肝移植围术期预后不良的危险因素,但需警惕其心血管事件风险,因 NAFLD 患者常合并代谢综合征,并存多种心血管危险因素,肝移植术前需特别筛查冠心病、器质性心脏病、左心功能不全和肺动脉高压等心血管危险因素。一般认为 BMI>40 有可能增加术后早期死亡率。其他需要筛查的危险因素包括糖尿病、肾病、高脂血症等。通过合理选择 NAFLD 受者,减少肝移植术后并发症,改善预后。

(一)对潜在肝脏移植受体的评估

1. 心血管疾病评估 包括心血管危险因素:如肥胖等评估,肥胖可使心血管病危险因素增加。大多数常见的评估内容包括病史、体格检查、心电图、超声心动图和多巴酚丁胺应激超声心动图。重要的因素有心脏危险因素(如吸烟、高血压、糖尿病、高胆固醇血症和心脏病家族史),胸部不适或过度呼吸困难。对可以逆转的心脏疾病,在肝移植之前,必须采取有效的内外科治疗进行纠正,对进展期心脏疾病进行肝移植后往往有很多的并发症,且围术期及手术后的危险性也明显地增加。

2. 肺的评估 包括监测肺动脉高压。阻塞性睡眠呼吸困难、限制性肺疾病和血栓栓塞病与其有关联,肥胖是肺动脉高压的危险因素。肺动脉高压易导致右心室负荷增加和衰竭。有严重肺动脉高压的患者即使度过了肝移植手术,但随之易发生右心衰竭,1 年的病死率大约为 50%。若病史、体检或 X 线胸片提示有慢性肺病的患者应使用右心导管测定肺动脉压,若肺动脉压 ≥35mmHg,一般不易进行肝移植,达到 50mmHg 是肝移植的禁忌证,尽管这些数值对肺病医生来讲仅是中等度的肺动脉高压。肥胖患者应注意阻塞性睡眠呼吸困难,不仅因为其可促进肺动脉高压,而且日间相关的睡眠易误诊为肝性脑病。肥胖症肝移植受体可患阻塞性肺疾病,导致胸壁顺应性降低和腹压的增加。

3. 其他评估 肥胖症者也有胃内压增加,易患胃食管反流病。通常认为体重超过 100kg 的患者不适宜进行肝移植。糖尿病并不是肝移植的禁忌证,但应注意糖尿病的并发症,如血管病变、肾脏病变、神经病变和视网膜病变等。对这些患者建议应用胰岛素制剂而避免应用磺脲类药物降糖治疗,因为肝硬化患者血糖不稳定,致命性低血糖发生率增高,其次许多磺脲类药物有一定的肝毒性,最后应注意这些患者易发生血栓栓塞和伤口的感染。

(二)NASH 移植术前评估具体分析及循证医学分级

1. NASH 肝硬化本身不是手术预后不良的危险因素,但是 NASH 患者有更大的心血管疾病风险,故在肝移植围术期准备中,应密切关注 NASH 患者心血管疾病的风险,可能需要行进一步的无创检查(C 级,Ⅰ类)。

2. 所有 NASH 患者都应进行术前危险度分层,以除外有症状的心血管系统疾病,发现结构性心脏病、左心功能不全和肺动脉高压(C 级,Ⅰ类)。

3. 不能完成四项工作活动的代谢当量(METs),或有至少一个中度危险因素的患者应考虑做进一步的心脏检查（C级，Ⅰ类）。

4. 移植中心应引进对评估肝病患者有经验和兴趣的心脏科医生（C级，Ⅰ类）。

5. 以下中度危险组应尽早与心脏科医生讨论：①胸痛考虑心源性可能的患者；②已确诊冠状动脉疾病正进行治疗或曾做过冠状动脉重建术的患者（C级，Ⅰ类）。

6. 目前没有充分证据推荐对正准备进行肝移植评估的NASH患者做负荷试验。由当地专家决定是否做负荷试验（C级，Ⅰ类）。

7. 没有顽固性腹水的患者应考虑在肝移植前服用心脏选择性β受体阻滞剂如比索洛尔。使用时应逐步加量，不要在围术期突然开始使用。已经使用普萘洛尔或卡维地洛预防静脉曲张破裂出血的患者应继续服用这些非选择性药物（B级，Ⅱa类）。

8. 没有使用他汀类药物的患者应考虑用普伐他汀，已使用的应继续使用。普伐他汀最好在手术前1周开始使用。辛伐他汀和阿托伐他汀可与钙调磷酸酶抑制剂（CNI）相互作用，应避免在肝移植患者中使用（B级，Ⅰ类）。

（三）评估和处理移植工作中的营养状态

1. 虽然体质指数（body mass index，BMI）>40kg/m² 有可能增加术后和长期的死亡率，但没有证据支持减轻BMI。有腹水和周围性水肿的患者应纠正BMI（C级，Ⅱa类）。

2. 在终末期肝病失代偿期不推荐减轻体重，因可能导致蛋白热量营养不良（C级，Ⅲ类）。

3. 代偿性肝硬化和肝癌患者在等待或进行肝移植之前可以尝试减轻体重（C级，Ⅱ类）。

4. 所有可能接受肝移植的NASH患者，包括BMI升高患者应由营养学家评估。如果存在蛋白热量营养不良应补充摄入（C级，Ⅰ类）。

5. 准备行肝移植患者的饮食评估应包括握力、人体测量和/或主观整体评价，以客观地确定患者的营养状态。如果需要则补充摄入（B级，Ⅰ类）。

6. 如患者仍在肝移植候选名单上，饮食评估应每年进行（B级，Ⅰ类）。

（四）NASH患者肝移植的外科观点

1. 严重肥胖治疗失败或NASH复发行再移植的患者行肝移植手术时考虑行减肥手术（C级，Ⅱa类）。

2. 严重病理性肥胖减重失败或合并肝纤维化的进行性NASH患者在等待移植时，可考虑行减肥手术治疗（C类，Ⅱa级）。

（五）围术期监测

1. 没有临床对照研究的证据支持术中监测心输出量，虽然不监测有可能增加手术的风险（B级，Ⅱ类）。

2. 无论何种病因，所有患者均应在术后早期将血糖控制在6~10mmol/L（A类，Ⅱ级）。

3. 如果他汀类治疗在术前开始，在术后应继续（B类，Ⅱ级）。

第四节　肝移植并发症

非酒精性脂肪性肝炎（non-alcoholic steatohepatitis，NASH）现已成为肝移植愈来愈重要的基础肝病，国内肝移植正处于发展时期，与数年前相比已上了一个新台阶。在看到成绩同时正确认识这一阶段问题并有效处理，是我们每个移植医生肩负的使命。我国肝移植理论与实践经验日趋成熟,但整体技术力量与国外比较仍有不小差距,国内移植界同道越来越深刻地认识到,肝移植研究重心不再仅仅集中在外科技术及早期并发症防治,而主要着眼于如何提高长期生存率。为积极推进中国肝移植持续发展,现就若干亟待统一认识和妥善解决关键问题讨论如下。

一、肝动脉相关并发症

(一)肝动脉血栓形成(hepatic arterial thrombosis,HAT)

肝动脉栓塞发生率 2%~12%,肝动脉供应肝内胆管分支。因此,HAT 常与胆道并发症有关。肝动脉血栓形成风险因素包括:腹腔干动脉粥样硬化有关血供不良、血管结扎压迫、因技术因素导致吻合口狭窄。常规结扎受体胃十二指肠动脉可预防胃十二指肠动脉从移植物上分流。

(二)肝动脉狭窄

肝动脉狭窄指血管造影显示血管直径缩小超过 50%,发生率为 4%~5%。如果在移植后早期诊断,肝动脉狭窄可以通过手术修复获得成功。手术步骤包括直接动脉重建,或在肾动脉水平以下放置动脉支架,此方法主要并发症是动脉破裂,或假性动脉瘤形成。

(三)肝动脉相关并发症处理

肝移植已经成为治疗各种终末期肝病有效治疗手段。在切除供肝和修肝过程中应该保护好任何发往肝脏动脉分支,对于常见从肠系膜动脉和腹主动脉发的副肝动脉均应予以重建。其次,要选择恰当肝动脉重建方法。建议优先选择供、受体吻合口口径最大并且最匹配位置做吻合,但是这里要说明的是,尽量应用较大口径血管断端做吻合,还应该考虑到整个吻合后动脉长度,术中必须使用手术放大镜,对于直径小于 2mm 血管则应用手术显微镜。吻合过程中要时刻注意对动脉内膜的保护,避免粗暴操作、使用力量较大动脉夹。吻合有张力时可以用自体血管搭桥。基于 B 超、CT、血管造影等影像学检查手段能够早期发现、早期诊断肝动脉重建并发症,早期积极介入改善患者和移植物预后。

二、移植排斥反应

1. 急性排斥反应　常发生在移植肝功能恢复后,尤其术后最初 2 周至数月内,但在时间上可见于术后任何时间段,主要是 T 淋巴细胞特异性免疫应答的结果,经免疫抑制剂逆转后,可以在术后 0.5~1 年内多次重复出现,文献显示:全球肝移植急性排斥反应的发生率大约在 20%~60%,集中发生在术后 7~21 天。

2. 肝移植急性排斥反应　可借助临床、生化、免疫及影像学检查和移植肝组织穿刺活检来诊断。血清各种肝酶和胆红素升高一般代表有肝脏损伤,是肝脏功能较敏感指标,但没有绝对临界值能对诊断排斥有特异性,移植肝穿刺活检仍是目前诊断"金标准",其具有安全、组织损伤小等优点,尤其适用于术后数周内排斥反应监测。Banff 方案是国际公认肝移植术后急性排斥反应组织病理学诊断标准,肝移植急性细胞性排斥反应在病理组织学上具有三联组织学特征包括:①汇管区以淋巴细胞为主混合炎性细胞浸润;②小叶间胆管损伤及排斥性胆管炎;③肝动脉及门静脉血管分支血管内皮炎。能同时检见上述 3 种病变对于急性排斥反应诊断当然最有利,但由于活检组织局限性,在单独一次活检中往往难以同时具有上述 3 种结构,此时对移植肝活检病理学诊断有赖于在活检组织中确定其中两种并同时结合临床等各项检查,或单独确定是否具有动脉或静脉血管内皮炎。这三种病理改变可因激素冲击治疗而不典型,故活检尽可能在附加的冲击治疗之前进行,以免使病理诊断变得困难。

3. 新一代强效免疫抑制剂使用下,目前 90% 以上排斥反应经过调整免疫抑制药物浓度,激素冲击治疗后可以得到有效控制,但仍有少部分急性排斥反应对激素冲击治疗无效,关于此类排斥反应发生率,国内外报道不一。中山大学附属第一医院器官移植中心治疗原则是:对于交界性改变或轻度急性排斥反应时,临床上仅增加免疫抑制药物用量,即可改善症状,使肝功能指标恢复正常,无须激素冲击治疗,避免冲击治疗带来诸多副作用;对于中、重度急性细胞性排斥反应,激素冲击治疗可逆转排斥反应;对顽固性排斥可重复激素冲击治疗,或用 ATC 和 OKT3 等治疗,对于不可逆急性排斥反应患者应考虑再次肝移植。总之,急性排斥反应仍是肝移植不能忽视问题,随着肝移植广泛开展和越来越多高效低毒新型免疫抑制剂不断出现,移植术后急性排斥反应病理机制研究和临床处理亦将进一步得以完善,根据不同急性排斥反应临床病理特点,采用合理个体化免疫抑制方案,对提高肝移植患者长期存活率至关重要。

三、神经系统并发症

神经系统并发症发生率为 12%~20%,神经系统并发症在成人多于儿童常见并发症,其神经系统表现差别很大,从言语困难、意识不清到完全昏迷。中枢神经功能障碍常与医疗副作用有关。现在人们普遍认为环孢素和他克莫司都有常见神经系统毒性并发症,特别是对于年纪较大患者。对大多数病例,降低药物剂量或停止用药有成功疗效。但可引起神经毒性其他常见药物,如 H_2 受体阻断剂和抗生素等。这些患者常见癫痫发作,但不抽搐。对不能解释原因神志异常患者,做脑电图是必需的,必要时进行 CT 检查。电解质不平衡,特别是低镁和低钠,可加重脑损害。

四、胆道系统并发症

Starzl 于 1963 年开展了第一例肝移植手术。经过半个世纪探索与发展,肝移植已被公认为治疗终末期肝病的首选治疗方案。但术后胆道并发症一直是肝移植薄弱环节,有"阿喀琉斯之踵"(Achilles heel)之称,严重影响着移植肝存活率及患者生活质量。

1. 肝移植后胆道并发症病理学分类包括胆漏、胆道狭窄、胆泥、结石、胆管铸型等,根据发生部位可分为吻合口并发症和非吻合口并发症;统计近 10 年有关肝移植胆道并发症文献进行汇总分析显示,尸体肝移植术后胆道并发症平均发生率为 17.3%,活体肝移植术后胆道并发症平均发生率为 28.7%。

2. 吻合口并发症主要由外科技术方面原因引起,与供肝切取及修剪、吻合技术、吻合方式等都有关。主要发生机制是因吻合口处胆道血供受到破坏,胆道缺血坏死,从而引起胆漏或胆道狭窄。由于十二指肠以上肝外胆管大部分血供来自于下方,且存在较大变异性,在供肝切取及修剪时候,很容易受到损伤,影响甚至中断了胆道吻合处血液供应。因此有人提出,在避免吻合口张力过大基础上,尽量缩短供肝相对去血管化胆管段长度,可能会降低缺血引起的吻合口并发症。

3. 非吻合口并发症,尤其是肝内胆管弥漫狭窄或扩张主要与肝动脉血栓形成、热/冷缺血时间延长、ABO 血型不匹配以及免疫性损伤等因素有关。肝移植后肝动脉血栓形成是引起肝内胆管弥漫狭窄或扩张最典型临床情形。由于肝动脉是胆道系统唯一血供来源,原位肝移植术后,大部分发生肝动脉血栓患者都会出现胆道并发症。术后早期发生肝动脉血栓常会导致胆管壁缺血坏死和胆瘘,而晚期发生肝动脉血栓导致肝内、外胆管狭窄;热/冷缺血及再灌注损伤在非吻合口胆道并发症中具有重要作用。尸体供肝移植患者较活体供肝移植患者非吻合口并发症发生率显著升高,其主要原因就是尸体供肝移植过程中热缺血时间及冷保存时间均长于活体肝移植。肝移植中同时开放门静脉和肝动脉血供,缩短供肝植入时胆道二次热缺血时间,可明显降低供肝胆管狭窄的发生率。细胞急/慢性排斥反应引起胆管损伤、ABO 血型不相容引起体液性排斥反应所致胆管损伤、肝脏自身免疫相关疾病复发所致胆管损伤、巨细胞病毒感染引起抗感染免疫及交叉免疫反应所致胆管损伤。免疫性损伤可通过损伤血管内皮细胞而致胆道微循环受损,从而引起胆管缺血性损伤。同时,胆管细胞也可直接参与免疫炎症反应而受到损伤。

4. 根据胆道并发症临床症状、发生时间及严重程度,采取合适治疗措施,对提高移植物存活率和患者生存率、改善患者生活质量是至关重要。肝断面胆漏通常不需开腹手术处理,行经皮引流多可成功。而对于充分引流无效严重顽固性吻合口漏,就应该行外科手术修复,如将胆管端端吻合改为胆道空肠吻合。经皮或经内镜球囊扩张和暂时性支架植入已成为越来越重要且广泛使用的治疗肝移植后胆道狭窄方法;对于弥漫性肝内胆管狭窄患者,这些方法效果并不确切,远期成功率较为有限。因此,有学者提出,尽管缺血性胆道病起始处理方案都是非外科性的,但应降低行再次移植门槛,适时再次肝移植对提高患者生存率和生活质量是有益的。

五、小肝综合征

部分肝移植物不能满足受者功能需要,引起肝功能障碍,包括凝血病、腹水、长期胆汁淤积、脑病,甚至伴有肺功能衰竭和肾衰竭,如果不行再次肝移植常常导致受者死亡,这些临床表现主要与移植物体积不足有关,此现象称为小肝综合征。小肝综合征发生与多种因素有关:①移植物相关因素,健康肝脏具有强大储备功能和再生功能,移植肝脏植入后以及供者残余肝在术后第 1 周再生最为迅速,术后 3 个月时,受者移植物体积往往超过受者受者标准肝体积,而供者残余肝脏体积仅达其受者标准肝体积 80%,移植物若有潜在病变,如脂肪变性超过 30%,则往往需要更大移植物。②门静脉入肝血流过度灌注,门静脉血流自身调节能力有限,而肝动脉血流自身调节能力较强,门静脉血流变化引起肝动脉血流出现相应变化,即为肝动脉缓冲效应。部分肝脏移植后,移植物要承受原来全肝要承受的门静脉血流,因此移植后过度灌注更加明显。部分肝移植术后绝对和相对的门静脉血流增加,引起肝动脉血流减少。小肝移植物门静脉阻力较大,引起门静脉压力升高。门静脉再灌注后 5 分钟,小肝移植物可以出现肝窦淤血和出血,其严重程度与移植物大小呈反比。电镜下,可看到肝窦内皮和线粒体水肿,肝细胞空泡变性,24 小时后可出现狄氏间隙塌陷、内皮层破坏。③流出道问题,右半肝移植物肝中静脉或引流 V、Ⅷ段的属支没有重建,相应区域可能出现淤血性改变,受累肝段再生受损;流出道梗阻时,相应肝段阻力增加,该段门静脉血流减少或逆流,致使其他肝段承受更大门静脉压力和血流量,也是一种门静脉过度灌注,且其临床表现几乎与传统意义小肝综合征一样。④受者因素,终末期肝病患者全身各脏器储备功能均降低,门静脉过度灌注和内脏高动力循环状态很明显,这就使部分肝移植术后门静脉过度灌注更加严重。如采用小肝移植物,Child B 和 C 级受者移植术后存活率低于 Child A 级受者;而对于大肝移植物,Child B 和 C 级受者移植后存活率与 Child A 级受者没有区别,病情严重的受者往往需要更大的移植物。⑤小肝综合征早期表现包括:门静脉过度灌注导致门静脉和门静脉周围肝窦内皮裸露和灶性出血,出血可渗入门管区周围结缔组织,严重时可进入门管区周围肝实质,肝动脉灌注不良并伴有血管痉挛,甚至引起功能性去动脉化,缺血性胆管炎和实质梗死。如能存活,移植物晚期合并症包括小门静脉分支血栓形成,偶尔伴有管腔闭塞或再通,结节性再生和胆管狭窄。小肝综合征预防除移植物选择及体积因素方面外,还有以下几个因素:降低门静脉的灌流,流出道重建,缺血预处理。

六、骨病

骨病是原位肝移植术后长期并发症之一,包括骨质疏松症和缺血性坏死。骨质疏松症是指由各种原因引起以低骨量和骨组织微结构破坏为特征全身性骨骼疾病,它导致骨脆性增加、强度下降,易发生骨折。肝移植后骨质疏松主要与术前骨量减少及术后快速骨量丢失有关。缺血性坏死常与皮质类固醇激素治疗有关,90% 病例见于股骨头。防治措施:抑制骨重吸收,如帕米磷酸钠、阿仑磷酸钠、依替磷酸钠,是目前防治移植术后骨质疏松最有前途的药物;降钙素,皮下注射或喷鼻;补充钙剂:1500mg/d;补充维生素 D,800~1000mg/d;类固醇激素最小剂量;骨质疏松症高危患者停用类固醇;如钙和维生素 D 治疗不能有效抑制甲状旁腺激素的分泌,可以选择患者行甲状旁腺切除。

肝移植数量、质量逐年提高,存活率逐年提高,移植后并发症逐年下降,国内肝移植已进入国际先进行列,终末期肝硬化是目前肝移植首要适应证,活体肝移植解决供肝不足导致患者在等待肝移植时死亡问题。随着分子生物学、免疫学、麻醉等医学相关学科,肝移植指征、移植技术改进,肝移植取得了巨大发展,但目前仍存在很多问题亟待解决。

第五节　疗效与并发症及其处理

慢性肝病究竟发展到何种程度才适宜进行肝移植一直是移植界的一大难题。肝移植毕竟是一项复杂且危险性相对较大的手术,患者情况尚好时保守治疗仍有一定效果,医生和患者都下不了决心做手术,而一旦病情进展到较晚期必须及时行肝移植时,患者往往会等不到供肝。随着生活水平提高,非酒精性脂肪性肝病在人群中发病率越来越高。非酒精性脂肪性肝炎是 NAFLD 最严重的类型,在发达国家已成为临床上最常见的慢性肝病类型。流行病学调查研究显示,NAFLD 发生率在 17%~33%,NASH 发生率在 5.7%~16.5%,肥胖者 NAFLD 发生率增加到 57.5%~74%,儿童 NAFLD 发生率为 2.6%,肥胖儿童增加到 22.5%~52.8%。

越来越多的证据显示,NASH 肝硬化和 NASH 相关隐源性肝硬化可进展至终末期肝病,在这些患者中有约 10% 患者需要进行肝移植,总结肝移植应注意以下几个问题。

一、脂肪性变肝脏被用作肝移植

目前等待肝脏移植患者日益增多,供肝短缺问题日趋严峻,许多患者不得不面临长时间等待,相当一部分患者在等待期间病情不断恶化甚至死亡。因此,在供肝短缺情况下,供肝质量问题值得关注。脂肪性肝病及病毒性肝炎供体可能影响肝移植手术成功性,并导致受体生存质量下降,或需要再次进行肝移植。就供体肝脂肪性变来说,移植后易发生移植物原发性无功能(primary non-function, PNF),可导致死亡或需要进行再次肝移植。

NAFLD/NASH 供体中发生肝脏脂肪变有时很难准确地评估,特别是病变不严重时。对道路交通事故丧生 500 例尸检结果发现 24% 有脂肪肝。据我国和英国 94 位肝移植外科医生估计,大约有一半肝脏脂肪变程度在 20%~40%,14%~19% 供肝显示有 40%~60% 肝脂肪变。

脂肪变肝脏移植后结局。大量证据显示,大泡性脂肪变肝供体可导致移植物原发性无功能(PNF)发生率增加。早期研究发现,59 例接受 30% 以上大泡性脂肪肝肝移植受者要比 57 例接受非脂肪浸润受者预后差。有脂肪变肝脏受体有更高 PNF 发生率、更差 2 年生存率和移植物存活率。相比而言,小泡性脂肪变供体似乎没有大泡性脂肪变供体 PNF 危险性高。一些危险因素如供体有糖尿病或受体健康状况较差可影响肝移植预后,如供肝大泡性脂肪变超过 60% 以上应自动剔除,如供体或受体无其他危险因素,供肝中度脂肪变(30%~60%)可考虑应用。活体肝移植是补充供体来源不足有效途径,目前国际上很多移植中心都积极致力于开展活体肝移植,包括成人与儿童以及成人与成人之间活体肝移植。活体肝移植主要问题仍然是供肝质量问题,主要表现在供肝脂肪变性。大多数肝移植中心选用肝脂肪变少于 10% 以下肝脏,而不愿用肝脂肪变超过 20% 以上供肝。因此,许多移植中心将体质指数大于 28% 人群不列入供体范围。

移植物原发性无功能(PNF)这是指在肝移植 7 天内移植肝衰竭,但无技术问题如肝动脉栓塞、胆管梗阻或胆管吻合口漏等。PNF 伴随有凝血功能障碍且不断恶化、胆红素增高以及分泌稀淡胆汁。PNF 有很高病死率,需要进行紧急再次肝移植。据 2000 年 UNOS 数据库报道,再次肝移植 1 年生存率 69%,低于首次接受肝移植 87%。

目前为止,有关脂肪性变肝脏作为供体导致 PNF 机制尚不十分清楚,但可能与下列因素有关:①门静脉血流降低,动物研究表明,大泡性肝脂肪气球样变肝细胞可使肝血窦腔变形和变小,导致门静脉阻力增加,血流减少和继发性缺血。②无效无氧代谢增加,在热缺血和冷保存无氧期,脂肪肝解偶联蛋白相对增加而线粒体 ATP 产生减少,肝细胞能量水平直接影响肝移植术后预后。③脂质物理特性改变发生,研究提示:脂肪肝肝血窦细胞膜流动性有改变,在再灌注时易于被库普弗细胞黏附和活化,另外,冷保存期间,脂质凝固易使肝细胞造成物理性破坏。④氧化应激,在缺血再灌注过程中,脂肪变肝脏较非脂肪变的肝脏更易发生缺血再灌注损伤。

二、NAFLD 和 NASH 所致终末期肝病肝移植

大多数 NAFLD 是一个良性病变,但部分患者可导致肝硬化、肝衰竭和肝细胞癌(HCC)。综合分析:约 20%NASH 患者可进展为肝硬化,其中 30%~40% 死于肝相关疾病并发症,部分发生 HCC 及亚急性肝衰竭,进而需要进行肝移植。

NAFLD 4 个分期:肝脂肪变、脂肪性肝炎、脂肪性肝炎伴纤维化和肝硬化;依据脂肪变、炎症、纤维化分为 4 种类型:Ⅰ 型:脂肪变;Ⅱ 型:脂肪变和炎症;Ⅲ 型:脂肪变和肝细胞损伤;Ⅳ 型:脂肪变、窦周纤维化、多形核细胞浸润,有或无 Mallory 小体。肝脂肪变是最常见

表现,多数病患并不发展至脂肪性肝炎、肝纤维化和肝硬化。NAFLD 并不总是良性病变,发展为肝硬化主要为 Ⅲ 型和 Ⅳ 型 NAFLD,发生率分别为 21% 和 28%。NASH 患者肝硬化发生率高于无坏死肝脂肪变患者。伴有肝细胞脂肪坏死、Mallory 小体和纤维化 NASH 患者较有或无非特异性炎症脂肪肝患者有更高肝病相关死亡率。肥胖、糖尿病、年龄是 NAFLD 肝纤维化独立危险因素。严重肥胖患者,在胰岛素抵抗、高血压,ALT 增高是 NASH 独立预测指标。NAFLD 是隐源性肝硬化主要原因。NASH 相关肝硬化患者发生肝失代偿危险性较丙型肝炎患者低,尽管由 NASH 所致总病死率与年龄和性别配对总人群的病死率相类似,但发现肝病相关病死率更高,主要是由于这些患者常伴有肥胖和糖尿病。2002 年美国大约 7% 需进行肝移植患者是隐源性肝硬化,最近报道,50% 以上隐源性肝硬化患者是 NASH 所致。

三、NASH 或隐源性肝硬化患者肝移植评估

(一)心功能评估

心血管危险因素如肥胖评估,肥胖可导致心血管病危险因素增加。多数常见评估内容包括病史、体格检查、心电图、超声心动图和多巴酚丁胺应激超声心动图。重要影响因素:心脏危险因素(如吸烟、高血压、糖尿病、高胆固醇血症和心脏病家族史)、胸部不适、过度呼吸困难。对可逆转心脏疾病,肝移植之前,须采用有效内外科治疗进行纠正;对进展期心脏疾病进行肝移植后往往有很多并发症,且围术期及手术后危险性也明显增加。

(二)肺功能评估

包括监测肺动脉高压。肥胖是肺动脉高压,危险因素。肺动脉高压易导致右心室负荷增加、衰竭。严重肺动脉高压患者即使度过了肝移植手术,但随之易发生右心衰竭,1 年病死率大约 50%。病史、体检或胸片提示慢性肺病患者应应用右心导管测定肺动脉压,肺动脉压大于 35mmHg,一般不易进行肝移植,达到 50mmHg 是肝移植禁忌证。

肥胖患者应注意阻塞性睡眠呼吸困难,不仅因其可导致肺动脉高压,且日间相关睡眠易误诊为肝性脑病。肥胖症肝移植受体可患阻塞性肺疾病,导致胸壁顺应性降低和腹压增加。肥胖症患者也伴有胃内压增加,易患胃食管反流病。普遍认为,体重超过 100kg 患者不适宜进行肝移植。

(三)糖尿病评估

糖尿病并不是肝移植禁忌证,但应注意糖尿病并发症:血管病变、肾脏病变、神经病变、视网膜病变等,对这些患者建议应用胰岛素制剂而,尽可能避免应用磺脲类类药物降糖,因肝硬化患者血糖不稳定,致命性低血糖发生率增高;磺脲类药物有一定肝毒性;最后应注意这些患者易发生血栓栓塞和伤口感染。

四、移植肝发生脂肪性肝病

肝移植后状态可能促进脂肪再聚积在移植肝中,导致和促进脂肪肝和肝硬化发生;肝移植后免疫抑制剂应用可能促进 NAFLD 发生。糖皮质激素常用于治疗急性排斥反应,是脂肪肝危险因素。肝移植受体 FK506 较环孢素更易有致糖尿病作用。糖皮质激素和神经钙蛋白抑制剂可诱发高血压和高胆固醇血症。肥胖、高血压、高胆固醇血症、糖尿病可增加肝移植后 NAFLD/NASH 发生。早期移植肝快速发展到肝脂肪变和肝纤维化与 Day-James 假说

相一致,另外也与胰岛素抵抗和氧应激有关。

五、术后营养与药物治疗

所有可能接受肝移植 NASH 患者,包括 BMI 升高患者应由营养学家评估。如果存在蛋白热量营养不良应补充摄入。

药物治疗除了关注服用 CNI 类免疫抑制剂和抗代谢药物患者,也应关注无激素治疗或早期停用激素(使用小于 3 个月)NASH 患者。当不使用激素治疗时,应考虑用抗胸腺细胞球蛋白或白细胞介素 -2(IL-2)受体拮抗剂进行诱导治疗;他克莫司水平应维持在 5~8ng/ml 以减少对肾功能损害和血脂异常,麦考酚酯是推荐的抗代谢药物,应使用它以降低他克莫司用量。

六、肝活检

主要作用是进行肝组织病理诊断和分期。如 NASH 是唯一或主要病变,用 Kleiner 分级进行评分;超声监测移植后脂肪肝患者应行肝活检,以发现疾病复发,因脂肪肝患者肝功能可能正常。如无临床指征支持增加频率,常规应每 3 年做 1 次肝活检。

七、肝移植后处理

终末期 NAFLD 需防治门静脉高压和肝衰竭及其相关并发症,此时肝移植常是抢救生命的唯一选择,但移植后如不坚持基础治疗,NAFLD 极易复发。术后患者应接受健康宣教、营养支持治疗以达到 BMI<25;移植后患者应进行糖尿病筛查,如果有糖尿病应定期监测并发症进展;因 NASH 而接受肝移植患者应至少监测心血管疾病危险因素 6 个月,包括血压、血脂、糖化血红蛋白(HbA1c),以减少心血管事件发生率;血压控制目标是 140/90mmHg(1mmHg=0.133kPa),糖尿病和/或肾功能不全者血压应低于 130/80mmHg;因肝移植患者 10 年内心血管事件发生率 >20%,建议将低密度脂蛋白控制在 <2.6mmol/L,推荐使用普伐他汀和依折麦布。

(邢雪 张建 汤海涛)

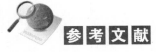

参考文献

1. Sanchez-Torrijos Y, Ampuero J, Romero-Gómez M. Cardiovascular assessment in liver transplant for non-alcoholic steatohepatitis patients: What we do, what we should do. World J Hepatol, 2017, 9: 697-703.

2. Townsend SA, Newsome PN, Non-alcoholic fatty liver disease in 2016. Br Med Bull, 2016, 119: 143-156.

3. Dutkowski P, Linecker M, DeOliveira ML, et al. Challenges to liver transplantation and strategies to improve outcomes. Gastroenterology, 2015, 148: 307-323.

4. Lazaridis N, Tsochatzis E. Current and future treatment option in non-alcoholic steatohepatitis (NASH). Expert Rev Gastroenterol Hepatol, 2017, 1: 357-369.

5. Gracious BL, Bhatt R, Potter C. Nonalcoholic Fatty Liver Disease and Fibrosis in Youth Taking Psychotropic Medications: Literature Review, Case Reports, and Management. J Child Adolesc Psychopharmacol, 2015, 25: 602–610.

6. Newsome PN, Allison ME, Andrews PA, et al. Guidelines for liver transplantation for patients with non–alcoholic steatohepatitis. Gut, 2012, 61: 484–500.

7. Zhou YJ, Li YY, Nie YQ, et al. Natural course of nonalcoholic fatty liver disease in. southern China: a prospective cohort study. J Dig Dis, 2012, 13: 153–160.

8. Wang MM, Wang GS, Shen F, et al. Hepatic steatosis is highly prevalent in hepatitis B patients and negatively associated with virological factors. Dig Dis Sci, 2014, 59: 2571–2579.

9. Wong RJ, Cheung R, Ahmed A. Nonalcoholic steatohepatitis is the most rapidly growing indication for liver transplantation in patients with hepatocellular carcinoma in the U. S. Hepatology, 2014, 59: 2188–2195.

10. Wong RJ, Aguilar M, Cheung R, et al.Nonalcoholic steatohepatitis is the second leading etiology of liver disease among adults awaiting liver transplantation in the United States. Gastroenterology, 2015, 148: 547–555.

11. Iacob S, Cicinnati VR, Dechêne A, et al. Genetic, immunological and clinical risk factors for biliary strictures following liver transplantation. Liver International Official Journal of the International Association for the Study of the Liver, 2012, 32: 1253–1261.

12. Tarantino I, Traina M, Mocciaro F, et al. Fully covered metallic stents in biliary stenosis after orthotopic liver transplantation. Endoscopy, 2012, 44: 246–250.

13. Athyros VG, Alexandrides TK, Bilianou H, et al. The use of statins alone, or in combination with pioglitazone and other drugs, for the treatment ofnon–alcoholic fatty liver disease/non–alcoholic steatohepatitis and related cardiovascular risk. An Expert Panel Statement. Metabolism, 2017, 71: 17–32.

14. Ahn J, Sundaram V, Ayoub WS, et al. Hypoalbuminemia is Associated With Significantly Higher Liver Transplant Waitlist Mortality and Lower Probability of Receiving Liver Transplant. J Clin Gastroenterol. 2018 Jan 19. [Epub ahead of print]

第 30 章

非酒精性脂肪性肝病并发
肝硬化的治疗

第一节　一般治疗

肝硬化(cirrhosis of liver)是多种慢性肝病的后期阶段,包括正常组织结构广泛而严重的破坏,代之以肝组织弥漫性纤维化、假小叶形成和再生结节等。临床上常常起病隐匿,病程发展缓慢,有多系统受累。早期因尚存的正常肝组织的代偿,常无明显症状,随着肝脏病变的进展,肝小叶结构和门静脉血液循环途径显著改变,导致代偿失效,则出现明显的症状和体征。临床以门静脉高压和肝功能减退为特征,常并发腹水、上消化道出血、肝性脑病、继发感染等严重并发症。约 10% 的非酒精性脂肪肝病可发生肝硬化。

一、重视病因治疗

非酒精性脂肪肝病发展至肝硬化阶段时,肝硬化的基本病变虽然不可逆转,但有效的病因治疗不仅可以缓解临床症状,提高生活质量,改善脂代谢的异常,而且有可能阻止肝硬化病变进一步发展,应该予以重视。本节所指的病因是指针对脂肪性肝病的致病危险因素。主要包括:高脂肪、高热量膳食结构,多坐少动的生活方式、胰岛素抵抗(insulin resistance, IR)、代谢综合征(肥胖、高血压、血脂紊乱和 2 型糖尿病)等。

鉴于非酒精性脂肪肝的病因多样,故治疗措施应该是个体化实施,具体方案将在有关章节中讨论。

二、基础治疗

(一)饮食治疗

饮食治疗的意义在于通过调整饮食结构和平衡,控制基础状态游离脂肪酸的吸收,控制高脂血症,减少胰岛素抵抗,促进脂蛋白对脂质的代谢和转运,增加体内抗氧化剂的含量。营养过剩是脂肪肝最常见的危险因素,并且肥胖可导致胰岛素抵抗和加重内毒素对肝脏的损伤。值得注意的是营养不良也是脂肪肝病因之一,合理的饮食治疗尤为重要。

饮食治疗原则上应兼顾脂肪肝病及其病因治疗和肝硬化以及肝功能代偿状态的治疗需要来制定实施方案。

　　糖尿病最好根据标准体重计算规划其饮食治疗的方案：热量 25~30kcal/kg，蛋白质 1~1.2g/kg，脂肪 0.6~1.0g/kg，其余热量以糖类食物补充，避免单糖或双糖。

　　肥胖、超重或近期体重迅速增加的 NAFLD 和胰岛素抵抗的患者应考虑进行减肥治疗，以饮食治疗为核心的基础治疗则是最重要的、最基本的方法。具体方案是蛋白质尽可能高于 60g/d；脂肪不宜超过总热量的 15%~20% 为宜，减少单糖和多价不饱和脂肪酸，但要有必须脂肪酸。有报道每降低 1% 的体重可使 ALT 下降 10%，减重 10% 可使 ALT 恢复正常。减肥药对 NAFLD 的效果及安全性尚不肯定，不推荐使用。

　　体重下降的速度是决定肝病组织学改善和恶化的关键因素，每月体重下降超过 5kg 可导致肝病恶化。为此，建议每周体重下降不超过 1.2kg（儿童不超过 0.5kg/ 周）。然而体重下降的最佳速度尚未确立。因此，减肥治疗时应严格监测症状、体征和体重变化，定期复查肝功能等。

　　营养不良性脂肪肝合并肝硬化患者宜适当增加体重，应给予足够的热量、蛋白质或氨基酸，可以逆转脂肪肝，终止肝硬化病变进展。但体重增加也不能过快，以免促使脂肪肝加重。

　　一般肝硬化代偿期患者的热量供应要充分，每日热量 1500~2000kcal（6276~8368kJ）为宜。以碳水化合物作为主要热量来源，可增加肝糖原，有利于肝细胞再生并防止有毒物质对肝实质的损害。高蛋白饮食以 1.0~1.5g/（kg·d）为宜。失代偿期肝硬化情况复杂，则应根据具体情况制定方案，并应密切观察并及时调整。

　　饮食节奏要做到定时、定量、少量多餐的原则，应忌辛辣刺激和坚硬生冷食物，不宜进食过热食物以防并发上消化道出血。

　　肝硬化患者应多吃一些富含 B 族维生素的粗粮和维生素 C 丰富的绿叶蔬菜、时令水果以及含核苷酸较多的食物，这些食物能有效的补充人体所需要的各种元素。

　　对重症患者可以使用肠内营养制剂。此类制剂可以根据病情需要形成全面均衡的营养配方来配制，避免过多的蛋白质和氨的摄入，并根据病情调节用量；对不能自主进食患者，可以选择鼻饲治疗。也可短期静脉滴注葡萄糖溶液，内加胰岛素和氯化钾等，或给予静脉内营养。

　　对肝性脑病或有先驱症状者，应限制蛋白质摄入。食管静脉曲张患者应避免坚硬粗糙食物。

（二）适量运动

　　针对生活能自理肝硬化患者，提倡运动治疗。适量运动治疗对 NAFLD 并发肝硬化患者有良好作用，可能的机制为：①适宜的运动可以提高机体对胰岛素的敏感性，改善胰岛素抵抗。提高胰岛素与靶器官胰岛素受体的结合力，从而改善胰岛素抵抗；②增加机体的抗氧化能力，加速自由基的清除。提高机体的抗氧化能力，抑制氧化应激和脂质过氧化的"二次打击"，可能阻止 NAFLD 并发肝硬化恶化和改善预后。

　　体育运动的方式可以根据患者的爱好和具体条件来选择，最好的运动方法是步行，最符合人体生理解剖的特点。运动量应该循序渐进地增加。每次运动一般在有微汗、心跳稍加快时结束，并在休息 20 分钟之内恢复如初为宜。

　　对于失代偿肝硬化应基本卧床休息。

（三）纠正不良生活习惯

　　让 NAFLD 并发肝硬化患者充分认识到肝病的发生发展与不良生活饮食习惯及嗜好等

密切相关。调整心态和情绪,纠正不良饮食行为和不良生活行为,如贪食、偏食、暴饮暴食、不吃早饭、晚餐过多、睡前进食、不合理膳食搭配,多坐少动、睡眠紊乱等。尤其应该强调应该避免滥用中西药物,以免加重对肝脏的损害。

三、药物治疗

在基础治疗的基础上适当的药物治疗是必需的。但药物在体内代谢和排泄都需要经过肝胆和 / 或肾脏来完成。因此,药物有可能对肝细胞和 / 或肾脏产生不良影响或损害,必须审慎选择使用,少而精为宜。在使用期间应密切观察不良反应并及时处理。

（一）针对基础疾病的药物治疗

及时有效的治疗基础疾病对脂肪性肝病及肝硬化不仅有治疗意义,而且有预防意义。

1. 2 型糖尿病合并脂肪性肝病及肝硬化的药物治疗　2 型糖尿病是脂肪性肝病以及合并肝硬化的重要病因之一,药物治疗必须在有效的基础治疗条件下审慎实施。

（1）口服降糖药:口服降糖药都需要经过肝胆和 / 或肾脏代谢和排泄。对肝病患者有可能对肝细胞和 / 或肾脏产生不良影响或损害,必须审慎选择使用。在使用期间应密切观察不良反应并及时处理。可供临床选择的药物有:

1）二甲双胍（dimethyldibiguanide, metformin）:二甲双胍可减少肝脏对葡萄糖的吸收,促进骨骼肌摄取葡萄糖、抑制葡萄糖在肠道吸收等。但不经肝脏代谢,在体内不降解,以原形经肾脏迅速排出。在肾功能不全时,可使本品在体内聚集,继而引起高乳酸血症或乳酸性酸中毒。肝功能不全时可加重这一病理过程。因此,只有在肝肾功能良好的患者使用。而脂肪性肝炎或失代偿肝硬化时不推荐使用,如需用药控制血糖最好选择胰岛素。

二甲双胍的一般用量:0.25~0.5g, 2~3 次 / 天。

2）噻唑烷二酮类药物:包括吡格列酮（pioglitazone）和罗格列酮（rosiglitazone）,是一种高选择性过氧化物酶体增殖激活受体（PPAR-γ）激动剂,只对尚有一定的分泌胰岛素的能力的 2 型糖尿病患者奏效。噻唑烷二酮类药物是通过激活脂肪骨骼肌和肝脏等胰岛素作用组织的 PPAR-γ 受体,调节胰岛素应答基因的转录,提高胰岛素敏感性。2005 年美国糖尿病协会年会指出,通过对 46 例 NAFL 患者进行随机双盲安慰剂对照试验,结果发现吡格列酮组肝脏炎症坏死及脂肪沉积等病理改变明显减轻。罗格列酮可被完全代谢,代谢物 64% 经尿排泄,23% 经粪便排出;吡格列酮主要经胆汁排泄。因此,也不适宜脂肪性肝炎或失代偿肝硬化使用。

用法用量,罗格列酮 4mg/d;吡格列酮 15mg/d 或 30mg/d,每日一次或分 2 次服用。

噻唑烷二酮类药物可有如下不良反应:促进骨质疏松、增加骨折发生率,尤其是绝经期妇女;增加心血管事件的发生尤其在男性。

（2）胰岛素:伴有脂肪性肝炎或失代偿肝硬化以及营养不良的糖尿病患者,在饮食治疗和体力锻炼未得到良好控制时应使用胰岛素治疗。尽快将血糖控制在理想水平。

2. 肥胖合并脂肪肝炎和肝硬化的药物治疗　节制饮食、适量运动和改变不良生活习惯等是减肥的最重要的基本方法。减肥药物对防治 NAFLD 的效果及安全性尚无正规的临床试验证实,一般不推荐使用。晚近有报告一些减肥新药,试用于体质指数（BMI）>27 的肥胖患者,取得一定的疗效。奥利斯他（orlista）、利莫那班（rimonababt）、以克那肽（exentide）和西布曲明（sibutramiane）等,可在基础治疗未达理想效果时,审慎使用。

体质指数 >35 的 NAFLD 患者可实施胃成形手术治疗。

3. 营养不良合并脂肪肝炎和肝硬化的药物治疗　营养不良应以饮食治疗为主。药物治疗主要目的是增加食欲、促进食物的消化和营养物质的吸收等；此外，造成营养不良的病因有很多，应弄清诊断，针对性治疗。

4. 其他病因合并脂肪肝炎和肝硬化的药物治疗　参见相关章节。

（二）降血脂药

大多数降血脂药具有肝毒性，因此，不伴有高脂血症的 NAFLD 并发肝硬化原则上不应用降血脂药物，伴有高脂血症者首选基础治疗，在综合治疗的基础上审慎选择使用降血脂药，以少而精为宜，尚需适当减量和监测肝功能，必要时同时联合护肝药使用。

（三）抗氧化剂

1. 还原型谷胱甘肽　还原型谷胱甘肽（GSH）是体内重要的抗氧化物之一，对维持细胞内氧化还原平衡至关重要，临床用于治疗 NAFLD 并发肝硬化患者能有效降低转氨酶水平，促进肝功能恢复。

2. 维生素 E　又称 α- 生育酚，为抗氧化剂，通过抑制脂质过氧化自由基的形成，防止细胞受损。

3. 甜菜碱（betaine）　甜菜碱首先在欧洲被发现，主要存在于甜菜糖的糖蜜中。甜菜碱普遍存在于动植物体内，在动物体内代谢中可提供活性甲基，与高半胱氨酸构成甲基转移酶，并参与甲基化反应，故被称为"生命甲基化剂"，其提供活性甲基的能力是胆碱的数倍之多，是蛋氨酸的 3.8 倍。实验发现，甜菜碱能有效改善转氨酶水平及肝细胞脂肪变性坏死性炎症纤维化。

（四）细胞因子抑制剂

己酮可可碱（PTX）为肿瘤坏死因子的抑制剂，可显著减轻高脂饮食大鼠肝内炎症坏死和纤维化程度，并可减轻肝细胞脂肪沉积。其作用机制可能与影响 NASH 大鼠肝脏多种结构和功能基因的表达有关，包括下调炎症、免疫反应相关基因、细胞信号转导相关基因、细胞外基质和细胞黏附分子基因、代谢酶和生物转化相关基因、离子通道 / 运输蛋白基因，以及上调细胞信号转导、脂质代谢、生物转化等有关的基因。另外，通过影响肝脏核因子 –B（NF–κB）信号通路和增加肝细胞胰岛素受体底物（IRS）–2 的表达，改善 NASH 大鼠胰岛素抵抗状况。

（五）肝细胞保护剂

1. 左旋门冬氨酸鸟氨酸　左旋门冬氨酸鸟氨酸是由左旋门冬氨酸和鸟氨酸组成的复合物，参加尿素循环，降低血氨从而治疗肝性脑病。门冬氨酸间接参与三羧酸循环及核酸的合成，提供能量代谢的中间产物，促进肝细胞新陈代谢和自我修复，从而减少肝细胞损伤。研究证实，该药物能改善 NAFLD 并发肝硬化的临床症候，降低血清 ALT、AST 水平和 TG 含量，肝脏声像图也得到改善。

2. 硫普罗宁　硫普罗宁是含游离巯基的甘氨酸衍生物，能够降低线粒体 ATP 酶活性，升高细胞内 ATP 含量，改善肝细胞结构及功能；激发肝细胞物质能量代谢，维持肝细胞内 GSH 含量，抑制线粒体过氧化脂质形成，保护膜系统并可有效消除各种生物及化学毒性物质，对抗其对肝细胞的毒性作用，显示良好的护肝作用。研究证实，硫普罗宁可明显改善 NAFLD 并发肝硬化患者的临床症候及肝功能，且毒副作用少。

总之,对于肝硬化患者应提倡早发现、早预防、早治疗,防止疾病进展,尽力避免或延缓进入临床失代偿阶段或防止并发症的出现等。当前,传统药物治疗仍然是肝硬化治疗的基石。新制剂、新方法、新理念的提出为肝硬化患者的治疗带来更多的选择和希望。干细胞治疗肝硬化的巨大潜力使其成为众多研究的热点,但仍需不断地进行多中心大样本随机对照的临床试验研究,才能为肝硬化的治疗选择提供更多的依据。

第二节　腹水的治疗

腹水是肝硬化中最常见的并发症之一,是严重肝功能损害和门静脉高压的结果。肝硬化一旦发生,在 10 年内大约会有将近一半的患者发生过腹水。因为腹水住院的肝硬化患者当中,1 年内死亡率可达到 15%,5 年的死亡率高达 44%,故及时、有效地预防和控制腹水的发生和发展对改善肝硬化患者预后是至关重要。

一、腹水发生机制

肝硬化腹水的发病机制较复杂,主要归咎于严重肝功能损害及门静脉高压两个方面。

（一）严重肝功能损害

1. 肝功能损害可造成低蛋白血症导致血液胶体渗透压下降。

2. 多种血管活性物质代谢紊乱导致肾脏的水钠排泄减少,造成水钠潴留:包括肾素 - 血管紧张素系统;抗利尿激素、醛固酮和雌激素;前列腺素;激肽释放酶 - 激肽系统;心房肽等。

肝硬化初期,因门静脉压力升高,可引起一氧化氮为主的血管扩张因子局部生成增加,导致内脏血管扩张,重要脏器灌注不足。但机体可通过增加血浆容量及心输出量代偿。随着病情进展,内脏灌注严重不足,有效动脉血容量明显减少,肾素 - 血管紧张素 - 醛固酮系统激活,引起肾脏血管收缩和水钠潴留。同时,门静脉高压又可致的肝窦及肠系膜毛细血管静水压升高,使肝窦及肠系膜毛细血管溢出过多,液体溢出远远大于淋巴回流,导致腹腔积液。此外,肝脏合成功能下降导致白蛋白合成不足,心钠素分泌减少及反应低下,雌激素灭活减少等均与腹水的发生相关。

（二）门静脉高压

正常人肝血流量约为 1500ml/min,其中 2/3 的血流和 1/2 的氧供来自门静脉。门静脉正常压力为 6~10mmHg。肝硬化时由于肝组织正常结构严重受损,肝内门静脉血流受阻,同时全身高动力循环可使肝血流量增加,导致门静脉高压。此外,再生结节的压迫又可使门静脉属支与肝动脉分支沟通等因素,也可使门静脉压更高。门静脉压 <12mmHg 时,很少形成腹水。肝硬化门静脉压力可达 20mmHg 左右,是形成腹水的重要原因之一。

二、腹水的评估与诊断

1. 首次发生腹水患者无论门诊或住院均应进行诊断性腹腔穿刺以明确腹水的性质。

2. 腹腔穿刺致出血非常罕见,不推荐腹腔穿刺前常规预防性应用新鲜冰冻血浆或单采血小板。

3. 首次腹水检测项目应包括腹水细胞计数和分类、腹水总蛋白含量以及血清－腹水白蛋白梯度（SAAG）。

血清－腹水白蛋白梯度（SAAG）是指血清白蛋白与同日内检测的的腹水白蛋白之间的差值，即 SAAG= 血清白蛋白－腹水白蛋白。由 Hoefs 于 1978 年提出，根据 SAAG 的值将腹水分为两类：①高梯度性（SAAG≥11g/L）SAAG 大于或等于 11g/L 的腹水为漏出液；②低梯度性（SAAG<11g/L）SAAG 小于 11g/L 的腹水为渗出液。

4. 疑有腹水感染时建议抗生素治疗前用血培养瓶做腹水培养，同时检测需氧菌和厌氧菌。

三、肝硬化腹水的治疗

2013 年 2 月美国肝病学会（AASLD）公布了第 4 版成人肝硬化腹水诊疗指南，指南针中提出将腹水分为三线进行治疗（表 30-1）。

表 30-1　肝硬化腹水患者的治疗选择

一线治疗
戒酒
限盐和饮食宣教
联合使用利尿剂，通常螺内酯配合呋塞米，每日服 1 次
停用非甾体类抗炎药
肝移植评估
二线治疗
停用 β 受体阻滞剂、血管紧张素转换酶抑制剂（ACEI）和血管紧张素受体拮抗剂（ARB）
考虑服用米多君，特别是有低血压者
系列的治疗性腹腔放液
肝移植评估
TIPS
三线治疗
腹腔静脉分流术（PVS）

（一）单纯性腹水的治疗

肝硬化腹水分为单纯性腹水及顽固性腹水。对于一般的肝硬化腹水的患者，首先采用一线治疗，主要包括病因治疗、限制钠盐摄入、利尿剂治疗等。病因治疗可以有效改善失代偿期肝硬化患者的临床症状。肝硬化的治疗篇有详细阐述，不再赘述。基础治疗包括：①健康宣传教育，改变生活方式，卧床休息：通过健康宣教纠正不良生活方式和行为，参照代谢综合征的治疗意见，推荐中等程度的热量限制，改变饮食组分，建议低糖低脂的平衡膳食，减少含蔗糖饮料以及饱和脂肪和反式脂肪的摄入并增加膳食纤维含量。合并肥胖的患者应注意控制体重，患者的血清酶谱异常和肝组织学损伤通常伴随体质量下降而显著改善。注意戒酒。②限制钠盐摄入：肝硬化腹水患者大多处于正钠平衡状态，即钠的吸收高于钠的排泄，有临床指南指出,对于肾小球滤过率正常的患者,应适度控制钠的摄入在 80~120mmol/d,相当于每天摄入钠盐 4.6~6.9g;由于患者难以耐受并且有导致营养不良的风险,更为严格的限钠并不被推荐。但单纯通过限钠的方式,仅有 10%~20% 的患者的腹水症状可以得到缓解,为达到负钠平衡,利尿剂的使用必不可少。除非患者血钠 <125mmol/L,一般不限制液体的摄入。

1. 利尿剂治疗

（1）传统利尿剂的治疗：最新的指南共识均认为,肝硬化腹水的治疗中利尿剂治疗处于核心位置。美国成人肝硬化腹水指南 2012 年更新版给腹水患者推荐了三线治疗,推荐用于治疗腹水的药物基本只有螺内酯和呋塞米,联合使用,1 次 / 天,呋塞米及螺内酯均抑制钠氯重吸收,两者有协同作用,并且可减少电解质紊乱的不良反应。两者的开始剂量为螺内酯 100mg/d,呋塞米 40mg/d。当疗效不明显时,螺内酯与呋塞米以 10:4 的比例上调利尿剂用量,最大剂量可达 400mg/d：160mg/d,尿钠排出增加 158mmol/d。故在严格限钠基础上,必然导致血浆钠下降,RAAS 激活,因此,对于轻度水钠潴留的患者,可适当放宽钠盐摄入。

另外一种被推荐治疗肝硬化腹水的药物是米多君,但也只限用于出现严重低血压的患者。欧洲关于腹水治疗的最新指南仍然是 2010 年版的《肝硬化腹水、自发性腹膜炎和肝肾综合征临床实践指南》,对于腹水治疗的建议与美国指南类似,主要的区别是：对于新发腹水患者欧洲指南建议单用螺内酯,只有螺内酯加到最高剂量（400mg/ 天）无效时才加用呋塞米,呋塞米的最高剂量可达 160mg/ 天,腹水治疗无效的判断标准是：每周体质量下降 <2kg;欧洲指南专门阐述了单用和联用的争论,虽然呋塞米是强利尿剂,但是对于腹水患者,螺内酯更有效,因为腹水产生的主要原因是醛固酮分泌增加,所以使用醛固酮受体拮抗剂是合理选择。同时欧洲指南认为醛固酮的作用很缓慢,故醛固酮拮抗剂螺内酯的剂量应每 7 天调整 1 次。对于顽固性腹水,欧洲指南认为应该联用螺内酯和呋塞米,疗效不佳时剂量递增。

在我国,一般初始联合利尿剂治疗也是螺内酯（100mg/d）和呋塞米（40mg/d）,如果该剂量治疗效果不充分,可以按照 10:4 的比例逐渐增加,最大螺内酯 400mg: 呋塞米 160mg。

有研究表明,对于不伴有肾衰竭的肝硬化腹水患者,初始联合治疗效果优于序贯治疗（螺内酯治疗无效时再加用呋塞米）,且副作用尤其是高钾血症的发生率显著低于序贯治疗。欧洲指南还提出,对于有肾损伤,低钠血症或血钾失调的肝硬化腹水患者,在使用利尿剂时,要严密进行临床及生化指标的监测,包括体重变化、血肌酐水平、血钾水平、血钠水平等;当患者出现严重低钠血症（血钠 <120mmol/L）、进行性肾功能不全、肝性脑病程度加重或严重的肌痉挛时,都应当停止使用呋塞米。

通过限钠及口服螺内酯联合呋塞米治疗,90% 的肝硬化腹水患者症状可得到改善,对于这部分患者,应维持最少有效剂量的利尿剂治疗,以减少利尿剂引起的并发症。

利尿剂的剂量主要根据患者的体重下降程度来调节。如果患者没有肢体水肿,那么体重下降不要超过 0.5kg/d;如果患者有肢体水肿,则体质量下降不超过 1kg/d。

利尿剂治疗主要并发症有：肾损伤、肝性脑病、电解质紊乱（低钾、高钾、低钠）、男性乳房发育、肌肉痉挛等。利尿剂治疗对于伴有低钠的肝硬化腹水（接近 50% 发生率）常常效果不佳,往往只会使低钠血症严重程度增加。

（2）血管加压素受体拮抗剂——托伐普坦：托伐普坦与目前使用的利尿剂作用机制完全不同。目前利尿剂排水均依赖于排钠，也称为排钠利尿剂；而托伐普坦排水利尿作用不依赖于电解质的排出，也称为排水利尿剂，故托伐普坦不会导致电解质紊乱。

托伐普坦的排钠与基线血钠值相关，当血钠低于 132mmol/L 时，排钠不明显；而当基础血钠高于 132mmol/L 时，排钠显著。血管加压素受体主要分布在肾脏集合管的血管面，因此影响托伐普坦作用的因素就少一些，在低蛋白血症肾功能不佳时，仍然可以发挥良好作用。托伐普坦在微循环水平上也有很大优势：托伐普坦主要排出自由水，水排出去后血浆渗透压增高，同时血管内的静水力压降低，二者合力作用可使血管外溶液向血管内移动，这样既有利于消除器官充血，又维持血管内容量和血流，不激活神经激素。对于血压偏低（90mmg/L<收缩压 <105mmg/L）患者，托伐普坦依然有效，而且不会降低血压。

托伐普坦观察性研究显示，肝硬化腹水加用托伐普坦能防止低钠血症的发生，对于已经发生低钠血症的肝硬化腹水，托伐普坦的优势更明显，不仅能有效纠正低钠，而且能减轻低钠导致的脑水肿、改善认知、提高生活质量。对于伴有肝癌和肝肾综合征的肝硬化腹水患者，托伐普坦仍然有很好的疗效。与腹腔穿刺治疗相比，托伐普坦治疗肝腹水可显著减少腹腔穿刺住院等额外治疗事件的发生。

2. 腹腔穿刺置管放腹水　大量腹水的患者经常规限钠和利尿治疗仍无效时，可以考虑腹腔穿刺放腹水。在放腹水的同时应该注意静脉补充白蛋白。白蛋白具有结合各种分子的功能，最主要的特点就是血浆胶体渗透压，经过研究表明，白蛋白还可以抗氧化、调节免疫力、止血、新陈代谢等功用。但是患有肝硬化的患者的白蛋白和正常人的白蛋白相比浓度降低很多。白蛋白的浓度不高导致了各方面的代谢功能和新生功能发生了变化，使得具有白蛋白的集体发生碰撞，其中就有氧化还原平衡、凝血、炎症等症状的改变。肝硬化的患者应该进行白蛋白的注射，补充流失的白蛋白，以此来提高白蛋白的整体功能。

推荐补充白蛋白的剂量为每放 1L 腹水补充 8g 白蛋白。如果只放腹水而不补充白蛋白，除了腹水容易反复外，有可能引起循环功能障碍肾功能不全。但由于白蛋白价格昂贵，且临床应用受到多种因素限制。一项随机对照前瞻性试验，比较了每放 1L 腹水后静脉补充 8g 白蛋白和 4g 白蛋白对肝硬化腹水患者预后的影响，结果表明：在放腹水后第 6 天，两组患者之间的循环功能障碍低钠血症肾损伤没有显著差异，在随访 6 个月过程中，生存率和因腹水再发需要腹腔穿刺放腹水的次数在两组之间同样未见显著差异。由此可知，补充半量的白蛋白也可预防大量放腹水后引起的并发症，但该结果仍有待进一步验证。

AASLD 2012 肝硬化腹水指南提出单次排放腹水量小于 4~5L 者不必在腹穿后静脉输注白蛋白；大容量排放腹水的患者建议每排放 1L 腹水输入 6~8g 白蛋白，可能改善患者生存率。

3. 肝硬化腹水药物治疗过程中应注意的事项

（1）需避免使用非甾体类抗炎药：前列腺素抑制剂如非甾体类抗炎药可减少肝硬化患者的尿钠排出并致氮质血症导致患者由利尿剂敏感型转为利尿剂抵抗型，故除非在特殊情况下肝硬化腹水患者需避免使用非甾体类抗炎药。

（2）使用普萘洛尔时应密切监测血压和肾功能：普萘洛尔是用于食管胃底静脉曲张破裂出血一级预防和二级预防的首选药物，但近年研究表明，普萘洛尔可降低血压，并可加重大量放腹水诱导的循环功能障碍，因而对顽固性腹水患者或有自发性细菌性腹膜炎患者的生存期有不利影响。为此,有学者提出了肝硬化门静脉高压患者非选择性 β 受体阻断剂治疗时间窗的概念。该学说认为,在肝硬化早期(无静脉曲张及腹水),门静脉压力轻度增加交感神经尚未激活,使用非选择性 β 受体阻断剂并不能改善预后(窗口尚未打开);当出现腹水和食管胃底静脉曲张时,细菌移位、静脉曲张出血风险增加,但基本循环功能尚能维持,此为最佳时间窗,采用非选择性 β 受体阻断剂进行一级预防或二级预防,可以减少食管胃底静脉曲张破裂出血及死亡的风险;而肝硬化终末阶段及合并顽固性腹水时,因正常循环功能已经不能继续维持,交感神经系统高度激活(时间窗关闭),使用非选择性 β 受体阻断剂反而会增加病死率,顽固性腹水患者使用 β 受体阻滞剂可出现全身性低血压可能对长期生存不利。因此,AASLD 推荐,使用 β 受体阻断剂的患者均需仔细权衡利弊,密切监测血压和肾功能。对于顽固性腹水和严重低血压及氮质血症的患者,需要停止使用或不使用 β 受体阻滞剂。

(3)顽固性腹水患者使用血管紧张素转换酶抑制剂(ACEI)和血管紧张素受体拮抗剂(ARB)可出现全身性低血压,须避免使用。

(二)顽固性腹水的治疗

大量腹水持续存在 3 个月以上,称为顽固性性腹水。顽固性腹水是指对限制钠盐摄入(50mmol)和大剂量利尿剂(螺内酯 400mg/,呋塞米 160mg)连续 4 天无效者(体重减轻 <200g),或者治疗性腹穿放液术后很快复发者。

利尿治疗无效是指:①利尿治疗未能使体重减轻,且尿钠排出不足(<78mmol/d);②出现明显的利尿剂相关并发症,如肝性脑病、血清肌酐大于 2.0mg/L、血清钠小于 120mmol/L 或血钾大于 6.0mmol/L。随机研究提示不超过 10% 的肝硬化腹水患者对标准内科治疗无应答。

顽固性腹水须在常规腹水治疗基础之上选择如下方法治疗:

1. 米多君(midodrine)的应用　由于顽固性腹水患者往往伴有血流动力学改变,血管收缩药物对顽固性腹水的治疗有一定的效果。有指南推荐米多君可用于治疗顽固性腹水。α 受体激动剂米多君对于维持患者的平均动脉压很有帮助。2012 年的一项随机试验证实,对于顽固性或复发性腹水患者,口服 α 受体激动剂米多君可降低其血浆肾素活性,并改善其临床转归。从理论上讲,米多君能增加动脉压,从而抵消利尿剂对血压的不利影响,并使顽固性腹水对利尿剂变得敏感,但有研究认为,米多君并不能提高肝硬化患者对呋塞米的利尿效果。也有研究认为,米多君在预防大量腹腔放液后循环障碍方面不及白蛋白的作用,因此米多君在顽固性腹水患者中应用仍有待进一步探索。

2. 系列的治疗性腹腔放液　系列的治疗性腹腔放液是顽固性腹水患者的一个治疗选择。近年来,随着肝硬化顽固性腹水的治疗的进展,腹水回输技术也在不断的改进中获得日益成熟。

腹水回输包括直接回输和腹水超滤浓缩回输两种。直接回输一般是在 2~3 小时内放出腹水 5~10L,然后将排放的腹水中的白蛋白经静脉再回输给患者。随着超滤浓缩回输术的出现,直接回输已逐渐被弃用。超滤浓缩回输术则是利用血液净化设备通过超滤腹水中的成分,保留白蛋白等有益成分,然后将腹水超滤浓缩回输至腹腔该方法同时兼顾了清除腹水和扩容两大治疗原则,与静脉回输相比,在疗效上相近,但是安全性更高,可避免静脉回输的不良反应(感染、诱发出血、导管堵塞等)。

目前国内多采用我国自行研制的 FSCLZLY–A 型腹水治疗仪、日本 Superal 透析机等行腹水超滤浓缩回输术。白蛋白回输入腹腔对纠正低蛋白血症起着积极的作用。腹水超滤浓缩回输治疗顽固性腹水具有较好的疗效,操作简单,不对体循环造成干扰,不良反应少,且缩短了住院时间,减轻患者的经济负担。

3. 肝移植　如果顽固性腹水患者是合适的移植候选者应尽快安排肝移植。肝移植被认为是唯一能改善生存率治疗肝肾综合征最合适的治疗方法。对于顽固性腹水患者,一旦患者对于常规药物的治疗无应答,21% 的患者将在 8~10 个月内死亡,肝移植考虑作为此类患者的最终治疗手段。目前,肝移植 3 年和 5 年生存率超过 80%。肝移植是目前治疗顽固性腹水的最根本措施,但由于肝源缺乏、免疫排斥反应、价格高等因素,导致其临床开展仍处于瓶颈期。

相对于肝移植,干细胞移植以技术风险小、价格低廉、初步疗效确切、无免疫排斥反应,为肝硬化顽固性腹水及其他顽固性肝病的治疗提供了一个新思路。干细胞移植最突出的特点是可以缩短治疗时间,明显改善预后,但其远期疗效及并发症目前无明确的报道。

4. 经颈静脉肝内门 – 体静脉分流术(transjugular intrahe–patic portosystemic shunt, TIPS) 1988 年德国 Freiburg 大学将 TIPS 技术正式应用于临床并获成功,经过 20 多年的临床应用和技术改进,它已成为门静脉高压所致食管静脉曲张破裂出血的可靠治疗方法,其在控制顽固性腹水方面也表现出优越性。

TIPS 通过降低门静脉血压改善肾脏功能及其对利尿剂的敏感程度而控制顽固性腹水。大规模多中心随机对照试验比较了 TIPS 与连续性腹腔穿刺排液疗法的疗效,提示 TIPS 组能更好地控制腹水,可显著提高患者的生存率,但治疗成本较高。另外, TIPS 组患者有较高的肝性脑病发生率,但对患者生活质量无影响。多个相关荟萃分析报道, TIPS 能较好地控制腹水,但容易诱发肝性脑病。

TIPS 通常可将利尿剂抵抗者转变为利尿剂敏感者,所以 TIPS 术后应调整利尿剂的用量。在控制顽固性腹水方面, TIPS 优于反复腹腔穿刺放腹水结合白蛋白治疗,其腹水复发和肝肾综合征的发生率更低, TIPS 虽然可以解除患者的症状,但是以加速肝衰竭和肝性脑病为代价的。

5. 腹腔静脉分流术(PVS)　不适合行腹穿肝移植或 TIPS 的性腹水患者可由有经验的外科医师或介入放射科医师进行腹腔静脉分流术(PVS)。

19 世纪 70 年代盛行腹腔分流术治疗顽固性腹水,腹腔分流术又称腹腔静脉转流术(peritoneovenous shunt, PVS),它是一种专门为腹水治疗而设计的方法。PVS 是利用胸、腹压力差,通过机械泵系统或压缩泵系统,为腹水重新进入体循环提供途径 PVS 可以加快腹水的治疗,延长腹水复发的时间间隔,但其并发症也多有报道,如弥散性血管内凝血其发生率可达 35%、病死率为 5%;感染的发生率为 20%~25%;还可出现静脉曲张破裂出血及上腔静脉血栓形成等。很多外科医师对 PVS 治疗顽固性腹水丧失信心,长期潜在的并发症及对生存率的无改善等方面导致了该方法几乎被淘汰。

（三）肝性胸水治疗

肝性胸水主要是指肝硬化晚期,在肝硬化腹水的基础上出现的一种胸腔积液现象,并排除心肺疾病引起的胸水。肝性胸水对患者生命威胁较大,死亡率较高。

1. 一般治疗　改善肝脏功能和调整营养是其他一切治疗的基础,一线治疗是限钠饮食和利尿剂的使用。包括：①卧床休息；②限制水、钠的摄入。钠摄入量限制在 2g/d 以内，有稀释性低钠血症者摄入水量在 500~1000ml/d。但过度、长期限钠对肝硬化腹水消退并无帮助，快速纠正低钠血症可能更有害，易增加各种并发症的发生率。③营养支持。80%~100%的肝硬化患者均存在不同程度的营养不良，而且 80% 为蛋白质和 / 或能量不足，对重症营养不良患者，应考虑补充氨基酸。④使用利尿剂，可使用螺内酯和呋塞米，主张两者联用，可起协同作用，并减少电解质紊乱的发生率。螺内酯和呋塞米的开始剂量各为 100 和 40mg/d（剂量比为 10∶4），若效果不明显可逐渐加量至 400 和 160mg/d。⑤强调原发病的治疗，保肝、着重改善肝功能等。

2. 胸腔穿刺　对一般治疗无效，胸腔积液量大，影响呼吸循环功能的患者，可考虑胸腔穿刺或胸导管置入放液来缓解症状。但频繁放胸水打破了胸腹腔压力平衡，不利于膈肌缺损处愈合，还可引起胸腔细菌感染。而大量含蛋白质及电解质液体的丢失可使患者一般情况恶化甚至诱发肝性脑病，故放胸水有时被认为是一种禁忌证，胸腔置管是肝性胸水患者的禁忌，多数学者并不推荐常规使用。

3. 经颈静脉门 - 体静脉分流术（TIPS）　自 1994 年首次用于治疗肝性胸腔积液以来，现已广泛地用于其他方法治疗无效的肝性胸腔积液。TIPS 可作为顽固性肝性胸腔积液的二线疗法。

四、肝硬化腹水的中医药治疗

肝硬化腹水是肝硬化失代偿期的主要临床表现之一，中医隶属于"鼓胀"范畴，早在《内经》中就有关于鼓胀的论述。肝失疏泄，脾失健运，肾失气化是形成鼓胀的关键病机。气滞、血瘀、水停是形成鼓胀的基本病理因素。

辨证论治是中医认识疾病和治疗疾病的基本原则，在辨证治疗的基础上中医注重整体观念及个体差异，在肝硬化腹水治疗方面积累了丰富的经验。

"肝硬化腹水中医诊疗规范专家共识意见（2011 年，海南）"将肝硬化腹水分为 6 型：①气滞水停证，予柴胡疏肝散合胃苓汤加减；②脾虚水停证，予四君子汤合实脾饮加减；③湿热水停证，予中满分消丸合茵陈蒿汤加减；④血瘀水停证，予调营饮或膈下逐瘀汤加减；⑤脾肾阳虚水停证，予附子理中丸合五苓散加减；⑥肝肾阴虚水停证，予一贯煎合猪苓汤加减。

中医外治疗法是中医的一大特色疗法，对肝硬化腹水的治疗，各个医家在外治法上都积累了丰富的经验。如针灸透穴法、中药封包法、脐火疗法、腹针等方法，为肝硬化腹水提供了新的治疗思路。

第三节　氨基酸治疗

一、肝硬化氨基酸代谢的病理生理

机体每日需要合成至少约 300g 新的蛋白质才能满足其各项生理活动、脑力和 / 或体力劳动等方面的需要。这些新蛋白的合成需要各种氨基酸。其来源主要有二：①食物蛋白质在肠道消化成氨基酸后被吸收而来；②体内各组织内蛋白质在完成生理功能后分解成的氨基酸。肝脏是氨基酸代谢的重要器官。首先，肝脏可以利用这些氨基酸合成不同有活性的蛋白质和含氮物质，如白蛋白、凝血因子、嘌呤、嘧啶、谷胱甘肽等参与机体生理活动。此外，多余的氨基酸则在肝脏分解，主要分解的方式有脱氨基、脱羧基和碳链氧化分解等。肝脏是芳香氨基酸的分解代谢最主要器官。氨基酸脱氨基后可生成氨和丙酮酸。前者有毒性，须在肝脏经过鸟氨酸循环生成尿素经肾排出体外；丙酮酸进入三羧循环生成水和二氧化碳排出体外，或转化成糖或脂肪，也主要在肝脏进行。在肝脏患有急性或慢性弥漫性疾病时，必然会引起蛋白质或氨基酸代谢的异常，再加肝脏病患者多有食欲不振，摄食量减少等，也会引起一系列不良后果，诸如血浆白蛋白减低、凝血因子合成减少，负氮平衡而使体重减轻、肌肉消耗加速、肝细胞再生延迟，芳香氨基酸降解减少而致氨基酸代谢紊乱，血氨增高和脑内假神经递质堆积等。

二、肝硬化氨基酸治疗

肝硬化的治疗必须强调综合性个体化治疗，随着病情演变和发展应该不断进行调整。氨基酸治疗只是综合治疗方案中的一部分。而且，可供临床使用的氨基酸种类繁多，应根据病情需要有目的的选择，不可一拥而上。

（一）以补充营养为目的的氨基酸治疗

肝硬化患者营养支持治疗非常重要，提倡高热量、高蛋白、低脂肪、充足的糖类、富含维生素的食物。但是，应该慎重考虑肝细胞功能状态，进行个体化调整，尤其是蛋白质的摄入量更应科学地管理。

对于肝脏功能代偿期的肝硬化患者，维持正氮平衡是重要任务之一。以饮食治疗为主，每日蛋白质摄入量应该充足，一般平均每日摄入蛋白质 0.8g/kg 即可维持正氮平衡，每日摄入 1.2~1.5g/kg，甚至 2g/kg 也完全可以有效的利用。高蛋白饮食对受损肝细胞的修复有益。如下食物皆可接受：谷类（避免玉米、高粱）、蛋类（避免煎炸）、瘦猪肉、牛羊肉、乳类、禽类、鱼虾类、豆制品、动物内脏、蔬菜和水果等。

对于肝功能失代偿的患者，常常由于食欲不振和某些合并症的存在等因素，使得患者单靠饮食治疗维持正氮平衡存在困难，尤其顾忌的是在补足蛋白质的过程中，有突然发生肝性脑病的危险性。这时，在限制蛋白质摄入的同时，有计划地使用氨基酸制剂可能会更安全有效。

对轻、中度血氨增高而无精神症状的患者，初期每日饮食可给予蛋白质 0.5g/kg，每隔 2~3 天增加一些，至 0.8~1g/kg 维持；对于血氨增高伴有精神症状的患者，应于 48~72 小时内给予无蛋白饮食，症状改善后按 0.2~0.3g/kg 开始给予，以后视精神症状缓解情况逐渐增加每日饮食蛋白质的量，至 0.8~1g/kg 维持；对有精神症状而无血氨增高患者，也应给予低蛋白质饮食，每日蛋白质从 0.2~0.3g/kg 开始，以后视精神症状缓解情况逐渐增加每日饮食蛋白质的量，至 0.8~1g/kg 维持。

复方支链氨基酸颗粒剂每包含有 $L-$ 亮氨酸 1904mg，$L-$ 缬氨酸 1144mg，$L-$ 异亮氨酸 952mg，可以补充缺少的支链氨基酸，改善氨基酸代谢失衡，提高肝细胞蛋白质合成功能，防止肌肉纤维蛋白质分解，从而可以改善疲劳乏力等周身症状、提高血浆白蛋白水平和改善血 Fisher 比值，有利于预防肝性脑病的发生。

关于肝硬化肠道外营养问题：肝硬化患者有时食欲下降,进食量甚少,不能满足正常生理需要,或有时由于合并症如大出血、昏迷等不能摄食;或有严重情况如感染、肝肾综合征等,需要胃肠道外给予营养和药物治疗。这时,除了要考虑静脉营养的一般问题之外尚注意到肝硬化的特殊问题:首先营养液中的蛋白质含量要随病情变化及时调整(前已详述),富含支链氨基酸十分必要,但是单纯给予支链氨基酸并不可取,因为缺乏其他必需氨基酸及合成蛋白质所需要的条件必需氨基酸时如胱氨酸、酪氨酸等很难维持正氮平衡。为此,如下几个处方配制,可供肠道外营养使用:如 Fisher 的 FO-80,含氨基酸 8%,必需氨基酸与条件必需氨基酸比例 1:1,支链氨基酸含量 33.5%。国内有复方氨基酸注射液(3AA)、复合氨基酸注射液(6AA)、复方氨基酸注射液(20AA)等也已用于临床。给予充足的糖类作为热源,如葡萄糖、葡萄糖 – 果糖或乳果糖皆可,以每小时 0.2~0.4g 的速度滴注最为合适。少量补充必需脂肪酸是可以的,但以脂肪乳作为热源对失代偿肝硬化,尤其是肝性脑病患者有害。这是因为脂肪乳可以增加血液游离脂肪酸浓度,使芳香氨基酸 – 色氨酸从结合状态游离出来,起到加重氨基酸代谢紊乱的作用,进而诱发或促进肝性脑病。

(二) 以护肝为目的的氨基酸治疗

1. 腺苷蛋氨酸 腺苷蛋氨酸是人体内一种活性物质,在生理状态下由甲硫氨酸在腺苷蛋氨酸合成酶作用下生成。它是转甲基作用的甲基供体,又是转巯基作用生成生理性巯基化合物如半胱氨酸、牛磺酸、谷胱甘肽和辅酶 A 的前体。在肝内可使质膜磷脂甲基化而调节肝细胞膜的流动性,通过转巯基反应促进硫化产物合成而促进解毒过程,有助于防止胆汁淤积。肝硬化时腺苷蛋氨酸合成酶活性显著下降,使甲硫氨酸向腺苷酸转化减少,削弱了抗胆汁淤积的正常过程。并使血浆甲硫氨酸清除率下降,导致其代谢产物如半胱氨酸、谷胱甘肽和牛磺酸等利用度下降,造成高甲硫氨酸血症,可使血中甲硫氨酸降解产物增加如硫醇、甲硫醇等浓度升高,增加肝性脑病的危险性。给予腺苷蛋氨酸可使巯基化合物合成增加,不使血甲硫氨酸浓度增加。

此药可用于脂肪肝、肝硬化前和肝硬化胆汁淤积,有利于肝性脑病的预防。一般用于治疗肝内淤胆时先以 0.5~1g 静脉滴注,1 次 / 天,或非常缓慢地静脉注射,2 次 / 天,持续2~4 周后改口服 1~2g/d,再持续 4 周;也可肌内注射 0.5~1g/d,分 2 次用,持续 2~4 周后改口服 1~2g/d,再持续 4 周。本药注射剂系粉针剂,以所附溶剂溶解,不可与高渗溶液(如 10%葡萄糖)配伍,不可与碱性液体或含钙离子溶液混合;片剂为肠溶片,应整片服用,不可嚼服。用药期间应密切观察血氨水平。

2. 谷胱甘肽 是由谷氨酸、胱氨酸和甘氨酸组成的三肽,是甘油醛磷酸脱氢酶的辅基,又是乙二醛酶和磷酸丙糖脱氢酶的辅酶,参与三羧循环及糖代谢,提供高能量。谷胱甘肽尚可激活多种酶如巯基(—SH)酶、辅酶等,促进糖类、脂肪和蛋白质代谢,是一种细胞内重要的代谢调节物质。谷胱甘肽在体内以还原型(GSH)和氧化型(GSSG)两种形式存在,前者为活性成分,参与体内氧化还原过程。即还原型谷胱甘肽在谷胱甘肽转移酶作用下,能与过氧化物和自由基结合,可保护细胞膜内含巯基的蛋白质和含巯基的酶不被破坏,使重要脏器免受损害。也可保护肝脏,抑制脂肪肝的形成,改善多种肝病的症状。其解毒作用可减轻丝裂霉素的毒副作用。谷胱甘肽用途广泛,尚可用于药物中毒、酒精中毒或有机磷中毒等。具体用法是:肌内注射或静脉注射:300~600mg/d(重症 600~1200mg/),

分 1~2 次用；口服：50~100mg，1~3 次／天。本药不得与维生素 B$_{12}$、维生素 K$_3$、泛酸钙、乳清酸、抗组胺药、磺胺类和四环素类药物混合或合用。注射用药现配现用，剩余溶液不能再用。

3. α- 巯基丙酰甘氨酸　又名硫普罗宁。是一种含巯基类的药物，与青霉胺性质相似。对肝脏的保护作用主要通过如下机制：①通过提供巯基、活化超氧化物歧化酶，清除自由基增强肝脏抗损害能力，并可促进各种类型肝损害的修复；②可保护线粒体结构、减低线粒体内 ATP 酶活性，使线粒体内 ATP 含量升高，对抗各类损伤，改善肝功能；③通过酰胺酶水解生成甘氨酸系脂肪族氨基酸，参与嘌呤类核苷酸的合成，可促进肝细胞再生，并改善肝脏功能；④硫普罗宁的巯基尚对重金属和药物有解毒作用，从而发挥肝脏保护作用。此外，此药尚有其他多项用途如升高白细胞作用可用于防治放、化疗毒副作用；抑制生化素应激反应，抑制晶体蛋白凝聚的作用可用于防治白内障；减少组胺渗出和减低血管通透性而发挥抗过敏作用；溶解胱氨酸结石，可用于泌尿系结石治疗，降低血压和抑制血小板活性用于预防血栓形成。

用于治疗肝病时 100~300mg，3 次／天，餐后服用。12 周为一个疗程。停药 3 个月可继续下一个疗程。急性病毒性肝炎 200~400mg，3 次／天，连服 1~3 周。防治放化疗白细胞减少时 200mg，2 次／天，餐后服用，放化疗前 1 周开始服用，连服 3 周。治疗重金属中毒时 100~200mg，2 次／天。

如下情况为本药禁忌证或慎用：①对本药有过敏史者；②重症肝炎和高度黄疸、顽固性腹水、消化道出血者；③糖尿病合并肾功能不全者；④孕妇；⑤哺乳期妇女；⑥既往使用本药发生过严重不良反应者如粒细胞缺乏症、血小板减少、再生障碍性贫血等；⑦9 岁以下儿童使用本药的安全性和有效性未肯定；⑧既往使用过青霉胺尤其是发生过严重不良反应者应慎用硫普罗宁，必须使用时应从小剂量开始。

服用硫普罗宁期间应加强监测：用药后 1 个月，以及以后每 3 个月监测尿液半胱氨酸水平以确定最适剂量。每 3 个月查一次尿常规，定期查血常规、血浆白蛋白、肝功能、24 小时尿蛋白等

4. L- 胱氨酸　本药可促进细胞氧化还原功能、改善肝功能、促进白细胞增生，中和毒素、防止病原菌生长等。用于治疗肝病、蛋白质缺乏症和先天性胱氨酸尿症等。肌内注射 25mg，1 次／天；口服 50mg，3 次／天。

5. 核糖核酸　核糖核酸是从猪或小牛血清中提取的一种物质，是核苷酸多聚体，本不属于氨基酸药物，但该药可以促进肝细胞蛋白质合成功能、改善氨基酸代谢、调节机体免疫功能、促进受损肝细胞恢复正常，故也在此给予介绍。注射用药要用生理盐水注射液稀释，肌内注射每次 6mg，隔日 1 次。静脉注射每日 1 次，每次 30mg；或隔日 1 次，每次 50mg。

（三）肝性脑病氨基酸治疗

1. 鸟氨酸 -α- 酮戊二酸　鸟氨酸是鸟氨酸循环中的基本物质，能增加氨甲酰磷酸合成酶和鸟氨酸氨基甲酰酶活性，促进尿素合成，可以减低血氨水平。α- 酮戊二酸则是三羧循环上的重要物质，能与氨结合形成谷氨酸，同时可增加谷氨酰胺合成酶活性，进一步减少血氨浓度。

2. 鸟氨酸 - 门冬氨酸　这种二肽是最近用于临床的新药。鸟氨酸通过促进尿素合成

的机制减低血氨浓度,而门冬氨酸则可促进肝、肾和脑中谷氨酰胺合成酶活性,与氨结合形成谷氨酸和谷氨酰胺,也可降低血氨水平。20g/ 天,静脉滴注。

3. 支链氨基酸　有报告,口服或静脉输注以支链氨基酸为主的氨基酸混合液可减少肌肉蛋白分解、有利于氨的代谢、纠正氨基酸代谢不平衡,减少大脑中假神经递质,缓解肝性脑病。但是,多数观察认为单纯支链氨基酸对肝性脑病的治疗作用有限。一般使用富含支链氨基酸的溶液治疗轻、中度肝性脑病约需 1 周临床症状才能有明显改善,对于重度肝性脑病或伴有感染者无效。研究表明,3 种支链氨基酸中亮氨酸的作用最强,缬氨酸较小,异亮氨酸基本无作用。只有 3 者按 7∶2∶1 的比例配制效果较好。但对门体分流性肝性脑病(PSE)的疗效尚有争议。

近年的研究显示,支链氨基酸能够减少慢性肝病肝性脑病的发生,同时还可刺激肝细胞再生,增加患者对蛋白质食物的耐受性,有利于恢复患者的正氮平衡。

目前认为采用由氨基酸、糖、电解质、微量元素、维生素及 pH 调整剂等配制而成的复方氨基酸制剂治疗肝性脑病较好。

临床常用的复方氨基酸 –3AA 注射液所含缬氨酸、亮氨酸及异亮氨酸为支链氨基酸,进入体内后能纠正血浆中支链氨基酸和芳香氨基酸失衡,防止因脑内芳香氨基酸浓度过高引起的肝性脑病。复方氨基酸 –6AA 注射液除支链氨基酸为主外,再加上精氨酸、谷氨酸及门冬氨酸。其中精氨酸可加速鸟氨酸循环,既有利于肝细胞的维护,也有利于脱氨作用;谷氨酸可与过多的血氨结合成谷氨酰胺,从而降低血氨;门冬氨酸可启动三羧酸循环,使肝细胞维持正常功能,并且与氨结合形成门冬酰胺,对氨有解毒作用,所以可以加强去氨作用。此外,肝功能不全时,补充本类氨基酸有利于肝组织的修复和肝细胞的再生,降低血浆非蛋白氮和尿素氮的含量。

高支链复方氨基酸 –20AA 注射液含有高浓度的 8 种必需氨基酸和高支链氨基酸(33%),芳香氨基酸和蛋氨酸含量降低。理论上可通过降氨和改善支链、芳香族氨基酸的比例达到改善肝性脑病和营养状态的目的,可以起到增强正氮平衡和调节支 / 芳香族氨基酸比值的双重作用。显著改善 HE 患者的神志、肝功能、血氨等情况,治疗肝硬化并发肝性脑病安全、有效。

总之,目前仍然缺乏证据确定普遍应用于治疗肝硬化的最佳氨基酸组成配方,现有的肝病用氨基酸制剂都有其特定的适应证。临床使用时必须明确诊断。在肝硬化的每一个阶段应根据其不同肝脏状况进行综合分析,充分考虑肝病患者营养状况和肝脏负荷能力,进行个体化治疗,并随患者病情变化进行及时调整,其临床使用最佳剂量、时间、安全范围等问题仍需大家继续探索。

(刘　莹　李方儒　弓艳霞)

第四节　并发上消化道出血的治疗

一、食管－胃静脉曲张破裂出血的一般治疗

（一）卧床休息，保持呼吸道通畅

食管胃底曲张静脉破裂出血的患者应绝对卧床休息，卧床时宜平卧并将下肢抬高。患者如有过度精神紧张可适当给予地西泮（安定）等药物，但禁用对肝脏有损害的药物，如氯丙嗪（冬眠灵）、吗啡、巴比妥类药物，以防诱发肝性脑病。应保持患者呼吸道通畅，头部偏向一侧，以防血液误吸入气管而发生窒息死亡。

（二）吸氧与禁食

食管胃底曲张静脉破裂出血的患者多有低氧血症，而低氧血症是诱发出血的因素，故应及时给予吸氧；发生呕血时，应先禁食，根据出血停止情况逐渐改为流食、半流食，然后再过渡到普通饮食。饮食上应注意不要食用粗糙、过硬的食物，以防诱发再出血。

（三）预防感染

如果发生感染可使食管胃底曲张静脉破裂出血患者血氨升高，诱发肝性脑病发生。因此要合理地选用抗生素以治疗和预防感染的发生。

（四）严密观察病情

除应进行心电监护外，还要严密观察呕血及黑便情况；精神神志的变化；脉搏、血压和呼吸的变化；周围静脉特别是颈静脉的充盈情况；记录患者出入量；定期复查血常规、血氨及血尿素氮的情况。

（五）补充血容量

对食管胃底曲张静脉破裂出血的患者，首要的措施不是施行各种特殊检查，而是根据临床经验和最简单的检查，判断其血容量状态，如存在血容量不足，应及时、迅速地补充血容量，使之维持正常，纠正低血容量性休克。凡收缩压 <90mmHg，脉搏在 120 次 / 分以上，或呈休克状态者，须立即输血，最好输全血。在等待全血时，可先输注右旋糖酐、706 代血浆或血浆等。输血的量与速度取决于失血的量与速度。简便的估计方法是倾斜试验。如倾斜（上半身抬高）3 分钟后脉搏增加 30 次 / 分者，需输血 500ml 左右。坐起时出现休克者需输血 1000ml；如平卧位出现休克，则需输血 2000ml 左右。输血速度可以收缩压为指征。收缩压为 90mmHg 时，1 小时内应输血 500ml；血压降至 80mmHg 时，则 1 小时内应输血 1000ml；如收缩压降至 60mmHg，则 1 小时内应输血 1500ml。当然，这个估计方法并不准确，还要看患者输血后循环状态是否转而稳定。如收缩压上升，脉压达 30mmHg，脉搏减缓而有力，口渴消除，不再烦躁，肢体温暖，尿量增多，提示血容量恢复。休克指数（脉搏 / 收缩压）反映血容量丢失及恢复情况。休克指数为 1 表示血容量丢失 20%~30%，大于 1 则丢失血容量 30%~50% 输血后指数下降到 0.5 则提示血容量已经恢复。

食管胃底曲张静脉破裂出血患者在补充血容量时应注意：①输血时应尽量输鲜血，因为鲜血有较多的凝血因子，有利于止血。肝硬化患者红细胞中缺少二磷酸甘油酸（2-3-diphosphoglyceric acid），影响组织摄取血氧，而血库贮血中此物质及其他凝血因子均有

减少；此外输库存血每日血 NH₃ 可增加 2011.74μmol/L。如供鲜血困难，也可用 3~5 天内近期库血，亦可输血浆、血小板悬液等。②门静脉高压症处于高循环动力学状态，血容量比正常人高 30% 左右，较能耐受出血，故多数人主张补充血容量不宜过多，一般只需达到纠正休克即可，而不强求使患者血细胞比容恢复至出血前水平。过量扩充血容量可提高门静脉压，促发患者再出血，对此应有足够的认识。Conn 曾提出如下警言："不出血患者无须输血！"。肝硬化时，"输血越多，预后越坏！"。但亦有人认为这种观点不全面，患者出血的原因并非完全由于高血容量，假如不纠正贫血，肝脏缺氧会进一步损害肝脏功能，引起肝衰竭，不利于恢复，也给进一步处置带来困难。现一般认为输入的血量约为失血量的 2/3~3/4。③曲张静脉出血时部分血液向下流至肠道，其中 75% 的水分可被吸收，致出血后 6~24 小时血液稀释，血细胞比容下降，此时应输红细胞，不可过分补充血容量，因为血容量每增加 100ml，门静脉压可上升（1.4 ± 0.7）cmH₂O，会加重心脏负荷。④抢救严重出血患者，应采用高位大隐静脉切开，插入较大导管至下腔静脉以保证输入需要，并随时监测中心静脉压。如输血后中心静脉压恢复正常而血压不升，则应注意纠正心肌功能不全和酸中毒。⑤大量快速输血仍不能稳定其循环状态时，则应由动脉加压输血。⑥扩充血容量的同时，应特别注意维持电解质的平衡。⑦在实际应用时，输血量应参考 BP、尿量、CVP、血细胞比容及通过简单的实验而灵活掌握。

2015 年英国肝硬化静脉曲张出血防治指南提出：

（1）复苏和初步的建议：大量出血的患者应输血、血小板及凝血因子，但过度输血与输血量不足均会导致损害。血流动力学稳定的患者中，血红蛋白应调整至 70~80g/L。对于非急性出血和血流动力学稳定的患者不应输注血小板，对于急性出血且血小板计数 <50 × 10⁹/L 的患者应输血小板。有下列任何一项者，应输注新鲜冰冻血浆：①纤维蛋白原 <1g/L；②凝血酶原时间或活化部分凝血酶原时间 >1.5 倍正常值上限。正在服用华法林的急性出血患者，应给予 PPSB（凝血酶原复合物）。重组活化凝血因子Ⅶ可用于治疗急性静脉曲张出血。

（2）控制出血：所有怀疑或者已明确为静脉曲张出血的患者，应使用抗生素；所有怀疑有静脉曲张出血的患者，应尽早使用血管收缩剂，直到出血控制或连续使用 5 天。上述措施取得令人满意效果后，对急性出血的 Child B 级或 Child 评分 <14 分的 Child C 级患者应尽早行 TIPSS。不推荐使用质子泵抑制剂，除非患有消化性溃疡。

（3）无法控制的急性出血：如果出血难以控制，可使用三腔二囊管压迫止血，直至内镜治疗、TIPSS 或手术治疗。

二、降门静脉高压的药物治疗

门静脉高压症引起的上消化道出血的原因是食管静脉曲张破裂出血和门静脉高压充血性胃病，包括胃黏膜病变和肝源性消化性溃疡。食管静脉曲张破裂出血最多见，且是门静脉高压症最严重的并发症之一，其首次出血病死率为 40% 以上，再次出血病死率达 60% 以上。门静脉高压出血的药物治疗是非手术治疗的一个主要手段。

临床上药物治疗门静脉高压的目的在于：①预防食管静脉曲张的发生；②预防首次食管静脉曲张破裂出血；③治疗急性食管静脉曲张破裂出血；④预防再次食管静脉曲张破裂出血。国内外有关这方面的文献很多，结论也不完全一致，有的甚至相互矛盾。降门静脉高压的药物治疗包括降低门静脉压力和曲张静脉壁压力及紧张度，从而减少出血的危险，主要包括两类药物即缩血管药物和舒血管药物,或是通过减少门静脉侧支血流,或是使门－体静脉侧支阻力下降达到降低门静脉压力的效果,降低门静脉高压症药物颇多,现将能降低门静脉高压与的药物进行了分类(表 30-2)。

表 30-2　常用降门静脉高压的药物

分类	药名	分类	药名
血管收缩药物		血管扩张药物	
非选择性 β 受体拮抗剂	普萘洛尔,长效普萘洛尔,卡维地洛	α 受体拮抗剂	苯氧苄胺,哌唑嗪,酚妥拉明
选择性 β_1 受体拮抗剂	阿替洛尔	α_2 受体激动剂	可乐定
β_2 受体拮抗剂	ICI-118511	有机硝酸酯类	硝酸甘油,硝酸异山梨酯,单硝酸异山梨醇酯
血管加压素	垂体后叶素,特利加压素	钙拮抗剂	硝苯地平,维拉帕米,桂利嗪,汉防乙甲素,尼群地平
生长抑素	施他宁,奥曲肽	5- 羟色胺受体拮抗剂	酮色林,利坦舍林
其他类		ACEI 制剂	雅思达,蒙诺等
利尿剂	呋塞米,螺内酯	血管紧张素 Ⅱ 受体拮抗剂	氯沙坦
己酮可可碱		硝普钠	
食管收缩剂	甲氧氯普胺,多潘立酮		
中药	丹参,当归,赤芍		

(一)血管收缩剂

1. 血管加压素(vasopressin,VP)及其类似物

(1)垂体加压素:半个多世纪以来加压素一直用为降门静脉压药物,起到减少出血量等作用,但是未能减少出血的复发和改善预后,也未能降低病死率。

加压素是由神经垂体分泌的一种血管活性物质,是一短周期多肽,生物学半衰期 15~24 分钟,药物学半衰期 <5 分钟。加压素直接作用在动脉平滑肌引起血管收缩,直接参与收缩内脏血管床的小动脉和毛细血管前括约肌,增加毛细血管前 / 后阻力比值,使内脏循环血量减少 60%。加压素对脾动脉和肠系膜动脉有显著的收缩作用,使肠系膜上动脉及脾动脉血流减少,降低内脏静脉周围和门静脉血流,致使门静脉压力降低。加压素还可使奇静脉血流减少,明显减低胃左静脉和食管曲张静脉的血流灌注,直接减低曲张静脉壁的张力和压力。加压素还可直接影响胃－食管下端括约肌压迫扩张的侧支静脉,达到止血的目的。止血成功率在 45%~85%。

现在已共识采用小剂量加压素静脉滴注。一次给 200U 溶于 5% 葡萄糖液 500ml 中以 0.2~0.4U/min 速度慢滴,持续 12~24 小时,如出血逐渐控制,24 小时后减半量滴注,36 小时后用 1/4 量,如再出血可加大至 0.5~0.6U/min,至多用 48 小时,滴注过速可引起肠绞痛。垂体加压素可引起全身血管收缩,引起冠状动脉、脑动脉等血管收缩,50 岁以上有缺血性心脏病者慎用,但与硝酸甘油或酚妥拉明合用可防止心脏并发症发生。

加压素有不少不良治疗反应。副作用的大小与用药剂量、时间、给药速度与途径有关。加压素增加右心和肝静脉压可显著损害心功能。心肌的缺血缺氧易于发生心律失常、冠状动脉血栓形成、心绞痛及心肌梗死。长期使用加压素后由于心排血量减少和抗利尿作用可导致心力衰竭发生。加压素可显著增加系统血管阻力和动脉压,引起血压增高、脉压减小、皮肤苍白、发生脑血管意外和下肢缺血。此外,加压素可激发纤维蛋白酶原引起纤维蛋白溶解作用,可影响出血部位的止血效果,且可增加出血倾向,甚至发生严重出血。加压素使平滑肌收缩可引起肠绞痛、小肠梗死和门静脉血栓形成。其他副作用尚有水中毒(抗利尿作用所致)、肠缺血坏死、反应性红斑等。并发病的发生率 8%~74%,约 25% 的患者发生严重并发病,此时需立即减小用药剂量或撤除治疗。

(2)特利加压素(terlipressin):是垂体后叶素的衍生物,在体内缓慢地转化为垂体加压素,作用时间较长,对心脏副作用较小,首剂 2mg,以后每隔 4~6 小时,静注 1mg,总量可达 10mg。一项研究比较了特利加压素与奥曲肽对肝硬化的急性血流动力学的影响,发现特利加压素降低门静脉压力和血流量方面效果更持久。

(3)三甘氨酰赖氨酸加压素(glypressin,特利加压素):是人工合成的血管加压素类似物,亦有类似加压素的作用,通常给予 1~2mg 静脉滴注,每 6 小时 1 次,连用 5 天,止血率可达 70%。

2. 生长抑素及其类似物

(1)生长抑素(somatostatin,SRIH,SS):生长抑素(施他宁,stilamin)主要由下丘脑、胃窦、胰腺 D 细胞及肠产生的一种 14 肽激素,经肝脏代谢。血浆半衰期为 2~4 分钟。可选择性的收缩内脏血管,抑制胰高血糖素、血管活性肠肽及胃泌素的释放。门静脉高压时 SRIH 对肠系膜动脉有收缩作用,减少门静脉血流,达到降低门静脉压力的目的。SRIH 降低门静脉压除直接作用于血管平滑肌外,与肠循环需求降低及肠血管多肽受抑制(正常使门静脉血流增加,门静脉扩张)有关。SRIH 尚有降低肝动脉血流作用。静脉注射 SRIH 后引起选择性内脏血管收缩,减少内脏血流,降低门静脉压。SRIH 还可显著降低奇静脉血流,致使通过胃 - 食管侧支循环血流量显著减少。SRIH 很少发生心血管并发病,有替代加压素治疗静脉曲张出血的倾向。

用法:常用量为 0.5~1.0μg/kg,静脉注射比持续静脉滴注作用为大。持续静脉一般为 250~500μg/h,首先静脉推注 50μg,随后持续静脉滴注 24 小时。加入 500ml 的 5% 葡萄糖液或葡萄糖盐水中持续静脉滴注,一般在 12 小时可控制出血。对复发出血者更有效。有研究比较了特利加压素与生长抑素或内镜治疗的效果,提示特利加压在控制急性出血方面类似后两者。

(2)奥曲肽(octreotide):又名善得定(sandostatin),是人工合成的八肽生长抑素衍生物,半衰期约 70~90 分钟。奥曲肽对内脏血管有收缩作用,对胃黏膜及黏膜上皮具有保护作用,对内、外分泌均有抑制作用,从而可降低内脏血流量和肝血流量,使门静脉血流量及侧支循环血流量减少,以致降低门静脉压。用法:首剂 0.1mg 肌内注射、皮下或静脉注射,0.1~0.2mg 静脉滴注,每 6 小时 1 次,连用 3~5 天。

(二)血管扩张剂

1. 有机硝酸酯类　硝酸酯类属亚硝盐,其通过刺激鸟嘌呤环化物,使 cGMP 生成减少,降低细胞内钙的通透性及抑制细胞内钙从肌质网释放,是作用明显的扩血管药物。常见有硝酸甘油、单硝酸异山梨酯（消心痛）、二硝基异山梨醇。血流动力学表明此类药物有降低门静脉压力的作用。

（1）硝酸甘油（nitroglycerin, NTG）：NTG 直接作用于血管平滑肌，具有强大的扩张静脉和轻度扩张动脉作用，使动脉压下降，刺激压力感受器反射性地收缩内脏血管，使门静脉血流减少，致使门静脉压力降低。其作用机制可能是通过血管平滑肌含氮氧化物的介导而使血管扩张。NTG 有强大的扩张静脉作用，可逆转加压素增高的门静脉阻力，从而进一步降低门静脉压。同时 NTG 能增加冠状动脉血流量，降低心脏后负荷，改善心肌顺应性，故能逆转加压素在心血管方面的副作用。同时可逆转加压素的系统血管作用，可明显降低并发症的发生率，并保持加压素收缩内脏血管的治疗作用，以便更有效地控制食管静脉曲张破裂出血。NTG 可使门静脉血流降低的同时，还可使门静脉侧支循环阻力增高，因此，如能与普萘洛尔（心得安）合用，两者对内脏血管床的收缩作用相加，而降低门静脉压力的效果优于两者单独应用。小剂量（硝酸甘油 20μg/min）即可使静脉舒张，形成静脉池，使静脉回流量减少，心脏充盈压降低，但动脉压并无变化，门静脉流量、门静脉压及 HVPG 亦影响很小。大剂量时，既降低静脉回流量，也降低动脉压，兴奋交感神经系统，引起内脏动脉收缩，从而减少门静脉血流及降低其压力。但同时易引起血压下降，组织缺氧。门静脉高压症患者对此类药可产生耐受性，因而较少单独作为预防用药。临床上多与血管加压素合用，既可提高两者降门静脉压的作用，又可减少两者的不良反应。本药口服后有肝脏首过效应，生物利用度低，不宜口服，建议舌下或静脉给药。用法：舌下含化，每次 0.4~0.6mg，每 30~60 分钟 1 次；静脉用法，一般与垂体后叶素合用，硝酸甘油 10mg+ 垂体后叶素 80U+5% 葡萄糖液 500ml，持续静滴 8 小时。用药过程中需监测血压。毒副作用有心慌、头晕、皮肤红潮、烦躁、视物不清及恶心、呕吐等。对严重肝硬化伴亚临床缺氧者不宜应用；还可抑制血小板聚集，高危出血患者亦应慎用；青光眼、脑出血、低血压、休克及对本药过敏者禁用。

（2）二硝酸异山梨醇酯：又名消心痛（isosorbide dinitrate, ISDN），与硝酸甘油的作用相似，但作用持续时间较之长，用法：每次 10mg，每天 3 次。

（3）单硝酸异山梨醇酯（isosorbide mononitrate, ISMN）：是单硝酸异山梨醇酯经肝脏脱硝基形成的活性代谢产物，属于长效硝酸制剂。口服吸收完全，生物利用度可达 100%，半衰期为 4~5 小时，降低门静脉的压力作用机制同硝酸甘油。用法：口服 20mg，每天 2~3 次。毒副作用较硝酸甘油少且轻。

2. 5- 羟色胺受体拮抗剂

（1）酮舍林（ketanserin, Ket, 酮康宁）：内源性 5- 羟色胺（5-HT）是由小肠黏膜嗜铬细胞合成与释放的一种血管活性物质，能引起静脉的强烈收缩。肝硬化门静脉高压时，血浆 5-HT 浓度增高，肝脏血管床有 5-HT-2 型受体（S2），5-HT 通过 S2 介导门静脉血流阻力增加，酮舍林可拮抗 5-HT 对门静脉的收缩作用，从而扩张门静脉系统血管，静脉淤血，回心血量减少，继之降低心排血量，门静脉血量减少；同时可以降低肝内的血管及侧支循环阻力。本药口服吸收完全。用法：每次 20mg，每天 2 次，最大剂量每次 40mg，每天 2 次。副作用有头晕、倦怠、注意力不集中、心律失常、Q-T 间期延长及直立性低血压等且有报道其可诱发肝性脑病。孕妇、严重肝肾功能不全，二、三度房室传导阻滞及低血钾慎用。

（2）利坦舍林（ritanserin, Rit）：是一种新型的特异性 S2- 受体拮抗剂，降门静脉压的作用更强、更持久。作用机制类似酮舍林。用法：0.08mg/（kg·d），持续增长静脉滴注 7 天。对全身血流动力学影响小，不良反应有头晕、倦怠、注意力不集中和 Q-T 间期延长等。

（三）其他类药物

1. 利尿剂　常用药为呋塞米和螺内酯。可通过降低有效血容量并减低已增高的心排血量，反射性引起内脏血管收缩，也可激活血管活性物质，减少内脏血流量，而降低门静脉及脐静脉压。

2. 己酮可可碱　本药可改善红细胞变形能力，降低血黏度，从而降低肝血管阻力及门静脉压力。可望成为一种新药。

3. 胃动力药　可增加食管下括约肌张力的药物可减少曲张静脉的血流，对降低门静脉压力有一定作用。选择药物有：甲氧氯普胺、多潘立酮。西沙必利的效果尚未见报道。

4. 中药　有研究表明丹参、当归、赤芍等均可改善肝脏微循环、扩张门静脉，降低肝动脉阻力，降低门静脉压力，并有抑制肝纤维化的作用。

（四）联合用药

由于门静脉高压发病机制复杂，单一用药很少使门静脉压降低 20% 以上，且大部分有毒副作用。为此，有些研究者根据药物的不同作用及其相反相成的原理，采用联合用药，降门静脉压作用增加或不变，而各自的副作用则相互抵消。最常用的联合用药是血管收缩药加血管扩张药。

治疗急性出血的联合用药，血管加压素迄今仍是食管静脉曲张出血的首选药之一，用量为 0.2~0.4U/min，如再增加剂量，疗效不会提高，反而增加其毒副作用。如能有效控制出血，可每隔 6~12 小时减半量以至停用，持续用药 4~6 小时不能控制出血，或每次撤药后再发出血，宜采用其他治疗措施。鉴于加压素的全身严重副作用，因此有学者加用硝酸甘油，以 40~400μg/min 速度同时滴注，根据患者血压而调整用量或滴速。此种联合治疗的优点是减少并发症的发生，控制出血的效果以及病死率均与单用加压素相似。联合用药虽不能增加降门静脉压的幅度，但其最大优点是保持全身血流动力学的稳定，且能改善肝肾血流。方法为：加压素日 0.4U/ 分持续静脉滴注，至 20 分钟时加用扩血管药，异丙基肾上腺素 0.002mg/ml，50ml 小时静脉滴注；硝普钠 1μg（kg·min）静脉滴注，硝酸甘油每次 0.4mg，每 15~30 分钟 1 次静注。可根据情况选用上述一种药物。硝普钠不能清除加压素的胃肠道反应，且能影响肺泡气体交换，使多数门静脉高压患者发生低氧血症；异丙基肾上腺素则因兴奋内脏血管平滑肌的 β 受体，使血管扩张，可导致门静脉压增高。因此，临床上多应用硝酸甘油。

三、预防首次出血

（一）非选择性 β 受体拮抗剂

用于静脉曲张出血的一级和二级预防。治疗禁忌证：①难治性腹水；②收缩压 <100mmHg，平均动脉压 <82mmHg；③急性肾损伤；④肝肾综合防治征；⑤自发性细菌性腹膜炎；⑥脓毒血症；⑦不能随诊；⑧患者治疗依从性不佳。

1. 普萘洛尔　是一种非选择性 β_1 和 β_2 肾上腺能阻滞剂，通过阻滞心脏的 β_1 受体，使心率减慢，心排血量降低，内脏循环血量相继减少，进而影响到门静脉流量，降低门静脉压；阻滞内脏血管 β_2 肾上腺素能受体，兴奋 α 肾上腺素能受体，使去甲基肾上腺素浓度增高，导致内脏血管收缩,内脏循环阻力增加,门静脉血流量降低,尤其是阻滞肝动脉血管壁的 β_2 受体,引起肝动脉收缩,血流量减少,肝窦内压力降低,导致门静脉压下降。可使门静脉压力减低 25%~35%,减少门静脉血流 30%,使奇静脉血流量减少 31% ~35%。普萘洛尔对肝血流并不减少或减少甚微,因反射性地增加了肝动脉血流,普萘洛尔也不影响脑肾血流。

用法:一般从小剂量开始,直到心率减慢达 25% 后改维持剂量,但同时要求基础心率不小于 55 次 / 分。开始用 10~20mg,2~3 次 / 天,以后逐渐增加剂量,最大耐受量 80~100mg,2 次 / 天。约 40% 患者对普萘洛尔治疗无效,其原因:①严重肝硬化(Child-Pugh B、C 级)患者血流动力学不稳定;②小剂量虽减慢心率及减少心输出量,但并不能降低门静脉压,加大剂量则有效;普萘洛尔只对高心输出量有效,对心输出量增高不显著者无反应。

本药毒副作用较小,如昏睡、阳痿、呼吸困难、头晕、恶心和头痛,也可以诱发肝性脑病。这是因为普萘洛尔使肝血流量减少,影响到肝的合成和解毒能力,肝清除内源毒素(如氨)的能力降低,周围组织摄取或肾氮排泄减少所致。因此,长期应用虽可预防曲张静脉再度破裂出血而提高其生存率,但是对严重肝功能损害者慎用,以免诱发肝性脑病。晚近 Vinel 研究了普萘洛尔对肝脏代谢活性的影响。发现普萘洛尔能影响与肝血流无关的固有廓清率,直接抑制与肝脏摄取过程有关的廓清率。由于 β 受体对肾上腺素能刺激敏感,,故长期使用过程中骤然停药可发生反跳现象,即 β 受体阻滞剂撤除综合征,可激发静脉曲张出血,有心律失常的患者可引起突然死亡。禁忌证:对本药过敏、支气管哮喘、严重心动过缓、二～三度房室传导阻滞、重度心力衰竭、急性心肌梗死、休克等患者禁用;对严重肝肾功能不全、特别是有肝性脑病、出血倾向者及孕妇等应慎用。

2. 其他非选择性 β 受体拮抗剂　如纳多洛尔和长效普萘洛尔,用药剂量分别为 40~160mg/d,作用机制及注意事项同普萘洛尔;近年来卡维地洛作为一种新的非选择性 β 受体拮抗剂逐渐引起学者的关注,由于同时存在阻断 β 受体和 α_1 受体的作用,卡维地洛可同时降低门静脉血流量和肝内血管阻力,其降低 HVPG 的程度甚至高于普萘洛尔或内镜下套扎治疗 EVL 的疗效,且耐受属于良好;此外此药具有强抗氧化作用,可能存在潜在益处。推荐起始剂量 6.25mg/d,降压作用优于普萘洛尔。但不推荐用于预防再出血。

(二)选择性 β 受体拮抗剂

其作用较普萘洛尔为差,因为普萘洛尔具有阻滞 β_1 及 β_2 受体的双重作用,而 β_1 受体拮抗剂阿替洛尔只作用于心脏,β_2 受体拮抗剂 ICI-118551 只作用于内脏血管床,故它们降低门静脉压的作用均不如普萘洛尔。

1. β_1 受体拮抗剂　以阿替洛尔(atenolol)为代表,又名氨酰心胺,它选择性地阻断心脏的 β_1 受体,使心率减慢,心排血量减少,降低门静脉的血流灌注,从而降低门静脉压力。本药口服吸收快但不完全(约吸收 50%),主要经肾脏以原形排泄。给药方法同普萘洛尔,用药剂量:25~50mg,1~2 次 / 天,以后逐渐增大剂量至 100mg,1~2 次 / 天维持。毒副作用有心动过缓、直立性低血压、头晕和胃肠道不适等。禁忌证基本同普萘洛尔。

2. β_2 受体拮抗剂　ICI-118551,特异性阻断内脏血管平滑肌细胞 β_2 受体,只作用于内脏血管床使内脏血管收缩,减少内脏血流动继而减少门静脉血流及侧支循环血流,从而降低门静脉压。α 受体相对兴奋,内脏血管阻力增加,门静脉血流量降低,特别是肝动脉收缩,肝动脉阻力增加,血流量减少,肝窦内压力下降,门静脉压降低。不过本药临床应用经验较少,有待进一步研究。

四、预防静脉曲张再出血

最常用模式是在普萘洛尔（血管收缩药）基础上加用其他血管扩张药,最初报道的是普萘洛尔加硝酸甘油或单硝酸异山梨醇,其降低肝硬化 HVPG 的幅度大于两者的单一用药。普萘洛尔加可乐定能明显减低肝硬化的门静脉压、门静脉分支流量,效果优于二者的单独应用;普萘洛尔加酮色林,能进一步降低 WHVP、HVPG 及奇静脉流量。而且对普萘洛尔无反应者,加用酮色林以后,亦显示良好的降压效应;利坦舍林可使门静脉压明显下降、加用普萘洛尔后,更进一步降低。

2015 年 4 月 Baveno Ⅵ在 Baveno Ⅴ基础上作修改提出:

1. 预防静脉曲张出血方案:①联合非选择性 β 受体阻滞剂（NSBB）（普萘洛尔或纳多洛尔）+EVL 作为一线治疗方案。②不应单用 EVL 进行治疗,除非 NSBB 不能耐受或存在禁忌证。③NSBB 单药治疗用于不能或不愿应用 EVL 治疗的肝硬化患者。④一线治疗（NSBB+EVL）失败后,选择覆膜支架 TIPS。

2. 顽固性腹水预防静脉曲张再出血二级预防

（1）肝硬化合并顽固性腹水患者应慎用 NSBB,且需密切监测血压、血清钠和肌酐水平。

（2）如出现以下情况 NSBB 应减量或停用:①收缩压≤90mmHg;②低钠血症（<130mmol/L）;③急性肾损伤。

（3）停用可诱发以上情况的药物（如非甾体类抗炎药、利尿剂）。

（4）如果存在明确的可导致上述指标变化的诱因（如自发性腹膜炎、出血）,那么在消除这些诱因且上述指标异常恢复到基线值后,可考虑再次应用 NSBB。

（5）再次使用 NSBB 时,剂量应重新调整,以最小剂量开始服用。

（6）如果患者对 NSBB 持续不耐受或具备 TIPS 指征,可考虑覆膜支架 TIPS。

3. 门静脉高压性胃病（PHG）二级预防

（1）PHG 需与胃窦血管扩张症相鉴别,二者治疗方式不同。

（2）NSBB 应作为预防 PHG 再出血的一线治疗手段。

（3）NSBB 和 / 或内镜治疗失败且仍需输血的 PHG 患者,应考虑行 TIPS。

五、内镜治疗

内镜下曲张静脉套扎（EVL）能有效预防中等至大食管曲张静脉首次出血。与非选择 β 受体阻滞剂相比,EVL 在预防曲张静脉首次出血方面更为有效。

（一）内镜下硬化剂注射治疗（EVS）

EVS 治疗食管静脉曲张及其出血疗效确切,应用也最普遍,是 EGVB 急诊止血的首选方法,止血成功率可达 81%~98%。硬化剂注入后造成局部血管内皮无菌性损伤,血栓形成、机化、纤维瘢痕形成,阻塞血流,反复治疗可使静脉曲张逐渐减轻或血管闭塞消失,从而达到治疗 EGVB 的目的。目前治疗食管曲张静脉破裂出血的硬化剂主要有 5% 鱼肝油酸钠和 1% 乙氧硬化醇,间隔 1 周血管内注射效果较好。经 3~5 次治疗,80% 以上的血管基本消失或完全硬化,新生血管少,复发出血率较低,是一种传统但仍然是常用和有效的方法。分析表明,多次硬化治疗既能减少食管静脉曲张再出血率,又能降低死亡率。硬化治疗常见并发症是注射后血管出现溃疡、发热、食管下段狭窄、反流性食管炎,个别病例出现食管穿孔、纵隔炎、肺炎等。选择1周内重复注射硬化剂治疗,可明显降低因静脉溃疡引起的出血;避免发热应注意无菌操作及适当应用抗生素;食管下段狭窄一般可采用内镜下扩张治疗进行处理;预防食管穿孔、纵隔炎、肺炎等,应注意硬化剂血管内注射,且一次注射的总量一般不超过30ml。对于胃底曲张静脉出血,由于曲张静脉常呈球样异常粗大,胃壁外侧支循环丰富粗大,注射的硬化剂常常会随血流迅速扩散而难以在局部起到止血及硬化目的,并且在注射部位常出现静脉溃疡,再出血率高、出血量大,因此胃底曲张静脉出血一般不选用硬化剂注射治疗。

（二）内镜食管静脉曲张结扎术（EVL）

食管曲张静脉套扎治疗是利用负压将曲张血管吸入透明帽内。用橡皮圈套分段结扎曲张静脉,中断其血流从而闭塞血管,反复进行套扎可使食管黏膜表面形成瘢痕,曲张静脉明显变细或消失。目前许多研究表明急诊内镜下套扎治疗食管曲张静脉破裂出血止血率可达90%以上。一些观点认为套扎治疗次数少、较简便、疗程短、浸润性并发症少,较硬化治疗更好。但多数报道单纯套扎食管曲张静脉根除率较低,原因是套扎治疗不能闭塞食管壁间的交通支,而且也有研究发现硬化治疗较套扎治疗曲张静脉消失率更高、更彻底、血管再生率更小、再出血率更低、生存率更高。为了克服套扎治疗的缺点、发挥其优势,一些研究采用套扎治疗结合硬化治疗的方法,即所谓的联合治疗方法,结果显示联合治疗较单纯硬化治疗疗程短,根除率类似硬化治疗,明显高于单纯套扎治疗组,并且联合治疗组的治疗次数、注射位点均明显少于硬化治疗组。但套扎治疗后原曲张静脉套扎点常闭塞、而套扎点之间的静脉易曲张复发,呈多节段性曲张隆起,在进行硬化治疗时硬化剂不易贯穿整条曲张静脉,此时需多点注射硬化剂才能使整条曲张静脉硬化,但总的来讲联合治疗是一种可行的方法,具有较高的曲张静脉根除率和较长时间的曲张静脉消失率,值得进一步研究总结。由于胃底曲张静脉常较粗大或呈球样,套扎治疗常难以将曲张的静脉完全套入环中,因此一旦发生套扎引起的曲张静脉破裂出血,后果十分严重,也有引起死亡的教训,故目前多不主张套扎治疗作为胃底曲张静脉的止血方法。

（三）内镜下组织黏合剂治疗

组织黏合剂是一种遇热迅速凝固的胶样物质,注射入血管后迅速凝固形成块状物,能够堵塞出血的血管。目前临床上治疗食管胃静脉曲张常用的组织黏合剂主要是Histoacryl（N-丁基-2-氰丙烯酸盐）,在阴离子存在的条件下,发生聚合反应。因此其注入血管,与血液接触后瞬时形成固化物,填塞血管腔,通过研究体内外的固化速率和凝胶化时间发现血浆蛋白和血管壁NH_2基团的单电子对Histoacryl固化起主要作用。Histoacryl作为异物,启动机体产生抗体介导的排斥反应,由于抗体和补体的沉积引起血管损伤,引起血栓形成。动物实验表明,血管注射组织胶后3天管腔闭塞,腔内血栓形成;7天急性炎症反应,血管壁坏死;3周动脉弹力纤维明显增生,管腔缩小;2个月炎症细胞浸润组织胶团块,管壁结构消失;3个月胶块基本消失,取代为纤维组织,周围出现新生血管。对于较粗的食管曲张静脉破裂出血,内镜下血管内注射5%鱼肝油酸钠或1%乙氧硬化醇有时难以立即止血,选用组织黏合剂于出血下方注入血管内是一种较好的急诊止血方法,但止血后的血管常呈"空心"状,止血后加用鱼肝油酸钠或乙氧硬化醇可维持长期疗效。胃静脉曲张的血流比食管曲张静脉快,一旦破裂出血一般比食管静脉出血更加凶险,组织黏合剂注射治疗可有效控制出血,是胃静脉曲张破裂出血的首选方法。部分患者注射组织黏合剂后发生发热,多数是短暂的,无不良后果,细菌的可能来源于活检孔道及操作时未能遵守无菌原则。另外,患者大量出血和 / 或肝硬化导致的血清补体不足和细胞免疫功能低下亦会导致菌血症的发生。故对于上述患者可预防性应用抗生素及操作时的无菌原则,是预防术后菌血症的对策。

六、经皮经肝门静脉栓塞术治疗

经皮经肝穿刺门静脉胃底食管曲张静脉栓塞术,先用液体栓塞剂闭塞胃底食管曲张静脉,再用钢圈永久性完全栓塞胃冠状静脉主干,以彻底阻断门静脉和奇静脉之间的反常血流,从而达到迅速有效地止血的目的。因此对于不能接受外科手术的危重患者应首选经皮经肝门静脉栓塞术。经皮经肝门静脉栓塞术的操作要点是选择合适的门静脉分支,对所有曲张的静脉超选择插管,缓慢、间断注射栓塞剂,防止栓塞剂反流和经分流道进入体静脉。进入门静脉的入路需根据患者的具体情况决定,对于肝右叶无明显缩小,无腹水的患者可选择右腋中线穿刺门静脉右支;肝右叶明显缩小而左叶增大者选择剑突下方穿刺门静脉左支;如预行门静脉药盒植入者则应经剑突下方穿刺门静脉左支,如门静脉主干有血栓或狭窄的情况可选择经脾脏穿刺进入门静脉。经皮经肝门静脉曲张栓塞术的主要副作用包括穿刺通道出血、栓塞剂反流、插管损伤导致门静脉血栓形成、异位栓塞(肺动脉、脑血管)等。

(池肇春)

第五节　外科治疗

NAFLD 的自然病程尚未完全清楚,一般认为 NAFLD 是一个良性、可逆性疾病,进展很慢,肝硬化发生率很低,随访 10~20 年仅 0.6%~3.0% 患者发展为肝硬化,而 NASH 患者则高达 15%~25% 患者发展成肝硬化。在 NAFLD 漫长的疾病进程中,NASH 是发生肝硬化的必经阶段,也是病情恶化的转折点。

非酒精性脂肪性肝病一旦进展至肝硬化阶段,则应根据患者情况,以及根据临床需要采取个体化施治措施,积极防治肝硬化门静脉高压和肝衰竭的并发症。尤其当 NASH 合并出现肝衰竭、失代偿期肝硬化以及 NAFLD 并发肝细胞癌患者肝移植手术治疗可能为最终治疗手段。

当疾病进展至肝硬化阶段,未出现门静脉高压症时,则主要以内科保守治疗为主。外科干预主要针对内科处理相对困难的门静脉高压症引起的消化道出血以及脾功能亢进,另外,肝硬化所致顽固性腹水,介入治疗可能有一定作用。

当然,从治疗方式分,肝硬化门静脉高压症的治疗方法主要有药物、内镜和手术三大类。虽然手术对静脉曲张出血的止血效果明显,止血率可达 95% 以上,但手术方式对患者的创伤较大,而且术后常并发脑病,肝衰竭等严重并发症,甚至导致患者死亡。因此目前的研究认为不主张行预防性手术来降低肝硬化所致的门静脉高压,因此手术治疗并不是门静脉高压静脉曲张,尤其是无出血史的静脉曲张的首选治疗方式。内镜治疗与药物治疗相比,前者不能降低门静脉压力,对其他门静脉高压并发症也没有治疗作用。从理论上说,在降低门静脉压力方面,药物治疗有其特有的优越性,同时,药物治疗目前也被视为肝硬化门静脉高压症围术期的基础治疗手段,因此,了解肝硬化所致门静脉高压症的常用药物治疗显得较为重要。

一、肝硬化门静脉高压症外科治疗基础

门静脉与腔静脉之间有 4 个交通支,分别为:胃底 – 食管下段交通支、直肠下端 – 肛管交通支、腹壁交通支、腹膜后交通支,在这 4 个交通支中,最主要的是胃底、食管下段交通支。这些交通支在正常情况下都很细小,血流量都很少。当门静脉高压发生时,这 4 个交通支由于正常的肝内门静脉通路受阻,门静脉又无静脉瓣,上述的 4 个交通支大量开放,并扩张、扭曲形成静脉曲张。在扩张的交通支中最有意义的是在食管下段、胃底形成的曲张静脉。它离门静脉主干和腔静脉最近,压力差最大,因而受门静脉高压的影响也最早、最显著。该处曲张静脉破裂常导致致命性的大出血。食管胃底曲张静脉破裂出血是门静脉高压最突出,也是首选需要面对的问题。

门静脉压力升高所致曲张的食管 – 胃底静脉血管破裂可发现急性大出血,呕吐鲜红色血液,一般情况下采用药物或者内镜即可达到止血的作用,但由于肝硬化门静脉高压患者的肝功能损伤易引起凝血功能损害,同时脾功能亢引起血小板减少,故此类出血不易止住,对于一些出血迅猛、内镜无法操作的患者而言,往往需要急诊手术进行止血处理。目前大多数专家比较赞成的治疗原则是:在积极内科保守治疗的同时,全面对患者进行评估,并同时行相关术前准备,如患者情况许可,则应积极采用手术方式进行治疗,因此,处理好肝硬化所致门静脉高压食管 – 胃底静脉破裂出血的外科治疗显得尤为重要。

二、肝硬化门静脉高压症外科治疗前肝功能评估

决定采取手术治疗方法时,应仔细认真评估肝脏功能,这会直接影响手术治疗的效果及患者预后。也就是说,术前肝功能判定对于手术方式的选择及预后判断都有十分积极的作用。目前评估肝功能的方法主要有 Child 分级、Child–Pugh 评分和终末期肝病模型(MELD)评分等。其中最常用的肝功能评价方法是由 Child 于 1964 年提出的 A、B、C 三级评估标准,1973 年 Pugh 对 Child 标准进行改进,将肝性脑病的有无及其程度代替一般状况,即 Child–Pugh 改良分级法。A 级为 5~6 分,手术风险较小;B 级为 7~9 分,手术风险中等;C 级为 10~15 分,手术风险较大。

三、肝硬化门静脉高压症外科治疗指征

目前认为,门静脉高压患者传统手术治疗的指征是:①上消化道大出血经药物及内镜治疗无效者;②肝功能 Child–Pugh A、B 级有反复出血史者;③内镜下胃食管黏膜呈红斑征,重度食管胃底静脉曲张,肝静脉压力梯度 >12mmHg 或食管静脉曲张压力 >15mmHg 者;④严重脾大,脾功能亢进者。近年来微创治疗肝硬化门静脉高压症已被广泛接受,其手术适应证与上述相近,但存在手术相对禁忌证,详见下述。

四、肝硬化门静脉高压症的外科治疗方法

门静脉高压的外科治疗方法主要有:断流术、分流术、分流加断流联合手术、介入手术及肝移植手术等,分别叙述如下。

(一)急症断流术

该手术具有操作简单,对肝功能要求低,术后肝性脑病发生率低,止血率较高,手术死亡率及并发症率低、术后生存质量高、操作较简单等优点。但对处理高位食管支和异位高位食管支要求较高,术后有一定的再出血率(10%)。该手术优点多,手术简单,故易于在基层医院展开,故给予详细叙述。

切口的选择:手术切口常见左上腹做一"L"形切口、上腹部正中切口,可切除或不切除剑突,目前手术切口选择左侧肋缘下斜切口,对于既往有手术史患者,则切口选择应充分考虑腹腔内粘连等因素,必要时避开上次手术切口,如此可将手术切口粘连的影响降到最低。另外,做腹部切口时尽量保留脐静脉与前腹壁的交通支,保护脾静脉与后腹壁的交通支,若有大网膜等与腹壁形成的侧支也尽量保留,可在一定程度上起到分流作用。

进腹后对腹腔进行探查,注意观察肝硬化情况,肝脏有无质硬肿物,评估合并存在肝癌可能性,注意腹腔腹水情况,对术后肝功能保护等药物治疗有指导意义。探查结束后将患者胃结肠韧带小心打开,然后从胃的中远端约 1/3 的位置开始分离并切断近端胃大弯侧血管,一直到胃短血管。之后将胃向右上翻起,在胰尾上缘距脾门约 2~4cm 处将脾动脉游离出来并结扎。游离脾周韧带,依次为脾结肠韧带、脾肾韧带、脾膈韧带、脾胃韧带等,注意游离过程中应仔细分离,避免曲张血管损伤、破裂,引发大出血,韧带离断后仅剩脾蒂,根据脾蒂宽度采用合理方式处理脾蒂,之后将脾脏取出。有时存在脾周围炎,脾脏与周围组织粘连,此种情况虽少见,但处理困难,必要时可采用脾脏被膜下脾切除术,可避免无法处理的术中出血。患者的脾脏在手术过程中均被切除,直接切除脾脏有利于手术操作,减少手术时间;另一方面以上患者一般均合并存在脾脏功能亢进,切除脾脏可缓解患者脾脏亢进症状,还可改善患者凝血功能和肝脏功能。

术中探查进一步确定诊断,游离上半胃,后沿小弯侧切断结扎冠状静脉的胃支、食管支、高位食管支或异位食管支及伴行动脉,离断至贲门以上食管约 7~10cm,应注意防止遗漏异位高位食管支,避免术后再次出血。同时结扎术中可见到的曲张静脉。如渗血严重,亦可采取缝扎方法,缝扎时全部可采用 Prolene 线连续缝扎法并丝线双重缝扎法,即采用 4-0 Prolene 线沿胃小弯连续缝扎,并在胃壁或食管曲张静脉两端取 7 号丝线双重缝扎,间距约 0.8~1.0cm,缝扎时注意把握好进针深度,以免穿入胃腔,术后出现胃瘘等并发症。

术后常规复查血常规、血凝、生化,应用护肝、生长抑素、止血药物、抗炎、抑制胃酸等药物,注意监测患者血凝、血小板、血氨及白蛋白,有条件者给予足量白蛋白,无条件者根据病情给予适量血浆,补充白蛋白与调节血凝。如术中探查存在腹水,则可适量应用利尿药物,防止术后大量腹水形成,不利恢复。对于血氨升高者,可提前干预,适量应用门冬氨酸鸟氨酸等药物,防止肝性脑病出现。

术后再次出血给予内科治疗,常规行胃镜,若出血不止,必要时再次手术。

(二)急症分流术

急症手术宜采取贲门周围血管离断术,该术式优点以上已给予叙述。分流术适合用于

Child A、B 级患者,日常所遇患者病情复杂,出血量大而急,血凝较差,出现肝性脑病风险性较大,故分流术以择期常见,在此不再讨论。

(三)择期断流术

择期断流术中以脾切除 + 贲门周围血管离断术最为有效,以文已经做较为详细的描述,对于食管、胃底周围曲张静脉的处理,每个人都有不同的结扎、缝合处理方式,不再赘述。值得指出的是,选择自己最熟悉的手术方式,可以有效地降低手术风险及手术时间,对于手术后的并发症的处理相对来讲也是得心应手。

(四)择期分流术

分流术可分为非选择性和选择性门 – 体静脉分流术,各种术式复杂,本节主要描述以下三种分流术:门 – 腔静脉分流术、脾肾静脉分流术、肠系膜上静脉下腔静脉分流术。

1. 门腔静脉分流术

(1)大口径的门 – 腔静脉侧侧分流术和端侧分流术:术后使高压的门静脉分流到低压的腔静脉系统,降低了门静脉系统的压力,从而达到控制出血的目的。非选择性门 – 体静脉分流术治疗食管胃底静脉曲张破裂出血效果好,但门静脉血中含有肝营养因子,其丢失可造成肝细胞再生障碍,某些毒性物质可绕过肝脏直接作用于脑组织,故术后肝性脑病发生率高达 30%~50%,可影响患者生存质量,且引起肝衰竭。此手术破坏了第 1 肝门结构,为日后肝移植造成技术上的困难,门 – 腔静脉分流术与传统药物治疗的随机对比研究发现,手术组的生存率无明显提高。因此,该术式目前已不推荐应用。

(2)限制性门腔静脉分流术:全门 – 体静脉分流术已逐渐被摒弃,而改做限制性门 – 腔静脉分流术,其目的是充分降低门静脉压力,制止食管胃底静脉出血,同时保证部分入肝血流。代表术式有:限制性门 – 腔静脉分流和门 – 腔静脉桥式(H 形)分流。

2. 脾肾静脉分流术　该术式门 – 体静脉分流适中,仍有相当量的门静脉血供入肝,术后肝性脑病发生率低。由于吻合口小,静脉易扭曲,吻合口闭塞率高达 25%~50%。而手术术野显露差,操作难度大该术式在国内应用较多,国外很少应用,认为术后肝性脑病发生率并不低于门 – 腔静脉端侧分流术。

3. 肠系膜上静脉、下腔静脉分流术　该术式有端侧、侧侧和 H 形架桥多种方法吻合。适用于脾静脉条件不好,脾门粘连难以分离、门静脉闭塞或曾行脾切除术者。该术式避开了门静脉主干。与限制性门 – 腔静脉分流相似,其分流量较小,对于肝脏门静脉血供影响较小,术后肝性脑病发生率及远期存活率较好,当遇到肠系膜上静脉有明显炎症,静脉周围粘连等,静脉解剖条件所限,不适合这种分流术。

(五)腹腔镜外科技术

肝硬化合并门静脉高压一度被认为是腹腔镜手术的禁忌证,且腹腔镜脾切断流术有较高的中转手术率。但随着腹腔镜技术及器械的快速发展与普及,使腹腔镜断流术成为可能。国内郑树国和洪德飞等也相继报道了腹腔镜贲门周围血管离断术治疗门静脉高压症,与传统开腹手术比较,腹腔镜手术具有创伤小、出血少、术后恢复快等显著优点。目前,微创治疗已成为国内外的门静脉高压症外科治疗的重要发展趋势。

长期以来,门静脉高压因为脾脏肿大和血管曲张而被视为腹腔镜手术的禁忌证。目前为止,有关 LS 加断流术的报道多倾向于该方法微创、安全、可靠和可行。腹腔镜下贲门周围血管离断术与开腹手术相比,适应证基本相似,只要无严重腹水、重度黄疸、肝性脑病等严重并发症,一般患者均能耐受手术,甚至肝功能 Child C 级也不是绝对禁忌证。

术前准备完善后,腹腔镜下治疗门静脉高压的术式主要有以下几种:

1. 全腹腔镜下脾切除加贲门周围血管离断术 该术式要求探查、分离、切除等操作均在腹腔镜下完成,手术难度较大,开始报道的病例比例少。但是随着腔镜设备和技术的发展,其应用越来越广。

(1)手术体位:一般采取卧位,也有术者习惯采用"人"字体位。左侧腰背部可垫高10°~30°,头高脚低右侧斜卧位,根据术中情况调节体位。取四孔法,脐下为观察孔,根据脾脏大小分别设计主副操作孔。术者与扶镜手站在患者右侧,一助位于患者左侧。

(2)切脾方法:一般采用超声刀,也可使用 Ligasure 离断胃结肠韧带左半侧和脾胃韧带中下段,打开小网膜囊,在胰体尾上缘脾动脉搏动明显处用电钩或超声刀分离出脾动脉主干,上 Hem-o-lok 血管夹阻断,有助于使脾脏变小变软。进一步离断脾结肠韧带。脾蒂的处理有两种方法,可采用"一级脾蒂离断法"或"二级脾蒂离断法"。①"一级脾蒂离断法":充分游离脾周韧带,显露脾蒂后用腹腔镜下切割缝合器(Endo-GIA)将脾蒂钳合后离断,如果脾蒂较宽不能一次离断,则可分数次离断脾蒂。②"二级脾蒂离断法":需紧靠脾脏自下而上、由浅入深用电钩或超声刀分离出脾蒂二级血管分支,根据血管粗细选用适合的 Hem-o-lok 血管夹,血管近端上双夹,远端上单夹后剪断。逐步离断脾蒂各主要血管分支,分离脾肾韧带、脾胃韧带上部、脾膈韧带后切除脾脏。注意有时脾胃韧带极短,难以逐步分离,此时亦可采用 Endo-GIA 将此处部分胃壁切断,可确保手术安全可行。另一个需要注意的地方是有时胰腺尾部深入脾门,此时如果行二级脾蒂离断法强行分离,则一可能出现大出血,二可能造成胰尾损伤,术后出现胰漏,因此这种情况建议改为一级脾蒂离断法,以确保手术及患者安全。

(3)断流术:继而用超声刀分离切断胃底后的血管至贲门处食管支,后提起胃小弯区小网膜,切断曲张的血管,至胃左动静脉处,将胃左动静脉用 Hem-o-lok 结扎后离断,切断胃左动脉以上的血管,包括高位食管支静脉,环切贲门浆膜,将食管拖下 6~8cm,逐一将食管外曲张的静脉切断,提起胃右侧翻起显露胃后静脉切断,如遇出血难以控制,及时中转开腹。

(4)取脾方法:如果脾脏不大可直接将袋口经 D 孔取出,一边用吸管吸出脾血,一边用海绵钳伸入标本袋中将脾脏钳碎后取出;如果脾脏巨大,也可以先用剪刀在袋中将脾脏剪成小块后取出,也可以使用碎宫器将脾脏碎成条状碎块后取出。取脾后重新放入 trocar,重新充气建立气腹。

2. 手助 LS 加贲门周围血管离断术 应用 HALS 完成脾切除加贲门周围血管离断术,不仅极大地减轻了手术对患者的创伤,而且由于腹腔镜技术的特点,使脾膈、脾胃、贲门周围这些深在部位很容易被看到并实施各种操作,从而使手术变得更加方便快捷,最大限度地减少了并发症的发生。具体步骤:显露脾脏后先用超声刀分离脾结肠韧带,分离脾动静脉,显露脾门主要血管。沿剑突下纵行切开约 5cm,将"蓝碟"手辅助器安于切口处,术者左手(非优势手)经手辅助器伸入腹腔,建立气腹,在扶镜医师的配合下结扎切断脾动静脉和胃短血管,手助钝性分离脾膈韧带、脾肾韧带,在脾脏完全游离后经手助口取出。然后将胃体大弯侧向右上方翻开,手助下用超声刀分离结扎从胰腺上缘走向胃底食管后壁的静脉支,处理小弯侧及贲门食管下端血管,从胃小弯幽门切迹开始,切断胃右动静脉,沿胃小弯向上逐步结扎,切断胃左动脉和胃冠状静脉通向胃壁的分支及膈下静脉,向上直达食管下端右侧缘,分离结扎至贲门上 5cm 食管支及高位食管支。腹腔镜下仔细检查有无活动性渗血,冲洗腹腔,留置引流管。

3. 手助 LS 联合门奇静脉断流术　被誉为"腹腔镜外科发展中新突破"的 HALS 将腹腔镜手术与开腹手术有机结合,术者的非优势手可经 hand-port system 自由出入腹腔,协助手术而不破坏气腹,解决腹腔镜下暴露、牵拉、分离以及大标本完整取出等问题,有助于复杂手术的开展。甄作均等对 10 例门静脉高压患者顺利完成手助 LS 联合门奇静脉断流术,随访 0.5~2 年,4 例死于肝衰竭,6 例 1 年左右再次出现上消化道出血,均为少量出血,胃镜检查显示出血原因:3 例为门静脉高压性胃病,1 例为胃溃疡,2 例食管曲张静脉破裂,均经内科保守治疗缓解。与开腹手术相比,无明显差别。

4. 腹腔镜下联合内镜治疗门静脉高压　该术式通过腹腔镜联合胃镜进行治疗,对于患有门静脉高压并发食管胃底静脉曲张的患者成功施行胃镜,手助 LS、贲门周围血管离断术,然后将胃提至腹外,行胃镜检查,并在胃镜指导下将贲门及胃底曲张的静脉全层缝扎。茹东跃等报道两镜联合下治疗门静脉高压 2 例均获成功。罗宏武等报道了 30 例 LS 加贲门周围血管离断术联合食管胃底静脉曲张套扎,均获成功。与开腹手术相比,腹腔镜下联合内镜治疗门静脉高压具有创伤小、恢复快、并发症少,复发率低,减少奇静脉血流等优点,疗效确切。

与开腹手术相比,完全腹腔镜手术方式创伤小、恢复快、住院时间短,已成为治疗门静脉高压的主要术式之一。

(六) 介入手术

门静脉高压症的介入治疗一直在探索和改进,较为成熟的有:经颈静脉肝内门体分流术、经皮经肝胃冠状静脉栓塞、球囊导管逆行静脉栓塞术和部分性脾栓塞术。其中 TIPS 技术应用最为广泛,自 1988 年 Rossle 首次将 TIPS 技术应用于临床以来,不断有学者对其疗效进行研究,但由于 TIPS 技术在肝内放置了非血管性的支架通道,常会引起支架的狭窄或闭塞,影响了 TIPS 中远期疗效,近些年来,随着覆膜支架的应用,有效解决了肝内分流道阻塞的问题,使之可能成为一线治疗的方法。

(七) 肝移植

肝移植治疗终末期肝病应用前景广阔。肝移植治疗终末期肝硬化门静脉高压症患者的长期疗效明显优于其他治疗方式,5 年生存率可达 70% ~80%。意大利指南认为,若接受肝移植的个体在移植前存在肝脂肪变的危险因素,在肝移植后这些危险因素会加重。中国指南推荐 NASH 并发肝衰竭、失代偿期肝硬化以及 NAFLD 并发肝细胞癌患者可考虑肝移植,移植术前应全面评估代谢危险因素及其合并症,术后仍需加强代谢综合征组分的治疗。然而,美国最新指南未就 NASH 患者的肝移植问题提出任何推荐意见。最近出台的英国 NASH 患者肝移植指南认为,NASH 相关肝硬化患者无论是肝病处于终末期还是出现肝细胞癌,其在移植名单上的排序应符合国家标准规范。NASH 肝硬化本身不是肝移植围术期预后不良的危险因素,但需警惕其心血管危险。目前并无证据支持肝移植患者存在体质指数的上限;移植后应通过相关建议和药物或支持措施将患者体质指数控制在 25kg/m^2 之内。对于严重或顽固的肥胖患者以及肝移植后 NASH 复发者,在肝移植手术时需考虑减肥手术治疗。但尽管如此,鉴于我国慢性肝患者口众多、肝源短缺、等待时间长、费用昂贵等情况,且有相当一部分治疗患者已处于肝衰竭期等问题,有待于进一步研究解决。

五、肝硬化门静脉高压症的外科手术时机及术式的选择

肝硬化门静脉高压患者手术时机、术式的选择原则上应根据患者年龄、病因、病情缓急、肝功能状况、门静脉血流动力学特点及患者的全身情况等综合考虑,采取"个体化"治疗的原则。力求做到手术风险低,术后再出血及门静脉血栓等并发症少,能够有效降低门静脉压力但又不影响肝脏的灌注,为肝移植手术留有余地。首先应根据肝功能储备进行评估,对于肝功能较好,处于 Child-Pugh A 或 B 级者,可以采用传统外科手术治疗;对于肝功能处于 Child-Pugh C 级,且通过积极药物和内镜治疗无法控制出血的门静脉高压症患者,可选择 TIPS 等介入治疗;对于终末期肝病患者,则应积极考虑肝移植手术。其次,对于可采用传统手术的患者,应根据疾病缓急,肝脏血流动力学代偿情况进行二次评估,代偿不充分的患者应首选断流术治疗;代偿充分且有出血史的患者应选择分流术等。

六、肝硬化门静脉高压症传统手术常见并发症的防治

1. 出血　术后出血是门静脉高压手术的主要并发症,发生率极高。腹腔内出血常发生在术后 24 小时内,常常是由于胃扩张使结扎的线结脱落或脾床渗血等引起内出血。此外,断流不彻底,分流术后胃十二指肠溃疡或门静脉高压性胃病可导致术后消化道再出血,可适当应用止血剂、奥美拉唑、生长抑素等对症治疗,对于活动性出血,短时间内出血较多,血压持续性下降,应立即再次剖腹探查。

2. 发热　术后发热是门静脉高压脾切除术后最为常见的并发症,发热原因包括:①手术创伤,多发生在术后 1 周。②左膈下感染,多发生于术后 1 周后,表现为持续性高热,白细胞计数增高等。③脾热,脾脏属于免疫器官,脾切除术后导致体内炎症介质灭活能力下降,内源性致热原增加,体温调定点调定点升高,导致发热。④门静脉系统血栓形成。针对发热患者,应积极排查发热原因,在予以对症治疗的同时,针对病因治疗。

3. 胃排空障碍　断流术时迷走神经干切断是导致胃潴留、胃排空障碍的主要原因,可通过胃肠减压、肠外营养支持等治疗恢复。

4. 门静脉系统血栓形成　术后血流动力学改变导致门静脉系统血流缓慢,血小板计数增高,血液处于高凝状态,以及长期门静脉压导致的血管内皮损伤都是门静脉血栓形成的主要原因,术后应给予积极抗凝治疗。

5. 肝性脑病　多见于分流术后患者,与分流术后氨中毒,假神经递质释放,氨基酸失衡等因素有关。应积极改善肝功能去除诱发因素,减少蛋白质的摄入,清除体内已产生的氨,维持氨基酸平衡等。

6. 腹水　肝功能进行性恶化,断流术后门静脉压升高,均是导致腹水产生的原因,应尽量改善肝功能,限制钠、水的摄入,应用利尿剂,提高血浆胶体渗透压等办法进行治疗。

回顾我国肝硬化门静脉高压症治疗的历史,尽管取得了一系列巨大的成就,挽救了许多患者的生命,但仍有诸多问题亟待解决。一是我国地域辽阔,门静脉高压症的病因各有不同,对断流术与分流手术孰优孰劣南北各家长期存在着明显分歧与争议。二是缺乏符合我国国情的门静脉高压症外科治疗共识或指南;基于我国与国外门静脉高压症的致病因素、种族、个体差异等不同,国外的门静脉高压症治疗指南并不完全适合于国人。三是我国目前的

相关研究大多基于各自的临床经验,尚缺乏基于循证医学研究的数据和证据。为此,我们必须在继承经典基础上谋求创新发展,在临床上开展多中心、大样本和前瞻性随机对照试验。通过科学、详细的数据分析,汲取国外指南的精华,进行循证研究,旨在总结出高证据级别的国人门静脉外科治疗的经验,形成预防性治疗 – 初次出血治疗 – 控制复发 – 并发症治疗的阶梯性治疗模式;制订出符合国人的门静脉高压症治疗共识和指南,形成统一规范。特别注意门静脉高压症患者病因、肝功能分级、门静脉血流动力学状态、曲张静脉严重程度以及合并症的差异,决定其治疗不可能千篇一律,单一模式,必须综合考虑,采取不同治疗方式或组合,包括联合手术、内镜、介入及药物治疗等综合措施

(陈增银)

第六节　并发症的治疗

一、肝性脑病治疗

肝性脑病(hepatic encephalopathy, HE)旧称肝昏迷(hepatic coma),系急性或慢性肝衰竭或门体静脉分流所引起的中枢神经系统功能紊乱,其主要临床表现为人格改变、行为异常、意识障碍及昏迷。轻微肝性脑病(minimal hepatic encephalopathy)常无临床症状,但神经心理试验有异常,既往所称的肝性脑病仅是肝性脑病中程度严重的一级,并不能代表肝性脑病的全部。肝性脑病是肝衰竭患者常见并发症及死亡原因之一,尤其是急性肝衰竭患者病情易进展为脑水肿、颅内高压,以至危及生命。

(一)分类与命名

参照世界胃肠病学联合会专家共识,HE 分为 A、B、C 三型。见表 30-3。

表 30-3　肝性脑病分型

分型	命名	亚型	亚组	神经系统	
A acute	急性发作			意识障碍及 昏迷	脑水肿、颅高压、去 大脑僵直、肌阵挛、 癫痫发作
B bypass	门体分流但 无明显肝病			反复发作、持 续异常	先天异常或外科分 流术后,无明显肝病
C cirrhosis	肝硬化门静 脉高压或门 体分流	发作性	有诱因 自发性(无诱因)	反复发作的 急性脑病	可有或无诱因
		持续性	轻 重 治疗依赖	持续性感知 或运动障碍	一般与外科分流术 有关
		轻微 HE		无症状	神经心理或神经生 理测试异常

（二）临床表现与诊断

1. **临床表现与分级**　目前我国应用最广泛的肝性脑病分级标准仍是 2001 年美国胃肠病学会实践标准委员会发布的 West-Haven 标准。将肝性脑病从轻到重分为 0~4 级五个等级，其中 0 级没有能察觉的人格或行为变化，亦无扑翼样震颤，相当于轻微型肝性脑病（minimal hepaticencephalopathy，MHE），轻微的脑功能不良而无法通过标准的临床检查发现，它的特征性表现是运动功能和注意力有缺陷，需要通过神经心理或神经生理测试发现异常。

2. **辅助检查**　具有严重的肝功能障碍，血氨异常升高，神经生理学测试（包括脑电图、脑诱发电位），神经心理学测试（数字连接试验、轨迹描绘试验、数字符号试验等），影像学检查（头颅 CT、MRI、磁共振质谱分析、功能 MRI 等）。

3. **诊断**　参照 2013 年重庆《中国肝性脑病诊治共识意见》诊断要点：①具有急性肝衰竭、肝硬化和 / 或广泛门 – 体静脉分流病史、神经精神异常的表现及血氨测定等辅助检查，并排除其他神经精神异常；②可以采用 West-Haven 分级法对肝性神经精神异常进行脑病分级（表 30-4），对 3 级以上者可进一步采用 Glasgow 昏迷量表评估昏迷程度；③轻微型肝性脑病的诊断则依据肝性脑病心理学评分（psychometric hepatic encephalopathy score，PHES），其中数字连接试验（number connection test，NCT）A 及数码符号试验（digittsymbol test，DST）两项均阳性即可诊断轻微型肝性脑病。

表 30-4　肝性脑病临床表现与分级

分级	临床表现要点
0	意识、智力、人格或行为方面无异常，无扑翼样震颤，神经心理生理学测试异常
1	轻微感知力减退，欣快或抑郁、焦虑，性格改变、睡眠节律改变，注意力不集中，可引出扑翼样震颤
2	倦怠或淡漠，轻度定向异常（时间和空间定向），轻微人格改变，行为错乱，语言不清，减法计算能力异常，容易引出扑翼样震颤
3	嗜睡到半昏迷，但是对语言刺激有反应，意识模糊，明显的定向障碍，思维混乱，对话能力丧失，扑翼样震颤可能无法引出
4	昏迷（对语言和强刺激无反应）

（三）治疗

1. **去除诱因**　对于 C 型肝性脑病来说，大部分肝性脑病有一定的诱发因素，而去除诱因后肝性脑病常能自行缓解。常见的诱因为感染（如自发性腹膜炎、肺炎、尿路感染及血流感染），利尿剂使用及电解质、酸碱平衡紊乱，消化道出血，腹腔穿刺放液术，高蛋白饮食及便秘，中枢神经系统抑制药物使用（如镇静安眠药）。B 型肝性脑病，高蛋白饮食及便秘是其主要的诱因。A 型肝性脑病，通常缺乏明确的诱发因素，肝性脑病程度重，易出现脑水肿、颅高压、深昏迷。因此，针对肝性脑病的基础治疗为预防和控制各种感染；维持水电解质及酸碱平衡；控制饮食中蛋白质；保证足够的能量、维生素及微量元素供给；预防和及时处理消化道出血；避免使用可能诱发和加重肝性脑病的药物，如镇静安眠药物；抑制肠道细菌的过度繁殖；清洁与酸化肠道，保持大便通畅。

2. **营养支持治疗**　2006 年欧洲肠内肠外营养学会（ESPEN）制定的肝病肠内营养指

南推荐的给予总热量 35kcal/（kg·d），蛋白质的摄入量为 1.2~1.5kcal/（kg·d）。2013 年肝性脑病与氮代谢国际会议（The International Society for Hepatic Encephalopathy and Nitrogen Metabolism, ISHEN）专家共识认为，肝硬化伴有肝性脑病患者每天需要的热量为 25~40kcal/（kg·d），需要摄入的食物蛋白质为 1.0~1.5kcal/（kg·d），以植物蛋白质和奶类蛋白质为主，每天至少摄入 25~45g 植物纤维，另应适当补充微量元素和多种维生素。有关肝性脑病患者限制蛋白质的过量摄入一直被认为是预防和治疗肝性脑病的基础治疗。虽然限制蛋白质摄入可减少肠道氨的生成和吸收，但长期负氮平衡必然导致营养不良，导致病情加重。而保证足够的能量，则可减少机体蛋白质的分解代谢，减少内源性氨的生成。目前认为对于 Ⅰ～Ⅱ 度肝性脑病，蛋白质控制在 20~40g/d，以植物或乳类蛋白质为主，同时酸化肠道减少肠道中氨的吸收，并避免便秘。Ⅲ～Ⅳ度肝性脑病，暂禁食蛋白质，以糖类为主要热量来源，并加以支链氨基酸制剂。为保持氮平衡，患者苏醒后可逐渐恢复蛋白质饮食，开始时先给予 20g/d 蛋白质，每 3~5 天增加 10g，最后逐步增加至 40~60g/d。

3. 减少肠道氨源性毒素的合成与吸收　口服不吸收双糖（乳果糖、乳梨糖）能酸化肠道，减少氨的形成与吸收；其导泻作用能促进肠内含氮毒性物质的排泄；酸化肠道后能促进乳酸杆菌等有益菌大量繁殖，抑制产氨细菌的生长。

Naderian 等用乳果糖＋聚乙二醇与单用乳果糖治疗肝硬化肝性脑病作比较，结果前者可改善肝性脑病记分，疗效可超过 24 小时（$P=0.04$），缩短住院天数（$P=0.03$），尤其对女性患者疗效更佳。

肠道微生态制剂可抑制产生尿素酶细菌的生长，减少氨等其他有毒物质的合成与吸收。口服肠道不易吸收的抗生素能有效抑制肠道产生尿素酶的细菌，减少肠道氨的生成。目前最具有治疗前景的抗生素为利福昔明（400mg，每天 3 次）。新霉素、甲硝唑等抗生素因有潜在的毒性及导致耐药菌出现的危险，目前都已不主张使用。

益生菌的治疗作用，有报告用益生菌治疗可改善显性脑病促进疾病恢复、提高生活质量、降低血氨浓度，但对降低死亡率作用不明显。疗效是否比乳果糖疗效好尚需大量随机临床试验加以验证。

导泻清洁肠道，对于消化道出血和便秘诱发的肝性脑病最有益，能排除淤血，酸化肠道，减少氨等毒素的吸收。

4. 促进体内氨的清除　门冬氨酸鸟氨酸，提供尿素和谷氨酰胺合成的反应底物鸟氨酸和门冬氨酸，从而清除血氨。每日 20~40g。精氨酸、谷氨酸钾、谷氨酸钠等药物临床作用有限，循证学依据不足，临床已很少使用，但其有助于纠正酸碱平衡，谷氨酸钾尚可补充钾离子。

5. 拮抗假性神经递质　支链氨基酸可纠正氨基酸代谢不平衡，抑制大脑中假性神经递质的形成，同时提供能量，改善负氮平衡。调节神经递质的药物有氟马西尼（每次 0.3~0.6mg，静脉注射）为苯二氮䓬受体拮抗剂、可以逆转苯二氮䓬衍生物引起的神经传导抑制，对部分肝性脑病患者有利。理论上纳洛酮、溴隐亭、左旋多巴、L- 肉碱能调节神经递质，治疗 HE 是可行的，但缺少循证学依据支持，不常规推荐应用于临床。

6. Myokines　由骨骼肌合成、分泌的细胞因子和活性多肽称为 Myokines，认为是一个有希望的肝性脑病治疗的靶，有待作深入的研究。

7. 急性肝衰竭肝性脑病治疗　急性肝衰竭肝性脑病进展迅速，患者常进展至Ⅲ～Ⅳ度肝性脑病,深昏迷,脑水肿、颅内高压,易出现脑疝,预后凶险。

（1）ICU 监护：密切监测心率、血压等生命体征；监测血糖；常规留置导尿,注意尿量；维持水电解质酸碱；密切观测瞳孔、肌张力情况；常规留置胃管,床头抬高 30°,预防反流误吸；肝性脑病Ⅲ度以上,建议气管插管,呼吸机辅助通气,预防呼吸骤停；维持平均动脉压 75mmHg,保证脑灌注。

（2）密切监测脑水肿和颅内高压：国外均推荐使用颅内压（ICP）监测,国内由于技术难度高及护理复杂尚难普及。注意低血压、低血糖、低血钠、低氧血症、代谢性酸中毒、高乳酸、败血症等会促进脑水肿的发生。此外感染和肝性脑病进展之间存在密切联系,故应积极控制感染。烦躁亦会加重脑缺氧,加重脑水肿,应积极镇静治疗,丙泊酚、右美托咪定等镇静,注意镇静治疗能引起血压下降,必要时扩容、去甲肾上腺素升压治疗。有癫痫、肌阵挛发生时,予以苯巴比妥或苯妥英钠拮抗,但不推荐预防使用。

（3）降颅内压和脑水肿：颅内高压主要是颅内水的总量增加,脑水肿的主要病理生理是细胞水肿。主要特征是星状胶细胞肿胀。甘露醇脱水降颅压,0.5~1mg/kg 快速滴注（15~20 分钟内）,必要时每隔 4~6 小时重复使用；适当提高血钠浓度至 145~150mmol/L,有助改善脑水肿；低温疗法,保持在 30~32℃,可降低脑代谢,减少氨进入脑内,稳定脑血流,但低温可导致感染高发。过度通气治疗短暂有效,因低碳酸血症可诱导毛细血管前括约肌收缩,减少脑血流、降低颅内压。

（4）降血氨药物：氨在颅内高压、脑水肿中起了重要的作用。C 型肝性脑病中,乳果糖、门冬氨酸鸟氨酸、支链氨基酸、酸化肠道导泻及肠道不吸收抗生素的应用能降低血氨、改善肝性脑病的进展,但是在急性肝衰竭脑水肿、颅高压治疗中,上述药物无循证学依据支持有效。

（5）人工肝血液净化治疗：血液净化治疗是除紧急肝移植外最能有效治疗急性肝衰竭脑水肿、颅高压患者的措施。常规治疗为血浆置换（PE）+ 持续性血液透析滤过（CVVHDF）治疗。禁忌单纯 PE,而无 CVVHDF 序贯治疗。单纯 PE 仅能改善凝血功能及去除部分血浆中的毒素,且治疗时间段短,快速清除白蛋白结合毒素,血浆渗透压下降,易出现透析失衡综合征,加重脑水肿。置换的血浆含大量的枸橼酸,易出现酸碱平衡紊乱,促进肝性脑病进展；置换血浆含有保存液,较原有自身废血浆渗透压低,大剂量置换后血液渗透压下降,可加重脑水肿。另外,血浆置换时间短,无法清除血管外的细胞内外液的众多水溶性毒素,且停止治疗后,可即刻反弹。而采用 PE+CVVHDF,不仅改善凝血功能,清除血浆白蛋白结合毒素,同时由于序贯 CVVHDF 治疗,一方面可缓慢清除血氨、鳝胺、γ- 氨基丁酸、芳香族氨基酸等水溶性的中小分子量的毒性物质,同时可达到血管内外、细胞内外毒素的平衡,避免因渗透压不平衡而加重脑水肿；另一方面 CVVHDF 治疗可清除内毒素、炎症因子、细胞因子,也能清除一氧化氮等血管活性物质,继而稳定血流动力学,稳定脑灌注,减少脑缺血发生。

血浆滤过透析（PDF）治疗实际上是 CVVHDF 后稀释法的延伸,只不过是将血滤器换成选择性血浆分离器,后稀释液补充的是新鲜冰冻血浆,连续进行 6~8 小时或更长时间。既能有效清除大分子的蛋白结合毒素补充凝血因子,也能清除中小分子的水溶性毒素,适于合并肾衰、脑水肿的人工肝支持治疗。CVVHDF 与 PE 结合起来,可以相得益彰,互相弥补缺陷,发挥各自优势,尚可减少治疗时间及节省治疗费用,是理想的人工肝联合治疗模式。

不论 PE+CVVHDF 或 PDF 治疗均能改善急性肝衰竭患者脑水肿、颅高压的病情,稳定学流动力学,改善急性肝衰竭患者的预后。部分患者安全过渡至紧急肝移植治疗,部分患者能等待肝细胞再生修复,改善肝功能,痊愈出院。

（6）肝移植:肝性脑病的严重性是紧急肝移植治疗非常重要的一个指征,通常都能挽救急性肝衰竭患者生命,但注意长时间脑水肿、颅高压可引起大脑永久性损害,即使肝移植也不能恢复脑功能。

二、并发感染的诊断与治疗

（一）肝硬化合并败血症

败血症(septicemia)是致病菌或条件致病菌侵入血液循环,在其中生长繁殖、产生毒素而引起的急性全身炎症反应综合征。临床表现为急性起病,有寒战发热、严重毒血症状、皮疹瘀点、肝脾肿大和白细胞数增高等,严重者可出现急性器官功能衰竭,病情进一步加重后可发展为感染性休克、弥散性血管内凝血(DIC)和多器官衰竭。

败血症是一种严重的血流感染(bloodstream infection),即使给予适当的抗菌药物治疗,病死率仍高。因免疫力下降、接受侵入性诊治等原因,肝硬化患者更易并发败血症。在肝硬化住院患者中,败血症的并发率约在 2%~5%,且病死率显着高于非肝硬化患者,其发生率随病情严重程度递增,失代偿期患者败血症发生率明显高于代偿期。国外研究显示,约有 70% 的肝硬化住院患者曾有血流感染,并发菌血症的发病率约在 12%,并发脓毒血症及败血症的比例约为 40%,而在全部肝硬化患者中(包括院外感染)并发脓毒血症及败血症的比例约为 21%。

1. 临床表现和实验室检查　肝硬化并发败血症临床症状与一般败血症的常见表现相似。绝大部分患者急性起病,首先出现寒战高热,热型多样,可表现为弛张热及间歇热等表现,体温一般高于 38℃。在部分肝硬化晚期、免疫功能明显障碍及有激素使用史的患者中,也可见出现持续低热的情况。值得注意的是,有研究统计表明,以肝性脑病、腹泻等缓慢起病的病例也不在少数,临床上需要加强警惕。另外金黄色葡萄球菌败血症时咳嗽、咳痰、肺部啰音、咽痛、关节酸痛、皮疹也较常见,由于毛细血管损害,皮肤黏膜可见出血点,脾脏常因反应性单核巨噬细胞增生活跃而肿大,伴有中毒性肝炎者可使黄疸加重。而血液循环中的大量金葡菌播散于全身组织,在局部生长繁殖并形成多发性脓肿。

各类毒血症状、消化道症状也是常见的临床表现。患者可表现为疲劳、食欲不振、头痛、谵妄、神志不清、神经精神症状,同时伴有厌食、腹痛、腹泻等。考虑到肝硬化疾病本身就可存在以上症状,故需对其加强分析鉴别,避免混淆与误诊。此外,对于稳定期患者突然出现病情反复、肝功能恶化,也要高度警惕出现败血症可能。

肝硬化并发败血症重症患者可出现休克,发生率约为 15%~43%。主要是由于病原菌大量繁殖、释放内毒素激活人体体液和细胞介导的反应系统,产生各种炎性介质和生物活性物质,使血流动力学发生急剧变化,导致循环衰竭。同时肝硬化患者体液分布异常、长期营养不良、有效循环血量原发性不足、感染后出现腹泻均是出现休克的高危因素。出现休克后还常常进一步并发肝肾综合征、肝性脑病等严重并发症。

白细胞总数大多显著增高,达$(10\sim30)\times10^9/L$,中性粒细胞百分比增高,多在 80% 以上,可出现明显的核左移及细胞内中毒颗粒。对于肝硬化失代偿期、脾功能亢进的患者,可见白细胞总数和中性粒细胞比例可较既往水平明显升高。不过在严重感染患者中,也可存在感染后骨髓抑制可能,从而出现白细胞明显下降,但中性粒细胞多数增高。肝功能、凝血指标也可随着病情变化有所改变。

血培养阳性是确诊的主要依据,为获得较高的阳性率,应尽可能在抗生素使用之前及寒战、高热时采集标本,反复多次送检,每次采血 5~10ml。

目前针对感染出现了一些新的诊断指标如降钙素原、实时 PCR(RT-PCR)等,对败血症的诊断也有参考意义,但降钙素原对抗生素选择意义不大。对于休克、其他器官损伤,需依据相关检查发现进行诊断。

2. 诊断标准

具备以下前 3 项中的 1 项加上第 4 项即可确诊:①畏寒发热;②中毒性休克;③外周血白细胞及中性粒细胞增高或明显减少;④血或骨髓病原菌培养阳性。

3. 治疗

肝硬化并发败血症时病情可急剧加重,诱发肝脏及其他脏器功能衰竭,是导致患者死亡的重要原因之一。因此必须遵循早发现、早诊断、早治疗的原则,积极加以救治。肝硬化原发病并发败血症的关键是有效的抗感染药物使用,除此之外改善肝功能、并发症防治、对症支持治疗也不可或缺。

(1)一般和对症治疗:注意供给能量,加强营养,支持器官功能,及时纠正水与电解质紊乱,保持酸碱平衡,维持内环境稳定,加强护理,注意防止继发性肺炎、泌尿系感染及压疮等。

(2)抗感染治疗:早期合理使用抗生素可以显著提高肝硬化并发败血症患者的生存率,有证据表明每延误治疗 1 小时,患者生存率就会下降 7.6%。各地根据耐药情况早期经验性选用合理抗菌药物之后,也要积极完善病原菌检查并根据结果调整用药。另外考虑到肝硬化患者特殊的病理状态,药物选用也要充分考虑肝脏功能,避免对影响药代动力学或对肝脏产生不良反应。

(3)常用抗感染药物

1)青霉素类:主要作用于革兰阳性细菌的药物,广谱青霉素抗菌谱除革兰阳性菌外,还包括对部分肠杆菌科细菌有抗菌活性。哌拉西林、阿洛西林、美洛西林对多数革兰阴性杆菌包括铜绿假单胞菌具抗菌活性。虽然大部分青霉素肝肾毒性较小,但在严重肝病时仍需严密观测肝功能变化,特别是美洛西林,其在肝肾功能严重不全及凝血异常患者需慎用。

2)头孢霉素类:头孢菌素可分为三代,第一代头孢菌素主要用于革兰阳性菌和某些革兰阴性菌的感染;第二代头孢菌素抗菌谱较第一代广,对革兰阴性菌的作用较强,但对肠杆菌属和铜绿假单胞菌的活性较差;第三代头孢菌素对革兰阴性菌的抗菌活性甚强。大多数头孢菌素类药物主要经由肾脏排泄,但对于中度以上肝功能不全者头孢哌酮、头孢曲松可能需要调整剂量,另外也需警惕头孢哌酮的出血风险。

3)头霉素、单环 β 内酰胺类:主要包括头孢西丁、头孢美唑、氨曲南。头孢西丁高剂量使用时可能出现转氨酶升高,头孢美唑则存在出血风险,氨曲南易为 ESBLs 水解失活。

4)β 内酰胺酶抑制剂复方制剂:适用于产 β 内酰胺酶的大肠埃希菌、肺炎克雷伯菌等肠杆菌科细菌、铜绿假单胞菌和拟杆菌属等厌氧菌所致的各种严重感染。需要警惕的是此类药物不推荐用于新生儿,且哌拉西林 / 三唑巴坦不推荐用于儿童患者,同时头孢哌酮 / 舒巴坦使用后要注意出血风险,需补充维生素 K_1。

5)碳青霉烯类:对各种革兰阳性球菌、革兰阴性杆菌(包括铜绿假单胞菌)和多数厌氧菌具强大抗菌活性,对多数 β 内酰胺酶高度稳定,但对甲氧西林耐药葡萄球菌和嗜麦芽窄食单胞菌等抗菌作用差。不过对于此类超广谱抗生素使用,需警惕二重感染风险。

6)喹诺酮类:大部分由肾排出,口服吸收良好,环丙沙星、左氧氟沙星对大肠埃希菌有一定疗效。但喹诺酮类药物在我国的耐药率较高,故需密切关注本地区药敏趋势。

7)氨基糖苷类:对肠杆菌科细菌和铜绿假单胞菌等革兰阴性杆菌具强大抗菌活性,对葡萄球菌属亦有良好作用者,但不宜单用,需联合使用,同时联用时要警惕肾毒性加重风险。

8)耐甲氧西林金黄色葡萄球菌(MRSA)的治疗药物万古霉素(去甲万古)作为 MRSA 首选药物临床效果显著且能穿透大多数组织,但该药对肝肾有一定毒性,使用时需进行血药浓度监测。替考拉宁具有较低的肾毒性且半衰期长,替考拉宁对耐万古霉素的肠球菌有效。利奈唑胺是一种全新类别的噁唑烷酮类合成抗菌药物,可口服给药且口服吸收快速、完全,组织穿透力强,轻至中度肝功能不全患者无须调整剂量。替加环素作为新型的广谱抗生素,对有抗药性的耐甲氧西林金黄色葡萄球菌也有活性且肝肾毒性更小,但因在血流中药物浓度都比较低,故仅在没有其他敏感药物可选或不能耐受其他有效药物的情况下酌情使用。

(4)中毒性休克:在肝硬化并发大肠埃希菌败血症患者中,需密切关注血压、心率等生命体征,警惕休克出现。一旦出现有休克迹象,需立即抗休克治疗。

(5)其他并发症防治:肝硬化患者一旦并发败血症,极易进一步出现肝性脑病、消化道出血、肝肾综合征等严重肝病并发症,故要加强病情观察、及时对症处理。

4. 预防

(1)控制传染源:谨慎选择侵入性诊治手段,对于各类导管需严格无菌操作并做到定期更换。如出现感染,需及时去除相关导管并对导管进行培养。加强感染患者的适当隔离,避免交叉感染后感染扩散。避免抗生素滥用,防止耐药菌出现。

(2)切断传播途径:加强医务人员手卫生,同时也需加强患者及家属的健康宣教。

(3)完善医院病原菌及耐药监测:建立医院完善的院内感染监控制度,定期发布本医院病原菌谱及耐药情况,指导临床合理用药。

(二)肝硬化合并泌尿系感染

肝硬化患者因其免疫功能障碍、长期住院等原因,容易出现间发感染,感染是肝硬化患者常见的并发症,也是引起死亡最多的并发症之一。非肝硬化住院患者感染率(包括院前感染和院内感染)5%~7%,而肝硬化住院患者的感染率高达 32%~34%,如果肝硬化患者的肠道受损,感染率高达 45%,有 30% 的肝硬化患者因感染导致死亡。泌尿系统感染、呼吸道感染、肠道感染是除外败血症、原发性腹膜炎之外的常见感染类型,也是加重病情、影响预后的重要因素。

肝硬化合并间发感染的高危因素包括:年龄、白蛋白水平、住院时间、侵入性操作、有无并发症、预防性应用抗菌药。

泌尿系感染在肝硬化住院患者中发生率大约在 20% 左右,国内外数据基本相似,在肝硬化患者感染中排在前四位,是其他患者发生率的两倍。女性患者发生细菌性尿路感染概率是男性的四倍。与一般认识不同的是,有国外研究表明,尿路细菌感染并不增加败血症、SBP 和其他感染危险;且肝硬化后首先并发尿路感染与并发其他感染后继发尿路感染的发生率无显著差异,表明其与肝脏疾病严重程度无关,而与性别和糖尿病高度相关,这些都与肝硬化患者其他感染不同。

1. 临床表现　泌尿系感染临床表现按具体部位不同分为以下几种：

（1）膀胱炎：通常指下尿路感染。成年妇女膀胱炎主要表现是尿路刺激，即尿频、尿急、尿痛，白细胞尿，偶可有血尿，甚至肉眼血尿，膀胱区可有不适。一般无明显的全身感染症状，但少数患者可有腰痛，低热（一般不超过 38℃），血白细胞计数常不增高。

（2）肾盂肾炎：泌尿系统症状：尿频、尿急、尿痛等膀胱刺激征，腰痛和 / 或下腹部痛；全身症状：寒战、发热、头痛、恶心、呕吐、食欲不振等，常伴有血白细胞计数升高和血沉增快。

2. 诊断和治疗　诊断要点主要包括临床表现、尿液、血液常规检查、尿液菌落计数和培养。根据是否存在尿路结石、畸形或功能异常等合并症可进一步分为复杂性和非复杂性尿路感染；根据解剖位置可分为上尿路和下尿路感染；根据病程又可分为急性和慢性。

（1）治疗原则：抗感染治疗前需留取清洁中段尿进行相关检查，保持尿路通畅、积极纠正及处理复杂因素。对于无症状性菌尿一般不需进行抗感染治疗。

（2）急性非复杂性下尿路感染：病原菌多为大肠埃希菌，偶为肠球菌。可选用毒性小、口服用药，疗程 3~5 天。常可用第一代头孢菌素、喹诺酮类药物，剂量为正常治疗范围的低限。

（3）急性非复杂性上尿路感染：患者常伴有全身症状，初始治疗以静脉使用为宜，热退后可口服序贯，可选用第二代或三代头孢菌素或喹诺酮类药物，也可选用酶抑制剂合剂，疗程为 2~4 周。

（4）肠杆菌科细菌、铜绿假单胞菌、肠球菌感染：多见。经验性可选静脉使用第三代头孢菌素、酶抑制剂合剂、喹诺酮类药物，但多需根据药敏试验结果选用抗感染药物，若复杂因素不去除则感染难以完全控制，易转为慢性。

（三）肝硬化合并呼吸道感染

呼吸道感染是肝硬化患者最常见的感染之一。国内外报道的下呼吸道感染发生率在 8%~20% 左右，随着肝硬化程度加重，这一比例也相应升高。免疫力下降、长期卧床、反复住院、肝性脑病、痰液引流不畅或在住院期间进行鼻饲管、气管插管治疗和三腔管压迫是感染肺炎发生率增加的重要因素。误吸所致的吸入性肺炎是此类病人常见感染类型，包括细菌性和化学性肺炎。

感染的病原菌根据院内、院外的区别与当地常见病原菌谱相似，主要包括肺炎链球菌、流感嗜血杆菌、金黄色葡萄球菌、克雷伯菌属、大肠埃希菌、铜绿假单胞菌、不动杆菌等。需要注意的是，在长期广谱抗生素或免疫抑制剂使用后，出现二重感染的概率将明显升高，可表现为多种病原合并感染。近年来，在肝硬化终末期肝病患者中，出现侵袭性肺真菌病的情况不在少数，对于存在高危因素且常规抗感染疗效不佳的患者需高度警惕。

呼吸道感染病原种类多样，抗感染治疗需根据当地耐药菌监测、病原学及药敏检查结果选择药物，同时要重视支持治疗、提高机体自身免疫力、加强翻身拍背排痰。肝硬化患者使用肺炎疫苗可以有效减少肺炎发生。

肝硬化并发肺部感染是肝硬化患者致死的主要原因，一旦出现，其 30 天和 90 天死亡率高达 32% 和 51%，远高于并发其他部位感染。

（四）肝硬化合并肠道感染

肝硬化患者肠道功能改变，易发肠道感染。肝硬化时因门静脉高压、肝功能障碍，可导致肠道细菌上移，繁殖并产生大量毒素及代谢产物，从而改变了肠黏膜通透性、屏障功能。

另外肝硬化时胃肠道分泌、吸收障碍、sIgA 分泌减少,免疫力下降和胃内酸性环境改变,可引起肠道菌群紊乱,如双歧杆菌等下降、大肠埃希菌和肠球菌增多。感染机制主要是:病原体直接作用,侵袭小肠或结肠壁细胞;细菌毒素作用激活腺苷环化酶,引起 cAMP 上升,促使肠黏液细胞分泌功能亢进;病毒在肠腔内形成高渗环境,反而从肠壁吸收水分,病毒性腹泻主要是吸收功能障碍。肠道感染病原菌可以是细菌、病毒、寄生虫和真菌,表现为腹泻、恶心、呕吐和腹痛,并可有发热等全身症状。

肝硬化患者肠道感染发生率在 10%~20% 左右,是引起疾病进展恶化的主要原因之一,可进一步诱发败血症、肺部及泌尿道的其他感染。值得注意的是,因其他感染后使用抗感染药物也易引起艰难梭菌感染。

诊断可依据腹泻病程、发病年龄、发病季节及流行情况、粪便性状和粪便病原学检查结果明确。

治疗方面,一般的肠道感染在健康人群中多可自愈,但对于肝硬化患者应积极治疗。首先,适当补充液体及电解质是治疗的关键,同时根据病情严重程度并结合病原学检查选用适当的抗感染药物。其次,可使用肠道菌群调节药物,如乳酸杆菌、双歧杆菌等。另外可适当使用肠黏膜保护剂,如蒙脱石以吸附病原体和毒素,增加其屏障作用。

抗感染药物使用原则如下:病毒性腹泻大都为自限性,无特效抗生素治疗,以对症处理为主;细菌性痢疾应用抗菌药并不影响其结果,因此轻症不必用抗生素,较重病例可短程用药;霍乱应用抗菌药可减少粪便量、缩短病程和排菌时间;沙门菌感染无并发症的胃肠炎型不必应用抗菌药,胃肠外感染应全身应用抗菌药。具体药物选择,需根据病原菌种类、药敏试验结果。

三、肝硬化并发自发性细菌性腹膜炎

自发性细菌性腹膜炎(spontaneous bacterial peritonitis,SBP)在肝硬化腹水患者一直是严重的并发症。SBP 发生率为 9.1%~46.6%。病原菌大多具有肠源性特征,多数为革兰阴性菌。国外荟萃分析显示,大肠埃希菌最常见(47%),肺炎克雷伯菌次之(11%),其他需氧革兰阴性菌占 11%,链球菌占 26%,肠球菌占 5%,厌氧菌不常见,仅占 5%。Na 等报告腹水中分离出细菌阳性率为 60.78%,G^- 和 G^+ 菌分别为 80.64% 和 19.36%,大肠埃希菌、克雷伯菌和链球菌检出率分别为 29.41%、19.61% 和 11.76%。

(一)诊断

1. 临床表现

(1)临床特征:本病以发热、腹痛、腹膜刺激征和白细胞升高为临床特征,但约半数患者临床表现隐匿。有的肝硬化患者以短期内腹水骤增、对利尿药抗药、发生肝肾综合征、肝性脑病等为早期表现,应加以注意。

除原有肝病表现外,主要是自发性腹膜炎的临床特点:①腹腔无脏器穿孔等原发病灶,多急性起病。②80% 患者有发热,体温 37.5~40℃。热型不规则,以弛张热多见,少数为持续性低热,或伴有畏寒。③半数患者伴有腹痛,多为持续性胀痛,也有急性剧痛或阵发性绞痛,伴上腹部或脐周压痛,但全腹压痛者少见。顽固性腹水者可无压痛。部分患者伴有腹泻及呕吐。④约 40% 患者有腹肌紧张、反跳痛和肠鸣音减弱等腹膜刺激征,但较轻微。⑤原有肝硬化腹水者,腹水可急剧增加,半数以上为顽固性腹水,对治疗反应差。

（2）临床分型

1）根据病情轻重分为轻症型与重症型。轻型者病情进展缓慢,腹痛轻微,体温37.5~38.5℃,无明显中毒表现,腹肌轻度紧张,轻度腹胀、压痛、肠鸣音减弱,白细胞(12~20)×10^9/L。重型者起病急剧,体温 39℃以上,全腹膨隆,明显压痛反跳痛,白细胞(20~60)×10^9/L,机体中毒明显,可导致死亡。

2）另一种分类法,依原发性腹膜炎的病理改变和临床表现不一,分为普通型、休克型、肝性脑病型、顽固性腹水型和无症状型等 5 个类型。

普通型:腹膜及肠壁轻度充血、水肿、无明显脓苔,腹腔内有少量淡黄色、无臭味的稀薄脓液。临床上腹痛轻微,体温 37.5~38.5℃,体检腹肌轻度紧张,压痛多局限于下腹或右下腹,肠鸣音减弱,白细胞计数(10~20)×10^9/L,病情进展慢,无明显中毒表现,相当于轻症型。

休克型:起病急,体温在 39℃以上,腹痛剧烈,腹肌紧张明显,压痛、反跳痛广泛,肠鸣音消失,中毒症状明显,多数患者在腹痛或发热数小时至 1 天内发生感染性休克,且难以纠正,可致死亡。

肝性脑病型:多见于晚期肝硬化患者合并原发性腹膜炎者。此型发热、腹痛不很明显,但黄疸深、肝功损害严重,血氨高。早期出现神志恍惚等肝性脑病前期症状,逐渐进入昏迷。

顽固性腹水型:此型发生于肝硬化失代偿期患者。原有慢性腹水,利尿药可改善症状。合并原发性腹膜炎后,肾功能进一步损害,钠水潴留加重,致顽固性腹水形成。治疗效果差,对钠与水均不能耐受,也无利尿效应,预后极差。

无症状型:约占 7%。临床症状不明显,多在常规腹腔试验性穿刺时得到诊断。

此外,自发性腹膜炎的不典型病例约占 35.5%,仅有低热和轻微腹胀,而可无腹部症状与体征。

2. 实验室检查

（1）腹水检查:腹腔穿刺是诊断 SBP 的最重要手段。腹腔穿刺液外观混浊,为渗出性、草黄色,腹水 WBC 计数≥0.5×10^9/L 或多形核白细胞≥0.25×10^9/L 应考虑自发性腹膜炎。但这一诊断指标也存在一定问题,在伴有大量腹水情况下,渗出液被漏出液稀释,腹水细胞数常达不到诊断标准。此时,腹水内毒素阳性、腹水腺苷脱氨酶(ADA)>6000U/L、腹水乳酸脱氢酶(LDH)> 血清正常值上限的 2/3 以及血清 – 腹水白蛋白梯度 <11g/L 对 SBP 的诊断均有一定的帮助。

腹水细菌学培养,多个前瞻性研究显示,当腹水多形分叶核白细胞计数≥0.25×10^9/L时,按常规方法进行细菌培养只有 50% 左右的阳性率;在床边将腹水放入血培养瓶中,细菌阳性率可高达 80%。对于怀疑自发性腹膜炎患者还应进行血培养检查,30% 的患者可同时存在血培养阳性。

两种特殊的腹水:①腹水培养阴性的中性粒细胞增多性腹水(culture-negative neutrocytic ascites, CNNA):腹水多形核白细胞计数增加而培养阴性者被称为"培养阴性的中性粒细胞性腹水",是自发性腹膜炎的一种,患者的临床表现、体征、短期与长期生存率及抗菌药物治疗同自发性腹膜炎一致。诊断标准包括:腹水细菌培养阴性;腹水多形核白细胞≥0.25×10^9/L;排除继发性腹膜炎;30 天内无抗菌药物使用。②细菌性腹水:细菌性腹水其诊断依据为:腹水培养阳性;腹水多形核白细胞≤0.25×10^9/L;无全身或局部感染证据。细菌性腹水有两种转归,或为短暂的一过性可自愈的细菌性腹水,或者发展为自发性腹膜炎。

（2）其他实验室检查：①血白细胞 $>10 \times 10^9/L$，中性粒细胞升高。重度脾功能亢进者白细胞可正常或低于正常，血小板和红细胞也低于正常。②肝功能减退：在原有白蛋白低下的基础上进一步下降，白/球蛋白比例倒置，其严重程度依原有肝功能分级与腹腔感染的严重程度而定。③谷丙转氨酶和谷草转氨酶升高，乳酸脱氢酶、碱性磷酸酶、谷氨酰转肽酶亦升高，有胆道梗阻或胆汁淤积者更高。④胆红素升高见于胆道梗阻患者，胆囊炎、胆石症者直接胆红素升高明显。⑤血尿素氮、肌酐的升高见于少尿患者，提示肾功能受累或有发生肝肾综合征的可能。⑥血氨大多数患者腹腔感染后可致升高，提示要预防肝性脑病发生。⑦水、电解质紊乱，部分患者有低钠、低钾或代谢性酸、碱中毒的实验室指标。⑧伴肝性糖尿病者血糖升高或葡萄糖耐量不正常。⑨鲎试验呈阳性者提示感染较重，且以革兰阴性菌感染的可能性大。⑩甲胎蛋白定性可以阳性，定量亦可升高，但多为一过性，且为低度升高，提示肝细胞有坏死、再生的过程。

最新提出血清降钙素原（procalcitonin）水平是进展肝硬化 SBP 患者早期诊断精确的指标。腹水钙卫蛋白（calprotectin）诊断 SBP 是一个可靠的方法，将来有可能取代其他诊断方法。

其他辅助检查：B 超、CT、MRI 等影像检查显示肝硬化的影像特征。腹腔炎症致肠胀气、肠麻痹者 X 线腹部透视可见小肠扩张，有时结肠亦呈胀气状态。

本病诊断不难。肝硬化腹水患者，如有发热、腹痛、腹部压痛或伴腹肌紧张；腹水符合急性炎症，白细胞 $>500 \times 10^6/L$，中性粒细胞 $>50\%$（或 $>250 \times 10^6/L$）或伴腹水培养阳性者即可诊断。为争取早期诊断，应注意：①不明原因或不同程度的腹痛。②进行性或难治性腹水。③突然发生休克。④发生肝性脑病或短期内黄疸明显加深者应疑及是否合并原发性腹膜炎。对非肝硬化而合并原发性腹膜炎者应注意发热与腹痛的症状。

（二）治疗

自发性腹膜炎的治疗原则包括抗感染治疗、支持治疗、腹腔局部处理和免疫调节治疗。在发病 48 小时内接受治疗者，病情好转率可达 60% 以上；若超过，好转率仅为 20%~30%。

1. 抗感染治疗　发现细菌进行抗菌治疗，其已成为肝硬化治疗研究的重要领域。应立即给予静脉抗感染药物治疗，首先进行腹水细菌培养或同时进行血培养。抗生素的选用原则为：

（1）经验性治疗：首先选用对自发性腹膜炎常见的的主要致病菌，革兰阴性杆菌，作用较强的抗生素，如第三代头孢菌素、β 内酰胺酶抑制剂复方制剂、碳青霉烯类或氟喹诺酮类抗菌药。

目前产 ESBLs（产超广谱 β 内酰胺酶）的细菌菌株逐年增多，研究表明大肠埃希菌产 ESBLs 株的耐药率上升至 31.1%。产 ESBLs 菌对庆大霉素、环丙沙星、左氧氟沙星耐药率多在 40% 以上，更为严重的是对碳青霉烯类抗生素不敏感的大肠埃希菌已达 1.21%。因此各地根据耐药情况早期经验性选用合理抗菌药物之后，也要积极完善病原菌检查并根据结果调整用药。

对于院内感染的自发性腹膜炎、近期（3 个月内）因腹腔感染应用抗生素治疗过的患者，以及较严重的自发性腹膜炎，应避免使用头孢菌素、氨曲南等抗菌药物，可以使用 β 内酰胺酶抑制剂复方制剂，或联合氨基苷类抗生素，但需注意肾毒性。重症感染者可应用碳青霉烯类抗生素。

（2）针对性治疗：为避免细菌耐药、减少二重感染、减少毒性反应并降低治疗费用，在用药 48~72 小时后，可根据微生物学检查结果，选用有效的窄谱抗生素。常规抗感染治疗一般为 2~3 周。

2. 支持治疗　给予积极的营养支持，补充白蛋白、严格控制血糖对于提高机体免疫力和促进感染恢复有重要作用。研究表明肝硬化并发自发性腹膜炎患者，在使用抗生素的基础上静脉注射白蛋白，可以降低肾功能不全的发病率和病死率。机制可能与白蛋白扩容可改善有效动脉血容量减少有关。

3. 肝硬化腹水伴低钠血症治疗　此类患者往往为顽固性腹水，其定义限制钠和利尿（呋塞米 >160mg/d，螺内酯 >400mg/d）无反应，已往只能通过大量重复穿刺排放腹水、经颈肝内门 - 体静脉分流术（TIPS）或肝移植治疗。近几年发现排水剂即血管加压素受体拮抗剂（伐普坦）为腹水伴低钠血症的治疗带来新的希望。选择性非肽类精氨酸加压素受体拮抗剂是低钠血症处理上的一个新选择。精氨酸加压素（AVP）在水和钠的稳定上发挥重要作用，它通过三个受体即 V1a、V1b 和 V2 发挥作用，这些受体在体内广泛分布。伐普坦通过与肾脏集合管上 AVP V2 竞争性结合，抑制肾脏集合管对水的重吸收达到排水利尿（水利尿），不增加电解质排泄，可显著增加患者无溶质水的排泄，纠正低钠血症。

伐普坦（vaptans）的开发是肝性水肿治疗的一个里程碑。目前应用于临床的伐普坦有托伐普坦（tolvaptan）、沙特普坦（satavaptan）、莫扎伐普坦（mozavaptan）、利希普坦（lixivaptan）、考尼伐坦（conivaptan）等，以前两种应用较多。

（1）托伐普坦（tolvaptan）：托伐普坦是目前应用研究最多的非肽类血管加压素 II 受体拮抗剂，由于它的有效性和安全性，已有 40 多个国家批准使用，我国于 2011 年批准上市。其作用机制是抑制肾小管重吸收水，达到排水作用。有关托伐普坦的临床试验主要在亚洲进行，日本率先开展托伐普坦治疗肝硬化腹水并低钠血症的研究，取得了良好疗效。中国研究报告最多达 900 余例。研究证实托伐普坦对顽固性腹水伴低钠血症患者治疗是一个理想的利水药。

Zhang 等报告 39 例失代偿肝硬化腹水患者用托伐普坦 15mg，5~14 天和利尿剂（呋塞米 40~80mg/d，螺内酯 80~160mg/d）。治疗后随访 1 个月。托伐普坦平均增加尿量（1969.2 ± 355.55）ml vs（3410.3 ± 974.1）ml，$P<0.001$，89.7% 患者腹水改善，46.2% 显著改善，总的有效率 89.7%，肝细胞癌和肝肾综合征患者的疗效分别为 84.2% 和 77.6%。53.8% 患者治疗前有低钠血症用托伐普坦治疗后血清钠水平提高［从（128.1 ± 4.22）mmol/L 提高至（133.1 ± 3.8）mmol/L，$P<0.001$］。仅有轻度药物相关不良事件，包括口渴、口干。

2013 年在日本用托伐普坦 7.5mg/d 治疗肝硬化水肿，短期应用托伐普坦与安慰组作比较，前者体重减轻，腹水量减少和尿量增加明显，约 60% 患者与水肿相关的症状得到改善。并发现小剂量（3.75mg/d）也有疗效，甚至在低血清白蛋白（25g/L）时用托伐普坦与安慰剂组相比体重降低明显。

Sakaid 等报告 51 例用托伐普坦 7.5mg/d，用 7 天，结果有 55% 患者平均体重下降，然后 30 例再接受 7.5mg/d 和 13 例 15mg/d，共 7 天。治疗反应率分别为 43% 和 23%。最近 Sakaida 报告 164 例多中心随机双盲安慰对照试验，84 例托伐普坦与利尿剂联用，80 例安慰对照，治疗 14 天，结束时对照组体重降低 −0.44kg（SD 1.93）tolvaptan 组 −1.95kg（SD 1.77，

P=0.0163），另外托伐普坦还可显著增加血清钠浓度。

Okita 等用托伐普坦分 7.5、15 和 30mg/d 三种剂量治疗 7 天多中心双盲试验，结果表明体重和腹围减轻优于安慰对照组，三组治疗组患者的血清钠均保持在正常范围内。其中以 7.5mg/d 时体重和腹围改变最明显。

日本学者从托伐普坦的药代动力学和药效学的角度进行研究，结果提出，托伐普坦有高血浆浓度，且长期持续和半衰期长，在降低体重和腹水上对托伐普坦剂量依赖性低，在尿和血清电解质上无作用，治疗的耐受性和安全性好。3.75mg/d 开始出现疗效，对传统利尿无反应患者 7.5mg/d 是最佳剂量选择。

（2）沙特普坦（satavaptan）：沙特普坦也是血管加压素 V_2 受体拮抗剂，可改善肝硬化腹水的控制。Wong 等报告 1200 例肝硬化腹水患者分为三个组进行双盲研究，无腹水并发症（463 例为 1 组），难治性腹水（497 例为 2 组），用或不联合利尿剂治疗（240 例为 3 组）。结果表明显示，在延缓腹水形成上沙特普坦疗效超过安慰组，对低钠血症患者提高血钠浓度疗效高于安慰剂组。在随访中肝硬化主要并发症、严重治疗相关事件和因不良事件引起永久性停止治疗的发生率治疗组和对照组之间无显著不同。在 Wong 等的另一报告中指出分别用沙特普坦 12.5 和 25mg 观察肝硬化患者经腹腔穿刺后在腹水复发上的作用，结果不同课题的三组均可使腹水复发率降低，显著减少穿刺术的频率（$P<0.05$）。治疗不良反应有血清肌酐增高，直立性低血压和口渴。

一项沙特普坦和利尿剂（螺内酯 100mg/d+ 呋塞米 20~25mg/d）治疗 148 例肝硬化腹水无低钠血症患者随机双盲对照研究，沙特普坦剂量分别为 5、12.5 和 25mg/d，治疗 14 天。结果显示体重减轻，安慰组 –0.36kg（±–3.03kg），治疗组分别为 –2.46kg（±–3.11kg）、–2.08kg（±–4.17kg）、–2.28kg（±–3.24kg）均高于安慰组。沙特普坦引起口渴和血清钠稍增高，比安慰组较常见，其他不良事件两组相似。

4. 顽固性腹水药物治疗　约 5%~10% 的肝硬化腹水为顽固性腹水。由于患者对传统的利尿剂无反应，已往除了腹腔穿刺排液和经颈肝内门 – 体静脉断流术（TIPS），有较好疗效，当然肝移植至今仍是最佳治疗选择。

随着肝硬化的进展，有效循环血量减少，致使肾血浆流量降低引起钠在近端肾小管重吸收增加导致对袢利尿剂和盐皮质激素拮抗剂反应小，这些复杂性的血流动力学改变引起顽固性腹水。由于并发病如脑病、氮质血症、肾功能不全、低钠血症和高钾血症使利尿剂的使用受到限制。反复大量穿刺（LVP）是早期治疗选择；TIPS 疗效高于 LVP，内脏和外周血管收缩药（奥曲肽、盐酸米多君和特利加压素）有增加血容量作用和降低肾素 – 血管紧张素系统的激活，导致肾钠排泄增加。合成的血管加压素 V_2 受体拮抗剂已应用研究于顽固性腹水的治疗，且取得了良好效果。

顽固性腹水时容易发生并发症，如细菌性腹膜炎、肝性胸腔积液、低钠血症和利尿剂量治疗并发症等。应严密监测患者，并给予积极治疗，如为肝移植患者应术前做好充分准备，为移植创造条件。

新近报道螺内酯（spironolactone）的另一个治疗作用是抑制肝纤维化，降低门静脉压。醛固酮是肾素 – 血管紧张素 – 醛固酮系统（RAAS）中的一个主要肽，介导肝纤维化和门静脉高压发生。Spironolactone 是醛固酮拮抗剂，在高动力循环上起作用。Lue 等用鼠模型结扎胆管引起肝硬化，结扎胆管后口服螺内酯 20mg/（kg·d）。结果发现用螺内酯治疗可显著降低门静脉压,这是与肝纤维板化衰减、肝内阻力和星状细胞(HSC)受到抑制有关。在胆管结扎的鼠肝,螺内酯抑制炎症前细胞因子上调(TNF-α 和 IL-6),加上螺内酯显著降低 ROCK-2(Rho associated coiledcoil forming protein kinase, Rho 相关卷曲螺旋形成蛋白激酶)活性,而且螺内酯显著增加内皮细胞 NO 合成酶(eNOS)、磷酸化 eNOS 和 NO 效应蛋白激酶(NO effector-protein kinase G, PKG)水平。螺内酯改善肝纤维化,抑制肝内血管收缩途径下调 ROCK-2 活性和激活 NO/PKG 途径。因此可用于治疗肝硬化腹水和降低门静脉压。

在 SBP 患者初始治疗对抗菌和毒素无反应,治疗失败率高达 22%,30 天死亡危险增加 1 倍,因有学者建议对所有 SBP 患者重复腹腔穿刺治疗。

5. 调节肠道微生态　通过口服肠道益生菌可纠正肠道菌群失衡,抑制有害细菌过度生长,减少细菌那毒素易位。主要包括:双歧杆菌、乳酸杆菌以及地衣芽胞杆菌制剂。另外补充益生原,如乳果糖、拉克替醇等口服或高位灌肠可促进肠道分解糖的有益菌群优势生长,抑制肠道分解蛋白的有害菌群;其酸性代谢产物并可促进肠源性毒素的排出。

谷氨酰胺是肠道上皮细胞、淋巴细胞和其他免疫细胞的重要能源,在肠屏障受损、细菌内毒素易位时,补充谷氨酰胺可减轻肠黏膜萎缩,修复肠屏障,降低肠壁通透性,并能促进淋巴细胞、单核 - 巨噬细胞增殖,增强免疫功能,减少肠道细菌内毒素易位、降低感染和多器官功能损伤的风险。

6. 局部引流或腹腔灌洗　可减轻炎症刺激和毒素吸收。每天或隔天放腹水 1000~2000ml,然后注入抗生素,炎症好转后停止。此法抗生素直接用于腹腔,对控制感染可能有帮助。每次引流不宜过多,以免诱发肝性脑病。或用 2 条管,用一条管灌入林格复方氯化钠液及 5% 葡萄糖 2000~3000ml,另一条管放液 3000~4000ml,每天或隔天 1 次。但腹腔穿刺有引发二重感染的可能,宜慎用。对原发性腹膜炎患者不能行腹水回输。顽固性腹水患者在放腹水的同时,宜输注丢失的白蛋白,以提高血清白蛋白水平,提高白 / 球蛋白比值。

7. 对肝性脑病型的治疗　肝功能低下的患者,发生原发性腹膜炎后其肝功能可进一步损害,导致肝性脑病。要注意在肝性脑病前期即要对白蛋白的输注量加以控制,并可加用肝用氨基酸输液［支链氨基酸、肝脑清(cannanqing)］等。门冬氨酸鸟氨酸,提供尿素和谷氨酰胺合成的反应底物鸟氨酸和门冬氨酸,从而清除血氨。亦可根据病情使用谷氨酸钠、谷氨酸钾、精氨酸和左旋多巴等,但这些药物临床作用有限,循证学依据不足,临床已很少使用。

原发性腹膜炎诊断成立后应常规使用 H₂ 受体拮抗药或质子泵抑制药,如选用奥美拉唑(洛赛克)、兰索拉唑(达克普隆)、艾司奥美拉唑镁肠溶片、雷贝拉唑等口服或静脉滴注,以防在门静脉高压性胃病基础上发生应激性溃疡或急性胃黏膜出血。如已合并上消化道出血,更应及时给予上述药物进行抢救治疗。但新近提出肝硬化腹水的患者应用 PPI 治疗伴有发生 SBP 的危险性显著增加,因此主张除非合并消化性溃疡并出血,一般不主张用 PPI 治疗。

至于肝肾综合征的防治应测量 24 小时尿量并作肾功能监护,按急性肾衰竭处理。如能及时控制腹腔炎症,肾功能有可能得到恢复。

(池肇春)

454 第 30 章 非酒精性脂肪性肝病并发肝硬化的治疗

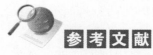

参考文献

1. 李雪萍,王焕英,吴华清. 非酒精性脂肪肝现代治疗进展. 中国现代医生,2009,47: 24-27.

2. 张海峰,何玉秀. 运动防治非酒精性脂肪性肝病研究现状. 中国运动医学杂志,2006,25: 373-375.

3. 陆伦根,曾民德. 非酒精性脂肪性肝病的治疗——行为纠正饮食和运动. 中华肝脏病杂志,2005,13:138.

4. 丁晓东,范建高,王国良,等. 二甲双胍干预大鼠非酒精性脂肪性肝炎疗效观察. 肝脏,2005,10:79-81.

5. 范建高,钱燕,方继伟,等. 己酮可可碱对非酒精性脂肪性肝炎大鼠肝脏基因表达谱的影响. 胃肠病学,2005,10:263-268.

6. Faybik P, Krenn CG. Extracorporeal liver support. CurrOpin Crit Care, 2013, 19: 149-153.

7. 廖金卯,胡小宣. 脐血间充质干细胞移植治疗肝硬化的研究进展. 世界华人消化杂志,2013,21:508-513.

8. 刘成海,危北海,姚树坤. 肝硬化中西医结合诊疗共识. 中国中西医结合消化杂志,2011,19:277-279.

9. Hou W, Sanyal AJ. Ascites: diagnosis and management. Med Clin North Am, 2009, 94: 801-817.

10. Sola E, Sole C, Gines P. management of uninfected and infected ascites in cirrhosi. Liver Int, 2016, 36(suppl 1): 109-115.

11. Angeli P, Fasolato S, Mazza E, et al. Combined versus sequential diuretic treatment of ascites in non-azotaemic patient with cirrhosis: result of an open randomized clinical trial. Gut, 2010, 59: 98-104.

12. Alessandria C, Ella C, Mezzabotta L, etal. Prevention of paracentesis—induced circulatory dysfunction in cirrhosis: standard vs half albumin doses. A prospective, randomized, unblended politic study. Dig Liver Dis, 2011, 43: 881-886.

13. Ahluwalia V, Heumandm, Feldman G, et al. Correction of hyponatremia improves cognition, quality of life, and brain edema in cirrhosis. J Hepatol, 2015, 1: 75-82.

14. Ohki T, Sato K, Yamada T, et al. Efficacy of tolvapton in patients with refractory ascites in a clinical setting. World J Hepatol, 2015, 7: 1685-1693.

15. Singh V, Dhungana S P, Singh B, et al. Midodrine in patients with cirrhosis and refractoryor recurrent ascites: a randomized politstudy. J Hepatol, 2012, 56: 348-354.

16. 刘文英,张艳,任荣. 腹水超滤浓缩回输治疗顽固性腹水疗效观察. 临床急诊杂志,2011,12:254-255.

17. 刘红虹,罗生强,福军亮,等. 肝硬化顽固性腹水的治疗新进展. 实用肝脏病杂志,2011;14:317-320.

18. Wiest R, Krag A, Gerbes A. Spontaneous bacterial peritonitis: recent guidelines and beyond.

Gut,2012,61:297-310.

19. Angeli P, Gines P, Wong F, et al. Diagnosis and management of acute kidney injury in patients with cirrhosis: revised consensus recommendations of the International Club of Ascites. Gut, 2015, 64: 531-537.

20. Mucino-Bermejo J, Carrillo-Esper R, Uribe M, et al. Acute kidney injury in critically ill cirrhotic patients: a review. Ann Hepatol, 2012, 11: 301-310.

21. 张仁雯, 徐小元. 2012 年 AASLD 肝硬化腹水诊疗指南之肝肾综合征诊疗内容解读. 临床内科杂志, 2014, 31: 282-283.

22. Fabrizi F, Aghemo A, Messa P. Hepatorenal syndrome and novel advances in its management. Kidney Blood Press Res, 201, 37: 588-601.

23. Kanubhai Sutariya V, Tank A, Ramanlal Modi P. Combined liver-kidney transplantation for hepatorenal syndrome. Int J Organ Transplant Med, 2015, 6: 131-133.

24. 中华中医药学会脾胃病分会. 肝硬化腹水中医诊疗规范专家共识意见 (2011 年, 海南). 中国中西医结合杂志, 2012, 32: 1692-1696.

25. Ichikawa T, Naota T, Miyaaki H, et al. Effect of an oral branched chain amino acid-enriched snack in cirrhotic patients with sleep disturbance. Hepatol Res, 2010, 40: 971.

26. Michitaka K, Hiraoka A, Kume M, et al. Amino acid imbalance in patients with chronic liver diseases. Hepatol Res, 2010, 40: 393 -398.

27. 周淑芬, 刘树业, 丁贤. 肝硬化与肝癌患者血浆氨基酸分析. 临床肝胆病杂志, 2009, 29: 202 -203.

28. 王洁, 蔡东联. 肝硬化疾病与支链氨基酸应用研究进展. 氨基酸和生物资源, 2010, 34: 63-67.

29. Ilyas JA, Kanwal F, . Primary prophylaxis of varceal bleeding. Gastroenterol Clin North Am, 2014, 3: 783-794.

30. Kim JH, Kim JM, Cho YZ, et al. Effects of candesartan and propranolol combination therapy versus propranolol monotherapy in reducing portal hypertension. Clin Mol Hepatol, 2014, 20: 376-383.

31. Satapathy SK, Sanyal AJ. Nonendoscopic management strategies for acute esophagogastric variceal bleeding. Gastroenterol Clin North Am, 2014, 43: 819-833.

32. Sarin SK, Kumar A. Endoscopic treatment of gastric varices. Clin Liver Dis, 2014, 18: 809-827.

33. Wang W, Yan J, Wang H, et al. Rapamyein ameliorates inflammation and fibrosis in the early phase of cirrhotic portal hypertension in rats through inhibition of mTORC1 but not mTORC2. PLoS One, 2014, 9: e83908.

34. 邓晗, 祁兴顺, 郭晓钟.《2015 年英国肝硬化静脉曲张出血防治指南》摘译. 临床肝胆病杂志, 2015, 31: 852-854.

35. Nunoi H, Hirooka M, Ochi H, et al. Portal biliopathy diagnosed using color Doppler and con trast-enhanced ultrasound Intern Med, 2013, 52: 1055-1059.

36. Amarapurkar AD, Amarapurkar D, Choksi M, et al. Portal hypertensive polyps: distrinct entity.

Indian J Gastroenterol, 2013, 32: 195-199.

37. Seicean A. Endoscopic ultrasound in the diagnosis and treatment of upper digestive bleeding: a useful tool. Gastrointestin Liver Dis, 2013, 22（4）: 465-469.

38. Karki L, Gorkhaly MP, Karki BB. Study of upper gastrointestinal tract endoscopic findings in portal hypertension. JNMA J Nepal Med Assoc, 2013, 52: 337-342.

39. Liu F, Li TH, Han T, et al. Non-invasive assessment of portal hypertension in patients with liver cirrhosis using Fibro Scan transient elastography. Zhonghua Gan Zang Bing Xa Zhi, 2013, 21: 840-844.

40. Sharma P, Kimake V, Tyagi P, et al Spleen stiffness in patients with cirrhosis in predicting esophageal varice. Am J Gastroenterol, 2013, 108: 1101-1107.

41. Dessouky BA, Abdel Aal el SM. Multidetector CT oesophagography: ANalternative screening method for endoscopic diagnosis of oesophageal varices and bleeding risk. Arab J Gastroenterol, 2013, 14: 99-108.

42. 池肇春. 实用临床肝病学. 2 版. 北京: 中国医药科技出版社, 2015: 247-262.

43. Peng Y, Qi XS, Guo XZ. Report of the Baveno VI consensus Workshop: stratifying risk and individualizing care for portal hypertension. J Clin Hepatol, 2015, 31: 1202-1207.

44. Huang X Ma L Zeng X, et al. Endoscopic Approaches to the Treatment of Variceal Hemorrhage in Hemodialysis-Dependent Patients. Gastroenterol Res Pract, 2016, 2016: 9732039.

45. Nan YM. Current status and perspectives of diagnosis and treatment of complications related to liver cirrhosis, 2017, 25: 241-245.

46. Burza MA, Marschall HU, Napoleone L, et al. The 35-year odyssey of beta blockers in cirrhosis: any gender difference in sight? Pharmacol Res. 2017, 119: 20-26.

47. Chalasani N, Younossi Z, Lavine JE, et al. The diagnosis and management of non-alcoholic fatty liver disease: practice Guideline by the American Association for the Study of Liver Diseases, American College of Gastroenterology, and the American Gastroenterological Association. Hepatology, 2012, 55: 2005-2023.

48. Newsome PN, Allison ME, Andrews PA, et al. Guidelines for liver transplantation for patients with non-alcoholic steatohepatitis. Gut, 2012, 61484-500.

49. Ratziu V, Bellentani S, Cortez-Pinto H, et al. A position statement on NAFLD/NASH based on the EASL 2009 special conference. J Hepatol, 2010, 53372-384.

50. 中华医学会肝病学分会脂肪肝和酒精性肝病学组. 非酒精性脂肪性肝病诊疗指南（2010 年修订版）. 中华肝脏病杂志, 2010, 18: 163-170.

51. 李宏为, 陈皓. 当代门静脉高压症治疗方法合理选择. 中国实用外科杂志, 2014, 34: 24-27.

52. 吴武军, 于咏田, 杜立学, 等. 脾腔小口径分流联合断流术对肝硬化门静脉高压症患者肝血流动力学和储备功能的影响. 实用肝脏病杂志, 2016, 19: 196-198.

53. 李志伟, 张培瑞, 张绍庚. 门静脉高压症断流术的争议. 中华消化外科杂志, 2013, 12: 823-826.

54. 姚英民, 拓航, 郑鑫, 等. 腹腔镜与开腹脾切断流术的临床对比研究. 中华腔镜外科杂志,

2013, 6: 4-8.

55. 王卫东, 陈小伍, 梁智强, 等. 全腹腔镜贲门周围血管离断术治疗门脉高压症. 中国微创外科杂志, 2011, 11: 524-527.

56. Yu H, Guo S, Wang L, et al. Laparoscopic Splenectomy and Esophagogastric Devascularization for Liver Cirrhosis and Portal Hypertension Is a Safe, Effective, and Minimally Invasive Operation. Laparoendosc Adv Surg Tech A, 2016, 26: 524-530.

57. 姜青峰, 王要轩, 李珂, 等. 腹腔镜脾切除联合贲门周围血管离断术治疗门静脉高压症临床分析. 中华实用诊断与治疗杂志, 2014, 28: 469-473.

58. Bai DS, Qian JJ, Chen P, et al. Laparoscopic azygoportal disconnection with and without splenectomy for portal hypertension. Int J Surg, 2016, 10: 116-121.

59. 任书瑶, 柏明, 祁兴顺, 等. 经颈静脉肝内门体静脉分流术的适应证和并发症. 中华消化杂志, 2014, 34: 62-64.

60. 周晋航, 吴黎明, 王江华, 等. 肝硬化门静脉高压症患者腹腔镜脾切除术后并发症相关因素分析. 临床肝胆病杂志, 2015, 31: 1870-1873.

61. Jiang GQ, Bai DS, Chen P, et al. Predictors of portal vein system thrombosis after laparoscopic splenectomy and azygoportal disconnection: A Retrospective Cohort Study of 75 Consecutive Patients with 3-months follow-up. Int J Surg, 2016, 4: 143-149.

62. Luo SH, Chu JG, Huang H, et al. Effect of initial stent position on patency of transjugular intrahepatic portosystemic shunt. World J Gastroenterol, 2017, 23: 4779-4787.

63. Unger LW, Herac M, Staufer K, et al. The post-transplant course of patients undergoing liver transplantation for nonalcoholic steatohepatitis versus cryptogenic cirrhosis: a retrospective case-control study. European Journal of Gastroenterology & Hepatology, 2017, 29: 309-316.

64. Jasmohan SB, Jacqueline GO, Reddy KR, et al. Second infections independently increase mortalityin hospitalized patients with Cirrhosis: The North American Consortium for the study of end-stage liver disease (NACSELD) experience. Hepatology, 2012, 56: 2328-2335.

65. Maria P, Jose MB, Juan J, et al. Diagnosis and management of bacterial infections in decompensated cirrhosis. World J Hepatology, 2013, 5: 16-25.

66. Puneeta TT, Angela D, Jeffrey ET, et al. High prevalence of antibiotic-resistant bacterial infections among patients with cirrhosis at a US Liver Center. Clin Gastroenterol Hepatol, 2012, 10: 1291-1298.

67. Laura R, Elena F, Marco M, et al. Effectiveness of sepsis bundle application in cirrhotic patients with septic shock: a single-center experience. Journal of Critical Care, 2013, 28: 152-157.

68. Yesim C, Ayhan HC, Adil D, et al. The Role of serum procalcitonin levels in predicting ascitic fluid infection in hospitalized cirrhotic and non-cirrhotic patients. International Journal of Medical Sciences, 2013, 10: 1367-1374.

69. Naderian M, Akbari H, Saeedi M, et al. Polyethylene Glycol and Lactulose versus Lactulose Alone in the Treatment of Hepatic Encephalopathy in Patients with Cirrhosis: A Non-Inferiority Randomized Controlled Trial. Middle East J Dig Dis, 2017, 9: 12-19.

70. Gu C, Song MY, Sun WJ, et al. Advances in basic and clinical research on liver cirrhosis in 2016. Zhonghua Gan Zang Bing Za Zhi, 2017, 25: 5–8.

71. Dasarathy S, Merli M. Reply to: Myokines: a promising therapeutic target for hepatic encephalopathy. J Hepatol, 2017, 66(5): 1100–1101.

72. Dalal R, McGee RG, Riordan SM, et al. Probiotics for people with hepatic encephalopathy Cochrane Database Syst Rev, 2017, 2: CD008716.

73. 蒋俊民, 赵朋涛, 徐婵媛. 肝炎肝硬化患者合并败血症病原学及耐药分析. 热带医学杂志, 2012, 12: 851–863.

74. 沈华江, 王志炜, 郭亚光. 肝硬化及重型肝炎并发败血症患者病原菌分布及耐药性分析. 中华医院感染学杂志, 2010, 20: 953–955.

75. 郑链跃, 陶爱萍, 丁小平. 肝硬化患者医院感染的相关因素分析及治疗策略. 中华医院感染学杂志, 2014, 24: 130–132.

76. 中华医学会消化病学分会, 中华医学会肝病学分会. 中国肝性脑病诊治共识意见（2013年, 重庆）. 中华肝脏病学杂志, 2013, 9: 641–651.

77. 卫生和计划生育委员会卫生公益性行业科研专项专家组. 门静脉高压症食管胃曲张静脉破裂出血治疗技术规范专家共识（2013 版）. 中华消化外科杂志, 2014, 13: 401–404.

78. Martinez J, Albillos A. Treatment of refractory ascites. Gastroenterol Hepatol, 2014, 37 Suppl 2: 268–73.

79. Sakaida I. Tolvaptan for the treatment of liver cirrhosis oedema. Expert Rev Gastroenterol Hepatol. 2014, 8: 461–470.

80. Edo Solsona MD, Ruiz Remos J, Mentero Hernández M, et al. Effectiveness and adequacy of tolvaptan prescription in hospitalized patients. Farm Hosp, 2013, 37: 178–181.

81. Sakaida I, Yamashita S, Kobayashi J, et al. Efficacy and safety of a 14-day administration of tolvaptan in the treatment of patient of patients with ascites in hepatic oedema. J Int Med Res, 2013, 41: 835–847.

82. Sakaida I, Kawazoe S, Kajima K, et al. Tolvaptan for improvement of hepatic edema: A phase 3, multicenter, randomized, double-blind, lacebo-controlled trial. Hepatol Res, 2014, 44: 73–82.

83. Zhang X, Wang SZ, Zheng JF, et al. Clinical efficacy of tolvaptan for treatment of refractory ascites in liver cirrhosis patients. World J Gastroenterol, 2014, 20: 11400–11405.

84. Okita K, Kawazoe S, Hasebe C, et al. Dose-finding trial of tovlptan in liver cirrhosis patients with hepatic edema: A randomized, double-blind, placebo-controlled trial. Hepatol Res, 2014, 44: 83–91.

85. Wong F. Management of ascites in cirrhosis. Gastroenterol Hepatol, 2012, 2: 11–20.

86. Roiberger T, Feritsch A, Pay BA, et al. Non-selective betablocker therapy decreases intestinal permeability and some level of LBP and IL-6 in patients with cirrhosis. J Hepatol, 2013, 58: 911–921.

87. Na HY, Kim JH, Choe WH, et al. Clinical Features of Spontaneous Bacterial Peritonitis: A 10-year Experience from a Single Center. Korean J Gastroenterol, 2017, 69: 129–134.

88. Skladaný L, Kasová S, Purgelová A, et al. Spontaneous bacterial peritonitis Klin Mikrobiol Infekc Lek, 2016, 22: 136-140.

89. Velkey B, Vitális E, Vitális Z. Spontaneous bacterial peritonitis. Orv Hetil, 2017, 158: 50-57.

90. Wu H, Chen L, Sun Y. The role of serum procalcitonin and C-reactive protein levels in predicting spontaneous bacterialperitonitis in patients with advanced liver cirrhosis. World J Hepatol, 2016, 8: 1617-1622.

91. Fernandes SR, Santos P, Fatela N, et al. Ascitic Calprotectin is a Novel and Accurate Marker for Spontaneous Bacterial Peritonitis. J Clin Lab Anal, 2016, 30: 1139-1145.

92. Lachar J, Bajaj JS. Changes in the Microbiome in Cirrhosis and Relationship to Complications: Hepatic Encephalopathy, Semin Liver Dis, 2016, 36: 327-330.

93. Goel A, Biewald M, Huprikar S. A Real-World Evaluation of Repeat Paracentesis-guided Management of Spontaneous BacterialPeritonitis. J Clin Gastroenterol, 2017, 51: 278-284.

第31章

非酒精性脂肪性肝病并发
肝细胞癌的治疗

第一节 消融治疗

肝癌分为肝细胞肝癌（hepatocellular carcinoma, HCC）、胆管细胞癌（cholangiocellular carcinoma）和混合型肝癌（combined hepatocholangiocarcinoma）。其中 HCC 约占肝癌总数的 90% 以上，是肝脏最常见的原发性恶性肿瘤，预后较差。目前，肝癌的全球发病率正在稳步上升，其中近 78% 的病例发生在亚洲。同时，肝癌的死亡率也是所有恶性肿瘤死亡率中占据前位。肝癌切除术是被认为根治性治疗的一线选择，但临床上只有约 15%~20% 的患者在确诊肝癌时可以手术。由于供体不足的原因，肝移植的应用也很有限。近 20 年来，随着影像学的技术发展，如超声引导下经皮消融已成为一个重要的替代治疗方式，治疗小肝癌和手术无法切除的病例。许多类似的非手术局部消融治疗方式被研发和接受。包括射频消融（RFA）、微波消融（MWA）、经皮无水乙醇注射（PEI）、激光烧蚀（LSA），冷冻消融（CRA），高强度聚焦超声（HIFU），以及多方式联合应用等。各种消融技术的作用机制是导致肿瘤组织坏死，如热凝固，快速冷冻和化学性细胞脱水等，不同的消融后的作用。

经皮无水乙醇注射（PEI）是临床应用最早的消融治疗之一；射频消融（RFA）已被临床广泛应用，尤其是用于治疗早期和不能切除的肝癌。肝癌的国际诊疗指南也是提及这两种方法。然而，虽然有效率方面有细微差别，其他消融技术也在临床上获得有效的治疗反应。因此，目前临床医师必须通过，在各种不同的消融方式当中，选择合适的方式来拟定局部治疗的规划。目前，有些文献，正是针对各种消融方的效果及并发症的数据进行比较、总结。从而达到系统回顾和荟萃分析的目的，以便于临床在个体化治疗当中的应用。随着综合分析，总结各种消融治疗合理性的证据，引导临床选择最适合的消融方式来治疗每个患者。分析过程中，针对各种不同消融方式的肿瘤完全切除率（CTA），肿瘤局部复发（LTR），总生存期（OS）和并发症进行了评估。

一、PEI 与 RFA 进行比较

在队列研究组之间发现肿瘤直径无显著性差异（平均差 –0.03，95%CI 0.16~0.09）或 RCTs（平均差 –0.07，95%CI–0.15~0.01）在一个固定的模式。

在两组队列研究中，PEI 组单发肿瘤数目小于 RFA 组（OR 0.40，95%CI 0.23~0.70），五个随机对照试验（OR 0.89，95%CI 0.64~1.24）无显著差异。年龄、Child-Pugh 分级、肿瘤标志物在各组间均相同。CTA 检查率在 70.1%~100% 之间，PEI 组低于 RFA 组。随机效应模型，RFA 组取得了 ORS LTR 3.37（95%CI 1~11.32）相比 PEI 组 1.41（95%CI 0.83~2.40）。在 PEI 组 1、3 年 LTR 率均分别高于 RFA 组（OR 2.25，95%CI 1.15~4.83 或 2.44，95%CI 1.10~5.41，）。meta 分析中，PEI 组与 RFA 组比较，无显著性差异。检测各组之间在患者出现并发症的数量没有差异（Peto OR 0.90，95%CI 0.47~1.73）。描述严重不良事件的随机对照试验中，在 RFA 组肿瘤种植（3 例），短暂的黄疸、皮肤、肝梗死，腹腔积血，右血胸（各 1 例），PEI 组肿瘤种植（2 例）、肝脓肿、腹腔出血、门静脉血栓形成（各 1 例）。Brunello 等研究显示。直径大于 20mm 的肿瘤治疗中相比，射频消融组的 CTA（68.1%）比 PEI 组（28.3%）高（P<0.05）。对于直径≥20mm 肿瘤，Lin 报告了较低的 1、2 和 3 年 LTR 率在 RFA 组，相比 PEI 组（11%、18%、18% vs 18%、37%、37%，P<0.05 和 13%、24%、24% vs 31%、52%、52%，P<0.05）。RFA 组 1、2、3 年 OS 率较高（87%、73%、62%），相比 PEI 组（82%、55%、36%，P<0.05）。

二、CRA 与 RFA 进行比较

队列研究报道 CTA 率范围在 CRA 组从 73.3%~100%，在 RFA 组从 82.4%~100%。

在队列研究中，LTR 在 CRA 组，发生率 27.4%（43/157），RFA 组 16.7%（33/198）（随机效应模型：2.10，95%CI 0.65~6.78）。在 RCT，CRA 组 LTR 的发病率是 5.6%，RFA 组 10%。两项研究提供的 OS 数据。Wang 等报告在 CRA 组 1、3 和 5 年生存率 97%、67% 和 40%，与 RFA 组比较获得类似的数据（P>0.05）。

CRA 组患者相关并发症的发生率为 3.8%~40.7%，RFA 组为 3.3%~24%。在随机对照研究中，提到了各种各样的并发症，最常见的是发热（在 CRA 组 154/195 例和在 RFA 组 145/197 例），疼痛（在 CRA 组 44/180，98/180），和脓肿（在 CRA 组 12/234 和在 RFA 组 4/272）。胸腔积液，CRA 组 10 例，RFA 治疗组 2 例。在另一项研究中，血小板减少发生率为，CRA 组 4/25 例，RFA 组 1/22 例。CRA 组 25 例中 3 人发生肌红蛋白尿，RFA 组 0 人。肿瘤直径 >2cm 情况下，一个较低的 LTR 率出现在 CRA 组相比在射频 / 微波组（P=0.006）。虽然在研究中 CRA 组肿瘤较大，并发症的发生率却没有显著差异。

三、LSA 与 RFA 进行比较

CTA 在 LSA 组中的比率为 66.7%~96.2%，RFA 组为 86.7%~97.4%（OR 0.32，95%CI 0.13~0.81）。LTR 发生率，在 LSA 组 30/126 名患者，RFA 组 27/125 例（OR 1.70，95%CI 0.67~4.30）。OS 在 RFA 组优于 LSA 组。Ferrari FS 研究显示：年龄、性别、肿瘤标志物的生存率没有影响，但在 Child-Pugh A 级组 RFA 治疗后相比于 LSA 治疗，表现出更好的生存率。但是同样的情况不适用于 Child-Pugh B 级条件。

四、MWA 与 RFA 进行比较

热消融技术通常是安全的，而且可以像手术切除一样有效（轰埠等，2011）。这些技术包括射频消融（RFA）及微波消融（MWA）。

1. 射频消融技术　是目前临床上应用最广泛同时研究最为全面的,用于治疗不能手术切除的肝癌的经皮热消融治疗技术。许多大型临床研究表明RFA是安全的,发病率和死亡率很低。射频消融技术作为一种安全、有效的电子治疗技术获得了广泛的认可,在一线治疗由于合并症不适合手术治疗的早期肝癌患者,拒绝手术的患者,或肝功能必须保留的患者。在极早期肝癌,由于其复发率低、住院时间短和更大地保留肝实质,RFA的疗效与切除相当。此外,RFA治疗技术可以作为一个进展的或复发的病例的综合治疗策略,并可作为等待肝移植患者的桥接治疗。在RFA中,射频范围内的电流通过探针电极传递,温度介于60~100℃之间,起效几乎是瞬间诱导凝固性坏死。在电极附近观察到,由于较大的一部分将热传导到电极周围更多的外围区域,最终在消融区导致小面积坏死。组织沸腾炭化作为电绝缘体,通过增加阻抗等,限制RFA技术的效果。散热器效应,是一种在RFA治疗过程中由于热能随着周边血管血流从靶病变分散出去而减弱时发生的一种现象。因此,消融区的形状和大小可能是不可预测的,这种限制可能导致切除区不充分,局部肿瘤进展率高于切除。此外,RFA在治疗高危肿瘤中的作用仍然有限。难治的肿瘤通常被定义为肿瘤位于重要结构1cm以内,如胃肠道、胆囊、隔膜,可见肝内胆管或血管(特别是大于3mm直径)。

已开发了几种策略来应对这些问题,如射频消融和无水酒精注射或在最大射频功率射频使用联合方案(>120W),有更多的不良影响(腹水、胸腔积液)。一些研究者认为,肿瘤的位置与主要并发症的风险性密切相关。事实上,病变位于胆囊附近,肝包膜和膈肌时并发症出现的风险性更高。RFA技术在治疗邻近大血管的肿瘤结节,可能因为"散热器"效果,经常出现不完全消融结果。总体而言,认为10%~25%的肝癌患者可能无法接受完全的RFA治疗。

2. 微波消融技术　是利用电磁波消融电极在局部区域产生高温凝固组织,这个原理类似于射频消融。微波是一种相对较新的技术,可以应用于不同类型的肿瘤,同时拥有RFA治疗技术的优点,具备实质性的优势。包括诱导大量细胞坏死,手术时间的减少,使更高的温度传递到靶病变,可以同时使用多个探针进行治疗,以及囊性成分和/或邻近血管病变疗效直径不超过3mm,较少散热器效应等所致的疼痛。近年来,微波消融技术作为一个潜在的更强大的技术,已成为替代方法,可以克服RFA的局限性。这两个方法效果差距,在于其作用机制由于RFA采用电流而MWA使用电磁能量。由于机制的不同,微波不需要接地垫。因此,存在金属材料如手术夹或起搏器的患者,不构成禁忌。同时可以避免接地垫所致皮肤烧伤。

另外,由于作用原理不同,MWA治疗方式产热所需的时间,低于射频消融治疗所需的时间。电磁场在MWA过程中创建一个快速和均匀的加热组织,随后凝固性坏死;而离子极化使动能转化为热能。这种双重作用机制的结果是创建一个更均匀、更容易预测的消融区。MWA治疗的消融区的可预测性是临床应用当中主要优点。加热速度更快和更高的温度所提供的微波能量也让散热器效果等减少:这种衰减使得MWA可以更有效的应用在血管周围的肿瘤治疗。MWA治疗是靠近下腔静脉和肝静脉肿瘤的首选治疗方案。此外,MWA技术更适合浅病变。虽然都是通过微波治疗病变,但微波消融治疗组患者,相比射频消融治疗局部复发率较低。但是不是真的可以在生存获益方面展现出效果还有待于临床考证。

　　肝癌微波消融的结果已在一些研究证明。由于肝癌确诊时手术的可能性较低,国际上将影像引导的肿瘤消融技术推荐为最合适的肿瘤局部控制治疗方案,具有高安全性,同时可以提高生存率。影像引导下的消融过程的主要优点是精准定位能力(图 31-1,图 31-2),用微创技术,在一个特定的区域内释放高能量。

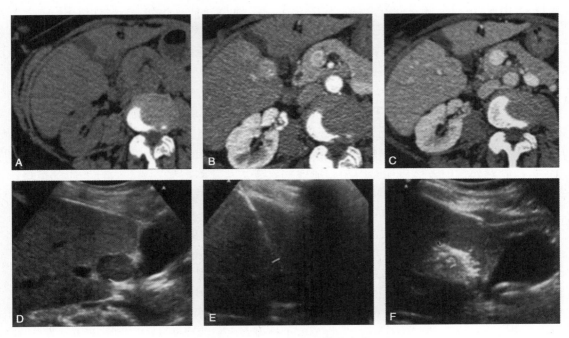

图 31-1　CT 及彩超下精准定位

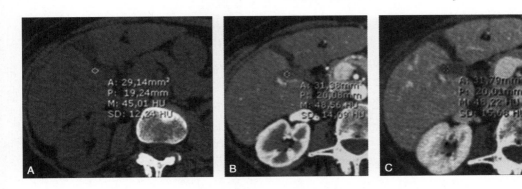

图 31-2　CT 下精准定位

　　在目前的研究中,MWA 与 RFA 治疗方式,CTA 率超过 80%,OS 和 LTR 率和并发症发生率相似,均较低。只有患者发热发生率 MWA 组比 RFA 组高,这可能表明,MWA 更具有局部创伤性。检测各组之间亚组肿瘤大小无明显差异,但结果却表明对直径较大的肿瘤,微波消融治疗可能具有更好的优势。比较局部复发率、生存率、并发症发生率方面,MWA 和 RFA 仍有争议。公开发表的研究都支持这两种相似的方法。比较生存率 MWA 和 RFA 组相似:在 1 年,RFA 范围为 59%~100%,在 MWA 中为 41%~92%。在 3 年 RFA 范围为 49%~80%,和 MWA 的 89%~100%。近日,Shi 等报道,孤立性肝癌≤3cm,MWA 效果与外科切除术相似。在最近的研究中,早期肝癌病灶的微波消融治疗具有高安全性,低并发症率：特别是,在 RFA 组有 11.1% 预后相关并发症,MWA 组只有 3.2% 例报告。并发症在 MWA 低于在 RFA 治疗中,主要是基于热损伤。Livraghi 等在一个多中心的研究中证实微波消融治疗的安全性,报告死亡率为 0,2.9% 的主要并发症和 7.2% 的轻微并发症。围术期死亡率报道 <0.01%,从而证实了微波消融治疗的安全性。最近的一项回顾性对比评价 RFA 治疗与 MWA 治疗,在肝癌治疗,对于完全缓解肝癌的治疗,剩余疾病未治疗率、复发率和生存率无显著性差异。新兴的研究数据表明,微波消融治疗是一种新的方法,虽然累计报告的经验是有限的,但仍然是有希望的结果。此外,最近的统计结果表明,对于小肝癌的 MWA 长期治疗效果,预后与手术类似。

相比于动脉化疗栓塞术(TACE),微波消融治疗肝癌病灶,可以更好的治疗较少数量的肿块,旨在实现完全消融,肿瘤复发率低且有更好的生存获益。经导管动脉内治疗是可以将化疗药物选择性输送到肝脏肿瘤诱导部分缺血性坏死,更好的保护正常肝脏。最近的数据显示,高度选择性的方法可能是门静脉血栓形成患者安全的治疗方案。有许多研究报道,TACE 一热消融技术的结合的联合治疗方式,无论是在小病灶还是在大病灶,都要比单独的 TACE 或局部消融提供了更好的消融率。

在另一项综合研究中,微波消融组初始完全消融率为 98.3%(296/301),在 RFA 消融组 98.1%(156/159),无显著性差异(P=0.860)。因肿瘤处于不利的位置,出现不完全消融 8 例。消融相关的并发症,包括疼痛、发热、乏力,在微波组出现 65.5%(197/301),在射频消融组患者出现 60.4%(96/159)(P=0.282);经过治疗后这些症状减轻,症状缓解。在微波组两例患者(0.7%)和在 RFA 组一个患者(0.6%)经历了重大的并发症。在微波组,主要并发症为肠穿孔(n=1),持续性黄疸(n=1)。RFA 组 1 例患者出现持续性黄疸。观察两组之间并发症的发生率(P=0.691)无显著性差异。在研究中,没有消融相关的死亡发生。随访期间,全组患者中有 52.8%(243/460)出现肝癌复发。在微波组发现 40.5%(122/301),在射频消融组患者发现 47.8%(76/159)。在微波组 29 例(9.6%),在 RFA 组 16 例(10.1%)LTP。观察 RFA 和 MWA 组之间的 LTP(P=0.883)或 DR(P=0.134)无显著性差异。45 例的 LTP,42 例(93.3%)出现在前 24 个月,24 例(53.3%)出现在前 12 个月。检查时未发现肝外转移。在 LTP 的微波组 29 例,27 例反复消融治疗,4 例肝切除治疗。RFA 组 16 例中,14 例行重复射频消融治疗,2 例行肝切除术。在微波组确诊为 DR 的 122 例,91 例反复 MWA 治疗,18 例行 TACE,11 例肝切除治疗,2 例接受放射治疗。射频消融组 76 例中,58 例行射频消融治疗,9 例行 TACE 治疗,8 例行肝切除术,1 例行放射治疗。1、3 和 5 年生存率为 MWA 组分别为 99.3%、90.4% 和 78.3%,而 RFA 组分别为 98.7%、86.8% 和 73.3%。1 年,3 年,和 5 年 RFS 率为 MWA 组分别为 94.4%、71.8% 和 46.9%,而对 RFA 组分别为 89.9%、67.3%,54.9%。观察比较两组 OS(P=0.331)或 RFS(P=0.309)无显著性差异。患者接受 MWA 和患者接受 RFA 之间,在完全消融率 LTP,治疗有关的并发症等无显著性差异;在 5 年生存率方面也无统计学差异。没有接受抗病毒治疗或接受姑息治疗的患者有短的 OS,LTP 的出现是短期 OS 的一个预测因子。高 AFP 水平往往有一个高的 LTP 率和短的 RFS。最初的完全消融率在 RFA 组为 98.3%,在微波组为 98.1%,这是类似于那些在以前的研究报告。根据以前的研究中,微波能产生更广泛的坏死区。由于本研究早期 HCC 的尺寸不大于 2cm,MWA 和 RFA 在创建一个充分的坏死区无显著性差异。有一些结节位于高位,此时心包和膈肌对系统探测程序是一个不利的因素。在我们的经验中,适当降低穿刺部位可以使探针插入更深的肝组织,诱导更好的治疗效果。低并发症率是热消融的显著优点。在上述研究中,只有 3 例患者有严重的并发症。MWA 与 RFA 的并发症发生率分别为 0.7% 和 0.6%。治疗早期肝癌,MWA 比射频消融是安全的。对于直径在 2cm 或更小的肝癌,RFA 后 5 年的 LTP 率被报告为 10%~15.9%。在研究中,在 LTP 率在 RFA 组和 MWA 组分别为 10.1% 和 9.6%,两组之间无显著性差异。LTP 主要与肿瘤大小有关,在两组中均在 2cm 以内,从而解释了 LTP 的发生率相似的原因。虽然热消融治疗作为第一选择是不普遍的,但大多数的研究表明热消融治疗后预后良好。Roayaie 等分析了 132 例小于 2cm 的肝癌患者在两个中心接受肝切除的预后资料,发现肝切除术后中位生存期为 74.5 个月,5 年生存率为 70%。在 5 个医院部门数据库的回顾性研究,Livraghi 等发现,射频消融治疗后,患者的 5 年生存率为 68.5%。Peng 等回顾性分析 145 例小于 2cm 肝癌患者的 RFA 与肝切除术。他们发现,5 年 OS 率为 71.9% 和 62.1%;此外,相应的 RFS 率分别为 59.8% 和 51.3%,肝切除术与射频消融相似。在研究中,两组之间 5 年生存率无显著性差异:RFA 组与 MWA 组分别为 73.3% 和 78.3%。在 5 年生存率是大致相同的那些以往研究发现;热消融的疗效类似于肝切除治疗的。疗效。MWA 组与 RFA 组 5 年 RFS 率分别为 46.9% 和 54.9%($P>0.05$),并与轰埠等的检查结果相一致。在这些研究中,射频或微波被选定为肝癌患者不适合肝切除术,肝功能严重受损或退化的基本条件。相反,在目前的研究中,热消融治疗是早期肝癌患者的第一选择治疗,其中大部分是手术可以切除的肝癌。值得注意的是,在亚组分析中,LTP 患者的 OS 短得多。大多数患者在第一个 24 个月的 LTP 为 93.3%(42/45)。在 45 例 LTP,24(53.3%)是在前 12 个月发现。一个短的 RFS 是重大的风险因素,影响肝癌患者肝切除或射频消融治疗操作。LTP 显著缩短 RFS 出现作为预后不良的预测因素。许多研究表明,高 AFP 水平是一个 RFS 不利因素。较高的 AFP 水平可能与更严重的肝硬化,更频繁的血管侵犯,更高的肿瘤负担,预后较差有关。有报道高 HBV–DNA 水平与术后复发率相关,与术后生存率有负相关性。抗病毒治疗可抑制 HBV 的复制,并发生纤维化。事实上,在目前研究中,抗病毒治疗被认为是 OS 的一个很好的预后因素,如单变量和多变量分析。在 40%~70% 的患者中,肝内肝癌在初次治疗后 5 年内复发。在最近的一项研究中,52.8% 的患者出现第一一消融后的肝癌复发。复发性肝癌管理策略是基于一个模拟,严格依照 BCLC 分期系统。观察到接受根治性治疗的患者,包括肝切除和重复消融,比接受姑息治疗的患者有更长的 OS。出现这种现象可能有三个原因:①对肿瘤负荷较轻的患者推荐根治性治疗,这主要决定预后;②姑息疗法的效用是有限的,几乎没有坏死结节;③姑息治疗通常用于肝功能受损的复发性肝癌患者,这导致预后不良。东方肝胆外科医院是亚洲最大的肝胆胰外科中心,每年这里进行肝癌消融治疗是最多的。据我们所知,这项研究提出了最大数量的患者非常早期的肝癌,以及治疗该疾病 MWA 和 RFA 治疗的疗效和安全性的最高级的比较。我们的研究确实有一些局限性。第一,这是一个单一的机构,回顾性比较研究。第二,作为一项回顾性研究,主观选择偏见就存在。第三,无明确的指南确定哪些患者应该 RFA 或微波治疗。未来需要进行前瞻性随机对照试验来证实这些发现。虽然在射频消融也有一些优点,我们的研究结果表明,这两种方式实现类似的 OS 和 RFS LTP 率相似。因此,尽管在目前的主要选择 RFA 治疗肝癌的非手术治疗,MWA 值得更多的关注并应给予优先考虑在选择治疗早期肝癌。

　　在延边大学医学院附属医院影像科每年进行数百例 MWA、RFA 及 TACE。其中 TACE 占据 50% 以上。但是,随着消融治疗的进步与应用,MWA 及 RFA 的例数在增加,尤其是 MWA 治疗的患者数与日俱增。更加值得一提的是,联合治疗的患者也在不断增加。在我们科室主要进行超声 /CT 引导下的消融治疗(图 31-3)。根据其创伤小、所用设备简便、时间短等优点,MWA 治疗深受临床医生及患者的欢迎。在进行消融过程中,患者处于麻醉状态,不会出现疼痛反应,同时,在超声监视下可以明确看见消融范围的变化。我们选择肿瘤位置多样,有表浅、深部、邻近门静脉等大血管等。肿瘤直径一般不超过 3cm,因为超过 3cm 时,会因为消融时汽化的影响干扰超声监视的视线,出现误伤周围组织或者消融不彻底的情况。我们主要常见的并发症,包括出血、腹痛、发热、感染,最严重的并发症为合并肝硬化患者出现癌肿破裂出血及消化道出血。在操作前,充分进行,患者评估、辅助检查、术前准备等,可以最大程度减少并发症的发生。出血、腹痛、发热等常见并发症(图 31-4,图 31-5),在给予对症处理后可以在短期内得到控制。感染及消化道出血等并发症,需要进行术前充分的准备及评估来避免,一旦出现,需要及时采取有效的应对措施。如联合应用抗生素,进行血液培养,生长抑素等止血措施,必要时进行输血或其他相关科室联合救治等。

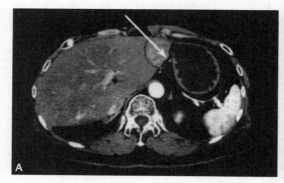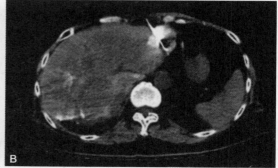

图 31-3   CT 引导下的消融治疗

A. 为肝脏肿瘤标识;B. 为消融治疗后的影像学改变

可能原因	防治措施
穿刺路径上血管的机械损伤	合理规划穿刺路径
肝硬化凝血功能障碍	纠正异常凝血功能
肿瘤血供丰富、血流速度异常增高	避免直接穿刺肿瘤
针道消融不足	注重消融针道烧灼

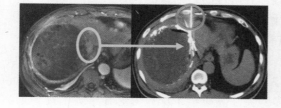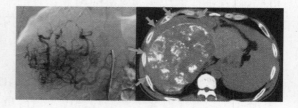

图 31-4   出血出现的原因及防治

可能原因	防治措施
肿瘤靠近胸壁、肋骨、纵隔	麻醉药和镇静剂的合理使用
体位不舒适	调整舒适体位
消融后炎性渗出	口服镇痛药物

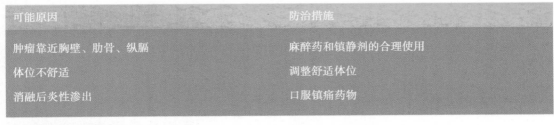

图 31-5 疼痛出现的原因及防治

PEI 作为一种非热消融治疗方式,在广泛使用 RFA 之前,普遍用于治疗小肝癌及手术无法切除的肝癌。在比较研究中获知,相比于 RFA 组,PEI 组具有较低的 CTA 率和较高的 LTR 率。肿瘤组织内纤维间隔可干扰乙醇注射。因此,RFA 的更好结果可能与更大的可操作性有关。另一方面,一些小的并发症出现在 PEI 治疗方式中,而严重的事件,包括皮肤烧伤、肝坏死和血胸等情况,出现在 RFA 方式治疗后。Kazutaka 等研究表明,直径在 3.1~5cm 的肿瘤中,结合两种消融方式的综合治疗效果更为明显。PEI-RFA 组 $[(34 \pm 29.3)cm^3]$ 相比于射频消融组 $[(6.5 \pm 3.6)cm^3, P<0.0001]$ 出现更大面积的肿瘤组织凝固性坏死。肿瘤内注射乙醇量与凝固性坏死体积呈显著正相关,与能量要求无关。因此,在高危术区,如血管或其他重要器官应用 PEI-RFA 联合方式,注射无水乙醇有助于降低射频能量,从而保护周围组织。然而,同样在这项研究中,患者发热的情况 PEI-RFA 治疗组要比单纯 RFA 治疗后出现的多。

CRA 方式是通过快速冷冻过程中冰晶体形成,引起肿瘤细胞死亡。根据研究报道,CRA 和 RFA 之间无明显差异,而在两个研究组中,CRA 治疗组的肿瘤大小显著高于 RFA 组。另一方面,在日本的研究中,CRA 治疗组的患者肿瘤位于邻近的空腔脏器如胆囊,或重要结构如肝门,这样的位置不进行热消融治疗。此外,在同一研究中,肿瘤直径大于 2cm 条件下,相比于射频/微波组,低 LTR 率出现在 CRA 组。这些结果可以提供一些支持信息,表示冷冻消融可能更适合大肝癌或那些在高风险区域,但也需要更多的临床数据来给出更加可信的结论。

(沈雄虎)

第二节 手术治疗

非酒精性脂肪性肝病(NAFLD)可进展为肝硬化进而进展为肝细胞癌已成共识,准确地说是非酒精性脂肪性肝炎(NASH)所致,单纯性脂肪肝(SFL)进展为肝细胞癌的案例尚未报道。在原发性肝癌的治疗上,无论何种病因,在病因治疗的基础上,外科治疗均为首选的治疗方式。外科治疗的选择随着多学科协作治疗(MDT)的发展不断地丰富起来,包括介入,消融,分子靶向,生物免疫治疗等也在不断发展,但是手术治疗目前一致认为仍是最有效的治疗手段。

一、术前准备

肝癌的肝切除术需要完善的术前检查,准确的术前诊断以及术中诊断,合理的术前评估以及果断的术中决策。当然,完美的手术也依靠手术医师娴熟的技术,团队的配合甚至称手的手术器械辅助。

肝癌手术的术前评估至关重要,需要考虑患者的手术安全以及术后患者生存质量,权衡手术对于患者的利弊。对于患者肝功能及肝功能储备的评估在术前评估不可缺少,肝功能现在一般用 Child-Pugh 分级(表 31-1),对于肝功能 A 级患者手术死亡率为 8%,肝功能 B 级患者为 30%,而肝功能 C 级患者可达到 70%。目前采用 Child-Pugh 评分、15 分钟吲哚氰绿滞留率、门静脉压力与余肝体积的测量相联合,能提高术前评估的准确性及手术的安全性。但在预测肝切除术有一定局限性,不能在临床得到广泛推广。现今术前借助 CT 测量术后剩余肝脏体积是评价肝功能储备的重要手段。术后剩余肝脏体积与术后肝功能不全有相关性,但对于术后剩余肝脏体积占总体积的多少尚未定论,尤其是非酒精性脂肪性肝病导致的肝癌通常合并肝硬化,加大了手术的风险性。

表 31-1　Child-Pugh 分级

临床生化指标	1 分	2 分	3 分
肝性脑病	无	1~2 级	3~4 级
腹水	无	轻度	中、重度
总胆红素(μmol/L)	<34	34~51	>51
白蛋白(g/L)	>35	28~35	<28
凝血酶原时间延长(秒)	<4	4~6	>6

术前准备包括纠正贫血、凝血功能紊乱和预防性抗生素的应用,应行全面的心肺功能的检查。根据新近普及的理论加速康复外科(enhanced recovery after surgery, ERAS),在围术期采用一系列经循证医学证据证实有效的优化处理措施,以减轻患者心理和生理的创伤应激反应,从而减少并发症。完善的术前准备可使患者具有充分的心理准备和良好的生理条件,包括术前宣教、营养筛查、预防性应用抗菌药物及抗血栓治疗、个体化的血压和血糖控制及相应的管理方案等。建议无胃肠道动力障碍患者术前 6 小时禁食固体饮食,术前 2 小时禁食清流质。若患者无糖尿病病史,推荐手术 2 小时前饮用 400ml 含 12.5% 碳水化合物的饮料,可减缓饥饿、口渴、焦虑情绪,降低术后胰岛素抵抗和高血糖的发生率。呼吸系统管理是 ERAS 的重要环节且贯穿围术期全程。对于高危患者积极进行干预有助于提高肺功能及对手术的耐受性,明显降低术后肺部并发症发生率,包括术前肺功能评估、肺康复锻炼和药物治疗。麻醉,包括麻醉前评估和处理贯穿在术前准备、术中处理及术后康复等整个围术期的诸多环节,在 ERAS 的实施中具有举足轻重的作用。疼痛治疗包括预防性镇痛和多模式

镇痛,是围术期重要环节,其目标是选择镇痛效果好;较小的不良反应和并发症;维护良好的器官功能,有利于患者术后康复。

肝癌的分期可用于评价患者的预后及治疗的对比,国际上使用 TNM 分期,标准如下: TNM 中 T 代表肿瘤, N 代表荷瘤器官区域淋巴结, M 代表远处转移,而在这三个方向下再详细地分成各个期别:

T1:表示肿瘤的直径在 2cm 以下,而且还没有发生血液、淋巴转移。

T2:表示肿瘤的直径虽然不到 2cm,但肿瘤已侵犯了离它较近血管;或者是有两个直径不足 2cm 的癌症肿块,但没有侵及血管;直径 2cm 以上的肿瘤,但没有侵及血管也算此类。

T3:表示直径 2cm 以上的肿瘤,而且已经出现侵犯了血管;或这时有几个直径不到 2cm 的小肿块,但已经有血管侵犯,或是有一个或多个大于 2cm 的肿瘤。

T4:是指两叶肝脏都已有了肿瘤,或是肿瘤已侵犯到肝脏的门静脉。

N:N0 表示没有发生淋巴结的转移,N1 表示有转移。

M:M0 表示没有发生远端转移,M1 表示有远端转移。

TNM 分期主要根据肿瘤的大小、数目、血管侵犯、淋巴结侵犯和有无转移而分为Ⅰ、Ⅱ、Ⅲ a、Ⅲ b、Ⅲ c 和Ⅳ期,由低到高反映了肿瘤的严重程度:

Ⅰ期:T1, N0, M0;

Ⅱ期:T2, N0, M0;

Ⅲ a 期:T3, N0, M0;

Ⅲ b 期:T4, N0, M0;

Ⅳ期:任何 T、任何 N、M1。

二、适应证

肝切除术已有百余年历史,其适应证也在不断更新,从模糊宽泛到不断限制,又随着技术的不断发展,手术指征又不断放宽,近年随着 MDT 的发展,人们更愿意以最小的创伤获取最大的疗效,以前须手术根除的可以行其他创伤更小的手段。但现阶段手术治疗仍是最重要的手段。原发性肝癌肝切除的手术适应证:

（一）患者一般情况

1. 患者一般情况较好,无明显心、肺、肾等重要脏器器质性病变。

2. 肝功能正常,或仅有轻度损害,按肝功能分级属Ⅰ级;或肝功能分级属 2 级,经短期护肝治疗后有明显改善,肝功能恢复到Ⅰ级。

3. 肝储备功能（如 ICG、R15）正常范围。

4. 无广泛肝外转移性肝癌癌灶肿瘤。

（二）局部病变情况

1. 下列患者可作根治性肝切除

（1）单发的微小肝癌（直径≤2cm）。

（2）单发的小肝癌（直径 >2cm,≤5cm）。

（3）单发的向肝外生长的大肝癌（直径 >5cm,≤10cm）或巨大肝癌（直径 >10cm）,表面较光滑,周围界限较清楚,受癌灶破坏的肝组织少于 30%。

（4）多发性肝癌,癌结节少于 3 个,且局限在肝脏的一段或一叶内。

2. 下列患者仅可行姑息性肝切除

（1）35 个多发性肿瘤,超越半肝范围者,作多处局限性切除;或肝癌局限于相邻 2~3 个肝段或半肝内,影像学显示,无瘤侧肝脏组织明显代偿性增大,达全肝的 50% 以上。

（2）左半肝或右半肝的大肝癌或巨大肝癌,边界较清楚,第一、二肝门未受侵犯;影像学显示,无瘤侧肝脏明显代偿性增大,达全肝组织的 50% 以上。

（3）位于肝中央区（肝中叶,或 Ⅳ、Ⅴ、Ⅷ 段）的大肝癌,无瘤肝脏组织明显代偿性增大,达全肝的 50% 以上。

（4）Ⅰ 或 Ⅷ 段的大肝癌或巨大肝癌。

（5）肝门部有淋巴结转移者,如原发性肝脏肝癌可切除,应作肿瘤切除,同时进行肝门部淋巴结清扫;淋巴结难以清扫者,术后可进行放射治疗。

（6）周围脏器（结肠、胃、膈肌或右肾上腺等）受侵犯,如原发性肝脏肿瘤可切除,应连同做肿瘤和侵犯脏器一并切除。远处脏器单发转移性肿瘤（如单发肺转移）,可同时行原发肝癌切除和转移癌切除术。

（三）原发性肝癌合并门静脉癌栓和 / 或腔静脉癌栓的手术指征

1. 一般情况　患者一般情况要求同肝切除术。

2. 局部情况

（1）按原发性肝癌肝切除手术适应证的标准判断,肿瘤是可切除的。

（2）癌栓充满门静脉主支或 / 和主干,进一步发展,很快将危及患者生命。

（3）估计癌栓形成的时间较短,尚未发生机化。上述患者适合行门静脉主干切开取癌栓术,同时行姑息性肝切除。

（4）如癌栓位于肝段级以上小的门静脉分支内,可在切除肝癌的同时连同该段门静脉分支一并切除,如作半肝切除,可开放门静脉残端取癌栓,不必经切开门静脉主干取栓。

（5）如术中发现肿瘤不可切除,可在门静脉主干切开取癌栓术后,术中行选择性肝动脉插管栓塞化疗或门静脉插管化疗、冷冻治疗或射频治疗等。

（6）合并腔静脉癌栓时,可在全肝血流阻断下,切开静脉取癌栓,并同时切除肝癌。

三、手术操作

肝癌切除术分为规则性切除术和不规则性切除术,规则性切除术是按照肝内血管的解剖结构进行分叶分段施行手术。不规则性切除术不按照肝脏的分叶分段解剖,距肿瘤 1~2cm 处做肿瘤切除。规则性切除术分叶切除术包括:右肝切除术,左肝切除术,右叶切除术,左叶切除术,右半肝切除术（右前叶,右后叶）,左半肝切除术（左外叶,左内叶）,右三叶切除术（右半肝,左内叶）,左外叶切除术,左三叶切除术（左半叶 / 右前叶）。

（一）体位

患者应取仰卧位,轻度的反 Trendelenburg 位（头高脚低 5°,必要时使用肩托）。充分显露患者的上胸壁和上腹壁暴露至脐以下,这样可以满足几乎全部的肝癌切除术患者。

（二）切口

切口根据具体情况而定,可先做左侧或右侧肋缘下切口,可向对侧延长,以获得充分的暴露。探查后,如肿瘤有切除的可能,即向左侧延长做人字形或屋顶式切口。具体根据实际情况延长,尤其是对于肝右叶的肿瘤,切口必要时胸腹联合切口。可行也可选用自剑突的正中切口。

（三）探查暴露

开腹后探查有无腹水,有无肝外转移或肝内转移。检查肿瘤的位置,不易观察时可行术中超声辅助探查。注意肿瘤与周围脉管的关系,以便决定手术切除范围,并探查门静脉内有无癌栓。充分的暴露手术部位可降低手术的难度,将周围粘连及韧带彻底分离。先将肝圆韧带和镰状韧带切断,将肝脏与腹前壁分离。左半叶或左外叶切除时,暴露左肝时另需将左侧冠状韧带,左三角韧带和肝胃韧带等全部切断,注意小心左三角韧带附近的脾脏;而在右半肝,右三叶或中肝叶切除时,另将右侧冠状韧带,右三角韧带,肝肾韧带和肝结肠韧带全部切断,切开右三角韧带的腹膜反折显露肝裸区,并分离至下腔静脉,完全游离右侧肝。剪断下腔静脉韧带以显露下腔静脉和右侧肝静脉。如果肿瘤侵及膈肌,需切除部分膈肌并修补。

非规则性肝切除术只需控制切除肝叶入肝血管系统,维持肝动脉和门静脉对肝脏的血供肝切除术在达到无瘤切除的同时,防止胆漏和控制肝静脉出血血流同样重要。施行非规则性切除术适应证:①肿瘤较大,按照规则性性肝切除术切除较大,易造成术后肝功能代偿不足,有肝衰竭的危险;②肝硬化所致肝癌多为肝内多发,分布于多个肝段或肝叶,无法施行规则性肝癌切除术。手术方法类似于规则性肝切除术,一般须在肝门阻断下行肝癌切除术。

肝切除需要对入肝血流进行阻断,目前常使用的方式有:Pringle法、选择入肝血流阻断。最先使用的是Pringle法,即在肝十二指肠韧带处放置阻断带,同时阻断门静脉、肝动脉和胆管,达到入肝血流全阻断。肝硬化患者阻断时间一般不超过15分钟,尚未完成肝切除患者可放松阻断带3~5分钟,之后再次阻断。该方式无须解剖第一肝门,缺点:①肝脏可能因缺血而导致再灌注损伤,术后可能出现肝功能异常,甚至肝衰竭。②胃肠道等器官淤血,可能会导致胃肠黏膜屏障功能受损,肠内细菌及内毒素移位等,围术期可能发生多器官功能障碍。考虑到Pringle法的缺点,选择性入肝血流阻断逐渐被应用。对于肝功能轻度损伤的患者,病灶位于肝叶或肝段内,行肝叶切除术、半肝切除术或肝段切除术时,可进行选择性入肝血流阻断,相比于全肝血流阻断可降低肝功能的损伤。选择性入肝血流阻断包括选择性肝叶血流阻断和选择性肝段血流阻断。选择性肝叶血流阻断需先游离解剖第一肝门,分离出左、右半肝的肝动脉和门静脉及其分支,再选择性阻断患侧的血流。该方式的优点是:①选择性入肝血流阻断不会影响健侧肝脏的血供,从而不会导致缺血再灌注损伤。②阻断时间无限制,无须反复阻断肝门,可提供更多操作时间。③对胃肠道等器官血流影响较小,避免胃肠黏膜屏障功能受损,肠内细菌及内毒素移位等并发症的发生。④选择性入肝血流阻断后,肝脏表面可出现淤血线,有助于肝实质的解剖性切除。即使在对实质性肿瘤实施肝外解剖时,分离右肝动脉和门静脉右支时,不过分解剖肝外胆道结构,随后在离断实质时在肝蒂内分开胆道。

规则性肝切除时,可选择四种切除方式,①首先分离右/左侧肝门三联结构和肝右/左静脉,再离断肝实质,最后阻断肝内管道;②首先离断肝实质,再阻断肝内管道;③首先解剖阻断肝门三联结构,再离断肝实质,阻断肝内管道;④肝内控制门静脉蒂,再离断肝实质,最后肝内控制肝静脉。

（四）肝脏断面的处理

切肝时应仔细结扎肝内动静脉和胆管,切除后的肝断面应用热盐水纱布垫敷压肝断面

3~5 分钟,检查有无渗血和渗胆汁。如有渗血和渗胆汁,予细丝线 8 字形缝扎。之后用蒸馏水冲洗肝切面和膈下剖面干净为止。然后用一片游离大网膜或带蒂大网膜覆盖肝断面细丝线缝合固定,肝左外叶切除可用镰状韧带覆盖肝创面。如肝断面合适,也可将肝断面对拢缝合,这样有利于肝创面的止血,但缝合不当可遗留死腔,造成积血和感染。肝断面处理不当一方面容易造成术后出血,另一方面可能引起胆漏。右肝切除后,后腹壁的粗糙面应仔细止血,并尽可能缝合关闭后腹壁的粗糙面,以免术后发生出血。

(五)引流

仔细检查肝断面和后腹壁的粗糙面无活动性出血,在肝断面处的膈下区放置双套管,术后闭合性双套管持续负压吸引可以明显减少诸如膈下积液感染的发生,减少肝创面处积液感染也可以减少因此而引发肝断面血管和胆管结扎线脱落继发的出血和胆漏。通过观察引流液的性质和量可以早期发现继发的出血和胆漏,及时治疗,必要时再次手术。腹腔引流管一般于术后 3~5 天逐渐拔出。如发生胆漏,肝断面处小的胆漏经过腹腔引流管通畅引流,一般可自行闭合。对于较大的胆漏,在保持腹腔引流管通畅引流的基础上,通过逆行胆管造影给予鼻胆管引流,一般也可自行闭合。

四、腹腔镜

1990 年美国 Reich 等首次报道腹腔镜下肝脏良性肿瘤楔形切除术,成为肝切除技术发展新的里程碑。在此后的 25 年里,腹腔镜肝切除术经历从最初的质疑、抵触到之后的接受,再到当今的认同、共识,从手助腹腔镜肝切除和腹腔镜辅助到全腹腔镜肝切除,从楔形肝切除到半供肝到肝三叶到中肝切除,从良性疾病切除到恶性肿瘤切除到供肝切取,从非解剖性肝切除到解剖性肝切除,从多孔法腹腔镜肝切除到单孔法腹腔镜肝切除,从腹腔镜肝切除术到机器人肝切除术,从少数大中心尝试到逐步推广应用。如今,有关腹腔镜肝切除术的疑虑逐步消除,手术的安全性和疗效逐步得到证实,一些大型肝胆中心的腹腔镜肝切除技术已成熟。2008 年"路易斯维尔宣言"确定腹腔镜肝切除术主要适应证为:位于肝 II ~ VI 段位置表浅的局限性病变;良性肿瘤直径≤5cm(外生性肿瘤除外);恶性肿瘤直径≤3cm,且未侵犯大血管或胆管。即腹腔镜肝切除术的适应证是所谓的"腹腔镜肝段"或"肝前段"肿瘤,即肝 II、III、IV b、V 和 VI 段肿瘤。随着腹腔镜肝切除术技术的进步、设备和器械改进、经肋间隙穿刺孔、经胸和经腹膜后入路的应用,切除肿瘤的部位逐渐扩大到早期所谓的"非腹腔镜肝段"或肝后上段,即肝 I、VI a、VIII 和 VII 段,肿瘤的直径限制也扩大到 8cm。腹腔镜肝切除术已被认为是肝左外叶(肝 II、III 段)切除的标准术式。在活体肝移植术中,腹腔镜肝切除术的适应证包括活体供肝切取术活体左肝外叶切取、活体左半肝切取和活体右半肝切取。2013 年中华医学会外科学分会肝脏外科学组制定的《腹腔镜肝切除术专家共识和手术操作指南》提出腹腔镜下肝脏切除术的适应证包括:良性疾病包括有症状或最大径超过 10cm 的海绵状血管瘤、有症状的局灶性结节增生或腺瘤,有症状或最大径超 10cm 的肝囊肿、肝内胆管结石等;肝脏恶性肿瘤包括原发性肝癌、继发性肝癌及其他少见的肝脏恶性肿瘤;禁忌证除了包括开腹肝切除禁忌证,还包括:不能耐受气腹者,腹腔内粘连难以分离暴露病灶者,病变紧贴或直接侵犯大血管者,病变紧贴第一、第二或第三肝门影响暴露和分离者,肝门被侵犯或病变本身需要大范围的肝门淋巴结清扫者。

操作孔的位置一般根据肿瘤位置决定,多采用五孔法。对于左肝、尾状叶的肿瘤,常见的切口为：脐下做 1mm 弧形切口，穿刺 Trocar 后置入腹腔镜，在腹腔镜监视下分别于右上腹、左上腹做 2 个切口，5 个切口呈倒"金字塔"形。对于单孔肝左外叶切除术，目前建议取脐上切口，考虑到单孔操作时器械相互交叉，不利于操作，切口应距离病变近一些。对于右肝肿瘤，我们则需做出一些改变，于脐右侧约 2cm 处做 1cm 横行切口，作为观察孔，在腹腔镜监视下分别于剑突下、剑突与脐中点、右锁骨中线、右腋前线做切口，这样可方便地显露右肝的解剖，这样的操作孔还有一个特点，一旦出现出血等危险情况，需要中转开腹时，将上述操作孔连起来，则是传统的右上腹反"L"形切口，减少了对患者的创伤。

不同直径、不同位置血管出血时的合理处理行肝叶切除时，对于肝门部的解剖，虽然目前已有报道证实 Glisson 蒂横断式式术式安全、可行，但我们在鞘外解剖分离 Glisson 蒂，并常规预置肝门阻断带，以免发生不可控大出血时可快速阻断入肝血流。①切肝时用超声刀或 LigaSure 离断肝实质，对于小于 3mm 的血管可用超声刀直接凝断，凝断后极少发生出血；对于 3~5mm 的血管，如果用超声刀凝断后发生出血，则再用双极电凝止血，多能良好控制出血；对于 5mm 及以上的血管应常规上钛夹或 Hem-o-lok 后方可离断，离断后仍意外出血，则需再次用钛夹或镜下缝合止血，必要时还可辅以速即纱填塞压迫加强止血。②对于第一肝门的解剖，因观察角度较好，操作空间较大，本组病例极少发生不可控的出血。第二肝门处的解剖，因肝后观察角度及操作的限制，半肝切除时，游离肝周韧带后我们并不常规解剖游离出肝左、肝中或肝右静脉，而在切肝过程中根据需要逐步解剖显露肝左、中或右静脉，并在游离充分的情况下用 Endo-GIA 切割缝合静脉止血，一旦切割不全或意外损伤肝静脉，可于腹腔镜下用血管阻断设备快速夹闭并缝合止血。第三肝门处因解剖空间限制，离断肝短静脉前仍常规用钛夹或 Hem-o-lok 结扎，一旦发生钛夹、Hem-o-lok 滑脱，或损伤下腔静脉，处理出血会相当棘手，此时助手切不可盲目持续吸引，以免主刀没有操作空间，需压迫出血点并实施点吸，以使主刀能清楚看到出血点并能再次实施钛夹夹闭，出血有所控制后仍需用 Prolene 线快速缝合彻底止血。如果腔镜下止血困难，短时间内出血量较大，应及时中转开腹，切不可盲目坚持。

相对于传统开放肝切除术，腹腔镜肝切除术的优势包括：①腹腔镜对术野的放大效应有利于离断肝实质时的止血，减少术中出血；②可避免或减少对肝脏和肿瘤的挤压，有利于减少肿瘤转移；③避免传统开放手术的伤口相关并发症；④术后康复快，住院时间短，住院费用较低；⑤由于腹腔镜手术后腹腔粘连轻，有利于后续肿瘤复发时的再手术；⑥腹腔镜肝切除术还可以为结直肠肝转移的患者提供同期手术的机会。腹腔镜肝切除术的缺点包括：①缺乏开放手术时对肝脏的触诊；②限制了一些开放手术手法的应用；③对肝脏后上段的暴露困难。

目前临床上常运用的腹腔镜断肝器械主要有：超声刀，结扎速（Ligasure）血管闭合系统，内镜下切割闭合器（Endo-GIA），微波刀，腹腔镜多功能手术解剖器（LPMOD），超声吸引刀等。

近年来腹腔镜技术发展迅速，3D 腹腔镜技术利用其立体视野弥补了传统腹腔镜技术单眼视觉图像的缺点，为术者提供了更加真实的空间感，缩短了手术时间，提高了手术效率；超声、TissueLink、CUSA、Liga Sure、能量平台等器械的应用减少了腹腔镜下肝脏离段时的出血；可吸收生物夹、医用生物蛋白胶、可吸收止血纱布、全自动连发钛夹等器具的应用提高了腹腔镜下术中止血和预防术后胆瘘等并发症的效率,增加了LLR的安全性。掌握合理的技术和积累一定的腹腔镜手术经验可以提高LLR的治疗效果。

此外,达芬奇机器人手术的开展为腹腔镜肝切除尤其复杂腹腔镜肝切除带来新的曙光。血管侵犯的肝癌或门静脉癌栓取栓等肝癌,在腹腔镜下进行血管切开取栓及血管重建难度仍较大,为腹腔镜肝切除手术禁忌。但达芬奇机器人机器臂的灵活及镜下缝合技术的突破,为部分伴有血管侵犯需血管切除重建的患者带来了福音。机器人辅助肝切除术治疗肝脏良、恶性疾病安全可行、疗效确切,并具有微创优势。机器人手术系统为肝脏疾病治疗提供新的方式,并允许外科医师实施更精准的手术操作,为复杂肝脏切除手术的微创化开创了新纪元。

五、二期手术

对于不能耐受一期手术切除的大肝癌患者,目前常用的治疗方法有:①保守治疗:介入治疗、生物靶向治疗、间质消融、放化疗等。②降期治疗后行二期根治性切除术:即采用门静脉结扎术(portal vein ligation, PVL)、门静脉栓塞术(portal vein embolization, PVE)及TACE等措施诱导患侧肝叶萎缩、健侧肝叶增生,待FLR增长至标准肝体积的40%以上后,行二期根治性切除术。但传统降期治疗方法刺激肝脏再生速度慢、增长率低,应用较多的PVE需等待6~8周,FLR才能增长20%~46%,>1/3的患者因FLR增长不足或等待间歇期肿瘤进展,而无法行二期根治性手术。ALPPS是近年来新出现的手术策略,被誉为肝胆外科领域革命性突破,用于治疗巨大或多发性肝癌,可使FLR在一期手术后7天左右迅速增长74%~99%,继而安全切除肿瘤。ALPPS为既往失去手术机会的肝癌患者提供了在1次住院期间获得根治性切除的机会,其在刺激肝脏快速增生及实现二期根治性切除等方面取得了令人鼓舞的疗效。ALPPS治疗肝硬化肝癌的手术指征应限定为:①全身情况良好,其他重要器官无器质性病变,能耐受CO_2气腹,符合开腹及腹腔镜肝脏手术的全身条件。②年龄≤60岁,性别男女不限。③术前诊断肝细胞癌合并肝硬化,传统方法不能行根治性切除,无肿瘤破裂出血,无肝外转移,门静脉主干及胆总管无癌栓,无腔静脉侵犯。④巨大或多发肝癌,或中央型肝癌,肿瘤位置特殊,需行大范围肝切除术才能达到R。切除(半肝切除、超半肝切除或三肝切除),FLR与标准肝体积之比<35%。⑤肝功能Child-Pugh B级以上,ICG R15≤20%,无活动性肝炎、失代偿期肝硬化及严重门静脉高压症。⑥术前6周内未行包括相关外科手术、RFA、TACE等针对肝细胞癌的处理,无确定性放化疗抗肿瘤处理。

腹腔镜ALPPS治疗肝硬化肝癌的技术要点在于:①一期手术中,采用前入路分隔肝实质至下腔静脉前壁,完全隔断预切除肝脏与剩余肝脏之间的交通,最好建立肝后隧道,放置绕肝带,便于在分隔肝实质过程中指引方向,维持断面张力并保护下腔静脉前壁,降低手术操作风险。②在肝实质分隔过程中,所遇管道结构两个断端均需妥善处理,两侧肝断面均需反复检查,确认无出血及胆汁漏,并通过术前影像学检查评估、结合术中超声检查,确保预切除肝脏与剩余肝脏重要管道结构的完整性。③一期术后创面炎症、粘连较传统开腹手术轻,但仍不可完全避免,尤其是肝断面深部与肝后下腔静脉前壁及肝静脉根部粘连,要沿正确的解剖间隙及平面进行分离,根据一、二期手术间隔时间与局部组织炎症水肿情况,钝性、锐性分离相结合,妥善保护重要管道结构,避免副损伤。

六、肝移植

肝移植已成为治疗肝癌的有效手段,肝癌肝移植术后肿瘤转移复发和供肝资源短缺是肝移植面临的主要挑战。米兰标准是肝癌肝移植适应证的最初和最严格标准,当今新出现的标准有加州大学旧金山分校标准、杭州标准和上海复旦标准等,通过比较各个标准有助于明确各标准的利弊,为提高肝移植后患者生存率和降低复发率奠定基础。肝癌肝移植术后疗效预测指标和术后肿瘤复发的防治也是当今研究的热点问题。

七、术后处理

术后治疗主要以保肝、预防感染、止血、维持水电平衡、加强支持治疗、制酸和促进肝细胞再生为原则,另外密切观察心、肺、肝、肾功能变化由于肝癌患者多合并肝硬化,肝切除手术后肝功能恢复能力较差,保肝治疗尤为重要由于肝硬化患者多存在胃酸分泌过多和门静脉高压性胃炎加上手术后的应激反应容易引发术后上消化道出血,所以术后近期需给予制酸药物减少胃酸分泌。

八、并发症

腹腔内出血:术中或术后出血是最常见且严重的并发症,术中出血常由于未阻断出入肝的血管,或是损伤到大的血管。对于肝硬化的患者,由于肝功能的问题,出血量较多且较难控制。术后出血原因很多,常见有止血不彻底,术中结扎血管脱落,应激性溃疡,凝血功能障碍存在出血倾向。术后应监测患者生命体征,观察患者体征及胃肠负压引流颜色,发现出血及时处理。术后少量的出血,可行内科药物保守治疗。出血量内科保守治疗难以控制时,可行内镜下止血,必要时急症手术治疗。其余常见并发症有肝衰竭,胆漏和腹腔感染,胸腔积液和切口感染,裂开。

九、肝癌复发

肝癌术后的 3 年复发率为 40% ~50% 左右,5 年复发率为 60% ~70% 乃至更高。

十、预后

术后生存率:对大量临床资料的多因素统计分析表明,影响肝癌预后的因素归纳起来涉及以下多个方面:①与病期和临床表现的关系;②与病理的关系;③与治疗的关系;④与肿瘤的各种生物学特性的关系;⑤并发症的影响。从病期和临床表现来看,病期早晚和肿瘤大小仍然是手术切除最主要的预后因素。能手术切除的肝癌患者(多为中早期,同时肝功能良好)的预后明显好于不能手术切除的肝癌患者(多为晚期,肝功能差)。充分体现了肝癌的二级预防原则的重要性,即"早期发现、早期诊断、早期治疗",是提高远期疗效的重要手段。就与病理的关系而言,单个结节预后显著优于多结节者;癌结节包膜完整者亦显著优于包膜不完整者或无包膜者。肿瘤直径≤5cm 的小肝癌显著优于 >5cm 的大肝癌;无脉管浸润者显著优于有脉管浸润者等。而一些特殊类型的肝癌如纤维板层型和外生型肝癌的预后较好。

从治疗的角度来讲,外科治疗仍是改善肝癌预后的最主要因素,主要进展是小肝癌切除、大肝癌切除、对复发癌的再切除、对不能切除肝癌的缩小后切除以及肝移植。能手术切除者好于不能手术者,能行切除以外的局部治疗及综合治疗者好于单纯药物治疗者。而及时切除肝内复发癌和单发的肝外转移灶可达到延长生存期甚至治愈的目的。

从肿瘤的各种生物学特性来看,随着肿瘤的不断生长,由小肝癌的二倍体细胞为主向异倍体细胞为主发展,随着肿瘤的恶性程度增高,肝癌的侵袭性增加,肿瘤的分化程度也由好变坏,分化程度低者,肿瘤恶性程度高,发展快而预后亦差,手术切除率低且易复发,反之亦然。分子水平的研究证实有一系列的癌基因、抑癌基因和生长因子的异常与肝癌的侵袭性呈正相关;另有研究表明多药耐药基因(MDR1)表达阳性者对化疗敏感性差。

术后无瘤生存率:与生存率相比,过去对无瘤生存率的注意较少,其实对术后无瘤生存率的预后评价也是对复发和转移的预测,是进一步选择术后辅助治疗的重要依据。基本上与影响术后总体生存率的因素是相似的,比较突出的是手术切除程度和病理类型的影响。在目前尚无确切有效的辅助治疗的情况下,术后复发和转移是与根治切除的程度密切相关的,另一方面肝病背景是根治后远期"多中心发生"的根源。获病理根治性切除者术后复发的比率低,复发的时间晚,可能大多属于多中心起源,而只获临床根治者,则可能多为潜在的癌灶的复发和同源的转移灶,复发时间较早。

(张东升)

第三节　免疫治疗

肝细胞癌(hepatocellular carcinoma, HCC)是最为常见的肝脏原发性恶性肿瘤,其病因可以分为病毒性和非病毒性两类,在全球每年新发肿瘤病例数中约占6%(全球每年新发肿瘤750 000例)。在全球男性和女性肿瘤死亡原因中分别居第三位和第五位。HCC平均导致死亡人数约600 000例/年。随着发病率的增加,非酒精性脂肪性肝病(NAFLD)已经成为是肝细胞癌(HCC)的重要原因。非酒精性脂肪性肝病相关的原发性肝癌(NAFLD-related HCCs, NAFLD-HCCs)具有以下临床特点:高体质指数、血脂紊乱、糖尿病、高血压、代谢综合征,其中,肥胖、糖尿病和肝铁含量过高是NAFLD患者进展为HCC的危险因素;另一方面,在NAFLD进展过程中,炎性细胞因子、脂肪因子、胰岛素样生长因子-1和脂毒性等因素互相影响,共同促进了HCC的发生。

目前对HCC的早期诊断水平不足,事实上HCC患者往往被确诊在晚期阶段,导致其高死亡率的居高不下,5年存活率低至5%~6%。尽管手术在早期阶段发挥着根本性作用,实际上,大多数患者被确诊时在晚期已经错过手术最佳时机,或者肝脏功能受损,仅仅能进行局部区域治疗,生存获益受限。而且经过治疗5年后50%~80%肿瘤患者复发,大多数在2年内复发。对于晚期不能切除的HCC,目前仅仅索拉非尼和瑞戈非尼两种口服多酶抑制剂,显示在晚期HCC具有效果,但对患者生存期延长较短,如索拉非尼证实提高患者平均生存时间约为2.3~2.8月。包括肿瘤疫苗在内的等免疫治疗,是一类新的有效的HCC治疗途径。迄今为止,极少关于 HCC 免疫治疗的临床试验显示出 HCC 患者接受疫苗治疗和肿瘤抗原特异性 T 细胞治疗后生存时间被延长。反而,来自临床试验的结果并不乐观。因为肝脏免疫微环境的特殊性,对 HCC 免疫治疗的效果产生举足轻重的作用。

一、肝脏独特的免疫微环境

随着研究不断深入,人们发现肝脏实质上是一个独立的免疫器官,其强大的肝内抑制型免疫微环境可成为疫苗免疫治疗失效或者减效的免疫屏障。其独特性表现为:①双重血供:肝脏是人体内最大的实体脏器,其拥有双重血供系统。正常肝脏血供 70%~75% 来自门静脉系统,门静脉收集胃、肠、脾、胰的血液,其中食物和细菌抗原丰富。余下 25% 的血供来自肝动脉系统。②复杂的免疫微环境:肝脏的免疫应答之所以复杂,还在于肝血窦不同于毛细血管,其内皮细胞的不连续连接,相互之间形成无基底膜的窗孔。窗孔大小受局部微环境药物、细胞因子等因素精细调控。每 100 克肝组织每分钟接受循环血液是 120ml,在肝血窦流速缓慢,抗原丰富,血液中免疫细胞都可以与之充分接触,并通过窗孔与肝实质细胞进行接触,从而进行多样化的相互作用,包括免疫清除和免疫耐受的发生。③固有免疫细胞占优势:肝脏血液循环丰富,不仅含有来自外周循环的免疫细胞,还含有在进入肝脏分化成熟或长期定居的免疫细胞群,如肝脏固有 NK 细胞占肝脏正常 NK 细胞的 50%,由成年肝脏发育而来,有独特表型和功能,以及肝脏巨噬细胞,这些细胞群构成纷繁复杂的固有和适应性免疫应答网络。④肝脏免疫系统发育独特性:骨髓、胸腺、淋巴结、脾脏、血液等专职免疫器官发生于中胚层,为机体内封闭系统,不与外环境直接接触;肝脏起源于内外胚层,为机体对外开放系统,与外环境直接接触,是免疫应答最活跃区域。

在正常生理条件下,当富含抗原(来自肠道的细菌抗原和大量食物消化代谢产物)的血液经门静脉系统进入肝脏,通过肝窦网络,被抗原提呈细胞和淋巴细胞所获取,随之展开一系列极其复杂的免疫应答过程。

在肝脏,有多种细胞参与诱导肝内免疫耐受,避免发生自身免疫反应。其中,肿瘤相关成纤维细胞(cancer associated fibroblast, CAF)是肿瘤微环境重要组成元件,此类细胞通过分泌前列腺素 E2(prostaglandin E2, PG-E2)和吲哚胺 2,3- 双加氧酶(indoleamine 2, 3 dioxygenase, IDO)抑制 NK 细胞的功能;$CD4^+$ $CD25^+$ FOXP3 $^+$Treg 分泌 IL-10、IL-35 和 TGF-β 抑制肿瘤杀伤性 $CD8^+$T 细胞的活性;肿瘤细胞表达 PD-L1 与其受体 PD-1 结合,启动了 G0/G1 检查点,选择性抑制细胞周期相关蛋白表达,阻碍细胞周期进展及 T 细胞增殖,同时下调 B7-1 和 B7-2 的表达,对 $CD8^+$T 细胞激活能力降低;骨髓来源抑制型细胞(myeloid-derived suppressor cells, MDSCs)通过释放 TGF-β 和 NK p30 抑制 NK 细胞活化,释放 L- 精氨酸抑制 T 细胞增殖;肝实质细胞被证实能诱导产生失能型 $CD8^+$T 细胞也包括在内;此外,Kupffer 细胞、肝脏树突状细胞和肝脏血窦内皮细胞已被证实扮演免疫耐受抗原提呈细胞的角色。主要表现为各类细胞表现为免疫抑制性,对肿瘤杀伤细胞的抑制或减效作用(图 31-6)。

因此,由肝脏固有免疫形成的免疫抑制性肿瘤微环境是 HCC 免疫治疗的过程中值得高度重视的因素,将直接影响治疗的效果。

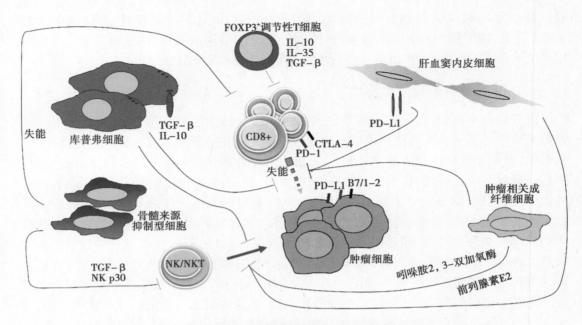

图 31-6   肝脏肿瘤微环境的免疫耐受机制

二、HCC 免疫治疗策略

HCC 免疫治疗策略一般分为主动性治疗（active immunotherapy）和被动性治疗两类（passive immunotherapy）两者还可以根据免疫机制进一步分为细胞免疫治疗策略和非细胞免疫治疗策略。

（一）主动性免疫治疗——疫苗的治疗策略

肿瘤疫苗接种的目的是通过刺激效应性 T 细胞诱导以及持续肿瘤特异性免疫应答，从而减少肿瘤的符合，控制肿瘤的再复发。如下多种方法已经被使用：①抗原负荷树突状细胞（DC）；②基于蛋白肽段的疫苗；③基于 DNA 的疫苗。

1. 抗原负荷树突状细胞   树突状细胞（DCs）是抗原提呈细胞（APC）中提呈抗原能力最强的细胞，可以提呈所有最佳的必需抗原，诱导抗原特异性 T 细胞的激活，在天然免疫和获得性免疫中发挥了至关重要的作用。DC 在天然免疫及适应性免疫中均发挥着重要的作用。研究发现，在肝癌患者外周血及淋巴结中 DC 增多。在肝癌切除的患者中，DC 在肿瘤病灶中的浸润与患者良好预后有明显关系。但是，在 HCC 患者肝脏，肝脏树突状细胞往往表现为未成熟表型或者提呈功能受损状态。这种肝脏树突状细胞的失能状态，可能会导致抗肿瘤免疫的失败，并通过清除抗原特异性细胞，促进调节性 T 细胞（CD4+CD25+FOXP3+）的增殖，最终导致 HCC 肿瘤免疫抑制型微环境的形成。因此，通过肿瘤抗原荷载 DC，增强机体抗肿瘤免疫反应已经成为肝癌治疗中一项新的细胞介导的免疫治疗探索途径。HCC 患者通过再灌注 DC 这种外部被动免疫的方法能够对肿瘤细胞产生免疫反应从而获益，提示该治疗方案可为一种可行的积极的策略，但是其操作过程的复杂性、临床治疗效能的确切性和稳定性是目前面临的问题。

但是从总的观察到的临床结果来看，目前尚缺乏临床试验对 DC 的疫苗在 HCC 患者治疗效能的全面完整评价,进展尚不容乐观。在一项Ⅰ期试验中,通过来自肝癌溶解物提取的自体细胞刺激 DC 的产生可使抗肝癌的免疫治疗具有良好的耐受性。一项用 HepG2 细胞裂解物负荷的 DC 的Ⅱ期试验中证实 39 例晚期肝癌患者中 DCR 为 28% 且无相关不良事件发生。在一项由 20 例肝癌患者经 TACE 治疗及 13 例肝癌患者经 TACE 治疗后 DC 灌输的试验中观察到联合治疗具有更强的肿瘤特异性免疫应答,但是复发率(recurrence rate,RR)未见有何差异。一项正在进行的一期试验正在评估肿瘤内 DC 同种异体疫苗的处理(NCT01974661)。一项临床试验显示用自身肿瘤裂解物加上 DCs 进行免疫对 HCC 晚期患者较为可行,该免疫治疗显示晚期 HCC 患者部分应答(partial responses, PR)4/31,在稳定型疾病(stable diseases, SD)中应答率为 17/31。另一项采用 DCs 负载肝癌细胞系 HepG2 裂解物的临床试验显示,在 HCC 患者中 PR 为 2/15,在 SD 中为 9/15。在一项应用多重 TAA荷载 DC 疫苗的Ⅰ/Ⅱ期临床试验显示,对晚期 HCC 患者仅仅 1/5 显效。目前一项新的Ⅰ期临床试验评价一种同源树突状细胞疫苗 –COMBIG–DC 在 HCC 中的安全性正在开展(NCT01974661)。

2. 基于蛋白肽段的疫苗　甲胎蛋白(AFP)和磷脂酰肌醇聚糖(GPC3)基于蛋白肽段疫苗的主要肝癌相关抗原。AFP 来源的疫苗已经被用于一项一期试验的评估,该研究报告在所有患者中 T 细胞特异性活性增强。另一项一期试验报告称 33 例晚期肝癌患者经 GPC3治疗后,高 GPC3 相关细胞毒性 T 细胞(CTLs)表达的患者 mOS(生存率中位数)为 12.2 个月(95%CI 6.5~18.0),而低 GPC3 相关细胞毒性 T 细胞(CTLs)表达的患者 mOS 为 8.5 个月(95%CI 3.7~13.1, P=0.033)。最近,一项正在进行的二期试验(UMIN–CTR:000002614)正在对外科术后或射频消融术后 GPC3 疫苗使用的效果进行评估。目前,基于 GPC3 DNA 疫苗的临床前数据显示针对 GPC3 抗肿瘤免疫的特异性和效应性细胞的诱导只在体内模型中进行。目前尚无正在开展的临床试验,即使有报告称两例预处理 AFP 阳性 HCC 患者注射 AFP–DNA 疫苗以及腺病毒驱动免疫显示了良好的安全性和免疫性 T 细胞应答。端粒酶肽 GV1001,虽不是特征性抗原,在一项二期试验中也被作为一个评估指标,因其是肿瘤进展时间(TTP)中位数达到 57 天。另一个有潜力改善肝癌患者临床结局的治疗策略是疫苗与抗血管生成酪氨酸激酶抑制剂(TKIs)的联合治疗,例如索拉菲尼。基于此,一项正在进行的三期试验即为比较病毒疫苗联合索拉菲尼的免疫治疗以及单独使用索拉菲尼(PHOCUS)(NTC02562755)两者之间的疗效。

3. 抗编码 mRNA 的治疗策略　另一个疫苗接种治疗策略由抗编码 mRNA 技术体现。mRNA 编码所有抗原相对应的基因信息,随之产生抗原表达。这种方法与基因组整合的风险无关,与 DNA 序列的使用相比更具有安全性。一方面,DCs 可以通过 mRNA 进行培养和电穿孔,然后再将其输注到患者体内。另一方面,“裸信使 RNA”可以被注射到体内。这两种情况在多种小鼠模型中都能获得抗肿瘤免疫反应。该方面的研究正在开展,最近开展的一项临床研究采用射频消融的当天注射编码的靶抗原 GPC3 和 MAGE–C2 的 TriMix mRNA用于评估其作用。

（二）被动性免疫治疗

1. 细胞因子诱导的杀伤细胞(cytokine–induced killer cell, CIK cell)　此类细胞是一类表达 CD3$^+$CD56$^-$、CD3$^-$CD56$^+$ 或者 CD3$^+$CD56$^+$ 的内源性细胞亚群,能够识别肿瘤抗原并直接杀伤癌细胞。外周血单个核细胞(peripheral blood mononuclear cells, PBMC)能在

IFN-γ、anti-CD3 和共刺激 IL-2 产生 CIK 细胞表型。目前研究发现,在 HCC 的临床治疗中,CIK 是一种有效的辅助免疫治疗。已有多项研究表明,HCC 患者经肝脏手术切除后进行 CIK 的细胞联合治疗后有明显改善效果。一项 II 期临床研究的用于评估 127 例 HCC 患者肝脏切除手术后的 CIK 辅助免疫治疗效果,患者随着分为 3、6 疗程或者观察组,并 1、3 和 5 年的无疾病生存率(disease free survival, DFS)分别进行比较,结果显示接受 3 或 6 个疗程 CIK 的免疫治疗的 HCC 患者的 DFS 在各个时间点均明显高于观察组,差异有明显统计学意义。另一项大型回顾性分析显示,204 例 HCC 手术后接受 CIK 输注治疗,比 206 例单纯手术组 HCC 患者显示了更好的预后,其 1、2、3、4 和 5 年总生存率分别为 93.6%、83.3%、76.6%、71.1% 和 65.9%;而单纯手术组 1、2、3、4 和 5 年总生存率分别为 84%、69.2%、61.6%、56.9% 和 50.2%,两组逐年比较均有显著统计学意义。而且,接受 CIK 输注治疗治疗高于 8 个循环治疗量的患者,显示出比低于 8 个循环治疗量的患者更好的生存率(P=0.0272)。在瘤体大于 5cm 的 HCC 患者中,接受 CIK 治疗比单纯手术治疗显示更好的生存期。

另一回顾性研究表明,过继同源 CIK 细胞联合经动脉化疗栓塞(transarterial chemoembolization, TACE)+ 射频消融(radiofrequencyablation, RFA)85 例 HCC 患者,与 TACE+RFA 相比,术后反应相似,在生存指标得到更好的获益,如更长的无进展生存期(progression free survival, PFS)(17 个月 vs 10 个月,P=0.001)和 OS(56 个月 vs 31 个月,P=0.001)。最近一多中心 III 期临床研究表明,230 例 HCC 患者,经手术、RFA 和酒精注射等治疗后,随机分组接受同源性 CIK 治疗或单独观察,发现同源性 CIK 治疗可以改善 HCC 患者 DFS,其中位数为 44 个月,而未进行 CIK 治疗 DFS 中位数为 30 月(P=0.010)。一项包含 13 项 II / III 期临床研究的 meta 分析了 TACE 和 RFA 之后的 CIK 治疗,发现对 1 年和 2 年的生存率有明显改善效果。经对多项研究结果的综合来看,CIK 免疫治疗能降低 HCC 切除后的复发率。另一项系统性 meta 分析对筛选了 14 篇研究报告进行总结,确认 CIK 治疗的应用于肝癌切除术后可明显降低肿瘤的复发率。当前,多项关于同源性 CIK 辅助免疫治疗的临床研究进入 III / IV 阶段,如 NCT01749865 和 NCT00769106 项目。

总之,目前研究证据提示,CIK 免疫治疗联合其他治疗手段,有利于提高 HCC 治疗效果,尤其是晚期 HCC 也能获益。

2. NK 细胞　NK 细胞是天然免疫系统重要的一类细胞,并在宿主免疫系统中对实体肿瘤免疫反应发挥至关重要的作用。其主要通过直接杀伤肿瘤细胞或者释放免疫调节性细胞因子来激活细胞毒性的白细胞发挥抗肿瘤效应。然而,NK 细胞的抗肿瘤活性在晚期 HCC 肝脏内受到强大的抑制作用。这种 NK 细胞的功能性缺陷的原因,主要由肝脏抑制性 MDSCs 和肝脏不断增加的 Treg 造成。

临床前期研究发现,NK 细胞的再激活,可以发挥对 HCC 抗肿瘤效应,提示 HCC 患者可以通过增强 NK 细胞活性获益。尽管目前临床研究的数量尚不足为 NK 细胞对 HCC 临床免疫治疗提供有力证据。但已有一项临床研究显示,射频消融治疗 HCC 可以增强患者外周血中 NK 细胞活性。基于 NK 细胞良好的抗肿瘤活性,目前两项评价 NK 细胞免疫治疗效果的临床试验已经开展,其中一项是评估 HCC 切除后联合 NK 细胞免疫治疗效果(NCT02008929),另一项是研究 HCC 肝脏移植后 NK 细胞免疫治疗效果(NCT01147380)。

3. 干扰素治疗　重组人干扰素 -α 具有在慢性病毒性肝炎中广泛应用的基础和其抗血管生成和免疫激活属性,因而在 HCC 临床治疗中成为第一个取得实质性进展的免疫疗法。

而且,众多研究显示,IFN-α、IFN-β 和 IFN-γ 在体外均显示出对 HCC 细胞良好的促凋亡效应。一项对不能切除的 HCC 的 Ⅱ 期临床试验显示,TACE 联合 IFN-α 比单独使用 TACE,DFS 明显延长,DFS 中位数分别为 23.6 个月和 20.3 个月(P=0.002),mOS 分别为 29 个月和 26 个月(P=0.003)。另有一项 Ⅲ 期临床试验显示,对于晚期肝癌合并门静脉侵犯的患者,5-FU 联用聚乙二醇 IFN α-2b 可以使 mOS 达到 29.9 个月。一项 meta 分析(源自 8 项随机和 2 项非随机对照临床试验)显示,与联用安慰剂组相比,联用干扰素治疗的患者复发率明显降低(P=0.02),死亡率也明显下降(P<0.00001),进一步分析发现,当干扰素联合 TACE 或外科手术应用时,死亡率均比各自相应对照组明显下降(P<0.00001)。一项体内实验显示索拉非尼联合干扰素发挥协同效应,诱导肝癌细胞凋亡,抑制其生长。目前,一项关于免疫联合治疗的 Ⅱ 临床试验正在进行中(NCT01834963),旨在比较 IFN-α 联合经肝内动脉输注 5-FU 和顺铂 +5-FU 对 HCC 手术后患者的治疗效果。

4. 检查点抑制物　多种免疫负性调控靶点彻底改变了黑色素瘤、肾癌和非小细胞肺癌的治疗,因其显著改善了总体 mOS 和应答率。CTLA-4 和 PD-1 是在肝癌中研究得最多的关键免疫靶点抑制物。

曲美木单抗(tremelimumab),是一种开发用于抗 CTLA-4 的单克隆抗体,已经被用于一项募集了 21 例晚期肝癌患者的 Ⅰ 期临床研究。结果显示 17.6% 部分应答患者和 58.8% 病情稳定的患者均能够很好地耐受该药物。有趣的是,曲美木单抗对免疫抑制分子的抑制也增强了机体免疫细胞病毒清除能力,在 12 例用曲美木单抗治疗的 HCV 感染的肝癌患者中观察到了超过 200 倍的血清病毒载量的降低。目前一项曲美木单抗治疗联合射频消融术(RFA)或者经导管肝动脉化疗栓塞术(TACE)的 Ⅰ 期临床研究已经顺利完成(NCT01853618)。结果评价显示,这种联合治疗不仅安全可靠,并且在 10 例局部治疗以外的应答疗效评价中,所有患者都出现免疫细胞浸润,其中 4 例确认获得了部分应答。

Nivolumab 作为一种研发用于抗 PD-1 单克隆抗体,在 CheckMate 040 研究中被用于晚期肝癌患者的治疗。在 214 例接受扩大剂量治疗的患者中,出现约有 20% 的应答率,其持续应答的中位数是 9.9 个月,疾病控制率(DCR)为 64%,该结果展示了 Nivolumab 较好的抗肿瘤细胞毒性效应,甚至在剂量扩大阶段 9 个月的总体生存率为 74%(95%CI 67~79)。

另一项评估抗 PD-L1 单抗 MEDI4736 的初步研究结果显示,MEDI4736 应用 12 周的疾病控制率为 21%,具有良好的抗肿瘤的细胞毒性效应。

ASCO 2017 年胃肠肿瘤学术研讨会上展示了最近关于抗 PD-1 单抗 pembrolizumab 的两项临床研究的实验设计流程。前者是一项单臂,多中心的 2 期研究(KEYNOTE-224),用于评估 pembrolizumab 在经治的晚期肝癌患者中的疗效和安全性。后者是双盲,安慰剂对照的 3 期研究(KEYNOTE-240),在这项研究中,经治晚期肝癌患者将随机分为 pembrolizumab 组和安慰剂组。

在小鼠黑色素瘤疫苗的模型中,采用抑制 CTLA-4 或 PD-1,可以使表达 CTLA-4 和 PD-1 表达的 CD4/CD8 肿瘤浸润效应 T 细胞的比例增加,同时使肿瘤内调节性 T 细胞减少。由于联合治疗在其他肿瘤类型中观察到了良好的疗效,CheckMate 040 研究将评估 ipilimumab 加 nivolumab 联合的疗效与毒性(NCT01658878)。

5. 溶瘤细胞免疫治疗　溶瘤细胞病毒具有双重作用机制。它既能够在病毒复制过程中诱导肿瘤细胞裂解,也能在细胞介导活化中暴露肿瘤抗原。最近一项随机的剂量探索二期试验正在进行,旨在评估一种溶瘤细胞性免疫治疗痘苗病毒 JX-594(Pexa-Vec)对晚期 HCC 患者的疗效。经过瘤内灌注低或者高剂量的 JX-594,结果显示该治疗方案耐受性良好,只出现流感样症状、神经性厌食、淋巴细胞减少以及转氨酶偏高等表现。高剂量组与低剂量组相比具有显著更长的 mOS(分别为 14.1 个月和 6.7 个月)但是,个体生存期与却剂量显著相关(生存期中位数在高剂量组为 14.1 个月,低剂量组为 6.7 个月)。另外几项开放性评估 JX-594 序贯于索拉菲尼或者单用在晚期 HCC 患者疗效的临床试验正在注册中(NCT01636284,NCT01171651,NCT02562755)。

研究者在不同的 HCC 免疫治疗临床试验中都观察到了临床应答的效果有限,其原因是可能由于缺乏 HCC 特异性肿瘤相关抗原所导致。目前由欧盟资助的 HEPAVAC 联盟正致力为 HCC 开发一种新的治疗性疫苗。这是一种基于新的 HCC 特性抗原表位的鸡尾酒疗法,其中包括 HLA Ⅰ型和Ⅱ型限制性肿瘤相关肽(TUMAPs),并且这两种肽自然表达于原代肿瘤细胞表面或者 CIITA 转导的 HCC 肿瘤细胞系。疫苗接种方案将以一种主动个性化治疗疫苗(actively personalized vaccine,APVAC)方法作为疫苗接种的补充,包括自然处理和提供来自病人特异性突变的多肽。HEPAVAC 疫苗计划方案于 2016 年夏启动,在以早期 HCC 患者为研究对象的欧洲Ⅰ/Ⅱ期多中心临床试验中进行评估。

6. 节拍性化疗在免疫学作用　在短期间隔时间内多次重复低剂量给予化疗药物(metronomic chemotherapy)最初是被发现能够抑制肿瘤血管新生以及显著抑制肿瘤生长。然而近期,研究显示节拍性化疗还可以通过其他机制发挥抗肿瘤效应。学者们证实肿瘤对这种治疗方式的应答不仅与直接的抗肿瘤活性相关,同时也与以下的免疫增强调节因素相关:①激活免疫;②诱导肿瘤休眠;③化疗驱动的肿瘤细胞依赖。特别是在全剂量的情况下,节拍性化疗诱导免疫原性细胞死亡,释放出肿瘤细胞的危险信号,可以促进抗肿瘤免疫,使 DCs 分化为促炎性表型,从而驱动 T 辅助 1(Th1)细胞应答。低剂量环磷酰胺对免疫抑制 Treg 细胞发挥毒性效应,使之对 T 细胞的抑制作用减轻,提高了抗肿瘤细胞的应答。同样的,吉西他滨(gemcitabine)在体内和体外都能选择性杀伤骨髓源性抑制细胞(MDSCs)。抗肿瘤药物多西他赛可以调节不同细胞亚群,增强 CD8$^+$ 细胞的功能以及耗竭 Tregs。

迄今为止,约超过 50 个临床研究报道,节拍性化疗在不同的肿瘤中均显示出增强的抗肿瘤免疫。然而,目前仅四项临床研究对 HCC 的节拍性化疗进行了评估。Treiber 等报告称节拍性化疗对疾病进展时间以及整体生存无明显影响。Hsu 等研究认为节拍性给予替加氟/尿嘧啶(UFT)联合索拉菲尼是安全的,能够增强抗肿瘤效应而没有副作用。Woo 等报告称在节拍性治疗中将表柔比星和顺铂以及 5-FU 联合使用,对治疗 HCC 伴随门静脉栓塞有效。此外,Shao 等报道称在晚期 HCC 患者节拍性治疗中使用 UFT 分别加用沙利度胺,索拉菲尼或者贝伐单抗,均显示是具有一定抗肿瘤活性。一项来自意大利的二期非随机试验,作者报告了包含 59 例初治晚期 HCC 患者以及 31 例索拉菲尼抵抗或不耐受患者两种队列分别接受每日 2 次 500mg 卡培他滨治疗,其无进展生存期中位数(mPFS)分别为 6 个月及 14.4 个月,治疗方案耐受性良好,药物毒性可接受。然而该试验中没有进行免疫学分析。另外 2 例病例报告报道节拍性使用卡培他滨进行个体化治疗 HCC 患者,效果显著。

总之,目前在 HCC 患者中应用节拍性化疗的效果鼓舞人心,同时也吸引了研究者后续设计大量随机Ⅱ、Ⅲ期试验来确认它的疗效。

（三）联合免疫治疗策略

1. 肿瘤消融联合免疫治疗 许多研究都显示肿瘤消融联合免疫治疗在多个临床前研究中已经证实具有增强的抗肿瘤效应,显示了满意的效果,然而在 HCC 中此类治疗尚无报道。在一项转移性肺癌动物模型中,研究者在对模型进行热消融后通过在肿瘤内注射未成熟 DCs 观察到了抗肿瘤免疫活性的增强。在 RFA 联合针对癌胚抗原（CEA）的痘病毒疫苗治疗结肠癌肿瘤模型中,研究者观察到了与单独治疗的个体相比,CEA 特异性 T 细胞在联合（CEA）的痘病毒疫苗治疗中出现的高水平的增殖。冷冻消融联合抗 CTLA4 抑制物治疗前列腺癌的过程中,通过诱导 $CD8^+$ 和 $CD4^+T$ 细胞的浸润和上调局部病灶毒性 T 细胞和调节性 T 细胞的比例,能够显著影响前列腺癌的生长,其效果优于单独治疗组。

2. 低剂量或节拍性化疗联合免疫治疗 基于不同药物的低剂量或节拍性化疗联合不同抗癌疫苗的治疗方案已经过临床前和临床试验评估,肿瘤诱导的免疫抑制显著降低,其机制是疫苗诱导的免疫应答的回升伴随肿瘤衰退的增强。低剂量环磷酰胺联合一种疫苗（例如端粒酶疫苗）治疗 HCC 已经在一项临床试验中评估。遗憾的是,联合治疗在肿瘤应答和进展时间中并未显示出抗肿瘤效应。随后这种联合方式在 HCC 中也并没有进行更多的尝试。

3. 检查点抑制物联合抗瘤疫苗 目前仅极少数文章报道免疫检查点抑制（check-point inhibitor）联合抗癌疫苗治疗 HCC。有一项临床研究报道了在 HCC 患者中联合使用抗 PD-1 单抗和 GPC3 多肽疫苗进行治疗,结果显示多肽疫苗联用后可以显著改善抗肿瘤效应,提高疫苗特异性毒性 T 细胞水平,明显减少肿瘤浸润 T 细胞。

HCC 是一种临床高发并严重威胁人类生命的恶性肿瘤,但是当前尚缺少有效治疗手段,尤其是在晚期肝癌阶段,亟待寻求更多的治疗行之有效的治疗手段。和其他肿瘤相比较,部分免疫治疗手段在 HCC 中可以显效,目前需要更多更深入地了解 HCC 相关肿瘤免疫的发生发展和转归机制,为其免疫治疗提供更多有效的关键靶点和预警标志物。相信,随着医学研究的发展,更多精准的免疫治疗手段将不断与手术、化疗、射频消融等方式有机结合,给肝癌的有效治疗带来希望。

（王洪武 宁琴）

第四节 中医治疗与预防

肝细胞癌（hepatocellular carcinoma, HCC）是一种高死亡率的原发性肝癌,在我国每年约有 39 万人死于 HCC,占全球肝癌死亡病例数一半以上,位居所有癌症发病的第 2 位。其临床上早期无明显特征性表现,一旦出现特异性症状,常为中晚期,若没有得到有效治疗,中位生存期大多 6 个月左右。非酒精性脂肪性肝病（nonalcoholic fatty liver disease, NAFLD）的发病率呈显著增长。有报道指出肝癌病例中约有 16% 的患者存在非酒精性脂肪肝的危险因素,且有逐步上升的趋势,NAFLD 现已成为肝癌的一个独立危险因素。

有关肝癌的现代医学治疗,单纯的放、化疗疗效欠佳,且毒副作用较大,临床应用受到限制。目前多采用早期手术、靶向药物治疗,不同形式介入和中西医结合综合治疗。中医药作为综合治疗的一部分,在减少西医药毒副作用,减轻患者临床症状,延缓病情进展,提高生活质量,延长生存期等方面有一定作用。随着肿瘤微环境学说的兴起,临床中医药治疗肝癌的手段与方法主要从辨证论治形成的汤剂、现代工艺制成的口服制剂和中药注射剂的应用(包括中药介入治疗肝癌)及基于中医药的肝癌三级预防方案。

一、病因病机

古代中医文献中无"肝癌"病名的明确记载,但依据其临床表现,可归属于"积聚"、"黄疸"、"鼓胀"、"胁痛"等病证的范畴。肝癌发病多由素体正气亏虚,气血不足,加之寒湿、痰浊、虫积或它病日久,多种邪气交夹来袭,而致血瘀癌毒内盛而发。

(一)情志失调

肝主疏泄,调畅气机。脾主运化气血,气血为人体情志活动的物质基础。怒为肝之志,"暴怒伤肝"、"怒则气上"。思为脾之志,"忧思伤脾"、"思则气结"。情志不畅,肝脾不调,脏腑失和,脉络运行受阻,气血运行不畅,气滞血瘀日久,积聚于腹内而成积块。

(二)饮食不节

过食肥厚油腻之物,嗜酒过度,饥饱失常或贪食生冷之物,损伤脾胃正气致使脾胃运化水谷失常,水谷精微输布障碍,酿生水湿痰浊,遂成此病。高脂高热量饮食易导致肥胖、脂肪肝等疾病的发生,有研究显示肥胖相关脂肪肝有可能是一种癌前病变。

(三)体质因素

体质是由先天遗传和后天获得所形成的,人类个体在形态结构和功能活动方面所固有的、相对稳定的特性,与心理性格具有相关性。近年来,体质学说在肿瘤病因发面的研究越来越多,有研究指出,肝癌的发病多与气虚质、阳虚质、湿热质相关。

(四)它病所致

人体是一个有机的统一整体,脏腑之间相互影响,脏腑之病亦相互传变,遂成转移性肝癌,或肝癌转移其他脏腑组织。

肝癌发病之初多为肝脾受损,脾胃运化功能失常,气血运行不畅,久则郁滞化火、湿热内结而致火毒内蕴,血瘀阻滞,积而不通,故见腹部有较硬积块,部位固定不移。胆依附于肝之下,肝胆相连且两经通过经脉相互络属,表里相合,肝主疏泄有助于胆汁的排泄,肝病常能影响胆的功能,故临床常出现身、目、小便俱黄的"黄疸"。晚期由于邪毒日久,耗伤正气,气血大亏,多见肝脾肾俱虚,正气大虚,气滞血结,水停腹中、腹壁青筋暴露之"鼓胀"。它病失治误治,日久迁延不愈,最终损伤肝肾。肝肾阴虚,生风动血,故疾病后期常见患者昏迷、大出血。

二、辨证论治

肝癌多属本虚标实之证,其本虚主要以肝、脾、肾三脏亏虚为主,标实以气滞、血瘀、痰浊、水湿、癌毒为主。中医学认为人是一个有机的统一整体。在结构上,各个脏腑形体官窍密不可分,保持了整个人体结构上的完整性。在生理病理过程中,各脏腑组织相互协调、相互影响,一脏有病日久,往往延及他脏。肝藏血,调节人体全身之气机。人体各个脏腑结构功能的正常主要依赖于气血的濡养,而脾胃又为"后天之本,气血生化之源",脾胃运化功能正常,则气血生化有源。肾为"先天之本"主藏精,《素问》提出"肾生骨、髓,髓生肝"。《医宗必读》提出"乙癸同源,肾肝同治",《难经》提出"见肝之病,则知肝当传之于脾"、"肝病传脾,脾当传肾",即肝、脾、肾三脏在生理病理上密切相关。故中医对肝癌的辨证不仅仅是辨肝一脏之病,而应当在分清脾、肝、肾为主的基础上,结合标实来辨气滞、血瘀、水湿、癌毒等虚实夹杂的整体状态。

本病早期以祛邪调理为主,可采用疏肝解郁、理气和营、清热利湿之法;中期当攻补兼施、扶正祛邪,可用健脾益气、活血化瘀、攻毒消积、软坚散结、消症破积之法;晚期治疗当以扶正缓治为主,留存生机,可用滋补肝肾、健脾护胃、平肝息风、清热化痰开窍之法。在整个治疗过程中,都应重视脾胃之气的顾护,肝肾精气的保养。由于患者所处环境不同、体质差异,病情千变万化,难以固守一方一药,临床采用辨证论治进行个体化"精准治疗"是中医药治疗的基本策略。"以毒攻毒"一直是中医药治疗肝癌的重要策略,产生了一些有效的药物和方法。近些年来,肝癌的组织微环境理论极大地推进了中医药整体和辨证论治优势的发扬光大,一些看似"平淡无奇"的中药有时能产生"意想不到"的临床疗效。其中肝再生微环境影响肝癌的发生发展是近些年来的新认识,改善肝再生微环境是肝癌防治的新策略。补肾生髓成肝治疗法则指导的系列方药改善肝再生微环境、防治肝癌的发生发展已具有较高级别的循证医学证据,通过下丘脑－垂体－肝轴、神经－内分泌－免疫－肝再生调控网络、骨髓干细胞转化为肝脏细胞等多途径改善肝再生微环境可能是中医药防治肝癌的重要疗效机制之一。

（一）口服汤剂运用

目前,原发性肝癌尚无统一的中医辨证论治标准,各家都有自己的临床辨证思路和治疗方药,但也形成了若干一般治疗规律和临床共识,以下是一些临床常见的证治方药。

1. 肝郁气滞证　肝主疏泄,调畅气机,调节情志。肝失疏泄,情志失调,气结成块积于腹中。

（1）证候主症:腹部结块固定不移,质软不坚,脘胁胀闷不舒,患者常表现情志抑郁,善太息,舌苔薄白,脉弦等。

（2）治则治法:疏肝解郁,理气散结。

（3）代表方药:逍遥散加减(柴胡、当归、白芍、白术、茯苓、香附、郁金、生姜、薄荷、炙甘草)。

（4）随症加减:若肝气横逆犯胃,胃失和降,见胃脘胀满,嗳气呃逆者,可酌加山楂、麦芽、合欢皮、绿萼梅、八月札等疏肝理气和胃。若见恶心呕吐严重者,可酌加代赭石、旋覆花、生姜等降逆止呕。若兼有热象,烦躁易怒,口苦咽干,舌质红者,可酌加白花蛇舌草、半枝莲、苦参等清热解毒。年老体弱,身体羸瘦,神疲乏力者可合用异功散。

2. 气滞血瘀证　气机郁结日久,气行则血行,气郁则血瘀,脉络不通,积滞成块。

（1）证候主症:腹部结块明显,质地较硬,固定不移,常有刺痛,纳差,食后腹胀,嗳气得舒,面色晦暗黧黑,面颈胸臂可见血痣赤缕,舌质紫暗或有瘀点、瘀斑,脉细涩等。

（2）治则治法:活血化瘀,消肿散结。

（3）代表方药:柴胡疏肝散合血府逐瘀汤加减(陈皮、柴胡、川芎、香附、枳壳、赤芍、桃仁、红花、当归、生地、牛膝、甘草)。

（4）随症加减:若兼见患者消瘦、面色萎黄、神疲乏力等脾虚气滞,可酌加佛手、木香、厚朴等健脾理气。若胁下胀满疼痛较甚者,可酌加青皮、大腹皮、川楝子、沉香、乌药等理气散结止痛。若积块疼痛如锥刺,可酌加莪术、三棱、王不留行、泽兰等破血消积。若见腹壁青筋暴露血瘀严重者,可改用大黄䗪虫丸。若见女性月经延后或闭经,可改用桂枝茯苓丸。

3. 肝胆湿热证 湿热熏蒸,中焦输运,壅滞肝胆,肝失疏泄,胆汁淤积排泄不畅。

（1）证候主症:患者腹部结块,固定不移,常伴有烦热口苦,面、目、皮肤发黄,小便赤涩不畅,大便秘结,舌质红,苔黄腻,脉象弦数等。

（2）治则治法:清泄湿热,消积退黄。

（3）代表方药:茵陈蒿汤合龙胆泻肝汤加减(茵陈、栀子、大黄、黄芩、龙胆草、木通、泽泻、田基黄、土茯苓、柴胡、甘草、生地)。

（4）随症加减:若恶心呕吐,脘痞腹胀,食欲减退严重者,可酌加陈皮、山楂、厚朴、苍术等健脾化湿,和胃止呕。若伴有砂石样结石者,可酌加金钱草、郁金、车前子等利湿退黄,消石通淋。若热甚者,可酌加半边莲、半枝莲、蒲公英、大青叶等清热解毒。若大便不通较甚者,可将大黄用量加大,或加用芒硝通腑泄热。若痰瘀互结者,可酌加半夏、白芥子、丹参、土鳖虫等健脾化湿散结。

4. 脾虚痰湿证 饮食不节嗜食肥甘之品、少劳多逸等,损伤脾胃,痰浊内生。

（1）证候主症:肝区不适,上腹结块,面色萎黄或虚胖,恶心呕吐,食欲不振,身重纳呆,舌质淡胖或有齿痕,苔白腻,脉细。

（2）治则治法:健脾和胃,利湿去浊。

（3）代表方药:四君子汤合参苓白术散加减(人参、茯苓、白术、炙甘草、白扁豆、桔梗、莲子、砂仁、山药、薏苡仁)。或采用香胃联合方组(香砂六君子汤与胃苓汤两方交替轮流服用,体现虚实分治,肝病治脾的用药方式)。

（4）随症加减:若患者上腹部胀满每于餐后加重者,可酌加陈皮、神曲、山楂、山慈姑、制南星等化湿消积。若腹胀癌痛显著者,加枳实、厚朴、延胡索、土鳖虫等活血消癥。若恶心呕吐甚加姜半夏、竹茹、旋覆花等降逆止呕。

5. 肝郁脾虚证 肝气横逆犯脾,脾失健运,水湿蕴结。

（1）证候主症:腹大胀满,形似蛙腹,面色苍黄,脘闷纳呆,神疲乏力,肢冷水肿,小便短少,舌体胖,苔淡白,脉沉细等。

（2）治则治法:疏肝健脾,化湿散结。

（3）代表方药:柴胡疏肝散合香砂六君子汤加减(陈皮、柴胡、川芎、香附、枳壳、芍药、党参、白术、茯苓、半夏、广木香、砂仁、炙甘草)。

（4）随症加减:若患者腹胀明显,因情志不舒而病情加重者,可酌加大腹皮、玫瑰花、佛手、广藿香等疏肝行气,健脾化湿。若每因劳累而病情加重,伴有明显的纳差、便溏、食欲不佳明显者,可酌加黄芪、刺五加、绞股蓝、香附等益气健脾。若患者体质虚弱,自汗较多可酌加浮小麦、黄芪等补气固表止汗。若见畏寒肢冷,泄泻,水肿,小便清长者,可改用真武汤合五皮饮温阳利水消肿。

6. 肝肾阴虚证 积病日久,正气大亏,肝肾俱虚,阴液耗损,水湿内停。

（1）证候主症:腹大胀满,可见青筋暴露,面色晦暗,唇紫,咽干口燥,心烦失眠,小便短少,患者可神志不清,手足振颤,舌质红绛少津,苔少,脉弦细等。

（2）治则治法:滋养肝肾,利水养阴。

（3）代表方药:一贯煎合大补阴丸加减(北沙参、麦冬、当归、熟地、生地、枸杞、川楝子、鳖甲、黄柏、知母、猪脊髓、蜂蜜、墨旱莲、女贞子）。

（4）随症加减：若阴伤较甚，出现口干明显，鼻腔、牙龈等部位出血，舌红无光，可酌加石斛、玉竹、麦冬等滋补肾阴，生津润燥。若见咳嗽，痰中带血，甚至大口咯血，可伴有胸痛、胸闷、消瘦者，可酌加白茅根、茜草炭、蛤粉炒，阿胶，三七粉等止血。若出现骨蒸潮热，盗汗烦躁者，可酌加地骨皮、丹皮、青蒿、白薇等清透虚热，凉血除蒸。若患者阴虚阳浮、手足震颤明显，可酌加牡蛎、白芍、等滋阴息风。若患者血瘀明显，舌质瘀暗，可选加姜黄、郁金、三棱、莪术、皂角刺等。

7. 热毒内蕴证　邪毒日久，上扰心神，内入营血，破血妄行。

（1）证候主症：患者可骤然大量呕血，血色鲜红，大便下血，严重者可见神识昏迷，烦躁不安，四肢抽搐，口臭便秘，溲赤尿少，舌红苔黄，脉弦滑数等。

（2）治则治法：凉血，止血，开窍。

（3）代表方药：黄连解毒汤合犀角地黄汤加安宫牛黄丸或至宝丹加减（犀角，常用水牛角代替、生地、芍药、丹皮、黄芩、黄连、黄柏、栀子、牛黄、冰片、麝香、珍珠、朱砂、雄黄、郁金、玳瑁、琥珀、龙脑、安息香）。

（4）随症加减：若热盛、生风动血严重者，可酌加穿心莲、白花蛇舌草、地龙、蜈蚣等清热解毒，息风止痉。若患者热度炽盛，耗伤阴液，阴液大亏，动风抽搐，可酌加麦冬、石斛、牡蛎等滋阴息风。若大出血不止，气随血脱，出现汗出如油，面白肢冷，脉微欲绝，用大剂量独参汤或生脉散以益气回阳固脱。

（二）中成药运用

1. 复方斑蝥胶囊　由斑蝥、莪术、三棱、熊胆粉、人参、黄芪、半枝莲、女贞子、甘草等组成，能破血散结、攻毒蚀疮，临床常用于原发性肝癌气虚血瘀的患者。口服 2 次 / 日，每次 3 粒，饭后半小时服药。用药期间忌辛辣、油腻等刺激性食物。

2. 金龙胶囊　由鲜蕲蛇、鲜金钱白花蛇、鲜守宫组成，能破瘀散结、解郁通络，临床常用于原发性肝癌气滞血瘀的患者。口服 3 次 / 日，每次 4 粒，妊娠及哺乳期妇女禁用。服药期间若见过敏者，应立即停药，并给予相应的治疗措施。

3. 肝复乐胶囊　由柴胡、木通、茵陈、半枝莲、香附、党参、白术、黄芪、土鳖虫、桃仁、败酱草、郁金、牡蛎等组成，能疏肝健脾、化瘀软坚、清热解毒，适用于原发性肝癌肝郁脾虚的患者。口服 3/ 日，每次 6 粒，Ⅱ期原发性肝癌疗程为 2 个月，Ⅲ期原发性肝癌疗程为 1 个月。有明显出血倾向者慎用，孕妇忌服。

4. 慈丹胶囊　主要由莪术、山慈姑、鸦胆子、马钱子粉、蜂房等组成，益气养血、化瘀解毒、消肿散结，适用于原发性肝癌瘀毒内蕴的患者。口服 4 次 / 日，每次 5 粒，1 个月为 1 个疗程，孕妇禁用。

5. 康莱特注射液　是从中药薏苡仁中提取的药物，能益气养阴、消癥散结，适用于原发性肝癌气阴两虚的患者且对中晚期患者具有一定的止痛作用，临床上配合介入治疗其疗效更显著。成人 1 次 / 天，缓慢静脉滴 200ml，21 天为 1 个疗程，间隔 3~5 天后可进行下一疗程。首次使用，滴注速度应缓慢，开始 10 分钟滴速应为 15~20 滴 / 分，20 分钟后可持续增加，30 分钟后可控制在 40~60 滴 / 分。

6. 艾迪注射液　由斑蝥、人参、黄芪、刺五加等组成，能清热解毒、消瘀散结，适用于原发性肝癌热毒蕴结的患者，临床上常用于联合介入治疗或配合放、化疗。成人静脉滴注 1 次 / 天，每次 50~100ml，用 0.9% 氯化钠注射液或 5%~10% 葡萄糖注射液 400~450ml 稀释后使用。若与放、化疗合用时，疗程与放、化疗同步；单独使用 15 天为一个周期，间隔 3 天，2 周期为一个疗程。手术前后使用或介入治疗，均 10 天为一个疗程；晚期恶病质病人，30 天为一个疗程。妊娠及哺乳期妇女禁用，首次用药给药速度开始 15 滴 / 分，30 分钟后如无不良反应，给药速度可控制在 50 滴 / 分。

7. 鸦胆子油乳注射液　由精制鸦胆子油、精制豆磷脂、甘油组成，临床上能提高患者的免疫力，对控制腹水效果较好。本品具有清热解毒、消癥散结功效，适用于原发性肝癌热毒内结的患者。用灭菌生理盐水 250ml 稀释后立即静脉滴注，1 次 / 天，每次 10~30ml，1 个月为一个疗程。本品尚可进行局部瘤体内注射或肝动脉灌注栓塞治疗。

8. 消癌平注射液　主要由通关藤组成，能清热解毒、化痰散结，适用于原发性肝癌热毒内蕴的患者等。静脉滴注每次 20~100ml，用 5% 或 10% 葡萄糖注射液稀释使用，1 次 / 天，亦可运用于肝动脉介入治疗。

9. 三氧化二砷　中药砒霜的主要成分是三氧化二砷，本身毒性很大，用治白血病获得很大成功。中药砒霜治疗肝癌早有临床运用，近些年来，三氧化二砷治疗原发性肝癌的临床与实验研究进展很快。实验研究表明，它不仅可通过诱导血管内皮细胞凋亡而使肿瘤血管闭塞供血不足，尚可抑制癌细胞增殖、诱导肿瘤细胞凋亡等而起到抗癌作用。在治疗原发性肝癌时可经静脉小剂量缓慢滴注或局部瘤体内注射等。

10. 去甲斑蝥素　中药斑蝥具有攻毒蚀疮、逐瘀散结的功效，其中的斑蝥素常用于癌症的治疗。去甲斑蝥素为斑蝥素的衍生物，具有抑制肝癌细胞生长、诱导肝癌细胞凋亡等作用，临床上可用它制成合剂进行瘤体内注射或静脉滴注。

11. 青蒿素类　为中药青蒿的提取物，具有抗疟、解热、镇痛、抗病原体、抗肿瘤的作用，特别是其中的青蒿琥酯能明显抑制肝癌细胞的生长，故临床上常用青蒿琥酯制剂进行肝瘤体内注射或肝动脉灌注治疗。

12. 莪术油　从中药莪术中提取出的莪术油内含莪术醇、β- 榄香烯、莪术二酮等多种抗癌活性成分，其不仅能通过诱导肿瘤细胞凋亡而抑制其增殖，尚能直接杀伤癌细胞、调整机体免疫功能和护肝作用，故临床上常运用莪术油制剂进行肝动脉灌注栓塞治疗。

三、基于中医药的肝癌三级预防方案

癌症的三级预防源于 1981 年 WHO 提出防治癌症的"三个 1/3 学说"，即 1/3 的癌症可以预防，1/3 的癌症如能早期发现可以治愈，还有 1/3 不能治愈的癌症可以通过多学科的综合治疗和医护可以提高生存率。肝癌一级预防同样强调病因预防。由于我国肝癌的发生主要与乙型肝炎病毒感染相关，故 HBV 相关的肝癌第一级预防的主要措施是预防接种乙肝疫苗。NAFLD 相关性肝癌的一级预防是防治 NAFLD。肝癌第二级预防强调三早："早期发现，早期诊断，早期治疗"，主要目的是寻找可手术切除的早期小肝癌。肝癌第三级预防，主要是对中晚期肝癌患者进行"积极、综合、特异"的治疗，达到延缓、阻止甚或逆转病程进展，防治并发症，提高生存质量和延长生存期的目标。传统的全身化疗对原发性肝癌的疗效甚微，目前主要配合应用于肝癌及其局部组织的多种方式的介入治疗。内科治疗重点是生物治疗和基因治疗，即通过相关基因的修复、替代或反义封闭等进行治疗，具体技术包括抑癌基因导入、自杀基因治疗、反义技术、免疫基因治疗、干扰 RNA 技术、基因疫苗接种等。但目前的肝

癌三级预防方案尚存在诸多关键科学问题亟待解决：如我国至少约有 9000 多万的已感染者不能通过注射乙肝疫苗获得肝癌一级预防效果。NAFLD 与肝癌发生发展的相关机制有待明确，NAFLD 的规范性治疗有待完善，循证医学证据有待提高是肝癌一级预防又一关键科学问题。二级预防中即使完全手术切除肝癌组织及转移区域（R0 切除），5 年转移复发率仍高达 38%~65%，5 年生存率仅 50%。甚至有学者发现，手术切除后有促进肝癌复发和转移的作用，推测与外科切除后形成的肝再生微环境诱导残癌包括剩余肝脏中的肝内微小转移灶和原发潜伏癌灶的播散、复燃有关。三级预防中的生物基因治疗，由于人类肿瘤细胞抗原的免疫原性很弱，不足以刺激宿主免疫系统产生足够的免疫应答及用于进行基因修复的体细胞，其自然生命周期有限，很快进入凋亡等因素，临床价值有限。总之，肝癌的三级预防方案防治理念及具体措施均亟待改进和完善。

（一）肝癌三级预防的新策略

以往肝癌三级预防主要着眼于肝癌细胞本身，但当近些年来认识到肝癌微环境在肝癌发生与发展、复发与转移过程中的重要作用后，肝癌三级预防的理念正在发生重大转变。在深入了解整个微环境对肝癌发生与发展、复发与转移的各种影响及机制后，从干预肝癌微环境防治肝癌是肝癌三级预防的新策略。

肝再生机制是影响肝癌发生与发展、复发与转移的重要宿主因素，肝癌的发生与发展、复发与转移实质上是肝再生失控的严重结局之一，肝癌的病程进展必然处于异常肝再生的微环境之中。肝癌发生与发展、复发与转移过程中存在"正常肝再生修复与异常肝再生紊乱的失衡"机制，当其机制趋向于异常肝再生紊乱时，则肝再生微环境恶化，肝癌发生风险增加，肝癌发生与发展加速，或促进肝癌复发与转移。当其机制趋向于正常肝再生修复机制时，则肝再生微环境改善，肝癌发生风险降低，肝癌发生与发展、复发与转移的进程延缓、阻断、甚至逆转。存在于慢性肝病患者体内的异常肝再生的恶化微环境是启动和促进肝癌发生与发展、复发与转移的必要条件和关键因素，改善慢性肝病患者体内异常肝再生的恶化微环境是延缓、阻断、甚或逆转肝癌病程进展的有效途径。肝癌的发病机制及其与之相关的肝再生微环境极其复杂，再好的单靶向作用的治疗手段必然不能兼顾到细胞中或细胞间生物大分子的互相影响，以及整个肝癌微环境的信号网络的互相联系，难以满足调控肝再生的多方面需求，最终实现防治肝癌的目标。通过调控肝再生改善肝再生微环境必须做到促进与抑制协调，反向抑制与正向诱导，注重微调与预调，整体动态调控。我们前期一系列深入的实验与临床研究结果表明，"补肾生髓成肝"具有通过调控肝再生防治肝癌的作用，其作用机制在于多成分、多靶点、多层次、多途径、多时限地改善肝再生微环境而延缓、阻止、甚或逆转肝癌的发生与发展、复发与转移。

根据中医"生机学说"和"肝主生发"新的理论认识，肝癌发生与发展、复发与转移的过程中存在"肝主生发"/"肝失生发"、"髓生肝/髓失生肝"的失衡机制，当"髓失生肝"、"肝失生发"恶化的肝再生微环境机制占主导地位时，则肝癌发生风险增加，肝癌发生与发展、复发与转移加速，病情趋向恶化和进展。当"髓生肝"、"肝主生发"正常的肝再生微环境机制占主导地位时，则肝癌发生风险降低，肝癌发生与发展、复发与转移延缓、阻断，甚至逆转，病情趋向好转和康复。"补肾生髓成肝"通过调控"肝主生发"/"肝失生发"、"髓生肝/髓失生肝"失衡，即维持或促进"髓生肝"、"肝主生发"（正常肝再生微环境）机制，改善或逆转"髓失生肝"、"肝失生发"（异常肝再生微环境）机制而防治肝癌的发生与发展、复发与转移，具有"未病先防"和"既病防变"的作用,在肝癌的三级预防中发挥重要作用。采用"补肾生髓成肝"改善肝再生微环境防治肝癌是现有肝癌三级预防方案的补充和完善,由此构建的基于"补肾生髓成肝"的肝癌三级预防的新方案同时兼顾肝癌细胞及其微环境,防治效果显著增强,能提高中医及中西医结合防治肝癌的临床能力和水平,具有重大的科学意义和临床价值。

(二)肝癌三级预防的新方案

基于"补肾生髓成肝"的肝癌三级预防的新方案根据干预肝癌的肝再生微环境防治肝癌是肝癌三级预防的新策略,在现有主要直接针对肝癌细胞制定的肝癌三级预防方案的基础上,采用"补肾生髓成肝"改善肝再生微环境,制定从直接干预肝癌细胞和改善肝再生微环境两方面共同发挥作用的肝癌三级预防方案。

根据前期"补肾生髓成肝"治疗肝脏病的基础与临床应用研究成果,在现有针对慢性乙型肝炎患者肝癌第一级预防的基础上,增加地五养肝胶囊(鄂药制字 Z20113160),或地五养肝方(熟地、五味子、茵陈、姜黄、甘草等)的饮片煎剂(姜黄、五味子采用颗粒剂)、颗粒剂等配合应用口服姜黄胶囊(姜黄、五味子的现代制剂)为基础方辨证加减,改善肝再生微环境,降低慢性乙型肝炎或 NAFLD 患者肝癌发生率或肝癌发生风险,构成肝癌第一级预防的新方案。对于 NAFLD 相关性肝癌患者的第一级预防方案,包括控制体重、调整饮食结构(建议低糖低脂的平衡膳食,减少含蔗糖饮料以及饱和脂肪和反式脂肪的摄入,增加膳食纤维含量。可多吃蔬菜、瓜果、玉米、燕麦、洋葱、大豆及其制品等),积极锻炼及中药茶养生保健(荷叶山楂乌龙茶、山楂降脂茶、泽泻丹参茶、银杏叶茶等)等综合治疗方案。在现有肝癌第二级预防的基础上,增加地五养肝胶囊加抗毒软坚胶囊(鄂药制字 Z20113151),或地五养肝方加抗毒软坚方(槲寄生、菟丝子、姜黄、白花蛇舌草、薏苡仁等)的饮片煎剂(姜黄、五味子采用颗粒剂)、颗粒剂配合应用口服姜黄胶囊(姜黄、五味子的现代制剂)为基础方辨证加减,改善肝再生微环境降低肝癌手术后肝癌复发率和转移率,构成肝癌第二级预防方案。在现有肝癌第三级预防的基础上,增加地五养肝胶囊、抗毒软坚胶囊(鄂药制字 Z20113151)和左归丸(或左归丸的其他剂型),或地五养肝方、抗毒软坚方(槲寄生、菟丝子、姜黄、白花蛇舌草、薏苡仁等)、左归饮(熟地、山药、枸杞子、炙甘草、茯苓、山茱萸)的饮片煎剂(姜黄、五味子采用颗粒剂)、颗粒剂合方化裁,或配合应用口服姜黄胶囊(姜黄、五味子的现代制剂)为基础方辨证加减,改善肝再生微环境以提高肝癌综合治疗的疗效,构成基于"补肾生髓成肝"的肝癌第三级预防方案。姜黄素是地五养肝胶囊、抗毒软坚胶囊和姜黄胶囊的主要有效成分之一,大量临床与实验研究表明姜黄素具有降脂保肝、抗氧化、抗炎、抑制病毒和抗肿瘤的作用,用于治疗肝癌具有抑制肝癌细胞增殖、诱导肝癌细胞凋亡、抑制肝癌血管新生的作用,对于 NAFLD 亦有一定防治作用,适用于 NAFLD 相关性肝癌、HBV 相关性肝癌等多种肝癌的防治。由于姜黄素不溶于水,故含姜黄素的中药(姜黄、郁金等)水煎剂疗效有限,通过现代工艺处理可显著提高其生物利用度,更好地发挥临床疗效。故临床如不能直接使用地五养肝胶囊和抗毒软坚胶囊时,可改用地五养肝方、抗毒软坚方的饮片煎剂(姜黄、五味子采用颗粒剂)、颗粒剂等,配合口服姜黄胶囊(国食健字 G20040809,专利号:ZL02149639.0)。对于 HBV 相关性肝癌患者,一般可参照各类指南配合抗病毒治疗,若无法、不能,或暂时无须抗病毒治疗者亦可单用体现补肾生髓成肝治疗法则的相应方药进行分级防治。对于一些无条件或不愿意采用"损伤性"治疗方案的患者,可以单独采用体现"补肾生髓成肝"的"绿色"治疗方案。临床辨证论治方药、脂质体姜黄素介入治疗肝癌的技术、成体干细胞在肝癌治疗中的应用和基于神经－内分泌－免疫－肝再生调控网络的肝癌非药物防治技术作为进一步研究方案。随着相关研究方药与技术的成熟,不断补充进基于"补肾生髓成肝"的肝癌三级预防方案之中。

（三）研究进展及应用前景

在"补肾生髓成肝"治疗法则的指导下,运用自主开发的地五养肝胶囊（肝肾与他脏整体协调同治）和抗毒软坚胶囊（肝肾协调同治）有效中药复方制剂和经典古方左归丸、左归饮（滋水涵木/补肾养肝/肝病从肾论治）开展防治包括 NAFLD、病毒学肝炎在内的多种慢性肝病、肝硬化及肝癌的临床及应用基础研究。RCT 临床研究结果获得的循证医学证据表明,"补肾生髓成肝"具有降低慢性乙型肝炎或 NAFLD 患者肝癌发生风险的作用。基于"补肾生髓成肝"的肝癌第一级预防方案的临床应用可降低 HBV 基因突变率,降脂保肝,降低肝癌发生风险。应用基础研究结果表明,"补肾生髓成肝"对神经－内分泌－免疫－肝再生调控网络具有多组分、多途径、多环节和多靶点的整合调节作用。其疗效机制涉及下丘脑－垂体－肝轴、神经－内分泌－免疫网络、骨髓干细胞转化为肝脏细胞、肝内微环境等多个途径与环节,可能通过影响肝再生微环境肝癌发生发展密切相关的 Wnt、MAPK、TGFβ、Jak-STATA、Toll 样受体等多个的信号通路基因表达。通过观察地五养肝胶囊对 2-AAF/PH 模型大鼠肝癌前病变的影响机制,结果发现地五养肝胶囊通过调节 EMT/MET 失衡而改善肝纤维化的异常肝再生微环境。进一步研究发现,地五养肝胶囊具有提高 2-AAF/PH 模型大鼠存活率,降低肝脏的癌前病变,恢复肝脏组织结构和功能,其作用机制可能是早期（肝切除术后 8~14 天）,地五养肝胶囊促进骨髓干细胞和肝内卵圆细胞增殖和分化,有利于肝脏再生修复;晚期（肝切除术后 17~22 天）,地五养肝胶囊抑制肝卵圆细胞的过度增殖和异常分化,有利于防治肝细胞癌变。其机制可能是通过双向调节卵圆细胞增殖和分化、促进 γ-IFN 分泌和下调表达 TGF-β_1、VEGF、IL-1 而防止肝癌前病变。采用 Solt-Farbe 二步法复制肝癌大鼠模型（存在肝细胞再生受抑制,卵圆细胞过度增殖的肝再生微环境）,HCC 的发生发展存在骨髓干细胞转化肝癌干细胞的病理机制,地五养肝胶囊抑制肝癌发生发展的作用不低于索拉非尼,并能通过影响肝再生微环境,抑制骨髓干细胞转化肝癌干细胞的病理机制,具有促进肝细胞再生修复,抑制卵圆细胞过度增殖的作用,其作用机制可能是通过调控 EMT/MET 失衡（抑制 EMT,促进 MET）,影响 JAK/STAT、Ras/Raf/Mek/Erk 信号通路相关蛋白的表达,改善肝再生微环境而抑制肝癌发生发展,提示基于"补肾生髓成肝"的肝癌三级预防方案具有降低慢性乙型肝炎或 NAFLD 患者肝癌发生率,或发生风险,降低肝癌手术后复发率和转移率,提高患者生存质量,延长生存时间。

"补肾生髓成肝"通过调控"正常肝再生修复与异常肝再生紊乱的失衡"而改善肝再生微环境,构建的基于"补肾生髓成肝"的肝癌三级预防方案可针对肝癌细胞及其微环境同时发挥作用,体现先进的防治理念,能更全面、更有效地防治肝癌的发生发展,已获得初步的循证医学证据和明确的部分疗效机制,随着研究的不断深入,方案的不断完善,应用前景将越来越好。最终形成更加完善的基于中医或中西医结合的肝癌三级预防方案。

（李瀚旻　吴　娜）

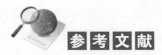

1. Kwon OS, Kim JH, Kim JH. The Development of Hepatocellular Carcinoma in Non-alcoholic Fatty Liver Disease. Korean J Gastroenterol, 2017, 69: 348-352.

2. Bruix J, Qin S, Merle P, et al. Regorafenib for patients with hepatocellular carcinoma who progressed on sorafenib treatment (RESORCE): a randomised, double-blind, placebo-controlled, phase 3 trial. Lancet, 2017, 389 (10064): 56-66.

3. Chan SL, Mok T, Ma BB. Management of hepatocellular carcinoma: beyond sorafenib. Curr Oncol Rep, 2012, 14 (3): 257-266.

4. Gnoni A, Santini D, Scartozzi M, et al. Hepatocellular carcinoma treatment over sorafenib: epigenetics, microRNAs and microenvironment. Is there a light at the end of the tunnel. Expert Opin Ther Targets, 2015, 19: 1623-1635.

5. Siegel AB, Olsen SK, Magun A, et al. Sorafenib: where do we go from here. Hepatolog, 2010, 52: 360-369.

6. Pardee AD, Butterfield LH. Immunotherapy of hepatocellular carcinoma: Unique challenges and clinical opportunities. Oncoimmunology, 2012, 1: 48-55.

7. Tian Z, Chen Y, Gao B. Natural killer cells in liver disease. Hepatology, 2013, 57: 1654-1662.

8. Byun JS, Yi HS. Hepatic Immune Microenvironment in Alcoholic and Nonalcoholic Liver Disease. Biomed Res Int, 2017, 2017: 6862439.

9. Abdullah Z, Knolle PA. Liver macrophages in healthy and diseased liver. Pflugers Arch, 2017, 469: 553-560.

10. Tagliamonte M, Petrizzo A, Tornesello ML, et al. Combinatorial immunotherapy strategies for hepatocellular carcinoma. Curr Opin Immunol, 2016, 39: 103-113.

11. Mizukoshi E, Nakamoto Y, Arai K, et al. Enhancement of tumor-specific T-cell responses by transcatheter arterial embolization with dendritic cell infusion for hepatocellular carcinoma. Int J Cancer, 2010, 126: 2164-2174.

12. El AM, Mogawer S, Elhamid SA, et al. Immunotherapy by autologous dendritic cell vaccine in patients with advanced HCC. J Cancer Res Clin Oncol, 2013, 139: 39-48.

13. Tada F, Abe M, Hirooka M, et al. Phase Ⅰ/Ⅱ study of immunotherapy using tumor antigen-pulsed dendritic cells in patients with hepatocellular carcinoma. Int J Oncol, 2012, 41 (5): 1601-1609.

14. Sawada Y, Yoshikawa T, Nobuoka D, et al. Phase I trial of a glypican-3-derived peptide vaccine for advanced hepatocellular carcinoma: immunologic evidence and potential for improving overall survival. Clin Cancer Res, 2012, 18: 3686-3696.

15. Nobuoka D, Yoshikawa T, Sawada Y, et al. Peptide vaccines for hepatocellular carcinoma. Hum Vaccin Immunother, 2013, 9: 210-212.

16. Li SQ, Lin J, Qi CY, et al. GPC3 DNA vaccine elicits potent cellular antitumor immunity against HCC in mice. Hepatogastroenterology, 2014, 61: 278-284.

17. Butterfield LH, Economou JS, Gamblin TC, et al. Alpha fetoprotein DNA prime and adenovirus boost immunization of two hepatocellular cancer patients. J Transl Med, 2014, 12: 86.

18. Greten TF, Forner A, Korangy F, et al. A phase II open label trial evaluating safety and efficacy of a telomerase peptide vaccination in patients with advanced hepatocellular carcinoma. BMC Cancer, 2010, 10: 209.

19. Jiang J, Wu C, Lu B. Cytokine-induced killer cells promote antitumor immunity. J Transl Med, 2013, 11: 83.

20. Pan K, Li YQ, Wang W, et al. The efficacy of cytokine-induced killer cell infusion as an adjuvant therapy for postoperative hepatocellular carcinoma patients. Ann Surg Oncol, 2013, 20: 4305-4311.

21. Huang ZM, Li W, Li S, et al. Cytokine-induced killer cells in combination with transcatheter arterial chemoembolization and radiofrequency ablation for hepatocellular carcinoma patients. J Immunother, 2013, 36: 287-93.

22. Lee JH, Lee JH, Lim YS, et al. Adjuvant immunotherapy with autologous cytokine-induced killer cells for hepatocellular carcinoma. Gastroenterology, 2015, 148: 1383-1391.

23. Zhu GQ, Shi KQ, Yu HJ, et al. Optimal adjuvant therapy for resected hepatocellular carcinoma: a systematic review with network meta-analysis. Oncotarget, 2015, 6: 18151-18161.

24. Ma Y, Xu YC, Tang L, et al. Cytokine-induced killer (CIK) cell therapy for patients with hepatocellular carcinoma: efficacy and safety. Exp Hematol Oncol, 2012, 1: 11.

25. Marra F, Tacke F. Roles for chemokines in liver disease. Gastroenterology, 2014, 147: 577-594.

26. Li P, Du Q, Cao Z, et al. Interferon-γ induces autophagy with growth inhibition and cell death in human hepatocellular carcinoma (HCC) cells through interferon-regulatory factor-1 (IRF-1). Cancer Lett, 2012, 14: 213-222.

27. Kasai K, Ushio A, Kasai Y, et al. Therapeutic efficacy of combination therapy with intra-arterial 5-fluorouracil and systemic pegylated interferon α-2b for advanced hepatocellular carcinoma with portal venous invasion. Cancer, 2012, 118: 3302-3310.

28. Jiang S, Liu Y, Wang L, et al. A meta-analysis and systematic review: adjuvant interferon therapy for patients with viral hepatitis-related hepatocellular carcinoma. World J Surg Oncol, 2013, 11: 240.

29. Wang L, Jia D, Duan F, et al. Combined anti-tumor effects of IFN-α and sorafenib on hepatocellular carcinoma in vitro and in vivo. Biochem Biophys Res Commun, 2012, 422: 687-692.

30. Postow MA, Callahan MK, Wolchok JD. Immune Checkpoint Blockade in Cancer Therapy. J Clin Oncol, 2015, 33: 1974-1982.

31. Harding JJ, El DI, Abou-Alfa GK. Immunotherapy in hepatocellular carcinoma: Primed to make a difference. Cancer, 2016, 12: 367-377.

32. Sangro B, Gomez-Martin C, de la Mata M, et al. A clinical trial of CTLA-4 blockade with

tremelimumab in patients with hepatocellular carcinoma and chronic hepatitis C. J Hepatol, 2013, 59: 81-88.

33. Heo J, Reid T, Ruo L, et al. Randomized dose-finding clinical trial of oncolytic immunotherapeutic vaccinia JX-594 in liver cancer. Nat Med, 2013, 19: 329-336.

34. Buonaguro L. Developments in cancer vaccines for hepatocellular carcinoma. Cancer Immunol Immunother, 2016, 65: 93-99.

35. Gnoni A, Silvestris N, Licchetta A, et al. Metronomic chemotherapy from rationale to clinical studies: a dream or reality. Crit Rev Oncol Hematol, 2015, 95: 46-61.

36. Aerts M, Benteyn D, Van Vlierberghe H, et al. Current status and perspectives of immune-based therapies for hepatocellular carcinoma. World J Gastroenterol, 2016, 22: 253-261.

37. Chu KF, Dupuy DE. Thermal ablation of tumours: biological mechanisms and advances in therapy. Nat Rev Cancer, 2014, 14: 199-208.

38. Gameiro SR, Higgins JP, Dreher MR, et al. Combination therapy with local radiofrequency ablation and systemic vaccine enhances antitumor immunity and mediates local and distal tumor regression. PLoS One, 2013, 8: e70417.

39. Tagliamonte M, Petrizzo A, Napolitano M, et al. Novel metronomic chemotherapy and cancer vaccine combinatorial strategy for hepatocellular carcinoma in a mouse model. Cancer Immunol Immunother, 2015, 64: 1305-1314.

40. Peng S, Lyford-Pike S, Akpeng B, et al. Low-dose cyclophosphamide administered as daily or single dose enhances the antitumor effects of a therapeutic HPV vaccine. Cancer Immunol Immunother, 2013, 62: 171-182.

41. Sheng SH, Mattarollo SR. Combining low-dose or metronomic chemotherapy with anticancer vaccines: A therapeutic opportunity for lymphomas. Oncoimmunology, 2013, 2: e27058.

42. Sawada Y, Yoshikawa T, Shimomura M, et al. Programmed death-1 blockade enhances the antitumor effects of peptide vaccine-induced peptide-specific cytotoxic T lymphocytes. Int J Oncol, 2015, 46: 28-36.

43. Leslie H, Blumgart, et al. Surgery of the Liver, Biliary Tract, and Pancreas. 北京: 人民卫生出版社, 2008: 1339-1349.

44. 中国加速康复外科专家组. 中国加速康复外科围手术期管理专家共识. 中华外科杂志, 2016, 6: 413-418.

45. 樊嘉, 黄成. 原发性肝癌外科治疗的进展. 中国普外基础与临床杂志, 2009, 4: 257-260.

46. 王莉荔, 冯聪, 沈洪, 等. 肝切除术中肝脏血流阻断技术的研究进展. 中华肝胆外科杂志, 2017, 5: 354-356.

47. 汪根树, 陈规划. 腹腔镜肝切除术: 从楔形切除到右半供肝切取. 肝胆外科杂志, 2016, 3: 166-171.

48. 郑树国. 腹腔镜联合肝脏分隔和门静脉结扎的二步肝切除术在肝硬化肝癌治疗中的应用. 中华消化外科杂志, 2016, 5: 438-440.

49. 王波, 钱叶本, 罗雪莲, 等. 肝癌复发的诊断与治疗进展. 肝胆外科杂志, 2016, 4: 307-312.

50. 许赟, 王能, 沈强, 等. 肝细胞肝癌切除术后复发行二次手术切除的疗效研究 (附 175 例报告）. 中国实用外科杂志, 2016, 36: 51–55.

51. 董辉, 李强. 纤维板层型肝癌的治疗及预后分析. 中华普通外科杂志, 2008, 2: 88–91.

52. Azzam AZ. Liver transplantation as a management of hepatocellular carcinoma. World J Hepatol, 2015, 7: 1347–1354.

53. Feng K, Ma KS. Value of radiofrequency ablation in the treatment of hepatocellular carcinoma. World J Gastroenterol, 2014, 20: 5987–5998.

54. He ZX, Xiang P, Gong JP, et al. Radiofrequency ablation versus resection for Barcelona clinic liver cancer very early/early stage hepatocellular carcinoma: a systematic review. Ther Clin Risk Manag, 2016, 12: 295–303.

55. Yang W, Yan K, Goldberg SN, et al. Ten-year survival of hepatocellular carcinoma patients undergoing radiofrequency ablation as a frst-line treatment. World J Gastroenterol, 2016, 22: 2993–3005.

56. Simo KA, Tsirline VB, Sindram D, et al. Microwave ablation using 915-MHz and 2. 45-GHz systems: what are the differences? HPB (Oxford), 2013, 15: 991–996.

57. Groeschl RT, Pilgrim CH, Hanna EM, et al. Microwave ablation for hepatic malignancies: a multiinstitutional analysis. Ann Surg, 2014, 259: 1195–1200.

58. Swan RZ, Sindram D, Martinie JB, et al. Operative microwave ablation for hepatocellular carcinoma: complications, recurrence, and long-term outcomes. J Gastrointest Surg, 2013, 17: 719–29.

59. Mitchell DG, Bruix J, Sherman M, et al. LI-RADS (Liver Imaging Reporting and Data System): summary, discussion, and consensus of the LI-RADS Management Working Group and future directions. Hepatology, 2015, 6: 1056–1065.

60. Cillo U, Noaro G, Vitale A, et al. Laparoscopic microwave ablation in patients with hepatocellular carcinoma: a prospective cohort study. HPB (Oxford), 2014, 16: 979–986.

61. Donadon M, Torzilli G. Intraoperative ultrasound in patients with hepatocellular carcinoma: from daily practice to future trends. Liver Cancer, 2013, 2: 16–24.

62. Sun AX, Cheng ZL, Wu PP, et al. Clinical outcome of medium-sized hepatocellular carcinoma treated with microwave ablation. World J Gastroenterol, 2015, 21: 2997–3004.

63. Facciorusso A, Di Maso M, Muscatiello N. Microwave ablation versus radiofrequency ablation for the treatment of hepatocellular carcinoma: A systematic review and meta-analysis. Int J Hyperthermia, 2016, 32: 339–344.

64. Curto S, Taj-Eldin M, Fairchild D, et al. Microwave ablation at 915 MHz vs 2. 45 GHz: A theoretical and experimental investigation. Med Phys, 2015, 42: 6152–6161.

65. Kim JW, Kim JH, Won HJ, et al. Hepatocellular carcinomas 2–3 cm in diameter: transarterial chemoembolization plus radiofrequency ablation vs. radiofrequency ablation alone. Eur J Radiol, 2012, 81: 189–193.

66. Chinnaratha MA, Chuang MA, Fraser RJ, et al. Percutaneous thermal ablation for primary hepatocellular carcinoma: a systematic review and meta-analysis. J Gastroenterol Hepatol, 2016, 31: 294–301.

67. Yang B, Zan RY, Wang SY, et al. Radiofrequency ablation versus percutaneous ethanol injection for hepatocellular carcinoma: a meta-analysis of randomized controlled trials. World J Surg Oncol, 2015, 13: 96.

68. Wang C, Wang H, Yang W, et al. Multicenter randomized controlled trial of percutaneous cryoablation versus radiofrequency ablation in hepatocellular carcinoma. Hepatology, 2015, 61: 1579-1590.

69. Orlacchio A, Bolacchi F, Chegai F, et al. Comparative evaluation of percutaneous laser and radiofrequency ablation in patients with HCC smaller than 4 cm. Radiol Med, 2014, 119: 298-308.

70. Vogl TJ, Farshid P, Naguib NN, et al. Ablation therapy of hepatocellular carcinoma: a comparative study between radiofrequency and microwave ablation. Abdom Imaging, 2015, 40: 1829-1837.

71. Zhang L, Wang N, Shen Q, et al. Therapeutic efficacy of percutaneous radiofrequency ablation versus microwave ablation for hepatocellular carcinoma. PLoS One, 2013, 8: e76119.

72. Zhang NN, Cheng XJ, Liu JY, et al. Comparison of high-powered MWA and RFA in treating larger hepatocellular carcinoma. J Pract Oncol, 2014, 29: 349-356.

73. Abdelaziz A, Elbaz T, Shousha HI, et al. Efficacy and survival analysis of percutaneous radiofrequency versus microwave ablation for hepatocellular carcinoma: an Egyptian multidisciplinary clinic experience. Surg Endosc, 2014, 28: 3429-3434.

74. Tian WS, Kuang M, Lu MD, et al. A randomised comparative trial on livertumors treated with ultrasound-guided percutaneous radiofrequency versusmicrowave ablation. Chin J Hepatobiliary Surg, 2014, 20: 119-122.

75. Dunne RM, Shyn PB, Sung JC, et al. Percutaneous treatment of hepatocellular carcinomain patients with cirrhosis: a comparison of the safety of cryoablation and radiofrequency ablation. Eur J Radiol, 2014, 83: 632-638.

76. Ei S, Hibi T, Tanabe M, et al. Cryoablation provides superior local control of primary hepatocellular carcinomas of >2 cm compared with radiofrequency ablation and microwave coagulation therapy: an underestimated tool in the toolbox. Ann Surg Oncol, 2015, 22: 1294-1300.

77. Di Costanzo GG, Tortora R, D'Adamo G, et al. Radiofrequency ablation versus laser ablation for the treatment of small hepatocellular carcinoma in cirrhosis: a randomized trial. J Gastroenterol Hepatol, 2015, 30: 559-565.

78. Tandassery RB, Goenka U, Goenka MK. Role of local ablative therapy for hepatocellular carcinoma. J Clin Exp Hepatol, 2014, 4: 104-111.

79. Ding J, Jing X, Liu J, et al. Comparison of two different thermal techniques for the treatment of hepatocellular carcinoma. Eur J Radiol, 2013, 82: 1379-1384.

80. Abdelaziz A, Elbaz T, Shousha HI, et al. Efficacy and survival analysis of percutaneous radiofrequency versus microwave ablation for hepatocellular carcinoma: an Egyptian multidisciplinary clinic experience. Surg Endosc, 2014, 28: 3429-3434.

81. Vogl TJ, Farshid P, Naguib NN, et al. Ablation therapy of hepatocellular carcinoma: a comparative study between radiofrequency and microwave ablation. Abdom Imaging, 2015, 40: 1829-1837.

82. Karaman B, Battal B, Sari S, et al. Hepatocellular carcinoma review: current treatment, and evidence-based medicine. World J Gastroenterol, 2014, 20: 18059-18060.

83. Lin SM. Local Ablation for Hepatocellular Carcinoma in Taiwan. Liver Cancer, 2013, 2: 73-83.

84. Ierardi AM, Mangano A, Floridi C, et al. A new system of microwave ablation at 2450 MHz: preliminary experience. Updates Surg, 2015, 67: 39-45.

85. Tomesi P, Di Vece F, Sartori S. Resection vs thermal ablation of small hepatocellular carcinoma: what's the frst choice? World J Radiol, 2013, 5: 1-4.

86. Poulou LS, Botsa E, Tanou I, et al. Percutaneous microwave ablation vs radiofrequency ablation in the treatment oh hepatocellular carcinoma. World J Hepatol, 2015, 7: 1054-1063.

87. Shi J, Sun Q, Wang Y, et al. Comparison of microwave ablation and surgical resection for treatment of hepatocellular carcinomas conforming to Milan criteria. J Gastroenterol Hepatol, 2014, 29: 1500-1507.

88. Abdelaziz A, Elbaz T, Shousha HI, et al. Efficacy and survival analysis of percutaneous radiofrequency versus microwave ablation for hepatocellular carcinoma: an Egyptian multidisciplinary clinic experience. Surg Endosc, 2014, 28: 3429-3434.

89. Abdelaziz AO, Elbaz TM, Shousha HI, et al Survival and prognostic factors for hepatocellular carcinoma: an Egyptian multidisciplinary clinic experience. Asian Pac J Cancer Prev, 2014, 15: 3915-3920.

90. Abdelaziz AO, Nabeel MM, Elbaz TM, et al. Microwave ablation versus transarterial chemoembolization in large hepatocellular carcinoma: prospective analysis. Scand J ofgastroenterol, 2015, 50: 479-484.

91. Bharadwaz A, Bak-Fredslund KP, Villadsen GE, et al. Combination of radiofrequency ablation with trans-arterialchemoembolization for treatment of hepatocellularcarcinoma: experience from a Danish tertiary liver center. Acta Radiol, 2016, 57: 844-851.

92. Chen QW, Ying HF, Gao S, et al. Radiofrequency ablation plus chemoembolization versus radiofrequency ablation alone for hepatocellular carcinoma: A systematic review and meta-analysis. Clin Res Hepatol Gastroenterol, 2016, 40: 309-314.

93. Elbaz T, Kassas M, Esmat G. Management of hepatocellular carcinoma: updated review. J Cancer Ther, 2013, 4: 536-545.

94. Ginsburg M, Zivin SP, Wroblewski K, et al. Comparison of combination therapies in the management of hepatocellularcarcinoma: transarterial chemoembolization with radiofrequency ablation versus microwave Ablation. J VascInterv Radiol, 2015, 26: 330-341.

95. Liang HY, Guo QY, Sun W, et al. Sequential use of transhepatic arterial chemoembolization and bipolarradiofrequency Ablation in the clinical therapy of hepatocellular carcinoma. Cancer Biother Radio pharm, 2015, 30: 427-432.

96. Liao M, Huang J, Zhang T, Wu H. Transarterialchemoembolization in combination with local therapies for hepatocellular carcinoma：a meta-analysis. PLoS One, 2013, 8：e68453.

97. Liu PH, Lee YH, Hsu CY, et al. Survival advantage of radiofrequency ablation over transarterialchemoembolizationfor patients with hepatocellular carcinoma and good performance status within the Milan criteria. Ann Surg Oncol, 2014, 21：3835-3843.

98. Liu Z, Gao F, Yang G, et al. Combination of radiofrequencyablation with transarterial chemoembolization for hepatocellular carcinoma：an up-to-date meta-analysis. Tumour Biol, 2014, 35：7407-7413.

99. Ni JY, Sun HL, Chen YT, et al. Prognostic factors for survival after transarterial chemoembolization combined with microwave ablation for hepatocellular carcinoma. World J Gastroenterol, 2014, 20（46）：17483-17490.

100. Tanaka M, Ando E, Simose S, et al. Radiofrequencyablation combined with transarterial chemoembolizationfor intermediate hepatocellular carcinoma. Hepatol Res, 2014, 44：194-200.

101. Wang Y, Deng T, Zeng L, Chen W. Efficacy and safety of radiofrequency ablation and transcatheter arterialchemoembolization for treatment of hepatocellularcarcinoma：A meta-analysis. Hepatol Res, 2016, 46（1）：58-71.

102. Xu C, Lv PH, Huang XE, et al. Efficacy of transarterialchemoembolization combined with radiofrequency A blationin treatment of hepatocellular carcinoma. Asian Pac J Cancer Prev, 2015, 16：6159-6162.

103. Yi Y, Zhang Y, Wei Q, et al. Radiofrequency ablation or microwave ablation combined with transcatheter arterialchemoembolization in treatment of hepatocellular carcinomaby comparing with radiofrequency ablation alone. Chin JCancer Res, 2014, 26：112-118.

104. Zhang DZ, Zhang K, Wang XP, et al. Patients with spontaneously ruptured hepatocellular carcinoma beneftfrom staged surgical resection after successful transarterialembolization. Asian Pac J Cancer Prev, 2015, 16：315-319.

105. 李瀚旻. 基于"补肾生髓成肝"的肝癌三级预防方案的构建与应用. 中西医结合肝病杂志, 2015, 25：369-372.

106. 刘笑雷,杨志英. 非酒精性脂肪肝病与原发性肝癌关系的研究进展. 癌症进展, 2014, 12：59-62.

107. 范建高,曾民德. 脂肪性肝病,北京：人民卫生出版社, 2013：354-356.

108. 常明向,吴梅梅,李瀚旻. 姜黄素与甘草次酸联用对肝癌 HepG-2 细胞增殖的抑制作用. 药物评价研究, 2017, 4：42-47.

109. 常明向,吴梅梅,李瀚旻. 姜黄素联合索拉非尼增强抑制肝癌细胞" HepG-2 的作用及其机制. 中西医结合肝病杂志, 2016; 26：277-280.

110. 李瀚旻,赵宾宾,高翔,等. "补肾生髓成肝"改善肝再生微环境防治肝癌的作用及机制. 湖北中医药大学学报, 2015; 17：5-8.

111. 李瀚旻. 神经-内分泌-免疫-肝再生调控网络. 中西医结合肝病杂志, 2014; 24：193-196.

112. 李瀚旻. "补肾生髓成肝"治疗肝脏病的基础及临床应用. 世界科学技术—中医药现代化, 2013, 15(6): 1425-1428.

113. LI Han-min. Microcirculation of Liver Cancer, Microenvironment of Liver Regeneration, and the Strategy of Chinese Medicine. Chinese Journal of Integrative Medicine, 2016; 22: 163-167.

114. Li HM, Zhang L. Liver regeneration microenvironment of hepatocellular carcinoma for prevention and therapy. Oncotarget, 2017, 8: 1805-1813.

115. 李瀚旻. 中医药调控肝再生的研究进展与展望(述评). 世界华人消化杂志, 2017, 25: 1338-1344.

116. 李瀚旻. 中医药调控肝再生基础与临床. 武汉: 华中科技大学出版社, 2016: 164-178.

第九篇　儿童非酒精性脂肪性肝病

第 32 章

儿童 NAFLD 流行率

随着儿童和青少年肥胖呈世界流行趋势,在没有先天性代谢性疾病的儿童和青少年中,脂肪性肝病越来越受到重视,这类脂肪性肝病被称为非酒精性脂肪性肝病(non-alcoholic fatty liver disease,NAFLD)。1983 年 NAFLD 首次由 Moran 报道,近年来 NAFLD 发病率有逐年上升趋势,已成为全球性的儿童和青少年的公共卫生问题。

儿童 NAFLD 是指发生在儿童的除外其他基因或代谢紊乱、感染、药物使用、乙醇摄取或营养不良等原因所致的慢性肝脂肪变性。根据组织学特征,分为单纯性脂肪肝(NAFL)、非酒精性脂肪性肝炎(non-alcoholic steatohepatitis,NASH)和非酒精性肝纤维化或肝硬化三种类型。2016 年北美儿童胃肠病肝病营养学会(NASPGHAN)提出了 NAFLD 的临床指南,对儿童 NAFLD 的表型定义见表 32-1。儿童处于快速生长发育阶段,发病率、临床特点、诊治和转归有别于成人,有其自身特殊性,本篇主要介绍儿童 NAFLD 的流行率、临床特征、诊断、治疗及长期管理的重要性。

表 32-1　NAFLD 的表型和定义

表型	定义
NAFLD	广义术语:包括全部疾病谱;表示在没有显著的酒精、遗传疾病或引起脂肪变性的药物情况下的肝脏脂肪浸润;脂肪浸润通常定义为通过影像、直接定量或组织学等方法估计肝脏脂肪 >5%
NAFL	肝脏脂肪变性而无明确的脂肪性肝炎改变,伴或不伴纤维化
儿童 NASH	肝脏脂肪变性伴炎症,伴或不伴肝细胞气球样损伤和纤维化 以胰泡 3 区(肝小静脉)为中心的损伤或融合模式,通常伴有气球样变; 以门管区(1 区)为中心的损伤模式通常没有气球样变
NAFLD 伴纤维化	NAFL 或 NASH,伴有门静脉周围、门静脉或窦周或桥接性纤维化
NAFLD 伴肝硬化	在 NAFLD 背景中伴有肝硬化

注:其他术语如"推定 NAFLD"也称临床 NAFLD 或疑似 NAFLD

近年来,儿童 NAFLD 发病率明显增加,已成为全世界最常见的儿童慢性肝病之一,全世界范围健康儿童 NAFLD 发病率为 3%~10%,估计我国儿童脂肪肝的发病率在 2%~4%。从 20 世纪 80 年代到 2010 年,儿童 NAFLD 的患病率增加了 2.7 倍,并以比肥胖更快的速度在增长。不同地区、种族、年龄、性别的儿童 NAFLD 流行率不同,遗传易感性与环境均是重要的影响因素。

一、种族

NAFLD 的患病率、发病率因种族、民族不同而异,2014 年世界胃肠病学会 NAFLD 及 NASH 全球指南中对该病流行率的统计见,可见不同地区、种族、人群 NAFLD 的流行率不同,肥胖及病态肥胖患者的 NAFLD 流行率最高,儿童相对低于普通人群(表 32-2)。美国一项研究发现,西班牙裔儿童表现出最高的 NAFLD 流行率(36%),高于非洲裔加拿大人(14%),亚洲人(10.2%)和非西班牙裔白人(8.6%),西班牙裔患者患有 2 型糖尿病的风险也较高,并且显示出比非西班牙裔白人更多的代谢综合征特征,这可能进一步增加 NAFLD 的风险。非洲加勒比儿童体脂分布差异较明显,皮下脂肪较多,内脏脂肪较少,肝脏脂肪积累较少,因此 NAFLD 患病率较低,内脏肥胖与 NAFLD 的关系不如非西班牙裔白人。胰岛素抵抗(IR)与 NAFLD 严重程度之间的关系也存在种族差异。第 3 次全美健康营养调查发现,2~19 岁人群 NAFLD 患病率为 9.6%,而肥胖儿童或青少年 NAFLD 患病率则高达 38%,大部分处于青春期,尤其是男性肥胖儿童。日本一项 800 余名 4~12 岁儿童的肝脏超声筛查显示 NAFLD 患病率为 2.6%,肥胖为其主要危险因素。中国上海对 1180 名 9~14 岁学生肝脏超声检查发现,NAFLD 患病率为 2.1%,其中肥胖和超重学生 NAFLD 患病率分别为 13.8% 和 2.9%。

表 32-2　不同地区及人群 NAFLD 流行率

地区	研究人群	NAFLD 流行率(%)	地区	研究人群	NAFLD 流行率(%)
美国	儿童	13~14	西方国家	普通	20~40
	普通	27~34		肥胖或糖尿病	75
	病态肥胖	75~92		病态肥胖	90~95
	欧裔	33	全世界范围	肥胖	40~90
	西班牙裔	45	中东	普通	20~30
	非裔	24	远东	普通	15
欧洲	儿童	2.6~10	巴基斯坦	普通	18
	普通	20~30			

二、性别及青春期

儿童 NAFLD 大多发生于青春期和青春前期,平均年龄 11~13 岁,提示年龄或青春期发育程度在肝脏脂肪变性中发挥重要作用,这可能与青春期激素水平变化、生物过程改变(包括脂肪细胞的发育和功能变化)、青春前期超重和肥胖增多有关。另外可能与青春期(相当于 Tanner Ⅰ~Ⅱ 期）的胰岛素敏感性减低有关,有研究显示肝脏脂肪变性在 Tanner 4 期出现最多,而在 Tanner Ⅰ 期最低。一项纵向研究显示,胰岛素的敏感性在 Tanner Ⅰ~Ⅱ 期开始降低,在 Tanner 3 期敏感性减低达谷底,在Ⅴ期恢复。本病发病率男性高于女性,约 2∶1,86% 的 NAFLD 男孩是在青春期（Tanner Ⅱ~Ⅲ 期）出现,而 86%NAFLD 女孩是在青春期（Tanner Ⅳ~Ⅴ 期）出现。血清雌激素水平升高可能导致 NAFLD 的严重程度降低,在 186 例经活检证实的 NAFLD 儿童的研究中,与未进入青春期儿童相比,青春期或以后的患儿不太可能患有高度脂肪变性、严重的门静脉炎症、边缘性脂肪性肝炎（1 区）或高危期纤维化,还有证据表明 NAFLD 患者的青春期期间和之后的脂肪变性,炎症和纤维化较不严重。有学者认为,年龄,性别和或青春期状态可能相互影响儿童 Hh 信号通路（hedgehog signalling pathway）活性,调节肝脏对脂肪变性和肝细胞损伤的反应,从而影响儿童 NAFLD 的组织学特征。

值得一提的是,近期儿童 NAFLD 组织学研究显示,发育前期较发育中后期有着更为严重的肝细胞脂肪变性度、汇管区炎症及纤维化表现,并且由于低年龄儿童 NAFLD 流行病学研究相对较少,可能也影响到流行率的统计,因此在儿童阶段进行早期进行 NAFLD 筛查和干预也有重要意义。

三、影响 NAFLD 流行率相关疾病

目前认为,NAFLD 与肥胖、2 型糖尿病、血脂异常及 IR 有关,这些疾病都是代谢综合征的组成部分,因此,NAFLD 被认为是代谢综合征的肝脏表现,而后者是导致糖尿病心脑血管疾病的危险因素。通过活检确诊的 120 例 NAFLD 患儿中,有代谢综合征表现的占 65.8%,且代谢综合征与肝纤维化程度也密切相关。目前认为代谢综合征共同的病理基础是肥胖,尤其是中心性肥胖所造成的 IR 和高胰岛素血症,另外收缩期高血压也是与 NAFLD 相关的独立危险因素。某些疾病（如遗传性代谢病、阻塞性睡眠呼吸暂停、垂体功能减退等）可增加儿童 NAFLD 患病率或严重程度。

（一）肥胖

肥胖是儿童 NAFLD 首要的独立危险因素,超重和肥胖青少年的估计流行率为 50%~80%,而正常体重儿童为 2%~7%。美国和亚洲的儿童和青少年 NAFLD 患病率为 2.6%~9.6%,而超重和肥胖儿童的患病率为 12%~80%。世界各地肥胖儿童 NAFLD 患病率波动在 23%~77%,41 例肥胖儿童的肝活检组织学检查显示,83% 存在 NAFLD,其中 20% 为 NASH。肥胖儿童尤其是发达国家的肥胖儿童发病率甚至达到 80%,男女比例 2∶1,我国肥胖儿童脂肪肝检出率为 23.33%。2013 年发达国家统计儿童男性超重和肥胖率从 16.8% 上升至 23.8%,女性从 16.2% 上升至 22.6%,发展中国家也分别从 8.1% 升至 12.9%,8.4% 升至 13.4%。近期我国台湾的一项 748 例儿童肝脏超声筛查显示,正常体重儿童 NAFLD 的发病率为 3%,超重儿童为 25%,肥胖儿童为 76%,肥胖儿童 NASH 发生率 22%。有研究表明,腹部脂肪增加与 NAFLD 发生率呈正相关,超过 11 000 名肥胖儿童的队列研究表明,中枢性肥胖可作为准确预测超过 6~18 岁的肥胖患者的超声和氨基转移酶升高的 NAFLD 的证据。在 145 例 11~17 岁患者的横断面研究中也报道了腰围,总脂肪量和腹内脂肪组织与 NAFLD 的发生率之间有显著的相关性。

虽然肥胖被认为导致循环游离脂肪酸过多,肝脂肪变性增加,并促进 IR 的进展,但肥胖

增加儿童 NAFLD 风险的确切病理生理机制仍然不明。脂肪组织具有重要的内分泌功能,可产生多种促炎性脂肪细胞因子,包括 TNF-α、IL-6、瘦蛋白和脂连蛋白,均涉及 NAFLD 的临床表现及其进展为 NASH 和肝硬化。随着脂肪床膨胀,脂肪细胞由于其血管网络不足而遭受微缺氧环境,导致细胞损伤和死亡,并导致促炎级联的上调。循环脂肪因子也可促进脂质储存和代谢应激的特定模式,从而反过来激活、诱导氧化应激并引发局部和 / 或全身炎症反应的信号级联。因为并不是所有的肥胖儿童均患有 NAFLD,表明可能存在其他发病机制,如内脏的优先沉积,而不是皮下的脂肪组织。内脏脂肪组织是成人肝脏脂肪的主要来源,占肝脏中甘油三酯的 59%,是 NAFLD 脂肪蓄积的主要成分。尽管儿童特别是男童体重增加迅速,但内脏脂肪质量明显低于成人,因此,已经提出皮下脂肪组织尽管比内脏脂肪组织代谢活性更低,但可能在儿童 NAFLD 中发挥更大的作用,NAFLD 和非 NAFLD 的青少年之间皮下脂肪组织分布存在差异,这些差异从 3 岁后显现,并非出生时就有,表明生命的前三年可能是遗传、环境、表观遗传和代谢因素之间的各种相互作用对 NAFLD 的未来风险的关键窗口期。

（二）糖尿病

肝脏参与葡萄糖代谢,从而与糖尿病病理生理学密切相关,糖尿病是 NAFLD 的独立危险因素。新诊断的 2 型糖尿病儿童中,ALT 升高的情况在西班牙裔儿童中较非洲裔美国儿童更为常见。成年患者 1 型糖尿病(DM)对非酒精性脂肪性肝病的风险增加。而德国人应用超声、实验室检查和肝硬度测量和声辐射力成像筛查了 93 名 1 型 DM 的儿童和青少年,只有 1 名患者(1.1%)符合 NATLD 标准,ALT> 正常上限的两倍,其中有 10 例(10.8%)在至少 1 例检查类别中显示轻度异常,包括 ALT,常规超声和肝硬度测量,但这些检查都不满足 NAFLD 的诊断标准,表明 NAFLD 在 1 型糖尿病中的流行率并未明显增加,提出对 1 型 DM 儿童进行 NAFLD 的系统筛查。

（三）遗传因素

种族起源的差异在 NAFLD 患病率中的不同证实了 NAFLD 的遗传危险因素,拉美裔人群患病率较高,非裔美国人较非西班牙裔白人偏低。随着二代测序技术的出现,已经从多方面(如脂质代谢,胰岛素敏感性,氧化应激,免疫系统调节和发育等)鉴定出与儿童 NAFLD 发病率和严重程度相关的基因。欧洲血统中鉴定出神经元基因多态性(polymorphisms of the genes neurocan, NCAN),溶血磷脂酶样 1(lysophospholipase-like 1, LYPLAL1),葡萄糖激酶调节蛋白(glucokinase regulatory protein, GCKR)和蛋白磷酸酶 1 调节亚基 3b(protein phosphatase 1 regulatory subunit 3b, PPP1R3B)与 NAFLD 相关。脂肪量和肥胖相关(FTO)基因变异 rs9939609 也使儿童 NAFLD 的风险增加。PNPLA3 rs738409, NCAN rs2228603, LYPLAL1 rs12137855, GCKR rs780094 和 PPP1R3B rs4240624 的等位基因频率和效应大小在成人非洲裔和西班牙裔 NAFLD 人群之间有所不同,PNPLA3 rs738409 变体在西班牙裔中比其他族群更常见,并且与肝脏脂肪和肝脏炎症增加相关,PNPLA3 rs6006460 在非洲裔加拿大人中更常见,另有 83 例肥胖儿童使用 MRI 定量肝脏脂质含量的研究得到证实。进一步的研究也显示 PNPLA3 rs738409 与肝脂肪变性和疾病严重程度以及早期临床表现相关。

家族因素也是 NAFLD 重要的决定因素,对经过活检证实的 NAFLD 的儿童进行 MRI 检查,发现其中有 59% 的兄弟姐妹和 78% 的父母显示肝脂肪变性,明显高于年龄和 BMI 匹配的非 NAFLD 儿童,普通家庭成员 NAFLD 聚集发病提示环境危险因素也影响起发病率(如日常饮食用油的类型等）。

四、儿童 NAFLD 自然史

成人纵向研究表明，NAFLD 患者与对照人群相比病死率增加，是由于继发于心血管疾病、肝硬化和肝细胞癌等疾病，儿童 NAFLD 可能较成人 NAFLD 更为严重。NASH 儿童进入成年期后很快并发肝硬化和动脉粥样硬化，美国一项对 66 例平均年龄（14±3.9）岁的 NAFLD 儿童进行研究，随访 0.5~20 年［平均（6.4±4.5）年］，结果发现，存在一项或一项以上代谢综合征组分的比例由初诊时的 29% 上升到 83%，4 例血糖正常儿童在 4~11 年后发生 2 型糖尿病，5 例患者在 5 年内进行肝活检 13 次，结果所有患者肝组织病理学改变均无改善，4 例于（41±29）个月后出现肝纤维化进展，随访中非肝病死亡 2 例，因失代偿肝硬化接受肝移植 2 例，与同龄普通人比，患者无肝移植生存时间明显缩短，标化死亡风险增加 13.6 倍，2 例在肝移植术后 NAFLD 复发，其中 1 例再次进展为肝硬化。此外，NAFLD 儿童死亡率增高还与肥胖和代谢性并发症有关，NAFLD 是儿童发生心血管疾病的独立危险因素。儿童 NAFLD 的自然史研究以 TONIC 试验为代表，一项为期 2 年的随机对照试验比较了维生素 E、二甲双胍和安慰剂治疗后的肝活组织检查情况，3 组患儿均接受营养和体育活动（生活方式）的指导建议，其中安慰剂组 28%NASH 消退，40% 脂肪变性改善，40% 纤维化改善和 43% 小叶炎症改善，25% 患儿发生疾病进展，96 周后 ALT 均值较基线降低 35U/L（14~57U/L），15% 合并 3 期及以上纤维化的儿童 NAFLD 病情较成人更为严重。部分 NAFLD 患儿可以快速进展出现其他临床事件（死亡、器官移植、糖尿病、心血管疾病），由于上述典型临床事件通常不会发生在 21 岁以下，所以儿童 NAFLD 的临床结果研究需要长期随访至患儿成年。

（王文棣　范文文）

 参考文献

1. Moran JR, Ghishan FK, Halter SA, et al.Steatohepatitis in obese children：a cause of chronic liver dysfunction.Am J Gastroenterol, 1983, 78：374-377.
2. 黄鑫禹，张秋瓒.2016 年北美儿童胃肠病肝病营养学会临床实践指南：儿童脂肪性肝病的诊断治疗. 临床肝胆病杂志, 2017, 33：638-642.
3. Nobili V, Svegliati-Baroni G, Alisi A, et al.A 360-degree overview of paediatric NAFLD：recent insights.J Hepatol, 2013, 58：1218-1229.
4. 展玉涛. 儿童非酒精性脂肪性肝病研究进展. 实用肝脏病杂志, 2006, 9：101-103.
5. 朱鹏，徐宗，王宇明. 世界胃肠病学会全球指南：非酒精性脂肪性肝病及非酒精性脂肪性肝炎. 临床肝胆病杂志, 2014, 30：842-845.
6. 黄鑫禹，张秋瓒.2016 年北美儿童胃肠病肝病营养学会临床实践指南：儿童脂肪性肝病的诊断治疗. 临床肝胆病杂志, 2017, 33：638-642.
7. Schwimmer JB.Definitive diagnosis and assessment of risk for nonalcoholic fatty liver disease in children and adolescents.Semin Liver Dis, 2007, 27：312-318.

8. 张一宁,杜红伟,刘彦军,等.儿童及青少年非酒精性脂肪性肝病的确诊及危险因素评估.临床肝胆病杂志,2011,27:690-693.

9. Goran MI, Gower BA.Longitudinal study on pubertal insulin resistance.Diabetes, 2001, 50: 2444-2450.

10. Suzuki A, Abdelmalek MF, Schwimmer JB, et al.Association between puberty and features of nonalcoholic fatty liver disease.Clin Gastroenterol Hepatol, 2012, 10: 786-794.

11. Swiderska-Syn M, Suzuki A, Guy CD, et al.Hedgehog pathway and pediatric nonalcoholic fatty liver disease.Hepatology, 2013, 57: 1814-1825.

12. Schwimmer JB, Deutsch R, Kahen T, et al.Prevalence of fatty liver in children and adolescents. Pediatric, 2006, 18: 1388-1393.

13. Park HS, Han JH, Choi KM, et al.Relation between elevated serum alanine aminotransferase and metabolic syndrome in Korean adolescents.Am J Clin Nutr, 2005, 82: 1046-1051.

14. Machado MV, Cortez-Pinto H.Diet, Microbiota, Obesity, and NAFLD: A Dangerous Quartet. Int J Mol Sci, 2016, 417: 481.

15. Temple JL, Cordero P, Li J, et al.A Guide to Non-Alcoholic Fatty Liver Disease in Childhood and Adolescence.Int J Mol Sci, 2016, 17.pii: E947.

16. Kummer S, Klee D, Kircheis G, et al.Screening for non-alcoholic fatty liver disease in children and adolescents with type 1 diabetes mellitus: a cross-sectional analysis.Eur J Pediatr, 2017, 176: 529-536.

17. Firneisz G.Non-alcoholic fatty liver disease and type 2 diabetes mellitus: the liver disease of our age? World J Gastroenterol, 2014, 20: 9072-9089.

18. Santoro N, Kursawe R, D'Adamo E, et al.A common variant in the patatin-like phospholipase 3 gene(PNPLA3)is associated with fatty liver disease in obese children and adolescents. Hepatology, 2010, 52: 1281-1290.

19. Mangge H, Baumgartner BG, Zelzer S, et al.Patatin-like phospholipase 3 (rs738409)gene polymorphism is associated with increased liver enzymes in obese adolescents and metabolic syndrome in all ages.Aliment Pharmacol Ther, 2015, 42: 99-105.

20. Brouwers MC, van Greevenbroek MM, Cantor RM.Heritability of nonalcoholic fatty liver disease.Gastroenterology, 2009, 137: 1536.

第 33 章

儿童 NAFLD 临床特征与诊断

NAFLD 本身临床表现不典型,成人 NAFLD 的临床表现取决于肝脏脂肪浸润的程度、病程的长短以及所伴随的基础疾病如肥胖、糖尿病、高血压等。因儿童处于不同的生长发育阶段,其临床特征与成人有所不同,本章主要介绍儿童 NAFLD 的临床表现、并发症、实验室及影像学检查、诊断及鉴别诊断。

一、临床表现

1. 症状 一般起病隐匿,病程常迁延,常因健康体检发现转氨酶增高或肝脏超声扫描时被发现。少数有非特异性表现,包括疲乏、右上腹不适以及睡眠呼吸暂停等。不是所有的 NAFLD 均表现为肥胖,但大多数患儿合并肥胖或近期出现体重和腰围增长过快。

2. 体征 肝脏程轻度或中度肿大,边线光滑,无压痛,质可稍硬。肝质硬可能与脂肪肝同时发生纤维组织增生有关,但肥胖患儿常不易触及。有 IR 的儿童还可以出现黑棘皮症(30%),并发肝硬化时可有蜘蛛痣、脾大,甚至腹水,合并高血压。

二、并发症

NAFLD 是迄今为止在成人和儿童中肝纤维化和肝硬化的最常见原因,并且与代谢综合征互为因果,可加重肥胖、糖尿病、心血管疾病等的严重程度,还可引起全身内分泌代谢紊乱,与之形成恶性循环。

(一)肝脏并发症

NASH 通常被认为是 NAFLD 的进展形式,其中脂肪变性共存于肝细胞的损伤和炎症,引起肝坏死,纤维化和肝硬化,并使肝细胞癌的风险显著增加。NASH 可增加总体及肝脏相关死亡率,最常见的死因是肝硬化、肝衰竭,肿瘤,脓毒症,静脉曲张出血和心血管疾病。长期随访研究显示,剔除年龄及性别因素,成人 NASH 较对照组总体死亡率高 35%~58%,而肝脏相关死亡率则上升 9~10 倍。

1. 肝纤维化 大约 25% 的 NAFLD 儿童进展为 NASH,并且肥胖可增加其风险。在 24 例严重肥胖的青少年患者中,63% 患儿存在 NASH,而另外 25% 患儿存在临界 NASH。多中心研究显示肝活检确诊的 NAFLD 患儿中,近 1/7 的患儿存在晚期纤维化,另有研究报告 17% 的 NAFLD 儿童患有晚期纤维化。在进展为纤维化方面,NASH 甚至与慢性丙型肝炎有类似潜在的风险。纤维化严重程度的主要预测因素是年龄增长,体质指数(BMI)>28~$30kg/m^2$、高血压、IR 程度和糖尿病。肝纤维化在严重肥胖的青少年中也更为普遍(83%,成年人为

29%），进一步表明儿童 NAFLD 特别是肥胖患儿比成人的临床病程进展更快。

2. 肝硬化　成人 NASH 患者 10 年后进展为肝硬化风险为 15%~25%，一旦确诊肝硬化，30%~40% 的患者将在接下来的 10 年内死亡。目前的证据表明，儿童 NASH 进展到失代偿性终末期肝病与肝移植有相同的风险。终末期 NASH 是隐源性肝硬化的常见且重要的原因，肝脏脂肪积聚和肝细胞损伤证据可以在这个晚期阶段消失，这种现象有时被称为"烧毁" NASH。已经表明，根据过去或现在接触到代谢危险因素（如肥胖症，糖尿病和高血压）疑诊 NASH，而又缺少组织学特征时，约 30%~75% 的隐源性肝硬化可能是归因于"烧毁" NASH。成人肝硬化 7~10 年后的首发表现往往是肝衰竭，在儿童中的进展可能更快。

3. 肝细胞癌　肝细胞癌可以发生在肝硬化和非肝硬化 NASH，肥胖或糖尿病 NAFLD 患者的患病率较高。在哥本哈根的 285 884 名男孩和女孩的研究队列中，随访了 30 多年，儿童 BMI 与成年期的原发性肝癌风险增加有关。在第 7 和 13 年，成人肝癌的风险比（95% CI）分别为 1.20（1.07~1.33）和 1.30（1.16~1.46）。类似的相关性也存在于男性和女性，生后数年发现的肝细胞癌，以及诊断病毒性肝炎，酒精相关疾病和胆汁性肝硬化。

（二）肝外并发症

NAFLD 并不是代谢综合征诊断标准的组成部分，但两者具有共同的主要危险因素，包括中枢性肥胖，高血清三酰甘油和高密度脂蛋白胆固醇，高血压和 IR，以及葡萄糖和脂质代谢改变。近 90% 的 NAFLD 患者具有代谢综合征的至少一个特征，高达 33% 的 NAFLD 可诊断为代谢综合征，当两种情况以协同方式发生时，患者的情况将发生恶化。儿童代谢综合征特别是超重和肥胖是 NASH 强有力的临床预测因子，所以多数人认为 NAFLD 是代谢综合征的肝脏表现。另有人认为这两种情况可能相互补充，造成疾病的恶性循环，存在潜在的代谢功能障碍。

1. 心血管疾病　肥胖青少年心脏功能异常与传统的心脏危险因素（即收缩压和舒张压高，总胆固醇和低密度脂蛋白胆固醇和 BMI）无关，而与 IR 相关。在对 50 例经活检证实的 NAFLD 儿童的研究中发现，NAFLD 患儿早期可检测到心脏功能异常，并与除了肝损伤以外的其他心血管或代谢的改变相关，35% 的患者存在左心室肥大，14% 的同心重塑，16% 的左心房扩张，此外，单纯性脂肪肝的患儿较 NASH 者上述心脏的改变小。肥胖的 NAFLD 儿童即使无症状，早期也可表现为左心室舒张和收缩功能障碍，且在 NASH 患者中表现突出。因此，随着 NAFLD 进展，心血管功能障碍的程度增加，NASH 比单纯性脂肪肝表现出更严重的内皮功能障碍，更早导致动脉粥样硬化病变和颈动脉内膜增厚。

2. IR 和 2 型糖尿病　IR 是与 NAFLD 相关的最常见的代谢异常，是引起 NAFLD 的高发风险因素，可能是判断成人和儿童疾病严重程度和进展最有用的指标之一。10% 的 NAFLD 患儿合并糖耐量受损，2% 患儿合并 2 型糖尿病。肥胖时脂肪细胞、肌细胞以及肝细胞对胰岛素产生抵抗，导致肝脏对糖及脂肪的代谢紊乱，引起肝脏脂肪变性，其中内脏脂肪组织的增加可以引起 IR，导致肝脏的脂肪积聚。随着 IR 程度的加重，随之肝脏脂质沉积增加，最终导致 NAFLD 的发生。超过 70% 的 NAFLD 临床病例证实，IR 的严重程度与肝脂肪蓄积量密切相关，高血糖症和 2 型糖尿病患者并发 NAFLD 患病率更高。肥胖和 IR 被认为是引起 NAFLD 发生的重要因素，而这两个代谢因素也正是 2 型糖尿病的特征，两者是互为因果关系还是肝脏脂肪积累本身就是 IR 的结果？一方面，肝脂肪变性及损伤降低胰岛素清除率，随着时间的推移，胰岛素抵抗力增加，NAFLD 患者的脂肪变性和肝脏 IR 在外周 IR 之前发生,表明前者是后者发展的主要原因。肝脂肪变性又通过干扰胰岛素受体的磷酸化来反过来加剧 IR 底物,肝脏脂肪变性量与 IR 的严重程度相关。另一方面,胰岛素是促进肝脏葡萄糖摄取,骨骼肌和脂肪组织合成的代谢激素,增加 IR 可降低肝脏的葡萄糖摄取和胰岛素循环水平的代偿性增加。通过固醇调节结合元件(SREBP-1c)介导几种增生基因的上调,增加肝和外周糖原和脂肪生成,并损害肝细胞脂肪酸代谢循环中游离脂肪酸变得越来越丰富,大多数被肝脏吸收并被加工成三酰甘油,沉积在肝细胞的细胞质内,表现出肝脂肪变性,随着 IR 的发展,血清高葡萄糖水平也激活了碳水化合物结合蛋白,进一步促进脂肪生成和肝脂肪沉积。因此,也有人提出 IR 和高血糖可能直接诱发肝纤维化,或通过上调结缔组织生长因子,产生糖化终产物或通过上调促炎细胞因子的产生来诱发肝纤维化。

3. 其他内分泌紊乱　NAFLD 发病过程中存在持续的不同器官相互作用,包括肝脏、脂肪组织、胰腺、肠道等,而肠道在器官相互作用中起着至关重要的作用,因为 NAFLD 患儿严重的肝脏损害与肠道细菌生态失调相关,也与病原体(损伤)相关分子模式分子的释放有关,后者可以激活模式识别受体信号。脂多糖是研究最多的一种病原体相关分子模式分子,与儿童 NASH 肝损害程度相关。而高脂饮食及高果糖饮食则破坏肠道微生态环境,加重肝细胞脂肪变性、炎症及纤维化。其他内分泌疾病,如甲状腺功能减退症,性功能减退症,垂体功能减退症和多囊卵巢综合征,是独立于肥胖症 NAFLD 的重要危险因素。多项研究表明儿童甲状腺功能障碍与 NAFLD 之间的相关性,Pacifico 等首先证明甲状腺功能和儿童代谢综合征之间的联系,表明甲状腺功能检查,特别是促甲状腺激素(TSH)以及超重和肥胖儿童中 NAFLD 的发生率,与内脏肥胖无关。

三、辅助检查诊断

(一)实验室诊断

NAFLD 患者的各种血液生物学标志物水平升高,包括 AST 和 ALT,细胞角蛋白 18(CK-18)片段,载脂蛋白 A1,总胆红素,透明质酸,C- 反应蛋白,成纤维细胞生长因子 -21,白细胞介素 -1 受体拮抗剂,脂联素和 TNF-α 等。对于 NAFLD/NASH 的患儿,常用的实验室指标包括血清转氨酶、总胆红素、GGT、血脂、CK-18 等。

绝大多数 NAFLD 患儿肝功能正常,最常见的是 ALT 轻至中度升高,GGT 也可增高。目前尚不存在可靠地区分简单脂肪变性与 NASH 的生物标志物,GGT、AST 和 ALT 是最常用的肝脏血清生物标志物,它们容易获得,成本低,并且已有研究表明其水平升高与成人 NAFLD 严重性相关。一项关于 176 名儿童的多中心研究显示 AST 和 GGT 可预测 NAFLD 和 NASH,但尚不能准确可靠地区分简单脂肪变性、NASH。另一项对 502 名 18~64 岁的 NAFLD 患者的研究发现,ALT 水平随着年龄增长逐渐下降,而 AST 保持稳定,表明儿童期 ALT 升高可能较成人的诊断价值小。另有研究表明血清 ALT 和 AST 水平在高达 2/3 的 NASH 患儿甚至晚期肝病的患儿中都没有显著升高。而正常的 AST 和 ALT 水平不排除儿童 NAFLD 严重的肝脏损伤或纤维化,当临床转氨酶水平升高时应高度怀疑 NAFLD,特别是在具有 NAFLD 家族史的超重或肥胖患者中,因此仍然可作为筛选工具。基于胆红素在肝脏内发挥抗氧化保护作用,Puri 等发现总胆红素与儿童 NASH 的流行率呈反比关系。有关肝脏对糖、蛋白质和脂肪代谢功能试验也可有所改变,如糖耐量异常、高胰岛素血症、血浆白蛋白降低、高甘油三酯血症。血清脂质谱可能反映 NASH 异常的脂质代谢,但其敏感性、特异性和临床效用尚不清楚。

　　肝细胞凋亡标志物血清细胞角蛋白 18 片段,已经证明与成人和儿童 NASH 的发病率和严重程度密切相关,能准确预测 NASH,提示 CK-18 在 NASH 中具有 78% 的敏感性和特异性 87%。然而 CK-18 可能仅限应用于确诊的 NAFLD 患者,因为肝细胞凋亡不是 NAFLD 所独有的。NAFLD 患儿常有血清自身抗体低滴度阳性,如果自身抗体滴度较高特别是合并血清转氨酶明显异常和高丙种球蛋白血症,则应进行肝活检,以证实有无自身免疫性肝炎。NAFLD 也常与铁异常有关新陈代谢,在没有遗传性血红蛋白沉着症的情况下,促炎性脂肪因子介导肝内游离铁升高以及血清铁蛋白和转铁蛋白轻度升高。

(二)影像学诊断

　　在影像学方面,实时超声检查具有简便经济、准确快捷、无损伤、无禁忌的特点,通过肝肾回声对比以及肝脏回声强度和肝内血管显像等改变可判断肝脏脂肪变程度,是目前儿童 NAFLD 首选的检查方法,并被广泛应用于人群发病率的流行病学调查。中国香港特别行政区的一项对 84 名肥胖儿童进行筛查,77% 的儿童有肝脏超声影像学改变,24% 的儿童有 NASH。但在肝脂肪变程度少于 30%(轻度脂肪变)以及体质指数大于 40 时,超声诊断脂肪肝的敏感度显著下降。

　　计算机断层扫描(CT)在检测 NAFLD 中肝脏的脂肪蓄积程度上比腹部超声更大的灵敏度,但它的高辐射暴露限制了其在儿科的应用。在检测轻度脂肪变性及脂肪含量随时间的变化方面,也缺乏灵敏度。临床弹性成像能够检测儿科 NAFLD 中的肝纤维化,但目前尚不能可靠地确定肝纤维化的程度或严重程度,特别是在其早期阶段脂肪变性和炎症活动也略有肝硬化表现,在严重肥胖患者的敏感性和特异性降低。

　　磁共振成像(MRI)对儿童 NAFLD 的灵敏度和特异性均较高,并且即使在严重肥胖患者中也能够区分简单脂肪变性与 NASH,它也能够量化轻度脂肪变性和纤维化的分布和严重程度,但还不能评估肝实质中炎症或肝硬化的程度,且成本较高,患儿需要镇静,限制了其推广应用。这些影像学检查均有其局限性,不能区分单纯性脂肪肝与 NASH,不能有效区分肝纤维化与肝脂肪变。

(三)肝活检诊断

　　肝活检组织学检查是确诊 NAFLD 及判断其程度的金标准,它能够区分单纯性脂肪肝与 NASH 并评估肝纤维化程度,动态肝活检组织学检查能够监测疾病的进展和对治疗的反应。肝活检在临床上应用受限的主要原因是它的有创性和可能发生的严重并发症,也受到抽样误差的影响,肝脏内的脂肪性损伤较少扩散,所取标本的组织病理学分析是否代表了整个肝脏的病变。因此,即使是正常的肝脏活检也不能完全排除 NAFLD,并且活检的时机也影响到结果判断。进行肝脏穿刺活检前临床医生必须权衡临床价值与潜在的风险。肝穿刺活检主要用于肝恶性肿瘤和原因不明的肝脏遗传代谢性疾病的鉴别,以及对肝纤维化程度与疾病预后的判断等。疑似 NAFLD 的儿童进行肝活检的指征包括:NAFLD 诊断难以明确,可能存在多种肝病,需要应用有潜在的肝毒性药物,在对儿童进行针对 NASH 的药物治疗之前,必须通过肝活检来明确 NASH 的诊断。美国肝病研究协会(AASLD)发布的现行指南建议肝活检仅在 10 岁以下的患者中进行,有 NAFLD 严重家族史,体检肝脾肿大和异常的实验室结果,包括高转氨酶血症、IR、缺乏自身抗体和严重 / 进行性肝病等。

　　儿童 NAFLD 组织病理特点基本上与成人相同,主要包括脂肪变性、气球样变性、炎症及纤维化,肝细胞脂肪变性超过 5% 是儿童 NAFLD 的最低诊断标准。成人患者常见气球样变和窦周纤维化,而其炎症主要位于小叶内且很少累及汇管区,而儿童 NASH 则表现为门管区炎症和纤维化,气球样变性和窦周纤维化则相对少见。儿童 NAFLD 组织分布具有自身特点:基本上分布在汇管区(腺泡 1 区)或无明显分区;气球样变是肝细胞损伤的形态学标志;肝小叶内炎症浸润是 NASH 的主要改变,但是在儿童比较罕见,而独立的汇管区炎症更常见。肝纤维化是 NASH 患儿最严重的器官损害表现,通常表现为汇管及汇管周围纤维化,也可能存在肝窦周围纤维化。儿童 NASH 可以表现为 1 型、2 型或是混合型,不同病因可能引起不同的病理类型,而且不同的 NASH 病理类型与性别和种族关系密切。

(四)非侵入性诊断评分系统

肝活检有创性、成本高,在儿童应用受限推动了非侵入性临床风险预测评分的发展。除了传统的病理学评分及纤维化分期外,目前有两种新方法对儿童 NAFLD 进行评分。各种分期及评分方法各有优劣,传统的活动度评分(NAS)法与临床联系不紧密;儿童 NAFLD 纤维化指数似乎可以取代肝活检诊断肝纤维化,这对于儿童患者更容易被接受;PNHS 评分则不仅与肝脏病理诊断高度相符,而且与患儿腰围、三酰甘油水平以及是否存在代谢综合征关系更加密切。①NASH 评分是 Brunt 等建立的独立的 NASH 组织学评分标准。1~2 分排除 NASH,3~4 分 NASH 可能,5~8 分确诊 NASH。NAS 评分仅用于 NASH 疾病严重程度的评价和动态比较,不能取代病理诊断,也不能用于 NASH 临床诊断。②儿童 NAFLD 纤维化指数主要用于预测 NAFLD 患儿肝纤维化风险,是以年龄、腰围、三酰甘油为基础的一种评分方法,当纤维化指数(PNFI)≥9 时,可以确定肝纤维化,而不需要行肝活检。虽然它提供了一个很好的阳性预测值,但排除纤维化的阴性预测值是次优的。③PNHS 评分是将脂肪变性(1~3)、气球样变性(0~2)、小叶内炎症(0~3)、汇管区炎症(0~2)评分进行加权计算,是最新的儿童 NAFLD 组织学评分,可以更好评估 NASH,是 NAFLD 患儿病理分级最佳选择。该评分方法对 NAFLD 分类与病理诊断一致性更高,85 分可以认为是诊断 NASH 的临界值,PNHS ≥85 可以确定 NASH 诊断。④增强型肝纤维化(ELF)评分是一种算法复合血清肝纤维化标志物,包括透明质酸,Ⅲ型胶原氨基末端前肽和金属蛋白酶组织抑制剂,可用于准确预测儿童纤维化与 NAFLD。虽然这些分数的潜力很大,但其临床实用性仍不清楚。

四、儿童 NAFLD 筛查

建议在肥胖和有代谢综合征表现的患儿中筛查脂肪肝,在年龄非常小或无超重的脂肪肝儿童,应排除脂肪酸氧化缺陷、溶酶体贮积病、过氧化物酶体疾病等遗传性肝病以及可导致成人脂肪肝的其他疾病。2016 年 NASPGHAN 提出 0~18 岁儿童应进行选择性筛查 NAFLD,在证据不足的领域,委员会利用成员的集体经验提供指导,该指南的推荐强度采用 GRADE 系统进行证据质量分级(表 33-1)。

1. 儿童应该选择性筛查 NAFLD(B1)。①应当考虑对所有 9~11 岁的肥胖儿童(BMI ≥P_{95} 和存在额外风险因素(中心性肥胖、IR、糖尿病前期或糖尿病、血脂异常、睡眠呼吸暂停或 NASH/NAFLD 家族史)超重儿童(P_{85} ≥BMI<P_{94})进行 NAFLD 筛查(B1)。②对于存在严重肥胖、NAFLD/NASH 家族史或垂体功能减退等危险因素的年幼儿童,应尽早接受筛查(B2)。③如果风险因素(肥胖、西班牙裔、IR、糖尿病前期、糖尿病、血脂异常)持续

存在,NAFLD 患儿的父母和兄弟姐妹应筛查 NAFLD(C2)。

2. 目前,对于儿童 NAFLD 的最佳筛查方法是检测 ALT,但有很大的局限性(B1)。①针对 ALT 的解释应当基于特定性别的正常上限值(ULN)(女童 22U/L,男童 26U/L),而非个别实验室的 ULN(A1)。②ALT 持续(>3 个月)升高 >2×ULN,应当评估是否存在 NAFLD 或其他原因所致慢性肝炎(C1)。③由于 ALT>80U/L 的儿童发生严重肝脏疾病的可能性较高,应当对其增加临床关注进行及时评估(C2)。④由于缺乏足够的敏感性和特异性,不推荐常规超声。检查作为儿童 NAFLD 的筛查手段(B1)。

3. 建议对 NAFLD 进行随访筛查(C2)。①如果初始筛查试验正常,而 NAFLD 危险因素保持不变,应考虑每 2~3 年复查 ALT(C2)。②如果 NAFLD 的临床危险因素的数量或程度增加,考虑尽快重复筛查。包括体质量过度增长或其他增加 NAFLD 风险的医疗问题(如 2 型糖尿病或阻塞性睡眠呼吸暂停综合征)进展(C2)。

表 33-1　推荐强度及证据质量分级

项目	定义
推荐等级	
强推荐(1)	影响推荐强度的因素包括证据质量、患者重要预后及治疗成本
弱推荐(2)	证据参数或价值可变,或存在不确定性。推荐意见存在不确定性,或可能会有较高的成本疗效比及资源消耗
证据质量	
高质量(A)	进一步研究不大可能改变对该疗效评估结果的可信度
中等质量(B)	进一步研究有可能对该疗效评估结果的可信度产生重要影响
低质量(C)	进一步研究很有可能影响该疗效评估结果的可信度,且该评估结果很可能改变

五、诊断及鉴别诊断

儿童 NAFLD 是一种排除性诊断疾病,需除外其他原因所致肝脂肪变性(表 33-2,在所有超重儿童或 >10 岁肥胖儿童,特别是伴有高血压、肝大、黑棘皮病、IR 和 2 型糖尿病患儿,应积极考虑 NAFLD,腹部超声和肝功能检查是诊断儿童 NAFLD 的首选。儿童 NAFLD 尚缺乏统一的诊断标准,目前国内主要参考 2010 年中华医学会肝脏病学分会脂肪肝和酒精性肝病学组修订的《NAFLD 诊疗指南》。诊断标准为:①无饮酒史;②除外病毒性肝炎、药物性肝病、肝豆状核变性(Wilson 病)、自身免疫性肝病等可导致脂肪肝的特定疾病;③肝活检组织学改变符合脂肪性肝炎的病理学诊断标准。患者 BMI 大于相应年龄性别标准值的第 85 百分位数称为肥胖。近年来,儿童 NAFLD 诊断方面取得了巨大成功,2012 年欧洲和美国均提出了儿童 NAFLD 的诊断指南,均认为儿童和青少年持续肝功能异常半年以上应首先排除其他肝脏疾病,然后按照流程进行诊断,明确诊断需行肝活检,至少在接受治疗之前应进行肝活检。相比而言,欧洲儿科胃肠营养学会(ESPGHAN)的指导意见对于儿童 NAFLD 诊断步骤更加清晰,其诊断策略是首先排除其他肝脏疾病,然后进行腹部超声检查及肝功能检测,超声检查正常的超重/肥胖高危儿童,需要监测肝功能,怀疑进展期肝病患儿推荐治疗前行肝活检。

表 33-2 儿童肝脏脂肪变性的鉴别诊断

遗传 / 代谢疾病	药物	饮食因素	感染
NAFLD	胺碘酮	蛋白质能量营养不良	丙型肝炎（基因型 3）
脂肪酸氧化和线粒体疾病	皮质类固醇	酗酒	
柠檬酸缺乏	甲氨蝶呤	快速手术减肥	
Wilson 病	某些抗精神病药	肠外营养	
控制不良的糖尿病	某些抗抑郁药		
脂肪酸代谢障碍	高活性抗逆转录病毒治疗		
溶酶体酸性脂肪酶缺乏症	丙戊酸		
家族性复合高脂血症			
无 β 脂蛋白血症 / 低 β 脂蛋白血症			

2016 年 NASPGHAN 提出的诊断流程如下（图 33-1）：

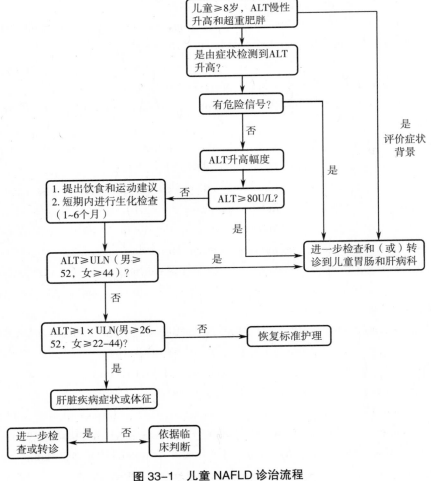

图 33-1 儿童 NAFLD 诊治流程

1. 如果评估一名儿童为疑似 NAFLD,推荐排除导致 ALT 升高和 / 或肝脏脂肪变性的其他病因,并探查是否并存其他慢性肝病(A1)。

2. 只有 NASH 和 / 或晚期肝纤维化风险增加的儿童,才考虑接受肝活组织检查以评估 NAFLD。儿童 NASH 肝纤维化风险增加的潜在临床特征可能包括更高的 ALT(>80U/L)、脾肿大和 AST/ALT>1。已知的 NASH 和晚期肝纤维化的临床危险因素包括垂体功能减退症和 2 型糖尿病(B1)。

3. 由于敏感性和特异性较差,不推荐超声用于确定或量化脂肪变性。超声评价囊肿、胆囊疾病、门静脉高压相关改变等其他肝脏疾病可能是有效的(B1)。

4. 由于辐射风险,不推荐 CT 用于确定或量化脂肪变性(B1)。

（王文棣　范文文）

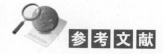
参考文献

1. Firneisz G. Non-alcoholic fatty liver disease and type 2 diabetes mellitus: the liver disease of our age? World J Gastroenterol, 2014, 20: 9072-9089.

2. Ratziu V, Bellentani S, Cortez-Pinto H, et al. A position statement on NAFLD/NASH based on the EASL 2009 special conference. J Hepato l, 2010, 53: 372-384.

3. Ong JP, Pitts A, Younossi ZM. Increased overall mortality and liver-related mortality in non-alcoholic fatty liver disease. J Hepatol, 2008, 49: 608-612.

4. Berentzen TL, Gamborg M, Holst C, et al. Body mass index in childhood and adult risk of primary liver cancer. J Hepatol, 2014, 60: 325-330.

5. Alterio A, Alisi A, Liccardo D, et al. Non-alcoholic fatty liver and metabolic syndrome in children: a vicious circle. Horm Res Paediatr, 2014, 82: 283-289.

6. Fintini D, Chinali M, Cafiero G, et al. Early left ventricular abnormality/dysfunction in obese children affected by NAFLD. Nutr Metab Cardiovasc Dis, 2014, 24: 72-74.

7. Pacifico L, Di Martino M, De Merulis A, et al. Left ventricular dysfunction in obese children and adolescents with nonalcoholic fatty liver disease. Hepatology, 2014, 59: 461-470.

8. Alisi A, Manco M, Devito R, et al. Endotoxin and plasminogen activator inhibitor-1 serum levels associated with nonalcoholic steatohepatitis in children. J Pediatr Gastroenterol Nutr, 2010, 50: 645-649.

9. Ratziu V, Bellentani S, Cortez-Pinto H, et al. A position statement on NAFLD/NASH based on the EASL 2009 special conference. J Hepatol, 2010, 53: 372-384.

10. Pacifico L, Bonci E, Ferraro F, et al. Hepatic steatosis and thyroid function tests in overweight and obese children. Int J Endocrinol, 2013, 2013: 381014.

11. Torun E, Ozgen IT, Gokce S, et al. Thyroid hormone levels in obese children and adolescents with non-alcoholic fatty liver disease. J Clin Res Pediatr Endocrinol, 2014, 6: 34-349.

12. Patton HM, Lavine JE, Van Natta ML, et al. Clinical correlates of histopathology in pediatric nonalcoholic steatohepatitis. Gastroenterology, 2008, 135: 1961-1971.

13. Goh GB, Pagadala MR, Dasarathy J, et al. Age impacts ability of aspartate-alanine aminotransferase ratio to predict advanced fibrosis in nonalcoholic Fatty liver disease. Dig Dis Sci, 2015, 60: 1825–1831.

14. Fracanzani AL, Valenti L, Bugianesi E, et al. Risk of severe liver disease in nonalcoholic fatty liver disease with normal aminotransferase levels: a role for insulin resistance and diabetes. Hepatology, 2008, 48: 792–798.

15. Mofrad P, Contos MJ, Haque M, et al. Clinical and histologic spectrum of Nonalcoholic fatty liver disease associated with normal ALT values. Hepatology, 2003, 37: 1286–1292.

16. Vernon G, Baranova A, Younossi ZM. Systematic review: the epidemiology and natural history of non-alcoholic fatty liver disease and non-alcoholic steatohepatitis in adults. Aliment Pharmacol Ther, 2011, 34: 274–285.

17. Wilson HK, Monster AC. New technologies in the use of exhaled breath analysis for biological monitoring. Occup Environ Med, 1999, 56: 753–757.

18. Puri K, Nobili V, Melville K, et al. Serum bilirubin level is inversely associated with nonalcoholic steatohepatitis in children. J Pediatr Gastroenterol Nutr, 2013, 57: 114–118.

19. Musso G, Gambino R, Cassader M, et al. Meta-analysis: natural history of non-alcoholic fatty liver disease (NAFLD) and diagnostic accuracy of non-invasive tests for liver disease severity. Ann Med, 2011, 43: 617–649.

20. Chan DF, Li AM, Chu WC, et al. Hepatic steatosis in obese Chinese children. Int J Obes Relat Metab Disord, 2004, 28: 1257–1263.

21. 朱伟芬, 梁黎. 肥胖儿童青少年非酒精性脂肪肝病诊断与治疗. 中国实用儿科杂志, 2013, 28: 1–4.

22. Chalasani N, Younossi Z, Lavine JE, et al. The diagnosis and management of non-alcoholic fatty liver disease: practice guideline by the American Gastroenterological Association, American Association for the Study of Liver Diseases, and American College of Gastroenterology. Gastroenterology, 2012, 142: 1592–1609.

23. 代东伶. 儿童非酒精性脂肪肝最新研究动态. 中国当代儿科杂志, 2016, 17: 107–112.

24. Brunt EM, Janney CG, Di Bisceglie AM, et al. Nonalcoholic steatohepatitis: a proposal for grading and staging the histological lesions Am J Gastroenterol, 1999, 94: 2467–2474.

25. Nobili V, Alisi A, Vania A, et al. The pediatric NAFLD fibrosis index: a predictor of liver fibrosis in children with non-alcoholic fatty liver disease. BMC Med, 2009, 7: 21.

26. Alkhouri N, De Vito R, Alisi A, et al. Development and validation of a new histological score for pediatric non-alcoholic fatty liver disease. J Hepatol, 2012, 57: 1312–1318.

27. 黄鑫禹, 张秋瓒. 2016 年北美儿童胃肠病肝病营养学会临床实践指南: 儿童脂肪性肝病的诊断治疗. 临床肝胆病杂志, 2017, 33: 638–642.

28. Vajro P, Lenta S, Socha P, et al. Diagnosis of nonalcoholic fatty liver disease in children and adolescents: position paper of the ESPGHAN Hepatology Committee, J Pediatr Gastroenterol Nutr, 2012, 54: 700–713.

29. Chalasani N, Younossi Z, Lavine JE, et al. The diagnosis and management of non-alcoholic fatty liver disease: practice guideline by the American Association for the Study of Liver Diseases, American College of Gastroenterology, and the American Gastroenterological Association. Hepatology, 2012, 55: 2005-2023.

第 34 章

儿童 NAFLD 治疗与管理

目前,在儿童和青少年 NAFLD 治疗方面缺乏共识,应在临床实践中进行管理。有效的治疗策略应该认识到 NAFLD 是一种多因素疾病,是建立在众多遗传与环境之间相互作用的结果,早期诊断和干预可有效地改善患者的整体生活质量,以及降低其长期心血管和肝脏发病率和死亡率。治疗干预应适应每个患者现有的并发症(包括肥胖、高脂血症、IR、2 型糖尿病和心血管疾病等)。一线干预措施应着重于适当减少中枢性肥胖和 IR,主要通过饮食改变和增加体育锻炼来实现减轻体重。根据肝纤维化的程度,药物可以延缓或逆转 NASH 的进展,但与成人不同,儿童简单的脂肪变性似乎是良性的,因此药物干预不建议在儿童应用,至少在向 NASH 过渡之前谨慎应用。目前最好的方法是结合生活习惯干预、药物应用减少内脏肥胖,IR 和高胰岛素血症来预防或逆转肝细胞损伤,而不是单独使用这些策略中的一种。任何干预的疗效应在六个月后进行评估,如果无效,需考虑其他治疗方法,如外科手术等。由于生活方式、睡眠不足,以及主要的睡眠障碍,如睡眠呼吸暂停和失眠,也与 NAFLD 相关,可能积极治疗干预也有益于 NAFLD 的治疗,虽然这些病理关系的性质,仍然是很多争论的话题。儿童 NAFLD 强调多学科团队和代谢危险因素有效管理的重要性,较为公认的治疗要点如下:

一、饮食和体育锻炼

防治儿童 NAFLD 的对策主要是尽早发现超重和腹型肥胖,生活方式干预是最主要和最基本的治疗措施,应考虑到文化、饮食和运动习惯的社会经济决定因素,以及患者感知肥胖和身体形象的差异,特别是在青春期,制定明确和可实现的目标,通过家庭、学校、社会的共同帮助来完成。西方饮食的特征是脂肪和单糖的高热量摄入量高,餐后血浆葡萄糖和胰岛素水平迅速升高,这样可导致脂肪变性、IR、中枢性肥胖和 NAFLD 的风险增加。目前 AASLD 指南建议整体限制膳食脂肪摄入量低于总热量摄入的 5%,同时将反式脂肪限制在 <1% 和饱和脂肪 <7%。许多研究表明,即使适度减轻体重,就有可能减少肝脂肪变性,提高胰岛素敏感性,显著改善成人的临床疗效。经过活检证实的 NAFLD 儿童的一项研究表明,改善生活习惯 12 个月以上,血清 ALT 减少 20%,68% 的儿童脂肪变性有所改善。另外有 53 例儿童 NAFLD 经类似的生活方式干预后肝活检的脂肪变性,炎症和肝细胞膨胀显著减少。丹麦近期对 117 名肥胖儿童进行的一项研究表明,进行饮食干预和每天 1 小时适度运动 10 周后,2/3 的患儿胰岛素敏感性、肝脏脂肪积累和血清氨基转移酶水平显著改善。目前缺乏具体的膳食改变或体育运动方式的临床指南,无论是单独调整饮食结构还是与增加身

体活动相结合,只要患儿坚持,促进减肥就可以有效减少肝脂肪变性。由于童年时期形成的饮食习惯往往被保留到成年,早期膳食干预在儿童期尤为重要,包括饮食结构、成分方面的调整。

(一)果糖

除了控制总热量摄入,也应减少某些微量营养素,如果糖的消耗,包括蔗糖、玉米糖浆、果汁、软饮料和各种成分甜味剂等。与葡萄糖不同,果糖仅在肝脏中代谢并且通过甘油醛 -3- 磷酸酯优先分流到从头脂肪生成途径中,有助于增加三酰甘油合成和肝脂肪变性。果糖也可能与核转录因子(如甾醇反应元件)相互作用结合蛋白 -1c,沉淀参与肝糖酵解的基因表达,因而改变脂肪生成,也可能通过引起细菌过度生长和促进 NAFLD 中的肝损伤致使肠道通透性增加,内毒素血症随后引发炎症。成人和啮齿类动物中,果糖饮食尤其是伴高脂饮食会使 NAFLD 的风险增高,肝纤维化增加。饲喂富含果糖饮食的大鼠发生肝脏脂肪变性和炎症的严重程度往往比对照组更严重。研究发现,成人 NAFLD 患者较对照组的果糖消耗量增加,NAFLD 儿童较对照组软饮料消耗增加和甘油三酯水平升高。近年来果糖消费量急剧增加,也与中枢性肥胖、血脂异常和 IR 增加相关,这些均是 NAFLD 独立的危险因素。

(二)维生素 D

儿童和青少年的血浆维生素 D 水平与 NASH 和纤维化呈负相关。维生素 D 缺乏症在肥胖患者中更为常见,并且与 NAFLD 的发生有关,更容易发生肝脏脂肪变性,坏死性炎症和纤维化。维生素 D 受体调节许多基因的表达,其中一些基因涉及肝脏中的葡萄糖和脂质代谢。在大鼠暴露于肥胖饮食,维生素 D 缺乏症通过激活 Toll 样受体可加剧 IR、肝脏炎症标志物和氧化应激加重 NAFLD。越来越多的证据也表明低血清维生素 D 与 IR 及 2 型糖尿病有关,适当的补充维生素 D 可以改善胰岛素敏感性。因此,必要时进行低维生素 D 血症的筛查,补充维生素 D,但仍需大量的临床研究来加以证实。

(三)长链多不饱和(ω-3)脂肪酸

动物和成人的实验模型显示,ω-3 脂肪酸作为重要的肝转录基因调控因子可以减少肝脂肪变性,改善胰岛素敏感性和心血管疾病,减少炎症标志物的产生。因此,限制日常消费的饱和脂肪酸高的食物,增加 ω-3 脂肪酸摄入可能在 NAFLD 中起作用治疗,也可能由于其发挥抗炎、抗血栓、抗心律失常、降血脂和扩血管的作用。ω-3 脂肪酸也可能改善脂质分布,降低血清甘油三酯水平,降低 IR、肝脂肪变性和细胞因子合成。例如,二十二碳六烯酸(DHA)是主要的 ω-3 脂肪酸,饮食补充 DHA 可通过 G 蛋白偶联受体(GPR-120)发挥有效的抗炎作用,18 个月后可显著改善 NAFLD 患儿的组织学改变。另一项研究证明补充 DHA6 个月后,NAFLD 患儿的肝回声和胰岛素敏感性均有明显改善,但血清 ALT 或 BMI 无变化。AASLD 指南目前指出,推荐 ω-3 脂肪酸用于特异性治疗 NAFLD 或 NASH,被认为是 NAFLD 患者中治疗高甘油三酯血症的一线用药。

因此,建议通过健康宣教和行为干预确保患儿能够节制饮食和增加锻炼。在饮食方面,尽可能减少单糖、双糖以及饱和脂肪酸和胆固醇的摄入,限制含果糖饮料以及油炸食品和快餐,鼓励食用低血糖指数以及富含单不饱和及多不饱和脂肪酸的食品,适当补充维生素 D 可能发挥一定作用,可请注册营养师评估膳食的质量和每天摄入的总热量。低碳水化合物饮食对儿童的减肥效果优于低脂肪饮食。在家庭和学校倡导坚持有氧运动,可减少与肥胖相关疾病的风险。家庭成员的参与可使减肥治疗的依从性提高,减少看电视时间,增加体育运动等这些基于家庭的联合干预可能最为有效。鼓励每周 3~4 次锻炼（达到基于年龄心率上限的 60%~70%），应在 6 个月后监测饮食及锻炼调整的效果，如果无效，可考虑其他的治疗选择（如药物等）。

二、酒精

重度饮酒是慢性肝病的危险因素，肝脂肪变性和 NASH 患者应当避免，甚至有证据表明经常饮用较少量的酒精（低于 20g/d）可能也是有害的。然而，持续的酒精饮食对 NAFLD 的疾病严重程度或自然病史的影响，以及在儿童和青少年发生肝癌的风险，尚无相关研究报道。

三、减肥手术

目前，成人 NASH 患者的减肥手术仍然存在有争议，减肥手术仅适用于严重肥胖的青少年，经生活方式干预效果不良的重度脂肪性肝炎，减肥手术可显著改善这类患儿的肝脏损伤，脂肪变性和全身性炎症，改善代谢及胰岛素敏感性，积极调节脂肪因子循环及肠道微生物水平。有限的研究显示，成功实施减肥手术后，患者的肝病、代谢综合征及 IR 等可得到显著改善。鉴于儿童简单脂肪变性的侵袭性较强，有学者提出临床干预严重的肥胖患儿体重的措施，在过渡到脂肪性肝炎之前，减肥手术可能是有益的。但实际上，缺乏随机对照的研究，样本量较小，纵向随访不完整，缺乏明确的鉴别混合因素如 IR 导致 Cochrane 荟萃分析得出有关减肥手术对儿童期和青春期 NASH 影响的结论并不能令人信服。因此，目前的AASLD 指南规定，尽管减肥手术不是肥胖患者的禁忌证，但也不是 NASH 治疗的既定选择，所以有必要进一步规范儿科手术适应证及对这种方法的安全性和长期疗效的研究。

四、药物干预

NAFLD 的分子发病机制研究仍有限，药物干预通过针对涉及该疾病的发病机制和进展的主要分子途径（例如代谢危险因素，如肥胖、IR、血脂异常等），目前药物治疗有三个靶点，胰岛素增敏、抗氧化剂及细胞保护剂，旨在降低 NAFLD 的发病率和严重程度。例如减少由氧化应激介导的肝损伤，目的是防止 NAFLD 进展为终末期肝病，或者适用于对改善生活方式不坚持或没有反应的儿童，为了避免严重的器官损伤，仍然需要有效的药物干预。鉴于儿童 NAFLD 的侵袭性较成人更强，然目前尚无针对性的药物干预，即使尚未观察到向 NASH 过渡的证据，因此药物干预应慎重选择。

（一）胰岛素增敏剂

IR 和 2 型糖尿病与儿童 NAFLD 发病率及严重程度密切相关。因此，改善胰岛素敏感性的药物在该疾病的预后和治疗管理中起关键作用，潜在地逆转晚期肝损伤和肝纤维化，改善长期临床疗效。二甲双胍作为一种口服胰岛素增敏剂，可降低肝葡萄糖生产和促进外周葡萄糖摄取量，对活检证实的 NASH 患儿，给予二甲双胍 500mg，2 次/天，持续 24 周 ALT 水平降低和磁共振显示肝脂肪变性减少。吡格列酮为噻唑烷二酮类药物，也是胰岛素增敏剂，通过促进甘油三酯从肝脏和肌肉到脂肪组织的再分配来降低肝脂肪含量，研究表明，吡格列酮可以改善 NASH 患者肝脏脂肪变性和炎症，以及减少氨基转移酶水平和肝细胞损伤，但对肝纤维化程度无明显改善。由于吡格列酮长期治疗的潜在副作用，包括心脏毒性，水钠潴留,骨质疏松症,肥胖限制了其应用。胰高血糖素样肽和二肽基肽酶 –4（DPP-4）抑制剂,可增加胰岛素分泌,减少脂肪酸氧化和脂肪生成并改善肝脏葡萄糖代谢,也可能在 NAFLD 治疗中起作用,儿童尚无相关研究。

（二）减肥药

奥利司他是一种肠溶脂肪酶抑制剂,是 FDA 唯一批准的青少年减肥药物,可实现短期减肥,但由于胃肠道副作用限制了应用。有报道应用 NAFLD 患者的 ALT 水平升高和肝脂肪变性改善,但也有研究未见组织学改善。因此,它们在 NAFLD 中的使用仍存在争议。

（三）他汀类药物

代谢状态的治疗推荐适当控制糖尿病、高脂血症及心血管等危险因素,心血管疾病是 NAFLD 中最常见的死亡原因。研究显示使用阿托伐他汀及普托伐他汀可改善 NASH 的组织学变化,因此有血脂紊乱的 NAFLD 患者可使用他汀类药物治疗。一些研究表明,他汀类药物可显著改善 NAFLD 引起的肝酶升高及心血管结局,然而,仍然没有得到随机对照试验与组织学终点支持。虽然目前 AASLD 指南规定在血脂异常和单纯脂肪变性和 NASH 成年患者中可以使用他汀类药物,但在儿科中应用仍存在争议。

（四）抗氧化疗法

氧化应激被认为是儿童肝细胞损伤和由简单脂肪变性进展为 NASH 的关键机制。活性氧（ROS）主要在肝细胞的线粒体中产生,一旦发生肝脂肪变性,增加的细胞内脂肪酸水平可以作为线粒体的过量底物发生异常,增加 ROS,致使下游的炎症细胞因子和脂肪因子产生增加,通过各种酶的氧化,产生过氧化氢。正常状态下各种酶的抗氧化机制保护肝脏免受这种氧化损伤,但 NAFLD 的抗氧化机制可能受到抑制,因此,预期使用抗氧化剂治疗将破坏脂质过氧化链,恢复内源性抗氧化剂 / 氧化剂平衡,阻止 NASH 的进展。研究表明,配合饮食调整及体育运动,儿童口服维生素 E（600IU/d）和维生素 C（500mg/）1 年后,肝功能及葡萄糖代谢明显改善。对 8~17 岁的 NAFLD 儿童应用维生素 E 治疗后,肝细胞气球样变有所改变。虽然最新的 EASL 指南提倡维生素 E 作为具有活检证实的 NASH 的非糖尿病成人的一线药物治疗,但 AASLD 2005 指南表明,虽然维生素 E 似乎对非糖尿病儿童 NASH 有益,但尚缺乏临床证据。

（五）熊去氧胆酸

熊去氧胆酸是最广泛使用的细胞保护和抗氧化剂之一,能够保护肝细胞免受胆汁介导的线粒体损伤,以及激活抗凋亡信号通路,实现多种免疫调节功能,理论上稳定 NASH 的细胞膜。在儿童 NAFLD 的随机对照试验中,熊去氧胆酸与维生素 E 联合治疗可长期改善肝功能。然而,在另一项关于 NAFLD 的肥胖儿童的研究中,单独使用和联合饮食干预并不能降低血清 ALT 水平及超声检查脂肪变性。因此,熊去氧胆酸在儿科 NAFLD 治疗中的作用也需要进一步证实。

（六）益生菌

研究证实肠道细菌生态失衡也参与 NAFLD 的发生发展。目前多项研究提示,肠道菌群的改变可能是引起肥胖、代谢综合征的一个重要的环境因素,肠细菌生态失衡增加肠的渗透性和增加肝对损伤物质暴露,增加肝炎症和纤维化,如同时饮食调控不当,短链脂肪酸可导致肝损伤。当肠黏膜通透性增加时,肠腔内大量细菌释放的内毒素经门静脉系统进入体循环,形成内毒素血症,诱导脂肪及巨噬细胞释放多种炎症细胞因子来诱发 IR. 益生菌,可减轻肝脏氧化应激和炎症损伤,对预防和延缓 NAFLD 的进展有重要作用。通过恢复正常肠道微生物群的平衡来治疗儿童 NAFLD 的有希望的一个治疗途径。

五、儿童 NAFLD 的长期管理

因 NAFLD 是一类进行性肝脏损伤性疾病,可延续至成人期并发生糖尿病、心血管等疾病,使患者死亡率增加。因此对 NAFLD 患儿的长期随访、管理尤为重要。2016 年 NASPGHAN 推荐的 NAFLD 筛查随访意见如下,推荐强度采用 GRADE 系统进行证据质量分级(见本书第 33 章,表 33-1)。提出:①建议对 NAFLD 患儿,每年至少进行 1 次随访,监测疾病进展并提供治疗(C1)。②提供生活方式咨询时,更频繁的访问和更多接触时间与体质量管理结果呈正相关,并使 NAFLD/NASH 的超重儿童受益(B1)。③重复肝活组织检查评估疾病(特别是纤维化)进展和指导治疗是合理的。如果出现新的危险因素或危险因素持续存在,例如 2 型糖尿病、NASH 或纤维化,可以在第 1 次肝活组织检查后的 2~3 年复查肝活组织检查(C2)。④除了青少年标准咨询外,推荐针对青少年进行过度饮酒与肝纤维化进展的潜在相关关系的教育(B1)。⑤针对 NAFLD 患儿的家庭,应告知其二手烟暴露风险,并劝告 NAFLD 青少年戒烟以及任何形式的电子尼古丁吸入装置(B1)。⑥NAFLD 患儿应常规接种甲型肝炎疫苗(B1)。⑦NAFLD 患儿应事先接种乙型肝炎疫苗并进行免疫验证(A1)。⑧在应用肝毒性药物之前,应检测 NAFLD 患儿基准肝酶水平。对于监测频率,尚无足够指导依据,应当根据基础肝病的严重程度和药物相对肝毒性个体化制订(C1)。⑨在 NAFLD 患儿考虑应用潜在肝毒性药物之前,基线肝活组织检查用以评估肝病的严重程度是合理的(C2)。⑩监护人应当关注 NAFLD 患儿的心理问题(B1)。

总之,近年来随着儿童肥胖水平的升高,NAFLD 在童年和青春期的流行率大大增加,不同种族与性别、年龄的流行率不同,遗传与基因多态性等可影响 NAFLD 的易感性。NAFLD 缺乏特定症状、体征,临床特征有别于成人,且检测方法各不相同,各种方法各有其优劣,虽然肝活检是确诊的金标准,但有创性、价格昂贵等并不适合推广应用。目前国内外缺少完整的儿童和青少年时期 NAFLD 流行病学资料,尚无专门针对儿童 NAFLD 全面、循证和国际接受的临床指南,一线干预措施应着重于适当减少中枢性肥胖和 IR,主要通过饮食改变和增加体育锻炼来实现减轻体重,儿童 NAFLD 的临床结果研究需要长期随访至患儿成年。儿童 NAFLD 的流行病学资料有待于多中心大样本的研究来完善,也将会促进儿童 NAFLD 的临床诊治。

(王文棣　范文文)

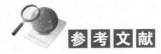

参考文献

1. Nobili V, Manco M, Devito R, et al. Effect of vitamin E on aminotransferase levels and insulin resistance in children with non-alcoholic fatty liver disease. Aliment Pharmacol Ther, 2006, 24: 1553-1561.

2. Nobili V, Manco M, Devito R, et al. Lifestyle intervention and antioxidant therapy in children with nonalcoholic fatty liver disease: a randomized, controlled trial. Hepatology, 2008, 48:

119-1128.

3 Gronbaek H, Lange A, Birkebaek NH, et al. Effect of a 10-week weight loss camp on fatty liver disease and insulin sensitivity in obese Danish children. J Pediatr Gastroenterol Nutr, 2012, 54: 223-228.

4. Spruss A, Bergheim I. Dietary fructose and intestinal barrier: potential risk factor in the pathogenesis of nonalcoholic fatty liver disease. J Nutr Biochem, 2009, 20: 657-662.

5. Kawasaki T, Igarashi K, Koeda T, et al. Rats fed fructose-enriched diets have characteristics of nonalcoholic hepatic steatosis. J Nutr, 2009, 139: 2067-2071.

6. Black LJ, Jacoby P, She Ping-Delfos WC, et al. Low serum 25-hydroxyvitamin D concentrations associate with non-alcoholic fatty liver disease in adolescents independent of adiposity. J Gastroenterol Hepatol, 2014, 29: 1215-1222.

7. Roth CL, Elfers CT, Figlewicz DP, et al. Vitamin D deficiency in obese rats exacerbates nonalcoholic fatty liver disease and increases hepatic resistin and Toll-like receptor activation. Hepatology, 2012, 55: 1103-1111.

8. Nobili V, Carpino G, Alisi A, et al. Role of docosahexaenoic acid treatment in improving liver histology in pediatric nonalcoholic fatty liver disease. PLoS One, 2014, 9: e88005.

9. Nobili V, Bedogni G, Alisi A, et al. Docosahexaenoic acid supplementation decreases liver fat content in children with non-alcoholic fatty liver disease: double-blind randomised controlled clinical trial. Arch Dis Child, 2011, 96: 350-353.

10. Chavez-Tapia NC, Tellez-Avila FI, Barrientos-Gutierrez T, et al. Bariatric surgery for non-alcoholic steatohepatitis in obese patients. Cochrane Database Syst Rev, 2010, 20: CD007340.

11. Schwimmer JB, Middleton MS, Deutsch R, et al. A phase 2 clinical trial of metformin as a treatment for non-diabetic paediatric non-alcoholic steatohepatitis. Aliment Pharmacol Ther, 2005, 21: 871-879.

12. Carter R, Mouralidarane A, Ray S, et al. Recent advancements in drug treatment of obesity. Clin Med(Lond), 2012, 12: 456-460.

13. Harrison SA, Fecht W, Brunt EM, et al. Orlistat for overweight subjects with nonalcoholic steatohepatitis: A randomized, prospective trial. Hepatology, 2009, 49: 80-86.

14. Li J, Cordero P, Nguyen V, et al. The Role of Vitamins in the Pathogenesis of Non-alcoholic Fatty Liver Disease. Integr Med Insights, 2016, 11: 19-25.

15. Nobili V, Manco M, Devito R, et al. Effect of vitamin E on aminotransferase levels and insulin resistance in children with non-alcoholic fatty liver disease. Aliment Pharmacol Ther, 2006, 24: 1553-61.

16. Lavine JE, Schwimmer JB, van Natta M L, et al. Effect of Vitamin E or metformin fortreatment of nonalcoholic fatty liver disease in children and adolescents: The tonic randomized controlled trial. JAMA, 2011, 305, 1659-1668.

17. Pietu F, Guillaud O, Walter T, et al. Ursodeoxycholic acid with Vitamin E in patients with nonalcoholic steatohepatitis: Long-term results. Clin. Res. Hepatol. Gastroenterol, 2012, 36, 146-155.

18. Vajro P, Franzese A, Valerio G, et al. Lack of efficacy of ursodeoxycholic acid for the treatment of liver abnormalities in obese children. J. Pediatr, 2000, 136：739–743.

19. 池肇春. 非酒精性脂肪性肝病发病机制研究进展与现状. 世界华人消化杂志, 2017, 25：670–683.

20. 朱世殊, 王丽旻. 儿童非酒精性脂肪性肝病的诊治. 中国实用儿科临床杂志, 2015, 30：336–339.

第十篇　预防

第 35 章

非酒精性脂肪性肝病的预防

第一节　开展全民健康教育,加强全民查体

目前作为世界范围内最常见的慢性肝脏疾病——非酒精性脂肪性肝病已引起国内外学者越来越多的重视。NAFLD 是多种原因造成脂肪代谢失调导致肝细胞发生脂肪变性,特别是三酰甘油大量聚集的一种可恢复性病理改变。由于临床上缺乏独特的表现,极易被忽视。NAFLD 患者心血管疾病和糖尿病的发病危险明显增加,NAFLD 有并发脂肪性肝炎、肝硬化甚至肝癌的危险。NAFLD 不是一个独立的疾病,往往与其他疾病并存,甚至比其他疾病发生得更早,如不及时干预将对机体产生极大的危害,因脂肪的堆积可直接影响肝脏的脂代谢,导致机体代谢异常,造成机体不可逆的病变。

随着人们生活方式的改变和生活水平的不断提高,NAFLD 发病率呈现逐年上升的趋势,危害着人们的健康和生活质量。由于人们对 NAFLD 的认识不足,大多数人采取无所谓的态度,从而导致一系列疾病的发生及加重,如:冠心病、高血压、糖尿病、高血脂、卒中等。如果肝脏内的脂肪超过 30% 以上,肝细胞可肿大、变性、坏死,部分患者进一步发展可形成肝纤维化、肝硬化、甚至肝癌。因此,必须控制病因,尽早控制脂肪肝的进展。

研究表明,人群中 NAFLD 患者中肝功能指标谷丙转氨酶偏高人数占 16.2%,谷草转氨酶偏高占 2.8%,氨基转肽酶偏高占 19.6%,可能与脂肪肝造成的肝功能损伤有关。同时发现中青年中存在大量脂肪肝患者,并随着年龄增长而增加,是预防治疗的重点人群。男性的检出率明显高于女性,男性 45 岁以后,NAFLD 的发病率随年龄的增加而升高,在 50~55 岁达到峰值。而女性 NAFLD 的发病率要较男性推迟 10 年左右,即 55 岁以后才随年龄的增加而升高。60 岁之前各年龄段男性的 NAFLD 检出率明显高于女性,女性这种患病率趋向可能与性激素的变化、内环境的改变及胰岛素抵抗等多种因素有关。这也提示我们,男性的 NAFLD 预防应从 40 岁以前开始,而女性 NAFLD 的预防重点应在 50 岁以前。

要解决 NAFLD 的危害,除了积极治疗原发病之外,个性化的健康教育和加强全民查体是一种有效的干预方式,根据患者评估的资料而制定切实可行的个体化健康教育方案,干预

患者的生活习惯的改变,低脂、低热量的饮食,合理的运动,规律睡眠以及遵医用药等方面;个体化干预方案,使患者能做到知—信—行的改变,使 NAFLD 患者有效的好转甚至治愈,减少其并发症的发生,从而提高人们的生活质量。

　　戒烟或酒至关重要,而且在日常的生活中要保持心情舒畅,合理安排生活、合理膳食,保持日常的生活作息规律,避免熬夜,避免劳累过度,慎用药物等。从而使脂肪肝得以尽早治疗,达到及早逆转消退和有效防止其并发症发生的目的。

　　在 NAFLD 的发生发展过程中,机体的免疫状态、营养因素、遗传背景、生活方式以及年龄和性别等均起相当重要的作用。除遗传背景、年龄等无法人为改变的因素外,许多因素,如营养因素、生活方式、免疫状态等都是可以通过健康教育或及时纠正而得到改善的。有学者指出,50% 以上的肥胖、糖尿病和高脂血症患者合并有 NAFLD。肥胖患者易患 NAFLD,主要是由于膳食结构不合理,长期摄入过多高热量、高脂肪食物,加之运动过少,导致了过多的脂肪沉积在肝脏内。糖尿病和高脂血症患者,主要是因为其本身存在的脂质代谢紊乱,导致大量脂肪沉积于肝脏而引起 NAFLD。因此,对于有肥胖、糖尿病、血脂高的 NAFLD 患者,减肥、降糖、降脂,科学的膳食结构和合理的营养素搭配,控制饮食、增加运动,治疗原发病,这四个方面都是缺一不可少的。

　　对于 NAFLD 可采取以下措施加以预防和控制:①加大对高血脂、高血糖、高尿酸等相关知识的普及及宣传力度,尽早对高血脂、糖尿病、高尿酸血症等高危人群进行干预,阻止其向 NAFLD 的转化。②定期体检,建立科学的生活方式。保持身心健康,调整好作息时间,调节好自身心态,保持机体激素、内分泌的平衡,防患于未然。③加强体育锻炼和建立正确的饮食观念。适量的运动和注意日常饮食结构调整对高血脂及脂肪肝的一级预防有着重要的作用。④戒除不良嗜好。大量轻度脂肪肝患者应尽早防治以避免进展为中、重度脂肪肝。NAFLD 的预防和治疗要综合进行,通过健康体检,建立健康档案,制订保健计划,做好随访工作,争取早发现、早治疗,通过宣传有计划地开展脂肪肝的健康教育,纠正不良行为,戒酒,指导患者合理膳食,积极参加体育锻炼,适当采用药物治疗等,均可有效地控制脂肪肝的发生发展。

第二节　合理饮食与营养,预防肥胖发生

　　随着高脂肪高热量膳食的盛行、生活节奏的加快和多坐少动生活方式的流行,肥胖、糖尿病及其相关非酒精性脂肪性肝病已成为愈来愈重要的慢性非传染性流行病。在重度肥胖症患者中,NAFLD 的发病率高达 90%,其中 20%~30% 为非酒精性脂肪性肝炎(NASH),高达 8% 患者已发展至肝硬化阶段。NAFLD 已被世界卫生组织列为 21 世纪全球重要的公共健康问题之一。大部分 NAFLD 患者均有超重或近期体质量增加,而肥胖和代谢综合征是 NAFLD 常见的危险因素。目前,NAFLD 的治疗仍主要包括饮食、运动、药物以及减肥手术治疗等综合措施,其中通过饮食和营养治疗降低体质量是 NAFLD 综合治疗的基础和核心,也是防治 NAFLD 伴随的代谢性疾病最为有效和安全的治疗方法。一方面,节制饮食或联合体育锻炼及改变不良行为是成功减肥最有效的方式;另一方面,不健康的饮食习惯及不均衡的营养成分摄入不仅是肥胖及代谢综合征的危险因素,而且与 NAFLD 的发生和发展相关。

因此减少热量摄入、调整饮食结构的营养治疗及预防肥胖的发生对于 NAFLD 的防治至关重要。

对于合并超重或肥胖的 NAFLD 患者,营养治疗的目的是通过控制总热能的摄入,建立合理的三大产能营养素的比例,尽可能在 3~6 个月内适当减少体质量和腰围,维持血脂、血糖及尿酸在理想水平,从而使患者血清转氨酶和肝组织病理学恢复正常,并防治代谢性并发症。能量供给应根据患者年龄、病情、病程、身高、体质量、劳动强度和活动量等综合判定。一般根据患者的理想体质量进行计算。对于卧床的肥胖患者,每天热能应为 15~20kcal/(kg·d),轻、中度体力活动者为 20~25kcal/(kg·d),重度体力活动者为 25~30kcal/(kg·d)。糖类、脂肪、蛋白质占总热能的百分比分别为 45%~55%、25%~30%、15%~20%。肾功能受损或高尿酸血症患者应适当限制蛋白质摄入(蛋白质应占总热能的 15%),且以优质蛋白为主。合理的饮食及生活习惯包括实行有规律的一日三餐,并将全天能量合理分配至三餐(早餐占 25%,中餐占 40%,晚餐占 35%),避免暴饮暴食、夜宵、快餐、零食。

肥胖与 NAFLD/NASH、2 型糖尿病、冠心病、肿瘤、胆囊结石等诸多健康问题密切相关,这些并存的疾病会增加肥胖患者的健康护理服务及其医疗保健成本,而减重则可显著降低这些疾病的致残和致死率。为此,关注健康必须关注体质量和腰围。临床医生应建议体质指数(BMI)≥25 或腰围大于 90cm 的肥胖患者进行高强度的全方位的行为干预治疗。尽管有许多方法可以用于减肥,但是肥胖的 NAFLD 患者最常用的减肥措施还是改变饮食习惯,并增加运动量。调节饮食中营养元素的构成、增加运动及行为干预治疗在减重中起着重要作。近年来的综述和 meta 分析表明,减重可改善胰岛素抵抗及其相关糖脂代谢紊乱,逆转肝脂肪变,并可能减轻肝脏炎症和损伤程度。因此,美国 NAFLD 诊疗指南认为单纯低热量饮食伴或不伴有运动治疗可以有效减重并减轻肝脂肪变程度,减重 3%~5% 会改善肝脂肪变性,而更大程度的减重(达到 10%)则可减轻肝脏炎症和坏死程度。

基于饮食控制的减重膳食包括低脂肪饮食、低碳水化合物饮食、低热量饮食以及极低热量饮食等四种类型。一项纳入 6 项随机对照试验的系统分析显示,前三种类型饮食的减肥效果并无显著性差异,均可在 12~18 个月内成功减重 2~4kg(接近基线值的 4%)以上。减重过快,特别是应用肝毒性药物减肥或者极低热量饮食减肥,有可能加剧 NASH 患者的肝损伤甚至导致亚急性肝衰竭。缓慢的渐进式的减重并时刻防止体质量反弹在肥胖性 NAFLD 的治疗及随访中至关重要。有效减重并防止体质量反弹至今仍是肥胖症患者饮食治疗最具挑战性的问题。

NAFLD 是代谢综合征累及肝脏的表现,不仅与肝硬化和肝癌的发生密切相关,而且是糖尿病和心血管疾病的危险因素。目前尚无安全有效的治疗药物用于防治 NASH,减重及锻炼等生活方式的改变是 NAFLD 治疗的一线方案,饮食控制是生活方式改变和纠正不良健康行为的重要内容,长期坚持饮食控制是成功减重的主要因素之一。此外还需加强健康教育,通过让患者了解疾病的病因、发病机制和危险因素,纠正和改变与 NAFLD 相关的不良行为,建立健康的饮食和生活习惯,从而达到防治疾病和巩固疗效的目的。评价饮食治疗效果最好的指标就是体质量,患者需定期称量体质量。NAFLD 患者的饮食治疗应包括以下几点:由多学科团队组成的营养顾问指导患者的饮食及运动;患者需长期坚持有规律的中等量有氧运动,例如每天步行 30 分钟或 3000m,3 次/周以上,亦可进行适度的无氧锻炼;减少每日热量摄入,保持膳食平衡,减少饱和脂肪酸、反式脂肪酸、单糖/双糖及胆固醇的摄入,适当增加 PUFA 和纤维素的摄入；多饮水、茶或咖啡；逐渐减重以免体质量下降过快，防止体质量反弹。对于体质量增长过快但尚不"肥胖"的 NAFLD 患者需阻止体质量增长，并适当减少腰围；防治和有效管理相关并发症及伴随疾病。NAFLD 及相关慢性代谢性疾病治疗成功的关键是患者、医护人员及家属的共同协作。

总之，饮食治疗是 NAFLD 综合防治的重要组成部分，推荐 NAFLD 患者坚持个体化的饮食方案，以有效管理体质量。纠正不良行为并节制饮食和辅以补充营养要素的饮食治疗在 NAFLD/NASH 以及糖脂代谢紊乱的预防和治疗中至关重要，可有效减重、提高胰岛素敏感性、改善血液生化指标，并减轻肝脂肪变和炎症损伤程度。超重、腹型肥胖以及近期体质量增长过快的 NAFLD 患者应通过控制饮食总热量摄入、平衡膳食、纠正不良饮食行为并增加锻炼以减轻体质量和腰围。

第三节　开展体育锻炼，增强体质

研究表明脑力劳动者患非酒精性脂肪肝的比例较多，生活方式可能是这部分人患脂肪肝的主要原因。有研究表明，在 2350 例体检病例中，脑力劳动者 330 例（占 74%），患病率 14.04%。脑力劳动者的健康一直是人们较为关注的问题，这部分人面临较大的工作和生活压力，又由于脑力劳动者工作的特殊性，决定了他们的工作和休闲时间没有严格的界限，他们常把大量的闲暇时间也作为工作时间，体力过度透支，生活无规律，加之办公室工作的特性，自然构成了少动多坐、缺乏锻炼的状态。

据估计缺乏体育锻炼会增加 6% 的冠心病，7% 的 2 型糖尿病和 10% 的乳腺和结肠肿瘤。规律的体育锻炼，通过多种机制诱发的抗炎作用，减少了许多慢性代谢性疾病和循环呼吸系统疾病的发生风险。一项平均随访超过 8 年参与人数达到 416 175 人的前瞻性研究显示体育锻炼和死亡率降低相关。与较低量的锻炼相比，不锻炼个体在所有原因引起的死亡率增加 17%，癌症相关死亡率增加 11%。而每一个额外的 15 分钟的日常锻炼（高于每天最低 15 分钟和低于最高 100 分钟）预计将额外减少 4% 的全因死亡和 1% 的癌症死亡率。

目前研究已经证实，缺乏体育锻炼会导致体重增加、中心性肥胖、胰岛素抵抗和代谢综合征的风险增加。据估计一半的 NAFLD 患者很少参加锻炼，其中近 1/3 几乎从不进行体育锻炼，一项针对 813 例 NASH 患者研究表明，26% 的患者参加剧烈体育锻炼，其脂肪性肝炎和进展性肝纤维化的发生明显减少，而参加中等度体育锻炼的患者则没有这种改变，这提示体育锻炼的强度与肝脏脂肪含量呈负相关。韩国的一份横断面研究也证实，对于定期参加体育锻炼的个体（每周 3 次以上，每次 30 分钟，连续 3 个月），罹患 NAFLD 的风险降低，而在已经诊断 NAFLD 的个体，规律锻炼可以减少肝脏转氨酶升高的风险。虽然减重是 NAFLD 治疗的基础，但即使在体重没有明显减少的情况下，中等强度的有氧运动（每天 30 分钟，每周至少 5 天）仍可以改善生化指标，如降低 ALT，降低胰岛素抵抗，改善肝细胞脂肪变性和炎症坏死等组织学表现。meta 分析也表明在体重没有变化或轻微下降的情况下，锻炼可以明显减少肝脏脂肪含量，在伴有 2 型糖尿病的 NAFLD 患者中，无论是阻力运动（无氧运动、肌肉锻炼）还是有氧运动，都能够同样有效地减少肝脏脂肪含量。但不可忽视的是，大多数 NAFLD 患者感觉疲劳，不愿意活动或喜欢久坐，降低了体育锻炼的依从性。针

对这部分人群目前没有特殊的研究,每天短时间的散步也可能起到一定的效果,这也是所有
NAFLD 患者生活方式改变的一个部分。对于体育锻炼的方式、频率和时间尚需要大量的研
究来制定指导性的意见。

（辛永宁　耿　宁　杜水仙）

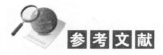

参考文献

1. Luukkonen PK, Zhou Y, Sädevirta S, et al. Hepatic ceramides dissociate steatosis and insulin resistance in patients with non-alcoholic fatty liver disease. J Hepatol, 2016, 64: 1167-1175.

2. Tripodi A, Fracanzani AL, Chantarangkul V, et al. Procoagulant imbalance in patients with non-alcoholic fatty liver disease. J Hepatol, 2017, 66: 248-250.

3. LaBrecque DR, Abbas Z, Anania F, et al. World Gastroenterology Organisation global guidelines: Nonalcoholic fatty liver disease and nonalcoholic steatohepatitis. J Clin Gastroenterol, 2014, 48: 467-473.

4. Oda K, Uto H, Mawatari S, et al. Clinical features of hepatocellular carcinoma associated with nonalcoholic fatty liver disease: a review of human studies. Clin J Gastroenterol, 2015, 8: 1-9.

5. Fan JG. Epidemiology of alcohol and nonalcoholic fatty liver disease in China. J Gastroenterol Hepatol, 2013, 28 (Suppl 1): 11-17.

6. Yilmaz Y, Younossi ZM. Obesity-associated nonalcoholic fatty liver disease. Clin Liver Dis, 2014, 18: 19-31.

7. 陈东风,熊吉. 非酒精性脂肪性肝炎:现状与未来. 实用肝脏病杂志, 2013, 16: 481-482.

8. Hussain M, Habib-Ur-Rehman, Akhtar L. Therapeutic benefits of green tea extract on various parameters in non-alcoholic fatty liver disease patients. Pak J Med Sci, 2017, 33: 931-936.

9. Yu XL, Shu L, Shen XM, et al. Gender difference on the relationship between hyperuricemia and nonalcoholic fatty liver disease among Chinese: An observational study. Medicine (Baltimore), 2017, 96: e8164.

10. Cao HX, Fan JG. Editorial: Fatty liver disease: a growing public health problem worldwide. J Dig Dis, 2011, 12: 1-2.

11. 沈峰,丁晓东,范建高. 美国非酒精性脂肪性肝病诊疗指南简介. 实用肝脏病杂志, 2012, 15: 362-363.

12. McCarthy EM, Rinella ME. The role of diet and nutrient composition in nonalcoholic fatty liver disease. J Acad Nutr Diet, 2012, 112: 401-409.

13. de Wit NJ, Afman LA, Mensink M, et al. Phenotyping the effect of diet on non-alcoholic fatty liver disease. J Hepatol, 2012, 57: 1370-1373.

14. Vilar-Gomez E, Martinez-Perez Y, Calzadilla-Bertot L, et al. Weight Loss Through Lifestyle Modification Significantly Reduces Features of Nonalcoholic Steatohepatitis. Gastroenterology, 2015, 149: 367-378.

15. Moyer VA. U. S. Preventive Services Task Force. Screening for and management of obesity in

adults: U. S. Preventive Services Task Force recommendation statement. Ann Intern Med, 2012, 157: 373–378.

16. 中华医学会肝脏病学分会脂肪肝和酒精性肝病学组. 非酒精性脂肪性肝病诊疗指南. 中华肝脏病杂志, 2010, 18: 153–166.

17. Thoma C, Day CP, Trenell MI. Lifestyle interventions for the treatment of non–alcoholic fatty liver disease in adults: a systematic review. J Hepatol, 2012, 56: 255–266.

18. Musso G, Cassader M, Rosina F, et al. Impact of current treatments on liver disease, glucose metabolism and cardiovascular risk in non–alcoholic fattyliver disease (NAFLD): a systematic review and meta–analysis of randomizedtrials. Diabetologia, 2012, 55: 885–904.

19. Ratziu V. Non–pharmacological interventions in non–alcoholic fatty liver disease patients. Liver Int, 2017, , 37 Suppl 1: 90–96.

20. Wen CP, Wai JP, Tsai MK, et al. Minimum amount of physical activity for reduced mortality and extended life expectancy: a prospective cohort study. Lancet, 2011, 378: 1244–1253.

21. OrciLA, GarianiK, OldaniG, et al。. Exercise–based Interventions for Nonalcoholic Fatty Liver Disease: A Meta–analysis and Meta–regression. Clin Gastroenterol Hepatol, 2016, 14: 1398–1411.

22. Bhat G, Baba CS, Pandey A, et al. Life style modification improves insulin resistance and liver histology in patients with non–alcoholic fatty liver disease. World J Hepatol, 2012, 4: 209–217.

23. Katsagoni CN, Georgoulis M, Papatheodoridis GV, et al. Effects of lifestyle interventions on clinical characteristics of patients with non–alcoholic fatty liver disease: A meta–analysis Metabolism, 2017, 68: 119–132.

24. Bacchi E, Negri C, Targher G, et al. Both resistance training and aerobic training reduce hepatic fat content in type 2 diabetic subjects with nonalcoholic fatty liver disease (the RAED2 Randomized Trial). Hepatology, 2013, 58: 1287–1295.